国家卫生健康委员会"十三五"规划教材

专科医师核心能力提升导引丛书

供专业学位研究生及专科医师用

儿 科 学

Pediatrics

第 2 版

主 编 桂永浩 申昆玲

副主编 杜立中 罗小平

人民卫生出版社

·北京·

版权所有，侵权必究！

图书在版编目（CIP）数据

儿科学 / 桂永浩，申昆玲主编 . —2 版 . —北京：
人民卫生出版社，2021.5
ISBN 978-7-117-30900-4

Ⅰ.①儿… Ⅱ.①桂… ②申… Ⅲ.①儿科学–教材
Ⅳ.①R72

中国版本图书馆 CIP 数据核字（2020）第 222956 号

人卫智网	www.ipmph.com	医学教育、学术、考试、健康，购书智慧智能综合服务平台
人卫官网	www.pmph.com	人卫官方资讯发布平台

儿 科 学
Erkexue
第 2 版

主 　 编：桂永浩　申昆玲
出版发行：人民卫生出版社（中继线 010-59780011）
地 　 址：北京市朝阳区潘家园南里 19 号
邮 　 编：100021
E - mail：pmph @ pmph.com
购书热线：010-59787592　010-59787584　010-65264830
印 　 刷：三河市潮河印业有限公司
经 　 销：新华书店
开 　 本：850×1168　1/16　印张：28　插页：2
字 　 数：790 千字
版 　 次：2014 年 6 月第 1 版　2021 年 5 月第 2 版
印 　 次：2021 年 5 月第 1 次印刷
标准书号：ISBN 978-7-117-30900-4
定 　 价：129.00 元

打击盗版举报电话：010-59787491　E-mail：WQ @ pmph.com
质量问题联系电话：010-59787234　E-mail：zhiliang @ pmph.com

编　　者 （按姓氏笔画排序）

王　伟　上海交通大学医学院附属瑞金医院

方　峰　华中科技大学同济医学院附属同济医院

方建培　中山大学孙逸仙纪念医院

申昆玲　首都医科大学附属北京儿童医院

刘春峰　中国医科大学附属盛京医院

杜军保　北京大学第一医院

杜立中　浙江大学医学院附属儿童医院

李　奋　上海交通大学医学院附属上海儿童医学中心

肖　昕　中山大学附属第六医院

余加林　深圳大学总医院

邹丽萍　中国人民解放军总医院

沈　颖　首都医科大学附属北京儿童医院

张国成　陕西中医药大学第二附属医院

陈　洁　浙江大学医学院附属儿童医院

陈　超　复旦大学附属儿科医院

陈同辛　上海交通大学医学院附属上海儿童医学中心

罗小平　华中科技大学同济医学院附属同济医院

赵正言　浙江大学医学院附属儿童医院

赵晓东　重庆医科大学附属儿童医院

桂永浩　复旦大学附属儿科医院

徐　秀　复旦大学附属儿科医院

徐　虹　复旦大学附属儿科医院

蒋　莉　重庆医科大学附属儿童医院

静　进　中山大学公共卫生学院

主 编 简 介

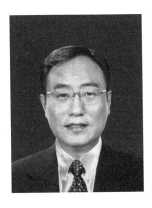

桂永浩　教授,主任医师,博士生导师。毕业于原上海医科大学医学系。在复旦大学附属儿科医院长期从事医疗科研教学工作。1991—1995年在美国宾夕法尼亚大学费城儿童医院做高级访问学者。1999年取得临床流行病学硕士学位。现任复旦大学常务副校长,兼任上海医学院院长。先后担任国务院学位委员会委员,中华医学会儿科学分会主任委员,上海市科学技术协会副主席,原卫生部新生儿疾病重点实验室主任,原卫生部国家临床重点专科建设项目管理委员会专家顾问组成员,教育部高等学校儿科学专业教学指导分委员会主任委员,教育部医学教育专家委员会委员等职。儿科学国家级教学团队及国家精品课程负责人。担任《临床儿科学》等10部儿科医学专著或教材的主编或副主编工作,担任《中华儿科杂志》《中国循证儿科杂志》主编。

主要研究方向为先天性心脏病的分子发病机制及其围产期早期诊断干预方法和策略研究。先后主持国家"863计划"重大课题、"973计划"课题、国家"十五"攻关课题、国家自然科学基金等项目,在国际、国内杂志发表论文120余篇。曾荣获上海市回国留学人员先进个人、全国卫生系统和上海市卫生计生系统先进工作者、宋庆龄儿科医学奖、宝钢优秀教师奖、上海高等学校教学名师、上海市领军人才、亚洲杰出儿科医师奖、原卫生部有突出贡献中青年专家和中国儿科医师奖等。

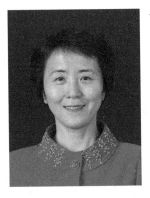

申昆玲　医学博士,教授,博士生导师,首都医科大学附属北京儿童医院主任医师,首都医科大学儿科学系副主任,国家呼吸系统疾病临床医学研究中心主任。亚洲儿科呼吸学会主席,亚洲儿科研究学会候任主任委员,国际儿科学会常务委员,亚洲儿科学会常务委员,亚太儿科学会执行委员。国家卫生健康委儿童用药专家委员会主任委员,中国医师协会儿科医师分会副会长,中国研究型医院学会儿科专业委员会主任委员,中国医药教育协会儿科专业委员会主任委员,中华医学会儿科学分会前任主任委员等。担任 Pediatric Pulmonology, Pediatric Investigation 副主编, Pediatric Allergy and Immunology, Pediatric Infectious Disease,《中华实用儿科杂志》等10家学术期刊编委。"十一五""十二五"国家级规划教材主编,先后主持及参与教育部、原卫生部规划教材10余部,主编或主译儿科专业著作和教科书20余部。

从事儿科学教学、临床和科研工作30余年,主要专业方向为儿童呼吸系统疾病、感染性疾病及睡眠障碍性疾病。先后负责美国国立卫生研究院(NIH)合作项目、国家科技支撑计划、国家重点研发计划、国家自然科学基金项目等,共发表论文400余篇,SCI收录50余篇。获亚洲杰出儿科医师奖、中国医师奖、中华预防医学会科学技术奖一等奖等多项荣誉。

副主编简介

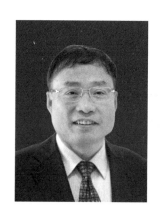

杜立中　浙江大学医学院附属儿童医院教授，医学博士，博士生导师。现任浙江大学儿科研究所所长，中华医学会儿科学分会常务委员、秘书长、新生儿学组名誉组长，浙江省医学会儿科学分会主任委员。儿科研究学会（Societies for Pediatric Research，SPR）（美国）会员，担任国内外多种学术期刊职务或教材编写任务，包括 *BMC Pediatrics*（副主编），《中华儿科杂志》副主编，*The Journal of Pediatrics* 编委，《儿科学》教材副主编，《新生儿学》教材主编。

从事儿科学教学、临床和科研工作37年，主要专业方向为新生儿重症监护。主持7项国家自然科学基金面上或重点项目，发表SCI收录论文70余篇，获浙江省科学技术进步奖一等奖1项、浙江省有突出贡献中青年专家和卫生领军人才等称号。

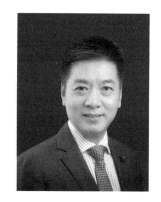

罗小平　华中科技大学教授，华中科技大学同济医学院儿科学系主任，华中科技大学同济医学院附属同济医院儿科主任，博士生导师，国家杰出青年科学基金获得者。亚洲遗传代谢病学会、生长激素研究学会理事，中华医学会儿科学分会副主任委员及内分泌遗传代谢学组名誉组长，中国医师协会儿科医师分会常务委员、青春期医学专业委员会副主任委员，湖北省医学会儿科学分会名誉主任委员、围产医学分会主任委员等。

从事教学工作30余年，研究领域为儿童内分泌遗传代谢学及围产医学。主持国家和省部级项目40余项，发表论文400余篇，主编、参编、参译教材和专著60余部。获国家科学技术进步奖二等奖、湖北省科技进步奖一等奖、湖北省自然科学奖一等奖、湖北省高等学校教学成果一等奖、首届中国儿科医师奖和国之名医。获评"卫生部有突出贡献中青年专家""享受国务院政府特殊津贴专家""新世纪百千万人才工程"国家级人选。

全国高等学校医学研究生"国家级"规划教材
第三轮修订说明

进入新世纪,为了推动研究生教育的改革与发展,加强研究型创新人才培养,人民卫生出版社启动了医学研究生规划教材的组织编写工作,在多次大规模调研、论证的基础上,先后于2002年和2008年分两批完成了第一轮50余种医学研究生规划教材的编写与出版工作。

2014年,全国高等学校第二轮医学研究生规划教材评审委员会及编写委员会在全面、系统分析第一轮研究生教材的基础上,对这套教材进行了系统规划,进一步确立了以"解决研究生科研和临床中实际遇到的问题"为立足点,以"回顾、现状、展望"为线索,以"培养和启发读者创新思维"为中心的教材编写原则,并成功推出了第二轮(共70种)研究生规划教材。

本套教材第三轮修订是在党的十九大精神引领下,对《国家中长期教育改革和发展规划纲要(2010—2020年)》《国务院办公厅关于深化医教协同进一步推进医学教育改革与发展的意见》,以及《教育部办公厅关于进一步规范和加强研究生培养管理的通知》等文件精神的进一步贯彻与落实,也是在总结前两轮教材经验与教训的基础上,再次大规模调研、论证后的继承与发展。修订过程仍坚持以"培养和启发读者创新思维"为中心的编写原则,通过"整合"和"新增"对教材体系做了进一步完善,对编写思路的贯彻与落实采取了进一步的强化措施。

全国高等学校第三轮医学研究生"国家级"规划教材包括五个系列。①科研公共学科:主要围绕研究生科研中所需要的基本理论知识,以及从最初的科研设计到最终的论文发表的各个环节可能遇到的问题展开;②常用统计软件与技术:介绍了SAS统计软件、SPSS统计软件、分子生物学实验技术、免疫学实验技术等常用的统计软件以及实验技术;③基础前沿与进展:主要包括了基础学科中进展相对活跃的学科;④临床基础与辅助学科:包括了专业学位研究生所需要进一步加强的相关学科内容;⑤临床学科:通过对疾病诊疗历史变迁的点评、当前诊疗中困惑、局限与不足的剖析,以及研究热点与发展趋势探讨,启发和培养临床诊疗中的创新思维。

该套教材中的科研公共学科、常用统计软件与技术学科适用于医学院校各专业的研究生及相应的科研工作者;基础前沿与进展学科主要适用于基础医学和临床医学的研究生及相应的科研工作者;临床基础与辅助学科和临床学科主要适用于专业学位研究生及相应学科的专科医师。

全国高等学校第三轮医学研究生"国家级"规划教材目录

1　医学哲学（第2版）

主　编　柯　杨　张大庆
副主编　赵明杰　段志光　边　林　唐文佩

2　医学科研方法学（第3版）

主　审　梁万年
主　编　刘　民　胡志斌
副主编　刘晓清　杨土保

3　医学统计学（第5版）

主　审　孙振球　徐勇勇
主　编　颜　艳　王　彤
副主编　刘红波　马　骏

4　医学实验动物学（第3版）

主　编　秦　川　谭　毅
副主编　孔　琪　郑志红　蔡卫斌　李洪涛
　　　　王靖宇

5　实验室生物安全（第3版）

主　编　叶冬青
副主编　孔　英　温旺荣

6　医学科研课题设计、申报与实施（第3版）

主　审　龚非力　李卓娅
主　编　李宗芳　郑　芳
副主编　吕志跃　李煌元　张爱华

7　医学实验技术原理与选择（第3版）

主　审　魏于全
主　编　向　荣
副主编　袁正宏　罗云萍

8　统计方法在医学科研中的应用（第2版）

主　编　李晓松
副主编　李　康　潘发明

9　医学科研论文撰写与发表（第3版）

主　审　张学军
主　编　吴忠均
副主编　马　伟　张晓明　杨家印

10　IBM SPSS统计软件应用

主　编　陈平雁　安胜利
副主编　欧春泉　陈莉雅　王建明

11	SAS 统计软件应用（第 4 版）	主　编	贺　佳			
		副主编	尹　平	石武祥		
12	医学分子生物学实验技术（第 4 版）	主　审	药立波			
		主　编	韩　骅	高国全		
		副主编	李冬民	喻　红		
13	医学免疫学实验技术（第 3 版）	主　编	柳忠辉	吴雄文		
		副主编	王全兴	吴玉章	储以微	崔雪玲
14	组织病理技术（第 2 版）	主　编	步　宏			
		副主编	吴焕文			
15	组织和细胞培养技术（第 4 版）	主　审	章静波			
		主　编	刘玉琴			
16	组织化学与细胞化学技术（第 3 版）	主　编	李　和	周德山		
		副主编	周国民	肖　岚	刘佳梅	孔　力
17	医学分子生物学（第 3 版）	主　审	周春燕	冯作化		
		主　编	张晓伟	史岸冰		
		副主编	何凤田	刘　戟		
18	医学免疫学（第 2 版）	主　编	曹雪涛			
		副主编	于益芝	熊思东		
19	遗传和基因组医学	主　编	张　学			
		副主编	管敏鑫			
20	基础与临床药理学（第 3 版）	主　编	杨宝峰			
		副主编	李　俊	董　志	杨宝学	郭秀丽
21	医学微生物学（第 2 版）	主　编	徐志凯	郭晓奎		
		副主编	江丽芳	范雄林		
22	病理学（第 2 版）	主　编	来茂德	梁智勇		
		副主编	李一雷	田新霞	周　桥	
23	医学细胞生物学（第 4 版）	主　审	杨　恬			
		主　编	安　威	周天华		
		副主编	李　丰	吕　品	杨　霞	王杨淦
24	分子毒理学（第 2 版）	主　编	蒋义国	尹立红		
		副主编	骆文静	张正东	夏大静	姚　平
25	医学微生态学（第 2 版）	主　编	李兰娟			
26	临床流行病学（第 5 版）	主　编	黄悦勤			
		副主编	刘爱忠	孙业桓		
27	循证医学（第 2 版）	主　审	李幼平			
		主　编	孙　鑫	杨克虎		

28	断层影像解剖学	主 编	刘树伟 张绍祥
		副主编	赵 斌 徐 飞
29	临床应用解剖学（第2版）	主 编	王海杰
		副主编	臧卫东 陈 尧
30	临床心理学（第2版）	主 审	张亚林
		主 编	李占江
		副主编	王建平 仇剑崟 王 伟 章军建
31	心身医学	主 审	Kurt Fritzsche 吴文源
		主 编	赵旭东
		副主编	孙新宇 林贤浩 魏 镜
32	医患沟通（第2版）	主 审	周 晋
		主 编	尹 梅 王锦帆
33	实验诊断学（第2版）	主 审	王兰兰
		主 编	尚 红
		副主编	王传新 徐英春 王 琳 郭晓临
34	核医学（第3版）	主 审	张永学
		主 编	李 方 兰晓莉
		副主编	李亚明 石洪成 张 宏
35	放射诊断学（第2版）	主 审	郭启勇
		主 编	金征宇 王振常
		副主编	王晓明 刘士远 卢光明 宋 彬
			李宏军 梁长虹
36	疾病学基础	主 编	陈国强 宋尔卫
		副主编	董 晨 王 韵 易 静 赵世民
			周天华
37	临床营养学	主 编	于健春
		副主编	李增宁 吴国豪 王新颖 陈 伟
38	临床药物治疗学	主 编	孙国平
		副主编	吴德沛 蔡广研 赵荣生 高 建
			孙秀兰
39	医学3D打印原理与技术	主 编	戴尅戎 卢秉恒
		副主编	王成焘 徐 弢 郝永强 范先群
			沈国芳 王金武
40	互联网＋医疗健康	主 审	张来武
		主 编	范先群
		副主编	李校堃 郑加麟 胡建中 颜 华
41	呼吸病学（第3版）	主 编	王 辰 陈荣昌
		副主编	代华平 陈宝元 宋元林

42	消化内科学（第3版）	主　审	樊代明	李兆申		
		主　编	钱家鸣	张澍田		
		副主编	田德安	房静远	李延青	杨　丽
43	心血管内科学（第3版）	主　审	胡大一			
		主　编	韩雅玲	马长生		
		副主编	王建安	方　全	华　伟	张抒扬
44	血液内科学（第3版）	主　编	黄晓军	黄　河	胡　豫	
		副主编	邵宗鸿	吴德沛	周道斌	
45	肾内科学（第3版）	主　审	谌贻璞			
		主　编	余学清	赵明辉		
		副主编	陈江华	李雪梅	蔡广研	刘章锁
46	内分泌内科学（第3版）	主　编	宁　光	邢小平		
		副主编	王卫庆	童南伟	陈　刚	
47	风湿免疫内科学（第3版）	主　审	陈顺乐			
		主　编	曾小峰	邹和建		
		副主编	古洁若	黄慈波		
48	急诊医学（第3版）	主　审	黄子通			
		主　编	于学忠	吕传柱		
		副主编	陈玉国	刘　志	曹　钰	
49	神经内科学（第3版）	主　编	刘　鸣	崔丽英	谢　鹏	
		副主编	王拥军	张杰文	王玉平	陈晓春
			吴　波			
50	精神病学（第3版）	主　编	陆　林	马　辛		
		副主编	施慎逊	许　毅	李　涛	
51	感染病学（第3版）	主　编	李兰娟	李　刚		
		副主编	王贵强	宁　琴	李用国	
52	肿瘤学（第5版）	主　编	徐瑞华	陈国强		
		副主编	林东昕	吕有勇	龚建平	
53	老年医学（第3版）	主　审	张　建	范　利	华　琦	
		主　编	刘晓红	陈　彪		
		副主编	齐海梅	胡亦新	岳冀蓉	
54	临床变态反应学	主　编	尹　佳			
		副主编	洪建国	何韶衡	李　楠	
55	危重症医学（第3版）	主　审	王　辰	席修明		
		主　编	杜　斌	隆　云		
		副主编	陈德昌	于凯江	詹庆元	许　媛

56	普通外科学（第3版）	主　编	赵玉沛			
		副主编	吴文铭	陈规划	刘颖斌	胡三元
57	骨科学（第3版）	主　审	陈安民			
		主　编	田　伟			
		副主编	翁习生	邵增务	郭　卫	贺西京
58	泌尿外科学（第3版）	主　审	郭应禄			
		主　编	金　杰	魏　强		
		副主编	王行环	刘继红	王　忠	
59	胸心外科学（第2版）	主　编	胡盛寿			
		副主编	王　俊	庄　建	刘伦旭	董念国
60	神经外科学（第4版）	主　编	赵继宗			
		副主编	王　硕	张建宁	毛　颖	
61	血管淋巴管外科学（第3版）	主　编	汪忠镐			
		副主编	王深明	陈　忠	谷涌泉	辛世杰
62	整形外科学	主　编	李青峰			
63	小儿外科学（第3版）	主　审	王　果			
		主　编	冯杰雄	郑　珊		
		副主编	张潍平	夏慧敏		
64	器官移植学（第2版）	主　审	陈　实			
		主　编	刘永锋	郑树森		
		副主编	陈忠华	朱继业	郭文治	
65	临床肿瘤学（第2版）	主　编	赫　捷			
		副主编	毛友生	沈　铿	马　骏	于金明
			吴一龙			
66	麻醉学（第2版）	主　编	刘　进	熊利泽		
		副主编	黄宇光	邓小明	李文志	
67	妇产科学（第3版）	主　审	曹泽毅			
		主　编	乔　杰	马　丁		
		副主编	朱　兰	王建六	杨慧霞	漆洪波
			曹云霞			
68	生殖医学	主　编	黄荷凤	陈子江		
		副主编	刘嘉茵	王雁玲	孙　斐	李　蓉
69	儿科学（第2版）	主　编	桂永浩	申昆玲		
		副主编	杜立中	罗小平		
70	耳鼻咽喉头颈外科学（第3版）	主　审	韩德民			
		主　编	孔维佳	吴　皓		
		副主编	韩东一	倪　鑫	龚树生	李华伟

71	眼科学（第3版）	主 审	崔 浩	黎晓新		
		主 编	王宁利	杨培增		
		副主编	徐国兴	孙兴怀	王雨生	蒋 沁
			刘 平	马建民		
72	灾难医学（第2版）	主 审	王一镗			
		主 编	刘中民			
		副主编	田军章	周荣斌	王立祥	
73	康复医学（第2版）	主 编	岳寿伟	黄晓琳		
		副主编	毕 胜	杜 青		
74	皮肤性病学（第2版）	主 编	张建中	晋红中		
		副主编	高兴华	陆前进	陶 娟	
75	创伤、烧伤与再生医学（第2版）	主 审	王正国	盛志勇		
		主 编	付小兵			
		副主编	黄跃生	蒋建新	程 飚	陈振兵
76	运动创伤学	主 编	敖英芳			
		副主编	姜春岩	蒋 青	雷光华	唐康来
77	全科医学	主 审	祝墡珠			
		主 编	王永晨	方力争		
		副主编	方宁远	王留义		
78	罕见病学	主 编	张抒扬	赵玉沛		
		副主编	黄尚志	崔丽英	陈丽萌	
79	临床医学示范案例分析	主 编	胡翊群	李海潮		
		副主编	沈国芳	罗小平	余保平	吴国豪

全国高等学校第三轮医学研究生"国家级"规划教材评审委员会名单

顾　问

　　韩启德　桑国卫　陈　竺　曾益新　赵玉沛

主任委员（以姓氏笔画为序）

　　王　辰　刘德培　曹雪涛

副主任委员（以姓氏笔画为序）

　　于金明　马　丁　王正国　卢秉恒　付小兵　宁　光　乔　杰
　　李兰娟　李兆申　杨宝峰　汪忠镐　张　运　张伯礼　张英泽
　　陆　林　陈国强　郑树森　郎景和　赵继宗　胡盛寿　段树民
　　郭应禄　黄荷凤　盛志勇　韩雅玲　韩德民　赫　捷　樊代明
　　戴尅戎　魏于全

常务委员（以姓氏笔画为序）

　　文历阳　田勇泉　冯友梅　冯晓源　吕兆丰　闫剑群　李　和
　　李　虹　李玉林　李立明　来茂德　步　宏　余学清　汪建平
　　张　学　张学军　陈子江　陈安民　尚　红　周学东　赵　群
　　胡志斌　柯　杨　桂永浩　梁万年　瞿　佳

委　员（以姓氏笔画为序）

　　于学忠　于健春　马　辛　马长生　王　彤　王　果　王一镗
　　王兰兰　王宁利　王永晨　王振常　王海杰　王锦帆　方力争
　　尹　佳　尹　梅　尹立红　孔维佳　叶冬青　申昆玲　田　伟
　　史岸冰　冯作化　冯杰雄　兰晓莉　邢小平　吕传柱　华　琦
　　向　荣　刘　民　刘　进　刘　鸣　刘中民　刘玉琴　刘永锋
　　刘树伟　刘晓红　安　威　安胜利　孙　鑫　孙国平　孙振球
　　杜　斌　李　方　李　刚　李占江　李幼平　李青峰　李卓娅
　　李宗芳　李晓松　李海潮　杨　恬　杨克虎　杨培增　吴　皓

吴文源　吴忠均　吴雄文　邹和建　宋尔卫　张大庆　张永学
张亚林　张抒扬　张建中　张绍祥　张晓伟　张澍田　陈　实
陈　彪　陈平雁　陈荣昌　陈顺乐　范　利　范先群　岳寿伟
金　杰　金征宇　周　晋　周天华　周春燕　周德山　郑　芳
郑　珊　赵旭东　赵明辉　胡　豫　胡大一　胡翊群　药立波
柳忠辉　祝墡珠　贺　佳　秦　川　敖英芳　晋红中　钱家鸣
徐志凯　徐勇勇　徐瑞华　高国全　郭启勇　郭晓奎　席修明
黄　河　黄子通　黄晓军　黄晓琳　黄悦勤　曹泽毅　龚非力
崔　浩　崔丽英　章静波　梁智勇　谌贻璞　隆　云　蒋义国
韩　骅　曾小峰　谢　鹏　谭　毅　熊利泽　黎晓新　颜　艳
魏　强

前　言

随着国家综合国力的不断提升,经济、文化和科技事业都迈入了新的发展阶段,实现全民健康的国家重大战略目标更加迫切需要培养更多的拔尖医学人才。临床医学也急需一大批既具备扎实临床技能,又有开展医学科研工作能力的临床科学家。21 世纪以来,中国儿科事业蓬勃发展,面临着前所未有的机遇和挑战,如何培养一批高质量的儿科临床研究生群体成为了高等医学教育界的重要话题。

作为一种创新性的探索活动,临床医学研究无论是基础性研究还是应用性研究,都必须围绕重大临床问题展开。培养厚实的临床研究的思维能力、创新能力、转化能力都与高质量的研究生教育培养密切相关。编写一本适合新时代需求的研究生使用的教材,其根本目的是为研究生形成科研能力(科研思维、科研方法)和临床能力(临床思维、临床技能)起到手电筒、探照灯和导航系统的作用,授人以鱼不如授人以渔。在此过程中,教材还应提供探索、发现新知识、新理论和新方法的工具与手段,让学生们对医学丰富的宝藏有挖掘的路径,对未知有追索的态度和求解的勇气,对临床问题有分析和解决的能力。

《儿科学》研究生教材第 1 版于 2014 年出版,全书 75.6 万字,包括 16 章内容和中英文名词对照索引,提炼了当今儿科领域的重大科学问题,选择了有重大研究价值的问题,并以问题为核心进行了多层次、有重点的编排。本次修订将继续针对全球儿科领域目前关注的宏观问题,特别是儿童健康发展和健康维护、儿科学重大疾病发病机制及诊疗方案的发展历程,分析和评述最新的前沿热点及发展趋势,并就重要疾病的诊疗规范及进展进行详细的介绍和展望。为研究生留出充分的批判性思考的空间,帮助研究生培养其创新思维能力,注重研究生提出问题、分析问题、解决问题能力的培养。

本书的编写力图在继承前一版的基础上,去粗取精,更新知识,创新形式。延续第 1 版对知识的探索性挖掘,本书将通过经典理论或技术方法的历史沿革来引导创新思考,为顺应新时代发展的要求,增加了不少新技术、新理论、新指南形成的案例,帮助研究生在领略儿科学领域先进科研成果的同时对自身研究方向进行再思考、再完善。

教材在编写和修订工作中,得到了我国儿科领域广大学者们的指导和帮助,他们对教材的编写付出了极大的热忱,提供了宝贵的意见和建议,感谢他们为本书出版做出的出色贡献。

桂永浩

2020 年 5 月

目　录

第一章　儿科学的发展与面临的挑战

第一节　全球"可持续发展"与"健康中国2030"的任务

2000年9月世界各国领导人提出的"联合国千年发展目标（millennium development goals，MDGs）"从社会、经济、文化、健康等多方面提出了包括8项有时限的目标：①消除极端贫困与饥饿；②普及初等教育；③促进男女平等及保证妇女权益；④降低儿童死亡率；⑤保证孕产妇健康；⑥征服人类免疫缺陷病毒（HIV）/艾滋病（AIDS）、疟疾及其他疾病；⑦治理环境及合理利用资源；⑧推动全球发展的合作伙伴关系。作为MDGs的拓展和延伸，联合国在2015年提出了2030可持续发展目标（sustainable development goals，SDGs）。为确保全人类的健康生活和福祉，目标进一步提出至2030年新生儿死亡率降至12‰，5岁以下儿童死亡率降至25‰以下。

从全球角度看，儿童健康状况在有明显进步的同时仍存在诸多不容乐观的问题，发达国家和发展中国家间发展很不平衡，在一些发展中国家有些指标远未达到要求的水平。2013年发布的千年发展目标报告显示：全球5岁以下儿童中，几乎每6人就有1人体重不足；每4人中有1人发育迟缓；2011年体重不足的儿童人数较1990年的1.59亿虽下降了36%，但是进步的速度还不足以实现千年发展目标，全球约有1.01亿5岁以下儿童体重不足，占该年5岁以下儿童人数的16%。

1990—2011年，全球各地儿童发育迟缓的数量从2.53亿下降到1.65亿，下降率为35%，但是全世界仍有1/4的儿童显示出发育迟缓的迹象。与此同时，2011年5岁以下年龄组中7%

的儿童体重超重，这是营养失调的另一种表现（图1-1-1）。

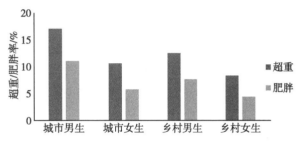

图1-1-1　2014年我国7~18岁儿童超重率和肥胖率（%）

全世界失学儿童的数量明显减少，从1.02亿下降至5 700万。净入学率从2000年的83%升至2011年的90%。全球仍有1.23亿青年（15~24岁）缺乏基本的读写能力，其中61%为年轻女性。

城乡差距虽由2000年的3.3倍缩小至2010年的2.8倍，但差距仍很显著。儿童生长发育监测结果显示，农村儿童营养状况不容乐观，西部贫困地区问题尤为突出。全国食物营养监测数据表明，2005年中国城市和农村5岁以下儿童生长迟缓率分别为3.1%和16.3%，农村是城市的5.3倍；城市和农村5岁以下儿童低体重发生率分别为1.4%和6.1%，农村是城市的4.4倍。监测的中国九市7岁以下儿童体格发育水平已达到发达国家同龄儿童水平。

2011年约有690万儿童死亡，大多死于可预防的疾病，绝大多数发生在世界上最贫穷的地区和国家。新生儿死亡率占儿童死亡率的比例在不断升高，从1990年的约36%升至2011年的43%，说明新生儿仍是儿童死亡的最危险时期。

联合国千年发展目标从全球角度，提出了开展针对儿童权益和健康的共同解决方案的要求和框架。中国作为具有14亿人口的大国，儿童人群将占3亿多，中国儿童的健康状况不仅对中国具有重要意义,而且对世界儿童健康的进步也有着重要的影响。通过全球视野寻看中国,对找到适合我国的发展战略具有深远意义。千年发展目标计划开展以来,中国新生儿(图1-1-2)、婴儿、5岁以下儿童死亡率大幅度下降(图1-1-3、图1-1-4,见文末彩插)。与1991年相比,2015年中国新生儿死亡率、婴儿死亡率、5岁以下儿童死亡率降幅均超过80%。按照联合国千年发展目标计划,到2015年包括新生儿在内的5岁以下婴幼儿死亡率降至"1990年的1/3",中国已经实现。同时,我国较好完成了MDGs健康相关其他目标,比如改善儿童营养并减少发育迟缓;遏制艾滋病、结核病、疟疾和被忽视热带病的蔓延等。

2016年10月由中共中央、国务院于25日印发的《"健康中国2030"规划纲要》,参考了SDGs中与健康相关的指标,根据中国的实际情况做出了适当调整。其中,针对健康相关可持续发展目标的政策建议包括:加强儿科、心理健康和传染病等特殊岗位的医疗卫生保健队伍建设,特别是农村地区的人才队伍建设。2016年中国发布的《国别方案》,把目标又往前推进了一步,设定中国婴儿死亡率和5岁以下儿童死亡率至2030年要实现的目标分别是5‰和6‰。据预测,至2030年中国新生儿死亡率、婴儿死亡率、5岁以下儿童死亡率均能实现SDGs以及《国别方案》设定的目标。

在新的历史时期,伴随快速的经济发展而出现的工业化、城市化、现代化和全球化带来的新的健康问题,儿童健康也面临着许多新的问题和挑战。一是中国还存在区域人群健康发展不平衡,由于经济发展程度的不同,区域不均衡包括城乡、地区以及不同省份之间的差异。从城乡数据来看,2016年中国农村地区新生儿死亡率、婴儿死亡率、5岁以下儿童死亡率均是城市的2倍甚至2倍多。2015年中国西部、中部及东部地区新生儿死亡率分别为8.2‰、3.9‰及2.6‰;2015年东部婴儿死亡率为3.8‰,已经达到《国别方案》目标,中部地区是东部的1.6倍,西部地区是东部的3倍多,中国西部、中部和东部地区5岁以下儿童死亡率分别为15.4‰、7.9‰和4.5‰。二是慢性非传染性疾病逐渐增多,包括儿童肥胖、糖尿病和高血压等慢性非传染性疾病、心理健康问题等。中国的儿童营养状况在过去30年内有了极大改善,但营养不良问题并未完全解决,营养过剩却成新问题。1992—2013年,中国儿童生长迟缓率(32.8%下降至8.1%,改善最为显著)、6岁以下儿童低体重率(18.0%下降至2.5%)和6岁以下儿童消瘦率(3.6%下降至2.0%)已经达到了可持续发展目标。然而,中国儿童营养情况正在发生

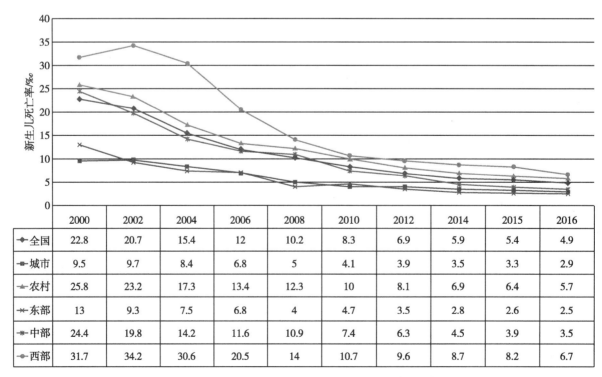

	2000	2002	2004	2006	2008	2010	2012	2014	2015	2016
全国	22.8	20.7	15.4	12	10.2	8.3	6.9	5.9	5.4	4.9
城市	9.5	9.7	8.4	6.8	5	4.1	3.9	3.5	3.3	2.9
农村	25.8	23.2	17.3	13.4	12.3	10	8.1	6.9	6.4	5.7
东部	13	9.3	7.5	6.8	4	4.7	3.5	2.8	2.6	2.5
中部	24.4	19.8	14.2	11.6	10.9	7.4	6.3	4.5	3.9	3.5
西部	31.7	34.2	30.6	20.5	14	10.7	9.6	8.7	8.2	6.7

图1-1-2 2000—2016年全国新生儿死亡率变化趋势

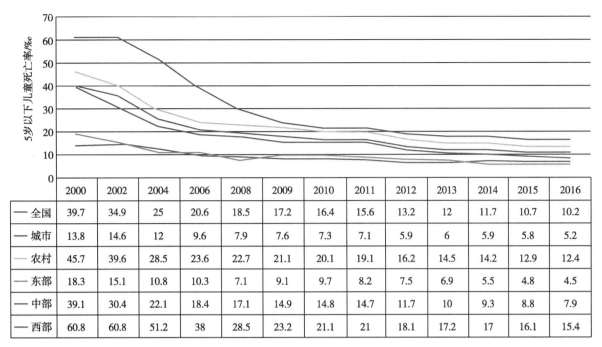

	2000	2002	2004	2006	2008	2009	2010	2011	2012	2013	2014	2015	2016
—— 全国	39.7	34.9	25	20.6	18.5	17.2	16.4	15.6	13.2	12	11.7	10.7	10.2
—— 城市	13.8	14.6	12	9.6	7.9	7.6	7.3	7.1	5.9	6	5.9	5.8	5.2
—— 农村	45.7	39.6	28.5	23.6	22.7	21.1	20.1	19.1	16.2	14.5	14.2	12.9	12.4
—— 东部	18.3	15.1	10.8	10.3	7.1	9.1	9.7	8.2	7.5	6.9	5.5	4.8	4.5
—— 中部	39.1	30.4	22.1	18.4	17.1	14.9	14.8	14.7	11.7	10	9.3	8.8	7.9
—— 西部	60.8	60.8	51.2	38	28.5	23.2	21.1	21	18.1	17.2	17	16.1	15.4

图 1-1-3　2000—2016 年全国 5 岁以下儿童死亡率

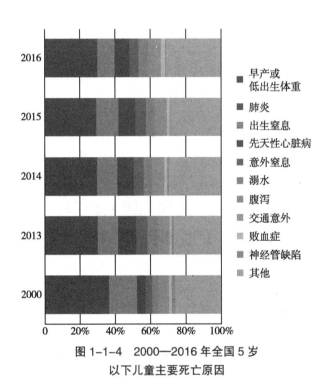

图 1-1-4　2000—2016 年全国 5 岁
以下儿童主要死亡原因

巨大转变，从传统的低热量摄入饮食转向高能量/脂肪摄入，超重和肥胖成了新的问题。2002—2013 年，中国 6 岁以下儿童超重率从 6.5% 升至 8.4%，6 岁以下儿童肥胖率从 2.7% 升至 3.1%。

　　当前的健康问题往往由环境因素、社会因素、人们的行为和生活方式共同参与，不仅影响儿童期的健康，甚至还会构成对儿童发育、成长的影响，是一种多因素致病的模式，以应对单一因素致

病的传统的策略和处置方法已经不能适应新的变化需要。历史上严重威胁儿童生命和健康的传染性疾病和感染性疾病的威胁依然存在，在全球范围内一些已经得到控制的传染病出现了回升，而像艾滋病等新的传染病在世界范围内快速传播，新的病毒和菌种不断构成新的、潜在的和现实的威胁。在对儿童健康的威胁方面突出表现在以下几个方面：滥用抗生素和细菌耐药菌株的广泛产生和扩散、昆虫媒介和动物源性疾病、血液或血液制品传播的疾病威胁增加、孕期和新生儿感染性疾病增加、流动人口中儿童传染病发生的防治问题。

　　与此同时，慢性非传染性疾病在儿童发病率和死亡率中构成了越来越高的比例，成为日益严重的儿童健康问题。早产或低出生体重、出生窒息、先天性心脏病和意外窒息等非感染性因素已成为儿童死亡的主要原因。中国是出生缺陷高发国家（表 1-1-1），根据全国出生缺陷医院监测数据（监测期限为妊娠满 28 周至产后 7 天），出生缺陷发生率呈上升趋势，由 1996 年的 87.7/ 万上升至 2010 年的 149.9/ 万，增长幅度达 70.9%。

　　儿童精神卫生和心理问题，已成为人们越来越关注的问题。其原因是人们对于儿童精神卫生和心理问题的认识有了提高和深化。由于影响儿童身心健康的家庭和社会因素在不断增加，导致儿童精神卫生和心理问题也不断增加。

表 1-1-1 中国 2000—2017 年出生缺陷发生情况 单位:/万

顺位	2000 年	2005 年	2010 年	2015 年	2016 年	2017 年
第一位	总唇裂（14.07）	先天性心脏病（23.96）	先天性心脏病（32.74）	先天性心脏病（66.51）	先天性心脏病（62.10）	先天性心脏病（71.53）
第二位	多指/趾（12.45）	多指/趾（14.66）	多指/趾（16.39）	多指/趾（18.07）	多指/趾（18.53）	多指/趾（18.74）
第三位	神经管缺陷（11.96）	总唇裂（13.73）	总唇裂（12.78）	总唇裂（7.41）	总唇裂（6.97）	马蹄内翻（6.64）
第四位	先天性心脏病（11.40）	神经管缺陷（8.84）	脑积水（6.02）	马蹄内翻（6.20）	并指/趾（6.07）	并指/趾（6.21）
第五位	脑积水（7.10）	脑积水（7.52）	神经管缺陷（5.74）	脑积水（5.30）	马蹄内翻（6.00）	总唇裂（6.01）

环境因素对儿童健康和成长的影响日益增强,影响健康的环境因素可以来自自然环境和社会环境。自然环境包括生态环境的恶化、工业和生活污染。温室效应导致的气候恶化,大气层的破坏,儿童活动空间减少,居住条件恶化。食品和饮水卫生问题、环境卫生、学校条件等;社会环境涉及人们的生活方式和行为的改变、传统文化的改变、学习的压力和竞争、饮食方式和习惯的改变对儿童和青少年的健康成长带来影响。克服环境的不良影响,建设有利于健康的环境,是我们儿童健康工作者的又一项繁重的任务。

儿童是一个民族和国家的未来,在我国儿童健康事业取得巨大进步的基础上,我们必须面对全球和地区新出现的问题和挑战,通过进一步完善儿童健康保护和健康促进的保障体系,实现儿童的生存、保护和发展的 3 个主要目标。为应对面临的重大挑战,医学的临床、科研和教育等各方面都必须进行战略思考,并研究应对策略。根据国务院颁布的《中国儿童发展纲要（2011—2020年）》的要求,进一步完善覆盖城乡儿童的基本医疗卫生制度,提高儿童身心健康水平;促进基本公共教育服务均等化,保障儿童享有更高质量的教育;扩大儿童福利范围,建立和完善适度普惠的儿童福利体系;提高儿童工作社会化服务水平,创建儿童友好型社会环境;完善保护儿童的法规体系和保护机制,依法保护儿童合法权益。至 2020年的目标:婴儿和 5 岁以下儿童死亡率分别控制在 10‰和 13‰以下;降低流动人口中婴儿和 5 岁以下儿童死亡率,严重多发致残的出生缺陷发生率逐步下降,减少出生缺陷所致残疾;18 岁以下儿童伤害死亡率以 2010 年为基数下降 1/6;5 岁以下儿童生长迟缓率控制在 7% 以下,低体重率降低到 5% 以下;进一步降低儿童心理行为问题发生率和儿童精神疾病患病率;减少环境污染对儿童的伤害;九年义务教育巩固率达到 95%。为达到以上目标,要依据儿童保护、儿童优先、儿童最大利益化、儿童平等和儿童参与的原则,通过采取切实的措施,在通过儿童教育、福利、健康、社会环境和法律保护等方面不断改善,提升我国儿童的健康水平。

第二节 儿科临床实践中的伦理问题

医学伦理学（medical ethics）是用伦理学理论和原则,以探讨和解决医疗卫生工作中人类行为的问题,其内容包括医学领域中的道德作用、道德规范及人际关系等。随着医学科学的发展、医学研究的深入和新的生物医学技术不断涌现,医学伦理学涉及的问题越来越多,也越来越复杂。随着医疗卫生事业的发展,医学已发展为以医患关系为核心的社会性事业。卫生资源的公正分配和尽可能利用这些资源使绝大多数人得到最佳医疗服务的政策、体制和战略成为医学伦理学的新内容之一。此外,由于生物医学技术的迅速发展,加之医疗费用的飞涨,现代医学伦理学更多地涉及医患各方社会价值的差异,由此而产生的冲突对传统价值提出了挑战。

公元前 4 世纪的《希波克拉底誓言》是医学伦理学的最早文献。世界医学联合会通过的两个伦理学法典，即 1948 年的《日内瓦宣言》和 1949 年的《医学伦理学法典》，都明确指出患者的健康是医务人员要首先关心，并具有头等重要地位的问题，医务人员应无例外地保守患者的秘密，坚持医业的光荣而崇高的传统。

一、现代医学伦理学的核心概念

1. 自主性　是指充分尊重患者 / 受试者的人格和尊严，取得他们自主的知情同意或选择，而不能欺骗、强迫或利诱。强调患者 / 受试者的主体地位和权力，在对其施以任何医学措施和行为前，都应进行真实全面的说明，尊重他们自主做出的决定。自主性具有以下 3 个特性：①保证患者不是无可奈何地被迫接受参与医学相关活动；②建立在理性基础上的选择；③坚持自己的目的，不因外界的干扰而妥协。

自主原则实现的基本前提条件是：保证医生为患者提供医疗护理的完整和全面的信息；保证患者具有正常的自主判断和决定能力；患者的自主性决定不会与他人和社会利益发生严重冲突。患者可以根据社会、信仰、经济状况，选择不同的医疗方法或拒绝挽救生命的医疗措施，自主原则保证了患者能够根据他们自己的价值观来做出医疗护理方面的决定。对于那些缺乏自主能力的人，其自主权应受监护人的协助和保护。学龄儿童和青少年具有行为能力，应该重视其在医疗选择上的自主权，医务人员或研究人员在试验或实验前取得前者的知情同意。

涉及医学研究的内容，受试者在做出接受的决定前，应知道研究的性质、持续时间和目的、方法和手段；可能发生的不方便和危害，以及对他的健康和个人可能产生的影响。

2. 有利原则　就是把有利于患者健康放在第一位，切实为患者谋利益。有利就是行为能够带来客观利益、好处，作为行为主体的医生而言就是为患者行善事。有利原则与不伤害原则在医学实践中有着密切关系，有利原则的具体体现：①真诚关心以患者健康利益为核心的客观利益和主观利益；②提供最优化服务，努力使患者受益；③努

力预防或减少难以避免的伤害；④坚持公益原则。

任何治疗或研究不应该造成身心伤害，不管动机如何，不允许有意伤害和任何伤害的危险存在，这是一系列医学伦理原则中的底线原则。医疗伤害具有一定的必然性，现实中的医疗伤害现象依据其与医务人员主观意志的关系可分为有意伤害、无意伤害、可知伤害、意外伤害、可控伤害、不可控伤害、责任伤害和非责任伤害。20 世纪 70 年代，重症监护技术的推广应用使儿童死亡率特别是新生儿死亡率明显下降。然而，在降低死亡率的同时，也使得相当数量的儿童留下后遗症而长期生存。对某一重症缺氧缺血性脑病的新生儿患儿来说，在机械通气下勉强维持生命体征在正常范围，但神经反射逐渐消失，上述情况持续一段时间后，就对儿科医生和家长提出一个两难选择：如果选择继续治疗，结果是生命体征稳定，正常神经活动不能恢复，成为"植物人"，从此患儿家庭的经济和心理负担陡增，而患儿本身还要经受无穷无尽的医疗操作和由此而来的痛苦；如果选择终止治疗，就意味着终止患儿的生命。选择继续治疗，有较好的伦理学基础，但缺乏患儿实际利益的支持；选择终止治疗，比较符合患儿及其家庭和社会的长远实际利益，但缺乏伦理学的支持。在美国和其他发达国家，解决这一命题的方法是成立由多学科组成，有普通社区代表参加的医院伦理委员会，以个案研究的方式帮助临床医生和家长进行决策。在我国，由于社会、文化和经济背景的不同，破解这一伦理学命题的主要难度在于：在大多数发达国家，患儿的医疗费用都由国家或保险公司支付，患儿家庭与医院、医生之间不存在直接的经济关系，医疗活动中较少考虑经济上的问题，因此在做出医疗方面的决策时可以不考虑医疗费用的问题。但在我国，即使医疗上和伦理上认定应该继续治疗，但如果患儿家庭要求终止医疗活动，并拒绝支付进一步发生的医疗费用时，医疗活动的继续也会发生困难。

3. 公正原则　对有同样医疗需要的患者，应得到同样的医疗待遇。在基本医疗照顾上，力求做到人人享有基本的医疗保健，并以同样的服务态度、医疗技术对待有同样需要的患者。在医学服务中公平、正直地对待每一位患者。在临床实践中，公正原则体现在以下两个方面：

（1）医患交往公正——医生与患者平等交往，对有千差万别的患者一视同仁。

（2）资源分配公正——以公平优先、兼顾效率为基本原则，优化配置和利用医疗卫生资源。卫生资源的微观分配：在患者个体和社会群体之间，既要考虑患者个体的利益，更要考虑社会群体的利益和子孙后代的利益；在患者之间，要处理好谁先谁后，谁多谁少的问题。

在医学标准方面，考虑的是患者病情需要和治疗价值及社会价值的标准，考虑患者既往和预期贡献。在家庭角色标准方面，考虑的是患者在家庭中的地位和作用。而在科研价值标准上，考虑的是患者的诊治对医学发展的意义。总之，要在有限的医疗资源情况下，克服医疗不公正现象。

新生儿筛查是近二三十年发展起来的一项现代医学技术。作为临床医学和预防医学结合的产物，新生儿筛查正在为提高儿童的健康水平和人口素质起着不可替代的作用。该项技术的核心是运用生理、生化或基因手段，发现亚临床案例，能够在疾病早期进行干预，以提高干预的效果，改善疾病的预后。但是，新生儿筛查也有某些负面的影响。首先，筛查并不等于诊断，任何筛查都会有一定的假阴性和假阳性，由此也带来一系列伦理学思考。假阳性给当事儿童家长带来一定的精神压力和心理负担。而假阴性给家庭带来的不幸是，患儿虽然参加了筛查，但由于被错误地认为是正常，使疾病仍然不能得到早期诊断和干预。其次，有些筛查并不能给当事儿童带来明确的利益。目前，由于围产期保健的广泛开展和疾病谱的改变，先天性畸形的相对发生率越来越高，可以预见，这类问题在临床上也会越来越常见。由于生命维持技术的发展和应用，医务人员可以使不可逆昏迷的脑死亡患者和持续性植物状态的患者继续维持其生物学生命，但他们永远失去了意识和运动能力，这使得人们感到有必要重新考虑死亡概念和重新给死亡下定义的问题。安乐死的伦理学问题是医学伦理学讨论得最活跃和争论得最激烈的一个问题。目前，根据临终患者的要求不给予或撤除治疗，已为许多国家的法律所承认，无行为能力的患者也可由代理人做出决定。但是对为结束患者生命而寻求主动安乐死问题，仍然争议巨大。

二、医学研究中的伦理问题

医学研究特别是临床研究是以了解疾病的起因、发展和转归为目的，并改进预防、诊断和治疗干预措施（方法、操作程序和治疗）。即使是当前最佳干预措施，也必须不断对其安全性、有效性、效率、可及性和质量进行评估研究，以保证每个个体的安全。任何医学进步以科学研究为基础，而研究最终必须涉及人体受试者。促进和维护患者的健康，包括那些参加医学研究的患者，是医生的崇高职责。医生要以知识和良知致力于完成该职责。在涉及人体受试者的研究中，个体研究受试者的福祉必须高于所有其他利益。

《纽伦堡法典》指出"受试者的自愿同意是绝对必要的"，在受试者决定参加试验之前，应让其知道试验的本质、持续时间和试验目的、试验的方法和手段、可合理预见的所有的不便和危险、参加试验对其健康或其个人的影响。在强调临床试验对社会有益的同时，必须注意试验所要解决问题的重要性不能凌驾于试验风险之上。当研究进程中判断继续试验对受试者会带来伤害，必须随时中止试验，如果受试者在肉体和精神上已经达到继续进行试验对他来说不太可能的情况下，也应停止试验。

1932年发生在美国亚拉巴马州的Tuskegee梅毒试验，是一项针对梅毒自然病程的临床研究，400多名黑人男性（多数为文盲）被纳入研究。试验开始前没有人被告知他们是被纳入了一项研究的项目，家庭成员也未告知他们存在的风险。当1940年期青霉素问世后，这些受试者也没有得到必要治疗的机会，相反，研究机构试图向受试者隐瞒信息，从而导致多达100人因梅毒病情进展而死亡，直至1972年此事件被揭露。

根据2008年版《赫尔辛基宣言》的原则，任何临床研究方案应包括有关资金来源、资助者、机构隶属关系、其他潜在的利益冲突、对受试者的激励措施，以及对研究造成的伤害如何治疗和／或予以补偿的信息，且"每项临床试验必须在招募第一个受试者前，在公众可及的数据库上注册登记"。研究方案应说明研究结束后，有关受试者应获得经研究确定为有益的干预措施的安排，或得到其他适当的照顾或益处。

我国政府高度重视医学伦理的实施。1995

年卫生部正式颁发《卫生部临床药理基地管理指导原则》，就规范伦理委员会工作提出了伦理委员会的人员组成等条例。2003 年发布的《药物临床试验质量管理规范》第三章"受试者的权益保障"中专门对伦理委员会工作提出具体要求。2007 年卫生部《涉及人的生物医学研究伦理审查办法（试行）》发布，2010 年国家食品药品监督管理局《药物临床试验伦理审查工作指导原则》发布，这些指导文件的发表有力地推动了医学伦理的实施，加强了临床研究的规范。伦理委员会的监管过程一般分为 4 个阶段：初审、复审、跟踪审查、总结报告。①初审，要求研究方案第一次递交给伦理委员会审查一般以召开会议审查的方式进行；②复审，研究方案经审查，并按照审查意见修改或补充后需再次递交给委员会审查；③跟踪审查，研究方案批准实施后，要按照委员会的要求，对项目定期小结并递交伦理委员会审查；④研究结束后，按照委员会要求，递交研究总结报告进行审查。

在医学临床和研究中，科学家除了关注能不能用科学的方法来观察或干预、发现疾病的规律外，要关注所研究的问题该不该研究，不能单从技术层面考虑是否可行，更要从对人类、社会的未来产生什么影响的角度考虑。医学伦理为医疗情形中的难题提供应该做什么、为什么应该做的理由。让人们思考什么事情我们有义务去做，为什么？什么事情我们不能去做，为什么？什么事情我们可以做也可以不做，为什么？等不可回避的问题。比如对胎儿的基因进行修改，使他们出生后具有天然抵抗某种疾病的特点，虽然技术上已经没有问题，但是基因编辑所带来的潜在的危害性，人类还并不十分了解。特别是其后续可能引起的基因重组、脱靶效应、基因组突变、患病敏感性提升等问题，目前尚无法解决。更为重要的是，被改写的生殖细胞会影响其子孙后代，并随着现象的普及，将改变整个人类的基因池。

第三节　儿科实践中
决策方法与思路

随着临床医学近年来的迅速发展，人们越来越认识到动物试验不能取代人的试验，因为人体远较动物复杂，并对长期以来单纯根据病理生理机制指导临床治疗现状产生了疑问，许多学者认为随机对照试验在医学研究中的广泛应用可与显微镜的发明相媲美，根据临床研究依据来诊治患者的观念已形成。

循证医学（evidence based medicine）正是关于如何遵循证据进行医学实践的学问。它提供给患者的医疗建立在目前所能提供的证据的基础上，结合医师个人的经验和来自患者的第一手临床资料，并尊重患者的选择和意愿。其核心思想是：医务人员应认真地、明智地、深思熟虑地运用临床研究中得到的最新、最有力的科学信息来诊治患者。早期狭义的循证医学主要指循证临床实践，广义的循证医学还包括了循证宏观医疗卫生决策，即任何关于群体医疗卫生服务的循证实践（图 1-3-1）。

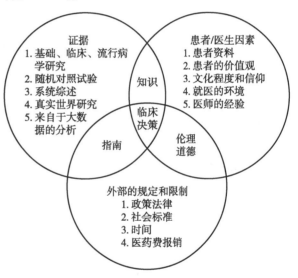

图 1-3-1　参与临床决策的因素

循证医学将帮助培养 21 世纪的医生用医学文献解决临床问题的能力，将医学研究的结果用于临床实践。循证医学与传统医学在处理临床问题时有着很大区别。传统医学对于预后、诊断试验、治疗有效性的观察建立在非系统观察的临床经验、发病机制和病理生理知识的理解、对专家与经验的依赖性基础上，所以传统医学解决临床问题的方法是：①根据自己的经验和生物学知识；②阅读教科书；③请教专家；④阅读有关文献。而循证医学系统地记录治疗结果，可明显增强对疾病的预后、诊断、治疗的信心。循证医学还认为，对于疾病基础知识的理解十分重要，它可以帮助说明临床观察的结果和证据,但对于临床实践的指导是不够的。循证医学认为,为恰当解决临床问题,应仔细采集病史,进行必要的体格检查,为诊断和治疗的决定提供尽量多的客观的证据,在此基础上应阅读有关原始文献并进行评价,决定如何用于临床,当然也不排斥向同事及老师请教。循证医学的具体做法和步骤为:首先要提出一个拟解决的具体的临床问题,然后进行有效的文献检索,选择有关的最佳研究资料,并用使用者指南中的标准评价,了解其优缺点,分析其是否合理正确,最终提取有用的临床信息用于解决患者的问题。在考虑该信息是否适用于自己的患者时,既需要有关的病理生理基础知识,还需要有行为医学的知识。评价文章时要考虑及回答以下问题:①研究结果是否正确?②结果是什么?③这些结果对处理患者有帮助吗?

归纳起来,进行循证医学可分以下4个步骤:①从患者存在的问题提出临床要解决的问题;②收集有关问题的资料;③评价这些资料的真实性和有用性;④在临床上实施这些有用的结果。

循证医学中对收集的医学文献进行评价,要遵循"使用者指南"提出的标准进行。如评价有关治疗和预防的文章,使用者指南有下列规定:

1. 测定研究结果是否正确

(1)患者是否随机分组?

(2)是否所有进入试验的患者都归入原先随机化分配的各组中进行分析,并在结论中加以说明,即打算意向性治疗(intention-to-treat)分析。失访者越多,结果的偏倚越大,因为他们可以有不同的结局,有些可能因好转而不继续求医,有的可能因不良反应或因死亡而离开试验,故如有失访者,应将可能有的两种结果都进行计算,如结论不变,则较可信。

(3)患者、医生及研究者对治疗是否都是"盲"(未知)的。

(4)患者的分组在研究开始时是否是相同的。

(5)除了试验干预外,各组其他的治疗是否都相同。

2. 结果是什么 治疗的作用有多大,可以通过下列方法计算及表达:①绝对危险度差;②相对危险度;③治疗作用的估计有多精确?实际上,

从来也没有人能知道真正危险度的减少有多大,对此只能做出估计,上述的计算是点估计,常用95%置信区间(confidence interval, CI)来表示其范围。

3. 结果是否对自己的患者有帮助 ①该结果能否用于自己的患者,将您自己的患者与文献报道中选择患者的标准相比;②是否考虑到所有的临床上的重要结果,每一种药物的治疗作用主要看对患者是否重要;③治疗的好处与可能发生的不良反应及费用:应考虑可能的治疗作用是否值得。这可以用需要治疗的患者数目(number needed to treat, NNT)来表示。

总之,在评价治疗作用的文章时首先要确立问题,再用检索手段获得可提供的最佳证据评价该证据的质量,如果质量是好的,那么就测定治疗作用的范围,考虑文献患者是否与自己的患者相同,结果的测定十分重要,最后考虑到治疗不良反应,测定干预措施的可能结果,得出治疗的好处、不良反应和费用,然后决定是否采用此治疗。

越来越多的使用者指南发表了对医学文献评价的标准,包括诊断试验的评价、疾病预后的评价、病因结论的评价等。由加拿大 McMaster 大学的工作小组与北美的同事制定了一套新的使用者指南(user's guides),用于指导临床医生如何更有效地搜集文献,指导如何说明临床的研究结果,以及如何将它用于医疗上。

英国 Archie Cochrane 在 1979 年提出和开展的系统综述(systematic review)对循证医学的开展起了重要推动作用。系统综述是系统全面地收集全世界所有已发表或未发表的有关临床研究的文章,筛选出符合质量标准的文章,进行定量综合,得出可靠的结论。由于传统医学解决临床问题方法上存在缺陷,某些疗法虽有充分证据证明有效,但长期未被采用,另一些疗法根本无效,甚至有害,却长期广泛应用,某些医学问题已有答案但仍在进行研究。系统综述就是用来解决这些问题的方法之一。1979 年 Archie Cochrane 提出各专业应将所有的有关随机对照试验(RCT)的研究论文收集起来进行系统综述,并随新的临床试验出现随时更新,为临床治疗实践提供可靠依据。20 世纪 80 年代出现跨国合作,学者们对某些常见重要疾病(心血管、癌症、消化道疾病)地某些

疗法做了系统综述,它们对改变世界临床实践和指导临床研究课题的方向产生了划时代的影响,被认为是临床医学发展史上的一个里程碑。系统综述由于经过系统评价结果,使其结论最接近真实情况,从而可以为临床提供质量高、科学性强、可信度大、重复性好的医疗措施、治疗方法和药物,以指导临床实践,推动医疗质量的提高。另一方面亦为临床科研提供重要信息,为立题提供科学的基础,从而避免了走弯路及重复研究浪费科研经费。

系统综述的步骤可分为:①确立综述目的;②确定资料来源和收集有关资料;③对收集的文献资料按循证医学的原则和方法进行评价;④应用描述性方法将资料进行数量上的合并;⑤应用荟萃分析方法将资料进行定量综合;⑥小结和分析综合结果;⑦提出应用指南。循证医学提倡个人的临床实践经验与从外部得到的最好的临床证据结合起来,这在患者的诊治决策中至关重要。但是必须强调,忽视临床实践经验的医生,即使得到了最好的证据,也可能用错,因为最好的证据在用于每一个具体患者时,也必须因人而异,结合临床资料进行取舍;而如果缺乏最好、最新的外部证据,临床医生可能采用已经过时的旧方法,给患者造成伤害。1972—1989 年共有 7 项 RCT 研究均显示用泼尼松龙治疗早产孕妇可降低早产儿的死亡率达 30%~50%,但在 1989 年前由于未开展该试验的系统性综述分析,大多数产科医师根本不知道该疗效有效,结果 1% 的早产儿由于没有得到相应治疗而死亡。

近 30 年来,临床研究进展迅速,20 世纪 60 年代临床随机对照试验(randomized controlled trial, RCT)还十分少见,现在已被普遍接受。任何一种新药上市都必须通过有效的临床试验。荟萃分析作为对 RCT 结果进行综合分析的手段,越来越被更多的人所接受。循证医学证据来源主要是随机对照试验或随机对照试验荟萃分析结果。在不可以进行随机对照试验或没有随机对照试验结果时,非随机对照试验包括观察性、描述性研究也可作为证据,但可靠程度不及随机对照试验。证据即相关资料必须在具有可供使用、可获得、可被接受、可应用和可被审评性 5 个先决条件后,才能开展循证医学。总之循证医学就是在提出问题基础上寻找证据,对这些证据进行评价说明,最后用这些证据指导临床实践。

近年来,采用各种临床指南(clinical guideline)作为临床医生的医疗行为标准已成为国际趋势。临床指南是以循证医学为基础,由官方政府机构或学术组织撰写的医疗文件,将规范化医疗与个体化医疗相结合。以循证医学为基础的临床指南的产生具有重要意义:①可以提高医疗机构的医疗质量,给予经治患者以最佳的治疗和合理的治疗,因为临床指南上形成的诊断治疗决策都是以循证医学为基础,集中新近最佳临床科学研究和专家意见;②由于诊断和治疗建议是以正式医疗文件形式在各种医疗机构和临床医师中进行传播,因此可以改变临床医师的医疗行为,减少不同医疗机构和不同临床医师间由于素质不同造成医疗水平的差异;③可以减少医疗费用,不少临床指南的形成,都经过临床经济学成本 - 效果分析,所形成的诊断治疗意见成本 - 效果分析都是最好的;④有助于继续教育,临床指南收集了所有有关文献,并对文献中的结论进行了系统评价,集中了新近最佳临床科研结果,并且不断更新,因此也是很好的继续教育教材;⑤可以作为官方政府部门对医疗机构医疗质量检查的依据,因为指南具有一定的权威性;⑥可作为医疗保险机构掌握医疗保险政策的凭据。

编制以循证医学为基础的临床指南是一项相当艰巨的任务,需要成立专门工作组,常要经过 1~2 年的努力才能完成,工作组参加者包括临床专家、有关临床科研工作人员、基础研究者、统计学家、临床流行病学家、临床经济学家及医学决策专家等,在完成收集文献和系统评价,并对临床证据进行分类和分级后须借助于专家的意见,临床指南不但应具有科学性,同时还应具有实用性,因此需要考虑政策、医疗保险政策、伦理问题、患者和社会的反应和接受能力、成本效益、各种医疗机构条件、患者依从性等。

不同水平的实证(按强度从高至低排序)是:

1. 来自对所有相关随机对照试验的系统评价的实证。

2. 来自至少设计良好的随机对照试验的实证。

3. 来自设计良好、有对照但非随机试验的实证。

4. 来自设计良好的队列研究或病例 - 对照分析研究，特别是多中心研究。

5. 来自多时间序列研究，有干预或没有干预。

6. 来自于权威的意见，基于临床经验、描述性研究，或专家委员会的报告。

目前高水平的有关儿童的证据在很多方面是不足的，而成人的研究不能完全照搬应用于儿童，由于儿童对药物的吸收、分布和代谢与成人有着根本的区别，儿童与成人相同的疾病病因不同，对治疗产生的效果也不同，如大剂量、长疗程使用糖皮质激素会造成儿童生长发育迟缓的危险，而在成人则没有这种危险。很多研究不包括儿童或没有年龄分组的结果，这意味着儿科医生没有适当的结果可以推广于患儿，现在有科克伦儿童健康（Cochrane Child Health）来提供儿童的证据，其已制定了关于儿童的证据指南和有关与年龄的亚组分析。与成人相比，小儿往往缺乏有价值的病史资料和体检，特别是这些资料的获得是通过第3人（家长）和一些受限的检查（患者不合作），根据病史和检查能得到的后验概率和以前的实验室研究信息都十分有限。儿童的研究证据常存在诊断的不确定，缺乏客观的终点指标，小样本和医德问题影响研究的内部真实性。加强儿科领域里的大样本、多中心随机对照试验将会大大改变目前临床决策中的失误、偏倚。

尽管儿科循证临床实践存在着这些障碍，但循证医学的实践对保证患儿采用最好和最适宜临床处理，保证最适宜的证据应用于儿科临床决策是必要的。虽然循证儿科临床实践实施的障碍是存在的，但克服这些障碍的方法和策略也在不断地发展完善。

近年来，精准医学（precision medicine）成为医学界广泛推广和使用的新概念。精准医学根据每位患者的个体差异来调整疾病的预防和治疗方法，是一种依据患者的不同特点进行诊治方法定制的医疗模型。过去，由于科学技术不发达，临床医学多为依据临床特征和经验来诊治，形容为经验医学。精准医学进一步注重疾病的精准分型和干预。它综合患者的遗传特征、环境暴露、疾病的生理和病理、临床表型及对治疗的反应等，集成分析个体的疾病信息，按疾病的知识网络对疾病进行精准定义和分型，将患者分成不同的亚型进行精准干预，以获取防治效果的最大化。在这种模式下，精准医学的检查会深入到最微小的分子和基因组信息，通过详细了解个体的基因序列，可以对不同患者的基因组进行对比参考。比如通过人类基因组计划，就可以评估现有疾病遗传变异的可能性。同时，不同的个体基因构成也决定了患者对某种治疗方法反应的不同，因此了解到遗传基因的不同对为患者制订有效的治疗方法十分重要。比如，许多女性因为家族遗传存在罹患乳腺癌或卵巢癌等疾病的可能性，在精准医学的帮助下，我们便可以对个体罹患该疾病的可能性进行筛查，并根据个体的差别采取相应的措施阻止疾病发生。

精准医学对个体基因信息的了解也对新药的研发产生重要影响。了解个体基因构成的详细信息后的患者参加某种药物最后阶段临床试验是药物试验的决定性因素之一。通过了解在临床试验中该药物对哪种患者的疗效最好、对哪种患者会产生不良反应，不仅能够增强使用该药物的安全性，还能够加快药物的临床试验速度，降低试验成本。

近几十年来，随着对癌症研究的深入，人们越来越发现各种癌症与不同个体之间基因差异的关系。癌症基因组学通过基因组学和精准医学对癌症进行研究和治疗，更好地揭示了癌症与基因的关系，以及个体差异与罹患癌症的风险。有学者指出，许多由不同分子机制导致的疾病亚型依然被视为同一种疾病，反之，定义为不同类型的诸多疾病却往往有着相同的致病机制。

由此可见，循证医学持续推进离不开临床试验提供的证据，而精准医学在临床实验中的应用，有望更高效地提供可靠的循证医学依据。而精准医学的实现也离不开通过循证理念获取的临床证据，它是对循证医学思维方式的进一步发展。精准医学的结果能否被用于实践，仍需要在人群中开展临床研究来加以证实。在精准医学的背景下，临床研究不再追求通过更大样本来增强外部真实性，而是更加注重于内在生物学背景下的群体和个体，追求更高的内部真实性。

（桂永浩）

参 考 文 献

［1］联合国新千年发展目标.［2019-11-21］. http://www.un.org/zh/millenniumgoals/reports.shtml

［2］可持续发展目标.［2019-11-21］. https://www.un.org/sustainabledevelopment/sustainable-development-goals/

［3］朱宗涵.新世纪儿童健康事业的挑战和策略.中华儿科杂志, 2000, 38（5）: 267-270

［4］中国儿童发展纲要（2011—2020年）.［2019-11-21］. http://www.gov.cn/zwgk/2011-08/08/content_1920457.htm

［5］"健康中国2030"规划纲要.［2019-11-21］. http://www.gov.cn/xinwen/2016-10/25/content_5124174.htm

［6］Levels and trends in child mortality 2012.［2019-11-21］. http://www.who.int/maternal_child_adolescent/documents/levels_trends_child_mortality_2012/en/

［7］中华人民共和国卫生部.中国妇幼卫生事业发展报告（2011）.［2019-11-21］. http://www.gov.cn/gzdt/att/att/site1/20110921/001e3741a4740fe3bdab01.pdf

［8］首都儿科研究所,九市儿童体格发育调查协作组. 2015年中国九市七岁以下儿童体格发育调查.中华儿科杂志, 2018, 56（3）: 192-199

［9］余章斌,郭锡熔.用循证医学思维指导我国儿科临床研究与实践.中华儿科杂志, 2009, 47（12）: 887-890

［10］桂永浩.推动高质量的临床研究,实现对儿童健康的承诺.中华儿科杂志, 2008, 46（7）: 481-483

［11］翟晓梅,邱仁宗.生命伦理学导论.北京:清华大学出版社, 2005

［12］National Research Council. Toward precision medicine: building a knowledge network for biomedical research and a new taxonomy of disease. Washington, DC: National Academies Press, 2011

第二章 全生命周期中的儿童健康问题

第一节 生命早期疾病研究及其意义

临床流行病学研究结果显示，随着全球社会经济文化等快速变化，全球的人口健康状况也正在面临着前所未有的新挑战。非传染性疾病特别是肿瘤、心脑血管疾病高发，肥胖、糖尿病以及相关代谢异常的流行趋势日渐加剧，慢性病死亡人数在全世界范围占总死亡人数的60.76%。近十年来，我国慢性非传染性疾病患病率呈上升趋势。世界卫生组织的《2018年非传染性疾病国家概况》报告指出："非传染性疾病使人们陷入贫困、丧失尊严、破坏劳动生产率、威胁经济繁荣；而且非传染性疾病对低收入人群和低收入国家挑战尤为严峻。"

1989年，英国南安普顿大学流行病学家Barker教授对20世纪出生于英国死于心血管疾病的男性患者进行调查，发现低出生体重和1岁时体重低于正常标准的男性死于缺血性心脏病的人数较多。后来很多流行病学调查显示，胎儿宫内生长发育状况与某些成人疾病的发生存在一定的关系。1995年Barker提出了"成人疾病的胎儿起源（fetal origins of adult disease，FOAD）"假说。假说认为，人类在早期发育过程中（包括胎儿、婴儿、儿童时期）经历不良因素（营养不良、营养过剩/激素暴露等），组织器官在结构和功能上会发生永久性或程序性改变，影响成年期糖尿病、代谢综合征、心血管疾病、精神行为异常等慢性非传染性疾病的发生、发展，成为成年期慢性非传染性疾病病因研究的重要组成部分。目前该领域已经从单纯强调胎儿期环境因素的影响发展到关注生命发育的全过程。全球开展了大量有关孕期不良环境、胎儿出生体重与成年慢性疾病（如代谢综合征、神经精神性疾病、肿瘤等）之间的相关性研究。

在过去的几十年中，健康与疾病的发育起源（developmental origins of health and disease，DOHaD）已经成为一个将实验、临床、流行病学和公共卫生研究相结合的活跃领域。了解生命早期生活中的事件如何影响其后期疾病的发病风险，尤其是慢性非传染性疾病（NCDs）的机制和发生路径，可能为相当一部分的重要临床问题提供有效的早期预防策略。

越来越多的科学证据表明，生命早期的社会、物理、化学、环境和行为等影响因素在个体生后甚至成年期的健康中发挥着重要作用，与很多慢性疾病的易感性相关。

一、发育在生命早期中的重要性

发育对人类健康和疾病的重要性核心体现为：在不同个体发育过程中已经开始出现健康方面的不平衡现象，可决定生后甚至成年期某些疾病的易感性。英国政府科学前瞻小组发布的结论性报告认为，"促进/实施出生时或婴儿期早期干预计划对生命早期的干预可以产生人群水平的最大利益均值。这样才有可能实施和维持关注全生命周期的预防措施，并且在长期构架内进行评价"。人们正逐渐认识到，发育过程是一个关键内容，而且每个儿童的发育情况都需要在其各自的母亲和人口环境的背景下进行相应的评估。在发育过程中即需要对胎源性疾病进行筛查和干预，否则，对受影响的下一代而言，后期的补救无济于事。

以代谢和心血管疾病为例，这些疾病现在影响全世界1/6的20岁以上成年人。令人非常担忧的是年轻人的风险还在呈逐渐上升趋势。其他非传染性疾病，特别是癌症和认知功能障碍也有类似的趋势。2015 年，每年有 2 000 万人死于心血管疾病，占所有死亡人数的 40% 以上。此外，全世界估计有 3 亿人肥胖，意味着他们的 BMI 值大于 30，而 1.55 亿学龄儿童存在超重或肥胖现象。如果按全生命周期健康理念，疾病的预防、筛查和干预从生命的最早期开始，人类是否会面对一个更加美好的前景。

二、环境对生命早期的强大影响

妊娠期间甚至孕前，以及儿童早期阶段对生殖环境和发育器官的不利暴露与肥胖、心脏病、糖尿病、行为认知及心理健康等之间存在关联性，其关键机制之一是表观遗传学：即在不改变 DNA 序列的条件下，发生某些基因表达加强，而其他基因表达沉默的生化过程。表观遗传不仅通过饮食、化学暴露和严重的环境压力产生效应，还包括长期贫困和种族差异等。这种被视为广泛的可塑性生物学机制通过生物体响应营养或激素等因素的改变，使其表型适应了环境改变。相关的表观遗传机制包括 DNA 甲基化、组蛋白修饰和非编码 RNA。母体血清中维生素 B_{12} 的水平与出生时子代的全基因组甲基化状态成负相关。而叶酸的补充直接影响了 17 月龄婴儿 IGF2 基因的甲基化状态。

《中国 0-6 岁儿童营养发展报告（2012）》指出，生命最初 1 000 天是决定其一生营养与健康状况最关键时期。生命早期 1 000 天具有很强的可塑性，如果能够在这个时期内尽量避免一些不良因素的影响，甚至给予有效的干预措施，那就可以为其今后终生的健康奠定一个较好的基础，成年后胎源性相关疾病的发生率可以大大降低，所以针对生命早期 1 000 天的预防和调控尤为重要。

三、公共卫生策略及相应政策的研究与推行

DOHaD 假设所产生的相关实验研究结果，其在卫生保健和临床实践中的影响力依然微弱。一方面是因为尚没有明确的机制阐明生命早期的不利暴露是如何引起个体成年后疾病的发生，另一方面，胎源性疾病的健康结局（尤其是中年期的非传染性疾病）往往是长期的慢性疾病过程，被

公共卫生领域或政策制定者列入紧迫的优先事项范围内的意愿还有待提高。

联合国 2011 年 9 月发布的关于预防和控制非传染性疾病问题高级别会议的政治宣言"表明，"母婴健康与非传染性疾病及其危险因素有着密不可分的关联，尤其是鉴于产前营养不良和出生体重过低导致生命后期易患肥胖症、高血压、心脏病和糖尿病的体质；孕产妇肥胖和妊娠期糖尿病等妊娠情况与母亲及其子代所面临的类似风险也有关联"。《妇女、儿童和青少年健康全球战略（2016—2030）》的相关倡议也提到了 DOHaD，并表示投资于从出生到儿童期、青春期乃至于成年阶段生命全程的循证干预措施得到了卫生系统和其他部门的支持，实施全球战略……到 2030 年将会产生巨大的回报，孕产妇、新生儿、儿童和青少年死亡率将进一步降低，学业成就、劳动力和社会贡献将得到更多回报。

面对当今社会面临的一些紧迫的公共卫生问题，人们寄希望于在人群层面进行干预，重新聚焦于生命的"上游"来充分对抗疾病产生的根本原因已成为热点问题。如果这样的研究结果要最终转化为健康促进与疾病预防的政策体系，还需要医学家、科学家、公共卫生专业人员、政策制定者和社区成员等通过多学科和不同社会角色之间的交叉和合作来完成，健康准备、健康维护和健康促进任重道远。

（桂永浩）

第二节　围产期因素对成年期疾病的影响

围产期（perinatal period）是指产前、产时和产后的一段时期，国际上有多种定义：①自妊娠 28 周（此时胎儿体重约 1 000g）至生后 7 天；②自妊娠 20 周（此时胎儿体重约 500g）至生后 28 天；③自妊娠 28 周至生后 28 天；④自胚胎形成至生后 7 天。我国目前所采用围产期定义是：自妊娠 28 周至生后 7 天。近 20 多年来，围产期因素与儿童期、甚至成年疾病的关系已日益受到重视，其中研究最多的是有关宫内和新生儿早期营养与儿童及成年疾病的流行病学证据和表观遗

传学机制,这些研究为从胎儿或婴儿早期开始干预和预防糖尿病、肥胖、高血压等成年期疾病提供了新的思路。

一、宫内和宫外生长迟缓

小于胎龄儿(small for gestational age infant,SGA)是指出生体重低于相应孕周胎儿体重第10百分位数或低于平均体重2个标准差(standard deviation,SD)的新生婴儿。SGA多数是由于宫内营养不良所致,胎儿生长受限(fetal growth restriction,FGR)[曾称胎儿宫内发育迟缓(intrauterine growth retardation,IUGR)]。宫内不良环境如子宫胎盘供血不足、母亲营养不良、吸烟、饮酒,以及应激等均可以影响胎儿的生长发育,引起胎儿生长限制。FGR的发病率在活产婴儿中占10%左右,在低出生体重儿中占30%以上,其围产期死亡率是正常出生体重儿的4~10倍。此外,在统计FGR时,常只纳入出生体重低于相应孕周胎儿体重第10百分位数或低于平均体重2个标准差的婴儿,而实际上有一小部分新生儿虽然出生体重大于相应孕周胎儿平均体重第10百分位数或没有低于平均体重2个标准差,但实际他们的期望出生体重可能更高,故也应属于FGR。

宫外生长发育迟缓(extrauterine growth retardation,EUGR)指小儿出生后生长发育计量指标在相应宫内生长速率期望值的第10百分位水平以下(≤生长曲线的第10百分位),评价主要指标包括体重、头围和身长。临床常用生长曲线(Fenton曲线)监测生后早期上述指标来评估营养状况,并作为营养干预的参考。我国每年出生的1 600多万新生儿中,早产的比例已超过7%,在这些早产儿中,由于疾病或不理想的营养干预,有相当高的比例出现EUGR。国内有学者研究了2015例早产儿,病例中EUGR的总发病率为56.8%,而同组早产儿中FGR的发生率仅为26.1%。由此可见,EUGR在早产儿中发生率极高,问题十分突出。

二、围产期营养与成年期疾病的研究

大量的流行病学和实验研究已经发现那些存活的FGR患儿、低出生体重儿或早产儿与成年期发生的疾病,如2型糖尿病、肥胖、代谢综合征、骨质疏松、高血压、冠状动脉疾病、慢性肾病,以及慢性肺疾病等密切相关,并可以影响至下一代。这可能与胎儿或新生儿为适应宫内外不良环境,对自身代谢或组织结构发生的适应性调节有关。在生命早期阶段,如果这种不良环境得不到及时纠正,那么这些适应性调节将导致机体在代谢结构上发生永久性改变,导致成人期发生冠心病、卒中、糖尿病、高血压、血脂紊乱、肥胖、慢性肾病等疾病风险增加,此即所谓的"健康与疾病的发育起源"(developmental origins of health and disease,DOHaD)学说。表2-2-1列举了围产期生长受限所相关的成年期问题。

表2-2-1 围产期生长受限相关的成年期问题

围产期生长受限与成年期的表型
注意缺陷障碍 attention deficit disorder
认知功能差 poor cognitive performance
慢性肺疾病 chronic lung disease
社交问题 social problem
血脂紊乱 dyslipidemia
肥胖 obesity
高血压 hypertension
冠心病 coronary artery disease
卒中 stroke
免疫缺陷 immunodeficiency
胰岛素抵抗 insulin resistance
肝脏疾病 liver disease
神经发育延迟 neurodevelopmental delay
阿尔茨海默病 Alzheimer disease
多囊卵巢综合征 polycystic ovary syndrome
神经内分泌重新编程 neuroendocrine reprogramming
骨质疏松 osteoporosis
产后生长缓慢 poor postnatal growth
肾功能不全 renal insufficiency
精神分裂症、抑郁等 schizophrenia, depression
寿命短 short life span

有关早期营养与成年期结局的典型队列研究:

下列队列研究均是较大样本的临床资料,为理解胎儿和新生儿营养与成人疾病的关系设立了标准:

1. 荷兰饥荒研究(Dutch famine study) 研究通过对1944—1945年第二次世界大战后荷兰饥荒期出生新生儿的长期随访,发现在此时期的人均热量摄入从先前的1 800kcal/d(1kcal=

4.19kJ），降为400~800kcal/d，在战后（1945年后）热量摄入又增加至2 000kcal/d。对于荷兰饥荒所致的长期影响有多项研究报告，其中较为著名的是对912例出生于1943年11月—1947年2月的足月新生儿的社会经济状况、生活方式、医学病史进行的随访研究结果发现：孕早期暴露于饥荒的新生儿体重并没有显著降低，但是他们成年期的冠心病、高血压、脂质代谢异常和肥胖发生率显著高于孕期未暴露于饥荒的同龄人；而在孕中期暴露于饥荒的新生儿成年期阻塞性气道疾病和微量白蛋白尿的发生率增加；孕后期暴露于饥荒的新生儿糖耐量降低。值得一提的是暴露于饥荒者的子代还可能引起儿童或成年期的其他异常，包括行为问题、社会交往能力等。此外，无论是孕早期、中期或晚期暴露于饥荒，50岁时的死亡率都显著高于无饥荒暴露者。

2. Barker研究　Barker作为系统研究胎儿和新生儿期营养与成年期结局的流行病学资料的先驱者，提出了著名的Barker假说（Barker hypothesis）。Barker研究了1968—1978年与1921—1925年的缺血性心脏病发生情况，发现生命早期营养不足可增加对后期充足食物供给时所致的不良影响的易感性。他对1911—1930年在英国Hertfordshire出生的5 654例新生儿队列进行随访研究发现：出生和1岁时分别属低体重者因心血管疾病死亡的比例最高，同样对象的非胰岛素依赖型糖尿病发生率也增加。但是，在1岁时体重已增加，胰岛素敏感性降低的比例则减少。上述理论说明生命早期生长受限可致糖耐量降低，这使临床研究者对围产期的代谢和营养与远期的影响越来越重视。此后，Hertfordshire队列继续为早期营养与成年期疾病关系的研究做出贡献；至2005年，该队列已扩展至37 615例，研究提示低出生体重男性会增加成年期心血管疾病发生的风险，而女性则增加心血管、肌、骨骼疾病、肺炎和糖尿病发生的风险。上述数据还提示出生体重增加1个标准差，可将75岁时的死亡率降低0.86%。

3. 护士健康研究（Nurses' health study）该研究开始于1976年，对122 000例已婚护士在30~55岁阶段进行研究。该研究将出生体重纳入Barker观察，结果发现低出生体重（<5.5磅）（1磅=0.45kg）较中等出生体重（7.1~8.5磅）者非胰岛素依赖型糖尿病的发生风险显著增加；该研究还被用于观察出生体重与心血管疾病发生率的调查，结果发现：出生体重每增加454g，非致死性心肌梗死的发生率减少5%，非致死性卒中发生率降低11%。

上述3项队列研究提供了早期生长和营养与成年期疾病关系的重要证据，也对进一步研究发现或寻找生理学或分子生物学机制，以及采取可能的宫内或产后的干预措施来避免可能将会出现的疾病风险有着十分重要的意义。

健康与疾病的发育起源（developmental origins of health and disease，DOHaD）指产前和产后早期的不良营养环境会增加成年期发生肥胖、糖尿病及相关的代谢综合征等的风险。动物实验也与DOHaD理论相符：对动物宫内营养限制、低蛋白饮食或给以子宫动脉结扎，低出生体重的子代有过度生长追赶（accelerated catch-up growth）的可出现成年期糖和脂代谢紊乱。近年来，可预见性适应假说（predictive adaptive hypothesis）和匹配-非匹配理论（match-mismatch theory）将DOHaD理论进一步扩展，提出：为了适应宫内的营养不良，胎儿的器官和功能被重新编程，以便对生后的环境适应更为有利。但是当生后的环境不能与产前所经历的环境匹配（mismatch）时，即出现适应不良，导致成年期发生慢性疾病。相反，当生后的环境与宫内所经历的环境匹配（match）时，可以避免成年期发生的代谢综合征。动物实验也证实了产后热卡或蛋白限制可以逆转胰岛素抵抗的发生。

近年来研究发现，在人类新生儿期体重增长过快者，儿童期可表现为血管内皮的反应性异常，即生后第1个月的生长速度与生后6个月时的内皮依赖的血管舒张功能呈反比。

三、围产期因素与成人疾病关系的可能机制

随着新生儿监护水平和医学技术的发展，FGR患儿、低出生体重儿或早产儿存活率明显增加，由此带来的成年期疾病比例亦明显增加。

由宫内或生命早期阶段环境因素变化引起的机体生理与代谢等方面的持续性改变也被称

为胎儿程序化（fetal programming）或发育可塑性（developmental plasticity），是由表观遗传机制修饰代谢关键基因，改变了基因表达的动态平衡所致。这种调节引起机体发生"适应性改变"以适应环境变化，同时可引起表型的微妙改变。越来越多的证据显示：环境压力的错配（mismatched），如胎儿期或幼年期营养不良，可在成年期出现营养过剩，损害机体应对环境挑战的能力并可能增加心血管系统和代谢类疾病的风险。这种现象可能与胎儿为适应宫内营养不良的环境，对自身代谢和器官组织结构发生的适应性调节有关。如果宫内或生命早期阶段的不良环境得不到及时纠正，这种适应性调节将导致包括血管、胰腺、肝脏和骨骼肌等机体组织和器官在代谢结构上发生永久性改变，导致成人期发生冠心病、卒中、糖尿病、高血压、肥胖、慢性肾病等疾病风险增加，此即"成人疾病的胎儿起源"学说或 Barker 假说。

近年来，胎儿程序化的研究重点主要集中在产前事件对胎儿发育的表观遗传特征的影响，及由此造成成年期发生代谢性疾病的增加。越来越多的证据揭示了 DNA 甲基化和组蛋白修饰等分子修饰改变或分子调控机制在胎儿编程或胎儿来源的成人疾病中起到重要作用。表观遗传学（epigenetics）是研究不涉及 DNA 序列改变的基因表达和调控的可遗传修饰，包括 DNA 甲基化、组蛋白修饰、RNA 干扰、遗传印迹等。

DNA 甲基化（DNA methylation）是基因组重要的表观遗传修饰，涉及许多细胞过程的调节如胚胎发育、基因转录、X 染色质失活和基因印记等。DNA 甲基化是指 DNA 链上的胞嘧啶第 5 位碳原子在 DNA 甲基转移酶（DNA methyltransferases，DNMTs）的催化下和甲基间的共价结合，胞嘧啶由此被修饰为 5- 甲基胞嘧啶（5-methylcytosine，5mC）。在哺乳动物中，DNA 甲基化主要发生在 CpG 二核苷的胞嘧啶上。基因组中有 60%~90% 的 CpG 是甲基化的，而未甲基化的 CpG 主要成簇分布于基因的启动子区域，又被称为 CpG 岛（CpG island）。启动子区域的 CpG 甲基化可以直接导致相关基因的表观遗传沉默，而编码区 CpG 的甲基化则不抑制基因转录。DNA 甲基化可分为维持性甲基化和构建性甲基化：维持性甲基化是指甲基化 DNA 模板指导下

的新合成 DNA 链的甲基化，此过程由 DNMT1 催化；构建性甲基化则为无需模板指导完成的甲基化修饰，由从头合成 5mC 的甲基化酶如 DNMT3a 和 DNMT3b 催化。

组蛋白（histone）以核小体的形式参与染色质的组装，核小体的核心颗粒为含有 8 个组蛋白（H_2A、H_2B、H_3 和 H_4 分子各 2 个）以及围绕在组蛋白八聚体上的长度约为 147bp 的双链 DNA。除了参与染色质的高级结构外，核小体还与基因表达调控密切相关，并且这个调控信息可以遗传给下一代，这种信息储存功能主要位于核心组蛋白的氨基末端。核小体表面的组蛋白氨基末端易于受到酶催化的翻译后修饰，包括乙酰化、甲基化、磷酸化、泛素化等修饰；组蛋白中被修饰氨基酸的种类、位置和修饰类型又被称为组蛋白密码（histone code）。乙酰化修饰发生在组蛋白 N 末端保守的赖氨酸残基（lysine，K）上，组蛋白 H_3 的乙酰化主要在 K_9 和 K_{14}，而 H_4 的乙酰化主要在 K_5、K_8、K_{12} 和 K_{16} 上。一般来说，增加的组蛋白乙酰化水平与基因的转录活性相关，而去乙酰化则抑制基因的表达。组蛋白乙酰化与去乙酰化是一个动态的过程，涉及组蛋白乙酰转移酶（HATs）和组蛋白脱乙酰酶（HDACs）两者之间的平衡。HATs 家族还可作为辅激活因子调控转录、调节细胞周期、参与 DNA 损伤修复。而 HDACs 家族则与染色体移位、基因沉默、细胞凋亡等相关。相反，组蛋白甲基化修饰对基因表达的影响较为复杂，它不仅可以激活基因表达也可以抑制基因表达，主要依赖于修饰的位点。组蛋白 H_3 和 H_4 的精氨酸与赖氨酸残基是最常见的甲基化位点，可以在特异的组蛋白甲基转移酶（HMTs）作用下发生单甲基化、二甲基化、三甲基化。H_3K_9 和 H_4K_{20} 的甲基化与异染色质的形成有关，H_3K_9、K_{27} 与转录沉默相关；而 H_3K_4、K_{36} 和 K_{79} 甲基化则与基因激活密切相关。通常，组蛋白甲基化是一个相对稳定的修饰，被认为是一个不可逆的表观标志，而且，组蛋白甲基化可以与 DNA 甲基化相互作用，共同参与染色质的重塑。

目前人们对于 FGR 相关的成人期发生的胰岛素抵抗、2 型糖尿病、高血压，以及慢性肾病的调控机制已经有了初步的认识，特别是表观遗传调控机制在这些胎儿来源的成人疾病中的作用

已经被广泛研究。例如，有研究者收集了 SGA 和正常胎儿的脐静脉内皮细胞，发现 SAG 胎儿脐静脉内皮细胞中血管舒张因子，内皮型一氧化氮合酶（eNOS）较正常胎儿表达降低，且伴随着其启动子区 CpG-352 的甲基化增高及低氧反应元件（hypoxia response element）的甲基化降低。沉默 DNMT1 表达，可恢复 SGA 脐静脉内皮细胞中 eNOS 的表达，表明表观遗传机制可能参与了分子变化的调控。围产期是具有可塑性和适应性的生命窗口，对表观遗传机制的调控和干预也为胎儿起源的成年期疾病提供了新的治疗前景。

（杜立中）

第三节 新生儿疾病筛查的意义与内容及注意事项

一、新生儿疾病筛查概念

新生儿疾病筛查是指在新生儿群体中，用快速、简便、敏感的检验方法，对一些危害儿童生命、导致儿童体格及智力发育障碍的先天性、遗传性疾病进行筛检，做出早期诊断，在患儿临床症状出现之前，给予及时治疗，避免患儿机体各器官受到不可逆损害的一项系统保健服务。

二、新生儿疾病筛查的发展

1961 年美国 Robert Guthrie 医生成功建立了细菌抑制法对血中苯丙氨酸进行半定量测定，尤其是其创立了干血滤纸片血样采集法。该方法采用外周血且易于保管与递送，为大规模群体筛查提供了基本条件，从而使得苯丙酮尿症（phenylketonuria，PKU）的新生儿筛查得以实现。1973 年 Dussault 等用放射免疫方法测定干血滤纸片中的新生儿末梢血甲状腺素（T_4）进行先天性甲状腺功能减退症（CH）筛查，1975 年 Hiroshi Naruse 等在日本采用干血滤纸片中的促甲状腺素（TSH）进行 CH 筛查也获得成功。从而，以早期筛查 PKU 与 CH 为主要疾病的新生儿疾病筛查在欧美国家迅速掀起，逐步普及。

20 世纪 90 年代，串联质谱技术开始应用于新生儿遗传性代谢病筛查。2002 年美国、法国、荷兰等国家与地区相继开展串联质谱筛查，但筛查病种在各国均不一致。

2013 年 9 月美国国立卫生研究院（NIH）立项研究新生儿基因组测序筛查新生儿疾病。

2010 年至 2019 年 5 月美国已先后将新生儿重症联合免疫缺陷病（SCID）、脊髓性肌萎缩（SMA）、溶酶体贮积症（LSD）、X 连锁肾上腺脑白质营养不良（X-ALD）、先天性心脏病等纳入美国新生儿疾病新筛计划，对新生儿 1 型糖尿病、新生儿进行性假肥大性肌营养不良（DMD）的筛查研究也在进行中。在欧洲，新生儿疾病筛查的病种各国并不一致。东、中欧国家新生儿疾病筛查率低于西欧、北欧国家。

中国新生儿疾病筛查始于 20 世纪 80 年代，1983 年上海市儿科医学研究所陈瑞冠教授等首次报告了 31 862 例新生儿疾病筛查结果。CH 发病率为 1:6 309，PKU 发病率为 1:15 930。1982—1985 年，北京医科大学第一医院左启华教授等，组织了包括浙江省等 11 省市的 PKU 筛查协作组，共筛查新生儿约 20 万，PKU 发病率为 1:16 500。

中国新生儿疾病筛查真正进入快速发展阶段是在 20 世纪 90 年代中期以后。1994 年《中华人民共和国母婴保健法》颁布，该法第一次提出"逐步开展新生儿疾病筛查"，使开展新生儿疾病筛查工作有了根本的法律保障。2009 年卫生部出台了《新生儿疾病筛查管理办法》，该办法对各级卫生行政部门、新生儿筛查中心和医疗机构的职责进行了明确规定。同年，卫生部还组织专家制定了《全国新生儿疾病筛查工作规划》。

2013 年，国家开始实施贫困地区新生儿疾病筛查项目（全国 21 个省，200 个贫困县、49 万新生儿实施 CH、PKU 免费筛查），2014 年国家将其扩展至 300 个贫困县，2015 年后又扩展至 367 个贫困县。

中国地域广阔，地理环境不同，又是一个多民族国家。新生儿遗传性代谢病发生率随着人种、地理环境不同而各不相同，近 10 年来，各地结合当地新生儿遗传性代谢病发病情况的不同，选择了不同病种进行了筛查。如葡萄糖-6-磷酸脱氢酶缺乏症（G6PD）、先天性肾上腺皮质增生症（CAH）的筛查及听力筛查。

2003 年，上海、浙江、广州等地相继开展应用串联质谱技术对新生儿遗传性代谢病的群体筛查。

2016年,浙江大学医学院附属儿童医院开始新生儿进行性假肥大性肌营养不良(DMD)的筛查,共筛查42 648例新生儿,确诊DMD患儿11例,发病率为1:3 877。

2017年,全国共筛查新生儿1 700万例,筛查率达97.5%,诊断先天性甲状腺功能减退症(CH)患儿8 529例,发病率4.87/万(1/2 053),苯丙酮尿症(PKU)确诊患儿1 266例,发病率为0.72/万(1/13 831)。

三、新生儿疾病筛查原则

1967年世界卫生组织(World Health Organization,WHO)制定了筛查疾病的选择标准,经过近60年的筛查历程,目前国际上公认的新生儿疾病筛查标准为:

1. 疾病危害严重,可致残或致死。

2. 疾病发病率相对较高,且发病机制及异常产物已阐明。

3. 疾病早期无特殊症状,但有实验室指标能显示阳性。

4. 有准确可靠、适合在新生儿群体中进行大规模筛查的方法,假阳性及假阴性率均较低,并易为家长所接受。

5. 已建立有效治疗方法,通过早期治疗,能逆转或减慢疾病的发展,或者改善其预后。

6. 筛查费用、医学治疗效果及社会经济效益的比例合理。

四、新生儿疾病筛查流程

目前中国新生儿疾病筛查流程如下:采集出生48小时的新生儿足跟血制成滤纸干血片标本,采集后的血样标本应分开、水平悬挂、不能堆叠、室温下自然干燥、呈深褐色,干燥过程应避免阳光及紫外线照射、烘烤、挥发性化学物质等污染、置标本专用纸口袋内,存放于2~8℃冰箱中,有条件者可于0℃以下保存。应在一周内递送至筛查实验室集中检测,根据检测结果进行代谢指标分析,判断指标是否异常,对于筛查阳性者,告知家长需二次复查或立即召回做血清学、酶学或遗传学检测以进一步确诊,并尽早干预治疗。整个筛查流程涉及包括相关接产机构(标本采集)、递送机构(标本递送)、检测机构(试验检测)和诊断随访机构(健康教育,随访治疗),以及相应人员组成的筛查网络(图2-3-1)。各环节均应做好相应的质量管理,以确保筛查患儿及其家庭获得最佳服务和预后。

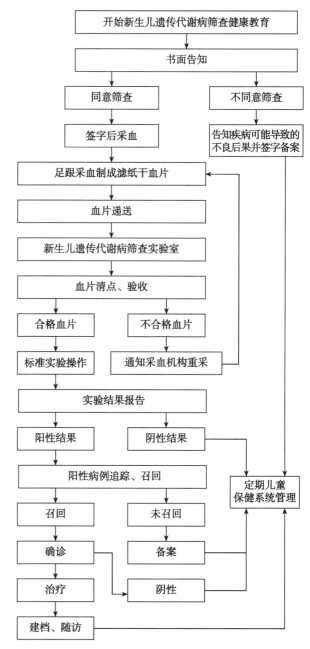

图2-3-1 新生儿筛查网络图

五、常见新生儿疾病筛查

(一)先天性甲状腺功能减退症

1. **概述** 先天性甲状腺功能减退症(congenital hypothyroidism,CH)是因甲状腺激素产生不足或其受体缺陷所致的先天性疾病。多为散发性，产前诊断困难，新生儿筛查是其主要预防手段，CH国际总体发病率为 1/4 000~1/3 000。美国发病率为 1/2 370，高加索人种是非洲人种的 5 倍，非裔美国人发病率为 1/20 000；印度、孟加拉国、巴基斯坦、土耳其等亚洲国家发病率较高，平均为 1/3 396~1/2 736，澳大利亚为 1/3 500，而日本较低，仅为 1/7 000。从 1985 年至 2017 年，我国已累计筛查新生儿 113 843 806 例，诊断 CH 50 075 例，发病率为 1/2 274，呈现区域差异，南方高北方低。国内外 CH 发病率均有增高趋势，在过去的 20 年间，美国原发性 CH 的发病率也呈升高趋势。从 1987 年至 2007 年升高了 30.4%。主要与筛查阳性切值下调使轻症 CH 检出增加及早产儿、低出生低体重儿出生率增加等因素有关。原发性 CH 多为散发病例，少数为基因突变所致。

2. 新生儿筛查方法

（1）TSH：随着科学的发展，测定 TSH 的方法有了诸多进展。如放射免疫测定（RIA）、酶免疫测定（EIA）、酶联免疫吸附测定（ELISA）、酶联免疫荧光分析（EFIA）和时间分辨荧光免疫分析（TRFIA）。在 1998 年以前，我国 CH 筛查以 RIA 法为主。1998 年开始，CH 筛查主要采用灵敏度较高的解离增强镧系荧光免疫分析（DELFIA）法，少数地区采用 ELISA 法和 EFIA 法，RIA 法已基本不再采用。

TSH 浓度的阳性切值根据各地实验室及试剂盒而定，一般为 8~20μIU/ml 不等，超过切值者召回复查。但此法有可能造成漏筛的疾病有：甲状腺素结合球蛋白（thyroxine binding globulin, TBG）缺乏、中枢性甲状腺功能减退症、低甲状腺素血症。低出生体重儿及极低出生体重儿由于下丘脑 - 垂体 - 甲状腺轴反馈建立延迟，可使 TSH 延迟升高，导致筛查假阴性。

（2）T_4：我国较少使用。与 TSH 筛查方法相比，T_4 筛查敏感性及特异性较低，且测试费用较高及操作复杂。T_4 筛查可以及时发现迟发性 TSH 增高的患儿及高甲状腺素血症的患儿，但可能漏诊初期 T_4 正常的延迟性 TSH 升高患儿。

（3）TSH+T_4：是较为理想的筛查方法。有些国家甚至采用 T_4-TSH-TBG 筛查方法，即在 T_4 为主筛查的基础上，若 T_4≤-0.8SD，加筛 TSH；T_4≤-1.6SD，加筛 TBG。对各种原因导致的 CH 筛查的敏感性和特异性分别达 98% 和 99%，但是成本效益高，绝大多数筛查机构没有采用。

筛查假阴性：由于筛查过程中存在筛查方法选择、实验操作过程及出生时的患病、生后的输血、早产、低体重等因素，使筛查存在漏诊的可能性（假阴性）。按照 TSH 筛查方法，北美报道漏诊率为 6%~12%。为了减少漏诊，美国部分地区 CH 筛查设定在 2 个时间段，分别为生后 2~4 天及 2 周。在 2 周时筛查，检出的 CH 患儿占总的 CH 患儿的 10%，基于这一阶段筛查增加的 CH 发病率大概为 1：30 000，主要见于轻度或延迟增高 TSH 的低出生低重儿或极低出生低重儿。其中有一些病例可能是由于甲状腺发育异常或内分泌功能障碍所致。

孕母有甲状腺疾病的新生儿筛查时易漏检，建议生后检测血清促甲状腺素（TSH）加游离甲状腺素（free thyroxine, FT$_4$）；双胎或多胎可能存在交叉输血，若同胞中有一例阳性，其他同胞均需要一起复查；早产儿、低出生低重儿、重症患儿易出现假阴性，建议生后 2 周复查。

3. 筛查结果解读 目前国内、外多以 TSH 作为 CH 筛查指标。TSH 高于当地筛查切值或复查仍高于切值者作为疑似 CH 召回，进一步查血清甲状腺功能，包括 TSH、T_4、FT$_4$、三碘甲状腺原氨酸（T_3）、游离三碘甲状腺原氨酸（FT$_3$）。根据上述指标不同的异常组合，可分为：

（1）原发性 CH：TSH 升高合并 FT$_4$ 降低。需立即采用左旋甲状腺激素替代治疗。

（2）高 TSH 血症：TSH 升高而 FT$_4$ 正常者。其病因可能为暂时性或永久性 CH 或下丘脑 - 垂体轴延迟成熟。TSH>15mU/L 或 4~6 周后复查仍>10mU/L 者需治疗。

（3）T_4/FT$_4$ 降低、TSH 正常：可见于 3%~5% 新生儿。多见于早产儿，也可见于甲状腺结合球蛋白缺乏症、中枢性 CH、迟发性 TSH 升高的患儿。长期使用多巴胺或大剂量糖皮质激素也可使新生儿或婴儿的 TSH 水平受抑制而不增高。治疗根据具体情况决定。

（4）暂时性低甲状腺素血症：T_4/FT$_4$ 和 T_3/FT$_3$ 减低，TSH 正常。常见于早产儿。许多非甲状腺疾病患者血清中存在 T_4 结合的抑制剂,也可能是 T_4 降低原因之一。暂时性低甲状腺素血症多能在生后 10 周恢复正常,一般不需治疗。

(5)垂体 - 下丘脑功能障碍:与暂时性低甲状腺素血症不同,除存在单纯 T_4/FT_4 降低外,还合并有低血糖、多尿、男孩小阴茎、视力障碍、先天性眼球震颤及胼胝体发育不良等症状与体征。

(6)合并症型 CH:研究报道 CH 合并症可高达 10%,以染色体病、心血管病变多见。其甲状腺功能异常可分别以 CH 或高 TSH 血症形式出现,暂时性 CH 更常见,预后取决于合并症严重程度。

(二)高苯丙氨酸血症

1. 概述 由于苯丙氨酸羟化酶(*PAH*)基因突变导致 PAH 活性降低或丧失,苯丙氨酸(Phe)代谢紊乱,使体内 Phe 羟化成酪氨酸的代谢途径发生障碍,引起高苯丙氨酸血症(HPA)及其有害旁路代谢产物蓄积而致病。

蓄积于体内的苯丙氨酸及其有害旁路代谢产物对脑发育和生理功能有直接的毒性作用,并可抑制其他酶的活性,引起继发性代谢紊乱。苯乳酸的蓄积可抑制多巴胺脱羧酶的活性,从而使血中去甲肾上腺素减少,并抑制谷氨酸脱羧酶的活性,可使 α- 氨基丁酸减少,而后者是脑发育所必需的物质。

苯丙氨酸及其有害旁路代谢产物还可影响 5- 羟色胺的生成,其合成减少影响了脑功能,致智力与行为发育障碍,另外苯乙酸和苯乳酸从尿中大量排出,使患者尿液具有特殊的鼠尿臭味。高浓度的 Phe 及其异常代谢产物抑制酪氨酸酶,使黑色素合成障碍,皮肤变白、头发黄。

HPA 属于常染色体隐性遗传性代谢病,根据不同酶 / 辅酶的缺陷,分为:

(1)苯丙氨酸羟化酶缺乏症,又称苯丙酮尿症(PKU)。

(2)辅酶四氢生物蝶呤(tetrahydrobiopterin,BH_4)缺乏症:BH_4 作为 Phe、酪氨酸、色氨酸羟化反应过程中的辅酶,其缺陷引起一组病,包括 6- 丙酮酰四氢蝶呤合成酶(6-pyruvoyltetrahydropterin synthase,PTPS)缺乏症、二氢蝶啶还原酶(dihydropteridine reductase,DHPR)缺乏症、鸟苷三磷酸环化水解酶(guanosine triphosphate cyclohydrolase,

GTPCH)缺乏症、蝶呤 -4α- 二甲醇胺脱水酶(pterin-4α-carbinolamine dehydrogenase,PCD)缺乏症及墨蝶呤还原酶(sepiapterin reductase,SR)缺乏症等,除部分 GTPCH 缺乏症为常染色体显性遗传外,其余均属于常染色体隐性遗传病。

PKU 的致病基因 *PAH* 基因于 1982 年被成功分离、克隆,定位于染色体 12q23.2,*PAH* 基因全长约 90kb,自 *PAH* 基因被定位并克隆以来,国际上已经报道 500 余种 *PAH* 基因突变类型。

2003 年,Zschocke 报告了欧洲地区的常见突变:东欧最常见突变为 R408W-H2(>80%),西北欧为 IVS12+1G>A(21%),南欧为 IVS10-11G>A(30%)。各国的突变谱亦不尽相同,德国的突变谱中,R408W(22%),IVS12+1G>A(9.6%),IVS10-11G>A(9.6%),Y414C(6.1%)和 R261Q(6.1%)等 6 种突变为该国的热点;IVS10-11G>A(9%),A403V(7%),V388M(4.5%)和 I65T(9.5%)是西班牙最常见的 4 种突变。亚洲 PKU 热点突变中,日本最常见的突变是 R413P(30.5%),R243Q(7.3%),R241C(7.3%),IVS4-1G>A(7.3%)和 T278I(7.3%)。中国人群中发现了约 100 余种基因突变。各国 PKU 发病率不一,白人发病率较高,黑人和黄种人较低。从 1985 年至 2017 年,全国累计筛查新生儿 113 843 806 例,诊断 PKU 8 666 例,发病率为 1/13 137。

我国 HPA 人群中,PKU 占 85%~90%,BH_4 缺乏症占 10%~15%,但存在明显的地域差别,PKU 患病率北方高南方低,BH_4 缺乏症则相反。

2. 新生儿筛查方法 Phe 为 HPA 筛查关键指标。可由以下方法获得:

(1)Guthrie 细菌抑制法:该方法敏感性较差,目前多已不采用。

(2)荧光定量法:该法定量、费时少,比细菌抑制法(BIA)更敏感、有效,是目前国内筛查 HPA 的主要方法。

(3)定量酶法:该方法不受样本内源荧光成分的干扰,对仪器要求低,但灵敏度相对荧光定量法低。

(4)串联质谱法:可同时检测 Phe 和 Tyr,联合 Phe/Tyr 能更有效地鉴别 PKU、一过性或轻型 HPA、其他氨基酸代谢病,目前多数国家采用此技术。

3. 筛查指标解读

（1）Phe>120μmol/L 或合并 Phe/Tyr>2.0 作为 HPA 阳性切值召回复查。

（2）指标明显增高或复查仍高者进入诊断流程：根据治疗前最高的血 Phe 浓度、或天然蛋白摄入足够情况下血 Phe 浓度，可分为：

1）经典型 PKU：血 Phe≥1 200mmol/L。

2）中度 PKU：血 Phe 360~1 200mmol/L。

3）轻度 HPA：血 Phe 120~360mmol/L。

国外也有根据对饮食 Phe 耐受性进行分类，但需要标准化饮食，临床实际应用复杂。

可根据血 Phe 浓度对 BH_4 的治疗反应分为 BH_4 反应性 PAH 缺乏症及 BH_4 无反应性 PAH 缺乏症。

所有 HPA 均应进行 HPA（包括轻症 HPA、PKU）、BH_4 缺乏症的鉴别诊断：①尿蝶呤谱分析；②DHPR 酶活性检测；③BH_4 负荷试验；④遗传学检测，需包括 PAH、BH_4 缺乏症所有相关基因，包括近年证实与 HPA 相关的 *DNAJC12* 基因。鉴于二代测序技术的快速发展，基因检测成为诊断 HPA 的有效手段。

除遗传因素外，Phe 增高可继发于：①早产儿，可因肝脏酶的不成熟而导致暂时性 HPA，HPA 为一过性；②疾病因素，发热、感染、肠道外营养或输血等也可导致血 Phe 浓度增高；③其他遗传性代谢病，如酪氨酸血症等。

蛋白质摄入不足可导致假阴性，判断需谨慎，有必要再复查。

（三）先天性肾上腺皮质增生症

1. 概述 先天性肾上腺皮质增生症（congenital adrenal hyperplasia，CAH）是因肾上腺皮质激素合成过程中酶的缺陷，致肾上腺皮质类固醇合成障碍，同时经负反馈作用使雄激素生成过多的一组常染色体隐性遗传病。根据酶缺陷种类分为：21-羟化酶缺乏症、11β-羟化酶缺乏症、17α-羟化酶缺乏症、3β-羟类固醇脱氢酶缺乏症、17，20-裂解酶缺乏症、先天性类脂类肾上腺皮质增生症、P450 氧化还原酶缺乏症、11α-羟化酶缺乏症，其中最常见的是 21-羟化酶缺乏症，占 90%~95%。其次为 11β-羟化酶缺乏症（11β-OHD），占 5%~8%。

2017 年，我国 21 个省市筛查新生儿 7 740 792 例，确诊 CAH 320 例，发病率 0.41/ 万。湖北省 CAH 发病率最高，为 1.3/ 万，四川省为 0.7/ 万，上海市、辽宁省各为 0.6/ 万，其余省、市发病率均在 0.5/ 万以下。

2. 新生儿筛查方法 以 17-羟孕酮（17-hydroxyprogesterone，17-OHP）作为 CAH 筛查指标，主要筛查 21-OHD。17-OHP 可由以下方法获得：

（1）时间分辨荧光免疫分析法。

（2）荧光酶免疫分析法。

采用荧光酶免疫分析法（FEIA）或时间分辨荧光分析法测定干血滤纸片中 17-OHP 浓度进行 21-OHD 筛查，只能检出约 70% 的失盐型及部分单纯男性化型 21-OHD。

筛查阳性切值及判断：由于 17-OHP 水平与新生儿出生孕周和体重等因素密切相关，早产或低体重新生儿 17-OHP 水平高于足月正常体重儿；母亲孕期如使用螺内酯（安体舒通）、出生应激反应、24 小时内采血、早产儿、低出生低重儿、黄疸、脱水、合并心肺疾病、感染等可导致 17-OHP 浓度增高而导致假阳性。孕母服用糖皮质激素可降低新生儿 17-OHP 浓度，造成假阴性。对早产或低出生低重儿筛查 17-OHP 增高者，需 2 周后或体重达到 2 500g 时再复查。目前国内尚无统一的 17-OHP 阳性切值，国内部分筛查中心仍采用试剂盒提供的单一切值（30nmol/L），可导致早产或低出生低重儿筛查假阳性率升高，部分筛查中心曾先后按不同出生孕周或出生体重设立相应的阳性切割值等，但因参考切值增多，实际应用较烦琐。因此，制订一个合理的 17-OHP 阳性切值面临挑战。17-OHP 在 30~300nmol/L 之间可见于各种非典型的 CAH、21-OHD 杂合子或假阳性者，17-OHP>300nmol/L 通常为典型 CAH。

（3）串联质谱方法：因 17-OHP 筛查 CAH 阳性预测值较低，单用 17-OHP 一个指标不能检出所有 21-OHD 患者及其他类型 CAH 患儿。为降低假阳性率、提高筛查效率，美国等国家开展了 CAH 的二级筛查，即对一级筛查阳性标本通过串联质谱技术检测 17-OHP、雄烯二酮、21-脱氧皮质醇等，然后计算它们与皮质醇的比值，同时可检出其他类型 CAH。

3. 筛查指标解读

（1）由于 CAH 筛查具有较高的假阳性率，17-OHP 阳性切值的合理设定是 CAH 筛查的关键。《先天性肾上腺皮质增生症新生儿筛查共识》推荐的 17-OHP 阳性切值：足月儿或正常体重儿为 30nmol/L，早产儿或低出生体重儿为 50nmol/L。

（2）17-OHP 浓度影响因素较多：孕周、出生体重与 17-OHP 浓度存在一定负相关；合并某些心、肺、脑疾病时 17-OHP 也会继发性增高；提前采血因 17-OHP 在 24 小时内生理性升高会出现假阳性；母亲应用某些药物亦可致假阳性；而孕母或新生儿糖皮质激素治疗史等可致假阴性，此类案例需在生后 2 周再次复查以免漏诊。

（3）出生体重和胎龄是最常见的设立 17-OHP 临界值的分类条件。实验室需要建立自己的临界值，可根据百分位数或根据正常范围进行确定。

可疑阳性者需立即召回复查，仍阳性者进入诊断流程，通过基因检测可确诊。

（四）葡萄糖 -6- 磷酸脱氢酶缺乏症

1. 概述 葡萄糖 -6- 磷酸脱氢酶缺乏症（glucose-6-phosphate dehydrogenase deficiency, G6PD）是 X 连锁不完全显性遗传的红细胞酶缺陷病。由于 G6PD 基因缺陷，红细胞抗氧化能力低下，受过氧化因子攻击时易发生溶血。据统计世界上 G6PD 患者达 4 亿人，呈全球性分布，国际上地中海沿岸、东南亚、印度等地区发病率高，我国华南及西南各省常见。2017 年，我国 21 个省市筛查新生儿 7 740 792 例，确诊 G6PD 26 703 例，发病率 34.5/ 万。广西壮族自治区 G6PD 发病率最高，为 416/ 万，其次为海南省为 219/ 万，福建省为 90.4/ 万，湖南省为 48.6/ 万。G6PD 由调控 G6PD 的基因突变引起，G6PD 基因定位于 X 染色体长臂 2 区 8 带（Xq 28），全世界已报道 G6PD 基因突变型有 122 种以上，中国人有 17 种，分布在多种民族中，常见突变有 nt1376G → T、nt1388G → A 和 nt95A → G。

G6PD 在新生儿期有并发高胆红素血症致死、致残的风险，急性溶血性贫血的风险可伴随终生。G6PD 禁用及慎用的部分药物见表 2-3-1。

2. 新生儿筛查方法

（1）荧光定量法：具有较高特异性和灵敏度。G6PD 活性的阳性切值：一般小于 2.1~2.6U/gHb 或小于 15~30U/dl 为筛查阳性。

（2）荧光斑点法。

各实验室要参照试剂盒说明书和本实验室数据制订合理的阳性切值。男、女性新生儿筛查切值分别设置有助于女性杂合子的检出。血片 G6PD 酶

表 2-3-1　G6PD 禁用及慎用的部分药物 *

药物分类	禁用	慎用
抗疟药	伯氨喹,氯喹,帕马喹,喷他喹,米帕林	奎宁,乙胺嘧啶
砜类	噻唑砜,氨苯砜	
磺胺类	磺胺甲噁唑,磺胺二甲嘧啶,磺胺吡啶,柳氮磺吡啶	磺胺嘧啶,磺胺甲嘧啶
解热镇痛药	乙酰苯肼,乙酰苯胺	氨基比林,安替比林,保泰松,对乙酰氨基酚,阿司匹林,非那西丁
其他	呋喃妥因,呋喃唑酮,呋喃西林,小檗碱,硝咪唑,硝酸异山梨醇,二巯丙醇,亚甲蓝,三氢化砷,维生素 K_3、K_4	氯霉素,链霉素,异烟肼,环丙沙星,氧氟沙星,左氧氟沙星,诺氟沙星,萘啶酸,布林佐胺,多佐胺,甲氧苄啶,普鲁卡因胺,奎尼丁,格列本脲,苯海拉明,马来酸氯苯那敏片,秋水仙碱,左旋多巴,苯妥英钠,苯海索,丙磺舒,对氨基苯甲酸,维生素 C,维生素 K_1
中药	珍珠粉,金银花,腊梅花,牛黄,茵栀黄（含金银花提取物）,保婴丹	

注：禁用指常规剂量可导致溶血；慎用指大剂量或特殊情况可导致溶血

* 参考《中华人民共和国药典临床用药须知》2010 年版,《化学药和生物制品卷》及意大利 G6PD 缺乏症联盟网站

活性随采集后时间的推移而较快衰减,存放7天检测者G6PD活性衰减1/3,14天检测者G6PD活性可降低50%。由于G6PD酶活性易受温度、湿度和待测时间的影响,同时严重型G6PD患儿有可能早期发病,故筛查样本到达实验室后要遵循"优先检测原则"。

3. **筛查指标解读**　初筛阳性新生儿应立即召回进入诊断流程。推荐采用静脉血红细胞G6PD酶活性测定法或G6PD/6-磷酸葡萄糖脱氢酶(6PGD)比值法,低于正常范围即可诊断,后者可提高女性杂合子诊断率。基因诊断也是可靠的确诊方法。

男性半合子和女性纯合子均表现为G6PD重度缺陷。女性杂合子多呈轻度表型或不发病。

4. **产前筛查**　孕妇产前服用预防溶血的药物,可降低由G6PD所致的新生儿高胆红素血症的发生率。其方法是:对产前检查的孕妇及其丈夫进行G6PD活性测定,凡一方有G6PD者,孕妇在妊娠36周起,每晚服苯巴比妥30~60mg,同时每天3次,每次服叶酸10mg、维生素E 50mg、复合维生素B直到分娩。

六、遗传性代谢病的串联质谱筛查

1. **概述**　遗传性代谢病(inherited metabolic disorder,IMD)是由于遗传性代谢途径的缺陷,引起异常代谢物的蓄积或重要生理活性物质的缺乏,而导致相应临床症状的疾病。它涉及氨基酸、有机酸、脂肪酸、尿素循环、碳水化合物、类固醇、金属、维生素等多种物质的代谢异常,可导致多个系统受损。

该类疾病种类繁多,目前已发现500余种,是人类疾病中病种最多的一类疾病。虽然每种遗传性代谢病发病率低,但总体发病率可达到1/5 000~1/4 000。有些遗传性代谢病在新生儿早期,例如出生后数小时或几天内即发病,部分疾病却可在幼儿期、儿童期、青少年期甚至成年期发病。如果不及早发现,对机体可造成不可逆转的严重损害,如智力低下、终身残疾,甚至死亡。

1990年美国杜克大学陈垣崇教授研究团队中的Dr.Millington首先提出了利用串联质谱技术(tandem mass spectrometry,MS/MS)进行新生儿疾病筛查,为大规模开展新生儿遗传性代谢病筛查提供了有力的条件。此技术能在2~3分钟内对1个标本经单次测试,同时进行数十种小分子代谢物分析,检测出包括氨基酸、有机酸、脂肪酸氧化代谢紊乱在内的30多种遗传性代谢疾病,也可以用于溶酶体贮积病的诊断,实现了由传统新生儿遗传性代谢病筛查的"1种实验—1个代谢物—1种疾病"向"1种实验—多个代谢物—多种疾病"的转变。由于MS/MS具有检测快速、灵敏、高通量和选择性强等特点,在新生儿遗传性代谢病筛查应用中扩展了筛查疾病谱,提高了筛查效率及筛查特异性、敏感性。

目前,应用串联质谱技术筛查常见新生儿遗传性代谢病已有30余种(表2-3-2)。美国遗传学会建议筛查的新生儿遗传性代谢病为25种,推荐筛查的为29种。中国上海、浙江、广东筛查的常见新生儿遗传性代谢病为26种。浙江大学医学院附属儿童医院从2009年至2018年应用串联质谱技术,共计筛查新生儿312万例,确诊各型遗传性代谢疾病32种,发病率为1:4 342。

2. **筛查病种**　根据新生儿遗传性代谢病筛查病种选择原则,我国目前推荐首选筛查的主要病种和检测指标参见表2-3-2。

同时,由于遗传性代谢病病种的多样性和地域差异性,各筛查中心可根据本地区疾病发生情况,来增加相应的筛查病种并报当地卫生行政部门备案。

检测指标应参照表2-3-2内容并结合试剂盒说明书进行设置。可增加比值设置,以提高对部分疾病诊断的准确性。

检测指标浓度及比值的阳性切值根据实验室及试剂盒而定。针对不同时期新生儿(大于7天的新生儿、早产儿)所采集的标本,建议设立不同的样本组,分别建立检测指标的阳性切值。

标本前处理方法为衍生化法和非衍生化法。

3. **筛查指标解读**

(1)开展串联质谱新生儿筛查,一次检测可能出现多个指标异常,对于原血片复查后仍有异常者需要召回复查。

(2)对于大部分疾病,氨基酸或酰基肉碱绝对值和参数比值两者均有异常方可判断为初筛阳性。

表 2-3-2 新生儿遗传性代谢病筛查主要病种及检测指标

序号	疾病名称	简称	串联质谱检测指标
1	高苯丙氨酸血症	HPA	Phe，Phe/Tyr
2	甲基丙二酸血症	MMA	C3，Met，C3/C2，C3/Met
3	原发性肉碱缺乏症	PCD	C0（降低），C2（下降），C3（下降）
4	瓜氨酸血症Ⅱ型（希特林蛋白缺乏症）	CIT-Ⅱ	Cit，Met，Tyr
5	短链酰基辅酶 A 脱氢酶缺乏症	SCAD	C4，C4/C3，C4/C8
6	中链酰基辅酶 A 脱氢酶缺乏症	MCAD	C8，C6，C10：1，C10，C8/C2，C8/C10
7	极长链酰基辅酶 A 脱氢酶缺乏症	VLCAD	C14：1，C14：2，C14，C12：1，C12：1，C12，C14：1/C16，C14：1/C12：1
8	多种酰基辅酶 A 脱氢酶缺乏症	MADD	C4~C18（C8，C10）
9	丙酸血症	PA	C3，C3/C2
10	异戊酸血症	IVA	C5，C5/C2，C5/C3
11	戊二酸血症Ⅰ型	GAI	C5DC，C5DC/C8，C5DC/C3
12	枫糖尿病	MSUD	Leu，Val，Leu/Phe
13	瓜氨酸血症Ⅰ型	CIT-Ⅰ	Cit，Cit/Arg
14	同型半胱氨酸血症Ⅰ型	HCY	Met，Met/Phe
15	鸟氨酸氨甲酰转移酶缺乏症	OTCD	Cit（降低），Glu，Glu/Cit

（3）部分疾病，例如甲基丙二酸血症 C3/C2 比值比 C3 绝对值更有意义，C3 正常，C3/C2 增高，也提示初筛阳性，需要召回新生儿复查。

（4）对于召回检测结果仍异常者，要进入相关疾病的诊断程序。

4. 串联质谱筛查遗传性代谢病的诊断原则

（1）在新生儿串联质谱筛查的疾病中，部分疾病在出生后即可发病，甚至病情较危重，需要尽快进行确诊和治疗。在召回时若发现新生儿已经处于发病状态，或串联质谱检测指标显著异常，需要在采血复查同时直接进入确诊程序，进行相关实验室检测和治疗，以免延误治疗。对于未发病的新生儿可只采血复查，若复查结果仍异常，再进入确诊程序。

（2）新生儿串联质谱筛查阳性者，根据不同疾病选择相关的生化检测，包括尿气相色谱-质谱检测、血尿常规、血气分析、电解质、肝肾功能、血糖、血氨、乳酸、肌酸激酶、同型半胱氨酸、甲胎蛋白等。

（3）筛查阳性新生儿经检测提示相应遗传性代谢病，均需要进行鉴别诊断和基因诊断，明确相关基因的致病性变异位点及父母的验证。

（4）特异性生化指标显著异常，即使没有基因检测结果，或基因检测未明确致病性位点，仍可诊断。

5. 串联质谱筛查遗传性代谢病的治疗原则

（1）筛查阳性新生儿一旦确诊，需要尽快治疗，治疗越早，疗效越好。

（2）治疗原则为降低体内与疾病相关代谢途径的前体物质及其旁路代谢产物，补充缺乏的产物，减轻这些病理生理改变对机体造成的损害。

（3）治疗方法依据疾病不同及疾病严重程度而不同，选择包括饮食治疗、药物治疗、透析治疗、器官及细胞移植治疗、康复治疗等。

（4）疾病特异性指标显著异常的枫糖尿病、甲基丙二酸血症、丙酸血症、异戊酸血症及极长链酰基辅酶 A 脱氢酶缺乏症等疾病，病情发展往往较快，在进行相关实验室检查的同时要立即进行治疗。

（5）需要饮食治疗的代谢病，治疗过程中要根据疾病特点定期监测血氨基酸浓度（包括苯丙氨酸、亮氨酸、缬氨酸、蛋氨酸等）、肉碱浓度，避免这些物质过低或过高对机体造成危害。

（赵正言）

第四节　环境与儿童健康

一、概述

儿童生活的环境可分为物理环境和社会环境两个部分。物理环境由与机体接触的所有事物组成,社会环境包括生活环境和影响生活的各种社会规则。健康的不公平是由环境因素(如家庭、学校和工作场所等各种地点的物理、化学和生物因素)和社会因素(即个人和社区的一些特征,如社会经济、教育、心理压力、资源利用、支持系统、居住条件、文化,以及种族和阶级制度和政治因素)共同作用的结果。在工业发展、全球气候变化等多种因素的影响下,与环境污染相关的疾病发生率呈现显著上升的趋势,引起人们越来越多的关注。突飞猛进的中国经济,在一定程度上给环境带来了诸多不良的副作用,每年有大量的污染物排放到环境中。从近年发生的奶粉"三聚氰胺"污染、"苏丹红""地沟油"、含"双酚A"塑料奶瓶、沙尘暴、雾霾等事件中可以看出,我国儿童正处于无处不在的环境污染威胁中,宣传环保理念、治理环境污染刻不容缓。

流行病学研究证实产前和儿童早期环境毒物暴露与胎儿和儿童各种健康问题之间存在因果关系。胎儿和儿童发育很快,很容易受环境影响。有害物质对胎儿影响的关键期相对比较明确,其关键期的范围也相对比较窄。而对儿童时期影响的关键期,其界定比较局限,主要是由于出生后的环境越来越复杂,对其研究的难度也不断增加。儿童对环境污染的易感性是由其特殊的生理结构及行为决定的。

1. 儿童的特殊易感性　发育中的胎儿以及儿童对某些药物及环境毒物有特殊易感性。胎儿及婴幼儿处于快速生长期,在此期如果受到环境中有害物质(如乙醇、烟草、可卡因、大麻和阿片类药物等)的干扰,将产生不可逆的结构缺陷或功能损害,如沙利度胺(又称"反应停")对胎儿四肢发育的影响、乙醇对胎儿大脑发育的影响等。

2. 儿童特殊的行为及代谢　儿童体型小于成人,但其活动量巨大,新陈代谢旺盛,每千克体重的耗氧量比成人多,每千克体重摄入的空气也是成人的数倍。但是,儿童因身高限制或坐于婴儿车内,呼吸区域更接近地面,更容易接触污染物。由于不能移动,婴幼儿也更容易持续暴露于某种特定的物质。儿童每千克体重消耗的水、鱼、蔬菜、水果及乳制品比成人多,但他们食用的食物多样性远小于成人,残余农药、重金属及乳制品中的脂溶性污染物更容易被儿童吸收。儿童独特的口腔探索发育阶段也增加了暴露于环境毒物的风险。儿童每千克体重的体表面积是成人的2倍,新生儿则为3倍。因此,婴幼儿会通过皮肤吸收比成人更多的污染物。与此同时,儿童肝脏、肾脏等组织的解毒系统尚未成熟,对毒素的解毒功能不足。因此儿童比成人更容易受到环境毒素的影响。

3. 儿童暴露范围广　对胎儿来说,与不良健康有关的有害环境暴露甚至可能发生在卵子和精子结合之前(孕前暴露)。随着越来越多的妇女进入劳动力市场,职业和环境暴露的风险对于胎儿变得日益严重。大多数暴露并没有明确的窗口期。来源于孕前及孕期环境因素暴露所产生的健康效应,如神经系统,可能要延迟到儿童期、青春期或成年期才会出现。对于儿童而言,一天中,儿童的暴露通常是几种环境暴露的总和,包括家庭、学校、托幼机构以及游乐区。婴幼儿由于不能移动或选择环境,常常在单一环境中度过,暴露于同一环境毒物(如铅)的风险增大。青少年虽然有能力选择其他的物理环境,但经常会出现误判或忽视所选环境的危险因素。如,经常听很响的音乐,可能会导致永久性听力受损。

全世界的儿童大部分生活在发展中国家,世界卫生组织(WHO)估计发展中国家疾病负担中约1/3可归因于环境因素,比发达国家高出2~3倍。环境有害物质对儿童的毒性作用可影响多个方面。

1. 神经系统　大脑各部位发育速度不均衡,例如,间脑在出生时发育最快,而小脑却在7个月时发育最快。2岁时,神经元全部形成,但直到5岁左右突触的形成和修剪才结束,而髓鞘发育则可持续到青春期。血脑屏障到6个月才发育完善,脂溶性有害物仍可通过血脑屏障。许多神经毒性物质可导致发育中的神经系统结构和功能产生一系列连锁干扰效应,危害非常大。如在妊娠期至婴儿期,神经元大量增生、迁移的过程遭到化学物质干扰,将造成认知障碍。

此外,近年来分子生物学和表观遗传学的研究已经开始揭示行为障碍如注意缺陷多动障碍、孤独症谱系障碍、双向情感障碍和精神分裂源于复杂的基因和产前或儿童早期环境的交互作用。

2. 免疫系统 若发育早期暴露于免疫抑制剂(如紫外线、高剂量电离辐射、二噁英、杀虫剂、重金属及人工合成的免疫抑制剂等),可干扰淋巴细胞的克隆增殖、分化和迁移,影响免疫系统的建立及成熟,甚至引发自身免疫性结缔组织病。

3. 呼吸系统 出生时,肺部具有解毒作用的酶系统仍未发育完全。若围产期暴露于二手烟的环境,可引起肺功能缺陷和哮喘的发生。初生婴儿约有 2 400 万个肺泡,至 4 周岁可增加到 2.57 亿个肺泡。出生后,支气管的发育、分支及肺泡形成在 6 岁左右才完成,而肺部的生长发育持续到青春期后期仍在不断进行。肺在发育过程中暴露于空气中的毒性物质,易诱发呼吸系统疾病,如婴儿联合暴露于产毒的黑葡萄穗霉和二手烟,黑葡萄穗霉的毒性可引起毛细血管脆性增加、抑制免疫功能,引发特发性肺含铁血黄素沉积症。

4. 生殖系统 男性暴露于具有生殖毒性的环境毒物,可引起精子 DNA 的破坏,可造成胚胎早期死亡或出生缺陷。围产期暴露于雄激素受体的拮抗剂,可引起生殖系统组织发育不全。青春前期暴露于具有生殖毒性的物质或外源性激素,可引起青春发育提前或推迟及睾丸、卵巢功能异常。

二、环境

(一)物理环境

1. 食品安全 感染性微生物在环境中无处不在,可以通过各种途径进入食品中。食物可因零售设施、机构设施及家庭不适当的处理方式而受到污染,如粮食作物储存、加工食品中的农药残留;食品加工过程中添加的色素、香料和其他化学物质,以及食物包装材料中的化学物质;无意或有意进入食品供应的污染物,如黄曲霉素等。同时,食品生产系统的集中化和全球化,增加了食源性病原体的复杂性。因此,在食物生产和制备时必须要采取相应措施,注意防止病原体及其他污染物进入食品供应链中:

(1)综合病虫害管理,减少杀虫剂的使用。

(2)清洗水果和蔬菜,可以去除一些病原体和许多农药残留。没有必要使用化学剂清洗食物。

(3)彻底煮熟肉类和蛋类,确保杀死所有病原体。不食用生鸡蛋、鱼和肉类,不应食用未经高温消毒的牛奶产品。

(4)处理好家禽之后,手和砧板以及接触家禽的工具都应该用肥皂和热水清洗。

(5)适当储存食物。冷冻可以防止许多导致食物中毒的微生物生长。

2. 室内空气污染 儿童有 80%~90% 的时间在室内度过,如家庭、学校。室内空气污染物的常见来源包括烟草烟雾、煤气炉、木材炉、可能释放有机气体的家具和建筑材料、动物皮屑、尘螨和其他昆虫的排泄物、通过自然或机械通风带入室内的室外颗粒污染物等。室内环境包括一系列空气污染,如燃烧产生的污染物、挥发性有机化合物、真菌等,这些都可能对健康有负面影响。

(1)燃烧产生的污染物:燃烧产生的污染物通过吸入暴露。天然气燃烧导致二氧化氮(NO_2)和一氧化碳(CO)的排放。尤其是冬季,人们为了节省能源而减少通风,使用燃气灶的家中二氧化氮平均室内浓度是室外水平的 2 倍。暴露于高水平的二氧化氮可能产生急性皮肤黏膜刺激和呼吸道影响,尤其是下呼吸道,导致哮喘加重。

室内空气污染相关的呼吸系统疾病,大部分的症状和体征都是非特异性的,而且低剂量的暴露症状常常不明显,只有在明确暴露史时才有可能被识别。因此,积极最小化暴露的一些措施可能更有效,如:周期性专业检查与维修炉灶、燃气热水器和烘干机,保持这类设备直接向室外通风;定期清洁和检查壁炉和火柴炉,不要在室内、帐篷内或野营车内燃烧木炭。

(2)挥发性有机物:许多日用家具和产品都能释放挥发性有机化合物,这些化学物质包括脂肪族和芳香族烃类、醇类和酮类,它们广泛存在于抛光机、地毯、清洁剂、绘画颜料和涂料、空气清新剂、汽车尾气等。挥发性有机物会在超过正常室温范围时,以气体或蒸气的形式从家具或产品中释放出来,对呼吸系统、皮肤和黏膜造成影响,某些化合物暴露也可能会导致癌症。

甲醛是最常见的室内空气污染物之一,主要来源于建筑材料和家居陈设。暴露于空气源性甲醛可能导致结膜和上呼吸道刺激,如眼睛、鼻子和喉咙的烧灼和刺痛感。儿童对甲醛引起的呼吸系统毒性作用可能比成人更敏感。欧洲共同体拟定总挥发性有机化合物在空气中的浓度目标参考值为 $300\mu g/m^3$,且其中任何一项挥发性有机化合物不能超过总挥发性有机化合物浓度的 10%。因此室内挥发性有机物(如甲醛)浓度应该尽可能保持在低水平。

减少家庭挥发性有机物浓度的重要措施是禁止室内吸烟和增加室外空气通风。在建筑完工的最初几个月内,通风设备应该每天 24 小时、每周 7 天运行。安装新产品或翻新工作最好能保证空间空闲,并在最强的挥发性有机化合物废气排放前保持空置。一般产品出厂 1 年后,甲醛浓度会急速下降。纺织品中的甲醛水平在每次清洗后会大幅下降。如无法去除,可通过橱柜涂层、镶板隔离,或使用含聚氨基甲酸酯或其他无毒密封剂的家具,同时增加建筑的通风量以减少暴露。

(3)真菌:真菌在室内环境无处不在,可以通过门、窗、空调系统、通风系统进入室内。室内最常见的真菌有分枝孢子菌属、青霉菌属、曲霉菌属和链格孢霉菌,如果室内长时间非常潮湿,对水分要求更高的葡萄穗霉菌和木霉菌属也可以生长。

暴露于真菌可使眼、鼻、喉和呼吸道受到影响,也可对皮肤和神经系统产生影响。儿童接触真菌与持续上、下呼吸道症状的风险升高有关,真菌毒素可能造成肺组织损伤,有证据显示真菌暴露与哮喘的发生存在关联。居住在发霉环境中也与多种神经病学症状相关,包括疲劳、难以集中注意力和头痛。在室内环境中,具有多种多样的、波动不定的毒性潜力微生物与其他化合物同时存在,这不可避免地产生了交互作用,甚至在低浓度下也可能会导致无法预测的反应。

一般没有必要检测环境中的特殊真菌。但是,对环境中的这类已知暴露进行干预可以达到预防的目的。如及时清理室内积水、移走被水浸湿的物品(如地毯),减少真菌生长的机会。减少湿气和真菌的干预措施已证明可以减少儿童的哮喘发作。

3. **室外空气污染** 室外空气污染由环境(室外)空气中污染物的复杂混合物组成,包括臭氧、颗粒物、铅、硫化物、一氧化碳和二氧化氮等。暴露的主要途径是吸入。释放到大气中的物质能随着大气扩散和沉降进入水循环,污染水体生态系统。泥土中也会有颗粒物的沉积,降解非常缓慢或者甚至根本不降解,持续存在或蓄积于河流土壤中。这些源于大气的污染物可通过污染水体、土壤、植物和鱼类等进入人体。因此,室外空气污染物不仅仅对呼吸系统有刺激作用,也可对其他系统产生影响,如造成神经系统发育的不可逆损伤。室外空气污染形成的潜在健康风险取决于混合物的浓度和组成、暴露时间,以及暴露个体的健康状况和遗传基因。我国目前采用的空气污染指数(air pollution index,API)分为 5 个等级(表 2-4-1)。

表 2-4-1 我国空气污染指数(API)等级

空气污染指数 API	空气质量级别	空气质量状况	对健康的影响
0~50	I	优	可正常活动
51~100	II	良	可正常活动
101~150	III1	轻微污染	长期接触,易感人群出现症状
151~200	III2	轻度污染	长期接触,健康人群出现症状
201~250	IV1	中度污染	一定时间接触后,健康人群出现症状
251~300	IV2	中度重污染	一定时间接触后,心脏病和肺病患者症状显著加剧
>300	V	重度污染	健康人群出现明显强烈症状,提前出现某些疾病

大气颗粒物（ambient particulate matter）是空气污染的主要来源，是由固体微粒及液体颗粒状物质构成的空气源性混合物的统称。可分为一次颗粒物和二次颗粒物。一次颗粒物是由天然污染源和人为污染源释放到大气中直接造成污染的颗粒物。自然来源包括：风扬尘土、火山灰、森林火灾、漂浮的海盐、花粉、真菌孢子、细菌等。人为来源包括：道路扬尘、建筑施工扬尘、工业粉尘、厨房烟气、化石燃料（煤、汽油、柴油）的燃烧、生物质（秸秆、木柴）的燃烧、垃圾焚烧等。二次颗粒物是由大气中某些污染气体组分（如二氧化硫、氮氧化物、碳氢化合物等）之间，或这些组分与大气中的正常组分（如氧气）之间通过光化学氧化反应、催化氧化反应或其他化学反应，以及物理作用转化生成的颗粒物。

根据颗粒空气动力学直径，可分为粗颗粒、细颗粒（可吸入颗粒物）及超微颗粒（表2-4-2）。

表 2-4-2　大气颗粒物分类

总悬浮颗粒物（total suspended particulates，TSP）	空气动力学直径小于15μm（β射线吸收法）或小于35μm（重量法）
粗颗粒（coarse particles）	空气动力学直径为2.5~10μm
可吸入颗粒物（inhalable particles）	空气动力学直径小于10μm（PM10）
可入肺颗粒（respirable particles）	空气动力学直径小于2.5μm（PM2.5）
超微颗粒（ultrafine particles）	空气动力学直径小于0.1μm

颗粒的大小是决定颗粒物是否会沉淀到下呼吸道系统的主要因素。粒径10μm以上的颗粒物，会被挡在人的鼻子外面；粗颗粒能够进入上呼吸道，但部分可通过痰液等排出体外，另外也会被鼻腔内部的绒毛阻挡，对人体健康危害相对较小；而粒径在2.5μm以下的细颗粒物（PM2.5），能被吸入人的支气管和肺泡中并沉积下来，引起或加重呼吸系统的疾病，且不经过肝脏解毒直接进入血液循环分布到全身，会损害血红蛋白输送氧的能力，其中的有毒物质、有害物质、重金属等溶解在血液中，对人体健康的伤害更大。

大气中的细颗粒物可通过孕妇胎盘和脐带对胎儿产生危害。孕母暴露于严重的颗粒物污染时，可能会造成胎儿生长受限、低出生体重、早产、死产和出生畸形等。美国纽约的研究者在新生儿脐血中检测出200种环境污染物（主要来自汽车尾气）。妊娠后期，孕妇暴露于高水平PM10时，新生儿死亡率比暴露于低水平时增加10%，PM10浓度每增加10μg/m³，新生儿出生体重就下降11g。PM2.5浓度每增加10μg/m³，新生儿死亡率增加6.9%。

儿童更易受到室外空气污染物损害。因为儿童在室外的时间多于成人，且无论平静呼吸状态还是玩耍时，儿童的呼吸频率总是比成人快，而且呼吸道每单位面积的颗粒沉积数量是成人的4~5倍，因此每千克体重会吸入更多的污染物。颗粒物对儿童身体的影响主要包括呼吸道疾病、肺功能和免疫功能损害。国外研究发现，PM2.5浓度每增加10μg/m³，患喘息性支气管炎的儿童增加5%。大气颗粒物污染与儿童肺功能低下［第一秒用力呼气容积（FEV1）降低］有关系，改善空气质量与儿童肺功能增强有相关性。汽车尾气相关的颗粒物污染可介导过敏性疾病、增强IgE应答（如柴油机排出的颗粒物可使机体IgE水平增加50倍）和提高机体的超敏反应，还可使儿童机体免疫功能不同程度降低，导致对其他疾病的抵抗力下降。氧化应激（oxidative stress）是大气颗粒物对人体主要的损伤机制，使用抗氧化剂（如维生素C、维生素E）可能有助于改善症状。

4. 内分泌干扰物　内分泌干扰物（endocrine disrupting chemicals，EDCs）是一种外源性合成的或天然的化学物质，广泛存在于环境中，具有模仿或者修饰内源性激素的作用，通过干扰激素分泌功能，引起个体或人群可逆性或不可逆性生物学效应。主要包括：①表面活性剂（洗涤剂）的降解物；②邻苯二甲酸酯类（广泛应用于塑料的增塑剂）；③双酚A；④农药、杀虫剂；⑤天然或人工合成雌激素等。最主要的暴露途径是摄入，包括母乳喂养，胎儿可能通过胎盘暴露。

长期暴露于EDCs的孕妇容易发生流产、早产、胎儿生长受限、出生缺陷等情况。EDCs还可导致男婴睾丸发育不全综合征。欧洲研究发现，孕妇接触多氯联苯（polychlorinated biphenyl，

PCB）可导致婴儿出生低体重。环境激素与睾丸癌、尿道下裂及性早熟的发生率增加有一定关联。然而，目前环境污染导致人类内分泌干扰仍然只是实验室证据的推断。虽然现在有越来越多的关于儿童的研究，但这一领域仍有许多未明确且值得研究的内容。

5. 重金属 重金属广泛存在于自然界中，非常难以被生物降解，相反却能在食物链的生物放大作用下，成千百倍地富集，最后进入人体。重金属在人体内能和蛋白质及酶等发生强烈的相互作用，使它们失去活性，也可能在人体的某些器官中累积，造成急慢性中毒。

（1）铅：铅是一种有毒的重金属元素，对人体无任何生理功能，即使较低的血铅水平，也发现了其对儿童的影响。因此，人体理想的铅水平应为"0"。但由于工业化与城市化的发展，人们，尤其是儿童，事实上暴露在一方"铅的世界"里。

铅污染主要来源于：①工业污染，铅开采、蓄电池、五金加工、饰品加工、电子回收等均为含铅行业；②含铅汽油也是儿童铅中毒的重要来源，可随汽车尾气排出，无铅汽油的推广应用，很大程度上降低了儿童血铅水平；③生活铅污染，如装修污染（含铅油漆、涂料）、进食高铅食品、用锡壶加热食物、饮用地下水、使用红丹（四氧化三铅）爽身粉、使用劣质塑料制品等情况，也可导致儿童血铅水平超标；④学习用品和玩具的污染，各类油漆及课本的彩色封面含铅量很多均超过国家标准。

铅对机体的毒性是多方面的，神经系统、血液系统和免疫系统是铅毒性最敏感的靶器官。不同的血铅含量对儿童体格发育的影响也不一致。妊娠期低水平铅暴露不仅可对胎儿的生长发育及妊娠结局产生不利影响，而且可影响婴儿出生后的生长发育、行为及认知功能。此外，母亲血铅水平与婴儿的血铅水平之间存在显著的正相关性。

美国国家疾病预防控制中心（CDC）于1991年将儿童铅中毒的诊断标准修订为：儿童血铅水平≥100μg/L，不论是否存在临床表现或血液生化改变。这是目前国际上公认的广义"儿童铅中毒"概念。事实上，这一"中毒"概念是基于大量群体研究的结果。仅表明达到这一血铅水平的儿童，其体内铅的浓度可能产生不良的健康效益，并

不是儿童血铅水平达到这一程度就需要进行治疗，而我国许多家庭往往将"儿童铅中毒"这一概念与传统的"中毒"相混淆，从而采取不恰当的处理方式。因此，结合我国的实际情况和国际上现有铅对儿童健康危害研究成果，卫生部于2006年组织铅中毒防治专家组制定了《儿童高铅血症和铅中毒分级和处理原则（试行）》。

当儿童血铅连续测定超过200μg/L时，可诊断为临床铅中毒。在该血铅水平时，可能伴有食欲下降、胃部不适、便秘、多动、注意力缺陷、易冲动、易疲劳和失眠等非特异性临床表现，也可能仅出现其中某些表现或无任何临床症状，有时即使出现其中某些临床表现，如果没有血铅水平的支持，也不能诊断为临床铅中毒，因为其他很多疾病都有可能伴有上述症状。目前，在中国儿童血铅水平低于100μg/L，属于可以接受的血铅水平。在100~199μg/L时称为高铅血症，表明这一水平对处于生长发育中的儿童，尤其是0~6岁的儿童具有潜在的健康危害，需要给予重视，并给予必要的指导，同时要随访观察，尽可能避免接触铅源，减少铅暴露，降低血铅水平。

根据2006年卫生部印发的《儿童高铅血症和铅中毒分级和处理原则（试行）》，连续2次静脉血检测结果可作为诊断分级依据，末梢血仅作为筛查手段（表2-4-3）。

表 2-4-3　儿童高铅血症和铅中毒分级

分级	连续2次静脉血铅水平/（μg·L⁻¹）
高铅血症	100~199
轻度临床铅中毒	200~249
中度临床铅中毒	250~449
重度临床铅重度	≥450
极重度临床铅中毒	≥700

儿童铅中毒重在预防，一级预防是确定和根除铅污染源，二级预防是通过一系列干预措施，使儿童铅吸收的量降低到最低的程度，尽可能少受或免受铅中毒的危害。健康教育在儿童高铅血症和各种程度临床铅中毒的干预和治疗上均起着极其重要的作用。尤其在高铅血症的干预中，健康教育尤其重要，因为此血铅水平往往难以找到确

定的铅暴露源，同时由于此时机体铅负荷不是太高，对驱铅治疗往往难以达到应有的效果。

对临床铅中毒的治疗应遵守健康教育、环境干预和驱铅治疗相结合的基本原则。对轻度临床铅中毒可在健康教育、环境干预基础上，随访3个月，暂可不考虑用药物驱铅治疗。对中度以上临床铅中毒，在采取上述措施的同时，需给予驱铅治疗，可根据患者具体情况选择二巯基丁二酸、依地酸钙钠等药物。在治疗过程中，应定期复查血铅水平。

（2）汞：自然界的汞以3种形式存在，金属元素（HgO、水银或元素汞），无机盐（Hg^+或亚汞盐，Hg^{2+}或汞盐），以及有机化合物（甲基汞、乙基汞和苯基汞）。汞是一种天然物质，存在于朱砂（矿）和化石燃料，如煤和石油中。地壳运动、火山爆发、地震、森林火灾、采矿、冶炼和工业排放，均可将汞排入大气，汞经过大气循环、降雨过程进入河道水体，在水中含有甲基化辅酶的细菌作用下，可转化为毒性极强的甲基汞，通过食物链进入人体。日常生活中低水平汞暴露也普遍存在，某些药物和疫苗的制剂中含有汞，如硫柳汞曾被作为疫苗防腐剂使用，同时外用红药水（汞溴红）、银屑病药膏和某些消毒剂均含硫柳汞。补牙材料中，含汞合金作为补牙材料已经使用多年，可释放出少量汞。某些化妆品中含有大量汞，有些甚至超标数千倍。汞是一种易于蓄积的重金属，长期低剂量暴露可导致慢性中毒，临床上，主要分急性汞中毒和慢性汞中毒。

汞一旦进入人体，会迅速溶解堆积在人的脂肪和骨骼里，并大量聚积在神经胶质细胞中，作用于钠钾泵，增加细胞膜的通透性，导致细胞肿胀。元素汞在室温下呈液体，容易挥发为无色、无味的蒸气。人体吸入高浓度汞蒸气时，可造成急性坏死性支气管炎和肺炎。长期暴露于汞蒸气主要影响中枢神经系统，早期非特异性症状包括失眠、健忘、食欲下降、轻微震颤，持续暴露可导致渐进性的震颤和异常兴奋，表现为红色手掌、情绪不稳定、高血压、视觉和记忆障碍。汞也会累及肾脏组织，造成肾小管坏死。有机汞长期暴露后也会影响神经系统，其症状进展过程开始为感觉异常到共济失调，其次为全身乏力、视觉和听觉障碍、震颤和肌肉痉挛，然后昏迷和死亡。有机汞也是一

种强有力的致畸剂，如甲基汞能迅速通过血脑屏障和胎盘，破坏胎儿发育中大脑的正常神经细胞的迁移模式和组织学结构，产生明显的神经损伤。

当前，严重的元素汞或无机汞中毒已较少见，更多的是慢性暴露的有机汞，尤其是食物链导致的甲基汞接触。高水平的甲基汞暴露典型案例有日本水俣湾和伊拉克的甲基汞污染事件。根据水俣湾甲基汞中毒流行病学调查，儿童大剂量的甲基汞中毒经过数周或数月的潜伏期呈现出迟发性神经毒性，表现为运动失调、麻痹、步态异常、视听嗅味觉的损伤、记忆丧失、进行性精神障碍甚至死亡。胎儿最易受到毒性影响，出生时表现为低体重、小头畸形、多种发育迟缓、脑瘫、耳聋、失明和癫痫等。长期低水平甲基汞暴露也可以引起儿童的神经发育障碍，包括注意力、记忆力、语言、精细动作、听力、视觉和味觉等方面的异常。

目前汞中毒的诊断主要依据接触史、临床表现、实验室检查。急慢性汞暴露史是诊断的关键，仅依据实验室的阴性结果，不能完全排除汞中毒。机体汞负荷的指标主要如下：

1）无机汞检测：可通过测定尿液中汞的水平进行评估，尤其是24小时尿。24小时尿汞水平>10~20μg/L，即可认为有汞的过量暴露。而神经系统毒性症状，则要在24小时尿汞水平>100μg/L时才会表现，如果单纯尿汞高，无临床症状，可继续观察。尿汞的检测无法评估慢性汞中毒以及汞中毒的严重程度。

2）有机汞检测：有机汞化合物主要存在于红细胞中，可用全血汞测定进行评估。在美国，1~5岁儿童中，血汞的几何均数为0.34μg/L，而16~49岁女性中则为1.02μg/L。在非暴露人群中，血汞水平很少>1.5μg/L。若血汞水平≥5μg/L，可出现毒性症状。甲基汞可存在于生长的头发中，人群中发汞的水平常小于1ppm（parts per million，百万分之一）。无论是测定全血，还是发汞，均需严格的无汞采集环境和严格的污染控制程序，通常在正规的实验室才能进行。

儿童汞中毒比较少见，防治汞污染的根本途径是治理环境、根除汞污染、禁止食用汞类污染的水源及食物。急性汞中毒者，应立即灌肠洗胃，将未吸收的含汞毒物洗出，可用蛋清、牛奶保护胃黏膜，亦可加活性炭吸附，注意护理，并予适当的支

持疗法。儿童避免接触含汞的油漆、墙纸和家具。防止孕妇、乳母及儿童摄食被污染的贝壳、鱼类。驱汞治疗可采用二巯基丁二酸、二巯基丙磺钠等螯合剂。

（3）砷：砷具有很强的生物毒性，被国际癌症机构定为一类致癌物，存在于岩石、石油、水、空气、动植物中，最常见的是无机砷酸盐，包括三氧化二砷与五氧化二砷，极易溶于水并生成酸性化合物。砷在工业中有着很多用途，主要被用于杀虫剂、木材防腐剂及颜料、烟火制造、养殖业的抗生素、军事、半导体制造等。人为的使用使其在环境中广泛分布。砷可以从消化道摄入和呼吸道吸入，也可以通过胎盘吸收，但通过皮肤吸收的砷很少。儿童体型小以及手 - 口动作多使其暴露于砷的风险高于成人。而且，器官发生和成熟的许多方面发生在儿童时期，砷的抗代谢和致癌的性质，对儿的影响亦甚于成人。

砷在被吸入或摄入后很容易被吸收，主要表现为致畸、致突变及致癌性。砷化物（三氧化二砷）进入人体，在体内转化成亚砷酸盐，后者快速作用于细胞与组织，产生活性氧和自由基，引起氧化应激提高，影响亚铁血红蛋白的生物合成，导致细胞膜的过氧化、线粒体相关的细胞凋亡、DNA的氧化损伤而产生基因突变。并可抑制许多功能酶类，甲基化和去甲基化的三价砷剂具有非常强的细胞毒性、基因毒性和酶抑制作用。长期砷暴露，可造成人体皮肤损伤、高血压、动脉粥样硬化等心血管疾病，增加患皮肤癌、肺癌和膀胱癌的风险。亚急性砷中毒患者，可表现腹痛、腹泻、消化不良等胃肠道反应，以及白细胞减少、肝脏和肾脏受损的表现，继而可发生严重的周围神经系统病变。砷中毒还可导致儿童认知发育迟缓、智力发育受损、记忆功能低下和学习能力下降等。无机砷可穿过人体胎盘，随着饮用水或者空气中的砷水平增加，自然流产、出生缺陷或死产的风险也增加。而出生前暴露于高剂量无机砷，可导致神经管畸形、生长发育迟缓和死胎等。

目前，砷中毒诊断主要依据接触史、临床表现与实验室检查。砷主要经肾脏排泄，而在血液中的半衰期非常短，故不推荐进行血砷的检查。头发与指甲的砷检测也不推荐，因为头发与指甲的外部砷污染很难除去。因此，诊断砷中毒主要依

靠尿液检测，尿液采集简单方便，基质干扰小。在成人是收集一次尿液，校正肌酐后得出相应值。在儿童则推荐收集 8~24 小时的尿液。此外，无机砷与有机砷的毒性差异很大，要在尿液收集前2~5 天，记录人体的饮食，以排除食用海产品对测定结果的影响，并帮助判断尿液中的砷来源。除测定尿液之外，还可以测定尿液中砷的代谢相关生理、生化指标，提示砷中毒或更具体的损伤类型。

砷中毒一旦诊断，首先要查明砷的可能来源，避免砷的再暴露，同时可用螯合剂进行治疗。常用的螯合剂有二巯基丙磺钠、D- 青霉胺以及二巯基丁二酸等。砷中毒不仅取决于砷的暴露程度和暴露形态，而且还与环境因素、暴露主体的基因、营养等因素密切相关。硒与砷有拮抗作用，低硒的摄入，可提高砷引起的皮肤损伤风险。补充叶酸可以减轻亚砷酸盐引起的肝细胞毒性。

防治砷中毒的根本途径是治理环境。消除砷污染，重点是对水质中砷的监控。世界卫生组织推荐的水中砷含量为 10ppb（parts per billion，十亿分之一），在高度怀疑水中砷超标的地区，可使用净化水或饮用瓶装水。要根据地域差异和种族差异制定不同的砷摄入安全标准，建立和完善降低饮用水中砷的方法与技术。

6. 烟草　儿童烟草暴露主要为烟草使用和二手烟暴露。大多数烟草使用开始于 18 岁以前，受家长和同辈人以及电影和其他媒体中动人描写的影响。二手烟是从烟草、雪茄和烟斗中呼出和冒出的动态混合烟雾，包含 4 000 多种化合物，其中有 50 多种为致癌物，包括多环芳烃、N- 亚硝胺、芳香胺、醛及其他有机（如苯）和无机（如重金属）的化合物。吸烟是室内空气中颗粒物浓度的重要决定因素，有吸烟者的家中小于 PM2.5 颗粒物的浓度比无吸烟者家庭高 2~3 倍。通过来自192 个国家的数据，世界卫生组织估计了暴露于二手烟的全球疾病负担，总死亡率约为 1%，疾病的伤残调整生命年全球总负担为 0.7%。

儿童暴露于二手烟对健康不利已经非常明确，且比成人更易受影响。短期影响主要在呼吸道，包括增加上下呼吸道感染、分泌性中耳炎以及哮喘发病率和严重性。儿童时期的二手烟长期暴露，尤其是幼儿时期，将导致肺功能下降、哮喘的

发病率（包括成年期的哮喘）和癌症的发生率增加。暴露于二手烟的儿童更容易患龋齿，在接受全身麻醉时容易出现呼吸道并发症。目前，二手烟暴露对认知和行为的影响正在进行研究，但目前仍很有限。

二手烟弥漫在任何环境。对家长而言，戒烟可能是消除儿童二手烟暴露的最有效方式。如果家长不能或不愿意戒烟，减少二手烟暴露的一个办法就是建立和实施无烟规则。二手烟的成分在烟源消失后数天仍然停留在环境中，因此即使孩子不在家也应执行无烟规则。

（二）社会环境

1. 全球气候改变 自从工业革命启动之后，人类活动大大地增加了大气中温室气体的数量，全球气候正在变暖的事实，科学家们和各国政府已经取得了共识。人类活动导致的温室效应增加中，88%与二氧化碳、甲烷、一氧化二氮这3种温室气体有关，尤其是二氧化碳。

联合国政府气候变化专门委员会预计气候改变可能或者非常可能增加极端天气和气候灾难的发生次数和强度。这些极端天气包括洪水、暴雨、干旱。1990—2000年，全球每年有6 650万儿童受到自然灾害的影响，各地的儿童在风暴和洪水中更容易死亡和遭受伤害。儿童可能失去家庭和流离失所，甚至经历亲人受伤或死亡。灾难造成的儿童心理伤害远比成人更加顽固和持久，更容易出现创伤后应激障碍、普遍性的睡眠障碍、攻击行为和物质滥用。而暴雨或者洪水之后留下大量适合蚊虫繁殖的场所，蚊子传播的疾病和其他虫媒性疾病可能会增加。当前，登革热威胁到25亿人口，而且这个数量还会因为气候变暖和全球人口增长达到60亿。同时，由于气温升高，更多的电力消耗将进一步加重环境空气污染，释放更多的温室气体。儿童的肺脏处于生长和发育阶段，呼吸频率比成人更高，在室外活动时间更长，他们对空气污染的短期和长期危害更为敏感。气温增加造成空气中的花粉和真菌孢子含量的增多，也可能相应地导致儿童哮喘、鼻炎和其他呼吸系统疾病的患病率、发病率和严重程度的变化。

气候变化对儿童健康长期、间接的影响与未来几十年气候变化的程度和现在所采取的防范措施有关。减灾和灾害应对的策略包括：通过提升能源效率和使用可再生能源以减少排放；通过保护森林和再造森林以增加碳库；开发捕获和隔离温室气体的技术；改进健康监测和报告系统；改进天气预报和早期预警系统；升级危机管理和充实防灾物资准备；开发和分发可用的疫苗和药物；增强公众健康教育和物资储备等。灾害应对措施还包括政策和法律行动、工程响应和个人行为的改变等。因此，任何针对气候改变的解决方案必须立足于全球可持续发展的大背景下，即当代人在使用资源满足当地需求的同时也要保证子孙后代的需求能够满足。

2. 儿童虐待 儿童虐待现象是一个严重的公共卫生问题，即使在现代文明高度发达的今天，仍普遍存在。2002年世界卫生组织（WHO）出版的《世界暴力与卫生报告》一书中指出："2000年，约有57 000名儿童被杀害，其中，0~4岁儿童的危险性最高，更多的儿童遭受非致死性的暴力和忽视"。美国的研究显示，每年有200万儿童遭受虐待，其中16.9万儿童受到严重的外伤或剥削，更多的儿童遭受非致死性虐待和忽视。目前，对于儿童虐待的定义，不同种族、不同文化的国家和地区，有不同的见解。1999年，世界卫生组织对儿童虐待的定义是：儿童虐待指对儿童有义务抚养、监管及有操纵权的人，做出足以对儿童的健康、生存、生长发育及尊严造成实际的或潜在的伤害行为，包括各种形式的躯体虐待、情感虐待、性虐待、忽视及对其进行经济性剥削。已有证据表明，各种形式的虐待都与成年后的情绪障碍、酒精和物质滥用及人格障碍有关。

儿童虐待主要表现为以下4种类型：

（1）躯体虐待：不同的国家对这一虐待形式有不同的定义，一般指对儿童造成身体伤害或痛苦，或不作任何预防使儿童受伤或遭受痛苦。亚洲一些国家认为儿童须服从家长，而对儿童有意地施加体罚可培养儿童忍耐力，使其变得坚强，因此体罚常常被父母和老师用作管教孩子的重要手段，以此来培养孩子的性格，而不被视为躯体虐待。儿童躯体虐待可使儿童身体不同程度受伤，最常见的致死性躯体虐待是头部外伤，其次是腹内损伤。受虐儿童可能会选择离家出走逃避躯体虐待。

（2）精神虐待：精神虐待往往通过羞辱、恐吓、拒绝、孤立、藐视、剥夺等方式危害儿童的情感需求,并潜在而长期地影响儿童心理发展。但精神虐待界定困难,主要是因为没有可观察的具体表现,细节回忆困难及难以通过实验手段检测等。

(3)性虐待:对这一虐待形式,国际上有较统一的认识,即无论儿童是否同意,任何人在任何地方对儿童直接或间接做出的性利用或性侵犯都视为性虐待,它包括所有形式的性活动。例如让儿童接触淫秽书刊或利用儿童制作色情制品等。

(4)忽视:儿童忽视是一种特殊形式的虐待,国际上也缺乏明确的定义和科学的判断标准。忽视可概括为:严重地或长期地有意忽略儿童的基本需要,以致危害了儿童的健康或发展;或在本来可以避免的情况下使儿童面对极大的威胁。目前普遍认为忽视应包括身体、情感、医疗、教育、安全及社会等多个领域。

各种虐待形式中,一半以上是躯体虐待,两种或多种虐待形式可共存,任何形式的虐待都包含一定的精神虐待。研究发现任何形式的虐待都会增加成年后精神类疾病的可能性。目前国内的研究主要集中于体罚和忽视方面,由于文化的差异,对于精神虐待和性虐待的研究很少。

儿童虐待的危害主要包括:

(1)身体伤害:主要表现为儿童身体受伤。由轻(如擦伤)到重(如硬膜下血肿等)。儿童被忽视常见烧伤、摔伤、溺水,甚至终身残疾或死亡。严重的儿童虐待可破坏儿童正常的生理功能,造成免疫力下降,继发多种疾病。

(2)精神心理伤害:包括儿童的精神、情感、认知、行为、社会能力等。与同样社会经济文化背景的正常儿童相比,经历过虐待的儿童表现出更多不利于适应的功能。受虐经历会直接或潜在地给儿童的认知、语言、情绪、社交,以及精神生理等方面的发展带来后遗症。甚至使这些儿童处于一系列行为问题、精神失调及病态人格等发展危机之中。

制定保护儿童免受虐待的相关法律,大力发展教育、经济、文化事业,消除种族、性别歧视,建设稳定和谐的社会环境和家庭环境,均有利于保护和促进儿童健康,预防和减少儿童虐待的发生。预防言语和躯体虐待应加强对成人的教育,尤其是家庭主要成员(如父母),平常注意自己的言行,禁止在家庭中使用暴力,严禁侮辱儿童人格。教育儿童警惕、躲避可能的虐待,特别是性虐待。建立儿童保护机构,提供举报电话。及时发现、迅速干预使受害者尽快脱离危险环境,对情感虐待和性虐待尤其重要,以便使远期不良影响减至最低限度。

矫正性干预强调应将目标锁定在已经确认的受虐儿童。开展针对性的干预,重现心理治疗,情感关怀。预防性干预应着重于对潜在的儿童虐待问题的控制。同时,更应强调全社会特别是通过提高儿童所在家庭早期依恋关系达到减少或消除虐待现象的发生。

(赵正言)

参 考 文 献

[1] Friedman J, Baker PR. Chapter 15-Fetal Origins of Adult Disease: A Classic Hypothesis With New Relevance// Polin RA, Abman SH, Rowitch DH, et al. Fetal and Neonatal Physiology. 5th ed. Amsterdam: Elsevier, 2017: 160-167. e3

[2] 汪晖,焦哲潇. 孕期不良环境所致的子代多种疾病易感及其宫内编程机制. 中国药理学与毒理学杂志, 2017, 31(1): 12-27

[3] Kong L, Nilsson IAK, Gissler M, et al. Associations of Maternal Diabetes and Body Mass Index With Offspring Birth Weight and Prematurity. JAMA Pediatr, 2019, 173

(4): 371-378

[4] 储晨,桂永浩,任芸芸,等. 母亲妊娠期糖尿病对胎儿和婴儿心功能的影响. 中华围产医学杂志, 2010, 13(6): 456-462

[5] Barker M, Dombrowski SU, Colbourn T, et al. Intervention strategies to improve nutrition and health behaviours before conception. Lancet, 2018, 391(10132): 1853-1864

[6] Painter RC, Roseboom TJ, Bleker OP. Prenatal exposure to the Dutch famine and disease in later life: an overview. Reprod Toxicol, 2005, 20(3): 345-352

［7］ Baker DJ, Osmond C. Infant mortality, childhood nutrition, and ischemic heart disease in England and Wales. Lancet, 1986, 1（8489）: 1077-1081

［8］ Robbert NH, Touwslager, Willem-Jan M. Influence of Growth During Infancy on Endothelium-Dependent Vasodilatation at the Age of 6 Months. Hypertension, 2012, 60（5）: 1294-1300

［9］ Leunissen RW, Kerkhof GF, Stijnen T, et al. Timing and tempo of first year rapid growth in relation to cardiovascular and metabolic risk profile in early adulthood. JAMA, 2009, 301（21）: 2234-2242

［10］ Cameron N, Pettifor J, De Wet T, et al. The relationship of rapid weight gain in infancy to obesity and skeletal maturity in childhood. Obes Res, 2003, 11（3）: 457-460

［11］ Krause BJ, Costello PM, Muñoz-Urrutia E, et al. Role of DNA methyltransferase 1 on the altered eNOS expression in human umbilical endothelium from intrauterine growth restricted fetuses. Epigenetics, 2013, 8（9）: 944-952

［12］ 赵正言, 顾学范. 新生儿遗传代谢病筛查. 北京: 人民卫生出版社, 2015

［13］ 中华人民共和国卫生部. 新生儿疾病筛查技术规范（2010年版）. 北京: 中华人民共和国卫生部, 2010

［14］ 徐艳华, 秦玉峰, 赵正言. 中国新生儿先天性甲状腺功能低下症与苯丙酮尿症筛查22年回顾. 中华儿科杂志, 2009, 47（1）: 18-22

［15］ Zhan JY, Qin YF, Zhao ZY. Neonatal screening for congenital hy-pothyroidism and phenylketonuria in China. World J Pediatr, 2009, 5（2）: 136-139

［16］ Niu DM, Chien YH, Chiang CC, et al. Nationwide survey of extended newborn screening by tandem mass spectrometry in Taiwan. J Inherit Metab Dis, 2010, 33（Suppl 2）: S295-305

［17］ Gruñieiro-Papendieck L, Chiesa A, Mendez V, et al. Neonatal screening for congenital adrenal hyperplasia: experience and results in Argentina. J Pediatr Endocrinol Metab, 2008, 21（1）: 73-78

［18］ Wilcken B, Wiley V, Hammond J, et al. Screening for newborn errors of metabolism by tandem mass spectrometry. N Engl J Med, 2003, 348: 2304-2312

［19］ Genetti CA, Schwartz TS, Robinson JO, et al. Parental interest in genomic sequencing of newborns: enrollment experience from the BabySeq Project. Genet Med, 2019, 21（3）: 622-630

［20］ Wigle DT, Arbuckle TE, Turner MC, et al. Epidemiologic evidence of relationships between reproductive and child health outcomes and environmental chemical contaminants. J Toxicol Environ Health B Crit Rev, 2008, 11（5-6）: 373-517

［21］ Mcgwin G Jr, Lienert J, Kennedy JI Jr. Formaldehyde exposure and asthma in children: A systematic review. Cien Saude Colet, 2011, 16（9）: 3845-3852

［22］ Oberg M, Jaakkola MS, Woodward A, et al. Worldwide burden of disease from exposure to second-hand smoke: a retrospective analysis of data from 192 countries. Lancet, 2011, 377（9760）: 139-146

［23］ 刘湘云, 陈荣华, 赵正言. 儿童保健学. 4版. 南京: 江苏科学技术出版社, 2011

［24］ 颜崇淮, 李廷玉. 环境与儿童健康. 3版. 上海: 上海世界图书出版公司, 2017

［25］ 顾学范. 临床遗传代谢病. 北京: 人民卫生出版社, 2015

第三章 营养性疾病

第一节 早期营养对生长发育的远期影响

儿童的早期生长发育被认为是保证一生健康和生存质量的关键基石。而对一个个体而言，如何才能确保早期正常生长发育？有哪些因素对早期生长发育具有决定性作用？在生命早期，除了遗传因素外，充足合理的营养是最重要的影响儿童生长发育的因素。

一、对营养的认识过程

自古以来，营养不良在世界各地都有发生。因食物供应不足所引起的营养不良多发生在饥馑、战争时期或贫困国家和地区的人群中；因疾病等因素所引起的继发性营养不良则散发在全世界范围内的各类人群中。20世纪以来，随着社会的进步和医学科学的发展，通过免疫接种、保健措施和其他预防策略改善了婴儿的健康和营养状态，并使得由环境因素引起的传染性疾病、感染性疾病在人群中的发病率逐渐降低，从而促进婴儿死亡率大大降低。目前很多国家的人平均预期寿命有所增加，这主要归功于对胎儿生长受限、蛋白质-能量营养不良（protein-energy malnutrition，PEM）和生长发育障碍等疾患的预防，以及微量营养状态的改善。然而，在21世纪之初，孕期营养和婴幼儿喂养问题仍旧是科学家和儿科医生所面临的主要挑战之一。中国疾病预防控制中心营养与健康所公布的数据显示，20世纪90年代至21世纪初，我国5岁以下儿童的生长迟缓率下降了55%，但他们的营养不良状况仍不容忽视，一些营养缺乏病依然存在，尤其如维生素A、碘、铁和锌等微量营养素缺乏或不足。

过去我们认为，把握好每日的营养素摄取和消耗之间的平衡，就把握好了婴幼儿的饮食健康。现在看来，这个概念过于狭窄了。因为从每日的饮食中，婴幼儿不仅要获取正常生长发育所必需的营养，而且还需积累对其一生健康至关重要的各种营养素。以往婴儿配方奶的研发以及正常喂养的推荐方案仅仅以体重和身高的增长作为主要考虑的目标；到了近十年，配方奶的研发才开始考虑添加影响神经系统发育、预防胃肠道感染和增强免疫等方面的相关营养素。目前研究中，如何确定与其他所需功能相关的生长发育标准，仍存在许多认识上的分歧；早期营养的研究也越来越多地涉及有关神经发育所需营养素的量和类型、预防过敏性疾病、增强免疫力和降低成人慢性疾病发生风险等方面。

从人的一生来看，在儿童期，营养素的贮存是主要趋势；而进入成人期后，随着机体的逐渐老化，重要营养素的生理性丢失会不断增加。而到了生命后期，重要营养素生理性丢失与儿童期营养素储存量呈反比，即儿童期重要营养素摄入量充足，其老年期的生理性丢失速率低、发生时间晚、丢失量少；从而使得这些人进入老年期后，体内的营养素仍能保持在一定的生理水平，其所支持的组织结构和生理功能处于良好状态，机体也能维持较佳健康。1998年，英国营养学教授Lucas提出了"营养程序化（nutritional programming）"的概念，即在发育关键期或敏感期的营养状况将对机体或各器官功能产生长期乃至终生的影响。程序化是指在胎儿期或婴儿早期的营养状况和喂养模式将会影响其一生的健康。营养程序化的提出具有重要的生物学和临床实践意义。从生物学角度看，必须从整体水平和细胞水平了解早期营养程序化的基本机制；从临床角度看，显然既往许多短期的研究不能充分说明营养对远期健康和生长发育的重要影响，早期营养对生长发育和成年期疾病远期影响的研究已成为探索人类营养程序化实验依据的重要组成部分。20世纪90年代英国学者David Barker教授进行了一系列的研究,揭示孕期营养缺乏、胎儿低出生体重对其成年期心血管疾病、高血压病、糖代谢异常、向心性肥胖和血脂异常等一系列疾病发生的重要影响,在此研究基础上提出了"成人疾病的胎儿起源(fetal origins of adult disease, FOAD)"假说。近二十年来,各国学者基于宫内环境和出生后发育关键期对胎儿及出生后直至成年期健康和疾病的研究,发现发育可塑期的生长特点对将来疾病的发生会产生一定影响,因此提出健康与疾病的发育起源(developmental origins of health and disease, DOHaD)学说,并逐渐成为研究热点。

人类发育进程是一个相互依赖的复杂整体。受精之后,通过选择性阅读遗传编码启动发育程序,进而形成机体的各种类型细胞、器官和系统。事实上,大多数发育程序,包括器官发生、肢体形成和中枢神经系统成熟等,它们的发生和发展均需要特殊的营养物质参与。营养是生物大分子合成和能量产生的构件,又是酶促反应的生物辅助因子,营养也作为一种信息分子在基因组和触发器间相互作用,影响发育程序。所以说,营养影响生命的全过程,直接决定生存质量的好坏,早期营养不良将埋下日后健康的隐患。这个"早期"是指人类生长发育的关键期或敏感期。在人类发育的进程中,细胞在不断地新陈代谢,对早期事件的"记忆"如何在一生中得以"贮存",其机制可能包括:传递到已被原始程序化的细胞后代的基因表达发生适应性变化,或由于早期营养环境刺激机体产生适应性的克隆选择或分化母细胞增殖,从而使组织细胞数量或比例得到永久性的改变。形态发生进程中最容易受营养状态影响的环节是器官的发生和中枢神经系统的发育,在这些形态发生进程的关键期,营养物质以及基因-营养素间的相互作用能影响脱氧核糖核酸合成率、细胞增殖率、细胞信号转导、细胞分化、细胞迁徙,并且能够以某种方式准确地印迹出影响有机体整个生命过程的特殊基因的表达水平。许多学者已从动物实验和临床研究两个方面分别证实了胎儿期和婴儿早期的营养状况与后期的生长发育和成年时某些疾病的关系,关键期的营养障碍会导致组织器官结构和代谢的永久性损害。

二、早期营养对生长发育和智力的影响

婴儿和儿童营养应该作为一个连续统一体来考虑,其最佳的启动期可能是其母亲受孕之前。除了疾病、环境和遗传因素等综合因素之外,单一的受孕前营养状态不仅影响母亲,而且也影响到胎儿和婴儿的生长发育。WHO的协作研究显示,母亲孕前的营养状态与孕期体重增加之间关系密切。在发展中国家,孕前低体重使胎儿FGR的危险性增加5倍。部分发达国家对单一营养素的研究显示,母亲维生素A、叶酸、碘、铁和锌缺乏是引起FGR的病因之一。

出生体重反映了胎儿的营养状况,但须同时考虑到胎龄(去除早产所致低体重的因素),考虑到某些参与调节胎儿生长发育的激素如胰岛素、甲状腺激素等影响,所以不能单纯依靠低出生体重来衡量胎儿的生长状况。母亲孕早期的营养不良可影响胎盘的大小和子宫-胎盘的血流,从而导致胎儿生长受限;孕后期的营养不良则影响骨骼肌和脂肪组织的发育。在临床上观察到,低出生体重儿在婴幼儿期更多影响肌肉发育,在学龄期则会表现为脂肪积聚的倾向。小于胎龄儿(small for gestational age infant, SGA)比早产低出生体重儿更容易影响以后的生长发育,到学龄期和青春期时,部分SGA与适于胎龄儿(appropriate for gestational age infant, AGA)相比,不仅体重身长低于AGA,而且会有更多的行为和认知问题。

Hales等的动物实验通过将妊娠期和哺乳期母鼠分为不同蛋白饮食组,对两组21日龄幼鼠的进行研究发现其器官特异性变化。在低蛋白饮食组的子代,肺和脑的重量减轻相对较少,心、肾和胸腺的重量成比例减少,而胰腺、脾、肝和肌肉的重量减轻最多。另有学者对大鼠的研究发现,在幼鼠出生后的头3周(从出生到断奶)限制食物能量摄取,即便是在后期没有限制其摄取食物,也会导致不可恢复的营养不良。然而,同样的食物限制如果发生在出生后第9~12周,幼鼠则可以获得立即又完全的恢复。在猪的生命早期,若蛋白质或能量供应不足,在1岁时它们的体重仅为5~6kg,而喂养良好的对照猪可达100~200kg;

当重新喂以正常的食物时,它们的生长速率虽然明显快于良好喂养的同龄猪,但却永远达不到正常喂养猪的体重。与大鼠的研究结果相似,幼猪经 2~3 年的能量限制后仍能够获得部分的恢复,但最终的身材仍然较小。即这些动物似乎不能长到它们基因潜能所能达到的水平。基于这一系列的动物研究结果,有学者提出人类的宫内营养不良远期影响应该更加严重。出生时猪、大鼠的出生体重仅分别是其成年的 0.5% 和 1.5%,而人的出生体重却占成人体重的 5%。如果猪、大鼠等其他物种不能从胎儿期的生长发育迟缓完全恢复的话,那么从逻辑上推理,由于人类在宫内发育占总生长发育的比例更高,因而人的恢复可能就更差。这个推论不一定正确,但这些资料足够引起人们对早期营养的长远影响的研究兴趣。

过去很多研究已证实营养不良对动物和人类中枢神经系统发育的影响。这些研究显示,能量供应的减少和 / 或生命早期多种必需营养素缺乏对中枢神经系统结构和功能发育有着深远的影响,营养不良通过减少细胞复制周期数、降低脑 DNA 总量、限制树突分支及神经元间连接的数目,从而影响脑的发育。通过测定 DNA 含量发现,早期营养不良可影响脑细胞数目,大脑发育最易受围产期营养缺乏的影响,出生后 3 年内营养不良可致神经突触间的连接脆弱。必需和非必需脂类供应可影响中枢神经系统髓鞘和其他脑结构的组成。由营养不良引起的生化改变可导致相关功能的负面效应,包括清醒时脑电图活动以及视觉、听觉诱发应答的改变。此外,运动和认知能力的发育和社会能力也受到影响,睡眠 – 清醒周期的管理以及睡眠时自主神经活动发生紊乱。我们所说的营养即三大营养素(蛋白质、脂肪和碳水化合物)及矿物质、水和各种维生素,在生命中缺一不可,而热量的来源则是由三大营养素来提供。如果热能供应不足,胎儿及婴儿就会发生营养不良,影响体格及脑的发育。脑是智力发育的物质基础,大脑神经细胞分裂有两个高峰,第一个高峰在胎儿时期的 10~20 周,第二个高峰在生后 3 个月,此后脑细胞的增加速度逐渐减慢,但可以持续至 1 岁半,也有人认为可以持续到出生后 2 岁,以后脑组织的增加是由神经髓鞘细胞分裂来完成。

脑的发育在婴儿期最快,脑细胞的增殖是一次性成熟的,若错过这个机会则无法再获得补偿。若此期发生营养不良,就会干扰增殖细胞的数目,即使日后去除病因也难以恢复,可造成永久性脑功能障碍。如果营养不良发生在脑细胞增殖期以后,可造成脑细胞体积变小和脑重量增加暂时减慢,由于不导致脑细胞数目的减少,所以一旦营养改善,脑发育可达到正常水平。胎儿期生长停滞对以后的智力及行为均有影响,这些儿童常有学习困难,智力发育差;尤其在妊娠 26 周以前出现生长受限或落后的儿童,更易发生神经精神发育障碍,主要表现为理解力差、计算能力低,因为妊娠 26 周前发生的营养不良正好损害脑神经细胞早期增殖过程。营养不良发生越早,对神经发育和智力影响越严重。

三、早期营养与疾病的关系

营养程序化不仅表现在早期营养对远期生长发育和智力的影响,而且已有证据表明与成年后的许多疾病相关,早期营养在促进健康和保证儿童、成人和老人的生命质量中也扮演一个重要的角色,不仅延长生命,而且可以预防整个生命周期的疾患。

绝大多数胎儿的基本生物化学和形态发生过程需要母体所提供的营养物质,胎儿生存环境由胎盘维持,胎盘可调节和利用来源于母体的维生素、矿物质和胎儿所必需的其他营养。发育过程受到多种因素的影响,如脱氧核糖核酸突变、母体和胎儿基因的异常表达、胎儿特殊营养物质的匮乏或过剩、胎盘衰竭或基因组 – 营养素的相互作用产生的危害等。就健康和生命质量而言,早期饮食和基因间有相互影响。早期营养通过作用于代谢过程的程序化调节,影响与饮食相关的成人慢性疾病、免疫、体力劳动能力、认知等领域。宫内营养不良还会影响机体重要器官应有的功能及某些系统的功能活动,此外,也有人认为它可能长期影响酶活性和干扰激素受体的表达或其反馈机制。动物实验显示,新生儿期的营养状况直接影响到以后的骨代谢、血压、血脂、胰岛素抵抗、神经行为、学习认知能力与寿命。许多临床研究也证实了胎儿、新生儿和婴儿期的营养对成年后肥胖、糖尿病和心血管病的程序化有影响。因此,宫内营养不良对成年人健康的影响超乎现代人的想象，它可能导致动脉硬化、高血压、胰岛素抵抗和影响其他代谢或内分泌功能，这些都对人类健康或疾病起着重要作用。

1. **肥胖** 关于早期营养与成年肥胖的关系，目前认为，营养过剩和营养不良都会增加肥胖的风险。有学者认为可能的机制是：器官功能的破坏导致胰岛素分泌和敏感性的改变；脂肪细胞数量增加和体积增大，或脂肪组织功能的改变；中枢神经功能异常导致食欲调节的紊乱等，其中胰岛素与瘦素之间的相互作用产生至关重要的影响。尽管从动物实验的资料和临床患者的观察还不能得出，出生后最初几周或最初几个月的营养变化一定会对成年后的血中胆固醇、血压或肥胖产生影响的结论，但众多的证据显示早期的营养变化可长期影响到许多系统的生理功能。这里要指出的是，母乳喂养可降低日后肥胖的风险。哈佛大学医学院对 1 500 名儿童进行的一项调查表明，到青春期时，那些生后用配方奶喂养者比用母乳喂养半年以上者体重超重的风险高出 20%。加拿大对 1 172 名青少年的一项研究发现，婴儿期非母乳喂养者较母乳喂养者肥胖风险增加 4 倍。还有许多研究也证实了母乳喂养对减少成年期肥胖确有益处。

2. **糖尿病** 在动物实验中，短期内母亲营养不良导致胎儿和胎盘对葡萄糖的吸收减少，并且乳酸的消耗增加。这些变化是由调节胎盘转运糖的蛋白基因表达的快速改变来部分介导的。持久的母体营养不良可激发胎儿的代谢适应性反应，这可使胎儿葡萄糖和乳酸盐消耗恢复到正常水平。因此，有学者认为，一定的代谢适应性可成为永久的、能影响胎儿和胎盘生长的因素，以及增加生命晚期发生慢性疾病的风险。继 1998 年 Lucas 提出"营养程序化"的概念之后，2001 年 Susan 又提出了"代谢程序化（metabolic programing）"，即生命早期对不良营养环境的适应导致胰岛内分泌功能和结构改变及靶器官敏感性下降，并持续至成年，使 2 型糖尿病易患性增加。一些流行病学调查发现，出生体重低于 2 500g 的孩子与正常出生体重者比较，成年后代谢综合征的发病率高出数倍之多；1 岁时体重 <8.2kg 的男婴与体重 >12.3kg 的男婴比较，前者发生糖耐量异常和胰岛

素抵抗综合征的可能性是后者的 2 倍，这说明生命早期的营养状况与胰岛素抵抗密切相关。在美国、瑞典和法国的几项研究也都证实了低出生体重与发生胰岛素抵抗之间的关系。出生前尤其是孕晚期的饥饿状况（如发生于 1944—1945 年冬天的荷兰饥荒）也导致成年人的葡萄糖耐量降低，这一结果在后来变得肥胖的年轻人当中尤其明显。此外，我们还须重视出生后生长对胰岛 β 细胞活性和成年时葡萄糖耐量的作用。有研究发现，7 岁儿童的胰岛素抵抗与体重的快速增长尤其是皮下脂肪的增长有关。

Paul 等认为，生长受限的胎儿为适应宫内营养不良的环境和最优化地利用有限的营养来保证生存，使营养重新分配，满足重要生命器官的需求。宫内营养不良可使胰岛 β 细胞数目减少、功能受损。如出生后营养供给正常，断乳时 β 细胞数目可恢复正常；如出生后持续营养不良至断乳期，则会产生不可逆的 β 细胞损伤，成年后糖耐量异常的易感性增高。这说明不但宫内环境对胎儿胰岛发育有重要作用，新生儿和婴儿期更是胰岛塑型的关键期，对维持血糖的自稳态将产生终身影响。

3. **心血管病** Evans 的动物实验说明了母亲孕期营养对子代血压的影响。他们将妊娠期母鼠分为低蛋白饮食组和正常饮食组，结果发现低蛋白组子代的出生体重低，收缩压明显高于对照组。中国上海对 13 467 位妇女的调查显示，低出生体重且在青春期体重增加较快者比正常出生体重者患高血压的风险高 4 倍。欧洲一项有 926 例早产儿参加的多中心营养干预临床实验发现，到 13~16 岁时母乳喂养组的平均血压低于配方奶喂养组，而不同配方奶之间无差别。许多研究显示在新生儿和婴儿期母乳喂养对成年后免患高血压有保护作用，尤其对收缩压的影响较大。他们认为其机制可能与母乳含钠量较低和有较高水平的多不饱和脂肪酸有关。但在几个大样本量临床研究中没有发现同样的结果。芬兰的一项研究报告显示，出生时瘦弱但以后很快追赶生长、在 7 岁时大于或等于同年龄人群平均体重指数的男性，其心血管病的死亡率是最高的。事实上，出生时较瘦但 1 岁后体重增长迅速的男性是罹患心血管病的高危因素。而同一队列中的女性心血管疾病的

最高危险因素却是出生时身材矮小且出生后有身高的追赶生长。

人和动物的出生体重和成年高血压发病之间的关系表明成年高血压与儿童时期营养状况之间的关系并不局限于宫内的营养不良。然而，在所有的研究中并未找到不同年龄阶段收缩压或舒张压与出生体重间、或收缩压与体重指数间的明确相关性，即使是在那些发现 FGR 与成年期的胰岛素抵抗有显著相关性的人群中也无确切证据。英国的一项早产儿多中心长期随访研究中也未发现 7.5~8 岁时收缩压或舒张压与出生体重之间的负相关关系，这项研究发现小于胎龄的低出生体重儿血压更低。另一项英国研究报道低出生体重儿在其青春期时收缩压倾向于降低而不是升高。荷兰的一项研究表明血压与出生体重呈非线性关系，也就是说，低出生体重儿及出生体重大于 3 700g 儿童具有最大的风险。另外，在这些检验过的影响因素中，如母亲的年龄、产次、饮酒或吸烟、成年体重指数等也起到了决定性的作用。另外一些研究也报道了 FGR 和生后追赶生长相互作用有助于成年高血压的形成。

总之，成年后许多疾病的易患倾向是基因、宫内环境和出生后生活方式等相互作用的结果。一般来说，基因难以改变，因此更需注重营造良好的宫内和出生后早期的生长环境。营养的目标是为了保证生命质量，营养的作用在受孕前即已显效，可保证正常的器官形成，防止生长受限，促进正常代谢、体格生长和智力发育。因此，优生优育需要在孕前就做营养准备，为胎儿生长发育创造一个良好的营养基础；孕期进行营养监测，减轻孕早期的营养不良，调节孕中期的营养均衡，预防孕晚期体重增长过速；并且注重婴儿生后早期的营养，提倡母乳喂养，提高母乳喂养质量；为那些无法母乳喂养的孩子提供尽量接近母乳的配方奶；改变不良生活方式以减少各种高危因素，从而降低相关疾病的发生。

四、未来研究趋势

目前对基本营养与哺乳动物的遗传和发育之间关系的研究正在加紧进行，包括对于不同的母体/胎儿基因型，可能有潜在的个体化营养需求。通过人类基因组计划的完成，以及小鼠遗传控制

实验模型在内的基因编码破译，在营养需求和疾病易感性两方面的特异基因型的作用将被确定。科学家们将建立具有人类特异基因型的动物模型，并构建这些基因型的营养调节模型。当完成后，这一"生命的蓝图"不仅将包含我们成套的基因组成，而且也将包括环境因素如营养对生命的影响。营养是改善或调控基因组结构和功能稳定的最安全和最有效的手段，在不远的将来，有可能实现母婴营养需求个体化。显然，随着越来越多的人认识到生命早期营养对胎儿和婴幼儿发育影响的重要性，对于减少婴儿死亡率和发病率，以及降低成年人慢性疾病发生率的营养预防和干预方面的研究将会得到进一步推广和应用。

（毛 萌 徐 秀）

第二节 儿童超重与肥胖的临床问题

随着社会经济的发展，人们的生活模式发生了很大的转变，引发了很多相关性疾病的发生或增加。近年来，儿童超重（overweight）与肥胖（obesity）的发生率出现明显的增加趋势，引起了医学界和相关领域的极大关注。儿童超重和肥胖也向儿科临床提出了严峻的挑战。

一、超重与肥胖的定义

将同一身高人群体重的第 80 百分位数作为该身高人群的参考标准，体重超过同性别、同身高参照人群参考标准 10%~19% 者为超重；超过 20% 以上者便可诊断为肥胖症；20%~29% 者为轻度肥胖；30%~49% 者为中度肥胖；超过 50% 者为重度肥胖。WHO 推荐认为该法是评价 10 岁以下儿童肥胖的最好指标。体重指数（body mass index，BMI）是评价肥胖的另一种指标，BMI 是指体重和身高平方的比值（kg/m^2），目前被国际上推荐为诊断肥胖的最有用指标。当 BMI> 同年龄、同性别的第 95 百分位数可诊断肥胖；第 85~95 百分位数为超重，并具有肥胖的风险。

肥胖是机体能量的摄入超过消耗，多余的能量以脂肪的形式贮存于组织，造成体内脂肪堆积过多、体重超常的疾病。儿童肥胖 95% 是单纯性

肥胖,少部分为继发性肥胖,由先天遗传性疾病、代谢性疾病及神经内分泌疾病引起。

二、超重和肥胖判断标准的演变

由于儿童肥胖存在轨迹现象,从儿童期至成年期,使用一个稳定一致的指标评价肥胖更具有生物学意义和对健康危险性的预警作用。

(一)世界卫生组织推荐的标准

1995 年,世界卫生组织(WHO)建议对不同年龄段的儿童青少年分别采用不同指标来划分超重与肥胖状态,即 10~19 岁的青少年使用 BMI,而 10 岁以下儿童使用身高别体重的 Z 评分值(weight for height Z-score),将身高别体重的 Z 评分值 >2 定义为超重。

Must 等采用 1963—1994 年美国营养调查建立的年龄 - 性别 -BMI 和年龄 - 皮褶厚度百分位数曲线,确定了 9~18 岁儿童青少年超重和肥胖 BMI 参考值,即美国国家卫生统计中心(National Center for Health Statistics, NCHS)NCHS 标准,BMI 和三角肌皮褶厚度都≥同年龄、同性别 BMI 的第 95 百分位数即为肥胖,都在第 85~95 百分位数为有肥胖危险(at risk of obesity)。该标准 1995 年被 WHO 推广应用,其 18 岁 BMI 超重、肥胖标准分别为 25kg/m² 和 30kg/m²。

(二)国际肥胖问题工作组织

国际肥胖问题工作组织(International Obesity Taskforce, IOTF)认为 BMI 适宜用来判断儿童青少年超重和肥胖。Cole 等根据来自 6 个国家和地区(英国、巴西、荷兰、中国香港、新加坡和美国)的资料,确定了 2~18 岁儿童青少年 BMI 标准,其 18 岁超重、肥胖标准也分别为 25kg/m² 和 30kg/m²。

美国疾病控制和预防中心(CDC)定义 BMI≥同年龄、同性别 BMI 的第 95 百分位数即为肥胖,第 85~95 百分位数为超重或有肥胖危险(at risk of obesity)。

(三)中国肥胖问题工作组推荐的标准

2003 年 11 月,中国肥胖问题工作组(Working Group of Obesity, China, WGOC)选择"2000 年全国学生体质健康调研"资料作为参考人群,比较了中国儿童青少年 BMI 与 NCHS 国际标准之间的差距,制定了"中国学龄儿童超重、肥胖 BMI 筛查分类"参考标准。WGOC 的标准将 18 岁超重和肥胖的 BMI 界值点分别定在 24kg/m² 和 28kg/m²。

中华儿科杂志编辑委员会和中华医学会儿科学分会儿童保健学组 1999 年制定的《儿童期单纯肥胖症防治常规》中将身高别体重超过参考人群同年龄、同性别 20% 定为肥胖,10%~19% 为超重。此参考人群为 WHO 推荐的美国国家卫生统计中心、美国疾病控制预防中心制定的身高别体重标准。

三、体内脂肪测量方法

(一)直接测量方法

测量全身脂肪总量最经典的方法是水下称重法,其原理是根据测量人体的密度计算脂肪总量。近年发展的还有双能 X 射线吸收法(DEXA 或 DXA)、生物电阻抗法(BIA)。另外,计算机断层扫描(CT)和磁共振成像(MRI)也可用于体成分的测量。上述方法可直接、准确地测量体内脂肪的含量和分布。

(二)间接测量指标

1. **身高别体重**　有 2 种表示方法:比率和 Z 评分(Z-score),主要用于 10 岁以下儿童的脂肪测量。

2. **皮褶厚度**　使用皮褶卡尺测量身体不同部位(肱二头肌、肱三头肌、肩胛下、脐旁、大腿等)的皮下脂肪厚度,其中肱三头肌和肩胛下皮褶厚度应用最广泛。

3. **腰围、腰臀围比和腰围身高比**　测量方法简单,成本低,测量误差小,可靠性好,是间接测量腹部内脏和皮下脂肪、评价向心性(腹型)肥胖的指标。但缺乏儿童青少年人群适用的诊断切点。

以上所提到的间接评价肥胖的指标,多用于较大规模的人群测量和调查,说明群体的营养及肥胖的状况,而不能以此作为个体的临床诊断。

四、流行趋势的变化

在过去的 20 年中,无论是发达国家还是发展中国家,儿童肥胖率均呈持续上升趋势。学龄期肥胖 70%~80% 可发展为成人肥胖,甚至发展为成人期代谢综合征(metabolic syndrome, MS),即包括高血压、肥胖、高胰岛素血症、糖耐量异常、血脂异常等代谢异常的一组临床综合征。肥胖正在成为一个日趋严重、全球性、危害健康并呈一定流行趋势的公共卫生问题。

1. **发达国家** 发达国家自20世纪70年代起，儿童的肥胖人数一直在增加，难以控制。日本1970—2000年的30年内，中小学生肥胖检出率增长了3倍左右。美国儿童肥胖从1963年开始流行，6~11岁男生肥胖从1963年的4%上升到2000年16%，女孩从4.5%上升到14.5%，12~19岁男孩肥胖从1963年的4.5%上升到2000年的15.5%，女孩则从1963年的4.7%上升到2000年的15.5%。欧洲、加拿大、澳大利亚等发达国家中多数国家近10~15年儿童肥胖率增加1~2倍，超重率增加2~3倍。

2. **发展中国家** 发展中国家儿童早期肥胖正呈现快速增长趋势。在拉丁美洲和加勒比海、北非和中东地区，儿童早期肥胖已与发达国家接近。我国儿童青少年肥胖从20世纪80年代开始出现增长趋势，近年来许多大城市儿童青少年肥胖率已接近或超过发达国家。根据全国学生体质健康调研结果，2000年7~18岁学生肥胖检出率与1995年相比，城市男生由5.9%上升为10.1%，城市女生由3.0%上升为4.9%；乡村男生由1.6%上升为3.7%，城市女生由1.2%上升为2.4%，2005年儿童肥胖检出率与2000年相比，城市男生由10.1%上升为12.8%，城市女生由4.9%上升为5.8%。教育部关于2010年全国学生体质与健康调研结果公告：肥胖检出率继续增加。调研结果显示，学生肥胖和超重检出率继续增加。7~22岁城市男生、城市女生、乡村男生、乡村女生肥胖检出率分别为13.3%、5.6%、7.8%、3.8%，比2005年分别增加1.9、0.6、2.8、1.2个百分点；超重检出率分别为14.8%、9.9%、10.8%、8.0%，比2005年分别增加1.6、1.2、2.6、3.4个百分点。尽管我国儿童青少年超重与肥胖流行的发生晚于欧美发达国家，但流行趋势十分迅猛，有必要迅速采取预防干预措施以防治肥胖大规模流行。

五、病因

众多研究表明，超重与肥胖的病因是复杂的，是遗传和环境因素共同作用的结果。

1. **饮食** 摄入过多，尤其摄入过多的碳水化合物，使过多的能量转为脂肪贮存于体内，是引起肥胖的主要原因之一。

2. **行为因素** 随着经济的发展，生活越来越便利，儿童动态活动时间减少，看电视、用电脑的时间却明显增多。来自欧洲的一项队列研究显示，儿童平均每天看电视时间增加1小时，肥胖率将增加1%~2%；相反，如果坐车上学改为徒步或骑车的比例每增加15%，肥胖和超重将分别减少1%和3%。父母对孩子体重状态的认识不足也是儿童发生肥胖的原因。

3. **遗传因素** 遗传是影响肥胖发生的重要因素，决定了肥胖发生的易感性。研究表明，如果父母都肥胖，其子女肥胖的概率高达80%，父母中一方肥胖，其子女肥胖的概率为40%~50%，而父母均正常，其子女肥胖的概率仅为7%~10%。肥胖可能是多基因协同作用的结果，肥胖的易感基因已成为当前肥胖研究的热点。

六、超重与肥胖对生理功能的影响

肥胖儿童血清甘油三酯、总胆固醇、极低密度脂蛋白（VLDL）大多增高，而高密度脂蛋白（HDL）减少，易合并心血管疾病、胆石症。肥胖儿童存在胰岛素抵抗现象和高胰岛素血症，易患2型糖尿病。血生长激素水平减低，但胰岛素样生长因子1（IGF-1）分泌正常，故患儿无明显生长发育障碍。

1. **对心血管系统的影响** 肥胖因脂肪组织过多，身体负担加重，心脏为了维持其正常身体活动就要增加每分钟的血输出量，增加脉搏次数，使血压升高。

2. **呼吸系统的影响** 由于胸壁脂肪堆积，压迫胸壁，致机械负荷加大，胸廓扩张受限，顺应性降低，横膈运动受限，主要表现为限制性通气功能障碍，肺活量及肺活量指数〔肺活量指数＝肺活量（ml）/体重（kg）〕明显降低。

3. **对消化系统的影响** 生理情况下，胃容量扩张刺激胃壁压力感受器，通过迷走神经传入下丘脑，再由迷走神经传出纤维释放非胆碱能非肾上腺素能神经递质，使胃产生容受性舒张，诱发饱感。而肥胖患者的胃容量只有在明显高于正常时才达到饱感，提示肥胖患者可能有容量扩张介导的胃饱阈值增高。

4. 对内分泌系统的影响 研究证实肥胖是青少年及成人患糖尿病的重要诱发因素，并且随着肥胖程度的增加，糖尿病的发生率亦随之增加。有研究发现肥胖可以增加高胰岛素血症的发生，而且血中胰岛素水平与 BMI、甘油三酯、低密度脂蛋白、高密度脂蛋白、胆固醇有明显相关关系。

5. 对免疫系统的影响 肥胖青少年体内正常体液非特异性保护的免疫水平和免疫细胞活性较正常青少年有所下降，因此肥胖青少年感染性疾病的患病率和病死率比正常青少年明显增高。有研究认为肥胖患者易发生肠道感染，并可以加重已经存在的感染，也有研究发现幽门螺杆菌感染与 BMI 成正相关关系。

6. 肥胖对青少年心理、行为及智商的影响 青少年肥胖能够引起其心理、行为及智商的改变。肥胖青少年心理、行为问题常表现为非进攻性、焦虑、抑郁、社交退缩、思维迟缓内向等。

七、肥胖的预防和治疗

（一）预防

预防要从母亲孕期开始，母孕期进食量和各种营养素的摄取要适当，在妊娠后期要适当减少摄入脂肪类食物，防止胎儿体重增加过重；坚持母乳喂养；避免过量喂养，不宜过早喂固体食物。幼儿和儿童能量的摄入能保证生长发育即为足量。婴儿期建立良好的饮食行为，能量摄入要适量；定期到儿童保健门诊接受系统的营养监测及指导，父母肥胖者更应定期监测小儿体重，以免儿童发生肥胖症。

（二）治疗

治疗原则是减少热能摄入和增加机体对热能的消耗，使体内脂肪不断减少，体重逐步下降。儿童肥胖的治疗不同于成人肥胖，虽然基本治疗是在于减少食物摄入和增加能量消耗，但是任何治疗措施都不应妨碍儿童正常的生长发育，目前国内外公认儿童肥胖的治疗方法是包括饮食调整、运动疗法和心理行为矫正的综合治疗方案。总的说来，低能量饮食结合运动疗法和行为矫正是有效的。

1. 饮食调整 饮食治疗的原则是在保证儿童生长发育所需营养的前提下，控制每天的热量摄入，采用低热量、低脂肪、低糖、高蛋白的饮食，提供适量的维生素和微量元素。开始控制饮食时，不能使儿童体重急剧下降，而应以体重不增加为目标，再根据体重情况逐渐减少热量摄入。饮食管理还必须取得家长和患儿的长期合作，鼓励患儿坚持治疗，才能获得满意效果。

美国营养学会推荐降低膳食脂肪和能量摄入作为低能量平衡饮食，并且限制饮料、高能量和低营养价值的食物摄入，如限制含糖饮料、烘烤食品及糖果类摄入，鼓励摄入全谷类、水果和蔬菜。

2. 运动疗法 运动可消耗热能，使脂肪细胞释放游离脂肪酸，脂肪细胞体积变小，还能消耗多余的碳水化合物，使其不转变为脂肪，同时也能使蛋白质合成增加，促进肌肉发育。目前运动疗法主要包括有氧运动、力量训练、日常活动的增加和减少静坐行为。肥胖儿童常因动作笨拙和活动后易累而不愿锻炼，可鼓励和选择患儿喜欢和易于坚持的运动，如晨间跑步、散步、做操、爬楼梯、跳绳等，每天坚持至少运动 30 分钟，活动量以运动后轻松愉快、不感到疲劳为原则。采取小组活动或家庭成员一起运动的方式，有助于运动的坚持。增加日常活动和减少静坐行为能取得良好的减肥效果，并通过形成运动的生活习惯达到长久的治疗和预防效果。

3. 心理行为矫正 行为调整包括很多方面，尤其是饮食行为和生活行为的调整极为重要。进食定时定量，餐具采用浅碗和小盘子，进食速度要慢些，进食完毕后应立即撤走剩余的饭菜，以免继续进食。生活方式的调整则要改变孩子不喜欢运动的习惯。父母可帮助患儿评价治疗情况和建立良好饮食与行为习惯，鼓励小儿多参加集体运动，改变其孤僻、自卑的心理，帮助小儿建立健康的生活方式，学会自我管理的能力。并可制定奖励标准，但不可将食物用以奖励。持续治疗对维持减肥效果是非常重要的。

4. 药物治疗 目前成年人减肥药物种类繁多，有一些药物正在进行对儿童和青少年肥胖的有效性测试。一般不主张儿童应用药物降低食欲或增加消耗，因该类药物疗效不持久且副作用大。有研究表明，对肥胖伴高胰岛素血症的儿童可以使用二甲双胍，目的在于改善胰岛素敏感性，增加葡萄糖氧化，减少肝糖输出，从而起到减肥的作用。

八、肥胖的研究进展

(一)遗传因素与肥胖

遗传因素在肥胖的发生中起着重要作用是毋庸置疑的。研究表明,体脂及其分布的遗传度高达65%~80%。另外,基础代谢率、食欲、饮食行为等亦有很强的遗传倾向。从基因水平上看,目前发现已有200余种基因位点与肥胖的发生有关,并且不同的基因变化所引起的脂肪聚集部位、肥胖表型是不同的,但没有一种具有单独作用即可导致脂肪在体内大量聚积的功能。因此,多基因参与并与环境相互作用才是大多数人肥胖发生的原因所在。肥胖发生的机制涉及摄食、能量消耗及脂肪合成等环节中的多种神经、细胞因子的相互作用,主要包括过氧化物酶体增殖物激活物受体(peroxisome proliferator-activated receptor,PPARγ)、瘦素(leptin)、促黑细胞激素(melanocyte stimulating hormone,MSH)、神经肽Y(neuropeptide Y,NPY)、解偶联蛋白(uncoupling protein,UCP)、agouti相关蛋白(agouti-related protein,AGRP)等数十种,作用机制比较复杂。如果能从肥胖候选基因多态性与饮食因素关系的角度进行研究,无疑会为制定公共营养措施、预防儿童肥胖的发生提供理论依据。

1. 肥胖基因(obesity gene)及其产物瘦素(leptin) 1994年Zhang利用定位克隆技术(positional cloning technology)首次从C57BL/6J ob/ob品系先天性肥胖小鼠第6号染色体中克隆到肥胖基因(obesity gene,OB基因)。人肥胖基因位于7q31.3,长约20kb,由3个外显子和2个内含子组成。肥胖基因编码的蛋白质类激素被命名为瘦素(leptin),由167个氨基酸组成,相对分子质量为16kD。leptin不仅有增加能量消耗、减少食物摄入、调节能量平衡的作用,而且还参与神经内分泌代谢系统的活动,且受体内多种激素和代谢物的影响。leptin通过循环系统穿过血脑屏障,作用于下丘脑,使下丘脑神经肽Y(NPY)分泌减少,从而使动物食欲下降及能量消耗增加,导致体重下降;也可以通过作用于黑色素促皮质素受体4(M4R),使摄食减少,耗能增加及交感神经功能加强,脂肪消耗增加,故OB基因突变导致leptin减少或缺乏是引起肥胖的原因之一。

2. β₃-肾上腺素能受体(β₃-adrenergic receptor,β₃-AR)基因 1989年Emorine等克隆了人体的β₃-AR,人的β₃-AR基因位于第8号染色体(8p11-12),由408个氨基酸组成,包括2个外显子,1个内含子。研究发现β₃-肾上腺能受体基因与肥胖有关,儿童存在β₃-AR Trp64arg变异者易发生肥胖,并且发现Trp64arg变异对女童影响较男童更大,即有Trp64arg变异的女童更易发生肥胖。β₃-肾上腺素能受体主要分布在肠道、心肌等部位,与脂肪代谢密切相关。

3. 阿黑皮素原基因(proopiomelanocortin gene,POMC基因) 人POMC基因定位于2p23.3,其表达产物是含267个氨基酸残基的蛋白质。POMC是促肾上腺皮质激素(ACTH)、β-促脂素、γ-促脂素、α-MSH、β-MSH、γ-MSH及β-内啡肽等激素的前体,在瘦素刺激下由下丘脑神经元细胞合成,这些激素可通过黑皮质素受体3(MC3R)和黑皮质素受体4(MC4R)调节食物消耗及能量代谢。

4. 黑皮质素受体4基因(melanocortin 4 receptor gene,MC4R基因) 人MC4R基因位于染色体18q22,仅一个外显子,编码含332个氨基酸的蛋白质——黑皮质素受体4(MC4R)。MC4R是食物摄入和能量内环境稳定的重要调节因子,是中枢神经系统中参与调节肥胖症发生的重要因素,而MC4R基因突变后果的共性就是食欲极好,表现为暴饮暴食行为。

5. 脂连蛋白(adiponectin,ADPN) 是一种近年来发现的脂肪细胞特异性分泌激素。1996年Maeda等在人脂肪组织内分离出ADPN基因apM1。人ADPN基因是单拷贝基因,位于3q27,长约17kb,相对分子质量为30 000kD,其表达产物由244个氨基酸组成,氨基末端含有1个分泌信号序列,羧基末端的球蛋白功能域是ADPN的活性部分。ADPN是脂肪组织基因表达最丰富的蛋白质产物之一,不仅白色脂肪组织能分泌ADPN,分化的棕色脂肪细胞T37i也有ADPN的表达。ADPN可透过大脑屏障,通过刺激能量消耗减轻体重。

(二)胎儿及儿童早期营养状况与肥胖

生命早期环境,如孕期营养不良、超重或肥胖、代谢和内分泌状态异常;母体孕期处于应激环境、糖皮质激素暴露;胎儿宫内发育受限;以及婴幼儿期生长发育迟缓或生后早期快速追赶生长等早期不良环境因素,都会对发育中的机体产生影响,造成胎儿或婴幼儿组织、器官的结构改变、神经内分泌调节功能变化、基因表达的表观遗传机制改变等。20世纪90年代英国学者David Barker教授进行了一系列的研究,揭示孕期营养缺乏、胎儿低出生体重与其成年期心血管疾病、糖代谢异常、向心性肥胖和血脂异常等代谢综合征具有重要相关性,在此研究基础上提出了"成人疾病的胎儿起源"假说。随后,各国学者基于胎儿在宫内以及出生后发育可塑期的生长特点对将来疾病的发生产生一定影响,提出健康与疾病的发育起源(developmental origins of health and disease,DOHaD)学说,并逐渐成为研究热点。

(三)钙、维生素D、肠道微生物与肥胖

近年来的一些研究表明钙摄入增加可以减少体脂及体重,钙的摄入与成年期体重和儿童期体内脂肪聚集之间存在负相关关系,每天摄入适量的钙可以使肥胖发生的危险性降低,以牛奶钙为最好。可能的机制为:当膳食钙摄入减少致机体缺钙时,1,25-二羟维生素D的合成增加,引起钙流向脂肪细胞内,促使脂肪合成增加、水解减少,最终导致脂肪集聚;当钙摄入增加时,1,25-二羟维生素D合成受抑制,脂肪聚集减少。近年来研究发现,在啮齿类动物和人类,肠道菌群组分的改变与肥胖及其相关的代谢性疾病有关。肠道菌群的新陈代谢参与宿主能量的提取与储存,肠道菌群的改变有可能导致宿主代谢失调,有利于能量的获得及相关炎症反应的启动。

总之,儿童超重和肥胖的发生是多因素综合作用的结果,其发展是一个长期的过程,肥胖的预防和治疗需要长期坚持。

(毛 萌 徐 秀)

第三节 儿科临床营养支持治疗进展

临床营养学是运用营养学知识来治疗疾病,提高机体免疫力,促进康复的科学。合理平衡的营养,不仅可以增强患者的免疫能力,预防疾病发生和发展,而且还可以提高患者对手术和麻醉的耐受能力、减少术后并发症、降低医疗成本、缩短住院时间、改善临床结局。临床营养支持治疗是20世纪继麻醉、消毒法、抗生素之后外科领域的第4个具有里程碑意义的进展。经过40多年的发展,已成为当代医学治疗的重要部分,推动临床医学的不断进步。

一、临床营养学发展与营养支持小组

在临床营养学的发展历程中,对临床营养医学的发展、进步和完善,临床营养知识的传播以及临床营养工作的规范做出巨大贡献的是营养支持小组(nutrition support team,NST)。自20世纪60年代后期起,肠外营养(parenternal nutrition,PN)开始在临床应用,营养支持小组也随之在美国、欧洲等地发展起来。NST是多学科的工作小组,通常由医师、营养师、护士、药剂师等组成,还可包括治疗师、社会工作者、医师助理、行政管理人员等,目的是为患者提供安全、恰当、合时、高性价比的营养支持治疗。包括:①识别患者是否存在营养不良,或是否存在营养风险;②对存在营养风险的患者进行科学的营养评价,并制订合理的营养支持方案,包括肠内营养(enteral nutrition,EN)和/或肠外营养治疗;③对营养支持治疗进行监测和管理。美国肠外肠内营养学会(American Society for Parenteral and Enteral Nutrition,ASPEN)2010年发表的调查报告显示,目前,美国80%以上的教学医院拥有NST;80%的NST以医师作为负责人,其中1/3为外科医师,1/3为消化科医师,另外1/3为内分泌科医师或普通内科医师;其他约20%NST由药剂师或营养师作为负责人。NST的工作形式主要以多学科查房为主,包括床边查房或圆桌讨论形式的查房。美国对于NST成员有标准的资格认证。美国营养支持认证委员会(National Board of Nutrition Support Certification,NBNSC)分别对从事营养支持治疗工作的医师、营养师、护士、药剂师等有不同的专业资格认定,ASPEN也颁布了一系列营养支持治疗规范,并定期更新。近年发表的数篇系统评价文章对NST改善患者预后的研究结果基本都是肯定的。研究显示,30%~55%的住院患者存在营养不良,导致住院时间延长,死亡率增加。有NST进行规范

化营养支持治疗与没有 NST 管理的患者比较，可以减少不合理 PN 应用，降低 PN 相关并发症（感染、代谢性、机械性等），合理提高 EN 比例，从而改善患者营养状况、减少相关并发症、缩短住院时间、降低医疗费用、改善患者预后。

中国规范化的 NST 运作较西方发达国家起步较晚。上海交通大学医学院附属新华医院、上海交通大学医学院附属瑞金医院、上海交通大学医学院附属仁济医院等约在 20 世纪 90 年代中期开始了较为规范的 NST。NST 成员基本由医师、营养师、护士等组成，初期主要负责 PN 的处方和监测管理，随着对临床营养支持治疗认识的深入和进步，EN 的处方和管理也逐渐被纳入 NST 的工作范围。中国大部分医院尚未建立规范化的 NST 运作方式，营养支持工作分别由专科医师或营养师进行，也缺乏有效的监测和管理。在儿科领域，临床营养起步较晚，但经过近年来的发展，尤其是近 5 年间，儿科医生越来越重视合理营养支持治疗在整个临床治疗中的作用，儿科临床营养蓬勃进步，相关儿科肠外与肠内营养治疗规范及指南也逐渐建立，儿科 NST 也在上海、北京、广州等儿童专科医院建立并逐渐壮大。

二、儿科营养风险筛查

营养支持治疗作为改善患者临床结局的一项重要治疗措施，历来都被临床医生所关注，而过度营养与营养不足同时存在于目前临床营养治疗工作中，这种不合理的营养治疗导致相关并发症增加，患者医疗费用上升，更进一步制约了临床营养治疗规范、合理、有效地开展。因此，必须对住院患者首先进行营养风险筛查，继而对有营养风险的患者进行全面的营养评估和合理营养干预，才能保证规范、安全、有效、及时地进行营养支持治疗。目前成人使用较多的营养风险筛查评分工具如营养风险筛查 2002（nutritional risk screening 2002，NRS 2002），其由初筛和最终筛查 2 个部分组成。最终筛查是 NRS 2002 的核心内容，由 3 部分组成：营养状态受损评分、疾病严重程度评分、年龄评分。总分≥3 分者表示存在营养风险，需要结合临床制订营养支持计划，<3 分者表示目前暂没有营养风险，但一周后应进行筛查。这项工具能帮助临床医生判断患者是否具有营养风险，是否需要营养干预，并识别哪些患者能从营养支持上受益。但只适用于成人住院患者。NRS 2002 在成人应用已得到公认，而儿科营养筛查由于涉及儿童生长发育的动态评价等问题，目前尚没有世界公认的筛查工具。现有的儿科营养风险筛查评估方法有简易儿科营养风险评估（pediatric nutrition risk score，PNRS）、主观全面营养评估工具（subjective global nutritional assessment，SGNA）、约克郡儿科营养不良筛查（pediatric Yorkhill malnutrition score，PYMS）、营养状况和生长风险筛查工具（screening tool risk on nutritional status and growth，STRONGkids），以及儿科营养不良评估筛查工具（screening tool for the assessment of malnutrition in pediatrics，STAMP）等。PNRS 对饮食摄入减少、疼痛、疾病严重程度进行评分，并将住院后体重下降 2% 作为临界点。SGNA 包括对营养相关并发症的评价，是唯一涵盖临床结局评价的儿科营养筛查评估工具。PYMS 从 BMI、近期是否有体重减轻、营养摄入改变，以及现有疾病情况对患儿营养状态的影响 4 个方面来进行评估。STRONGkids 包括主观临床评估、高危疾病、营养摄入及身高体重评价 4 个方面的评分。由于儿科营养风险筛查涉及在儿童动态生长发育参照体系下如何准确评价疾病与体重变化影响等问题，也缺乏大宗病例临床应用研究报道或随机对照研究的循证医学数据，迄今为止对儿科营养风险筛查工具尚没有国际公认的统一标准。目前欧洲肠外肠内营养学会（ESPEN）正在欧洲进行 2 000 多例儿科患儿营养风险筛查的方法学（STAMP、PYMS、STRONGkids）比较，尚未得出正式结果。

上海交通大学医学院附属上海儿童医学中心自 2010 年起在全国专科儿童医院中率先应用 STAMP 方法对全体住院患儿进行营养风险筛查。STAMP 评分是评估住院儿童是否存在营养不良风险的一种简便工具，由欧洲儿科胃肠肝病及营养学会于 2010 年介绍推出：根据患儿疾病诊断、饮食摄入情况、生长发育情况 3 部分进行评分，再相加得出总分；营养状况分级定义为，①总分≥4 分为高营养风险，临床医生需请临床营养医师会诊，共同制订营养治疗方案，严格按照已制订的营养治疗方案进行营养治疗，并由医生、护士、营养师收集并监控患者对营养治疗的反应,每周复评1次直至出院,相关情况记入病历;②总分<4分则定义为低营养风险,需要每周复评1次直至出院;如果住院期间进行手术、转科,或者病情出现变化时则需要再次复评,在此期间若STAMP总分≥4分则进入高营养风险会诊治疗流程。STAMP作为专为儿科患者设计的营养风险筛查方法,评分系统简洁,操作简单,经培训的护士可在3分钟内完成评分。相关临床研究结果表明,营养风险筛查评分不仅能够有效地将患儿营养风险量化,让临床工作者直观、简洁地了解患儿是否存在营养风险,同时对临床营养治疗的介入也起着很好的指导作用。合理、规范的营养治疗对改善患儿临床结局能够起到积极作用。

三、重症儿科营养支持治疗

儿科重症监护病房(PICU)的危重症患儿存在或发生营养不良的风险极高,研究发现,危重症患儿营养不良的发生率在25%~70%不等。入院时即存在营养不良的患儿极其常见,而住院期间患儿原有营养状况可能会进一步恶化,导致医源性营养不良,其主要原因有疾病本身、住院时长以及缺乏个体化营养治疗方案。越来越多的研究证实,营养不良会影响机体对疾病的反应,导致感染以及多器官功能衰竭发生的概率提高,发病率和死亡率增加,住院时间延长,住院费用增加。早期营养支持的概念是以提供充足的热卡和蛋白质为目标,旨在疾病的分解代谢期维持患者正常的体重和机体组成;近年研究表明,合理营养治疗可通过调整营养素成分来削弱应激所致的代谢反应,避免细胞过氧化损伤,有效地调整免疫应答。目前,营养支持治疗已日益成为PICU整体治疗中不可或缺的一部分,地位等同于药物和器官支持治疗。

营养支持治疗的前提是筛查出有营养不良或有营养不良风险的患儿,继而进行个体化营养治疗,其首要步骤即是确定这些患儿每日的能量需求,这也是目前研究的热点问题。究竟如何才能准确估算危重患儿的能量消耗(energy expenditure, EE)?危重患儿是否存在高代谢状态?危重症期间患儿每日能量消耗(EE)有无波动?给予多少热卡才能满足患儿每日的热卡需求?

临床实践中常根据体重或应用预测公式(包括Harris-Benedict、Schofield、white和FAO/WHO/UNU公式等)来估算PICU住院患儿的能量需求,但其准确性常遭质疑。纵观近年来关于EE的研究我们可以发现,预测公式鲜少能正确估算患儿的能量消耗,原因主要有以下两点:①大多数预测公式是在健康、正常生长、无应激代谢反应儿童能量消耗的基础之上建立起来的,因此,它们常常会高估危重患儿的能量需求;②某些专门针对危重患儿的预测公式往往仅将体温、ICU滞留时间等因子纳入考虑,并未囊括影响危重患儿住院期间营养状况的全部因素,也不能反映代谢状况随疾病转归的动态变化。

鉴于预测公式的不可靠性及危重患儿能量代谢的多变性,应用间接测热法(indirect calorimetry, IC)测定危重患儿的静息能量消耗(rest energy expenditure, REE)不仅可以提高营养评估的准确性,还可以减少喂养不足和喂养过度的发生率。目前,利用IC测定REE已成为确定危重患儿能量需求的"金标准",并得到美国肠外肠内营养会(ASPEN)的支持。危重患儿的能量消耗复杂多变,个体化的营养支持非常困难。喂养不足会导致器官储备丢失、感染概率增加、伤口愈合延缓等;喂养过度会导致机体代谢负荷增加,高血糖和肝损害发生风险增高,延长机械通气时间和住院时间。我们建议,可行的情况下尽量应用IC来测定患儿的REE,尤其是在急性期,应每天测定患儿的REE,并给予患儿同等能量的营养支持治疗。关于间接测热法的研究发现,危重患儿的能量消耗基本在40~65kcal/(kg·d)(1kcal=4.19kJ)之间,在不能使用间接测热法测定REE的情况下,应按照这一能量范围来给予危重儿营养支持。

四、儿科临床营养研究应用前沿——营养基因组学和代谢组学

随着功能基因组学技术的迅速发展及其在营养学领域的应用,营养基因组学(nutrigenomics)应运而生,人们也日益关注后基因组时代一系列组学技术如何影响营养学研究及营养学如何发展。营养基因组学主要应用转录组学、蛋白质组学和代谢组学技术开展营养学研究。其中营养转录组学在mRNA水平研究某种营养状况下某个

细胞或某个细胞群的全基因组改变。营养蛋白质组学则通过细胞中蛋白质结构和功能的大规模分析，以及蛋白质与蛋白质之间的相互作用，鉴定营养素或膳食成分生物学作用的分子靶标。营养代谢组学（nutrimetabolomics）主要检测机体对营养因素刺激整个代谢应答通路上所有的代谢产物的变化规律。目前，营养基因组学研究多侧重于多基因表达的分析，即转录组学研究。大多数必需营养素和其他生物活性成分是基因表达模式的重要调节因子。宏量营养素、维生素、矿物质及各种植物化学物可以改变基因转录和翻译，继而影响代谢、细胞生长和分化等一系列参与疾病过程的生物学反应。代谢组学研究一般包括样品采集和制备，生物样品可以是尿液、血液、组织、细胞和培养液等，采集后首先进行生物反应灭活、预处理，然后运用磁共振、质谱或色谱等技术检测其中代谢物的种类、含量、状态及其变化，得到代谢轮廓或代谢指纹。而后使用多变量数据分析法对获得的多维复杂数据进行降维和信息挖掘，识别出有显著变化的代谢标志物，并研究所涉及的代谢途径和变化规律，以阐明生物体对相应刺激的响应机制，达到分型和发现生物标志物的目的。代谢组学技术的核心部分是代谢产物的检测、分析与鉴定，所涉及的主要技术手段是核磁共振（NMR）、质谱法（MS）、液相色谱-质谱法（LC-MS）和气相层析-质谱法（GC-MS），其中以NMR最为常用。

目前在临床营养研究中主要关注两个方面的发展：单核苷酸多态性（single nucleotide polymorphism，SNP）及表观遗传学（epigenetics）。SNP主要是指在基因组水平上由单个核苷酸的变异所引起的DNA序列多态性。它是人类可遗传变异中最常见的一种，占所有已知多态性的90%以上。SNP在人类基因组中广泛存在，平均每500~1 000个碱基对中就有1个，估计其总数可达300万个甚至更多，平均每个个体存在约50 000个SNP。全基因组关联分析（genome wide association study，GWAS）是应用人类基因组中数以百万计的SNP为标记进行病例对照关联分析，以期发现影响复杂性疾病发生的遗传特征的一种新策略。GWAS将在患者全基因组范围内检测出的SNP位点与对照组进行比较，找出所有的变异

等位基因频率，从而避免了像候选基因策略一样需要预先假设致病基因。2005年，Science首次报道了年龄相关性视网膜黄斑变性GWAS研究结果，在医学界和遗传学界引起了极大的轰动。目前，人们通过GWAS方法发现的与人类性状或复杂性疾病关联的SNP位点已达数百个，其中早发心肌梗死9个，2型糖尿病18个，系统性红斑狼疮6个，克罗恩病（Crohn's disease）32个，年龄相关性黄斑变性5个。此外，对肥胖、冠心病、风湿性关节炎、乳腺癌、前列腺癌、白血病等几十种常见疾病的GWAS研究也取得显著进展。主要进展体现在确定了这些疾病的致病基因、相关基因、易感区域和SNP变异。通过GWAS已经发现许多以前未知的与性状或疾病相关的位点和染色体区域，为了解人类复杂性疾病的分子发病机制提供了更多的线索。

表观遗传学是研究没有DNA序列变化的可遗传的基因表达的改变，2007年Nature将其定义为：染色体区域的结构性变化，记录、显示或者保持已改变的活性状态。其机制包括DNA甲基化、组蛋白修饰、核小体定位、染色质高级结构重塑、非编码RNA、RNA编辑和DNA重新编码等。近年来发现，表观遗传学不仅与胚胎发育、自身免疫病、肿瘤、中枢神经系统疾病、糖尿病、衰老及老年性疾病等的发生发展密切相关，而且环境因素，包括环境毒物、微量元素改变、饮食营养改变和低剂量放射线等亦能导致表观遗传学机制改变。因此环境相关疾病的表观遗传学研究成为一大热点。膳食营养缺乏等除能造成DNA损伤，也造成表观遗传学的改变，主要是DNA甲基化和组蛋白修饰。有研究表明，膳食中叶酸、微量元素硒、茶多酚和砷都能影响DNA的甲基化。母亲的平衡食谱对婴儿健康具有非常重要的作用。环境中的镍、砷、雌激素等物质对动物的表观遗传修饰也具有重要影响，食物中叶酸含量过低会出现低甲基化，过高则会出现高甲基化。通常甲基化可抑制基因活动，人们可通过建立健康平衡的膳食结构，通过食疗、干涉治疗等途径改变表观遗传变化，达到治疗疾病的目的。

进入21世纪之后，下一代测序技术（next-generation sequencing，NGS）以其快速、高通量、低成本的特点成为微生物生态学研究中的后起之

秀。通过下一代测序技术和宏基因组学分析,未来 5 年,这个正在进行中的微生物工程将颠覆我们目前对复杂微生物的了解,如定植在健康或各种疾病状态人体皮肤、口腔、阴道、胃肠道的微生物。有研究对 14 例健康、足月婴儿(其中有一对异卵双胞胎)生后 1 年内每 2 周收集 1 次粪便样本,通过下一代测序技术分析粪便样本中不可培养的肠道菌群;研究结果展示了婴儿生后 1 年内肠道菌群组成方面的显著变化,在婴儿期末,其结肠微生物组成逐渐转变为具有成人特征。健康或疾病婴儿期所形成的优势肠道菌群,可能影响远期甚至成年期的肥胖及相关代谢综合征的发生,已成为近年研究热点。有研究报道,对新生儿坏死性小肠结肠炎患儿的肠内容物进行宏基因组学分析,发现与同龄正常儿相比,这类患儿有独特的、毁灭性的肠道炎症状态,而其肠道菌群生物多样性较少,提示缺乏适当的初始菌落定植可能是导致该病发生的因素之一。

(洪 莉 徐 秀)

第四节 微量营养素缺乏的临床问题与应对策略

人体需要的 5 大类营养素中,除蛋白质、脂肪和碳水化合物外,还有维生素(vitamins)和矿物质(minerals),因其需要量较小,且在膳食中所占比重也低,被称为微量营养素(micronutrient)。从婴儿期到青春期,有 13 种维生素是人体所必需的营养素,其中 4 种属脂溶性的,包括维生素 A、维生素 D、维生素 E 和维生素 K;其他 9 种属水溶性的,包括维生素 C、维生素 B_1、维生素 B_2、烟酸、维生素 B_6、泛酸、生物素、叶酸、维生素 B_{12};还有 9 种在体内含量较低(小于体重 0.01% 的矿物质)但对机体形态和功能维持具有重要作用的无机微量元素,包括铁、锌、铜、碘、氟、硒、锰、铬、钼。

大多数微量营养素在体内不能合成,必须由食物供给,微量营养素的来源包括膳食、复合物(维生素)和单体(微量元素),摄入适量且品种广泛的食物有助于获得丰富全面的微量营养。若膳食中长期缺乏某种微量营养素可导致该微量营养素的缺乏症,影响生长发育和健康。大量研究证实,微量营养素缺乏会导致各种临床问题。如维生素 A 缺乏,导致暗适应能力下降,引发维生素 A 缺乏病,导致生长停滞,骨发育不良;缺乏维生素 D 会影响膳食钙的吸收利用,使骨密度降低,不仅阻碍骨骼和牙齿的发育,且会显著增加将来患骨质疏松症的危险;B 族维生素如维生素 B_1、维生素 B_2、维生素 B_6、维生素 B_{12}、叶酸和生物素等缺乏,会影响神经系统的发育和功能维持,从而影响儿童的智力发育。铁缺乏可影响机体合成血红蛋白,引起贫血;锌是体内 200 多种金属酶的成分或酶激活剂,参与 RNA 的转录和核酸、蛋白质的合成,机体锌不足时会导致儿童生长迟缓、味觉减退、食欲降低、厌食、异嗜癖、伤口愈合缓慢并易发生皮肤溃疡和口腔黏膜溃疡等,大龄儿童若锌严重缺乏,还可引起生殖器官的发育不良,第二性征发育缺如等;缺乏钙不但影响正常生长发育,还可导致儿童期的佝偻病和低钙性手足抽搐等;缺碘可影响甲状腺素合成,导致儿童克汀病、智力低下、生长发育迟缓。

目前我国儿童青少年群体中严重的微量营养素缺乏已不多见,但因挑食、偏食等原因造成的边缘性(轻度或亚临床型)的微量营养素缺乏现象较常见。边缘性的微量营养素缺乏,对处于生长发育快速期的 2 岁以下婴幼儿以及青春期少年,可能在尚未被感知之前,就已经对其体格生长、神经心理发育、免疫功能等形成不良影响,必须引起足够的重视。

一、微量营养素缺乏对机体的影响

(一)微量营养素缺乏对免疫系统的影响

微量营养素与机体免疫系统的关系十分密切,罹患各种微量营养素缺乏病或亚临床型的微量营养素缺乏,都可使机体的免疫功能降低,防御能力减弱,降低对感染性疾病的抵抗力。在各种维生素中,与免疫功能关系较密切的是维生素 A、维生素 E、维生素 D、维生素 C 和维生素 B。维生素 A 不足时淋巴组织萎缩、细胞免疫抑制、对蛋白质抗原的 IgG 应答受损以及黏膜表面发生病理学改变,机体对感染的耐受性下降。B 族维生素中硫胺素、核黄素、泛酸、生物素、叶酸或钴胺素等,其单一缺乏可降低体液抗体的产量,进而影响体液免疫。

机体内的微量元素大部分作为辅酶或酶的辅助因子参与体内的代谢过程，直接参与免疫应答，在维持正常免疫反应中起着极为重要的作用。如铁缺乏对淋巴细胞的内部结构和功能有某些影响，铁的主要防御作用发生于那些在吞噬细胞中产生氧自由基的金属酶中。在严重铁缺乏时，吞噬细胞杀死所吞噬的微生物的能力下降。锌是众多金属酶的关键部分，这些酶在核酸的代谢和机体蛋白质合成方面发挥作用；锌还是胸腺激素的基本成分，这些蛋白质激素在激发T细胞活性方面发挥作用，缺乏时易导致机体免疫功能下降。

（二）营养不足对基因组稳定性及基因表达的影响

随着分子生物学的发展，微量营养素、生物活性膳食成分对健康的影响研究也深入到基因水平，进入了营养基因组学阶段，从而进一步促进科学揭示营养与健康关系的发展。

已有研究表明，许多生物活性成分，如硒、锌、砷、维生素A、维生素B_6、维生素B_{12}、叶酸、胆碱、多酚等都会影响DNA甲基化作用。一些生物活性成分通过影响DNA甲基化的特定部位而影响基因编码，进而与某些肿瘤的发生发展相关。动物实验研究显示，叶酸/甲基缺乏的膳食会影响 $p53$ 基因编码区的甲基化状态，并进而改变 $p53$ 基因的转录，从而诱导肝癌；长期给予大鼠甲硫氨酸和胆碱缺乏的膳食导致肝DNA整体低甲基化和自发性肿瘤形成；锌缺乏会减少对S-腺苷甲硫氨酸（SAM）中甲基的利用，并导致大鼠肝中基因组DNA低甲基化。许多生物活性成分除了能够影响DNA甲基化外，还能够通过其他方式影响基因组稳定性。如维生素C能抑制鸟嘌呤核苷碱基的氧化修饰，维生素E是有效的脂质过氧化自由基清除剂，抑制活性氧（ROS）导致DNA单链断裂，因此，维生素C和维生素E的缺乏可导致DNA氧化和染色体损伤；而烟酸对DNA修复起重要作用，对维持基因组完整性很关键。

（三）微量营养素对氧化应激的影响

氧化应激（oxidative stress）是指各种物理或化学因素导致机体活性氧产生过多和/或机体抗氧化能力减弱，活性氧清除不足，活性氧在体内增多，破坏机体氧化还原的正常平衡，并引起细胞氧化损伤的病理过程。微量营养素与氧化应激关系密切，体内许多酶和非酶抗氧化物质的合成和正常功能均有赖于人体提供的各类营养素。硒、铜、锌、锰都是合成抗氧化酶的重要组成部分，如硒是结合硒的谷胱甘肽过氧化物酶（GSH-Px）的重要组成部分，铜、锌、锰分别是带有铜和锌的超氧化物歧化酶（SOD）、结合锰的超氧化物歧化酶（Mn-SOD）的重要组成部分，当这些微量营养素不足时可引起上述抗氧化酶活性下降；而维生素A、维生素C、维生素E都具有清除氧自由基的能力，当其缺乏时可直接引起机体抗氧化能力下降。

二、常用的微量营养素检测方法

微量营养素缺乏引起的临床症状一般比较隐匿，缺乏特异性，并且在血液、尿液等易于采集的标本中含量较低，轻微缺乏或缺乏早期难以检测，同时，微量营养素在以上生物样品中的存在形式不同，需对检测样本进行先期处理并提供合适的检测条件。不管是生物样品还是生物酶，只有微量营养素缺乏较严重时才能检测出来，临床上依然面临早期有效检测微量营养素缺乏的挑战。

测量微量营养素水平是诊断的基础。一般说来，采集空腹静脉血测定比较准确。不主张用头发以及其他的体液来测定。

目前测定微量元素的主要方法有：

1. **原子吸收光谱法**（atomic absorption spectrometry，AAS） 优点是简单、灵敏。缺点是样品的前处理较烦琐，有仪器带来的污染、损失、基体效应和干扰，只能测定单个元素。

2. **电感耦合等离子体原子发射光谱法**（inductively coupled plasma atomic emission spectrometry，ICP-AES） 优点是可以同时测定多种元素，在灵敏度上可与常规的火焰原子吸收光谱法相比，而测定元素的范围比原子吸收宽得多。使用本法时，组织样品在雾化为等离子体之前需用酸消化，易受污染和损失，因此要求严格的质量控制和质量保证程序。

3. **X射线荧光光谱法**（X-ray fluorescence spectrometry，XRF） 用于同时测定生物组织中

的多种元素,样品中元素的原子被 X 射线激发,产生特征性的荧光 X 射线,根据它的能量和强度,即可测出各种微量元素。缺点是灵敏度不够,因此样品通常要进行预浓缩和基体的处理。

4. 质子 X 射线荧光分析(proton-induced X-ray emission, PIXE) 除激发光源为高能质子外,与 XRF 法类似。质子来自静电加速器,采用硅-锂(Si-Li)探测器和多道脉冲幅度分析系统进行测定。使用本法比 XRF 法更快,灵敏度也较高,可以同时测定血浆、毛发中含量为 0.1~1ppm 的多种微量元素。由于基体效应高,通常也需将样品灰化以增加灵敏度,较大的限制是需装备静电加速器。

5. 火花源质谱法(spark source mass spectrometry, SSM) 具有灵敏度高和多种元素同时测定的优点,样品常用高纯度石墨混合后压成电极,原子通过火花气化和离子化,再根据光谱磁场中的质荷比来分解。在本法样品制备中,也使用酸消法,血浆则经低温灰化。在测定生物组织的微量元素过程中,制备样品的时间常常是最多的。除了记录光谱所需时间外,还需 30~60 分钟进行拍照和完成光度计的测量。

6. 中子活化分析(neutron activation analysis, NAA) 样品制备工作是最少的,能进行各种生物组织中多种元素的测定。中子照射在核反应堆中进行,对待测定元素而言,灵敏度取决于照射条件、核参数和锗-锂(Ge-Li)检测器的探测效率。已用于测定心、肾、肝、肺、脾组织中 20 余种不同的微量元素。范围为 10~100ppm。缺点是价格昂贵,除检测器和多道分析系统的费用外,必须有庞大的核反应堆;此外,放射性较强,需有防护措施。

三、微量营养素缺乏的应对策略

微量营养素缺乏对儿童生长发育有着多方面长期的不良影响,除了早期发现和干预儿童微量营养素缺乏,更理想和重要的是防患于未然,采取各种措施预防儿童微量营养素缺乏。

(一)培养良好的进食习惯

对于新生儿和婴儿,母乳中各种微量营养素含量丰富、生物活性高、易吸收,是喂养的最佳选择。虽然母乳中部分微量元素如铁、锌含量低,但生物活性远高于配方奶,可有效预防微量元素缺乏。如不能母乳喂养或母乳不足,则应选择含各种微量营养素的配方奶粉。以改进膳食、增加摄入来预防儿童微量营养素缺乏,是最安全、最有效的预防干预措施。婴儿在合适的月龄应添加乳类以外的其他食物,注意补充富含微量元素的肉类等动物性食物以及含维生素丰富的绿色、橙色和黄色的蔬菜,或选择强化微量营养素的辅助食品。幼儿期和学龄前儿童可自主进食后,应注意平衡膳食、合理搭配,注意补充富含微量营养素的食物,动物性食物如肉类、内脏和鱼类中的铁、维生素 A 和维生素 B_{12} 含量较高;钙在虾皮、鱼类、鸡蛋中含量较高,补钙的同时注意补充维生素 D,多晒太阳也有助于钙的吸收;铜主要来源于动物肝脏、鱼、虾、芝麻等食物;锌主要来源于核桃仁、动物肝脏等。全谷类以及绿色、橙色和黄色的果蔬含有丰富的维生素。

早产/低出生体重的婴儿,长期反复感染患儿,慢性胃肠道、肝脏疾病患儿,必要时应预防性补充微量营养素。世界卫生组织积极推荐早产/低出生体婴儿从出生 1 个月起预防性补充元素铁,母乳喂养婴儿 2mg/(kg·d),强化铁配方奶喂养婴儿 1mg/(kg·d),直至 2 周岁,以减少婴幼儿缺铁和缺铁性贫血。儿童腹泻时补充元素锌 10~20mg/d,持续 10~14 天,可以缩短腹泻病程并降低再次感染腹泻的风险。

(二)食物的合理选择和配搭

食品中微量营养素的含量取决于从环境条件到生产和加工方法等诸多因素。甚至同一类食品中微量营养素含量的差异也是相当大的。例如,海产品中锌的含量低的不足 5mg/kg,高的达到 1 000mg/kg。肉中镍的含量从 0~45mg/kg 不等。在特殊的食物中,微量营养素的含量会因部位而有所不同,例如,小麦胚芽含铜 7.4mg/kg,而胚乳就低于 2.0mg/kg。鸡蛋蛋黄含锌 35.5mg/kg,蛋白仅含 0.3mg/kg。食品加工也能引起类似的差别,糙米含铬 0.16mg/kg,精加工后减少到 0.04mg/kg;当小麦磨成面粉时,铁含量减少了 76%,锰含量减少了 86%,钴含量减少了 89%。

人体所需的各种元素都是从食物中得到补充。由于各种食物所含的元素种类和数量不完全相同,所以在平时的饮食中,要做到食物的多样性和合理搭配,不偏食,不挑食,就能基本满足人体对各种营养素的需要。反之,可造成某些营养素的缺乏。食物中微量营养素的生物利用度是千差万别的,一般情况下,植物性食物中微量元素的吸收率低于动物性食物。

对于微量营养素缺乏,膳食摄入是最安全有效的预防和干预措施。但对于严重缺乏者,应在地方卫生部门或医生的建议下服用相应的药物治疗。具体策略可参照《中华儿科杂志》2010 年由中华医学会儿科学分会儿童保健学组和《中华儿科杂志》编辑委员会牵头发表的《儿童微量营养素缺乏防治建议》。

(三)补充微量营养素

微量营养素虽然在人体中含量很少,但它是维持机体某些特殊生理功能的主要成分,或是多种酶系的激活剂,与人类健康息息相关。一旦缺少微量营养素就会引起相关的疾病和症状,然而过多摄入微量营养素也会不同程度地引发人体生理异常或引起疾病。

因此微量营养素的预防性补充强调低剂量、长期补充。而微量营养素缺乏的治疗则应强调足量,尽快在短期内纠正缺乏以减少对儿童生长发育的不良影响,同时还需要长期随访,以防再次出现微量营养素缺乏。如儿童贫血时应该以足量铁剂治疗,并于 2 周后检测网织红细胞的情况,4 周后再次检测血红蛋白浓度。一方面可尽早纠正贫血和恢复体内铁储存,从而减少伤害;另一方面足量铁剂治疗前后血红蛋白水平明显提高,也是临床准确诊断缺铁性贫血的简便而有效的方法。大多数微量营养素在补充 4 周以后,其生物指标才开始出现变化,在生物指标达到正常后,还要继续补充 1~2 个月使体内微量营养素储存恢复正常水平,因此微量营养素缺乏的治疗疗程大约 3 个月或更长。

四、微量营养素缺乏的研究热点

由于微量营养素的相互影响关系,对单个微量营养素开展研究是一个很大的挑战,在不同的环境中对同一个儿童的检测可以得到不同的结果,研究结果也不一样。近年大家逐渐认识到这一点,研究微量营养素之间的相互影响、微量营养素缺乏与相关疾病的关系是值得关注的方向。

与此同时,微量营养素在机体内发挥生理作用的机制研究也是重点。

(毛 萌 徐 秀)

参 考 文 献

[1] 中华人民共和国卫生部. 中国 0~6 岁儿童营养发展报告(2012).[2019-11-21]. http://www.chinanutri.cn/yyjkzxpt/yyjkkpzx/xcclk/xinxi/201501/t20150115_109818.html

[2] 中华人民共和国卫生部. 中国妇幼卫生事业发展报告(2011).[2019-11-21]. http://www.gov.cn/gzdt/att/att/site1/20110921/001e3741a4740fe3bdab01.pdf

[3] Martin RM, Gunnell D, Pemberton J, et al. Cohort Profile:TheBoyd Orr cohort-an historical cohort study based on the 65 year follow-up of the Carnegie Survey of Diet and Health(1937-1939). Int J Epidemiol, 2005, 34(4):742-749

[4] Lucas A. Long-term programming effects of early nutrition——implications for the preterm infant. J Perinatol, 2005, 25(Suppl 2):S2-S6

[5] Barker DJ. Fetal origins of coronary heart disease. BMJ, 1995, 311(6998):171-174

[6] Tim JC, Mary CB, Kantherine MF, et al. Establishing a standard definition for child overweight and obesity worldwide:international survey. BMJ, 2000, 320(7244):1-6

[7] Corkins MR, Griggs KC, Groh-Wargo S, et al. Standards for Nutrition Support:Pediatric Hospital Patients. Nutr Clin Pract, 2013, 28(2):263-276

[8] 中华医学会肠外肠内营养学分会儿科协作组. 中国儿科肠内肠外营养支持临床应用指南. 中华儿科杂志, 2010, 48(6):436-441

[9] Mehta NM, Compher C, A. S. P. E. N. Board of Directors. A. S. P. E. N. clinical guidelines:nutrition support of the critically ill child. JPEN J Parenter Enteral Nutr, 2009, 33(3):260-276

[10] 王夔. 生命科学中的微量元素分析与数据手册. 北京:中国计量出版社, 1998

[11] 中华医学会儿科学分会儿童保健学组,《中华儿科杂

志》编辑委员会. 儿童微量营养素缺乏防治建议. 中华儿科杂志, 2010, 48（07）: 502-509

[12] 蔡威, 邵玉芬. 现代营养学. 上海: 复旦大学出版社, 2011

[13] 世界卫生组织, 联合国粮食及农业组织. 营养问题罗马宣言.［2015-12-01］. http://www.fao.org/3/a-ml542c. pdf

[14] Koleteko B. 临床儿科营养. 2版. 王卫平, 译. 北京: 人民卫生出版社, 2016

[15] 苏宜香. 儿童营养及相关疾病. 北京: 人民卫生出版社, 2016

[16] Bhutta ZA, Berkley JA, Bandsma RHJ, et al. Severe childhood malnutrition. Nat Rev Dis Primers, 2017, 21（3）: 17067

[17] Gillman MW. Developmental origins of health and disease. N Engl J Med, 2005, 353（17）: 1848-1850

[18] Mathers JC. Nutrigenomics in the modern era. Proc Nutr Soc, 2017, 76（3）: 265-275

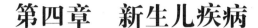

第四章　新生儿疾病

第一节　新生儿窒息与复苏的发展与演变

一、新生儿窒息的认识进展

（一）早期对新生儿窒息复苏的认识

远古时代人们就认识到新生儿因呼吸衰竭而死亡,古埃及人(公元前 1552 年)及中国帝王和哲学家黄帝(公元前 2698—公元前 2599 年)注意到这种情况在早产儿中更为普遍。圣经《旧约全书》有复苏的记录,公元前 200 年到公元 400 年犹太法典描述了新生儿人工呼吸及在新生羔羊气管插入芦苇杆使之存活的方法。希腊名医及现代医学之父希波克拉底(Hippocrates)于公元前 460—公元前 380 年描述了对人进行气管插管并辅助通气。Galen(129—199 年)已开始对死亡动物用风箱经气管插管使其肺扩张,并认识到肺的起伏运动是由于肺内空气流动所致,然而,随后数百年中并未被人们所重视。直到著名的阿拉伯医师和奇才哲学家 Avicena(979—1037 年)描述了用金或银的气管导管插入气管的方法。在摩洛哥及埃及行医的著名犹太哲学家 Maimonides(1135—1204 年)描述了对新生儿如何检测呼吸节律和人工复苏的方法。1472 年第一部有关儿童疾病的书出版并描述了对新生儿口对口复苏的方法。1543 年开始有对猪气管切开、气管插管及机械通气的记载。1667 年英国科学家用风箱接气管插管使窒息的狗存活 1 小时以上。近代复苏始于 17 世纪中叶,当时产科助产士常采用口对口人工呼吸救活死产婴儿。此前英国皇家学会仍认为呼吸停止生命就完结,但英国外科医生及瑞士科学家先后报告用同样方法成功复苏的案例,使欧洲在 18 世纪建立了复苏协会,开始正规化复苏教育。美国以此为模板建立相应协会,是现代复苏的雏形。

对复苏中氧的作用的认识可追溯到希波克拉底,他很早就假设:生命在给予空气中的某一成分才得以存在,以前有人证实将云雀、麻雀和老鼠放在真空的腔内就会死亡。有实验发现在密闭隔离室内,如果蜡烛灯明亮,老鼠就会存活。Pierre-Simonde Laplace(1749—1827 年)发现呼吸是一个氧化过程,形成"副产品"水和二氧化碳,肺摄取氧,放出二氧化碳。人们从这个发现得到启示,1780 年对新生儿复苏给予吸氧。

对于通气,从口对口人工呼吸到 1782 年风箱通气,后者得到皇家人道学会的大力推荐,然而 1827 年巴黎的文献报道通气与气胸的关系后,口对口和风箱通气逐渐被遗忘,直到 1879 年以后相继有了用橡胶球囊连接 J 形导管插入婴儿上呼吸道通气方法,1914 年 Von Reuss 最初描述了用持续气道正压通气(continuous positive airway pressure, CPAP)复苏新生儿。1928 年美国发明了用 T-piece 接面罩的正压通气。1949 年出版的教科书《早产儿医疗与护理》,强调保胎延迟早产的重要性,分娩前避免吗啡、东莨菪碱和巴比妥类,减少全身麻醉剂使用,轻软操作,清理呼吸道及用氧等,为现代复苏的基础。

（二）新生儿窒息的定义及其局限

新生儿窒息(neonatal asphyxia)至今尚缺乏确切的定义。窒息(asphyxia)是由于缺氧缺血致机体严重低氧血症、高碳酸血症,以及中枢神经、呼吸、循环等多系统功能受损的病理状态。新生儿窒息是围产期发生率及死亡率均高的疾病。在胎儿期由于母儿血流之间气体交换障碍表现为胎动减少、胎心率异常、羊水胎粪污染(即胎动、胎心、胎粪）等征象，又称产前窒息或胎儿窘迫。在分娩过程中，如存在某些高危因素或异常情况，使母儿之间胎盘－胎儿血流气体交换严重受阻，超过代偿能力表现出的窒息称为产时窒息（intrapartum asphyxia）。产前窒息和产时窒息的胎儿娩出后，表现为呼吸微弱、不规则或无呼吸、心动过缓或心脏停搏、发绀或苍白、肌张力松弛、对刺激的反应和反射减弱或消失等一系列表现，可在复苏后数小时至数日内出现多器官功能障碍综合征的并发症，称为新生儿窒息。由此可见，它实际上是产前或/和产时窒息的延续，故也叫围产期窒息（perinatal asphyxia）。针对这样一个延续发展程序，正确的定义或诊断标准是围产学界关注的热点：选哪一个临界点？准确诊断的特异性指标是什么？

美国产科麻醉师 Virginia Apgar（1909—1974年）于 1953 年提出阿普加评分（Apgar score）方法，至今仍是国际公认的在产房评价新生儿状态的最简捷实用的方法。早期定义新生儿窒息为生后 1 分钟 Apgar 评分 ≤3 分为重度；4~7 分为轻－中度窒息。这似乎解决上述两个问题。然而经半个世纪多的实践证明，只用 1 分钟 Apgar 评分来判断有否新生窒息有很大局限性：第一，除围产期窒息外，还有许多其他情况和疾病也出现低 Apgar 评分。如：①早产低出生体重儿；②中枢神经系统、呼吸系统、循环系统疾病或先天畸形；③神经肌肉疾病；④产伤；⑤宫内感染；⑥母亲用吗啡或毒品等药物等。这些情况如只根据 Apgar 评分做出新生儿窒息诊断就会误诊、误治。故低 Apgar 评分并非新生儿窒息的同义语。第二，应用不当，如生后立即评分，理由是避免延误复苏。正常胎儿动脉血氧分压（partial pressure of oxygen in arterial blood, PaO_2）为 2.67~4.00kPa（20~30mmHg），较出生后低，在产程中由于氧消耗增加和阵发性宫缩引起胎盘血气体交换阵发性中断，PaO_2 不同程度的降低，有研究为了检测方便采用经皮动脉血氧饱和度（SpO_2）代替 PaO_2，发现生后 SpO_2 从宫内的 60% 增加到 90% 以上通常需要 5 分钟的时间，在刚娩出的一短暂时间难免有肤色微绀和呼吸异常，一般约 1 分钟甚至更长时间才能恢复正常，如果出生后即刻评分，90% 以上正常新生儿都有可能被扣分，所以生后即刻 Apgar 评分已经被放弃。按照早期新生儿窒息的定义，需要生后 1 分钟才进行 Apgar 评分，才能做出新生儿窒息的诊断，那问题来了，一旦诊断了新生儿窒息，才开始复苏，不就耽误治疗了吗？这是沿用了习惯先诊断后治疗的传统思维，而西方发达国家在这一点上已经发生了改变，即重视复苏，而新生儿窒息的诊断则放到次要地位。国际规范化新生儿复苏方案早已明确，出生后是否需要立即复苏（resuscitation）是依据初步评估包括呼吸和哭声、羊水、肌张力以及是否早产，即很有可能发生窒息的情况，而不是生后即刻 Apgar 评分。故生后 1 分钟评分是不会耽误复苏的，相反，及时复苏还可以阻止新生儿窒息的进程，从而到生后 1 分钟时减少窒息的发生（也减少了新生儿窒息的诊断）。我国从 2011 年发布《新生儿复苏指南》以后，再也没有"窒息复苏"，而去掉"窒息"两字。这是一个质的飞跃。

（三）新生儿窒息的诊断及其争议

既然靠出生后 1 分钟 Apgar 评分 ≤7 诊断新生儿窒息标准太宽，可造成诊断的泛化和不准确。美国妇产科学会（ACOG）和美国儿科学会（AAP）明确指出：如把 Apgar 评分作为诊断新生儿窒息的唯一依据，或将低 Apgar 评分一律视为新生儿窒息，则是对 Apgar 评分的误解和滥用。怎样提高诊断的准确性及特异性呢？

1. 增加血气指标 新生儿窒息是严重缺氧和酸中毒的后果，故取出生时脐血做血气分析已成为当今国际上诊断新生儿窒息必不可少的指标之一。基于大样本研究发现，ACOG 和 AAP 鉴于临床上绝大部分单纯 pH 值为 7.00~7.10 的新生儿并无病症，故将 pH<7.00 作为诊断新生儿窒息的综合指标之一，但是必须指出，缺氧、酸中毒不能与新生儿窒息混为一谈。缺氧与酸中毒是窒息发展中的一个过程，当进一步发展，机体失代偿，出现多个器官功能损伤时，才可称窒息。这就要受到机体耐受性及其他因素的影响，同样程度缺氧及酸中毒，不一定有同样的窒息发生或同样的程度。

2. 增加其他指标 国内外许多学者认为，窒息的本质是缺氧、酸中毒引起的器官功能性或器质性损伤。国内报道，低 Apgar 评分儿中 49% 为非窒息引起,故参照 AAP 和 ACOG 以及国际权威专著,提出在此基础上增加下列 4 项指标:产前高危因素、脐动脉血气、脏器损伤,以及低 Apgar 评分病因的鉴别诊断。产前高危因素在产前提供预警,然而该报道显示,对新生儿窒息诊断的特异性和符合率分别仅为 17.99% 和 18.92%,诊断价值不大。低 Apgar 评分与脏器损伤的敏感性和特异性较好,但报道的 230 例低 Apgar 评分结合脐血pH<7.00 在诊断的特异性高达 99.12%,但敏感性仅 44.44%,虽然防止了误诊,但漏诊数太多。如将 pH 放宽到 <7.2 则敏感性达 100%,但特异性下降至 29.20%,假阳性(误诊)又会增加。在此基础上再加入脏器损伤,特异性提高到 65.49%。再通过低 Apgar 评分病因的鉴别诊断这一指标排除其他病因,可基本消除误诊。

中华医学会围产医学分会新生儿复苏学组相关专家讨论达成共识,提出关于结合 Apgar 评分及脐动脉血气 pH 对诊断新生儿窒息的具体方案:①轻度窒息,Apgar 评分 1 分钟 ≤7 分,或 5 分钟 ≤7 分,伴脐动脉血 pH<7.2;②重度窒息,Apgar 评分 1 分钟 ≤3 分,或 5 分钟 ≤5 分,伴脐动脉血 pH<7.0。对于某些客观原因未取得脐动脉血气分析结果的,仅 Apgar 评分异常,可称为"低 Apgar 评分"。但是在临床上做病历记录需采用国际疾病分类(International Classification of Diseases,ICD)编码,ICD 将窒息分为严重(severe,ICD-9 code768.5/ICD-10 code21.0)即 Apgar 评分 ≤3 分、轻或中度(mild or moderate,ICD-9 code768.6/ICD-10 code21.1)即 Apgar 评分 ≤7 分。ICD 标准中尚未更新国内外新共识标准,即未增加脐动脉血气指标,对"低 Apgar 评分"是否就是窒息也含糊不清。按新的共识诊断标准分出窒息(轻度、重度)及低 Apgar 评分的诊断,便于临床流行病学和比较研究以方便国际交流和科研论文发表。

二、新生儿复苏的发展历程与展望

(一)旧法复苏与新法复苏

旧法复苏在我国沿袭多年,使用呼吸兴奋剂、小三联、酒精擦浴等。新生儿窒息的初级阶段即原发性呼吸暂停阶段,只需清理气道,触觉刺激和给氧,即可恢复自主呼吸,而不需要药物刺激呼吸中枢;因呼吸停止而使用呼吸兴奋剂如尼可刹米、洛贝林、氨茶碱等可使窒息处于缺氧、脏器损伤及能量耗竭状态下的呼吸中枢"油干灯熄",引出1~2 次喘息,尚可引起惊厥、低血压、增加呼吸中枢神经元的氧耗和能量消耗,随之而来的将是呼吸永久停止,有如"疲马加鞭",即使患儿病情未发展到如此严重的程度,碰巧复苏成功,由于产前窒息多数有胎粪污染羊水,生后未进行彻底清除而使用呼吸兴奋剂,会使胎粪吸入到下呼吸道更深的部位,为复苏后的处理带来更多并发症,如胎粪吸入综合征(MAS)。故呼吸兴奋剂有害无益,必须彻底废止。旧法复苏中将高渗葡萄糖放在小三联中静脉推入,这也有害无利,因为新生儿窒息早期机体应激,血糖升高,如再用高渗糖可致高血糖症和高渗血症,后者极易引起或加重颅内出血;缺氧时葡萄糖只能通过无氧酵解,产生大量丙酮酸和乳酸,加剧代谢性酸中毒,降低心肌及其他脏器对缺氧的耐受力。

1992 年起已不主张常规应用碳酸氢钠来纠正酸中毒,仅在完成清吸气道(新法复苏 A 步骤)、建立呼吸(B)、心脏按压(C)和用肾上腺素(D)之后心率回升不理想才用。如未完成上述步骤而使用碳酸氢钠,由于在体内生成的 CO_2 在建立有效气道之前无法排出,可加重高碳酸血症和呼吸性酸中毒,如果用量过大,注射太快,血渗透压骤然升高,还可致颅内出血,尤其是早产儿更应注意;从 2007 年修订版《中国新生儿复苏指南》始已经不再推荐使用碳酸氢钠和纳洛酮。阿托品也没有应用的理由,因为新生儿窒息时心跳过缓是心肌在缺氧和能量匮乏时的自我保护,不是副交感神经源性的,阿托品不但达不到其正作用,反而作为全身性微血管扩张剂,可干扰对机体有利的潜水反射,治疗剂量尚可增加心肌的过度耗氧。故在新法复苏中没有该药的位置。

我国新生儿学界老前辈石树中教授等在1962 年创先开展气管插管抢救新生儿窒息的方法,并参与撰写于 1983 年颁布的《关于新生儿窒息复苏方法的建议》,确定了先进的 ABCDE 复苏程序和操作原则,以后在国内被广泛称为新法复苏。

(二)现代新生儿复苏教程解读

1996 年美国国家科学院提出成人复苏的国

家指南。美国儿科学会（AAP）和美国心脏协会（AHA）于1978年组成小儿复苏工作小组，很快发现新生儿复苏与成人复苏的要点不同，很重要的一点就是使用人工呼吸而非心脏除颤。1985年现代新生儿复苏教程（NRP）设立，到2016年已修订出版了第7版,本部分解读该版内容：

1. 指南目标和原则要点　①确保每次分娩都至少有1名熟练掌握新生儿复苏技术的医护人员在场；②加强产儿合作，高危产妇分娩前讨论及产床待产,做好复苏准备；③新生儿复苏培训制度化；④实施ABCD复苏，强调出生后即刻快速评估。

2. 复苏流程图　单线竖排更能体现在2分钟内完成1个重症窒息复苏的ABCD四个步骤，每个步骤耗时30秒（图4-1-1），较旧法复苏按评估呼吸、心率的次序纵横交错排列更简洁明了（图4-1-2）。

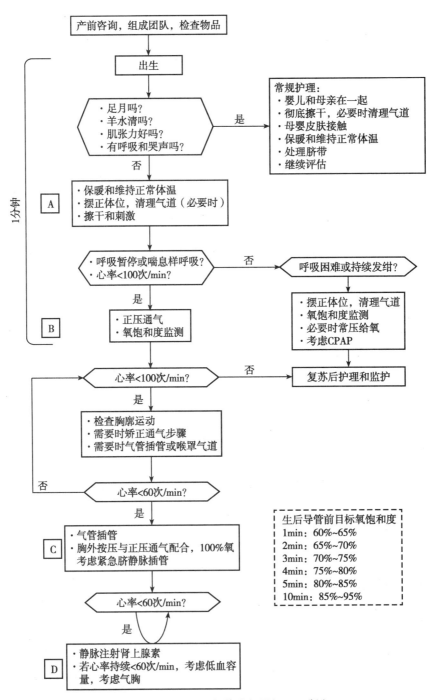

图 4-1-1　新生儿复苏流程图（2016 版）

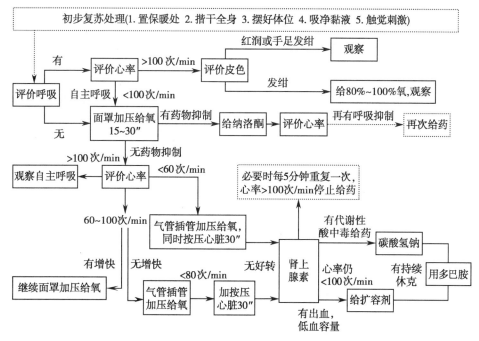

图 4-1-2 旧版新生儿复苏流程图

3. 复苏步骤

（1）快速评估：快速评估是旧法复苏中没有的，新版流程图中第一个菱形框内包括 4 项指标，要求在出生后数秒内完成判断，足月吗？羊水清吗？有呼吸或哭声吗？肌张力好吗？如果全部回答"是"，则进入常规护理，包括保持体温、清理气道、擦干全身和评价、和母亲皮肤接触。第 4 版（2005 年）及以前的版本在开始评估中还包括肤色红润吗？第 5 版（2007 年）以后取消这一条，为什么？肤色不重要吗？因为胎儿正常 PaO_2 为 2.67~4.00kPa（20~30mmHg），胎儿在产程中由于耗氧增加和阵阵宫缩引起胎盘血气交换阵阵中断，90% 以上 PaO_2 都有不同程度的降低，在刚娩出的一小段时间难免有肤色发绀，并无窒息或其他异常。一般约 1 分钟恢复正常，故 Apgar 评分必须定在生后 1 分钟开始，以免误诊新生儿窒息。2016 年版指南还增加"活力（vigorous）"的评估，无活力指肌张力低下、无呼吸或喘息样呼吸、心率 <100 次/min，3 项具备 1 项。

（2）初步复苏：包含在传统的 A（airway）步骤，原意是保持呼吸道通畅。该步是第一个 30 秒的复苏内容，包括快速评估 + 初步复苏 + 评价（呼吸、心率和脉氧饱和度），其中我国新教程在处理羊水胎粪污染的问题上，先评估有无活力，有活力则继续初步复苏；无活力则在 20 秒内完成气

管插管吸引胎粪，而不是旧教程根据胎粪污染的程度而定。在胎粪吸引方式上，一改国内以往用气管导管内吸引（因管腔狭窄，粗胎粪颗粒不易吸出）。强调"胎粪吸引管"吸引胎粪，复苏者用右示指固定气管导管于上颚，左示指按压胎粪吸引管的手控小孔使之产生负压，边退管边吸引，3~5 秒将气管导管撤出，可根据需要重复插管再吸引。初步复苏的 5 个步骤：保暖、体位、吸引、刺激及擦干。

（3）B（breathing）步骤：即在第 2 个 30 秒内实施正压通气，新生儿复苏成功的关键是建立充分的通气。如果生后 30 秒初步复苏的 5 个步骤均已完成，在评价呼吸、心率中，如呼吸暂停或喘息样呼吸，或心率 <100 次/min，则需在黄金 1 分钟内进行正压通气。如仅为发绀则需给氧。持续发绀，则也进行正压通气，给氧很快转红润，则进入观察护理，不需进入 C 步骤。2016 年版指南在本步骤中增加脉搏血氧饱和度监测，探头放在右上肢手腕代表动脉导管前血氧饱和度，按流程图 4-1-1 右下方框内目标氧饱和度进行检测。

（4）C（circulation）步骤：原意是保持血液循环通畅。B 步骤 30 秒后无心率或心率 <60 次/min，则需在继续正压通气基础上做胸外心脏按压。最新版指南在此步骤中明确增加了气管插管，尽管

前面提到在 A 步骤中,羊水胎粪污染且出生儿无活力时需要气管插管,早产儿复苏需要后续用肺表面活性剂的情况也需要气管插管等,由于种种原因到此步还没有气管插管者,在胸外按压前一定先气管插管。胸外按压的深度为前后胸直径的 1/3 而不是国内旧方案的 1.5~2cm。因为后者可操作性不强。如果 30 秒后心率 >60 次 /min,则停止心脏按压,继续 B 步骤,直到心率 >100 次 /min 才能进入复苏后护理和监护。

（5）D（drug）步骤:原意是用药。在充分正压通气和胸外心脏按压 30 秒后心率仍 <60 次 /min,则是用肾上腺素的指征,给药途径可气管导管内或脐动脉导管。扩容药物推荐生理盐水,大量失血需要输入 Rh 阴性的 O 型血红细胞;纳洛酮从旧教程中的 4 个复苏药中撤除,以往也仅在特殊情况使用:①在正压通气后心率及脉搏血氧饱和度已恢复仍有严重的呼吸抑制,大量的研究证明此种情况为内生吗啡样物质如 β- 内啡肽过多产生恶性循环;②其母分娩前 4 小时内有用麻醉药史。但 2016 年版指南已经不见纳洛酮的身影。

（三）新生儿复苏中的循证医学及未定论的问题

1. 空气与纯氧 早产儿使用纯氧有致早产儿视网膜病变（ROP）和支气管肺发育不良（BPD）的风险。因为胎儿期组织是在一个相对低氧的环境中发育的,保护机体免受氧化剂侵害的机制如清除氧自由基的能力还不健全,故提出用空气代替纯氧复苏。循证医学已证实其在新生儿复苏中的有效性:

（1）动物研究:Rootwelt 采用出生 2~5 日的小猪实验,结果,空气组和 100% 氧气组在血压、心率、碱剩余（BE）、组织学及次黄嘌呤等指标上变化一致,提示效果一样,1993 年（应用物理学报）追加了脊髓诱发电位、脑血流量、脑氧代谢率等指标也得到一致的变化,也提示效果一样。1996 年 Bagenholm 采用 7 日龄大鼠实验,结果,两组大脑半球重量变化一致;而 1999 年 Kutzsche 采用 2~4 日龄小猪实验发现,对新生儿不利的氧自由基的产生在空气组确低于 100% 氧气组。

（2）人体研究:入选标准为产重 >999g,心率 <80 次 /min 和 / 或呼吸暂停。Ramji 等报道空气组与 100% 氧气组对照观察结果,心率改变、

1 分钟 Apgar 评分、PaO_2、pH、BE、第 1 次呼吸时间、第 1 次啼哭时间、新生儿死亡及生后 28 天情况,两组没有统计学差异,且 5 分钟 Apgar 评分空气组高于 100% 氧气组;Saugstad 等观察到,空气组 1 分钟 Apgar 评分高于 100% 氧气组。第 1 次呼吸时间及啼哭时间均少于 100% 氧气组,其余各项指标均无统计学差异。Vento 等发现还原型（GSH）和氧化型（GSSG）谷胱甘肽比例,空气复苏组在生后 28 天恢复正常而 100% 氧气组仍保持在较低水平。荟萃分析及 Cochrane 系统回顾得出结果:空气组与 100% 氧气组比较新生儿时期死亡的相对危险度（RR）=0.71（95% 置信区间 0.54~0.94）,缺氧缺血性脑病 RR=0.84（95% 置信区间 0.65~1.08）,复苏失败 RR=0.96（95% 置信区间 0.81~1.14）,证明空气复苏比纯氧复苏更好。

2. 喉罩气道代替气管插管 根据喉是坚硬的结构形成气管进入前咽的开口而设计的,其远端是一个软面罩,功能像"帽子"盖在喉口上,有一个环形可充气的边圈,它能扩张使在喉口上形成封堵,中央连接气管导管。当面罩 – 气囊、正压通气失败（如口腔、唇、上颚先天畸形）以及气管插管不可能（如口腔、舌、咽或颈的畸形,使喉镜观察喉有困难,或很小的下颌或相对大的舌如罗班序列征和唐氏综合征）或不成功的情况下,可考虑使用该装置。但是此装置使用有如下限制:需要气管内吸引胎粪,需要高正压通气（喉口与喉罩之间不太密封造成漏气,使肺正压不充分且产生胃扩张）,需要气管内给药,需要延长辅助通气时间。

3. 早产儿的特殊问题 早产儿在复苏过程中,体温过低,死亡率显著增高。推荐在原有干燥、温暖的床单、辐射热保温装置及化学保暖装置的基础上,增加用塑料包裹法,即早产儿（体重 <1 500g）出生后立即放入一个塑料袋中（从脚趾到肩）或用保鲜膜包裹,无需擦干,随即置于辐射加热装置上,减少蒸发散热。上述结果已得到循证医学 1 类证据水平证实。但是,目前尚未解决的是用塑料包裹法的胎龄和产重指征,另一个问题是不要走向另一个极端即体温过高,因为会抑制呼吸,增加惊厥及脑瘫的机会和死亡的危险,但多少度以上才出现这些问题也未完全定论。早

产儿延迟钳夹脐带是否有益？Rabe 等做了系统回顾，包括 7 项研究，297 名早产儿，最长延迟剪断脐带时间为 120 秒。结果：出生 4 小时后出现更高的血细胞比容的 RR=5.31（95% 置信区间 3.42~7.19），更少出现由于贫血需要输液的现象（RR=2.01，95% 置信区间 1.24~3.27），更少出现脑室内出血（IVH）发生率（RR=1.74，95% 置信区间 1.08~2.81）。早产儿正压通气需要恒定的吸气峰压（PIP）及呼气末正压（PEEP），推荐使用 T-组合复苏器进行正压通气。对于有呼吸窘迫综合征的早产儿，为避免肺泡萎陷，尽早使用持续气道正压通气（CPAP）和肺表面活性剂（PS）。

4. 分娩时口鼻吸引 为预防羊水胎粪污染的患儿发生胎粪吸入综合征（MAS），要求尽量吸尽口鼻腔内污染的羊水。然而过强的咽部抽吸可导致喉部痉挛，刺激迷走神经使心动过缓并延迟自主呼吸发生，Vain 等总结 2 514 名婴儿随机对照实验比较羊水胎粪污染的胎儿是否采取肩娩出前口咽吸引的效果，MAS 发生率未见明显差异（抽吸组 3.5%，不抽吸组 3.5%），对机械通气需求、死亡率及治疗周期方面未见差异，故不建议对所有羊水胎粪污染胎儿肩娩出前进行常规口咽吸引。

最后尚有新生儿窒息复苏的伦理问题。如一个孕 23 周的孕妇开始宫缩，保胎失败，出生后是否积极复苏或放弃，必须征求父母的意见，因经济发达国家已定为围产期，要求积极复苏。但我国围产期定在孕满 28 周，未满 28 周出生仅属于有生机儿。据 2002 年澳大利亚新西兰新生儿网统计，23 孕周复苏成功率仅 30%，24 孕周为 50%，25 孕周达 70% 以上。从出生体重统计，500~599g 存活 50%（1/2），而日本已经能使 22 孕周早产儿复苏成功，这些存活后的孩子将来生活质量将怎样？而我国目前尚无这方面的统计数据，哪里是极限尚有待循证医学的证据。再一个问题，婴儿对积极的复苏没有反应，还需要继续进行多长时间的复苏？实践证明，经过 10 分钟完全而充分的复苏努力后，新生儿仍无心率，不再进行复苏的努力可能是科学的。最近的数据显示：心搏停止 10 分钟后，新生儿几乎无存活的任何希望。如果有极少数存活下来，也伴随有严重的残疾。然而在我国还没有出台这方面的法律，出于人道主义原则，往往临床医护会再坚持复苏 20 分钟以上。

如果在复苏先天畸形患儿时，临床医生应判断继续生命支持是否代表婴儿的最大利益，抑或是会给婴儿及家长带来更多的痛苦，如果再努力地复苏是无意义的，那么就没有义务和责任进行积极复苏，但界定哪些疾病及其严重程度也需要循证医学的证据及伦理学甚至法律的明确规定。

（余加林）

第二节　新生儿呼吸窘迫综合征病因的发现及防治突破

新生儿呼吸窘迫综合征（respiratory distress syndrome，RDS）是新生儿科非常重要的疾病，早年由于 RDS 的病因和发病机制不清楚，没有有效的防治措施，病死率非常高。在没有呼吸机的年代，RDS 病死率高达 70%~80%，在没有肺表面活性物质（pulmonary surfactant，PS）的年代，病死率也高达 30%~50%。1959 年，Avery 首次发现新生儿 RDS 是肺表面活性物质缺陷所致，1980 年，Fujiwara 等首次应用外源性肺表面活性物质治疗新生儿 RDS 取得成功，1990 年开始，肺表面活性物质在发达国家普遍使用，新生儿医学进入肺表面活性物质时代，新生儿 RDS 病死率降至 10% 以下。国际医学界普遍认为，新生儿 RDS 病因的发现及防治研究的突破，是 20 世纪国际儿科医学最重要的进展之一，并将该项研究看成是儿科学从基础到临床研究的典范。发现 RDS 病因的美国哈佛大学 Avery 教授被公认为 20 世纪最伟大的儿科和新生儿科医师。我们回顾这项研究的历程，可以得到有益的启示。

一、历史性突破

1929 年，德国生理学家 von Neergard 首次提出设想，在肺泡表面可能存在一层表面膜，使肺泡表面张力降低，保持肺泡张开。1946 年和 1954 年，Macklin 发现在肺泡表面确实存在一层薄的黏液膜，使医学界对此产生兴趣。1955 年 Pattle 首次从动物肺分离到一种能降低表面张力的疏水性肺表面活性物质，并提出早产儿肺不张可能是缺乏这种物质所致，但没有实验证据。

1959 年美国哈佛大学波士顿儿童医院青年

医生 Mary E.Avery 面对 RDS 非常高的病死率,产生了探索研究 RDS 的强烈使命感和浓厚兴趣,进行了一项开创性的研究,对死于新生儿 RDS 的病例进行尸检,研究肺病理和生化成分变化,结果发现 RDS 新生儿肺泡内肺表面活性物质很少,提出新生儿 RDS 的病因是肺表面活性物质缺乏所致,研究结果发表在美国儿童疾病杂志(*American Journal of Diseases of Children*)。这是国际上首次阐明新生儿 RDS 的病因,也是首次阐述肺表面活性物质与疾病的关系。后来 Adams 等对胎儿和新生儿肺表面活性物质成分进行分析,进一步支持 RDS 为肺表面活性物质缺乏所致。

这是一项历史性突破,由于病因问题得到解决,进一步提出了研制肺表面活性物质治疗 RDS 的设想,后来一系列的研究进展都得益于这项开创性研究。因此,国际医学界给予高度评价,认为 RDS 病因研究和肺表面活性物质研究是国际儿科学研究的典范。

二、肺表面活性物质治疗呼吸窘迫综合征的早期探索和实验研究

RDS 病因的发现,立即引起国际新生儿领域的巨大兴趣,人们开始探索研制外源性 PS 替代治疗 RDS。1964 年 Robillard 等首次进行尝试,从蛋黄提取 PS 的主要成分二棕榈酸磷脂酰胆碱(DPPC),制成气雾剂,吸入治疗 11 例新生儿 RDS 患者,但未获成功。1967 年 Chu 等使用 DPPC 治疗 18 例新生儿 RDS,能改善肺顺应性,但未能改善血气和临床表现。这两项早期探索未获得成功,充分说明了没有经过扎实的基础研究,匆忙进行临床研究很难解决医学问题。

1972 年瑞典卡罗林斯卡医学院病理科 Robertson 教授和英国 Enhorning 教授开展一系列实验研究,从兔肺制备 PS,治疗早产兔 RDS 模型,结果能明显改善肺顺应性和肺病理变化,首次阐明外源性 PS 治疗动物 RDS 模型有较好效果。此后,国际新生儿领域开展了大规模的实验研究,从猪、牛、羊等多种动物肺提取 PS,研究 PS 的制备方法,分析人和动物肺 PS 的生化成分及生物活性,制备多种 RDS 动物模型,研究不同来源 PS 治疗 RDS 模型的疗效,结果证实从动物肺提取的天然型 PS 治疗 RDS 具有显著疗效。

从 20 世纪 50 年代后期一直到 20 世纪 90 年代后期,国际医学界对肺表面活性物质进行了 40 年的大规模基础研究,全世界有数百个实验室投入研究,包括组织学、生理学、生物化学、生物学、病理学、药理学、儿科、新生儿科、呼吸科等多学科研究人员参与研究。从肺表面活性物质的生化成分、分子结构、代谢过程、生物活性、生理功能、制备方法、药理学、药代动力学等进行全面研究。1985 年中国也将肺表面活性物质治疗新生儿 RDS 列为"七五"国家科技攻关项目,开展多方面的研究。大规模的基础研究大大地丰富了人们对肺表面活性物质和新生儿 RDS 发病机制的认识。

三、肺表面活性物质的生化成分

研究显示,PS 是由多种成分组成的复合物,每种成分都可能起到相应的作用和功能,早年因为对 PS 生化成分和功能不认识,仅使用 PS 单种磷脂成分治疗 RDS 没有取得效果。经过数十年的研究,现在对 PS 成分有了比较充分的认识。

在 PS 各成分中,磷脂占 85%~90%,蛋白质占 5%~10%,其他有中性脂肪和糖类。

(一)肺表面活性物质磷脂

1. 磷脂酰胆碱(PC)是 PS 的主要功能成分,占 60%~80%,PC 以单分子层形式分布于肺泡表面,发挥降低肺泡表面张力的作用。肺泡中的 PC 在脂肪酸结构上有其独特性,其 1 位和 2 位碳都接上高度饱和的脂肪酸,通常为棕榈酸,构成双饱和的二棕榈酸磷脂酰胆碱(DPPC),这种脂肪酸的高度饱和性对降低表面张力起主要作用。

2. 磷脂酰甘油(PG)也是 PS 的重要成分,占 5%~10%,PG 能促进 PC 的吸附,稳定板层小体和 PS 复合物的结构。

3. 其他磷脂包括磷脂酰肌醇(PI)、磷脂酰丝氨酸(phosphatidyl serine,PS)、磷脂酰乙醇胺(PE)等,各种物质都可能发挥各自的作用,但目前对其他磷脂在 PS 中的功能了解较少。

(二)肺表面活性物质相关蛋白质

早年对 PS 成分的研究主要局限于 PS 磷脂,认为 PS 的活性主要取决于磷脂。1972 年 King 等首次分离到 PS 蛋白质后仍未引起足够重视,直到 1985 年以后,人们对 PS 蛋白质的结构、特性、

功能进行大量研究,认为占 PS 总量 5%~10% 的 PS 蛋白质对 PS 的活性、功能起着关键性的作用,一些不含蛋白质的人工型 PS 药物,其临床疗效较含蛋白质的天然型 PS 差。

肺表面活性蛋白(pulmonary surfactant protein,SP)主要有 4 种,分别称为 SP-A、SP-B、SP-C 和 SP-D。

1. SP-A SP-A 是第一个被分离出来的 PS 蛋白质,在 4 种 SP 中含量最多,占 50%,SP-A 为肺特异性的酸性糖蛋白,可溶于水。SP-A 单体分子量一般在 26~40kD,人 SP-A 由 228 个氨基酸组成。SP-A 分子结构与胶原及胶原样蛋白结构非常相似。SP-A 的主要功能:调节 PS 的分泌、加速磷脂的吸附、参与管鞘体的形成、抗血浆蛋白渗出、参与呼吸道免疫防御功能,具有非常重要的抗感染作用,在呼吸道免疫防御系统中起着非常重要的作用。

2. SP-B SP-B 为脂溶性,疏水性强。SP-B 占 PS 总量的 1%~2%。成熟 SP-B 分子量为 7~9kD。SP-B 的活性形式含 79 个氨基酸,疏水性和碱性氨基酸较多。SP-B 的主要功能:加速磷脂的吸附和扩展,使磷脂单分子膜排列更加有序,使单分子膜更加稳定。促进不饱和磷脂酰胆碱从单分子膜中析出,起到纯化作用。促进管鞘的形成,管鞘是 PS 发挥作用的一种重要形式。刺激 II 型上皮细胞摄取磷脂,抵抗血浆蛋白对 PS 的抑制作用。

3. SP-C SP-C 也是一个疏水性低分子蛋白,溶于有机溶剂,即使去掉棕榈酸基团,仍仅溶于有机溶剂,极性强。成熟 SP-C 分子量 4.2kD,在 4 种 SP 中,SP-C 含量最少,占总 SP 的 2%~4%,SP-C 在肺泡 II 型细胞中合成。SP-C 与 SP-B 虽同为疏水性蛋白,但两者结构完全不同。成熟的 SP-C 含 35 个氨基酸,整个分子为疏水性。SP-C 主要功能与 SP-B 相似,两者有协同作用。

4. SP-D SP-D 由肺 II 型上皮细胞合成分泌,Clara 细胞、胃黏膜细胞也能表达 SP-D。SP-D 与 SP-A 有很多相似之处,也为糖蛋白,为水溶性,分子量 39kD。SP-D 是 C 型凝集素超家族中的一员,主要参与气道防御作用。

近年还发现 SP-G 和 SP-H 等 PS 蛋白质,但其性质和功能有待进一步研究。

(三)中性脂类

PS 中的中性脂类主要有胆固醇、甘油三酯、自由脂肪酸等,其功能还不清楚。

(四)糖类

PS 中的糖类主要与 PS 蛋白质相结合,与 SP-A 结合的糖主要是与免疫有关的糖类,如甘露糖和海藻糖等。SP-A 羧基端与糖结合后,结构上类似 C 型凝集素,在 SP-A 的免疫功能中起重要作用。

四、肺表面活性物质的主要功能

生理学和生物物理学研究者对 PS 的生理活性和功能进行深入研究,对 PS 功能有了新的认识。

1. **降低肺泡表面张力,防止肺泡萎陷** 按 Laplace 定律(压力 =2× 张力 / 半径),肺泡内压力与表面张力呈正比,与肺泡半径呈反比,吸气相肺泡扩张,PS 分子分散,回缩力增高,以防止肺泡过度扩张,呼气相肺泡收缩,PS 密集,作用增强,肺泡腔内表面张力降低,回缩力减弱,使肺泡在呼气时仍保持一定程度的扩张,不至于发生肺泡萎陷。

2. **调节肺泡表面张力,稳定不同大小的肺泡内压力** 正常人各个肺泡大小会有不同,若各个肺泡表面张力相等,则小肺泡内的压力比大肺泡大,小肺泡内的气体将流向大肺泡,这将会导致小肺泡趋于萎陷,而大肺泡趋于膨胀。但由于 PS 的作用,能调节大小肺泡内的表面张力,使大小不同肺泡内的压力得以稳定,使小肺泡不至于萎陷,大肺泡不至于过度膨胀。

3. **维持肺顺应性** 正常肺组织的弹性有赖于弹力纤维和 PS 的作用,其中 PS 的作用占 65%~75%,尤其是在低肺容量时,肺顺应性更取决于 PS。如果肺泡内缺乏 PS,肺泡表面张力增高,肺顺应性下降。

4. **维持肺泡 – 毛细血管间液体平衡,防止肺水肿** 如肺泡表面张力增高,肺泡萎陷,则毛细血管液体容易进入肺泡,发生肺水肿。

5. **参与呼吸道免疫调节及防御机制** 研究显示,PS 蛋白质 SP-A 和 SP-D 在呼吸道起着非常重要的防御作用,参与气道免疫调节机制。

6. **其他** PS 还能促进肺液清除,保护肺泡上皮细胞等作用。

五、肺表面活性物质药物研究

对肺表面活性物质的大规模基础研究，为肺表面活性物质的药物研究奠定了坚实的基础。20世纪70年代后期，日本岩手医科大学Fujiwara在美国学习并进行肺表面活性物质研究，回到日本后立即开始从牛肺制备PS，1980年他发表了牛肺PS治疗10例新生儿RDS患儿，能明显改善血气和临床表现，结果有8例存活，使PS替代治疗首次取得临床疗效。这一结果使PS从基础研究进入临床研究时代，此后，许多国家加快了研制PS新药的速度，许多医药公司投入肺表面活性物质的药物研究，研制出10多种PS药物。根据来源不同，通常将肺表面活性物质药物分为以下4类（表4-2-1）：

表4-2-1　主要肺表面活性物质药物简介

药物名称	来源	推荐剂量/[mg/(kg·次)]	剂型	产地
Curosurf	猪肺	100~200	混悬剂	意大利
Surfactant TA	牛肺	120	冻干粉	日本
Survanta	牛肺	100	混悬剂	美国
Exosurf	合成	80	冻干粉	美国
Infasurf	牛肺	100	冻干粉	美国
BLES	牛肺	100	混悬剂	加拿大
Alveofact	牛肺	50~100	混悬剂	德国
牛肺PS	牛肺	50~100	冻干粉	中国
Surfaxin	重组	110	混悬剂	美国

1. 天然型PS药物　从猪肺、小牛肺灌洗液或肺匀浆中提取，主要有以下种类：①Curosurf，从猪肺匀浆中提取，由瑞典卡罗林斯卡医院研制，意大利Chiesi制药公司生产。1985年试用于临床，1990年上市，2001年中国进口该药。②Infasurf，从小牛肺灌洗液中提取，由美国罗彻斯特大学研制，美国布法罗ONY公司生产。该药又名CLSE（calf lung surfactant extract）。③BLES，即bovine lung extraction surfactant，从牛肺灌洗液中提取，由加拿大安大略大学研制，加拿大Biochemicals公司生产。④Alveofact，从牛肺灌洗液中提取，由德国研制，1987年开始试用于临床，1990年

批准上市。⑤牛肺表面活性物质，从牛肺灌洗液中提取，由首都儿科研究所研制，北京双鹤现代医药技术有限责任公司生产，2005年批准上市。

2. 改进的天然型PS药物　在天然PS中补充适当比例的某些PS主要成分，如DPPC和PG，使天然PS更加有效。①Surfactant TA：为世界上第一个PS药物。从小牛肺匀浆中提取，补充适当比例的合成二棕榈酸磷脂酰胆碱（DPPC）、棕榈酸甘油酯（三棕榈精）及棕榈酸。由日本岩手医科大学藤原哲郎（Fujiwara）等研制，日本东京田边制药公司生产，1987年上市。②Survanta：由美国雅培（Abbott）制药公司引进日本Surfactant TA技术生产，成分与Surfactant TA相同，但该药为混悬剂，1987年美国FDA批准临床试用，1991年上市。

3. 人工合成型PS药物　由数种人工合成的PS主要磷脂成分或其他磷脂代用品按一定比例配制而成，主要特点是不含PS蛋白质，人工合成型PS药物疗效不如天然型PS。①Pulmactant，又名ALEC（artificial lung expanding compound），为DPPC+PG按7∶3比例配制，由英国剑桥大学研制，英国Britannia制药公司生产，为混悬剂和粉剂两种剂型，已批准上市。②Exosurf，又名exosurf neonatal，为人工合成的DPPC、十六烷醇、十四丁酚醛按13.5∶1.5∶1（w/w）比例配制而成，十六烷醇是天然乙醇，能促进DPPC的扩展。该药由美国加州大学旧金山分校研制，葛兰素维康公司生产，1989年美国FDA批准临床试用，已上市。

4. 重组PS药物　又称合成的"天然"型PS药物，由PS磷脂与基因重组的PS蛋白组成，使肺表面活性物质药物的磷脂和蛋白质成分都由人工合成。这是第二代肺表面活性物质药物产品。该类产品已用于临床。

Surfaxin（KL$_4$-Surfactant）：简称KL$_4$，由美国加州Scripps研究所研制。根据SP-B分子结构，合成类似SP-B的多肽，主要由赖氨酸Lysin（K）和亮氨酸Leucine（L）构成，共21个氨基酸残基，再与磷脂DPPC、PG和棕榈酸混合而成，剂量每次133~200mg/kg，KL$_4$对RDS动物模型有较好疗效，并已初步用于临床。

六、肺表面活性物质治疗呼吸窘迫综合征的临床研究

1980年日本岩手医科大学Fujiwara等发表了牛肺PS治疗10例新生儿RDS患儿，能明显改善血气和临床表现，结果有8例存活，使PS替代治疗首次取得临床疗效。这一结果使PS研究进入临床时代。此后国际上开展大规模的PS治疗新生儿RDS临床研究。

（一）大规模的多中心随机对照试验研究

从20世纪80年代中后期到20世纪90年代中后期，国际上进行了大规模的PS治疗新生儿RDS的临床研究，在这10年时间里，全世界总共发表了400多篇PS治疗新生儿RDS临床研究论文，其中大多数是多中心随机对照试验（randomized control trial，RCT），有些是多国多中心研究，有些对照研究设双盲安慰剂，总样本量达到20 000~30 000例，并对这些RCT研究进行荟萃分析。

这些临床试验对PS治疗新生儿RDS的临床疗效、给药方法、给药剂量、给药次数、给药时机进行了详细研究，对不同PS药物比较进行了许多研究，对PS的不良反应、远期预后进行了随访。

结果显示，外源性PS治疗新生儿RDS具有非常肯定的疗效，显著降低了RDS的病死率和气漏发生率，使新生儿RDS病死率从30%~50%降至10%左右。天然型PS疗效肯定，起效快。两种人工合成的PS疗效相对较差。

国际医学界对PS治疗新生儿RDS的临床研究给予高度评价，认为这是儿科历史上具有革命性、开创性的研究，是儿科历史上规模最大、设计最完善最严谨、证据最充分、结果最为肯定的临床研究。

（二）PS药物使用方法

通过大规模的临床研究，对PS药物治疗新生儿RDS的使用方法，有了详细了解。

1. **给药时机** 2015年以来，PS治疗指南不推荐产房PS预防，因为对那些不发生RDS早产儿也给PS预防没有必要，浪费资源，并且因需要气管插管对早产儿产生一定损害。早期治疗：一般是指生后2小时左右，患儿已出现呼吸困难、呻吟，胸片提示轻度或早期RDS，先使用鼻塞持续气道正压通气（CPAP），如吸入气氧浓度（fractional concentration of inspired oxygen，FiO$_2$）>30%，给予PS治疗。早期给药疗效最为显著，应提倡早期治疗。如有使用微创给PS（less invasive surfactant administration，LISA）经验，可通过LISA方法给PS。抢救性治疗：一般是指生后4~6小时以后，呼吸困难非常严重，胸片出现典型重度RDS改变。抢救性治疗是因为早期没有抓住给药机会而采取的补救治疗。

2. **给药方法** PS有2种剂型，干粉剂用前加生理盐水摇匀，混悬剂用前解冻摇匀，在37℃水温中预热，易使PS颗粒分散。将PS经气管插管注入肺内。

3. **给药剂量** 每种PS药物研制者各有推荐剂量，各不相同。但多数报道每次剂量100~200mg/kg。

4. **给药次数** 对轻度病例给1次即可，对严重病例需多次给药。一般认为给药次数应根据疗效和患儿具体情况而定，在第1次给药后，如呼吸机参数FiO$_2$大于0.4或平均气道压（mean airway pressure，MAP）大于8cmH$_2$O（1cmH$_2$O=0.098kPa），可重复给药。根据国内外病例总结经验，多数病例需给药1~2次，最多给4次。

（三）疗效观察

给PS药物治疗后要观察疗效，并监护病情变化，主要有以下几方面：①临床症状和体征，观察患儿缺氧状况、皮肤颜色、四肢肌张力、两肺呼吸音等变化；②经皮血氧饱和度和血气分析，观察经皮动脉血氧饱和度（SpO$_2$）、PaO$_2$、PaCO$_2$、pH、BE等变化；③呼吸机参数，根据病情需要调节呼吸频率、吸气峰压（PIP）、呼气末正压（PEEP）、平均气道压（MAP）、潮气量、吸入气氧浓度（FiO$_2$）等；④X线胸片，在使用PS前必须摄胸片，使用PS后应进行动态随访，观察肺部病理变化。

虽然PS治疗RDS非常有效，但仍要强调综合治疗，尤其对出生体重较小的早产儿，容易发生许多临床问题，需要多方面的治疗，PS治疗仅仅是其中之一。

研究显示，仍有部分RDS患儿对PS疗效不理想，原因是多方面的，如PS在肺泡内被渗出的

血浆蛋白抑制、肺部病变非常严重、存在其他合并症、可能存在先天性肺表面活性蛋白缺陷等。

七、肺表面活性物质药物的不良反应

肺表面活性物质属于生化药物,一般不良反应很少。但作为药物可能会发生不良反应或合并症。

1. 免疫反应 天然型 PS 从牛、猪肺中制备,含有 1%~2% 的异种蛋白,进入体内后会刺激机体产生相应抗体,可能会产生免疫反应。

Bartmann 等测定牛肺 PS(Alveofact)治疗后 2 周、4 周、6 周的血清抗体,结果没有发现免疫反应。Octomo 等测定猪肺 PS(Curosurf)治疗后 3 周和 3 个月血清抗体,结果 49 例中仅 4 例呈阳性,对照组均阴性,认为 PS 治疗后抗体阳性率 <10%,并随访 2 年,这 4 例患儿未出现免疫损伤的临床表现。Whitsett 等测定牛肺 PS(Survanta)治疗后 1 周、4 周、6 个月血清抗体,共测定 1 428 例,结果均未测得抗 SP-B 和 SP-C 抗体。虽然 PS 治疗后机体会产生抗 PS 抗体及循环免疫复合物,但迄今还没有发现新生儿 PS 治疗后肺组织发生明显的免疫损伤。Fujiwara 等将牛肺 PS 滴入小鼠肺内,连续 7 天,然后测定气道吸出物及肺病理检查未见炎症反应。

2. 对脑血流动力学的影响 曾有少数报道 PS 治疗 RDS 后颅内出血(intracranial hemorrhage,ICH)发生率增加,这引起人们对 PS 治疗后脑血流变化的关注。多数研究采用多普勒超声或近红外线测定 PS 治疗前后患儿脑血流动力学的变化,结果显示 PS 治疗后短时间内,脑血流动力学会有变化,一般在给 PS 后 10 分钟内脑血流速度增快或血流量增加,在 30 分钟后恢复正常。

Leviton 等总结 16 个临床治疗试验,Gunkel 等总结 9 个临床治疗试验,结果显示 PS 预防组 IVH 发生率为 33.8%,对照组为 34.5%,PS 治疗组 IVH 发生率为 44.9%,对照组为 47.9%,差异无显著意义。PS 治疗后短暂时间内发生脑血流动力学变化,可能为反射性所致,应注意给药时操作方法轻巧。脑血流动力学变化与颅内出血没有必然联系,RDS 患儿并发颅内出血因素很多,与早产、缺氧等因素更加密切。

3. 对肺血流动力学的影响 早产儿 RDS 患者常合并动脉导管未闭(PDA),PS 治疗后肺病变及肺顺应性改善,肺血管阻力下降,肺动脉压力下降,PDA 转为左向右分流,肺血流量增加,存在发生肺出血的危险性。

4. 其他可能发生的问题 曾有报道合成型 PS Exosurf 治疗后,呼吸暂停发生率增加,原因不清楚。

5. 随访结果及长期不良反应观察 为了解 PS 治疗后是否有长期不良反应,必须进行追踪随访,在迄今报道中随访期多为 1~2 年,少数随访 5 年,以合成型 PS Exosurf 随访资料较为完整,其他如 Curosurf、Survanta、CLSE、ALEC 等也有随访资料。Courtney 等总结 1 540 例患儿随访结果,没有发现 PS 存在长期不良反应。

(1)生长发育:各随访报告对 PS 治疗组病例定期测量身高、体重、头围、胸围,定期测定智力发育指数(MDI)和精神运动发育指数(PDI)等,并与对照组比较,结果差别无显著意义。

(2)神经系统:多数随访报告显示 PS 治疗组与对照组病例轻中重度脑瘫、耳聋、失明发生率,差别无显著意义。仅个别眼科医师认为由于 PS 的广泛应用,使 <800g 的早产儿存活率明显提高,早产儿视网膜病变(retinopathy of prematurity,ROP)发病数随之升高,但经过许多眼科医师的严密追踪随访,PS 治疗组与对照组之间,ROP 的总发生率及重度 ROP 发生率,差别无显著意义。

(3)过敏性疾病:各随访报告严密观察 PS 治疗组与对照组病例哮喘、皮肤过敏、食物过敏等过敏性疾病发生率,一些天然型 PS 治疗随访报告还定期做皮肤过敏实验,测血清抗 PS 免疫复合物、抗 PS 抗体、特异性免疫球蛋白、IgE、补体等指标,随访 6~24 个月不等,结果显示两组差异无显著意义。

八、呼吸窘迫综合征的其他防治措施

新生儿 RDS 是一种严重疾病,PS 治疗是针对病因的治疗,虽然 PS 疗效显著,但 RDS 治疗需要强调综合防治,需要其他呼吸支持和全身支持治疗。

1. RDS 的产前预防 研究显示,糖皮质激素能促进肺表面活性物质的合成。1971 年,新西兰奥克兰大学 Liggins 等研究发现,给胎龄 <34 周

可能发生早产的产妇使用糖皮质激素,明显降低早产儿 RDS 发生率。这是新生儿 RDS 防治历史上的另一个重大进展。现在推荐对胎龄 <34 周可能发生早产的产妇肌内注射倍他米松或地塞米松。

2. 无创通气 对轻、中度和早期 RDS 患者应尽早使用无创通气,目前有多种无创通气模式可供选择,例如持续气道正压通气(CPAP)、双水平持续气道正压通气、鼻塞间歇正压通气(NIPPV)、无创高频通气等,及时使用无创通气可减少机械通气的使用。

3. 机械通气 对无创通气不能维持有效氧合患者,应及时改为机械通气,对严重 RDS 应直接使用机械通气。一般先用常频机械通气,可采用压力限制模式、容量限制模式,如常频机械通气疗效不理想,可采用高频振荡通气(HFOV)。

4. 体外膜氧合 对少数非常严重的 RDS 病例,体重 ≥2 500g,肺表面活性物质和机械通气治疗效果仍不理想者,可使用体外膜氧合(ECMO)技术。

5. 吸入一氧化氮 对合并严重新生儿持续性肺动脉高压(PPHN)者,给予吸入一氧化氮(NO)治疗,降低肺动脉压力。

6. 其他对症和支持治疗 维持心血管功能和内环境稳定、保暖、维持液体和电解质平衡等。

九、总结与启示

总之,新生儿 RDS 病因的发现是儿科医学历史上的里程碑,由于这项发现,医学界开展大规模的肺表面活性物质从基础到临床的研究,并成功研制肺表面活性物质药物,然后开展儿科历史上最大规模的多中心随机双盲对照研究,最终使 RDS 的治疗取得历史性突破。国际医学界公认,这项研究是儿科医学研究的成功典范。新生儿科历史上几乎所有使用药物都是先从成人使用再到儿童,再从儿童使用到新生儿,只有肺表面活性物质药物由新生儿科医生研制,率先在新生儿使用,然后推广到儿童和成人使用。

我们从这项开创性研究获得以下启示:①青年医生对解决医学难题要有使命感和责任感,并产生强烈的研究兴趣,针对临床问题进行巧妙而周密的研究设计;②解决一个医学难题,必须有扎实的基础研究;③深刻认识从基础到临床转化医学研究的重要意义;④深刻认识临床多中心随机对照研究和循证医学的重要意义。

(陈 超)

第三节 新生儿持续性肺动脉 高压的诊治认识历程

出生后胎儿心血管系统必须很快适应宫外生活的新需求,其循环的转换障碍在新生儿肺动脉高压的发生中起重要作用。如果不能顺利实现出生后肺血管阻力(pulmonary vascular resistance, PVR)的持续下降,可引起新生儿持续性肺动脉高压(pulmonary hypertension of the newborn, PPHN)。PPHN 指生后肺血管阻力持续性增高,肺动脉压超过体循环动脉压,使由胎儿型循环过渡至正常"成人"型循环发生障碍,而引起的心房和/或动脉导管水平血液的右向左分流,临床出现严重低氧血症等症状。PPHN 约占活产新生儿的 0.2%,亚洲人群发病率稍高;但在所有呼吸衰竭新生儿患儿中伴有不同程度的肺动脉高压的比例可高达 10%,并有相对较高的死亡率。经典的 PPHN 多见于足月儿或过期产儿,但近年来由于极低或超低出生体重儿存活率增加,支气管肺发育不良(broncho-pulmonary dysplasia, BPD)并发的肺动脉高压开始受到重视。这种慢性肺动脉高压可出现在新生儿后期,甚至在新生儿重症监护病房(NICU)出院后在儿科病房被诊断。2013 年法国尼斯第 5 次世界肺动脉高压论坛(World Symposium on Pulmonary Hypertension, WSPH)对新生儿肺动脉高压分类强调新生儿期不同肺疾病在肺动脉高压发生发展中的作用,分为:①根据新生儿期特殊解剖和生理特性所形成的肺动脉高压,患儿在生后肺血管阻力不能有效的下降,即新生儿 PPHN;②肺动脉高压基于肺部疾病和/或低氧,属于发育性肺疾病范畴,如产前、产后影响肺发育的肺泡、肺血管和结缔组织损伤,常见 BPD 并发的肺动脉高压。中华医学会儿科学分会新生儿学组和《中华儿科杂志》编辑委员会于 2017 年再次组织相关专家共同制定了该病的诊疗共识。

一、生后循环转换的生理

生后循环转换指生后数分钟至数小时的循环调整,也是生后生理变化最明显的时期。当肺血管阻力(pulmonary vascular resistance, PVR)由胎儿时期的高水平降至生后的低水平时,肺血流可增加 8~10 倍,以利于肺气体交换。

生后的肺充气扩张是肺血流动力学变化的主要因素。相关促进生后肺阻力降低的事件包括:

1. 肺的通气扩张。

2. **氧的作用** 生后血氧分压的增加可进一步降低肺血管阻力。

3. **脐带结扎** 脐带结扎使新生儿脱离了低血管阻力的胎盘,使体循环阻力增加。

二、新生儿持续性肺动脉高压的相关病因和机制

1. 宫内慢性缺氧或围产期窒息是最常见的相关发病因素。宫内慢性缺氧和窒息可致 eNOS 及 Ca^{2+} 敏感钾通道基因表达降低,而后者是介导肺血管扩张的重要介质。血小板衍生生长因子(PDGF)也是较强的平滑肌细胞促分裂素,它在慢性肺动脉高压的肺平滑肌增生中起重要作用。慢性缺氧可致肺小动脉的重塑和异常肌化,生后急性缺氧可致缩血管介质的释放以对抗生后肺血管的扩张。

2. **肺实质性疾病** 常见有呼吸窘迫综合征(RDS)、胎粪吸入综合征(MAS)和肺炎等,它们可因低氧而出现肺血管收缩、肺动脉高压。上述情况虽然与肺血管的暂时性痉挛有关,但与新生儿的胎龄(成熟度)有较大关系,所以 PPHN 常发生在足月儿或过期产儿,早产儿相对少见,如有也多见于有宫内生长滞缓的早产儿。

3. **肺发育不良** 包括肺实质及肺血管发育不良,如肺泡毛细血管发育不良(alveolar capillary dysplasia, ACD)、肺实质发育低下和先天性膈疝,后者常存在肺动脉平滑肌可溶性鸟苷酸环化酶(soluble guanylate cyclase, sGC)活性降低,使血管反应性降低。

4. **心功能不全** 病因包括围产期窒息、代谢紊乱、宫内动脉导管关闭等;母亲在产前接受非类固醇类抗炎药物如布洛芬、吲哚美辛和阿司匹林等。环氧化酶抑制剂能减少花生四烯酸的合成,使动脉导管过早关闭,因宫内动脉导管关闭,可致外周肺动脉的结构重塑,肺动脉肌化、肺血管阻力增高而导致 PPHN 的发生。

5. 肺炎或败血症时由于细菌或病毒、内毒素等引起的心脏收缩功能抑制、内源性 NO 的抑制、血栓素和白细胞三烯的释放、肺微血管血栓、血液黏滞度增高、肺血管痉挛等。

6. 遗传因素在 PPHN 发病中的作用仍不十分清楚,相关报道并不多。内源性 NO 在调节肺血管张力及生后循环的转换中起重要作用。尚未发现一氧化氮合酶(NOS)基因多态性与 PPHN 的相关性,但在 PPHN 患者可出现内皮型一氧化氮合酶(eNOS)表达的降低。2001 年 Pearson 在新英格兰医学杂志首次报道了氨基甲酰磷酸合成酶基因多态性与 PPHN 的关系,该基因的多态性与尿素循环中间产物精氨酸和瓜氨酸水平相关,在新生儿期尿素循环尚未发育完善,由于遗传因素而致的氨基甲酰磷酸合成酶功能低下,使精氨酸和瓜氨酸水平的下降可影响 NO 的产生,最终导致 PPHN 的发生。这项研究为进一步探讨遗传因素在 PPHN 发病中的作用提供了新的思路。

7. 母亲孕期用药,如阿司匹林、吲哚美辛等引起宫内胎儿动脉导管早期关闭,继发肺血管增生所致的肺动脉高压已比较明确。对于早产儿,产后应用布洛芬预防动脉导管未闭(PDA)也可引起 PPHN。最近的临床研究显示,母亲在孕期使用选择性 5- 羟色胺再摄取抑制药(selective serotonin reuptake inhibitor, SSRI)如盐酸氟西汀(fluoxetine)抗抑郁治疗,可使新生儿 PPHN 的发病率增加,其中在孕 20 周之后仍使用该药显著增加 PPHN 的发生,而在孕 20 周前应用该药或在孕期任何时间应用非 SSRI 类抗抑郁药并不增加 PPHN 的发生。因为 SSRI 在孕妇应用相对比较多,应引起注意。

8. 其他孕妇及新生儿甲状腺功能亢进可直接或间接影响肺血管的成熟、内源性舒血管物质的代谢、氧耗、血管平滑肌的反应性及表面活性物质的产生,由此而导致严重的 PPHN 已有报道。

三、对新生儿持续性肺动脉高压发病的病理形式的认识

PPHN 并不是一种单一的疾病，而是由多种因素所致的临床综合征，因此对不同病因及不同病理生理改变的 PPHN，临床处理、治疗反应往往有差异。了解 PPHN 的发病相关因素对治疗方法的选择、疗效估计和预后判断有重要意义。PPHN 的病理生理基本有三种形式：

1. **肺血管适应不良（mal-adaptation）** 指肺血管阻力在生后不能迅速下降，而其肺小动脉数量及肌层的解剖结构正常。肺血管阻力的异常增加是由于肺实质性疾病如胎粪吸入综合征（MAS），RDS；或非肺实质性疾病，但由围产期应激，如酸中毒、低温、低氧、高碳酸血症等引起；严重的新生儿湿肺又称为恶性湿肺，常发生于选择性剖宫产所生的新生儿，可出现明显的低氧血症和 PPHN 的临床表现。上述原因所致的 PPHN，其肺血管阻力增高属于对急性损伤的适应不良，其改变是可逆的，对药物治疗常有反应。

2. **肺血管发育不良（mal-development）** 指在宫内表现为平滑肌从肺泡前（pre-acinar）生长至正常无平滑肌的肺泡内（intra-acinar）动脉，而肺小动脉的数量正常，属于对慢性损伤的代偿，也属于适应不良（mal-adaptation）。由于血管平滑肌肥厚、管腔减小而导致血流受阻。慢性宫内缺氧可引起肺血管重塑（remodeling）和中层肌肥厚；宫内胎儿动脉导管早期关闭（如母亲应用阿司匹林、吲哚美辛等）可继发肺血管增生；对于这些患者，治疗效果较差。

3. **肺血管发育不全（underdevelopment）** 指气道、肺泡及相关的动脉数减少，血管面积减小，使肺血管阻力增加。X 线胸片见肺血管纹少，肺野相对清晰，故可称为"黑色肺"PPHN（black lung PPHN）。该型 PPHN 的病理改变可见于先天性膈疝、肺发育不良等，其治疗效果最差。

四、新生儿持续性肺动脉高压的临床表现和诊断思路

（一）临床表现

患者多为足月儿或过期产儿，可有羊水被胎粪污染、围产期窒息、胎粪吸入等病史。生后除短期内有窒迫外，在生后 24 小时内可发现有发绀，如有肺部原发性疾病，患儿可出现气急、吸气性凹陷或呻吟，动脉血气显示严重低氧，二氧化碳分压相对正常。应强调在适当通气情况下，任何新生儿早期表现为严重的低氧血症与肺实质疾病的严重程度或胸部 X 线表现不成比例，并除外气胸及先天性心脏病时均应考虑 PPHN 的可能。

PPHN 患儿常表现为明显发绀，一般吸氧不能缓解；通过心脏听诊可在左或右下胸骨缘闻及三尖瓣反流所致的收缩期杂音。因肺动脉压力增高而出现第二心音增强。

当新生儿应用人工呼吸机时，呼吸机参数未变而血氧分压不稳定应考虑有 PPHN 可能。当有肺实质性疾病存在通气 / 血流失调时，也可出现血氧分压的不稳定，故该表现也不是 PPHN 所特有。

（二）相关的诊断思路和方法

1. 诊断试验

（1）高氧吸入试验：新生儿发绀可由多种原因引起。高氧吸入试验的目的是将 PPHN 或发绀型先天性心脏病与肺部疾病所致的发绀进行鉴别。肺部疾病所出现的发绀常由通气 / 灌注（V/Q）失调引起，在高氧浓度（如 100%）吸入后可出现血氧分压的显著上升。临床常以头匣或面罩吸入 100% 氧 5~10 分钟，如缺氧无改善提示存在 PPHN 或发绀型心脏病所致的右向左血液分流存在。如血氧分压大于 150mmHg，则可排除大多数发绀型先天性心脏病；但氧分压小于 150mmHg 也不能将 PPHN 或发绀型先天性心脏病做出鉴别。

（2）高氧高通气试验：PPHN 或发绀型先天性心脏病由于均存在右向左分流，在一般吸氧后血氧分压常无明显改善。在 PPHN，如能使肺血管阻力暂时下降则右向左分流可显著减少，血氧改善；而在发绀型先天性心脏病，血氧分压不会改善。高氧高通气试验的具体方法是：对高氧试验后仍发绀者在气管插管或面罩下行皮囊通气，频率为 100~150 次 /min，持续 5~10 分钟，使血二氧化碳分压下降至"临界点"（20~30mmHg），此时血氧分压可显著上升，可大于 100mmHg，而发绀型心脏病患儿血氧分压增加不明显。如需较高的通气压力（>40cmH_2O）才能使血二氧化碳分压

（PaCO₂）下降至临界点，则提示 PPHN 患儿预后不良。传统的高氧（100%）和高通气试验，因有高氧肺损伤和过度通气影响脑血流等不良作用，以及常规超声检查评估肺动脉压力技术的普及，近来较少应用。

2. 辅助检查

（1）动脉导管开口前后血氧分压差：PPHN 患儿的右向左分流可出现在心房卵圆孔水平或动脉导管水平，或两者均有。当存在动脉导管水平的右向左分流，动脉导管开口前的血氧分压高于开口后的血氧分压（图 4-3-1）。可同时检查动脉导管开口前（常取右桡动脉）及动脉导管开口后的动脉（常为脐动脉或下肢动脉）血氧分压，当两者差值大于 15~20mmHg 或两处的经皮血氧饱和度差 >5%~10%，又同时能排除先天性心脏病时，提示患儿有 PPHN 并存在动脉导管水平的右向左分流。当 PPHN 患儿的右向左分流不在动脉导管水平而只存在心房水平，上述试验的血氧差别可不出现，但此时也不能排除 PPHN 可能。

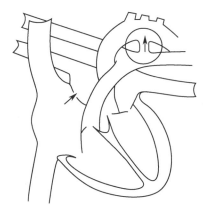

图 4-3-1 PPHN 心房和动脉导管水平的分流示意

（2）胸部 X 线摄片：常为正常或与肺部原发疾病有关。心胸比例可稍增大，肺血流减少或正常。

（3）心电图：可见右室占优势，也可出现心肌缺血表现。

（4）超声多普勒检查：该项检查已作为 PPHN 诊断和评估的主要手段。可排除先天性心脏病的存在；证实心房或动脉导管水平右向左分流；提供肺动脉高压程度的定性和定量证据，并可进行一系列血流动力学评估。

1）以二维彩色多普勒超声在高位左胸骨旁切面显示开放的动脉导管，根据导管水平的血流方向可确定右向左分流、双向分流或左向右分流。

2）因绝大多数新生儿，尤其是围产期有窒息或肺阻力增加者可出现心脏三尖瓣收缩期的反流。常利用肺动脉高压患儿的三尖瓣反流，以连续多普勒测定反流速度，以简化伯努利方程计算肺动脉压：肺动脉收缩压 =4× 反流血流速度 ²+ 中心静脉压（假设中心静脉压为 5mmHg）。其基本原理是当肺动脉瓣正常时，右心室收缩压与肺动脉收缩压相同；当三尖瓣存在反流时，收缩期右心室血反流进入右心房，其进入的速度与房 - 室压力差有关；利用连续多普勒测定反流速度可计算出相应的压力差值。

超声诊断新生儿肺动脉高压的标准可根据：①肺动脉收缩压（sPAP）>35mmHg 或 >2/3 体循环收缩压；②存在心房或动脉导管水平的右向左分流。

（5）其他监测指标

1）血氧指标：尽管新生儿肺动脉高压诊断的直接证据很重要，临床上常以患儿的动脉血氧状态作为 PPHN 程度估计和疗效评价的重要指标。PaO₂ 测定是最简单和直接的指标。当吸入气氧浓度为 100% 时，PaO₂ 仍低于 50mmHg 对 PPHN 死亡率的预测特异性达 90% 以上。其他氧合评估指标有：氧合指数（oxygenation index，OI），肺泡 - 动脉血氧分压差（alveolar-artery oxygen partial pressure gradient，$P_{A-a}O_2$）等（详见一氧化氮吸入治疗）。

2）心室压力增高的间接证据：脑钠肽（brain natriuretic peptide，BNP）常被作为心功能不全的监测指标。BNP 由心室分泌，在心室充盈压力增高时分泌增加。临床研究显示，PPHN 急性期血浆 BNP 水平显著增高，而非 PPHN 的呼吸系统疾病或正常新生儿 BNP 不增高，且与氧合指数（OI）有较好的相关性。因此，血 BNP 水平可作为 PPHN 的鉴别诊断、病情监测和预后判断的快速监测指标。在 PPHN 缺乏超声诊断条件时，进行 BNP 监测有一定临床诊断和鉴别诊断价值。

五、新生儿肺动脉高压发病人群的变化

上述"经典"的 PPHN 多发生于足月或近足月儿，且常发生在生后早期，很少超过 1 周发病。但近年来，随着极低或超低出生低重儿存活率的提高，因支气管肺发育不良（broncho-pulmonary dysplasia，BPD）并发肺动脉高压的发生率逐年增加，肺动脉高压成为 BPD 的重要并发症。BPD 致肺小动脉减少、肺泡 - 毛细血管面积减少、低氧、感染、肺血管重塑等，最后导致肺动脉高压；此外，左心室舒张功能降低也可以引起 BPD 并发肺动脉高压，BPD 并发肺动脉高压属于慢性进行性肺动脉高压，病死率可高达 40% 以上。BPD 并发肺动脉高压一般发生在生后数周的早产儿，较多在新生儿病房出院后随访中，或在儿科病房被诊断。目前常对 BPD 在校正胎龄 36 周进行超声评估肺动脉压力。

六、对新生儿持续性肺动脉高压治疗的认识过程及进展

低氧性呼吸衰竭和 PPHN 有较高的死亡率和并发症，治疗的目标是纠正低氧血症，同时尽可能减少由于呼吸治疗本身而出现的并发症。经典（传统）的治疗手段有人工呼吸机高通气、纠正酸中毒或碱化血液、纠正体循环低血压、给以正性肌力药物或液体扩容。近年来发展的新治疗方法如一氧化氮吸入（inhaled nitric oxide，iNO）疗法、表面活性物质应用等已显著改善了该病的预后。新型的治疗方法，如血管扩张剂、抗氧化剂治疗等仍在不断探索中，并有一定的前景。上述传统的治疗手段在临床上已取得了较好的效果，但是遗憾的是除 iNO 和表面活性物质治疗有经随机对照试验（RCT）的循证医学证据外，其他治疗方法尚缺乏 RCT 研究证据，其治疗的潜在缺点也逐渐引起了人们的重视。

（一）机械通气治疗

自 1983 年以来，采用气管插管人工呼吸机进行高通气以降低肺动脉压力一直是治疗 PPHN 的主要方法之一。通过机械通气使血氧分压维持正常或偏高，同时使动脉血二氧化碳分压（$PaCO_2$）降低，以利于肺血管扩张和肺动脉压的下降。既往所谓的高通气一般是将 $PaCO_2$ 降至 25mmHg，维持 PaO_2>80mmHg，患儿经心导管监测可见肺动脉压力的显著下降。新生儿肺血管对氧的反应不稳定，低氧性肺血管痉挛可引起致命性的肺血管阻力增加。为减少血氧的波动，临床医生常倾向于将氧分压稳定在较高的水平，同时，在呼吸机参数撤离过程中，氧的调节也应逐渐降低，以免出现反应性肺血管痉挛。在 20 世纪末报道的 NO 吸入 PPHN 的多中心研究资料中，将 NO 应用前的 PaO_2 维持在 >80mmHg，$PaCO_2$ 30~35mmHg，以降低肺动脉压力。但是随着对高氧和低碳酸血症危害研究的深入，研究人员发现高氧可引起活性氧（reactive oxygen species，ROS）增加，低 $PaCO_2$ 可使脑血管收缩，显著降低脑血流，尤其在早产儿可增加脑室周围白质软化（PVL）的发生机会；研究还发现曾经由于高通气治疗而有明显低碳酸血症者，听力异常的机会显著增加，这些资料均提示在 PPHN 的治疗中应该避免过高的血氧分压和过低的 $PaCO_2$。近来教科书中有关 PPHN 的治疗中也逐步修改了治疗时对 $PaCO_2$ 值的要求，将 $PaCO_2$ 维持在 35~45mmHg。呼吸治疗的策略如下：

呼吸支持和维持最佳肺容量：被确诊为 PPHN 的患儿，一般均需要机械通气呼吸支持。①保持最佳肺容量，因肺过度充气或萎陷均可导致肺血管阻力增加，应选择合适的呼气末正压（PEEP）和平均气道压（MAP），使胸部 X 线片显示吸气相的肺下界在第 8、9 后肋间；为避免气压伤和容量损伤，可选择相对低的吸气峰压（PIP）和潮气量，目标 $PaCO_2$ 一般保持在 40~50mmHg。呼吸机初调值，吸入气氧浓度（FiO_2）为 0.80~1.00，呼吸频率 50~70 次 /min，吸气峰压 15~25cmH₂O，呼气末正压 3~4cmH₂O，吸气时间 0.3~0.4 秒。②应用高频通气，高频通气的目的是募集和复张更多的肺泡和减少肺损伤，而不是单纯为了降低 $PaCO_2$。对于有肺实质性疾病的 PPHN，如 RDS、MAS 等，可采用高频通气模式；在常频通气模式下，如 PIP>25cmH₂O、潮气量 >6ml/kg 才能维持 $PaCO_2$<60mmHg，也可改为高频通气。当患儿经 12~48 小时趋于稳定后，可将导管后血氧饱和度维持在 >0.90；为尽量减少肺气压伤，此时可允许 $PaCO_2$ 稍升高。对于有肺实质性疾病，如 RDS、肺炎等，高频通气和 iNO 联合应用有协同作用，但对于特发性 PPHN 或合并先天性膈疝，上述联合应用一般无效。③应用肺表面活性物质，对于有肺实质性疾病，如 RDS、MAS、肺炎等存在原发或继发性肺表面活性物质失活，其并发的 PPHN 在使用肺表面活性物质后可募集和复张更多的肺泡、改善氧合。对相对轻症的 PPHN（OI=15~25）效果较好；非肺实质性疾病

者,肺表面活性物质一般无效。

（二）碱性液体的应用以提高血液 pH 值

酸中毒时肺血管阻力增加,通过提高血液 pH 值以降低肺血管阻力曾经是临床治疗 PPHN 的常用手段。但碱性液体的应用有高钠、CO_2 产生增加等副作用,低 $PaCO_2$ 有脑血流减少和听力损伤的潜在风险。传统的方法是将血液 pH 提高至 7.45~7.55,而目前多主张将其保持在 7.35~7.45 即可。

（三）提高体循环压力

PPHN 的右向左分流程度取决于体循环与肺循环压力差,提高体循环压有利于减少右向左分流。维持正常血压,将动脉收缩压维持在 50~75mmHg,平均压在 45~55mmHg。当有容量丢失或因血管扩张剂应用后血压降低时,可用生理盐水、5% 的蛋白、血浆或输血;为增加心肌收缩力,常使用正性肌力药物如妥卡尼 2~10μg/(kg·min)、多己酚丁胺 2~10μg/(kg·min)、肾上腺素 0.03~0.10μg/(kg·min)。

（四）镇静和镇痛

临床上对 PPHN 常使用镇静剂以减少应激反应。可用吗啡每次 0.1~0.3mg/kg 或以 0.1mg/(kg·h),或用芬太尼 3~8μg/(kg·h)维持,也可以使用咪达唑仑 0.05~0.1mg/kg,每 2~4 小时 1 次。必要时用肌松剂,如泮库溴铵(pancuronium)每次 0.1mg/kg,维持量为 0.04~0.1mg/kg,每 1~4 小时 1 次。

（五）扩血管药物降低肺动脉压力

PPHN 可由肺血管发育不良、发育不全或功能性适应不良所致,药物治疗目的是使肺血管平滑肌舒张、血管扩张。目前临床和实验研究主要集中在对调节肺血管张力的三条途径进行探索,包括一氧化氮、前列环素和内皮素在肺血管张力的调节,以及相关类似物或阻滞剂的应用。

1. 一氧化氮吸入(inhaled nitric oxide,iNO) 治疗 一氧化氮是目前唯一的高度选择性的肺血管扩张剂,在 20 世纪 90 年代初,Roberts 和 Kinsella 首次报道将 NO 吸入用于 PPHN。美国多中心研究显示,对 PPHN 患者早期应用 NO 吸入能使氧合改善,减少体外膜氧合(ECMO)的应用;治疗后长期的神经系统随访也未见明显异常;近年来还有资料显示 iNO 治疗后早产儿脑性瘫

痪的发生率有所减少。

（1）NO 吸入降低肺动脉压的原理:一氧化氮(nitric oxide,NO)是血管平滑肌张力的主要调节因子,已证实它就是内皮源性舒张因子(EDRF),出生后的肺血管阻力下降有 NO 的介导参与。内源性 NO 由 L- 精氨酸通过一系列酶反应产生（图 4-3-2 ）。NO 通过与鸟苷酸环化酶的血红素组分结合,激活鸟苷酸环化酶,使 cGMP 产生增加,后者可能通过抑制细胞内钙激活的机制,使血管和支气管平滑肌舒张。当 NO 以气体形式经呼吸道吸入后,能舒张肺血管平滑肌,而进入血液之后 NO 很快被灭活,使体循环血管不受影响。NO 与血红素铁有高度亲和力,包括还原型血红蛋白,结合后形成亚硝酰基血红蛋白(NOHb),后者被氧化成高铁血红蛋白,高铁血红蛋白被进一步还原成硝酸盐(nitrate)及亚硝酸盐(nitrite),通过尿液、少量通过唾液和肠道排泄。由于 NO 在血管内的快速灭活,它对体循环不产生作用。这与传统的扩血管药物不同（图 4-3-3 ）。吸入一氧化氮治疗的临床实践证明,它能选择性降低肺动脉压,能改善通气血流比值,降低肺内或肺外分流,使患儿氧合改善。

（2）NO 吸入方法:NO 吸入通常经人工呼吸机辅助通气完成。由于 NO 吸入浓度受潮气量、吸入气氧浓度、气源浓度等影响,高浓度 NO 吸入可致肺损伤,精确的 NO 吸入浓度常需持续监测。NO 与氧反应可生成 NO_2,后者对肺损伤更为明显。当 $NO_2 \geq 2ppm$ 时,可使气道反应性增加。由于 NO_2 可与水反应生成 HNO_3,它在肺内停留时间很长,被肺上皮细胞吸收,导致损伤。

（3）NO 吸入的临床应用

1）NO 吸入适应对象:20 世纪 90 年代初,Roberts 和 Kinsella 分别报道将 NO 吸入用于 PPHN。患儿在常规治疗,包括高氧、高通气、碱性药物、提高体循环压等措施后低氧血症仍明显,或需很高的呼吸机参数才能维持时,可采用 NO 吸入治疗。有条件者以超声检查排除先天性心血管畸形,并证实肺动脉高压,同时低氧血症明显,如氧合指数(OI)>25 常是 iNO 的应用指征。表现为:①卵圆孔或 / 及动脉导管水平的右向左分流;②经三尖瓣反流估测肺动脉压为 ≥75% 体循环压时,可考虑用 NO 吸入治疗。

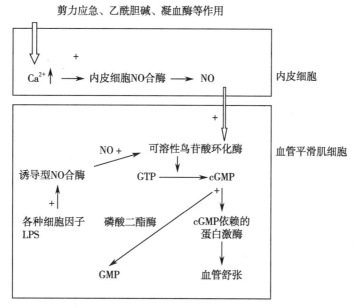

图 4-3-2 内源 NO 产生及作用机制

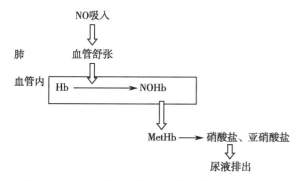

图 4-3-3 NO 吸入后的血管扩张作用及灭活过程

新生儿左向右分流先天性心脏病患者常有肺动脉压增高,由于体外循环手术常有肺内源性NO 产生减少,此时可用较低剂量 NO 吸入维持,以降低肺血管阻力。在体外循环手术后常可出现肺动脉高压并发症而需要用镇静剂、人工呼吸机高通气,甚至体外膜氧合(ECMO)治疗。对这些术后患者可应用 NO 吸入,使肺动脉压下降。但对先天性心脏病患者进行 NO 吸入治疗前应明确其存在的解剖畸形性质。某些畸形,如永存动脉干、左心发育不良综合征、单心室等常依赖较高的肺循环阻力以平衡体/肺循环,维持体循环氧合,此时如吸入 NO,常是致命的。

对于其他多种原因引起足月儿严重低氧性呼吸衰竭,经常规呼吸机、血管活性药物、高频呼吸机等治疗后可能仍有低氧血症而最终需 ECMO治疗。因吸入 NO 只扩张有通气的肺血管,故它不仅能降低肺动脉压,还能改善通气血流比值。

有报道在 iNO 治疗后氧合可有所改善,对这方面的临床研究还需进一步深入。

2)NO 吸入的剂量调节:虽然 NO 吸入有一定的剂量–效应关系,一般在吸入浓度大于80ppm 时效应增加不明显,而相应的毒副作用明显增加。考虑到 NO 及 NO_2 的潜在毒性作用,应尽可能用较小的剂量以达到临床所需的目的。临床对 PPHN 的常用剂量为 20ppm,可在吸入后4 小时改为 5~6ppm 维持,一般不影响疗效,并可以此低浓度维持至 24 小时或数天,一般小于 2周。对于 NO 有依赖者,可用较低浓度如 1~2ppm维持,最终撤离。

3)NO 吸入的撤离:尽管没有统一的 NO 撤离方式,一般在 PPHN 患儿血氧改善、右向左分流消失、吸入气氧浓度降为 0.4~0.45、平均气道压力小于 $10cmH_2O$ 时可考虑开始撤离 NO。长时间NO 吸入会抑制内源性 NO 合酶,故 iNO 应逐渐撤离。在吸入浓度较高时,可每 4 小时降 5ppm,而此时吸入气氧浓度不变。在撤离时要监测动脉血气、心率、血压及氧饱和度。如患者能耐受,逐渐将 NO 撤离。在撤离时如氧饱和度下降超过 10% 或其值低于 85%,可提高吸入气氧浓度10%~20%,NO 应再增加 5ppm,在 30 分钟后可考虑再次撤离。当 iNO<5ppm 时,撤离时每次降1ppm,以免引起肺动脉高压的"反跳"。

4)NO 吸入的疗效评价:NO 吸入后患儿可

即刻出现血氧改善,也可缓慢地变化,其反应性不同取决于肺部疾病、心脏功能及体循环血流动力学在病理生理中所起的不同作用。一般在入选时的 OI 在 15~25 者,治疗反应较 OI>25 者更好。临床上新生儿在 NO 吸入后可出现下列反应:①吸入后氧合改善并能持续;②吸入后氧合改善,但不能持续;③吸入后氧合改善并能持续,但产生对 NO 吸入的依赖;④吸入后氧合无改善,或者恶化。

iNO 疗效差的可能原因有:①新生儿低氧不伴有肺动脉高压;②有先天性心血管畸形而未被发现,如完全性肺静脉异位引流、主动脉缩窄、肺毛细血管发育不良等;③败血症引起的心功能不全伴左心房、室及肺静脉舒张末压增高;④存在严重的肺实质性疾病,NO 吸入有时反而使氧合恶化;⑤严重肺发育不良;⑥血管平滑肌反应性改变。

评价 NO 吸入对氧合改善的疗效时可采用氧合指数(oxygenation index, OI),可作为动态疗效观察手段。OI 涉及呼吸机参数、吸入气氧浓度及血氧分压等综合因素,即,

OI = 平均气道压力(cmH$_2$O)× 吸入气氧浓度 ÷ 动脉氧分压(mmHg)

5)NO 吸入毒性机制及防治方法:一般来说,目前临床应用的 NO 吸入剂量是安全的,也未见长期毒副作用。NO 本身为一种自由基,大剂量吸入对肺有直接损伤作用。

①NO 与氧结合后可产生 NO$_2$,后者 50%~60% 可滞留于肺,与水结合形成 HNO$_3$ 被肺上皮细胞吸收,对其有直接损伤作用。NO$_2$ 的生成取决于 NO 浓度的平方与氧浓度。此外,NO 与 NO$_2$ 反应可产生三氧化二氮(dinitrogen trioxide),后者是水溶性的,形成硝酸盐及亚硝酸盐,这也参与了对肺的损伤。5ppm NO$_2$ 吸入 4 小时,即可引起肺内轻度炎症反应;长期暴露于 NO$_2$ 还可使气道功能减退、感染的易感性增加。通过有效地监测 NO、NO$_2$ 浓度,其毒性作用是可以避免的。

②高铁血红蛋白的产生:NO 与血红蛋白的亲和力较一氧化碳与血红蛋白的亲和力强 280~1 500 倍,与还原型血红蛋白的结合力较氧合型高 5~20 倍。高铁血红蛋白血症的产生取决于患者的血红蛋白浓度及氧化程度、高铁血红蛋白还

原酶的活性及最终的 NO 吸入量。一般短期应用 NO 吸入,其浓度在 20~80ppm 时,高铁血红蛋白很少超过 2%。数天应用后可有所增高,但较少超过 10% 并出现临床症状;当高铁血红蛋白明显增高时,如超过 7%,可静脉应用维生素 C 500mg 和输血进行治疗。

③其他副作用:在应用 NO 吸入后可出现出血时间延长,这可能与血小板功能有关。其机制可能与血小板内的 cGMP 激活有关。对有出血倾向者,尤其是早产儿,在 NO 吸入过程中应密切观察。

2. 其他扩血管药物降低肺动脉压力 一般扩血管药物往往不能选择性扩张肺动脉,其临床疗效常有限,而 NO 吸入是 PPHN 的标准治疗手段。扩血管药物可试用:

(1)前列腺素与前列环素:①在动物实验中,前列腺素 D$_2$ 能降低肺血管阻力 30%,而在 PPHN 常不能显著降低肺血管阻力或改善氧合。②前列环素(prostacyclin, PGI$_2$),PPHN 患者在前毛细血管存在前列环素合成酶缺乏;PGI$_2$ 能增加牵张引起的肺表面活性物质的分泌;在低氧时,PGI$_2$ 对降低肺血管阻力尤其重要。近年来证实气管内应用 PGI$_2$ 能选择性降低肺血管阻力,PGI$_2$ 与磷酸二酯酶 V 型抑制剂联合应用有协同作用。此外,较稳定的拟前列环素药物如伊洛前列素(iloprost)和依前列醇(epoprostenol)对原发性肺动脉高压及小儿先天性心脏病并发肺动脉高压均有显著的作用,它们的半衰期分别为 30 分钟和 2 分钟,其中 iloprost 吸入给药具有较好的肺血管选择性,常用吸入剂量为 5μg/kg,每 4 小时 1 次,这将是对 PPHN 患者无 NO 吸入治疗条件时的一种替代方法。近年来,前列腺素的衍生物曲前列尼尔(treprostinil)开始用于新生儿肺动脉高压,但同样有体循环血压降低的副作用,因静脉应用后该药半衰期相对较长,药物中断时较少出现肺动脉高压的"反跳"。

(2)肺表面活性物质:成功的 PPHN 治疗取决于呼吸机应用时保持肺的最佳扩张状态。低肺容量引起间质的牵力下降,继而肺泡萎陷,功能残气量(FRC)下降;而肺泡过度扩张引起肺泡血管受压。因均一的肺扩张,合适的 V/Q 与 PPHN 的治疗关系密切,肺表面活性物质应用能使肺泡均一性扩张、肺血管阻力下降,从而显示其疗效。临

床研究显示,低氧性呼吸衰竭和 PPHN 患儿在肺表面活性物质应用后需进行 ECMO 治疗的机会减少,其中对 OI 值在 15~22 者效果最好。此外,PPHN 患儿常伴有胎粪吸入性肺炎,胎粪可引起肺表面活性物质的灭活,产生继发性肺表面活性物质缺乏,使缺氧及肺动脉高压加重,这也是对 PPHN 应用肺表面活性物质替代的依据。

（3）磷酸二酯酶抑制剂（phosphodiesterase inhibitor）:NO 引起的肺血管扩张在很大程度上取决于可溶性 cGMP 的增加。抑制鸟苷酸环化酶活性可阻断 NO 供体的作用,提示该途径对 NO 发挥作用很重要。cGMP 通过特异性磷酸二酯酶 V 型（PDE5）灭活,故抑制磷酸二酯酶活性有"放大" NO 作用的效果,可用于预防反跳性肺血管痉挛。PPHN 在治疗撤离时（尤其是 NO 应用停止后）可出现反跳性肺血管痉挛及肺动脉高压,使用磷酸二酯酶 V 型抑制剂可显著减少反跳。

PDE5 抑制剂西地那非（sildenafil）被试用于新生儿 PPHN,且显示出能较选择性的作用于肺血管床。最近报道的临床随机盲法对照试验对新生儿 PPHN 的治疗结果显示,口服西地那非组（1mg/kg,每 6 小时 1 次）较对照组氧合改善显著,死亡率显著下降。常用口服剂量为 0.5~1mg/kg,每 6~12 小时 1 次。

（4）其他磷酸二酯酶抑制剂与 PPHN 治疗:磷酸二酯酶Ⅲ型抑制剂——米力农（milrinone）常用于儿童心脏手术后,可以改善心肌收缩力,降低血管阻力。近来也有报道将磷酸二酯酶Ⅲ型抑制剂用于 PPHN 的治疗,使用剂量为:负荷量 75μg/kg 静脉滴注超过 60 分钟,即给以 0.5~0.75μg/（kg·min）维持。对于 <30 周的早产儿,负荷量 0.75μg/（kg·min）静脉滴注 3 小时,即给以 0.2μg/（kg·min）维持。

（5）内皮素拮抗剂:内皮素为强烈的血管收缩剂,在 PPHN 患者血浆中内皮素 -1（ET-1）水平增高,口服内皮素受体拮抗剂波生坦（bosentan）已用于临床上成人肺动脉高压的治疗,结果显示该药能改善患者的血流动力学和生活质量,常用剂量为 1~2mg/kg,每天 2 次。由于该药有潜在的肝脏毒性作用,较少用于小于 2 岁的儿童,在新生儿仅有较少的报道。有报道对早产儿支气管肺发育不良（BPD）并发肺动脉高压

时应用波生坦,并取得了一定的疗效。该药可能用于难治性肺动脉高压,如先天性膈疝并发的 PPHN、BPD 并发的肺心病或先天性心脏并发的肺动脉压力增高。

3. 其他治疗

（1）抗氧化治疗:氧化应激在 PPHN 的发病中起重要作用,故抗氧化剂用于 PPHN 的治疗近年来受到了重视。研究显示,重组人超氧化物歧化酶（rhSOD）气管内应用可减轻实验性胎粪吸入性肺损伤的程度。PPHN 的动物实验已证实气管内应用 rhSOD 后能显著降低肺动脉压力和改善氧合。rhSOD 也可用于新生儿,对早产儿生后早期应用 rhSOD 可显著改善婴儿期呼吸系统的预后。上述结果提示抗氧化治疗在 PPHN 治疗中有潜在的临床价值。

（2）NO 吸入 + 高频振荡通气治疗:理想的 NO 吸入疗效取决于肺泡的有效通气,高频振荡通气（HFOV）治疗能使肺泡充分、均一性扩张并能募集或扩张更多的扩张肺泡,使 NO 吸入发挥更好的作用。NO 吸入对 PPHN 的疗效决定于肺部原发病的性质。当用常规呼吸机 + NO 吸入或单用 HFOV 通气失败者,联合 HFOV 通气 +NO 吸入后疗效显著提高,尤其对严重肺实质疾病所致的 PPHN,因经 HFOV 通气后肺容量持续稳定,可加强肺严重病变区域 NO 的递送。

（3）体外膜氧合（extracorporeal membrane oxygenation, ECMO）技术:是新生儿低氧性呼吸衰竭和 PPHN 治疗的最后选择。其应用的基本原理和思路是:严重的 PPHN 患儿在常规治疗后低氧血症仍不改善时,再进一步增加机械通气支持和高浓度氧应用可进一步导致肺损伤,直致患儿死亡;ECMO 技术是将患儿低氧合的血液引流至体外膜氧合器进行氧合,再循环进入患儿体循环,同时可以显著减少呼吸机的支持强度,使肺病变获得恢复机会。随着 iNO 和高频通气技术的广泛开展,ECMO 的使用已有显著减少。患儿在接受 ECMO 前通常已接受了最大的常规呼吸支持,再通过增加呼吸支持来改善氧合的潜力已几乎没有;因此,对严重的 PPHN,如 PaO₂<50mmHg、FiO₂=1.0、PIP>35cmH₂O、常频通气下 OI>30,或高频通气下 OI>40、持续 2~12 小时病情仍不改善,可考虑转移至有 ECMO 条件的单位接受治疗。

总之，在上述各种扩血管治疗 PPHN 的方法中，NO 是目前唯一的选择性肺血管扩张剂，被认为是"金标准"。但仍有 20%~30% 的患儿对 NO 吸入无反应，这种失败情况多见于有肺实质性疾病和肺发育不良的 PPHN 患者。除 NO 外，目前所有的血管活性药物应用疗效均有争议。虽然对新生儿肺动脉高压相关认识和治疗工作取得了很大的成功，但在如何更好地了解肺血管的发育、对发育异常肺循环复杂机制的了解、PPHN 治疗相关药物的研发方面所存在的挑战还是十分明显的。在临床上，用更加系统的方法来诊断、评估疾病严重程度及进展，通过病理生理、临床和遗传的高危因素制订新生儿持续肺动脉高压的合适治疗方法也是我们努力的方向。

（杜立中）

第四节 新生儿脑损伤的防治研究进展

新生儿脑发育未成熟，在围产期又存在许多发生脑损伤的危险因素，脑损伤发生率比较高。新生儿脑损伤类型包括颅内出血（intracranial hemorrhage，ICH）、缺氧缺血性脑病（hypoxic-ischemic encephalopathy，HIE）、早产儿脑室旁白质损伤（periventricular white matter injury，PWMI）、脑梗死、胆红素脑病、脑膜炎和脑炎、代谢性脑损伤等，新生儿脑损伤容易遗留神经系统后遗症，严重影响远期儿童生活质量，给家庭和社会造成沉重负担。因此，新生儿脑损伤仍然是新生儿及儿科的重要临床问题，积极防治新生儿脑损伤具有重要的意义。

一、新生儿脑损伤的病因

1. 产前产时缺氧缺血 孕产妇许多疾病和产科各种高危情况都可导致胎儿产前和产时严重缺氧缺血。妊娠高血压病、妊娠肝内胆汁淤积症、胎位异常、胎盘早剥、前置胎盘、多胎、严重出血、各种难产、产程延长、脐带受压等是导致胎儿和新生儿缺氧缺血脑损伤的常见原因。

2. 分娩损伤 各种产科并发症、头盆不称、巨大儿、难产、第二产程延长、急产、手术产等是导致新生儿分娩损伤的常见原因，分娩损伤常导致新生儿颅内出血和缺氧缺血脑损伤等。

3. 新生儿期缺氧缺血 出生后各种呼吸疾病、各种原因所致的呼吸心脏停搏、心力衰竭、循环衰竭等常导致新生儿严重缺氧缺血脑损伤，早产儿常发生颅内出血和脑白质损伤。

4. 脑血流波动 对于极低和超低出生体重儿，各种原因发生的脑血流波动是导致颅内出血的重要原因，出生体重越小，发生率越高。

5. 其他 高胆红素血症、神经系统感染、遗传性代谢病等也是导致新生儿脑损伤的常见原因。

二、新生儿脑损伤的预防

新生儿脑损伤的治疗仍然是国际医学界的一个难题，严重损伤的神经细胞恢复非常困难，临床研究证明有效并且安全的方法并不多。因此，新生儿脑损伤最重要的是预防，针对产前、产时、产后各种病因和危险因素，积极采取预防措施，做好围产期保健，可明显降低新生儿脑损伤发生率。

1. 产前检查和胎儿监护 孕产妇各种疾病都可能影响胎儿，导致胎儿脑损伤，各种胎儿本身疾病也可导致脑损伤，应定期做好产前检查和胎儿监护，在产前检查过程中，严密监护胎儿生长发育及各项指标变化，及时发现胎儿可能发生的异常情况，尽可能避免发生脑损伤。

2. 产科疾病防治 积极预防和治疗各种孕产妇疾病，积极防治各种产科并发症，可显著降低新生儿脑损伤发生率。

3. 产房新生儿复苏抢救 对存在各种严重疾病的孕产妇及高危产科并发症者，在分娩时，产科医生和新生儿医生需密切合作，积极准备应对各种危重情况，及时投入复苏。要全面理解新生儿复苏指南及流程，熟练掌握复苏具体方法，做好产房新生儿复苏抢救，尽可能避免新生儿发生缺氧缺血及脑损伤。所有进产房的医生、护士都必须定期培训，在任何时候都能熟练掌握复苏技术。除复苏外，新生儿出生时可能发生其他危急情况，应及时抢救，同时积极做好复苏后的处理，这也是决定最终复苏成功和远期预后的重要因素。

4. 新生儿监护 新生儿出生后仍可能存在发生脑损伤的危险因素，应密切监护，监护内容包括：①呼吸监护，随时监护呼吸变化，监护经皮血氧饱和度（transcutaneous oxygen saturation，TcSO₂），及时发现异常并适当干预，避免发生缺氧；②心脏监护，新生儿出生后循环功能发生重大变化，血流动力学不稳定，应随时监护心率和心功能变化，避免发生缺氧；③血糖监护，新生儿出生后血糖不稳定，低血糖发生率比较高，尤其是早产儿、小于胎龄儿、巨大儿等高危新生儿，低血糖会导致严重脑损伤，应随时监护血糖，及时发现和处理，维持血糖稳定；④血压监护，新生儿血压不稳定，低血压及血压波动常导致脑血流灌注不足，发生缺血脑损伤，应及时监护血压；⑤实验室检查，包括胆红素监测、电解质、血气分析等，有利于及时发现异常并采取必要的干预措施，以减少发生脑损伤。

5. 新生儿疾病防治 新生儿期各种疾病都可能影响神经系统，发生脑损伤。例如呼吸系统疾病、心血管疾病、休克、高胆红素血症、败血症、坏死性小肠结肠炎、遗传性代谢病等都可能导致脑损伤，积极预防和及时治疗新生儿期各种疾病，尤其要避免发生危重状况，都可预防发生脑损伤。

三、新生儿脑损伤的对症支持治疗

新生儿脑损伤的发生过程是一个逐渐演变的、复杂的动态病理生理过程，其中再灌注损伤是决定患儿最终脑损伤程度的关键。对症支持治疗是新生儿缺氧缺血后续治疗的重要组成部分，对症支持治疗的目的是阻断缺氧缺血原发事件和避免或减轻继发性脑损伤，是脑损伤非特异性基础治疗措施。在各种原因导致脑损伤的早期，积极对症支持治疗可延缓和减轻脑损伤的严重程度，所有其他任何治疗措施都必须基于对症支持治疗基础之上。

1. 维持适当的通气和氧合 低氧血症和严重高碳酸血症均可损害脑血流自主调节功能，发生压力被动性脑循环，导致缺氧缺血脑损伤。因此，应维持正常的氧分压和二氧化碳分压，避免低氧和高氧血症及高碳酸血症和低碳酸血症的发生。新生儿复苏指南推荐：足月儿窒息复苏最好开始应用空气而不是纯氧，只有在出生90秒之后心率仍然不增加或氧合不好时才考虑应用高浓度氧，但必须应用空氧混合仪，根据需要随时调节吸入氧的浓度。

2. 维持适当的脑血流灌注，避免血压剧烈波动 缺氧脑损伤时会发生压力被动性脑循环，任何轻度的血压波动都会加重脑的损伤。维持正常动脉血压，避免体循环低血压（加重缺血）、高血压（导致脑出血的风险）和血液高凝状态的发生是非常重要的。

多巴胺和多巴酚丁胺可以升高血压，但有效剂量、疗程和与其他治疗的相互作用还不清楚。若血压降低，灌注下降，则首选多巴胺，剂量先从3~5μg/（kg·min）开始，并可每次上调2~3μg，直至10μg/（kg·min），如果循环灌注仍然不能维持正常，加用多巴酚丁胺从5μg/（kg·min）开始，最高剂量20μg/（kg·min）。

3. 维持血糖稳定 低血糖和高血糖对脑损伤患者都是不利的，尤其是急性期低血糖。维持血糖在75~100mg/L，避免低血糖加重脑损伤。避免高血糖，因其高渗透作用可能导致脑出血和血乳酸堆积等不良结局。

4. 适量限制液体量和控制脑水肿 新生儿缺氧缺血常同时存在抗利尿激素分泌失调综合征和肾功能障碍，给过多的液体可增加脑水肿而加重脑损伤，但不能以牺牲正常血压和内环境稳定为代价，应维持尿量≥1ml/（kg·h）。不推荐常规使用甘露醇，新生儿脑灌注压降低应首先关注血压，只有在检测到颅内压明显升高导致脑灌注压严重下降时才考虑使用甘露醇，虽能减轻脑水肿，但不能减轻最终脑损伤程度。缺氧缺血性脑病的脑水肿主要为细胞毒水肿，不推荐使用糖皮质激素减轻脑水肿。

5. 控制惊厥 惊厥可引起脑损伤进一步发展。苯巴比妥为一线用药，负荷量20mg/kg静脉注射，若惊厥得到控制，12小时后给予3~5mg/（kg·d）的维持量。如果惊厥持续，隔30分钟加用负荷量5mg/kg，直至负荷量达到30mg/kg，负荷量24小时后给维持量5mg/（kg·d），给1次。如果惊厥还未控制，可加用苯妥英钠20mg/kg，静脉注射时间不低于20分钟，维持剂量均为首剂后的12小时开始，剂量为5mg/kg，单次使用。安定类药物在新生儿应慎重使用。国内外的荟萃分析均显示预防性应用苯巴比妥并不能降低围产期窒息新生儿的病死率和神经发育伤残率，目前证据不推荐预防使用苯巴比妥。

6. 纳洛酮 目前证据不推荐常规使用纳洛酮治疗新生儿脑损伤,纳洛酮仅适用于母亲分娩前4小时内用过麻醉剂的严重呼吸抑制新生儿。尽管国内有大量关于纳洛酮应用于HIE的文献,但是这些文献本身证据较低,不适合做荟萃分析。美国新生儿神经病学专家Volpe指出:缺氧缺血时内源性阿片类物质的释放有抑制脑的氧耗速率和减少端脑血流从而增加脑干血流的作用,因此,窒息期间供给纳洛酮可能对脑干不利。

对于新生儿脑损伤,欧美等发达国家多主张以对症支持治疗为主,不主张过多的特殊神经保护治疗。

四、亚低温治疗

大型多中心随机对照临床研究证实,生后6小时之内给予亚低温治疗,可显著降低缺氧缺血性脑病新生儿的病死率及伤残发生率,尤其是中重度缺氧缺血性脑病患儿。研究结果表明,亚低温治疗是目前新生儿中、重度缺氧缺血性脑病的主要临床治疗措施。

亚低温治疗对足月新生儿中重度缺氧缺血性脑病有较好疗效,可以降低病死率和严重神经系统发育障碍发生率,具有良好的安全性,目前推荐的临床使用方法是:

1. 亚低温治疗新生儿HIE适应证 胎龄≥36周和出生体重≥2 500g,且同时存在下列情况:①有胎儿宫内窘迫的证据;②有新生儿窒息的证据;③有新生儿HIE或动态脑电图(AEEG)脑功能监测异常的证据。

胎儿宫内窘迫的证据至少包括以下2项中的1项:①急性围产期事件,如胎盘早剥、脐带脱垂、严重胎心率异常变异或晚期减速;②脐血pH<7.00或碱剩余(BE)>16mmol/L。新生儿窒息的证据,满足以下3项中的任意1项:①5分钟Apgar评分<5分;②脐血或生后1小时内动脉血气分析pH<7.00或BE>16mmol/L;③需正压通气至少10分钟。

EEG脑功能监测异常的证据,至少描计20分钟,并存在以下任意1项:①严重异常,上边界电压≤10μV;②中度异常,上边界电压>10μV和下边界电压<5μV;③惊厥发作。

新生儿HIE存在以下情况不适合进行亚低温治疗:①严重先天性畸形,特别是复杂青紫型先天性心脏病,复杂神经系统畸形,21、13或18三体综合征等染色体异常;②颅脑创伤或中、重度颅内出血;③全身性先天性病毒或细菌感染;④自发性出血倾向或血小板计数<50×10⁹/L。

2. 治疗时间窗 对于中、重度缺氧缺血性脑病,最好在缺氧缺血后6小时内开始亚低温治疗,若亚低温治疗延迟至缺氧缺血6小时后或惊厥出现之后才开始,则疗效显著降低。因此,亚低温治疗开始时间越早越好。

(1)转运途中亚低温治疗:为了最大限度发挥亚低温的神经保护作用,在基层医院及转运途中实施亚低温治疗显得尤为重要。我国大部分重度窒息和重度HIE都发生在基层医院,在转运途中实施被动降温处理值得在我国基层地区尝试。

(2)延长治疗时间窗(>出生6小时):虽然亚低温治疗的最佳时间窗是生后6小时内,但在临床实践中有相当一部分患儿进入新生儿重症监护病房时可能已经错过了最佳的治疗时间,如果开始亚低温治疗的时间在出生6小时后,很多患儿亦将受益。美国国立儿童健康和人类发展研究院(NICHD)一项多中心临床研究,将生后6~24小时的HIE患儿随机分为亚低温组和对照组,亚低温组给予持续96小时的全身降温,对照组常规治疗,发现亚低温组患儿18~24月龄时病死率和中、重度残疾率降低,为延长亚低温治疗HIE的时间窗(生后6~24小时)提供了证据。

3. 降温方式的选择 新生儿亚低温治疗主要有全身降温、选择性头部降温联合全身轻度降温两种方式。荟萃分析已经证实了两种亚低温方式对新生儿HIE都有神经保护作用,尚无证据表明哪种降温方式临床效果更好。

4. 实施方法 亚低温治疗可分为诱导、维持和复温三个阶段。诱导阶段的目标是在最短的时间内把核心温度降至目标温度(34℃),该阶段的时间长短取决于降温的方法,一般要求在1~2小时内达到目标温度。维持阶段的目标是尽可能维持核心温度恒定或小范围内波动(通常在0.2~0.5℃),重点是监测亚低温治疗期间各脏器的功能变化,亚低温持续时间为72小时左右。复温阶段是指亚低温治疗结束后缓慢地恢复体温至正常，复温速度通常为每小时 0.2~0.5℃，一般多采用自然复温的办法。复温阶段不能太快，尤其是不能复温过度（超过正常温度），以免抵消亚低温的治疗作用。

5. 亚低温联合其他治疗方法 虽然临床试验证实了亚低温治疗 HIE 的有效性，但接受亚低温治疗的中、重度 HIE 患儿中仍有一定比例发生死亡或严重伤残，亚低温联合其他治疗方法可能有助于进一步改善预后。

6. 亚低温技术的推广使用 目前发达国家已将亚低温作为治疗新生儿 HIE 的常规方法。据世界卫生组织估计，全世界 90% 以上的出生窒息发生在发展中国家，亚低温作为一项适宜技术值得向具备条件的基层医院推广使用，从而最大程度降低重度窒息和严重 HIE 患儿的病死率和伤残率。复旦大学附属儿科医院和原卫生部新生儿疾病重点实验室制定了《亚低温治疗新生儿缺氧缺血性脑病方案（2011）》，以指导亚低温技术的开展和推广。

五、干细胞治疗脑损伤研究进展

虽然亚低温已成为新生儿 HIE 常规临床治疗方法，但仍有部分病例效果不理想，遗留神经系统后遗症。近年国内外积极开展干细胞治疗新生儿脑损伤的研究，干细胞具有分化生长和修复功能，能分化为神经元、神经胶质细胞、内皮细胞等，为中、重度脑损伤的治疗带来新的希望。目前干细胞治疗新生儿脑损伤的研究大多数是临床前动物实验，临床研究还很少，还有许多问题需要深入研究。

1. 干细胞种类 用于临床治疗的干细胞必须达到安全有效的临床级别，必须通过严格的检测和鉴定。目前常用的干细胞有脐血干细胞、间充质干细胞、神经干细胞等，国内外已建立用于临床研究的干细胞库。

2. 干细胞治疗机制 干细胞通过细胞替代和旁效应模式介导神经功能恢复，恢复机制包括神经再生、内皮再生、突触发生和生长因子分泌等。例如少突胶质前体细胞（OPCs）是中枢神经系统中少突胶质细胞（OLs）的前体，采用 OPCs 移植治疗脑损伤的研究显示，外源性 OPCs 移植后不仅可以迁移整合到受损脑组织，促进白质结构的恢复，还能抑制神经元的凋亡并促进内源性神经干细胞的增殖。植入的细胞可以通过神经营养作用、旁分泌作用等途径保护神经组织，促进再髓鞘化。

3. 治疗效果 目前干细胞治疗新生儿脑损伤的效果主要来自动物研究，而临床研究还很少。动物研究显示，干细胞移植能显著改善脑损伤的组织病理变化，改善神经行为功能，显示较好的效果。临床研究的效果需要更严格的方法进行评估。

4. 存在问题 目前干细胞治疗新生儿脑损伤的研究还处于早期阶段，移植干细胞的致瘤及免疫排斥等安全性问题还需要开展大量实验进行监测，还有待更深入的研究，以确定最佳的移植方案。移植干细胞可能会受到炎性微环境的损伤，导致无法存活。干细胞移植是治疗新生儿脑损伤较有前景的方法，其临床应用还面临着许多挑战，尚需大量的前期工作以确定干细胞移植的安全性及有效性。

总之，新生儿脑损伤是导致新生儿死亡和致残的重要疾病，加强对新生儿脑损伤的防治研究具有重要意义。切实加强产房复苏及复苏后监护至关重要，可以显著降低脑损伤发生率和严重程度。对症支持治疗是脑损伤的基础治疗，可以阻断和减轻脑损伤的发生发展。在神经保护治疗方面，目前国际上推荐亚低温技术作为新生儿 HIE 的常规治疗。新生儿脑损伤其他治疗方法较多，但应该以循证医学为指导，各种治疗方法都必须经过多中心随机对照研究，证明有效并且安全，才能推荐临床使用。

（陈 超）

第五节 早产儿的医学问题与社会问题

1961 年世界卫生组织（WHO）将早产儿（premature infant）的概念定为胎龄 <37 周出生的新生儿。2012 年 5 月 WHO 发布《早产儿全球报告》统计分析全球 184 个国家和地区的早产儿状况，报告显示全球早产儿发生率平均为 10%，非洲马拉维最高，达 18%，美国为 12.8%，我国约

为 7.1%。在过去 20 年,除 3 个国家外,其他国家和地区早产儿发生率都呈上升趋势,全球每年有 1 500 万早产儿出生。早产儿已成为新生儿患病和死亡的首要原因,在 5 岁以下儿童死亡原因中,早产儿也占第一位。在存活的早产儿,后遗症发生率也比较高,到了青少年期和成年期发生许多问题,给家庭和社会造成沉重负担。目前我国每年出生新生儿 1 600 万,按照早产儿 7.1% 计算,每年出生早产儿约 115 万。WHO 首次提出,早产儿已成为全球公共卫生问题,呼吁社会各界重视早产儿问题,WHO 确定每年 11 月 17 日为"世界早产儿日"。因此,早产儿不仅是医学问题,而且还是一个很重要的社会问题。

近年,小胎龄早产儿数量明显增多,存活率也明显上升。WHO 对早产儿胎龄进行进一步分类(表 4-5-1)。根据出生体重分类,出生体重 <1 500g 为极低出生体重儿(very low birth weight infant, VLBW),<1 000g 为超低出生体重儿(extremely low birth weight infant, ELBW),极低和超低出生体重儿临床问题更多、病死率更高,是早产儿救治和管理的重点和难点。

表 4-5-1 早产儿胎龄分类及定义

分类名称	英文名称	胎龄定义/周
晚期早产儿	late preterm infant	34^{+0}~36^{+6}
中期早产儿	moderate preterm infant	32^{+0}~33^{+6}
极早产儿	very preterm infant	28^{+0}~31^{+6}
超早产儿	extremely preterm infant	<28

一、出生前和出生时问题

1. **产前评估** 对可能发生早产者,新生儿医师要尽早参与,详细询问病史,了解孕期母亲和胎儿情况,了解早产的可能原因,评估分娩时可能发生的情况,为出生时处理做准备。对胎龄 <34 周可能早产的产妇使用糖皮质激素促进胎肺成熟。

2. **出生时容易发生缺氧** 早产儿出生时产科合并症较多,容易发生缺氧,严重者可导致远期后遗症,甚至死亡。早产儿出生时 Apgar 评分判断比较困难,积极做好复苏工作,动作要快且轻柔,产科与新生儿科医师要密切合作。复苏后要仔细评估全身状况。

二、生后早期问题及处理

生后早期主要是指生后 7 天内,由于早产儿各脏器发育未成熟,出生后很难适应外界生活,常发生许多危及生命的问题。必须充分认识和评估早期发生的问题,严密监护,积极抢救。

(一)寒冷损伤与保暖

早产儿产热少、散热多,体温调节功能差,易发生低体温,导致寒冷损伤。早产儿寒冷损伤容易导致死亡。出生后立即给予保暖,产房温度应保持 27~28℃。出生后迅速将全身擦干,放在预热棉毯中,不让患儿裸露,复苏处理后尽快放在预热的暖箱中。维持恒定的适中温度对早产儿非常重要,适中温度(neutral temperature)根据不同体重不同日龄而定,一般在 32~35℃之间。暖箱相对湿度一般为 70%~100%,暖箱湿度对维持体液平衡非常重要,对超低出生体重儿采用较高的湿度(表 4-5-2),但要注意预防感染。为保持体温稳定,各种操作尽量在暖箱中进行,如暂时离开暖箱亦应注意保暖。

表 4-5-2 超低出生体重早产儿暖箱温度和湿度

日龄/d	1~10	11~20	21~30	31~40
温度/℃	35	34	33	32
湿度/%	100	90	80	70

(二)呼吸问题与呼吸支持

由于早产儿肺发育未成熟,生后早期呼吸疾病发生率较高,病情严重,病死率高,是导致早产儿死亡的主要原因。

1. **呼吸窘迫综合征(RDS)** 早产儿 RDS 发生率非常高,胎龄越小体重越低,RDS 发生率越高。2006 年欧洲新生儿协作网(EuroNeoNet)数据显示,RDS 发生率在胎龄 23~25 周早产儿为 91%,26~27 周为 88%,28~29 周为 74%,30~31 周为 52%。多在生后数小时发生严重呼吸困难,很快进展为呼吸衰竭,需立即给以呼吸支持,在呼吸支持条件不够好的地区,病死率比较高。

2. **感染性肺炎** 早产儿产前、产时发生的感染性肺炎多在生后 3 天内起病,常见病原为 B 族链球菌(GBS)和大肠埃希菌,病情重,进展快,病死率高。

3. **呼吸暂停** 早产儿呼吸暂停发生率很高，胎龄越小体重越低，发生率越高，在极低出生体重儿发生率为 20%~30%，在超低出生体重儿发生率达 50%~70%。早产儿呼吸暂停常在生后 1 周开始发生，反复发生呼吸暂停可导致缺氧脑损伤，严重者导致死亡。

4. **湿肺** 早产儿湿肺发生率比较高，胎龄 <35 周的胎儿，呼吸道上皮细胞氯离子（Cl^-）通道出于开放状态，分泌离子和水。而上皮细胞钠离子通道（epithelial sodium channel，ENaC）发育未成熟，钠离子和水的重吸收比较少。因此胎龄 <35 周早产儿，容易发生湿肺。晚期早产儿如剖宫产，湿肺发生率也很高，并且病情比较严重。

5. **气漏** 常发生在产房复苏时或严重肺部疾病需要机械通气者，气漏主要包括气胸和纵隔气肿，早产儿气漏导致肺受压迫，发生呼吸困难，严重者病死率比较高。

6. **肺出血** 导致肺出血的主要病因是缺氧和感染，肺出血是严重缺氧和严重感染的终末期表现，病情非常严重，进展迅速，常很快导致死亡。

根据早产儿呼吸疾病的严重程度，选择相应的呼吸支持技术：

1. **一般吸氧** 包括头罩吸氧和鼻导管吸氧。如早产儿发生呼吸困难、吸空气时经皮血氧饱和度（$TcSO_2$）低于 88%~90% 者，应给予吸氧。应采用有空气与氧气混合的气源，吸氧必须监测 $TcSO_2$，严格控制吸入气氧浓度，根据 $TcSO_2$ 或血气检测调整吸入气氧浓度，一般将 $TcSO_2$ 维持在 90%~95% 即可，不宜高于 95%。

2. **无创通气** 对有呼吸困难的轻度或早期新生儿 RDS、湿肺、感染性肺炎及呼吸暂停等病例可使用无创通气，常用无创通气模式包括鼻塞持续气道正压通气（continuous positive airway pressure，CPAP）、双水平气道正压通气（BiPAP/SiPAP）、鼻塞间歇正压通气（NIPPV）和无创高频通气（NHFV）。

3. **机械通气** 如无创通气后病情仍继续加重、不能维持有效氧合，则改用机械通气。一般先用常频机械通气，根据病情和血气分析调节呼吸机参数。如常频机械通气效果不理想，可使用高频机械通气。

4. **肺表面活性物质的应用** 对诊断或疑诊 RDS 者应给肺表面活性物质（PS）治疗，强调早期给药，对轻度和早期 RDS 可采用 CPAP+PS 策略，即先使用 CPAP，如吸入气氧浓度 >0.3 考虑给 PS。给药次数根据病情需要而定，如病情未改善或改善后又加重，可考虑重复给药，有些重症病例需于 2~3 次。

5. **呼吸暂停（apnea）的防治** ①加强监护：包括仪器监护、医师护士的密切观察；②刺激呼吸：发生呼吸暂停时可弹足底刺激呼吸，出现青紫需气囊给氧；③药物治疗：常用咖啡因，负荷量 20mg/kg（相当于咖啡因 10mg/kg），维持量 5mg/kg，每天 1 次，静脉滴注；④其他治疗：频发的阻塞性或混合性呼吸暂停，可使用鼻塞 CPAP，使用 CPAP 后呼吸暂停仍频繁发生者需用机械通气，呼吸机参数一般不需要很高。继发性呼吸暂停者，应积极治疗原发病。

（三）心血管问题及防治

在早产儿心血管问题中，动脉导管未闭（PDA）非常重要，胎龄越小体重越低，PDA 发生率越高，对心肺功能的影响越严重，甚至导致死亡。在极低和超低出生体重儿 PDA 发生率较高，如 PDA 左向右分流量较大可发生心功能不全，使病情加重。出现呼吸困难、青紫、心率 >160 次 /min、肝肿大、心前区出现收缩期或收缩舒张期连续杂音，需采用心脏超声检查确定诊断。对伴有血流动力学异常的 PDA 应给予治疗，主要治疗方法为：①适当限制液体量；②药物治疗，布洛芬首剂 10mg/kg，第 2、3 剂每次 5mg/kg，每剂间隔时间 24 小时，口服或静脉注射；③手术治疗，若药物治疗 2 个疗程还不能关闭动脉导管，并严重影响心肺功能时，可考虑手术结扎。

（四）液体平衡问题

早产儿液体平衡非常重要。在生后早期抢救阶段，需要用多种药物、静脉营养，需要较多的液体量，如液体量过多，会发生心功能不全、动脉导管未闭、肺水肿、血氧饱和度下降，需适当控制液体量。但如果液体量不够，会发生高钠血症、高渗透压，可能与颅内出血有关。因此，早产儿液体量应个体化，根据心功能、血压、血清电解质、尿量等监测结果随时调整液体量。

（五）早产儿脑损伤及防治

早产儿容易发生脑损伤，胎龄越小，脑损伤发生率越高。早产儿脑损伤的病因、临床表现、损伤形式与足月儿有明显差别。早产儿脑损伤后遗症发生率比较高,可导致智力障碍和运动功能障碍。早产儿脑损伤的主要形式包括颅内出血和早产儿脑病等。

1. 颅内出血 主要表现为室管膜下-脑室内出血,早产儿发生颅内出血的根本原因是早产儿脑发育未成熟,同时,围产期许多因素可诱发颅内出血。Ⅲ级和Ⅳ级颅内出血后遗症发生率比较高,预防颅内出血的主要措施包括:维持血压稳定和血气正常,保持体温正常,避免液体输入过多过快、血渗透压过高,减少操作和搬动、保持安静。生后常规使用维生素 K_1 1mg,给 1 次。床旁头颅 B 超检查是早期诊断颅内出血的重要手段,对出生体重 <1 500g 者在生后第 3~4 天进行床旁头颅 B 超检查,并定期随访,必要时行头颅 MRI 检查。

2. 早产儿脑病 与早产、缺氧缺血、产前感染、低血压等因素密切相关。临床症状不明显,可表现为反应淡漠、肌张力低下、喂养困难等。严重病例表现为脑室周围白质软化(PVL)。诊断主要依靠头颅超声和 MRI 检查,生后 1~2 周先进行床旁头颅超声检查,并定期随访,但超声阳性率较低,需要 MRI 检查。

(六)低血糖症与高血糖症

1. 低血糖症 凡血糖 <2.6mmol/L,为低血糖症。早产儿容易发生低血糖,反复发生低血糖易导致脑损伤,发生脑瘫、智力障碍,早产儿出生后应常规监测血糖,间隔数小时测 1 次,直到血糖稳定。应积极防治低血糖症:①早期喂养,早产儿生后应尽早开始喂养;②静脉滴注葡萄糖,血糖 <2.6mmol/L(50mg/dl)不论有无症状,先给 10% 葡萄糖 2ml/kg,静脉注射,然后给 10% 葡萄糖 6~8mg/(kg·min)维持静脉滴注,维持血糖在正常范围。对反复发生或顽固性低血糖症,应积极查找病因,进行病因治疗。

2. 高血糖症 血糖 >7mmol/L(125mg/dl)为高血糖症,主要原因有静脉给葡萄糖浓度过高、速度过快,应激性高血糖症,药物性高血糖症。高血糖患儿可出现尿糖和渗透性利尿,甚至发生脱水,为高渗性脱水,出现烦躁不安,而脱水体征不明显。高血糖的防治:①监测血糖,根据血糖水平调整葡萄糖输注量和速度;②控制葡萄糖滴入速度,稀释药物用 5% 葡萄糖;③使用胰岛素,如血糖持续超过 15mmol/L(270mg/dl),其他治疗方法未奏效时,可应用胰岛素静脉滴注维持,密切监测血糖,根据血糖结果调节剂量。

(七)早产儿高胆红素血症

早产儿胆红素代谢能力差,血脑屏障未成熟、人血清白蛋白低,常伴有缺氧、酸中毒、感染等,易使游离胆红素通过血脑屏障,发生胆红素脑病。早产儿胆红素脑病临床表现不明显,可发生呼吸暂停,远期容易发生听力障碍和智力落后。早产儿生后应监测胆红素,根据不同胎龄和出生体重、不同日龄所达到的总胆红素值,决定治疗方法,选择光疗或换血疗法。

三、稳定期的问题及处理

经过生后早期的抢救治疗,多数病例从第 2 周开始病情逐渐趋于稳定,如撤离呼吸机等,进入稳定期。但早产儿稳定期仍会发生许多严重问题。

(一)早产儿营养问题

早产儿早期生长发育依靠积极的喂养和营养支持。但由于生后早期病情危重、需要医疗抢救,喂养比较困难,营养供给不能满足生长发育需要,发生许多营养问题,例如:①宫外生长迟缓(EUGR),据统计,我国极低出生体重儿 EUGR 发生率达 30%~40%,EUGR 不仅导致生长发育落后,还会影响智力发育;②维生素缺乏,早产儿容易发生多种维生素缺乏,应注意补充;③代谢性骨病,如不注意维生素 D、钙、磷的补充,早产儿容易发生代谢性骨病,导致骨质稀疏、多发性骨折,应注意补充。

应根据早产儿的营养需求,给予适当的营养支持,脂肪、糖、蛋白质需要量按比例分配。同时补充维生素、微量元素及矿物质等。

母乳对早产儿的免疫、营养和生理各方面都更为有利,母乳喂养的早产儿坏死性小肠结肠炎发生率明显减少。对超低出生体重儿需补充母乳强化剂。对无法母乳喂养者,可选用早产儿配方乳。

(二)坏死性小肠结肠炎

坏死性小肠结肠炎(necrotizing enterocolitis, NEC)是早产儿最严重的消化道急症,主要发生在极低出生体重儿，美国报道出生体重 500~1 500g 早产儿 NEC 发生率为 7%，2011 年我国新生儿学组对 31 家 NICU 调查结果显示，极低出生体重儿 NEC 发生率为 6.6%（170/2 564）。早产儿一旦发生 NEC，病死率高达 20%~30%，NEC 是早产儿生后第 2~4 周的主要死亡原因。同时，NEC 炎症反应会影响其他器官如大脑，约 25% 的 NEC 患儿会发生远期神经发育问题。由 NEC 造成住院时间延长、手术治疗及相关并发症等耗费大量医疗费用。因此，加强对 NEC 防治是新生儿科非常紧迫的课题。

早产儿 NEC 的预防：①母乳喂养，研究显示母乳喂养可显著降低早产儿 NEC 发生率；②防治感染，感染与 NEC 密切相关，积极防治感染，降低 NEC 发生率；③使用益生菌，对出生体重 1 000~1 500g 早产儿使用益生菌对预防 NEC 有一定意义。

早产儿 NEC 的治疗：①禁食，对怀疑 NEC 患儿可先禁食 1~2 天，观察病情的发展。对确诊患儿，症状轻者禁食 3~5 天，重者禁食 7~10 天，同时需要胃肠减压。禁食期间营养和液体主要从肠外营养液补充。待腹胀、呕吐消失、肠鸣音恢复、食欲恢复时，开始喂奶，以新鲜母乳为宜。②治疗感染，发生 NEC 者几乎都合并感染，需注意治疗。③改善循环功能，NEC 患儿常发生休克，休克原因多为感染性、低血容量或多器官功能衰竭。需扩容、应用多巴胺和多巴酚丁胺等。④外科治疗，密切观察腹部体征，动态跟踪腹部影像表现，观察病情发展。对肠穿孔和严重肠坏死需要外科手术治疗，切除坏死和穿孔的肠段。

（三）早产儿感染问题及防治

早产儿免疫系统发育未成熟，感染发生率比较高，胎龄越小感染发生率越高，尤其是极低和超低出生体重儿。感染包括感染性肺炎、败血症、化脓性脑膜炎、尿路感染等。早产儿住院时间长，院内感染比较多，常为耐药细菌感染，例如产超广谱 β- 内酰胺酶（ESBL）细菌，真菌感染也逐渐增多。早产儿感染临床表现不典型，病情进展快，早期诊断比较困难，常因感染性休克、肺出血、弥散性血管内凝血（DIC）而死亡，是早产儿主要死亡原因之一。

1. 预防 早产儿感染应以预防为主，要严格遵守消毒隔离制度，尽可能减少接触患儿，减少侵袭性操作，每次检查患儿或操作前，都必须严格洗手。各种监护治疗仪器（监护仪、呼吸机、保暖箱等）要严格消毒。

2. 诊断 密切观察病情变化，对可疑感染者应做血常规、C 反应蛋白、血气分析、血培养、尿培养、胸片等检查，及时诊断，并评估病情变化。对发生感染者要尽可能获得病原学资料。

3. 治疗 根据病原特点和药敏结果选用抗感染药物，对严重感染者加强支持疗法，对机械通气合并肺部感染者，应加强局部治疗和肺部物理治疗。

四、后期问题及处理

从生后第 4 周开始进入新生儿后期，许多早产儿在新生儿后期还需要住院，还会发生许多问题，需要及时处理。

（一）支气管肺发育不良

近年来，早产儿支气管肺发育不良（bronchopulmonary dysplasia，BPD）病例呈增多趋势，已成为新生儿 NICU 非常棘手的问题。许多早产儿生后早期经过努力抢救，很不容易存活下来，但后期依赖呼吸机，反复感染，影响肺功能，影响生长发育，严重者面临死亡，BPD 是决定早产儿后期能否存活及生存质量的关键问题之一。BPD 患儿长期依赖吸氧，需长时间住院，占用 NICU 床位，耗费大量医疗资源。

BPD 的病因和发病机制非常复杂，相关危险因素非常多，是多种因素综合作用所致。BPD 还没有疗效特别显著的治疗方法，预防成为非常关键的问题，应采取综合防治措施，使 BPD 发生率降低，严重程度减轻。对已发生 BPD 者，防治肺部感染非常重要，多做痰培养，根据药敏结果选用抗生素。尽可能低的呼吸机参数，维持血气指标基本正常，争取尽早撤离呼吸机。同时加强营养支持，给予足够的热量，及时补充微量元素和维生素。

（二）早产儿贫血

极低出生体重儿容易发生贫血，严重贫血可导致进食疲劳、喂养困难、体重增长缓慢（<25g/d）、呼吸和心率增快，影响生长发育，应定期检查血常规，及时发现贫血，积极防治。①减少医源性失血：早产儿需做许多检查，取血标本，但应尽量

减少抽血量,每天记录取血量,要积极推广微量血或经皮检查方法。②补充铁剂。③输血:对急性贫血,如失血量超过血容量的10%或出现休克表现,应及时输血。对慢性贫血,如血红蛋白低于80~90g/L,并出现以下情况者需输血:胎龄<30周、安静时呼吸增快>50次/min、心率加快>160次/min、进食易疲劳、呼吸暂停、每日体重增加<25g、血乳酸>1.8mmol/L。

(三)早产儿肠外营养相关性胆汁淤积

由于早产、长时间肠道外营养、感染等因素,早产儿易发生肠外营养相关性胆汁淤积(parenteral nutrition-associated cholestasis,PNAC),常在生后2~4周开始出现阻塞性黄疸、直接胆红素显著升高,伴肝功能损害,严重病例可发生胆汁性肝硬化、凝血功能障碍。防治措施包括:尽可能早期开始肠内喂养、减少肠道外营养的量和时间、防治感染、口服或静脉使用保肝利胆药物。

(四)早产儿内分泌问题

1. 早产儿暂时性甲状腺功能低下 对早产儿需监测甲状腺功能,根据实际情况决定是否进行干预,以避免影响生长发育,甚至发生脑损伤。

2. 肾上腺皮质功能 早产儿肾上腺皮质功能发育未成熟,应急能力比较差,尤其在重症感染或感染性休克时,出现肾上腺皮质功能低下,需监测皮质功能,根据需要,补充氢化可的松。

(五)早产儿视网膜病变

由于早产儿视网膜发育未成熟,早产儿视网膜病变(ROP)发生率较高,胎龄越小发生率越高,在极低出生体重儿中早产儿ROP发生率为15%。ROP是儿童致盲的主要原因之一,占儿童致盲原因的16%。ROP防治已积极推广了10余年,但早产儿ROP发生率并没有明显降低,只是由于开展筛查,严重病例减少了,致盲率有所下降。因此,仍然需要加强ROP的早期诊断及防治,降低ROP的发生率及致盲率。

ROP的防治主要包括3个方面:

1. 积极预防 ①要积极治疗早产儿各种并发症,减少对氧的需要;②合理用氧:如必须吸氧要严格控制吸入气氧浓度和持续时间,监测经皮血氧饱和度,不宜超过95%,避免血氧分压波动过大。

2. 早期诊断 ROP早期诊断的关键在于开展筛查,普遍建立ROP筛查制度,由熟练的眼科医师进行筛查。筛查对象:VLBW早产儿,不论是否吸过氧都应列为筛查对象。筛查时机:纠正胎龄32周。对发生严重合并症、长时间高浓度吸氧者,应重点筛查。

3. 及时治疗 Ⅰ、Ⅱ期为早期ROP,以密切观察为主,Ⅲ期ROP是早期治疗的关键,对Ⅲ期阈值病变,在72小时内行激光治疗。

(六)早产儿听力问题与听力筛查

早产儿易发生许多并发症,如缺氧、黄疸、酸中毒、低碳酸血症、感染等,需机械通气、长时间在NICU监护治疗,这些因素与听力障碍有一定相关性,据统计,早产儿听力损害达5%,因此,对早产儿应常规应用耳声发射进行听力筛查,生后3天、30天各查1次,如筛查未通过,需做脑干诱发电位检查,做到早期发现、早期治疗。

五、出院后及远期问题

早产儿出院后仍会发生许多问题,应通过随访及时发现和处理。到了学龄期和青少年期还会出现许多问题,需要采取相应解决措施。

1. 出院后随访 早产儿出院后必须进行随访,第1年的前半年应1~2个月随访1次,后半年2个月随访1次,以后仍需继续随访。随访目的是指导家长正确护理孩子,定期评估早产儿的营养和生长发育状况,及时发现问题,做到早期干预。随访的重点是生长发育评估,神经系统检查,做行为测试、头颅B超或MRI、脑电图等检查,随访过程中发现问题,应及时将患儿转给相关科室采取干预措施。

2. 营养问题 早产儿出院后经常发生营养不良,生长发育缓慢。少数病例可能发生过度追赶生长、肥胖等。通过出院后定期随访,在医师指导下做好喂养工作。

3. 后遗症问题 通过随访监测,及时发现后遗症。国外长期随访报道早产儿远期智力行为异常、运动功能障碍、视觉和听力障碍发生率高于足月儿。

4. 远期代谢综合征 早产儿到了青少年期和成年期可发生代谢综合征,糖尿病、高血脂、高血压等发生率较足月儿高,需要继续评估和照顾。

5. 出院后死亡 早产儿出院后仍有一定比

例的死亡,出院后死亡主要原因包括:反复感染、营养不良、猝死、意外窒息、脑性瘫痪等。

六、相关社会问题

（一）生活质量和学习问题

1. 生活能力　是指日常生活的能力及健康状况,生活能力包括:沐浴、进食、喂养、穿衣服等,有后遗症的早产儿生活能力较差。应该对早产儿的生活能力进行评估,积极进行康复治疗,改善生活质量。

2. 心理和行为问题　大多数国家调查显示,极低和超低出生体重儿可发生心理、行为问题,社交困难,这与早产儿神经发育未成熟有关。

3. 学习困难　大样本调查显示,极低和超低出生体重儿学习困难和需要特殊教育比例高于足月儿。

4. 接受高等教育问题　国外统计,早产儿成年后接受高等教育机会低于社会平均水平。

5. 就业问题　由于早产儿残疾率较高,残疾早产儿就业非常困难,总体就业率较低。

（二）对家庭的影响

1. 对父母的影响　在早产儿整个生长发育和成长过程中,父母需要付出更多的精力和时间,有后遗症者,更是如此,严重增加家庭负担。有些父母亲出现焦虑和心理问题,随着孩子的长大和父母亲年龄的增大,父母亲的焦虑和担忧更为严重。

2. 成年期家庭生活与婚姻问题　后遗症比较严重的早产儿,成年期会明显影响家庭生活,影响婚姻。

（三）医疗费用和经济问题

早产儿住院时间长,需要更多抢救治疗,住院费用显著高于足月儿。出院后还需要继续就医,需要康复治疗和相关经济支出,医疗费用均比足月儿显著增加。美国每年新生儿医疗费用为130亿美元,足月儿数量占88%,医疗费用占40%,早产儿数量占12%,但其医疗费用占60%。除医疗费用增加外,家庭对早产儿的护理和生活支出也明显增加,增加家庭经济负担。

（四）伦理问题

有些家长顾虑早产儿生存质量、后遗症问题,决定放弃治疗。但早产儿后遗症发生率的影响因素很多,与胎龄、体重、疾病状况、发展变化等许多因素密切相关,在生后早期很难预测。家长决定放弃治疗除考虑后遗症外,还与家长的经济状况、思想观念、受教育水平、社会背景等有关,还与医生向家长提供的信息有关。到目前为止,人类能够存活的最低极限胎龄是≥22周。目前多数国家规定胎龄>24周、出生体重>500g应积极抢救,家长不能轻易放弃。胎龄23~24周、出生体重400~500g,根据家长意愿决定是否抢救。胎龄<23周、出生体重<400g存活率很低,后遗症较多,可以不积极抢救。

目前我国由家长决定是否放弃治疗,伦理和法律都还没有这方面的相应规范。今后应该进行相关伦理方面的研究,制定一些与社会道德、伦理、法律相符合的规章制度,指导早产儿医疗工作。

七、展望

1. 早产儿问题首先是医学问题　随着围产新生儿医学技术的发展,出生体重500~1 500g早产儿存活率还会进一步提高。早产儿问题不仅是新生儿科的问题,还涉及儿科各专业,如儿童保健、神经、营养、内分泌、呼吸、感染、康复等专业,给各专业带来新的挑战和机遇,儿科医生都要关注早产儿问题的防治,进一步改善早产儿的生存质量。

2. 早产儿问题不仅仅是医学问题,还会发生许多社会问题　我国每年有100多万早产儿出生,早产儿出院后终将回归家庭,走向社会,社会各界要重视早产儿问题,改善早产儿远期生活环境和生活质量。近年,我国已建立"中国早产儿联盟""中国早产儿慈善基金会"等社会组织,关心和支持早产儿的发展。

（陈　超）

第六节　新生儿败血症的认识历程

一、对定义的争论

（一）败血症的定义

败血症(septicemia, sepsis)指病原菌侵入血液循环并在其中生长繁殖,产生并释放毒素,造成机体的全身炎症反应综合征（systemic inflammatory response syndrome，SIRS）。败血症与菌血症（bacteriemia）两个名词常混用，但两者之间应有区别。菌血症应指细菌短暂侵入血液循环，并无毒血症（toxemia）等临床表现。如抽吸气管内分泌物、气管插管、插动静脉导管等医疗操作，有时可造成黏膜损伤，或细菌绕过皮肤黏膜屏障而导致菌血症，若机体免疫功能强于细菌的致病力，则可将其迅速清除，但若机体的免疫功能弱于细菌的致病力，则可发展为败血症。败血症的英文原名专业文献里更多地用"bacterial sepsis"或"sepsis"这个词，sepsis 最初的中文翻译为脓毒症，其实脓毒症还有英文名称 pyemia 或 pyohemia，指微生物感染后的全身反应（强调全身炎症反应），包括启动机体的应激反应系统、凝血系统、白细胞介素系统及补体系统等级联反应，最终导致广泛的内皮炎症、凝血障碍、休克以及多脏器功能损伤，一旦由感染启动，难以阻挡地继续恶化。败血症与脓毒症都共用一个 sepsis，意义相近，只是翻译之争。在临床实践中，新生儿科医生更习惯用败血症而不是细菌性脓毒症，从 1988 年到现在我国三次制定指南性文献一直沿用败血症这个词。

（二）新生儿败血症定义的争论

新生儿败血症（neonatal sepsis）是指在新生儿这一特定的生命阶段发生的败血症，具有特殊性，所以常常作为一种特殊疾病来定义、诊断及治疗。然而有关新生儿败血症定义的争议有以下方面：

1. 病原学的争议 新生儿败血症易发展为全身系统性炎症表现，然而全身系统性炎症不仅仅细菌可以引起，病毒、真菌及原虫等都可能引起，结局相同，始发因子不同，所以造成新生儿败血症定义和治疗的混淆。第 15 版和 2000 年出版的第 16 版 Nelson textbook of pediatrics 将真菌、病毒及原虫均已列入新生儿败血症的病原体内，全国高等医药院校教材《儿科学》也接受这一观念。但新生儿败血症的定义已经明确：有感染中毒的临床表现，加上血培养阳性就可以确诊；有感染中毒的临床表现，但血培养阴性，而符合新生儿败血症非特异性检查标准，则可临床诊断，也许包括了新生儿全身系统性炎症表现的大部分病例。血培养可使易于培养且血液中有足够菌落形成单位

（colony forming unit，CFU）的细菌和真菌生长，即为血培养阳性，厌氧菌和 L 型细菌可以通过相应的特殊培养基培养，提高阳性率，用这些特殊培养方法结果阳性者，也属血培养阳性。

2. 与全身炎症反应综合征的混淆 机体受到感染或非感染因素严重打击时，会引起应激反应，包括多种炎症介质的大量释放，引起组织损伤，最后发展为多器官功能障碍综合征（multiple organ dysfunction syndrome，MODS），基于对炎症认识的加深而提出了 SIRS 这一概念。然而不少人将新生儿 SIRS 与新生儿败血症混为一谈，只知道感染新生儿后可能引起机体的严重反应，而不知道非感染因素也可引起同样的反应，如：窒息、大量胎粪吸入、异常分娩等围产因素导致低氧血症及组织器官缺氧缺血及再灌注损伤，内皮细胞受损并释放出多种炎症介质，进一步加重组织细胞损害，也可造成 SIRS。

二、新生儿败血症的认识进展

1919 年国外首次报道新生儿败血症。新生儿败血症仍然是威胁新生儿生命的重大疾病，发病率为 4.5‰~9.7‰。出生体重越轻，发病率越高，极低出生低重儿可高达 164‰，长期住院者可更高达 300‰。国内自 1986 年中华医学会儿科学分会新生儿学组制定《新生儿败血症诊断标准初步方案》以来，新生儿败血症的病原学及耐药性已发生了很大的变化，诊断技术和认识不断提高，2019 年《新生儿败血症诊断及治疗专家共识》进行了第 3 次修订，以规范其诊断及治疗。

1. 早发败血症与晚发败血症 新生儿败血症区分早发败血症（early-onset sepsis，EOS）与晚发败血症（late-onset sepsis，LOS）源于国外，因在高危因素、致病菌乃至治疗上都有差别，所以区分很有必要。但先前的"方案"均未提及区分，而2019 年版"专家共识"写进了这方面内容。EOS 强调致病菌来源于宫内和产时，致病菌谱比较集中，如澳大利亚发现生后 48 小时内发生的败血症80% 由 B 族链球菌（group B streptococcus，GBS）和 G⁻ 菌引起，所以发病时间界定在 ≤48 小时龄，美国及欧洲等界定在 ≤72 小时龄，致病菌以 GBS 和大肠埃希菌为主。唯有 ≤6 天龄的 GBS 新生

儿败血症,被认为致病菌GBS均是由宫内和产时引起,故有人将其归为EOS。重庆医科大学附属儿童医院曾经总结1987年以来近20年新生儿败血症临床资料,发现无论48小时、72小时,还是5天和7天作为时间界值,致病菌谱均不集中,没有统计学差异,但近10多年来,随着GBS培养技术的改进及聚合酶链反应(PCR)的应用,发现我国GBS引起的EOS并不少见。国外报道,EOS的病死率几乎是LOS的1倍。所以区分EOS与LOS刻不容缓。

2. 新生儿败血症危险因素 前面提到EOS是由产前和产时感染引起,而LOS则是由医院获得性和社区获得性感染引起,那么其危险因素必然有区别。

(1)对于EOS:国外研究显示,胎龄越小、出生体重越低,EOS风险越大。在美国,出生体重 >2 500g 的新生儿EOS发病率为0.57‰;出生体重 1 500~2 500g 的新生儿EOS发病率则为1.38‰;而出生体重 <1 500g 的极低出生体重儿发病率高达10.96‰。早产与逆行感染有关、与孕母产道微生物有关,自发性早产发作的羊膜腔内10%~15%发现致病微生物,早产胎膜早破(premature rupture of membranes, PROM)则更多(占32%~35%),因为早产常常与绒毛膜羊膜炎有关。羊水胎粪污染有时也是新生儿败血症的危险因素,如早产伴发羊水胎粪污染,以单核细胞增多性李斯特菌(Lister monocytogenes)感染多见。49%的新生儿GBS败血症和79%的其他细菌EOS婴儿的母亲至少有下列一个危险因素:绒毛膜羊膜炎、PROM ≥18小时和GBS阴道/直肠定植。产时多次接受阴道检查、有创胎儿监护、母亲的细菌性阴道病,以及低Apgar评分需要复苏者也是其易感因素,以前认为接受硬膜外麻醉产妇单靠体温升高提示所生新生儿感染不可靠,依据是约14.5%的这类产妇有发热而非感染。然而美国新生儿感染权威Polin教授在EOS指南中认为:当母亲的发热为唯一的发现时,必须诊断绒毛膜羊膜炎,尽管在接受硬膜外麻醉妇女中发热很普遍(15%~20%),但这些出现发热者中,70.6%经组织学证明有急性绒毛膜羊膜炎。

(2)对于LOS:早产和/或低出生体重儿又是LOS首要的危险因素。出生胎龄 <28 周的早

产儿中LOS的发病率超过1/3,在超低出生体重儿中LOS发生率为30%~40%,胎龄越小、体重越低,其发病率越高。因出生胎龄越小、体重越低的新生儿住院时间越长,发生院内感染的风险越大。有创诊疗操作包括机械通气、中心静脉置管、脐动脉或静脉置管,以及肠外营养等都是LOS明确的危险因素,这些有创操作增加了细菌进入新生儿血液循环的可能性。延长经验性使用抗菌药物的疗程是LOS的高危因素。重庆医科大学余加林研究组发现,早产儿出生后经验性使用抗生素1周,肠道菌群的多样性降低,有害菌如链球菌及假单胞菌增加,这些有害菌产生的代谢产物也与未用抗生素组有明显差异,干扰肠道菌群的正常发育,有利于LOS的发生。在中国部分欠发达地区,仍有不洁处理脐带、挑"马牙"、挤乳房、挤痈疖等陋习,都是LOS重要的高危因素。

3. 病原学方面 随着抗生素的应用及新的医疗干预,病原菌有很大的改变。20世纪30—40年代主要致病菌为A组β溶血性链球菌;20世纪50—60年代广泛应用磺胺和青霉素等抗菌药后,由大肠埃希菌取而代之;1957—1962年全世界很多新生儿室暴发了耐青霉素的金黄色葡萄球菌败血症,GBS仅为散发性;但以后GBS成为美国新生儿最常见的病原菌,其次为大肠埃希菌,两者占60%~70%,克雷伯菌、肠杆菌、沙雷菌、铜绿假单胞菌、沙门菌也有检出,其他不太少见的还有李斯特菌等。表皮葡萄球菌败血症在欧美很多新生儿重症监护病房(NICU)已成为最常见的院内感染;D组链球菌包括肠球菌及非肠球菌也有所增加,有的医疗中心甚至超过了大肠埃希菌。此外,异型柠檬酸杆菌(Citrobacter diversus)和阪崎肠杆菌(Enterobacter sakazakii)也引起了人们的注意;流感杆菌及肺炎链球菌偶有见到。厌氧菌曾一度非常受到重视,以厌氧芽孢梭菌、脆弱类杆菌较常见。国内的病原学与国外报道并不一致,多年来以葡萄球菌最多,其次为大肠埃希菌等肠道细菌,机会菌感染有所增加。随着检测技术的提高,我国GBS引起的EOS有所增加,1996年北京地区非妊娠妇女阴道GBS带菌率为10.86%(29/267),1997年12月—1998年12月首都医科大学附属北京妇产医院产前检查的孕妇GBS阳性占11.07%(115/1 039),在77例GBS阳性母亲

分娩的婴儿中 GBS 带菌 11 例（14.29%），应高度警惕。凝固酶阴性葡萄球菌（CNS）等条件致病菌仍是新生儿败血症的主要致病菌，欧美国家报道占 LOS 致病菌的一半。新生儿 G⁻ 菌败血症中大肠埃希菌仍占有重要地位，为 20.5%~31.8%；新生儿肺炎克雷伯菌败血症在发达城市呈上升趋势，其次为铜绿假单胞菌和阴沟肠杆菌；其他假单胞菌、不动杆菌属、沙雷菌属等也占一定比例。表皮葡萄球菌败血症近年来虽有增加，但该菌广泛存在于皮肤，新生儿抽血不太容易，故最易污染血培养。

三、诊断的现状与困惑

（一）目前新生儿败血症的诊断

1986 年及 2003 年中华医学会儿科学分会新生儿学组分别制定《新生儿败血症诊断标准初步方案》和《新生儿败血症诊疗方案》。近年来，病原谱发生变化，如 GBS 在 EOS 中检出有增高趋势；国内外专家对非特异性检查在新生儿败血症中指导价值的认识有所改变；在抗菌药物使用的观念、时机上也发生了变化。因此，中华医学会儿科学分会新生儿学组及中国医师协会新生儿科医师分会感染专业委员会于 2016 年 5 月成立共识制定工作组，历经 3 年，全面检索并评价相关文献，经过多轮专家函审及会议讨论，结合我国实际国情制定《新生儿败血症诊断及治疗专家共识（2019 年版）》，旨在进一步规范新生儿败血症的诊断及治疗，帮助新生儿科医生严格掌握抗菌药物使用及停用指征。其诊断标准如下：

1. **新生儿 EOS**

（1）疑似诊断：3 日龄内有下列任何一项，①异常临床表现；②母亲有绒毛膜羊膜炎；③早产 PROM ≥18 小时。如无异常临床表现，血培养阴性，间隔 24 小时的连续 2 次血非特异性检查 <2 项阳性，则可排除败血症。

（2）临床诊断：有临床异常表现，同时满足下列条件中任何一项，①血液非特异性检查 ≥2 项阳性；②脑脊液检查为化脓性脑膜炎改变；③血中检出致病菌 DNA。

（3）确定诊断：有临床表现，血培养或脑脊液（或其他无菌腔液）培养阳性。

2. **新生儿 LOS** 临床诊断和确定诊断均为 >3 日龄，其余条件分别同新生儿 EOS。没有疑似诊断。

（二）诊断的困惑

1. **临床表现不典型** 不典型尤为突出的为 EOS，虽然多数 EOS 婴儿在生后 24 小时内出现异常表现，但有些婴儿刚出生时表现健康，过一段时间后才表现出感染体征，重庆医科大学附属儿童医院的资料显示 78.5% 的 EOS 出生时有明确的临床表现，16.1% 的 EOS 体征模棱两可，还有 5.4% 在出生 12 小时内没有任何表现，对于大约 20% 的婴儿出生不久不能通过临床表现来判断的 EOS，待出现临床异常时才用抗生素已经来不及了，因为要见到抗生素效果通常需要 6 小时。所以 2019 年版专家共识根据国外的经验，在 EOS 中增加了疑似诊断，这充分考虑到这部分新生儿的安全。新生儿败血症的全身表现：如体温改变，体壮儿常发热，体弱儿、早产儿常体温不升。由于细菌毒素作用表现为少哭或哭声减弱、少动、体温不稳定等常出现较早，且发展较快、较重，不久即可进入不吃、不哭、不动、面色不好、神萎、嗜睡。黄疸可为败血症的唯一表现，常为生理性黄疸消退延迟，或 1 周后开始出现黄疸，黄疸迅速加重或退而复现，不能用其他原因解释的黄疸，均应怀疑本症。新生儿败血症中 60% 发生在生后头 1 周内，但只有 10% 出生时有临床表现。休克常常是败血症病程发展到 SIRS 或 / 和 MODS 的表现，面色苍白、皮肤出现大理石样花纹、脉细而速、肌张力低下、尿少、无尿。指压皮肤发白后恢复原有肤色（毛细血管充盈时间）需时越长表明周围循环越差。对 3 303 例败血症婴儿调查表明：少吃、少动、体温超过 38℃、嗜睡、喂养困难、烦躁不安、呼吸表浅、呼吸频率 >60 次 /min、精神萎靡、有惊厥史、前囟膨隆、四肢循环差等是新生儿败血症的独立预测指标，存在上述任一表现则提示为新生儿败血症，其敏感度为 87%，特异度为 54%。同时发现多数患儿不存在发热，如果联合发热与其他任何一项指标进行判断，则其敏感度降低为 25%。新生儿败血症往往累及各个系统，出现相应的临床表现：出血倾向可有瘀点、瘀斑，甚至弥散性血管内凝血（抽血针孔处渗血、呕血、便血、血尿或肺出血等）。贫血迅速加重提示有溶血或出血。肝脾大较为少见且出现较晚。

2. 实验室检查的结果不典型、不同步

（1）病原学检查

1）血培养：虽然是诊断的"金标准"，但对于 EOS，美国 12 万多新生儿的队列研究中，在生后 7 天内，只有 2% 培养阳性率，我国有报道阳性率仅 4%~6.8%。因为对于低水平的菌血症（≤4CFU/ml），送 0.5ml 血做培养不可靠，而最多 25% 的新生儿败血症患儿血液中处于 4CFU/ml 水平，2/3 的 <2 个月婴儿只有 <1CFU/ml。然而美国有一个调查显示，因新生儿抽血困难，一半以上送去做培养的血标本量少于 0.5ml。所以阳性率极低，完全依靠血培养阳性进行诊断，就会漏掉很大部分 EOS 患儿。用抗生素后取血亦可造成假阴性。还应注意假阳性问题，从任何血管内保留导管取血易有假阳性，除非是首次插入的无菌导管。抽血穿刺处消毒不严可造成假阳性，采血操作时间越长，污染机会越多。Sabui 等分析 137 份培养阳性的标本中，66 份（48.2%）被证实没有发生感染，临床无感染症状。因此，应当密切结合临床表现以及血液非特异性检测，才能做出新生儿败血症的正确诊断。

2）尿培养：需采用清洁导尿或耻骨上膀胱穿刺抽取的尿液标本，仅用于 LOS 的病原学诊断，因非穿刺尿白细胞需 >0.2×10⁹/L、细菌数 >10⁸/L 才能诊断尿路感染，临床上难以常规开展，尿培养在 EOS 中阳性率不高，故有人主张生后 72 小时内尿培养不应作为诊断新生儿败血症的常规检查。

（2）血液非特异性检测

1）白细胞计数的特殊性：新生儿白细胞总数在生后早期正常波动范围太大，故采血时间一般应等到 6 小时龄以后（EOS）或起病 6 小时以后（LOS），白细胞计数界定值应根据出生后时（日）龄而定，6 小时龄 ~3 日龄 ≥30×10⁹/L，而 2003 年版"方案"定为 ≥25×10⁹/L，可能会增加 EOS 的疑似病例从而增加滥用抗生素的可能。≥3 日龄界定值为 ≥20×10⁹/L，或任何日龄 <5×10⁹/L，均提示异常。该项指标在 EOS 中诊断价值不大，白细胞计数减少比增高更有价值。

2）未成熟中性粒细胞（包括早、中、晚幼粒细胞和杆状核细胞）/ 总中性粒细胞（immature/total neutrophil，I/T）：出生至 3 日龄 I/T ≥0.16 为异常，≥3 日龄时 I/T ≥0.12 为异常。I/T 可能在 25%~50% 无感染患儿中升高，故只是该项升高，诊断新生儿败血症的证据不足，但其阴性预测值高达 99%。I/T 比率以往以 ≥0.2 为界值，虽然特异性提高了，但敏感性太低，国内"共识"已不采用该界值。该项检查还要求检验员对未成熟中性粒细胞有准确的识别能力和认真的态度。

3）血小板计数：在诊断败血症中特异度及灵敏度均不高，且反应较慢，不能用于抗菌药物效果及时评判，血小板减低与预后不良有关。但必须注意，25% 的新生儿败血症血小板减少，随着感染的进展，阳性率还会增加，然而血小板减少也可出现在呼吸窘迫综合征、窒息、NEC、DIC 等情况中，应注意鉴别。

以上 3 项通常叫血象。有关白细胞中毒颗粒，有人报道阳性率为 63%，正常者只有 11%，然而近来认为其作为新生儿败血症的标志是不可靠的。80% 败血症新生儿显示 1 项或多项异常，然而死于新生儿败血症中的 13% 没有血象异常。

4）C 反应蛋白（C-reactive protein，CRP）：炎症、组织损伤后 6~8 小时升高，24 小时达到顶峰，有助于感染的早期诊断，当发生炎症时，首先募集白介素 -6（interleukin-6，IL-6），随后刺激释放 CRP，因此，如产时感染发生的 EOS，患儿刚出生时 CRP 值可能不高，<6 小时龄内 CRP ≥3mg/L，6~24 小时龄 CRP ≥5mg/L，>24 小时龄 CRP ≥10mg/L 提示异常，CRP 的半衰期为 19 小时，当急性炎症缓解后，每天下降 50%，在治疗过程中降低提示治疗有效。其敏感性及特异性超过 α1 酸性糖蛋白、触珠蛋白、纤维蛋白原、铜蓝蛋白等其他急相蛋白，但在非感染性疾病如新生儿窒息、肺透明膜病、胎粪吸入综合征、损伤或外伤后、打疫苗后均可增高，正常新生儿有报告约 8% 增高，故也有人主张在生后 12 小时后采血。1998 年一项前瞻性评估 CRP 研究显示，1 002 例怀疑早发败血症生后第 1 天阳性率只有 35%，第 2、3 天分别升到 78.9% 和 88.9%，阴性预测值 99.7%，提示特异性很高。CRP 可以指导治疗，如果败血症不能除外，但没有查出致病菌，生后 72 小时 CRP 仍然阴性，加上其他非特异性指标也不支持，可以停止抗生素使用。在生后或者怀疑感染后 6~24 小时以及再延 24 小时后连续 2 次测定 CPR,如果均正常,对败血症的阴性预测值达到 99.7%,可以作为停用抗菌药物的指征。

5) 降钙素原(procalcitonin, PCT):一般情况下 PCT ≥0.5mg/L 提示异常,通常在感染后 4~6 小时开始升高,12 小时达到峰值,比 CRP 更快地诊断或排除感染。需注意 3 日龄内有生理性升高,参考范围应该考虑生后日龄(图 4-6-1)。如

图 4-6-1 所示,生后 72 小时内不同出生后取血时间,判定异常升高的界定值不同。儿科医师应具备新生儿各种正常值与生后时龄有关的思维能力。在 EOS 和 LOS 中的指导价值不完全一样,如在 EOS 疑似病例中,作为抗菌药物停药的指征,一般连续 2 次(间隔 24 小时)PCT 值正常可考虑停用抗菌药物,而在 LOS 中 PCT 在诊断以及停药方面都有一定指导价值。

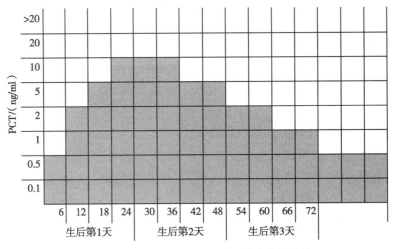

图 4-6-1 生后早期 PCT 生理性变化界定值

6) 血液非特异性检查的筛查组合:由于新生儿各系统发育成熟度不一,机体对感染的反应也不一致,导致许多指标的不同步,必须综合判断,不同非特异性检查批次中 ≥2 项阳性有一定的诊断价值,需要注意的是,这样组合对新生儿败血症的阳性预测值仍然不高。对 EOS,很多非特异性检查的阳性预测价值不高,但对 LOS 的诊断及指导停药方面仍有一定价值。

7) 其他检查的不确定性:暴露的感染灶或脐部涂片培养出的细菌与血培养的结果常不一致,深部脓液、穿刺液涂片和培养更加可靠。有报道 23% 的新生儿败血症患儿可能合并脑膜炎,而新生儿脑膜炎中血培养阴性率高达 38%,所以血培养阴性不能作为排除新生儿脑膜炎和败血症的依据。腰椎穿刺检查在诊断中极为重要,下列情况应该立即做腰穿并脑脊液检查:①任何血培养阳性的婴儿;②临床表现或实验室检查强烈提示败血症者;③使用抗生素情况下病情加重者。但是对于 EOS 有例外,仅仅 13% 的 EOS 合并脑膜炎,所以国外指南提出,对足月儿如仅非特异性检查符合 EOS,但没有任何临床表现,不需要常规

做腰椎穿刺。还有一些辅助检查,没有在 2019 版专家共识里推荐:疑为产时感染者,出生后即抽胃液做涂片镜检,发现细菌或中性粒细胞 ≥4/ 高倍视野应严密观察,一有败血症表现即做血培养。外耳道拭子检查也有同样价值,但以上检查在生后 12 小时后采的样本则意义不大,此时查出的细菌一般来自出生以后。用血浆、浓缩尿做对流免疫电泳、乳胶凝集试验来诊断 GBS、大肠埃希菌败血症很敏感,可立即报告。16S rRNA PCR 可快速诊断败血症。微量红细胞沉降率(简称血沉)≥15mm/h 提示败血症,但不如 CRP 敏感,而且任何贫血时血沉都可增快,并发 DIC 时则可减慢,现已不作为常规的检查项目。IL-6 在当炎症发生后快于 CRP 升高,炎症控制 24 小时内恢复正常,用脐带血检查作为宫内感染是很好的指标,敏感性 90%,阴性预测值 >95%,IL-6 结合CRP 较为理想,需数小时才能完成检查,未常规开展。

由于新生儿败血症有很高的发生率和病死率,发病早期又缺乏特异性表现,血培养需要一定时间才会有结果且阳性率有限,在等结果的过程

中往往已用了抗生素,然而如果临床没有发展为感染中毒症状,非特异性检查<2项阳性,可作为及时停止抗生素的依据。

(三)对目前诊断标准的评价

目前国内新生儿败血症的诊断标准,主要依据是国内外权威教科书和文献综合,再广泛征求国内新生儿专家同行的意见而形成的。是否科学、有效?什么是评判标准?循证医学证据是最好的评判标准。这就需要组织广大的同行进行多中心、随机、双盲临床试验。

四、治疗方法的缺陷和改进

(一)新生儿败血症治疗的一般原则

无论是 EOS 还是 LOS,一旦怀疑即应使用抗菌药物,然后根据血培养、药物敏感试验结果及其他非特异性检查结果,判断继续使用、换用还是停

用。疑似 EOS 的新生儿即使暂时没有异常临床表现,也应依据围产期的高危因素及早产(不成熟)的程度,在出生后尽早应用抗菌药物,因为抗生素在体内发挥作用一般至少需要 6 小时,待临床表现出来再用抗生素,可能还没有等到抗生素发挥作用,病情已经进展到严重程度,所以,为了患者安全,2019 版"共识"在 EOS 中增加疑似诊断,是为了使用抗生素事出有因,权衡利弊。疑似 EOS 如在 2~3 日龄排除诊断,则必须停用抗菌药物,以尽可能避免不必要的抗生素暴露对患儿造成负面影响;而 LOS 用抗菌药物既要考虑高危因素如插管等,也要考虑患儿的临床表现以及实验室检查数据。EOS 应用抗菌药物的指征主要依靠高危因素及临床医生对患儿临床表现的判断,实验室检查作为停用抗菌药物的依据。EOS 处理流程见图 4-6-2。

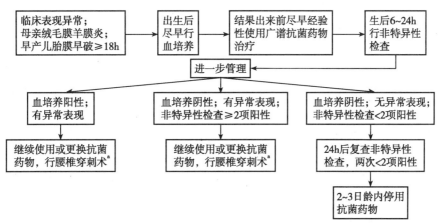

^{a}应做腰椎穿刺的情况:血培养阳性;有异常表现且非特异性检查≥2项阳性;抗感染治疗效果不佳,不必等待血培养结果

图 4-6-2 新生儿早发败血症处理流程

(二)抗菌疗法

1. 针对 EOS 在血培养和其他非特异性检查结果出来前,经验性选用广谱抗菌药物组合,尽早针对 GBS 和大肠埃希菌,因为这两种致病菌占 EOS 中绝大部分,用氨苄西林(或青霉素)+第三代头孢菌素作为一线抗菌药物组合。尽管第三代头孢菌素较氨基糖苷类药物抗菌谱更广,但是患儿的病死率、引起新生儿坏死性小肠结肠炎等严重并发症率较高,诱导耐药菌产生以及继发真菌感染可能性也较高。西方国家最常使用氨苄西林 + 氨基糖苷类(主要是庆大霉素),前者针对 GBS,后者针对大肠埃希菌,两者结合对 GBS 和李

斯特菌有很好的协同杀菌作用,这里特别提到李斯特菌因为引起的 EOS 预后很差,所以针对 EOS 的经验性抗生素选择时特别关注该菌。用氨基糖苷类需要进行血药谷浓度监测,对于体重<1 500g 患儿还需完善耳聋相关基因检测,因有发生耳毒性和肾毒性的可能性。我国有关部门已明确规定在<6 岁小儿禁用氨基糖苷类抗菌药物,若药物敏感试验提示病原菌仅对该类药物敏感并取得家长知情同意的情况下可考虑使用,但不作为首选和常规使用。

2. 针对 LOS 在得到血培养结果前,考虑到 CNS 以及金黄色葡萄球菌较多,经验性选用苯唑

西林、萘夫西林（针对表皮葡萄球菌）或者万古霉素代替氨苄西林联用第三代头孢。如怀疑铜绿假单胞菌感染则用头孢他啶。对于极低出生体重儿或者胎龄 <28 周早产儿预防性使用氟康唑等抗真菌药尚有争议。

3. **抗菌药物的耐药性与对策** 氨基糖苷类在国外常常为首选，主要因为该类抗生素产生耐药性相对较少而慢，对很多 G^- 菌敏感，加上国外常规血药浓度检测。由于氨基糖苷类有耳、肾毒性，不易进入脑脊液，在极低出生体重儿半衰期很长且差别又大，国内没有常规检测血药浓度，故趋向改用第三代头孢菌素。明确病原菌、药敏试验后可停用一种。最好用杀菌性、易透过血脑屏障的抗生素。抗生素的选择应按国内，最好是本地、本院的药敏试验及经验，目前国内迫切需要建立抗菌药物耐药性检测网，必须高度关注抗生素的耐药性。院内感染致病菌较院外感染致病菌总耐药率：青霉素 92.0% 比 81.6%，氨苄西林 96.0% 比 82.7%。随机取 578 株致病菌同时做该两种抗生素的药敏试验，对青霉素和氨苄西林的敏感率分别仅为 16.3% 和 18.9%，联合敏感率仅 21.6%，表明两药联合应用目前也不值得提倡。原北京医科大学报道新生儿感染的细菌分离株对青霉素和氨苄西林已基本耐药：青霉素对金黄色葡萄球菌、表皮葡萄球菌及粪肠球菌的耐药率分别为 86.47%、75% 和 85.71%，氨苄西林对大肠埃希菌和肺炎克雷伯菌的耐药率已分别达 92.86% 和 100%。美国 Memphis 区 6 所医院调查 96 例新生儿败血症中已有 45% 对氨苄西林耐药，早产儿患者比足月儿耐药率高两倍（50.1% 比 26.1%），接受抗生素（产前和生后）新生儿较未接受者的细菌分离株，其耐药发生率均显著增高，提示氨苄西林的选择性压力使之产生耐药性。

4. **抗菌药物应用时机的局限** 强而有效的抗菌药物对新生儿败血症早期清除致病菌是有用的，但需要足够的时间，通常是 6 小时，然而当发展到脓毒症或 SIRS 以至于 MODS 时，也许致病菌已经被机体免疫系统所杀灭，机体已经启动了免疫级联反应和炎症级联反应，造成机体进行性加重的病理损伤，这时抗菌药物的局限性就表现出来。新生儿败血症的治疗历程包括，20 世纪 80 年代前强调细菌是引起危重病的

主要因素，故治疗集中在抗生素的选择上；20 世纪 80—90 年代认识到细菌内毒素在病情发展中的重要作用，因而提出既要控制细菌，又要清除毒素，尽管新的广谱抗生素不断用于临床，先进的监护设备不断更新换代，但 MODS 和多系统器官功能衰竭（MSOF）发生率、病死率仍然高居不下；20 世纪 90 年代以后认识到炎症介质、SIRS 及 MODS 的关系后，才相应提出了细菌、内毒素、炎症介质三者并治的原则，连续性血液净化已经在国内多家医院应用以探索经验。所以，在选用强有力而有效抗生素治疗的同时，必须结合其他疗法，采取综合全面的治疗措施才能取得好的效果。

（三）支持疗法

治疗新生儿败血症中，维持机体内环境非常重要，一般需静脉补液、纠正酸中毒及电解质紊乱。生后头几天常有低血钙，如抗利尿激素分泌过多导致稀释性低钠血症应限制液量。休克患者应用血浆或白蛋白扩容，纠酸扩容后无改善可静滴多巴胺。还应注意保暖，纠正缺氧。黄疸较重者应及时光疗以预防核黄疸。换血疗法也是可选择的方法，可供给特异性抗体、补体、调理素等；可去除感染的细菌、毒素和异常血凝物质，纠正异常凝血过程，消除 DIC 潜在危险。低血浆纤维连接蛋白（P-Fn）是败血症易感因素之一，因 P-Fn 为非特异性调理素，临床上已将 P-Fn 用于治疗新生儿败血症的试验，血浆冷沉淀物中也主要含有 P-Fn。但 P-Fn 疗效尚不肯定。

（四）针对 SIRS 的治疗

新生儿败血症的全身中毒表现实际上是毒血症引起的全身炎症反应，SIRS 是机体炎症介质大量释放（称炎症风暴）的结果。炎症介质释放呈连锁反应进行，理论上分三个阶段：①启动阶段，内毒素是启动因子，治疗应积极针对内毒素，可探讨用抗脂多糖抗体；②炎症介质生成阶段，治疗重点应寻找阻断炎症介质生成的药，或换血，或血液透析；③炎症介质作用阶段，可用炎症介质抗体治疗。但临床上很难分清这三个阶段，且炎症与抗炎反应同时发生，也不能截然分开。单纯给予抗炎症介质药物或单纯给予阻断免疫的治疗，都可能干扰自身机体的平衡。目前正在临床用于或研究的药物有以下几方面：

1. 肾上腺皮质激素只用于有感染性休克者，过去对休克患儿于24小时内用大剂量短疗程的冲击疗法，但实际上并没有控制炎症反应，因大剂量激素抑制了机体的免疫功能，且应用时间过短，不能持续降低血中炎症介质及提高抗炎因子水平。近年来采用小剂量地塞米松0.2~0.5mg/（kg·d）分1~2次静滴，或氢化可的松5~6mg/（kg·d）分1~2次静滴，长疗程（>5天）的策略，可诱导促炎症介质水平下降、强烈抑制肿瘤坏死因子-α（TNF-α）、白介素-1（IL-1）等炎症介质释放、防止内毒素对内源性去甲肾上腺素升压作用的抑制等，又能最大地发挥抗炎症、抗毒素、抗过敏、抗休克的药理作用。

2. 非特异性炎症介质抑制药布洛芬可抑制前列腺素 E_2 和血栓素 A_2 产生，进而抑制其他一些炎症介质和细胞因子合成，是目前最具治疗前景的药物之一。多巴酚丁胺为β受体拮抗剂，可通过抑制 *TNF* 基因的转录、翻译而阻止 TNF-α 的合成。大剂量静脉注射免疫球蛋白（intravenous immunoglobulin，IVIg）可封闭不良抗体，抑制促炎及抗炎因子且以前者为主，含有多价抗原特异性 IgG 抗体，既具有抗细菌抗原，又能明显增加体液及细胞免疫功能，尤适用于早产儿。但其效果尚未得到充分肯定。

3. 炎症介质特异性抑制因子如抗细胞因子抗体、可溶性 TNF-α、IL-1 受体及其受体拮抗剂、血小板激活因子受体拮抗剂、抗 C5 和抗 C5a 的单克隆抗体，以及白细胞活化抑制剂 CD-18 单克隆抗体等。虽然理论上可行，但在抗炎症介质治疗效果上未得到肯定的结果，加上药源短缺，价格昂贵，也是临床验证其疗效的困难之处。

以上几方面的药物或制剂用在控制新生儿败血症的效果，仍然需要大量循证医学的证据。

（余加林）

参 考 文 献

［1］Sweet DG, Carnielli V, Greisen G, et al. European consensus guidelines on the management of respiratory distress syndrome-2019 Update. Neonatology, 2019, 115（4）: 432-450

［2］Subramaniam P, Ho JJ, Davis PG. Prophylactic nasal continuous positive airway pressure for preventing morbidity and mortality in very preterm infants. Cochrane Database Syst Rev, 2016, 14（6）: CD001243

［3］Walsh BK, Daigle B, DiBlasi RM, et al. AARC Clinical practice guideline. Surfactant replacement therapy: 2013. Respir Care, 2013, 58（2）: 367-375

［4］Polin RA, Carlo WA, Committee on Fetus and Newborn, et al. Surfactant replacement therapy for preterm and term neonates with respiratory distress. Pediatrics, 2014, 133（1）: 156-163

［5］Nakwan N, Jain S, Kumar K, et al. An Asian multicenter retrospective study on persistent pulmonary hypertension of the newborn: incidence, etiology, diagnosis, treatment and outcome. J Matern Fetal Neonatal Med, 2018, 14: 1-11

［6］中华医学会儿科分会新生儿学组，《中华儿科杂志》编辑委员会. 新生儿肺动脉高压诊治专家共识. 中华儿科杂志, 2017, 55（3）: 163-167

［7］Mirza H, Ziegler J, Ford S, et al. Pulmonary hypertension in preterm infants: prevalence and association with bronchopulmonary dysplasia. J Pediatr, 2014, 165（5）: 909-914

［8］Krishnan U, Feinstein JA, Adatia I, et al. Evaluation and Management of Pulmonary Hypertension in Children with Bronchopulmonary Dysplasia. J Pediatr, 2017, 188: 24-34

［9］卫生部新生儿疾病重点实验室. 足月儿缺氧缺血性脑病循证治疗指南（标准版）. 中国循证儿科杂志, 2011, 6（5）: 327-335

［10］McNalley MA, Soul JS. Pharmacologic Prevention and Treatment of Neonatal Brain Injury. Clin Perinatol, 2019, 46（2）: 311-325

［11］Aslam S, Strickland T, Molloy EJ. Neonatal encephalopathy: Need for recognition of multiple etiologies for optimal management. Frontier Pediatr, 2019, 16（7）: 142

［12］Saw CL, Rakshasbhuvankar A, Rao S, et al. Current practice of therapeutic hypothermia for mild hypoxic ischemic encephalopathy. J Child Neurol, 2019, 34（7）: 402-409

［13］Ahn SY, Chang YS, Park WS. Stem Cells for Neonatal Brain Disorders. Neonatology, 2016, 109: 377-383

［14］Blencowe H, Cousens S, Oestergaard MZ, et al. National, regional, and worldwide estimates of preterm birth rates in the year 2010 with time trends since 1990 for selected countries: a systematic analysis and implications. Lancet, 2012, 379 (9832): 2162-2172

[15] Liu L, Johnson HL, Cousens S, et al. Global, regional, and national causes of child mortality: an updated systematic analysis for 2010 with time trends since 2000. Lancet, 2012, 379 (9832): 2151-2161

[16] Liu L, Oza S, Hogan D, et al. Global, regional, and national causes of under-5 mortality in 2000-15: an updated systematic analysis with implications for the Sustainable Development Goals. Lancet, 2016, 388 (10063): 3027-3035

[17] 余加林, 贺雨, 俞惠民. 新生儿败血症诊断及治疗专家共识(2019年版). 中华儿科杂志, 2019, 57 (4): 252-257

[18] Fleischmann-Struzek C, Goldfarb DM, Schlattmann P, et al. The global burden of paediatric and neonatal sepsis: a systematic review. Lancet Respir Med, 2018, 6 (3): 223-230

[19] Stoll BJ, Hansen NI, Sánchez PJ, et al. Early onset neonatal sepsis: the burden of group B Streptococcal and E. coli disease continues. Pediatrics, 2011, 127 (5): 817-826

[20] Polin RA and the Committee on Fetus and Newborn. Management of neonates with suspected or proven early-onset bacterial sepsis. Pediatrics, 2012, 129 (5): 1006-1015

[21] Strunk T, Doherty D, Jacques A, et al. Histologic chorioamnionitis is associated with reduced risk of late-onset sepsis in preterm infants. Pediatrics, 2012, 129 (1): e134-e141

[22] Kuppala VS, Meinzen-Derr J, Morrow AL, et al. Prolonged initial empirical antibiotic treatment is associated with adverse outcomes in premature infants. J Pediatr, 2011, 159 (5): 720-725

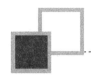

第五章 消化系统疾病

第一节 儿童功能性胃肠病的诊断

功能性胃肠病（functional gastrointestinal disorders，FGIDs）指与年龄相关的、慢性或反复发作的、无法用器质性病变或生化异常来解释的一类胃肠道功能性疾病，其症状产生与动力紊乱、内脏高敏感性、黏膜和免疫功能改变、肠道菌群变化及中枢神经系统调节功能异常有关，FGIDs又称为"脑-肠互动异常"。

儿童胃肠道症状可伴随着正常的发育过程，或是对内、外刺激不适应性的行为反应。不同年龄儿童FGIDs的临床表现不一，主要基于个体发育阶段的不同，如生理的、自主的、情感及智力的发育程度。生后第1年，新生儿和婴儿无法表达恶心、疼痛等症状。幼儿和学龄前期儿童不能区分情绪或身体上的不适。诊断主要依据其监护人的描述和解释并借助于临床观察，因此一定要注意患儿症状对监护人情绪和行为能力的影响。任何一项治疗计划都要兼顾患儿和监护人的感受，有效的治疗措施依赖于监护人的积极配合。对功能性疾病进行错误的诊断和不适当的治疗会造成患儿不必要的身体和情感痛苦，实际上，功能性疾病对日常生活的影响也与不合理的处理方法有关。

一、功能性胃肠病的罗马Ⅳ诊断标准

罗马标准是目前关于功能性胃肠病分类最全面且不断更新的标准。对功能性胃肠病的认识随着对疾病模式的认识转变和相关研究证据的更新而发生变化。FGIDs原指与年龄相关的、慢性或反复发作的、无法用器质性病变或生化异常来解释的一类胃肠道功能性疾病。2016年颁布的罗马Ⅳ标准重新进行了定义，即FGIDs又称为"脑-肠互动异常"，强调其症状产生与动

力紊乱、内脏高敏感性、黏膜和免疫功能改变、肠道菌群变化及中枢神经系统调节功能异常有关。诊断标准改善了诊断和治疗的便捷性，其中，儿童FGIDs主要包括新生儿/婴幼儿，以及儿童/青少年两部分内容，主要的疾病谱如表5-1-1所示。

表5-1-1 儿童功能性胃肠病的分类与疾病谱

分类	疾病
新生儿和婴幼儿FGIDs	婴儿反流
	反刍综合征
	周期性呕吐综合征
	婴儿绞痛
	功能性腹泻
	婴儿排便困难
	功能性便秘
儿童和青少年FGIDs	功能性恶心和呕吐疾病
	①周期性呕吐
	②功能性恶心和功能性呕吐
	③反刍综合征
	④吞气症
	功能性腹痛疾病
	①功能性消化不良
	②肠易激综合征
	③腹型偏头痛
	④非特异性功能性腹痛
	功能性排便障碍性疾病
	①功能性便秘
	②非潴留性排便障碍

二、新生儿和婴幼儿功能性胃肠病的诊断标准和临床评价

（一）婴儿反流

胃内容物的逆向运动，通常指胃食管反流，也常见于健康婴儿。婴儿反流是生后第1年最常见的FGIDs。

1. **诊断标准** 3周~12月龄的婴儿必须满

足以下 2 项条件：①每天反流 2 次或以上，持续 3 周或更长时间；②无恶心、呕血、误吸、呼吸暂停、生长迟缓、喂养或吞咽困难、姿态异常。

2. **临床评价** 与大月龄婴儿和儿童相比，小月龄的婴儿更易发生反流，新生儿的发病率也较高。最近美国的一项研究表明，根据罗马Ⅲ标准诊断婴儿反流的患病率为 26%，而 4 月龄婴儿反流每天多于 1 次的比例为 41%~67%。尽管反流可发生在任何年龄，但高峰在 4 月龄左右，6 月龄开始减少，直至 12~15 月龄逐渐消失。现病史及体格检查可以提供胃肠道外疾病的证据，包括与呕吐有关的代谢性、感染性以及神经系统的症状和体征。早产儿、生长发育迟缓以及口咽部、胸部、肺、中枢神经系统、心脏或胃肠道先天畸形，都被认为是胃食管反流病（GERD）的危险因素。生长迟缓、呕血、粪潜血阳性、贫血、拒食和吞咽困难的患儿也要进行 GERD 的评估。当出生 1 年以后仍有持续的反流，或在新生儿期即起病，或呕吐物含胆汁，伴有脱水或其他并发症时，应首先排除上消化道解剖畸形，如肠旋转不良或胃幽门梗阻等。

（二）反刍综合征

反刍是指胃内容物习惯性地反流入口腔，以达到自我消解的目的。除了婴幼儿反刍综合征，健康或神经系统受损的年长儿和成人均可发生反刍。

1. **诊断标准** 必须满足以下所有条件，症状持续至少 2 个月：

（1）腹肌、膈肌和舌肌的反复收缩。

（2）胃内容物不费力反流，再从口腔吐出或者重新咀嚼后再次咽下。

（3）满足以下 3 项或以上：①发病年龄为 3~8 月龄；②按 GERD 和反流治疗均无效；③不伴有痛苦的表情；④睡眠时或与周围其他人交流时不发作。

2. **临床评价** 婴幼儿反刍综合征比较少见，是一种在长期得不到关怀情况下出现自我安慰的行为。母亲可能表现为忽视或盲目关注，她们在照顾孩子的过程中缺乏乐趣或对于婴幼儿对舒适和满意的要求缺乏敏感性。观察反刍动作是诊断所必需的，但需要有足够的时间、耐心和隐蔽性，因为一旦婴幼儿发现有人在观察他时会立即停止反刍动作。婴幼儿反刍综合征的诊断不需要实验室检查。

（三）周期性呕吐综合征

周期性呕吐综合征（cycling vomiting syndrome，CVS）可发生在 3 岁之前的婴幼儿。由于缺乏对 CVS 有效的鉴别方法，从出现症状到确诊所需的时间为 1.1~3.4 年。

1. **诊断标准** 必须满足以下所有条件：①6 个月内有 2 次或以上的剧烈的阵发性呕吐，伴或不伴干呕，每次持续数小时至数天；②每例患儿的发作呈模式化特征；③呕吐发作可相隔数周至数月，发作间期可以恢复到基础健康水平。

2. **临床评价** CVS 是以固定性的、反复发作的、剧烈呕吐为特点的一组综合征，可持续数小时至数天，发作间期恢复至基础健康水平。典型的发作每次发作时间比较固定，通常为晚上或者凌晨。随着病程延长，每例患儿发作的持续时间趋于一致。一旦呕吐发作，在最开始的 1 小时内即达到最大强度，以后呕吐频率逐渐减少，但恶心仍持续直至发作结束。CVS 的发作和停止均非常迅速，如不伴水电解质失衡，很快即可恢复健康状态。CVS 发作时患儿常伴随多种症状和体征，包括苍白、虚弱、流涎、腹痛、对声音、光线和/或气味不耐受、头痛、腹泻、发热、心动过速、高血压、皮疹和白细胞增多等。目前仍没有诊断 CVS 的相关检查方法。CVS 的鉴别诊断包括具有相同症状的消化系统、神经系统、泌尿系统、代谢性疾病和内分泌系统等疾病。患儿在经静脉输液之前测量基础代谢情况（电解质、血糖、血尿素氮、肌酐），并进行上消化道造影来排除肠旋转不良和机械性梗阻。发生 CVS 的 2 岁以下儿童应尽快进行代谢性、神经性和解剖学的检查。

（四）婴儿绞痛

婴儿绞痛（infant colic）指 1~4 月龄婴儿出现的长期哭闹和难以安抚的一种行为综合征。长时间的哭闹主要发生在下午或晚上，3~4 月龄会逐渐缓解，早产儿为纠正胎龄后的 3~4 月龄缓解。婴儿哭闹 4~6 周龄达高峰，12 周龄逐渐减少。大多数绞痛可能发生在健康婴儿正常的"哭泣曲线"的高峰期，但没有证据表明这种哭闹是由于婴儿腹部或其他部位疼痛引起的。监护人仍通常认为婴儿哭闹是由于胃肠道不适引起腹痛所致，并寻求儿科消化科医师的诊疗。

1. 诊断标准

（1）以临床诊断为目的，必须满足下列所有条件：①症状起始和停止时婴儿必须<5月龄；②无明显诱因下出现长时间的、反复的哭闹，烦躁或易激惹，监护人难以阻止和安抚；③无生长迟缓、发热或疾病的证据。

（2）以临床研究为目的，婴儿绞痛的诊断必须满足以上诊断标准，并符合以下2项条件：①研究者或医生通过电话交谈或当面问诊时，监护人描述婴儿哭闹或烦躁每天持续3小时或以上，每周至少3天或以上有症状发作；②24小时内哭闹和烦躁时间达3小时或以上，需要前瞻性的调查如记录24小时行为日记来确认。

2. 临床评价 哭闹的发作是无明显诱因的，这是家长和监护人担忧的主要原因之一。婴儿绞痛的患病率受多种因素影响，如监护人对哭闹严重程度和持续时间的认知、收集哭闹相关数据资料的方法、监护人的幸福程度，以及受文化背景影响的照顾婴儿的经验等。有资料显示因哭闹、烦躁、绞痛、尖叫或易激惹而就诊但无发热的患儿中，5.1%有严重的潜在的器质性病因，但有器质性疾病的患儿大多在临床检查中可发现异常。与绞痛相关的行为（如长时间的哭闹、不能安抚的哭闹、痛苦的面部表情、腹胀、排气增多、面部涨红以及两腿蜷曲）并不是诊断疼痛或器质性疾病的特征性依据。为明确婴儿长期哭闹的可能原因，推荐应用限时性治疗试验，如从母乳喂养的母亲饮食中去除牛奶，或人工喂养的婴儿将配方奶换成水解蛋白奶粉，前者目前仍存在争议，因为没有关于这一干预措施有效的数据。为减少婴儿哭闹，可按GERD进行治疗，或给予非止痛、非营养的安抚方法，例如在安静的环境中有节律的摇动，每秒钟轻拍1~3次，有可能使患儿安静下来。一旦停止安抚，婴儿很有可能会再次哭闹。如这种常见的方法安抚有效则支持绞痛的诊断。对绞痛治疗的目的并不是治愈绞痛，而是帮助监护人顺利度过婴儿发育过程中的这个阶段。

（五）功能性腹泻

功能性腹泻是指每天排3次或以上不成形便、无痛性、持续4周或以上，多见于婴儿期和学龄前期。如果饮食中热量充足，不会引起生长迟缓。功能性腹泻的患儿会出现大便松散，到学龄期会自行好转。

1. 诊断标准 必须满足以下所有条件：①每天无痛性排便4次或以上，为不成形便；②症状持续超过4周；③在6~60月龄时出现症状；④如果热量摄入充足，不会出现生长迟缓。

2. 临床评价 功能性腹泻的婴幼儿，典型的大便为黏液便，含或不含未消化的食物。符合功能性腹泻诊断标准的患儿不会出现吸收不良综合征。功能性腹泻患儿小肠转运、水和电解质的分泌以及葡萄糖的吸收都是正常的，且没有脂肪泻。饮食因素是婴幼儿腹泻发病机制中的一个关键因素，功能性腹泻的患儿常常饮食过多，摄入过多的果汁、低脂高碳水化合物（果糖）和山梨醇等。本病并不需要医学干预，但为了健康和均衡饮食，推荐评估患儿每天饮食中果汁和果糖的摄入量。

（六）婴儿排便困难

排便困难的婴儿每次排便持续数分钟，伴尖叫、哭闹、因费力排便引起的面色发红或发青，这些症状通常持续10~20分钟，而每天可有数次排便。

1. 诊断标准 年龄小于9月龄的婴儿必须同时满足以下2项条件：①在排出软便或未能成功排便前处于紧张和哭闹状态至少持续10分钟；②无其他健康问题。

2. 临床评价 大多数婴儿排便困难在出生后第1个月就开始出现，持续3~4周后可自行缓解。导致婴儿排便困难的原因有腹腔内压力增高与盆底肌肉松弛不协调。对于排便困难的婴儿要了解包括饮食在内的既往史，对婴儿进行体格检查，包括为了排除肛门直肠畸形的直肠指检，并且绘制婴儿生长曲线。监护人需要注意婴儿排便时有无疼痛，有无需要进行医学干预的疾病。患儿需要学习在用力排便同时放松盆底肌肉。为了鼓励婴儿学习排便，应避免刺激直肠，婴儿排便困难并不需要药物治疗。

（七）功能性便秘

1. 诊断标准 年龄<4岁的儿童至少符合以下2项条件，持续时间达1个月：①每周排便≤2次；②大量粪便潴留史；③有排便疼痛和排便费力史；④排粗大粪便史；⑤直肠内存在有大量粪便团块。对于接受排便训练的儿童，以下条件

也作为选项：⑥能控制排便后每周至少出现 1 次大便失禁；⑦粗大粪便曾堵塞抽水马桶。

2. **临床评价**　婴儿排便困难通常是因反复试图克制排便引起的，最常见于 <2 岁婴儿，在生后第 1 年，由于饮食结构的改变引起急性便秘，婴幼儿排出干硬粪便时可能会引起排便疼痛，由于排便时的恐惧体验，患儿尽力克制排便，导致粪便潴留，造成结肠吸收更多的水分，使得大便干硬。其次，婴幼儿功能性便秘（functional constipation, FC）的发生可能与不当的排便训练有关，给予过度的压力、定时的如厕训练而腿部又没有着力点可能会造成粪便滞留。可依据典型的病史和体格检查进行临床诊断。克制排便行为使粪块变得粗大，排便时可引起肛裂，大便失禁可发生于直肠有粪便团块滞留的幼儿。婴儿期功能性便秘的鉴别诊断包括机械性肠梗阻、先天性巨结肠、脊髓疾病、其他代谢性的或肠神经源性的异常。对监护人和儿童的健康教育是治疗的第一步。对于幼儿，只有缓解对排便疼痛的恐惧，才能顺利进行排便训练。软化大便和确保无痛性排便是治疗的重要环节。在儿童排便时觉得舒适和获得排便技能之前要确保无痛性地排便，这是有效维持治疗的关键。软化大便的维持治疗需要持续数月至数年。常用的非刺激性的轻泻剂如聚乙二醇、乳果糖或镁乳，可以缓慢软化粪便团块直至数天至数周后患儿主动排便。

三、儿童时期功能性胃肠病

（一）功能性恶心和呕吐疾病

1. 周期性呕吐

（1）诊断标准：

必须包括以下所有条件：①6 个月内发生 2 次或多次周期性的、剧烈恶心和阵发性呕吐，持续数小时至数天；②每例患儿的发作呈模式化特征；③发作可间隔数周至数月，发作间期恢复到基础健康状态；④经过适当的医疗评估，患儿的症状不能归因于其他疾病。如果同时存在腹痛和呕吐，主要的症状或持续更久的症状作为优先诊断依据。如果以腹痛为主，则首先考虑腹型偏头痛。

（2）临床评价：周期性呕吐从婴儿期到成年期均可发病，症状早发的患儿患潜在神经代谢性疾病的可能性更大。代谢性检测应在呕吐发作期和静脉输液前进行，以最大限度地提高疾病的检出率。强迫性的长时间泡热水浴或淋浴（通常持续数小时）可暂时缓解症状。建议 5 岁以下的患儿用赛庚啶缓解症状，5 岁以上的患儿用阿米替林。可应用普萘洛尔进行预防性治疗，适合于所有年龄段的患儿。

2. 功能性恶心和功能性呕吐

（1）功能性恶心诊断标准：

诊断前至少 2 个月内必须符合以下所有条件：①以恶心为主要症状，每周至少发生 2 次，一般与进餐没有关系；②可不伴有呕吐；③经过适当评估，恶心症状无法用其他疾病来完全解释。

（2）功能性呕吐诊断标准：

诊断前至少 2 个月内必须符合以下所有条件：①呕吐平均每周发生 1 次或 1 次以上；②不存在自行诱导的呕吐、进食障碍或反刍；③经过适当评估，呕吐症状不能用其他疾病来完全解释。

（3）临床评价：功能性恶心和功能性呕吐已被列为不同的疾病，但慢性恶心的患儿通常也会伴有不同频率的轻度呕吐。除恶心外，如果同时存在严重呕吐则表示存在不同的情况，如中枢神经系统疾病、胃肠道解剖结构异常（如肠旋转不良）、胃轻瘫和假性肠梗阻等。生化检测包括血清电解质、钙、皮质醇和甲状腺激素水平的测定。发生反复呕吐时，应排除肠梗阻和动力障碍性疾病（如胃轻瘫、假性肠梗阻）。儿童功能性恶心或呕吐与胃排空延迟的关系还不明确。对于不伴呕吐的功能性恶心患儿没有必要常规进行胃镜检查，但心理评估很重要。对那些伴有明显心理疾病的患儿，应首先进行心理健康干预。赛庚啶可用于伴有恶心的功能性消化不良（FD）患儿的治疗。胃电刺激已被用来治疗儿童顽固性消化不良（包括恶心），对不伴有胃轻瘫的患儿也是有效的。

3. 反刍综合征　进食后的几分钟之内不费力地反复反胃、反复吞咽和 / 或吐出食物，常伴有腹痛、腹胀、恶心、烧灼感和一些躯体症状，如头痛、头晕和睡眠障碍。青少年和儿童的发病率还不清楚，主要是反胃和反刍的发生往往不会引起监护人的注意。反刍可以发生在任何年龄，但在某些患儿群体，如青春期少女，似乎存在更高的风险。

（1）诊断标准：

诊断前至少 2 个月症状符合以下所有条件：①反复反胃并重新咀嚼或吐出食物，a. 进食后不久发生；b. 睡眠期间不发生；②反刍前无干呕；③经过适当评估，症状不能用其他疾病来完全解释，但要排除进食障碍。

（2）临床评价：鉴别诊断包括 GERD、胃轻瘫、贲门失弛缓症、神经性贪食症和其他胃和小肠功能性或解剖性疾病，但这些疾病进食后都不会立即发生反流。反刍动作是由腹部肌肉收缩导致胃内压增加引起的，与食管下括约肌的开放有关，使胃内容物反流入食管。胃空肠测压有助于诊断，上消化道多个区域压力（R 波）的同步增高反映了胃内或腹内压力的增加。这些压力波被认为是腹部肌肉收缩的结果。空腹和餐后动力通常是正常的。患儿在反刍发作之前往往有一个触发事件，如感染、创伤性的社会心理事件或精神障碍包括抑郁、焦虑障碍、强迫症、创伤后应激障碍、适应性障碍、发育迟缓和注意力缺陷多动症。深入了解反刍的动机和主动去克服反刍是取得治疗成功的关键。尽量避免不良习惯，一种新型的、跨学科的住院患儿治疗疗法，涉及儿童心理学、儿科胃肠病学、临床营养、儿童生活、娱乐治疗和按摩疗法等多方面，已在青少年患儿中获得成功。

4. 吞气症

（1）诊断标准：

诊断前至少 2 个月内必须符合以下所有条件：①过度吞咽空气；②白天由于胃肠道内气体的增加导致腹胀；③反复打嗝和 / 或排气增加；④经过评估，症状不能用其他疾病来完全解释。

（2）临床评价：当空气吞咽过多，气体充满胃肠道管腔导致过度嗳气、腹胀、胃肠胀气和疼痛，可能是肠腔扩张的后果。有一部分患儿似乎无法打嗝，但腹胀和疼痛的症状可能会更严重。心理压力大的儿童吞气症的比例明显高于对照组，焦虑也是过度吞咽空气的一个因素。吞气症似乎特别多见于神经认知障碍患儿。吞气症可能会与胃轻瘫或其他动力障碍性疾病混淆，如慢性假性肠梗阻、细菌过度生长和吸收不良（尤其是乳糜泻和双糖酶缺乏）等也是腹胀和过度排气的原因。年长儿嚼口香糖或快速饮水时可能会吞下大量的空气。肠道相关症状（腹痛、恶心和早饱）和肠外症状（头痛、失眠和头晕）在患儿中常见。治疗主要采用对症处理，包括行为疗法、心理疗法和苯二氮䓬类药物治疗。

（二）功能性腹痛疾病

指任何与腹痛相关的 FGIDs，肠易激综合征（irritable bowel syndrome, IBS）、FD、腹型偏头痛。区分不同类型的功能性腹痛疾病（FAPD）对临床和研究都很重要，而不符合 IBS、FD 或腹型偏头痛诊断标准的 FAPD 称为非特异性功能性腹痛（FAP-NOS）。

1. 功能性消化不良（functional dyspepsia, FD）

（1）诊断标准：

诊断前至少 2 个月内符合以下 1 项或多项条件，且每个月至少 4 天是有症状的：①餐后饱胀；②早饱；③上腹疼痛或烧灼感，与排便无关；④经过适当评估，症状不能用其他疾病来完全解释。

（2）亚型：①餐后不适综合征，餐后饱胀不适或早饱感，影响正常进食。支持诊断的标准：上腹胀气、餐后恶心或过度打嗝。②上腹痛综合征，必须包括以下所有条件，a. 严重上腹疼痛或烧灼感，影响日常生活；b. 疼痛非全腹，局限于腹部其他部位或胸肋部区域；c. 排便或排气后不能缓解。支持诊断的标准：a. 疼痛可能为烧灼样但不包括胸骨后疼痛；b. 疼痛通常由进食诱发或缓解，但也可在空腹时发生。

（3）临床评价：病史询问和体格检查时均应关注可能的报警症状。如患儿有下列征象，建议进一步检查，炎症性肠病、乳糜泻或消化性溃疡家族史、持续性右上或右下腹疼痛、吞咽困难、吞咽疼痛、持续呕吐、胃肠道出血、夜间腹泻、关节炎、直肠周围疾病、非控制的体重下降、生长迟缓、青春期延迟、不明原因发热。治疗应避免引起症状加重的食物（如含咖啡因、辛辣、多脂肪的食物）和非甾体抗炎药。对能加重症状的心理因素应加以疏导。对以疼痛为主要症状的患儿，可用组胺受体拮抗剂和 PPI 来抑酸。

2. 肠易激综合征（irritable bowel syndrome, IBS）

（1）诊断标准：

诊断前至少 2 个月必须符合以下所有条件：①每个月至少有 4 天出现腹痛，且符合以下至少

1 项，a. 与排便相关；b. 发作时伴有排便频率改变；c. 发作时伴有大便性状改变；②伴有便秘的儿童，疼痛不会随着便秘的好转而缓解（如疼痛缓解则为 FC，而不是 IBS）；③经过适当评估，症状不能用其他疾病来完全解释。儿童 IBS 可按类似于成人的亚型进行分型，反映了主要的排便模式，如便秘型、腹泻型、便秘和腹泻交替的混合型和未定型 IBS。

（2）临床评价：详细的病史和体格检查可以鉴别 FC 和 IBS。腹泻型 IBS 要与感染、乳糜泻、碳水化合物吸收不良和较少见的炎症性肠病等加以鉴别。乳糜泻患儿很少出现便秘，对便秘型 IBS 患儿要进行评估。腹痛报警症状越多，患器质性疾病的可能性也就越高。粪钙防卫蛋白测定被用来作为肠黏膜炎症的一种非侵袭性筛查方法，而且似乎优于常规检测，如 C 反应蛋白。

有数据支持益生菌治疗 IBS，减少发酵低聚糖、双糖、单糖和多元醇的摄入有助于症状改善。

3. 腹型偏头痛

（1）诊断标准：

诊断前至少 6 个月内有 2 次腹痛发作，且符合以下所有条件：①持续 1 小时或更长时间的突发急性脐周、中线或弥漫性剧烈腹痛（最严重和最痛苦的症状）；②发作间隔数周至数月；③疼痛难以忍受，影响正常活动；④患儿有特定的发病模式和症状；⑤疼痛可伴随以下 2 种或多种症状，厌食、恶心、呕吐、头痛、畏光、面色苍白；⑥经过适当评估，症状不能用其他疾病来完全解释。

（2）临床评价：需排除与严重发作性腹痛相关的疾病，如间歇性小肠或泌尿系梗阻、复发性胰腺炎、胆道疾病、家族性地中海热、代谢性疾病如卟啉症以及精神疾病。腹型偏头痛、CVS、偏头痛可能有同样的病理生理机制，其发病都是偶发性、自限性和特定性的，且都有无症状间隔期。腹型偏头痛和 CVS 到成年期都可转变成偏头痛。在典型偏头痛的患者中发现兴奋性氨基酸活性增加，这可以解释其能增加 γ- 氨基丁酸的药物的疗效。腹型偏头痛存在与偏头痛患儿相似的非特异性前驱症状，如行为或情绪的变化、畏光和血管舒缩症状，以及经过偏头痛治疗症状有所缓解。治疗方案是由腹型偏头痛发作的频率、严重程度和对儿童和家庭日常生活的影响决定的。

4. 非特异功能性腹痛（FAP-NOS）

（1）诊断标准：

诊断前至少 2 个月症状符合以下所有条件，且每个月至少发生 4 次腹痛：①发作性或持续性腹痛，不完全与生理事件相关（如进食、月经期）；②不符合 IBS、FD 或腹型偏头痛的诊断标准；③经过适当评估，腹痛不能用其他疾病来解释。

（2）临床评价：FAP-NOS 患儿经常有非特异性的胃肠道外躯体症状，但不一定需要进行实验室和影像学检查。为了使监护人安心，通常会进行有限的诊断检查。应特别关注有自主神经症状的，尤其是体位性心动过速综合征的患儿。如有腹痛报警征象，建议进行其他的检查。

（三）功能性排便障碍

1. 功能性便秘

（1）诊断标准：

便秘每周至少发生 1 次，时间持续 1 个月以上，且符合以下 2 项或多项条件，但 IBS 的诊断依据不足：①4 岁以上儿童每周在厕所排便≤2 次；②每周至少出现 1 次大便失禁；③有粪潴留姿势或过度克制排便病史；④有排便疼痛或困难的病史；⑤直肠内存在大粪块；⑥粗大粪块曾堵塞抽水马桶；⑦经过适当评估，症状不能用其他疾病来完全解释。

（2）临床评价：

便秘诊断标准适合任何年龄，注意报警征象：足月新生儿胎粪排出时间 >48 小时，在生后第 1 个月就开始出现便秘，有先天性巨结肠家族史，带状粪，无肛裂时出现便血，生长迟缓，胆汁性呕吐，严重的腹胀，甲状腺功能异常，肛门异位，无肛门或提睾反射缺如，下肢力量、肌张力、反射减弱，骶骨窝形成，脊椎后背毛发，臀裂偏移，肛门瘢痕。对于功能型便秘的评估建议如下：①诊断标准功能性便秘的定义适用于所有年龄组；②FC 的诊断以病史和体格检查为基础；③便秘报警症状和体征以及诊断线索可用来识别引起便秘的潜在疾病；④如只有 1 项条件符合罗马标准并且 FC 的诊断不确定时，建议进行肛门直肠指检明确诊断，并排除潜在的疾病；⑤不需要常规进行腹部 X 线片诊断 FC；⑥如怀疑存在粪便嵌塞而体格检查又不可靠或患儿不配合时可拍摄腹部 X 线片；⑦如没有报警症状，不建议对便秘患儿常规进行牛奶蛋白过敏试验检测;⑧对没有报警症状的便秘患儿不推荐进行甲状腺功能减退症、乳糜泻和高钙血症的实验室筛查;⑨顽固性便秘是进行肛门直肠测压的指征,主要是评估直肠肛门抑制反射;⑩直肠活检是诊断先天性巨结肠的"金标准",钡灌肠不应作为 FC 的初步诊断工具。药物治疗包括 2 个步骤,对粪便嵌塞患儿进行直肠给药或口服给药以达到通便目的,并使用各种药物进行维持治疗,以防止粪便再次嵌塞,教育和药物治疗同样重要,教育包括辅导家长正确认识克制排便行为的后果和使用行为疗法进行干预,如定时如厕、用日记来记录排便和建立成功排便后的奖励措施。

2. 非潴留性排便障碍

(1)诊断标准:4 岁以上的儿童症状至少持续 1 个月,且必须包括以下所有条件,①在公共场所不适当的排便;②没有粪便潴留的证据;③经过适当评估,大便失禁不能用其他疾病来解释。

(2)临床评价:一般情况下,非潴留性大便失禁(NFI)患儿与 FC 相比,结肠内容物会被完全排空,而不仅仅是弄脏内裤。询问病史时应了解是否存在便秘史、注意排便模式(粪块大小和硬度、克制排便史、排便费力情况)、发病年龄、排出粪便量及性状、饮食史、用药史、泌尿系症状、社会心理障碍、家庭或个人应激状况等。体格检查应注重生长发育指标、腹部检查、直肠检查和全面的神经系统检查。

第二节 儿童炎症性肠病的诊断和治疗

炎症性肠病(inflammatory bowel disease,IBD)包括溃疡性结肠炎(ulcerative colitis,UC)和克罗恩病(Crohn's disease,CD),是儿童和成人的慢性复杂疾病,需要一系列药物和手术来诱导和维持缓解。10%~20% 的 IBD 在儿童时期确诊,IBD 中,4% 在 5 岁之前发病,18% 在 10 岁之前发病,25% 在 20 岁之前出现,青春期是 IBD 发病的高峰期。成人中 UC 常见,而在儿童 IBD(pediatric inflammatory bowel disease,PIBD)中 CD 更常见。PIBD 的发病率和患病率近年来急剧上升,苏格兰的一项跨度 40 年的发病率调查研究的结果显示,PIBD 尤其是 CD 的发病率明显增加。最新的数据显示,<16 岁的 CD 发病率至少上升 66%(从 1991—1995 年的每年 2.9/100 000 上升至 2003—2008 年的每年 4.8/100 000),并且 2009—2014 年进一步显著增加。PIBD 的发病存在明显的南北梯度,例如美国北部各州比南部更高,苏格兰比英国其他地区更高,全球发病率最高的是斯堪的纳维亚和加拿大安大略省。国内缺乏儿童 IBD 发病率的确切数据,然而各地临床诊治的病例数和医学期刊上关于 PIBD 的报告逐年增多,上海的一项回顾性分析结果推测发病率从 2001 年的 0.5/100 万上升至 2010 年的 6.0/100 万,提示我国 PIBD 的发病率同样明显上升。

炎症性肠病是遗传易感宿主对肠道微生物群落的黏膜免疫应答失调引起的,虽然遗传学、免疫学和人类微生物组群研究的进展大大增加了我们对 IBD 发病机制的认识,但目前 IBD 的治疗仍然达不到治愈的目的。与成人发病的 IBD 相比,PIBD 临床表现不典型,疾病早期病变范围、病情动态进展,需要手术率高,由此带来更高的疾病负担。

PIBD 的治疗目标包括消除症状,使生活正常化,恢复生长,防治并发症,尽量减少药物的不良反应,实现肠黏膜愈合以促进长期缓解和减少并发症。治疗时还需要考虑 PIBD 的独特因素包括注意疾病对生长发育、骨骼健康和心理社会功能的影响。因此,PIBD 的诊治最好由经验丰富的多学科团队(MDT)提供,跟踪从诊断到诱导缓解治疗和维持缓解治疗的过程,同时优化生长发育,维持正常的生活。

一、疾病分类

PIBD 包括溃疡性结肠炎(UC)、克罗恩病(CD)和炎症性肠病类型待定(IBD unspecified,IBDU)。溃疡性结肠炎的特征在于从近端直肠延伸至结肠的弥漫性连续炎症,如果全结肠炎伴回盲瓣累及,末端回肠可表现为非糜烂性红斑或水肿,称为"倒灌性回肠炎"(backwash ileitis)。若非全结肠累及的 UC,回肠末端黏膜应为正常。40%~70% 的儿童 UC 患者在上消化道有轻微的炎症。克罗恩病可以涉及从口腔到肛门的胃肠道中的任何区域，但最常见的是回肠末端和结肠，并且可以呈现炎症、穿透、狭窄或组合表型。20%患有 CD 的儿童会有肛周受累，包括皮赘、肛裂、肛门瘘管和/或脓肿。区分 CD 和 UC 的内镜特征包括不连续炎症和离散性口疮或线性溃疡。组织病理学上，CD 和 UC 均有活动性炎症（即中性粒细胞）和慢性损伤（即隐窝丧失或分支，黏蛋白耗竭和/或固有层淋巴细胞增多症）的证据，但 UC 中的炎症和损伤仅限于黏膜而 CD 可以是透壁过程，约 60% 的儿科 CD 患者中观察到非干酪性肉芽肿。仅涉及结肠的 CD 在儿童中比成人更常见，根据其表型既不能确定为 CD 也不能确定为 UC，术语 IBDU 保留给无法明确归类为患有UC 或 CD 的患者。

开发蒙特利尔 IBD 分类是为了准确分类 IBD 所有亚型的表型（物理特征），包括疾病位置（CD 的 L1~L4）或程度（UC 的 E1~E3）、行为（B；B1~B3 为 CD）、严重程度（S）和发病年龄（A；A1 指诊断年龄为 17 岁），这种分类涵盖了以前维也纳分类中未涵盖的诊断和疾病进展过程中的特征。但是蒙特利尔分类对 PIBD 仍有局限性，因为没有充分捕获 PIBD 的动态特征，比如，随着时间推移病变部位和疾病行为的变化以及生长迟缓。PIBD 国际组织在法国巴黎召开会议，就儿童 IBD 修改蒙特利尔标准制定基于证据的共识建议，称为巴黎分类。巴黎分类中，将 PIBD 诊断时的年龄分类 A1 再分为 A1a（0~10 岁）和 A1b（10~17 岁）。对于儿童 CD，重要的变化是：①区分远端回肠上方的疾病位置为 L4a（Treitz 韧带近端）和 L4b（Treitz 韧带至远端回肠上方）；②允许狭窄和穿透性 CD 分类为同一患者（B2B3）；③表示患者在任何时间存在生长障碍，即 G1 期与 G0期（无生长障碍）。对于儿童 UC，疾病范围从 3 种表型（E）增加为 4 种，加入全结肠炎（E4），严重性（S）简化为 S0 和 S1，S1 指儿童 UC 疾病活动指数（PUCAI）评分 ≥65。巴黎分类与蒙特利尔标准在框架上"无缝集成"，因此也可用于成人 IBD 的分类。

儿童 IBD 中，有一部分患者起病早，对传统的治疗方案不敏感，有较高的死亡率。对于这部分患者，常需通过全基因组测序或全外显子组测序来进一步明确。巴黎分类提出 10 岁和 2 岁可以作为根据年龄分类的两个节点（早发 IBD：起病年龄小于 10 岁；婴儿 IBD：起病年龄小于 2 岁）。目前更多以 6 岁作为年龄分类节点，小于 6 岁的 IBD 被称为极早发 IBD（very early onset inflammatory bowel disease，VEO-IBD），其中还包含婴幼儿 IBD（年龄小于 2 岁）和新生儿 IBD（小于 28 天）。至今发现有 70 多个基因突变与 VEO-IBD 有关，这些基因的缺陷可以引起肠道上皮屏障功能异常、吞噬细胞缺陷、自身免疫及免疫调节紊乱、T 细胞及 B 细胞功能异常等。VEO-IBD 中被报道最多的是 IL-10 及其受体基因突变。

二、儿童炎症性肠病的诊断

对于腹痛、腹泻、便血和体重减轻等症状持续 4 周以上或 6 个月内类似症状反复发作 2 次以上，临床上应高度疑似 IBD。IBD 常合并：①发热；②生长迟缓、营养不良、青春期延迟、继发性闭经、贫血等全身表现；③关节炎、虹膜睫状体炎、原发性硬化性胆管炎、结节性红斑、坏疽性脓皮病等胃肠道外表现；④肛周疾病，如皮赘、肛裂、肛瘘、肛周脓肿等。

CD 的诊断缺乏"金标准"，需要结合临床表现、内镜检查、病理组织学检查以及影像学检查进行综合分析，采取排除诊断法，主要排除肠结核、其他慢性肠道感染性疾病、肠道恶性肿瘤，并随访观察。

CD 临床表现多样，经典的儿童 CD "三联症"指腹痛、腹泻和体重下降，仅在 25% 的儿童 CD 患者中出现，少部分 CD 患者以肛周脓肿和肛周瘘管起病。结肠镜检查是 CD 诊断的首选检查，镜检应达回肠末端，常规进行胃镜检查和小肠镜检查，小肠镜检查优先考虑胶囊小肠镜（wireless capsule endoscopy，WCE），气囊辅助式小肠镜（balloon-assisted enteroscopy，BAE）只在特殊情况下考虑，如经胃镜、结肠镜检查联合活组织检查，以及胶囊内镜检查后，仍不能确定 IBD 者，须考虑 BAE 进行活组织检查进一步明确。内镜检查的患者须进行组织活检行病理组织学检查，应多段（包括病变部位和非病变部位）、多点取材。儿童和成人 CD 在内镜下表现以及病理组织学表现没有差异。初诊患者应用磁共振小肠成像

（magnetic resonance enterography，MRE）或 CT 评估小肠病变，能发现 IBD 的特征性改变、评估肠道的炎症范围以及破坏的程度（狭窄或穿孔性病变），由于 CT 存在电离辐射，因此条件许可应首选 MRE，尤其对于小年龄儿童。盆腔磁共振用于检测疑似或合并肛周病变的 CD 患儿，评估肛瘘及肛周脓肿的位置及范围，评估手术及对药物治疗疗效。腹部超声检查仅对回肠末端病变的敏感性较高，超声检查结果的精确性与检查者的经验及专业程度有关。

持续性血便伴腹泻是 UC 的最常见临床症状，伴不同程度的全身症状，包括关节、皮肤、眼、口及肝胆等肠外表现，肠外表现在 6 岁以上儿童多见。和成人一样，儿童 UC 的诊断主要综合临床表现、内镜以及活组织检查病理的特点进行分析，主要依靠典型的内镜下连续性结肠慢性炎症及组织学表现，在排除感染性和其他非感染性结肠炎的基础上做出诊断。儿童典型 UC 病变与成人无异，内镜表现和组织病理学特征与成人 UC 相同。但是儿童 UC 典型的表现不多见，以下为 5 种不典型病变：①直肠赦免（rectal sparing），指内镜下直肠黏膜无典型 UC 表现，但组织学检查符合典型 UC 表现。②短病程，患儿在起病不久就接受结肠镜检查并活检，活检组织提示片状炎性病变或缺少典型的隐窝结构异常。此型多见于 10 岁以内诊断 UC 的儿童。初次评估 UC 诊断后 6 周内复查可提高诊断准确性。③盲肠斑片（cecal patch），表现为左侧结肠炎合并盲肠炎症（常为阑尾周围炎症），盲肠炎症部位活检可表现为非特异性炎症病变。④上消化道累及，UC 患儿可存在上消化道病变，可表现为胃内糜烂或小溃疡，但非匐匐形或纵形。组织学表现为散在的或局灶性炎症，无肉芽肿（隐窝周围肉芽肿除外）。⑤急性重度溃疡性结肠炎，病理上可表现为黏膜全层炎或深溃疡，其他特征不典型。无淋巴细胞浸润，V 形的裂隙样溃疡。

无论是 UC 还是 CD，完整的诊断包括临床类型、疾病活动度、有无并发症（狭窄、肛瘘）等。临床分型依据巴黎分类，具体见表 5-2-1 和表 5-2-2。CD 的疾病活动严重程度采用儿童克罗恩病活动指数（pediatric Crohn's disease activity index，PCDAI）来评价（表 5-2-3），分为不活动、轻度

活动和中 / 重度活动。PCDAI 0~10 分为不活动，11~30 分为轻度活动，>30 分为中 / 重度活动。UC 病情分为活动期和缓解期，活动期的疾病按严重程度分为轻、中、重度。儿童 UC 疾病活动指数（pediatric ulcerative colitis activity index，PUCAI）可以用来评估疾病活动性（表 5-2-4）。根据 PUCAI 评分，将 PUCAI<10 计为缓解期，PUCAI 10~34 计为轻度活动期，35~64 计为中度活动期，PUCAI ≥65 计为重度活动期。

表 5-2-1 克罗恩病的巴黎分类

项目	分类	说明
年龄 / 岁	A1a	0~<10
	A1b	10~<17
	A2	17~40
	A3	>40
疾病累及部位 *	L1	末端 1/3 回肠伴或不伴盲肠累及
	L2	结肠累及
	L3	小肠结肠累及
	L4a	接近 Treitz 韧带的消化道累及
	L4b	远离 Treitz 韧带接近末端 1/3 回肠的消化道累及
并发症	B1	无狭窄无穿孔
	B2	狭窄
	B3	穿孔
	B2B3	在不同或同一时期的狭窄及穿孔
	p	肛周疾病（瘘、溃疡、脓肿）
生长发育情况 #	G0	无生长迟缓证据
	G1	生长迟缓

注：*L4a、L4b 可与 L1、L2 或 L3 共存

#G1：有下述标准之一者，①诊治过程中身高 Z 评分低于预期：A，实际身高 Z 评分与根据家长身高估算的儿童身高 Z 评分差值大于 2；或 B，实际身高与发病前身高 Z 评分相差大于 1。②现在的身高 Z 评分比诊断时评分低 0.75 或 0.75 以上。G0：在诊治过程中无上述生长异常

根据家长身高估算儿童身高公式为：男，（父亲身高 + 母亲身高 +13）/2；女，（父亲身高 + 母亲身高 –13）/2

表 5-2-2 儿童溃疡性结肠炎巴黎分类

项目	分类	特点
累及部位	E1	溃疡性直肠炎（病变仅限于直肠）
	E2	左半结肠炎（脾曲以远）
	E3	弥漫性结肠炎（肝曲以远）
	E4	全结肠炎
严重度	S0	从没达到重度活动（PUCAI ≥65）
	S1	曾经达到重度活动

表 5-2-3　儿童克罗恩病活动指数（PCDAI）

项目	计分
病史（回顾最近一周情况）	
1. 腹痛	
无	0
轻度,不影响日常生活	5
中重度,持续性,影响日常生活	10
2. 大便	
每日 0~1 次水样便,无血便	0
每日 1~2 次带少许血的糊状便或 2~5 次水样便	5
大量血便或≥6 次水样便或夜间腹泻	10
一般情况（回顾最近一周情况）	
好,活动不受限	0
稍差,偶尔活动受限	5
常差,活动受限	10
实验室检查	
1. 血细胞比容 /%	
男、女（<10 岁）≥33；女（10~19 岁）≥34；男（11~15 岁）≥35；男（>15~19 岁）≥37	0
男、女（<10 岁）28~32；女（10~19 岁）29~33；男（11~15 岁）30~34；男（>15~19 岁）32~36	2.5
男、女（<10 岁）<28；女（10~19 岁）<29；男（11~15 岁）<30；男（>15~19 岁）<32	5
2. 血沉 /（m·h^{-1}）	
<20	0
20~50	2.5
>50	5
3. 血清白蛋白 /（g·dl^{-1}）	
≥3.5	0
3.1~3.4	5
≤3.0	10
体检	
1. 体重（目前体重与 4~6 个月前体重比）	
体重增加或稳定	0
体重不增或下降 1%~9%	5
体重下降≥10%	10
2. 身高 #（诊断时）或身高速率 *（目前身高与 6~12 个月前身高比）	
身高下降 1 个百分位等级内或身高生长速率在 –1 个标准差之内	0
身高下降 1~2 个百分位等级或身高生长速率在 –1~–2 个标准差	5
身高下降 2 个百分位等级以上或身高生长速率在 –2 个标准差以下	10
3. 腹部触诊	
无压痛及包块	0
压痛或无压痛包块	5
4. 压痛、肌卫及腹部包块肛周疾病	10
无或无症状皮赘	0
1、2 个无痛性瘘管、无窦道无压痛	5
活动性瘘,有渗液、压痛或脓肿	10
肠外表现（发热≥38.5℃ >3 日、关节炎、葡萄膜炎、坏疽性脓皮病、结节性红斑）	
无	0
一项	5
≥两项	10
总分	

注:#百分位数法评价身高的方法常分为第 3、10、25、50、75、90、97 百分位数,即 7 个百分位等级,如"10 → 25 → 50"为上升 2 个百分位等级; *以 cm/a 表示,需要超过 6~12 个月的测量方可得到可靠的身高速率,与正常相比标准差

表 5-2-4　儿童溃疡性结肠炎活动指数（PUCAI）

项目	计分
1. 腹痛	
无	0
可被忽视的腹痛	5
不能被忽视的腹痛	10
2. 便血	
无	0
血量少（在 <50% 的大便里可见）	10
血量少（在大部分大便里可见）	20
血量大（在 >50% 的大便里可见）	30
3. 大部分大便性状	
成形	0
部分成形	5
完全不成形	10
4. 24 小时大便次数	
0~2	0
3~5	5
6~8	10
>8	15
5. 夜间大便（至少一次使患儿从睡眠中醒来）	
是	0
否	10
6. 日常活动受影响程度	
不受影响	0
日常活动偶有受限	5
日常活动明显受限	10
PUCAI 总分	

VEO-IBD 与公认的和新认识的免疫缺陷相关基因之间存在明显的交叉，当遇到发病年龄早、病情重、影响生长发育、伴严重肛周疾病、常规治疗难控制、一级亲属有类似疾病史时，应对 VEO-IBD 患儿进行基因检测，不仅可建立分子诊断、明确发病机制，同时也可以为患者提供个性化的治疗以期早期干预、筛查家族成员是否携带变异进行遗传咨询。对高度怀疑某一类基因突变、伴有特定表型、重度的早发患儿可以对该已知基因行第一代测序技术（Sanger 测序）和功能学验证。对于第一代测序技术不能明确者，建议行基因 Panel 检测、家系全外显子组测序（WES）或全基因组测序（WGS），对筛选出的高度可疑变异位点进行生物学方法分析确认功能学试验，WES

或 WGS 这类方法有利于发现新的致病基因变异位点。

三、治疗

1. 总体治疗目标和策略　在过去 15 年中，儿童治疗 IBD 的目标发生了巨大变化。当治疗方案有限时，主要目标是减轻症状。应用靶向肿瘤坏死因子（tumor necrosis factor，TNF）的生物制剂可以达到黏膜愈合并促进生长，使得我们有机会改变疾病的自然史。因此，目前的治疗目标是：①消除症状，恢复生活质量；②恢复正常生长；③消除并发症。儿童 IBD 治疗方案基于疾病活动度的评估及病变的累及范围，包括诱导缓解和维持缓解两方面。对于初诊或复发的患儿，首先应进行诱导缓解，成功诱导缓解后，再进行维持缓解治疗。

根据病情变化及时调整治疗方案，包括药物剂量及药物种类。PIBD 治疗包括皮质类固醇、肠内营养、氨基水杨酸、免疫抑制剂、抗 TNF 抗体、手术治疗，根据其诱导活动期患者缓解和维持缓解的能力进行分类，一些疗法仅对缓解诱导或维持有效，有一些治疗对诱导缓解和维持缓解均有效。

2. 皮质类固醇　皮质类固醇可有效诱导儿童 CD 和 UC 的临床缓解，推荐的药物和剂量为泼尼松每天 1mg/kg（其他类型全身作用激素的剂量按相当于上述泼尼松剂量折算）起始给药，最大总剂量每天 40mg。对于重度 UC 最大总剂量可达 60mg，也可应用甲泼尼龙每天 1~1.5mg/kg 静脉注射。大约一半的患者会依赖皮质类固醇或需要手术治疗，使用皮质类固醇治疗的 CD 患者中，仅不到 1/3 的患者获得黏膜愈合。布地奈德是一种高效皮质类固醇，在肝脏中经历广泛的首过代谢，限制了全身生物利用度和不良反应。控释布地奈德制剂可有效诱导 UC 和 CD 的缓解；然而，它们作为维持治疗无效。尽管布地奈德制剂由于其副作用减少而具有吸引力，但它们不如常规皮质类固醇有效，适用于轻度至中度活动性疾病。布地奈德治疗剂量每天 0.45mg/kg，最大剂量每天 9mg。皮质类固醇不适合用于维持治疗，长期使用会产生不良影响，尤其是皮质类固醇生长迟缓的副作用，对儿童和青少年生长发育具有较大的负面作用,应尽量避免长期应用。

3. 肠内营养　全肠内营养（exclusive enteral nutrition, EEN）治疗定义为通过液体配方提供基本上 100% 的热量需求。EEN 可诱导 CD 患儿的临床缓解,与皮质类固醇治疗一样有效,治疗的持续时间通常为 8~12 周。与皮质类固醇相比,EEN 的优点包括改善患者的营养状态、支持生长、避免皮质类固醇相关的不良反应,以及更有效的黏膜愈合。EEN 的主要缺点是严格的液体配方饮食,患者顺应性差,一些患者需放置鼻胃管进行管饲。全肠内营养在欧洲被广泛用作儿童 CD 的一线诱导治疗,并且在美国越来越受到关注。我们近年来以 EEN 作为 CD 一线诱导缓解治疗,8 周缓解率为 90%,明显高于激素,且大多患者口服完成,有较好的顺应性。停止 EEN 后炎症活动、疾病复发,而且 EEN 不能有效维持缓解,因此,通常是将 EEN 与维持缓解的药物联合使用。近年有尝试使用部分肠内营养方案,如每 4 个月的正常饮食间隔 1 个月鼻饲喂养,作为维持缓解的治疗方法。

4. 氨基水杨酸（aminosalicylic acid, ASA）　氨基水杨酸盐对肠黏膜发挥局部抗炎作用,可以口服给药后通过回肠或结肠释放活性部分 5- 氨基水杨酸（5-ASA）,也可以通过灌肠剂或栓剂局部给药。口服用药量为每天 30~50mg/kg,直肠给药用药量为每天 25mg/kg,最大总剂量为每天 1g。

柳氮磺吡啶是最早应用于治疗 IBD 的氨基水杨酸药物,用药史超过 40 年,但许多患者不能耐受磺胺嘧啶相关的不良反应（即恶心、头痛、发热和皮疹）。新的无磺胺的 5-ASA 药物（美沙拉秦、巴柳氮二钠和奥沙拉秦钠）,其向肠黏膜递送高浓度的 5-ASA,副作用较少。与成人一样,ASA 对于轻度至中度活动性 UC 诱导和维持缓解是有效的,8 周应答率 45%,缓解率 12%,单独给予 5-ASA 用于 UC 的维持治疗,30% 获得维持缓解。尽管在临床上 5-ASA 药物仍然用于 CD,但系统评价不支持其在儿童 CD 中的疗效。ASA 的副作用罕见,包括结肠炎、间质性肾炎、心包炎和肺炎。

5. 免疫抑制剂　硫代嘌呤类药物包括硫唑嘌呤钠及其活性代谢产物巯嘌呤（6-mercaptopurine, 6-MP）,为儿童 CD 维持缓解的首选治疗方案,AZA 和 6-MP 疗效类似。欧美推荐 AZA 目标剂量为每天 1.5~2.5mg/kg,6-MP 目标剂量为 1~1.5mg/kg,亚裔人种的嘌呤类剂量尚未达成共识,临床应用时大多参照欧美的共识意见。嘌呤类药物也应用于儿童 UC 的维持缓解、频繁复发的难治性 UC 和激素依赖者。嘌呤类药物起效慢,需要 8~14 周达到最大疗效。与硫代嘌呤相关的副作用包括骨髓抑制、转氨酶水平升高和胰腺炎。已经注意到与硫代嘌呤相关的淋巴瘤风险略有增加,接受硫代嘌呤的儿童绝对风险为年 4.5/10 000,一般儿科患者为年 0.6/10 000。建议有条件的医疗机构应用嘌呤类制剂前进行巯基嘌呤甲基转移酶（thiopurine methyltransferase, TPMT）检测,以减少用药后骨髓抑制的发生。对于嘌呤治疗失败的患者,可检测嘌呤代谢产物,如 6- 甲巯基嘌呤（6-methylmercaptopurine, 6-MMP）和 6- 巯鸟嘌呤（6-thioguanine, 6-TG）,以优化治疗方案,较少药物毒副反应。

硫代嘌呤类药物无效或不能耐受的患者,可换用甲氨蝶呤（methotrexate, MTX）维持缓解,其有效维持 1/3 CD 患儿的临床缓解。甲氨蝶呤也可用于维持儿科 UC 的缓解。甲氨蝶呤的副作用包括恶心、肝毒性和骨髓抑制。患者在接受甲氨蝶呤时应每天补充叶酸。

6. 抗 TNF 治疗　引入直接针对 CD 和 UC 中的主要促炎性致病细胞因子 TNF 的治疗性单克隆抗体,已经彻底改变了 IBD 的治疗。这些抗 TNF 生物制剂通过静脉输注（英夫利昔单抗 infliximab）或皮下注射（阿达木单抗 adalimumab、赛妥珠单抗 certolizumabpegol 和戈利木单抗 golimumab）给药。英夫利昔单抗是 1998 年推出的第一个抗 TNF 药物,已经进行儿童的临床试验,用于治疗儿童中度至重度活动性 CD 和 UC。在患有 CD 的儿童中,88% 对英夫利昔单抗临床应答,56% 在 1 年内缓解。国内的研究显示英夫利昔单抗治疗儿童 CD,8 周缓解率 90.0%,85.7% 黏膜愈合,显著改善患儿的生长。英夫利昔单抗对于 UC,73% 临床应答,39% 在 1 年缓解。阿达木单抗具有治疗儿童中度至重度活动性 CD 的功效,并且经美国食品和药物管理局批准用于该适应证。抗 TNF 药物起先通常用于患有皮质类固醇难以治疗的 IBD 儿童或使用免疫调节剂治疗的皮质类固醇依赖者。抗 TNF 药物疗效优于硫代嘌呤,早期应用可促进并维持肠道的黏膜愈合,是唯一能够在 CD 中完全愈合肛周瘘的药物,此外,英夫利昔单抗已被证明可改善伴有生长障碍的儿童线性生长。由于这些原因,抗 TNF 药物可以作为严重深部黏膜溃疡、充分诱导缓解治疗后仍持续为重度活动、病变广泛、起病时即存在狭窄或穿孔、严重肛周病变、严重骨质疏松,以及生长迟缓(身高 Z 评分在 −2.5 以下)儿童 CD 的一线治疗。抗 TNF 治疗还可作为重度 UC 的"拯救"治疗。

抗 TNF 治疗相关淋巴瘤的风险难以确定,一项对抗 TNF 生物制剂治疗的 IBD 儿童进行的系统评价显示,9 516 例患者随访期间确定了 2 例淋巴瘤。使用抗 TNF 药物治疗的患者淋巴瘤风险(每年 2.1/10 000)与普通儿科患者(每年 0.6/10 000)统计学上无差异。从 1996 年到 2010 年,累积报道了 IBD 患者发生肝 T 细胞淋巴瘤 36 例,这些患者都接受了抗 TNF 药物和硫唑嘌呤的联合治疗或仅用硫唑嘌呤治疗,没有单独应用抗 TNF 药物治疗。大多数患者硫唑嘌呤治疗至少 2 年,并且年龄小于 35 岁。因此,虽然成人 CD 治疗中英夫利昔单抗联合硫唑嘌呤比单独的任一种药剂更有效,必须仔细权衡抗 TNF 药物和硫唑嘌呤联合治疗的风险。

7. 手术治疗 手术是儿童 IBD 综合管理的重要治疗选择。全结肠切除术与回肠袋肛门吻合术适用于难治性 UC 儿童。移除患病的结肠,从远端回肠构造小袋贮存器与剩余直肠吻合以保持连续性,避免永久性回肠造口术。儿童术后具有良好的长期结果,其生活质量与一般人群相似。CD 由于炎症的透壁性质,可能出现需要手术的并发症,例如瘘管,腹腔内脓肿和肠狭窄,药物治疗无效也是手术指征之一。国外报道 14% 的 CD 患儿在诊断后 5 年内进行腹腔内手术。

8. 沙利度胺 沙利度胺对于儿童难治性 CD 临床效果显著,还可作为 CD 合并结核分枝杆菌感染时的首选方案之一,推荐用药量 1.5~3.0mg/(kg·d)。由于其潜在的致畸、外周神经病变等副作用,用药前需充分与家长沟通并取得知情同意,下方可考虑应用;并密切监测其不良反应,如有外周神经炎、嗜睡、精神异常等,应及时减量或停用。沙利度胺治疗 UC 的有效性和安全性尚需大样本随机对照研究和长期前瞻性队列研究进一步加以论证。

9. 生长监测和补充微量营养素 分别约 40% 和 10% 的 CD 和 UC 儿童都有生长障碍。小儿 IBD 生长障碍的原因是多因素的,包括摄入减少、代谢需求增加、吸收不良、细胞因子诱导的生长激素抵抗和皮质类固醇。12% 的 CD 儿童成人身高比预期短 8cm。因此,密切监测线性生长是必要的,治疗应针对恢复正常生长。

IBD 的患者面临各种微量营养素缺乏的风险,如铁、叶酸、维生素 B_{12} 和维生素 D,维生素 D 缺乏症在 PIBD 中常见,发生率为 35%~60%,维生素 D 除了支持肠道钙吸收和骨骼健康,还维持肠道免疫稳态和上皮完整性。维持血清维生素 D 正常水平可增加维持临床缓解的可能性。对于患有 IBD 的儿童和青少年,建议摄入 1 000~1 600mg 的元素钙和 800~1 000 国际单位的维生素 D。

四、临床指南

有关 IBD 及其诊治的信息对患者和临床团队至关重要,临床指南的核心是确保所有患者获得医疗和护理的公平性,促进高质量的临床实践。对于 PIBD,欧洲儿科胃肠病学、肝病学和营养学协会(ESPGHAN)和北美小儿胃肠病、肝脏病和营养学会(NASPGHAN)提供了一系列临床指南、立场文件和报告。ESPGHAN 提供的 PIBD 诊断、评估和管理相关临床指南包括 ESPGHAN 修订的《儿童和青少年 IBD 诊断标准》《ESPGHAN/ESGE 小儿胃肠道内镜检查指南》《ESPGHAN 儿童 CD 手术指南》和《ESPGHAN 儿童炎症性肠病营养管理》等。

欧洲克罗恩病和结肠炎组织(ECCO)已成为跨越各大洲的真正的国际 IBD 组织,自 2006 年以来发布了关于 IBD 的高质量临床指南。这些指南定期更新,可在 ECCO 网站上免费下载。ECCO 包含特定的儿科(P-ECCO)、外科手术(S-ECCO)、护理(N-ECCO)和饮食(D-ECCO)等组。ECCO-ESPGHAN 的一系列关键临床指南包括儿童重症 UC、克罗恩病的管理共识。此外,借鉴成人 IBD 指南有助于应对复杂难治的 PIBD。

五、炎症性肠病儿童的预防接种

预防接种是预防控制传染病最经济、最有效的手段,也是保护儿童健康的重要措施,适时地给儿童进行预防接种,以增强儿童防病能力,维护儿童健康成长。对于接受水杨酸类制剂或 EEN 治疗且营养状况良好的 IBD 患儿,其疫苗接种程序与健康儿童相同。对于接受免疫抑制治疗的患儿,需注意预防接种的时机、效果及安全性。根据欧美国家的资料及 2015 年中华医学会儿科学分会免疫学组制定的关于《免疫功能异常患儿的预防接种专家共识(试行稿):原发性免疫缺陷病》,对于接受免疫抑制治疗或存在重度营养不良的患儿来说,一般情况下禁忌接种活疫苗;灭活疫苗安全性高,可以正常接种,但起免疫反应强度和持久性可能会降低。减毒活疫苗接种时机:①免疫抑制治疗前至少 4~6 周(水痘至少 4 周,麻疹至少 6 周);②免疫抑制治疗停药至少 3 个月以上(若糖皮质激素单药治疗至少停药 1 个月以上)。对正在接受免疫抑制治疗而未行水痘疫苗接种的 IBD 患儿,若与其亲密接触的家庭成员中接种水痘疫苗后出现皮疹,应将其与 IBD 患儿隔离。

第三节 慢性腹泻的诊断和评估

腹泻病是一组多病因引起的以腹泻症状为主的临床综合征,根据腹泻的病程对腹泻病进行分类,我国的腹泻病防治方案和教科书通常将腹泻病分为急性腹泻病、迁延性腹泻病、慢性腹泻病。急性腹泻病的病程≤2 周,迁延性腹泻病的病程为 2 周~2 个月,慢性腹泻病的病程>2 个月。国外的教科书和文献大多将腹泻持续超过 2 周者一起论述,称为慢性腹泻(chronic diarrhea)或持续性腹泻(persistent diarrhea),相当于国内有些学者习惯性所称的"迁延性腹泻"。腹泻病发病率高,婴幼儿患者的死亡率高,世界卫生组织最近的报告显示腹泻病目前还仍然是 5 岁以下儿童的主要死亡原因,因腹泻相关性疾病死亡的患者中 2/3 为慢性腹泻病。

一、慢性腹泻的病因和发病机制

发展中国家儿童慢性腹泻大多是急性腹泻病迁延不愈发展而来,肠道感染后肠黏膜修复不良,继发营养物质消化吸收障碍、肠通透性增加,造成"腹泻—营养不良—腹泻"的恶性循环。原有营养不良和病原持续感染是主要诱因。营养不良儿童急性腹泻病迁延不愈的危险性提高 4 倍,一些病原如痢疾志贺菌、阿米巴原虫、隐孢子虫等,也容易造成腹泻迁延不愈。此外,微量元素锌的缺乏也是腹泻迁延不愈的危险因素。

根据病理生理机制,慢性腹泻分为渗透性、分泌性、炎症性和动力性。临床上以前两者为主要类型。渗透性腹泻因肠腔内积聚了不能吸收的物质导致肠渗透压增加所致,禁食后症状可缓解,通常与食物吸收不良有关,也可能是原发或继发乳糖酶缺乏和葡萄糖半乳糖酶缺的表现。分泌性腹泻因肠道分泌水和电解质超过肠吸收水平,发生与肠渗透压无关,禁食后不能改善,分泌性腹泻机制为肠上皮内腺苷酸环化酶、鸟苷酸环化酶以及钙通道激活致使隐窝细胞分泌大量氯离子,肠上皮吸收水盐受到抑制。炎症性腹泻特征为肠黏膜炎症,导致肠黏膜完整性破坏,白细胞、红细胞、蛋白漏出,损伤的肠黏膜其吸收功能也受损。动力障碍将影响到肠传输时间,肠细菌过度繁殖使肠动力增加导致腹泻。根据大便性状分为水样泻、脂肪泻和炎性泻,水样泻包括渗透性腹泻和分泌性腹泻。表 5-3-1 列举了各种类型腹泻的常见病因。

表 5-3-1 各类腹泻病的常见病因

发病机制	病因
渗透性腹泻	碳水化合物吸收不良 药物(容积性泻药)
分泌性腹泻	失氯性腹泻 细菌感染 寄生虫感染 胆汁酸吸收不良 炎症性肠病 药物、中毒 动力异常:如 IBS、糖尿病性腹泻 神经内分泌肿瘤:如嗜铬细胞瘤等 非特异性分泌性腹泻
脂肪泻	吸收不良综合征:先天性肠黏膜病变,如乳糜泻(celiac disease)、短肠综合征、小肠细菌过度繁殖,等 胰腺外分泌不足 胆汁酸吸收不良
炎性腹泻	炎症性肠病,如憩室炎、肠道白塞病等 肠道感染,伪膜性肠炎、侵袭性细菌性肠炎、病毒感染如人巨细胞病毒

二、慢性腹泻的诊断和鉴别诊断

由于慢性腹泻病因复杂,不同年龄疾病谱不一,各种病因所致的慢性腹泻发病机制不一,不同病因的慢性腹泻治疗不同,需要对于慢性腹泻仔细地、有步骤地进行病因鉴别诊断。

(一)病史

详细的病史可为诊断提供线索,有时候通过详细询问病史可得到病因诊断,在病史中着重了解以下几点:

1. 家族史 有慢性腹泻家族史者往往需怀疑先天性原因,具有乳糜泻、炎症性肠病、胰腺囊性纤维化和其他胰腺疾病等疾病家族史的患儿,患这些疾病的危险性增加。

2. 发病年龄 发病初始年龄为诊断提供很重要线索。慢性腹泻的病因在各年龄人群不一。

(1)1岁以内的病因常见为:牛奶和/或大豆蛋白过敏、营养不良继发肠黏膜损伤、感染后肠炎、微绒毛包涵体病、自身免疫性肠病、先天性巨结肠症合并小肠结肠炎、肠转运缺陷(如先天性失氯性腹泻)、营养吸收不良(如先天性葡萄糖、半乳糖吸收障碍和先天性乳糖酶缺乏、蔗糖酶、异麦芽糖酶缺乏症)、囊性纤维化、艾滋病肠病、原发免疫缺陷病、药物或毒素诱导性肠炎。

(2)1~5岁的病因为:慢性非特异性腹泻的婴儿(幼儿腹泻)感染后肠炎、贾第鞭毛虫病、嗜酸性粒细胞性胃肠炎、蔗糖酶异麦芽糖酶缺乏症、肿瘤(神经母细胞瘤、肠血管活性肽瘤等导致分泌性腹泻)、炎症性肠病、乳糜泻、囊性纤维化、小肠细菌过度生长、艾滋病肠病、便秘合并大便失禁、获得性短肠综合征、慢性粒细胞减少伴胰腺功能不全(Shwachman综合征)等。

(3)5岁以上儿童的慢性腹泻病因需考虑:继发性乳糖不耐受、炎症性肠病、乳糜泻、便秘合并大便失禁、肠易激综合征、滥用泻药、持续肠道感染包括细菌(气单胞菌,邻单胞菌属,弯曲杆菌,沙门菌,结核分枝杆菌,鼠疫,艰难梭菌)、病毒(轮状病毒,腺病毒,诺如病毒)寄生虫(变形虫,鞭虫,隐孢子虫,贾第鞭毛虫,血吸虫)、小肠细菌过度生长、肿瘤(神经母细胞瘤,肠血管活性肽瘤)、原发性小肠肿瘤、蛋白丢失性肠病、胰腺

功能不全/慢性胰腺炎、甲状腺功能亢进症、糖尿病等。

3. 摄食史 包括摄食的种类以及腹泻是否和摄入某种特殊食物有关,对诊断很有意义,摄入液体的种类和量也有助于诊断。比如乳糜泻患儿一旦进食麸质即出现腹泻,牛奶蛋白过敏进食牛奶后反复腹泻。

4. 粪便性状改变 包括次数、量、水分、是否成形、外观。虽然家长往往描述不清楚粪便的性状,可结合观察粪便了解上述信息。粪便如呈黏液脓血便提示为炎症性腹泻;大便量明显增多(>750ml/d)提示为小肠病变或分泌性腹泻;水样便要考虑碳水化合物吸收不良、小肠的问题或功能性问题,脂肪泻通常与胰腺疾病、细菌过度生长、短肠综合征有关。

5. 评估营养状态和发育状态 慢性腹泻的营养状态和生长发育评估是必不可少的。体重增加和体格发育正常表明慢性腹泻是因某些生物行为良好的疾病所致,如肠易激综合征、消化不良、寄生虫感染或大年龄儿童的碳水化合物不耐受。慢性腹泻合并体重不增、生长迟缓或消瘦通常表明有更严重的原因,需要更详细的进一步检查;有合并反复感染的病史要怀疑有无免疫缺陷或囊性纤维化的可能。

6. 其他 伴随症状如腹痛、发热、胀气、里急后重、大便恶臭、皮疹和关节疼痛,以及特殊用药史尤其是抗生素、泻药、化疗药物等有助于慢性腹泻的病因诊断。

(二)体检

慢性腹泻患儿腹部检查往往是非特异性的,然而体检的意义更多地在于评估营养状态。进行人体测量对了解营养状态、脂肪以及体重减少有帮助,每个患者应查身高、体重、头围等,与同龄正常标准比较,并与其本人既往状况比较。一些体征往往对病因诊断提供有诊断意义的线索,周围性水肿、腹水征、皮疹、灰指甲、面色苍白可能因慢性腹泻继发营养不良;有发热、血便或生命体征不稳定是感染的证据;伴发口疮、关节炎者需警惕免疫因素所致的慢性腹泻。此外,每个慢性患者都应该进行直肠指检,注意直肠肛门有无紧迫感,通过直肠指检还可查到是否有血便、是否有肛门疾病(肛裂、皮赘、脓肿)等。

（三）实验室检查

1. 粪便检查　首先要进行粪便的实验室检查，正确的检测方法可以提高检出率。粪便常规、潜血和钙防卫蛋白可以初步鉴别炎性腹泻和非炎性腹泻（也称水样腹泻）。粪便培养、寄生虫测定、病毒检测、难辨梭菌毒素测定等有助于感染性腹泻以及抗生素相关性肠炎的诊断。粪便渗透压的测定可用于鉴别水样腹泻为渗透性腹泻还是分泌性腹泻，可直接检测粪便渗透间隙（osmotic gap），也可以通过检测粪便电解质间接推算〔粪便渗透间隙 =290-（[Na^+]+[K^+])〕，>125mOsm/L 表明为渗透性腹泻，<50mOsm/L 为分泌性腹泻，50~125mOsm/L 为混合型。粪便 pH 和还原物质测定中，如果粪还原物质阳性或 / 和粪便 pH<5.5，提示有碳水化合物吸收不良的可能（注：蔗糖非还原物质，如果怀疑蔗糖吸收不良，粪便标本需先加盐酸加热进行水解处理后分析）。粪便苏丹染色和弹性蛋白酶测定阳性提示脂肪吸收不良，粪便 α- 抗胰蛋白酶（α-AT）测定阳性提示粪便中蛋白丢失。对粪便苏丹Ⅲ阳性的患者进行粪便脂肪（粪脂）测定，粪脂是诊断脂肪泻的"金标准"，收集 72 小时粪便进行脂肪测定，<5~7g/d 可排除脂肪泻，>5~7g/d 为脂肪泻，可能由于肠道吸收不良，也可能因胰腺外分泌功能不良所致。钙防卫蛋白测定有助于判断肠黏膜上皮屏障功能。

2. 血液检查　血常规、血沉、C 反应蛋白可帮助炎性腹泻的诊断；进行血气分析和电解质测定以评估水电解质平衡和酸碱平衡；检测营养素如白蛋白、前白蛋白、微量元素、维生素可评定机体营养状况；肝功能、凝血功能和脂溶性维生素（25-OH 维生素 D、维生素 E、维生素 K）检测有助于脂肪吸收的判断；免疫功能低下者须检测 HIV、巨细胞病毒（CMV）抗体；必要时测定内分泌肿瘤的指标：甲状腺素、肠血管活性肽、促胃液素、促胰液素、5- 羟色胺。

3. 特殊检查　D- 木糖吸收试验有助于小肠黏膜损伤的筛查，广泛小肠黏膜损伤者口服木糖后血清 D- 木糖值明显低于正常；氢呼气试验有助于评价小肠细菌过度生长；汗氯化物测定用于怀疑胰腺囊性纤维化病者；小肠引流物的培养有助于肠道先天性、免疫性和感染性病因的判断；小肠黏膜双糖酶活性低下表明碳水化合物吸收

不良。

4. 影像学检查　腹部平片诊断意义不大；胃肠钡餐可以判定有无小肠部分梗阻、狭窄以及肠道炎症；CT 或 MRI 有助于判断胰腺钙化和炎症。

5. 内镜检查 / 组织学结肠镜检查　可诊断结肠炎，胶囊内镜检查可能有助于小肠黏膜病变的判断。活检黏膜组织 HE 染色切片可初步评估整体肠上皮结构，即绒毛与隐窝比、肠上皮细胞的类型和结构、以及固有层和黏膜内的免疫细胞组成。免疫组织化学染色可能有助于确认 HE 结果和 / 或特定诊断，对于遗传性疾病应结合遗传学的监测结果综合判断。

6. 基因组测试　新一代测序技术的进步有望缩短许多先天性腹泻型肠病的诊断过程，在许多情况下，高度怀疑先天性腹泻型肠病的诊断但未确定具体病因或需要确认，目标基因检测（Sanger 测序）或全外显子组测序可以鉴定遗传原因并允许适当的早期治疗。在已知特定基因组变异的高患病率的选择性群体中，或当诊断评估强烈暗示特定病症时，考虑使用 Sanger 测序快速诊断和治疗。对于疑似患者，基于临床评估的诊断不清楚，全外显子组测序以确定可能的致病基因突变，在具有单基因病症的高可能性的某些情况下，还应考虑全基因组测序或 RNA 测序，微阵列比较基因组杂交用于评估显著的拷贝数变异和整个染色体的变化，以及发现大的缺失（>200kb）和重复。

三、婴幼儿慢性腹泻的评估与诊断

婴幼儿腹泻很常见，<2 岁的婴幼儿腹泻病程超过 2 周应纳入慢性腹泻的评估和管理。婴儿期腹泻很难根据大便频率或一致性来定义，因为这些参数的正常范围可能差异很大。更可靠的措施是粪便重量，腹泻定义为粪便重量 >20g/（kg·d）。从实际角度来看，有无腹泻的判断可以通过偏离每日大便模式以及脱水和电解质异常的严重程度来推断。

目前大多分类将婴幼儿慢性腹泻根据病因分为后天性和先天性，后天性腹泻的最常见原因是过敏性或感染性，这部分婴幼儿慢性腹泻患者，其症状是轻微的，并且通常是自限性的，几乎无长期后遗症。肠切除手术造成的短肠综合征（shortbowel syndrome，SBS）也是婴儿后天性慢性腹泻的原因，早产儿坏死性小肠结肠炎（necrotizing enterocolitis，NEC）手术后是 SBS 最为常见的原因，其他为急性肠扭转、腹裂等解剖异常。先天性腹泻与肠病（congenital diarrhea and enteropathies，CODEs）是指在出生后头几周出现非手术性的持续性严重腹泻，通常危及生命，CODEs 的主要问题是喂养不耐受和吸收不良，大多数 CODEs 本质上是单基因遗传性疾病，并且可以大致分为直接影响肠上皮的遗传变异或影响免疫系统的变异，继而导致上皮功能的严重损害。CODE 和 SBS 都需要长期的营养治疗和针对病因的治疗干预措施，营养治疗包括专门的配方或肠外营养（PN），以维持适当的生长、电解质和营养平衡。2008 年之前基因诊断测试的可用性是有限的，非手术严重腹泻病的婴儿通常冠名以"病因不明的慢性腹泻"，随着对这些疾病潜在遗传基础的理解，与其他罕见的遗传性疾病一样，诊断已经因二代、三代测序的可用性而发生了革命性变化。这些技术使得越来越多导致 CODE 的单基因疾病的遗传基础得以阐明。

无论足月儿还是早产儿，出现出生后几周内出现慢性腹泻应立即评估先天性肠病、NEC 或解剖异常。对于在婴儿期出现的不太严重的腹泻，最初的检查应侧重于调查常见的获得性病因，如感染、牛奶蛋白过敏或食物蛋白诱导的小肠结肠炎综合征，病毒性感染如轮状病毒、巨细胞病毒、腺病毒和诺如病毒等，以及肠道细菌感染如肠沙门菌、志贺菌、空肠弯曲菌和致病性大肠埃希菌等。对于严重的腹泻通过放射学评价是否存在肠旋转不良和先天性短肠，先天性巨结肠很少出现腹泻，但应该考虑。NEC 可出现水样或血性腹泻，通常与早产、腹胀、喂养不耐受和温度不稳定有关。

CODE 的检查是在排除获得性腹泻后开始的。作为初步诊断评估，有必要对可疑患者中的粪便外观进行粗略分类——水样、脂肪样、血便，这样可以明确优先进行初始检测。可以从病史和临床过程中收集对 CODE 怀疑的证据。收集的信息包括产前病史和检测、症状发作年龄、症状的本质、肠外表现、营养和饮食史、完整的家族史，包括血缘关系和种族的任何证据。然后进行血清学、粪便监测、基因组测试、内镜和组织学检查包括免

疫组化检查等进行判断。

单基因腹泻病可大致分为 5 个主要类别：①上皮营养素 / 电解质转运障碍；②上皮细胞酶和代谢紊乱；③上层极性的障碍；④肠内分泌细胞功能障碍；⑤免疫失调相关的肠病。这些类别中有许多存在重叠，上皮细胞缺陷是前 4 个类别的标志，包括上皮转运蛋白、酶和代谢缺陷、上皮细胞运输障碍、肠内分泌细胞功能障碍。临床表现几乎总是在生命的最初几个月内，并与大量水样腹泻有关。第 5 类包括引起免疫系统功能障碍的单基因疾病，其导致肠道和肠外表现的广泛范围。这一系列广泛的单基因实体包括遗传缺陷，也被归类为婴儿期炎症性肠病（2 岁以下儿童）、自身免疫性肠病或原发性免疫缺陷。

总之，了解慢性腹泻疾病谱，按照发病年龄、发病特点先进行病因归类，建立诊断体系对于临床是大有裨益的。首先根据病史、体格检查和初步实验室检查初步鉴别腹泻的类型：渗透性腹泻、分泌性腹泻、脂肪泻和炎性腹泻。然后再选择适当的检查进行甄别。对于每一个慢性腹泻患儿都应该通过一些诊断方法进行以下项目的评估：水电解质平衡、消化吸收功能、胃肠动力、炎症、肝胰功能、肠上皮和黏膜的完整性、以及营养状态的评估。对于婴儿早期发生的慢性腹泻初步排除婴儿期腹泻的常见原因后，早期进行消化内镜 / 组织学、特异性免疫组织化学染色以及基因组检测。要强调的是，必须对每一个慢性腹泻患儿进行营养状态的评估，包括生长发育史、人体测量和血清营养指标的检测，营养治疗是非常重要的，不同原因引起的腹泻其治疗方案各不相同，但营养治疗至关重要的是每一种不同原因导致的腹泻患儿都应该摄入足够的热量和营养素，在此基础上再去寻找病因及明确诊断。

第四节　食物过敏性胃肠病的诊断和治疗

一、食物过敏性胃肠病的定义和分类

近 10~15 年过敏性疾病的发病率不断增加，食物过敏也受到了大家的关注。就不同年龄的人

群而言,婴幼儿及儿童的发病率高于成人,0~6月龄婴儿的食物过敏患病率最高,随年龄的增长发病率逐渐降低,这是因为大多数患儿到了2~3岁就对该食物产生耐受,症状随之消失。对人类健康构成威胁的食物变应原主要来自食物中含有的致敏蛋白质、食品加工储存中使用的食品添加剂和含有变应原的转基因食品。临床上 >90% 的过敏反应由以下8类高致敏性食物导致:蛋、鱼、贝类、奶、花生、大豆、坚果和小麦。

儿童食物过敏反应的患病率为 6%~8%,而牛乳是最常见的过敏食物,占其中的 3%~7.5%,以1岁以内的婴幼儿多见。随着年龄的增长,食物过敏的发病率明显下降。有食物过敏的患者常伴有支气管哮喘,发病率为 6.8%~17%,而对牛奶过敏的儿童,哮喘的发病率则可高达 26%。

食物过敏性胃肠病也称为食物变态反应、消化系统变态反应或食物过敏等,是由于某种食物或食品添加剂等引起异常免疫反应而导致消化系统变态反应的一组疾病。牛奶蛋白是食物过敏中最常见的变应原,有 50%~60% 牛奶蛋白过敏可累及消化道。食物过敏所致的消化道症状可表现为多种多样,包括腹痛、腹泻、腹胀、便秘、消化道出血、恶心、呕吐、拒奶、溢乳、喂养困难、肛瘘,以及上述症状迁延不愈而造成的生长发育受限、缺铁性贫血、低蛋白血症、水肿等症状。

食物过敏性胃肠病根据免疫介导途径分为 IgE 介导、非 IgE 介导和共同介导三种类型,各种类型中有相应的疾病。表5-4-1列举了常见的食物过敏性胃肠病以及相应的免疫介导途径。

表 5-4-1 常见食物过敏性胃肠疾病

免疫介导途径	疾病
IgE 途径介导	胃肠道过敏症 花粉热
IgE 途径和非 IgE 途径共同介导型	嗜酸性粒细胞性食管炎 嗜酸性粒细胞性胃肠炎 嗜酸性粒细胞性结肠炎
非 IgE 途径介导	食物蛋白性小肠结肠炎 食物蛋白性肠病 食物蛋白性直肠结肠炎 乳糜泻

二、病因和发病机制

(一)病因

1. 食物诱发过敏的途径 诱发小儿过敏的途径有5种:胃肠道食入、呼吸道吸入、皮肤接触或注射、通过人乳和胎盘进入。

2. 食物变应原 食物变应原指的是能引起免疫反应的食物抗原分子。几乎所有食物变应原都是蛋白质,大多数为水溶性糖蛋白,分子量10万~60万 kD,每种食物蛋白质可能含几种不同的变应原。

3. 遗传因素 食物变态反应与遗传基因有关。父母中一方有食物过敏史者其子女的患病率为 30%,双亲均患本病者,则子女患病率高达60%。

4. 解剖因素 人体胃肠道的非特异性和特异性黏膜屏障系统可以限制完整的蛋白质抗原侵入,而进入肠道的食物抗原与分泌型 IgA(secretory IgA,sIgA)结合,形成抗原抗体复合物,限制了肠道对食物抗原的吸收,从而直接或间接地减轻对食物蛋白的免疫反应。小儿消化道黏膜柔嫩、血管通透性高,消化道屏障功能差,各种食物变应原易通过肠黏膜入血,引起变态反应。3 个月以下的婴儿 IgA 水平较低,黏膜固有层产生 sIgA 的浆细胞数较少。当消化、吸收过程及黏膜免疫异常时,均造成各种食物变应原易通过肠黏膜入血而发生过敏性胃肠炎。

5. 其他因素 消化道炎症是肠道过敏症发病率增高的原因之一。这是由于消化道炎症致胃肠黏膜损伤,增加了胃肠黏膜的通透性,使过多的食物抗原被吸收,而发生变态反应。

(二)发病机制

致敏抗原激活肠固有膜的 IgE 浆细胞产生大量的 IgE 抗体,并与肥大细胞结合,固定在这些细胞的表面。当食物中的致敏原再次进入体内与胃肠黏膜肥大细胞表面的 IgE 相结合,使肥大细胞激活脱颗粒释放一系列参与过敏反应的炎症介质,使血管通透性增加,引起 I 型变态反应。部分抗原物质也可选择性地与浆细胞 IgG、IgM、IgA 或 T 细胞结合,形成免疫复合物,从而引起局部或 / 和全身性的 III 型或 IV 型变态反应。年龄、食物的消化过程、胃肠道的通透性、食物抗原的结构、遗传因素等可影响食物过敏反应的发生。食物过敏反应在生后最初几年最常见,大多数患儿到了 2~3 岁就对该食物产生耐受,症状随之消失。IgE 介导者可能持续时间较长。初始症状的严重性与以后临床症状消失与否无关,但由于避食食物变应原不彻底,特别是十几岁的儿童,致使其敏感性持续存在。

三、不同的食物过敏性胃肠病临床表现

(一)IgE 途径介导的食物过敏性胃肠病过敏

1. 速发性胃肠道过敏症(gastrointestinal anaphylaxis) 急性起病,患者在进食某种食物后数分钟~2 小时起病,出现恶心、呕吐、腹痛、腹泻等症状,通常伴随皮肤过敏和哮喘甚至过敏性休克的表现。常见的变应原为牛奶、鸡蛋、大豆、花生、海鲜等。

2. 花粉热 也称口腔(黏膜)变态反应综合征(oral allergy syndrome, OAS),患儿在进食某种或几种水果或蔬菜几分钟后,口咽部如唇、舌上腭、喉发痒和肿胀,少数患儿出现全身过敏症状。多为水果或蔬菜的花粉过敏。

(二)IgE 途径和非 IgE 途径共同介导型食物过敏性胃肠病

主要为嗜酸性粒细胞性食管炎、胃肠炎、结肠炎,本病常累及 6~18 个月的婴儿。

1. 过敏性嗜酸性粒细胞性食管炎(allergic eosinophilic esophagitis, AEE) 是由 IgE 介导、非 IgE 介导或两者均参与介导的食物过敏反应。患儿常表现为拒食、溢乳、喂养困难、反流/呕吐、生长缓慢、消化不良、吞咽困难、胸腹痛、睡眠不安、易激惹等症状。

2. 过敏性嗜酸性粒细胞性胃肠炎(allergic eosinophilic gastroenteritis, AEG) 是指嗜酸性粒细胞浸润胃及小肠的嗜酸性粒细胞性疾病,根据累及部位不同可分为三型:黏膜型、肌型、浆膜型。各型的临床表现可有所差异,黏膜型主要表现为恶心呕吐、腹痛腹泻,甚至血便、缺铁性贫血、生长缓慢及蛋白丢失;肌型主要表现为梗阻性症状,类似于幽门梗阻的临床症状;而浆膜型主要表现为嗜酸性粒细胞性腹水及腹痛腹胀。病变主要累及胃窦部及十二指肠,食管亦可同时受累,诊断时需排除其他引起嗜酸性粒细胞增高的疾病,如高嗜酸性粒细胞综合征等。

3. 过敏性嗜酸性粒细胞性结肠炎(allergic eosinophilic colitis, AEC) 是指嗜酸性粒细胞浸润主要累及结肠,是过敏性嗜酸性粒细胞性消化道疾病中最少见的一种疾病。牛奶蛋白和大豆为主要的食物变应原,临床表现与过敏性嗜酸性粒细胞性胃肠炎基本相似。

(三)非 IgE 途径介导的食物过敏性胃肠病

包括食物蛋白性小肠结肠炎(dietary protein enteritis)、食物蛋白性肠病(dietary protein enteropathy)、食物蛋白性直肠结肠炎(dietary protein proctocolitis)。这类胃肠道过敏症症状限于胃肠道,临床过程呈亚急性或慢性,变应原最常见为牛奶蛋白、大豆蛋白和谷物,自然病程 1~3 年。

1. 食物蛋白性小肠结肠炎 表现为反复腹泻、呕吐、精神软,常伴生长迟缓,过敏食物回避后再接触则在 2 小时内重新出现呕吐、腹泻,甚至有低血压。

2. 食物蛋白性肠病 表现为慢性腹泻、生长迟缓、低蛋白性水肿、吸收不良。

3. 食物蛋白性直肠结肠炎 婴儿少量血便,其余正常,变应原为牛奶蛋白,可见于人工喂养儿,也可见于母乳喂养儿,临床预后良好。

4. 乳糜泻(celiac disease, CD) 也称慢性麸质过敏性肠病,变应原为麸质醇溶性蛋白,表现为脂肪泻、腹胀、恶心、呕吐、吸收不良,病理学见肠绒毛广泛萎缩,人类白细胞抗原(HLA)-DQ2 及 HLA-DQ8 的表达与 CD 的发病有关,用于 CD 的筛查。过去认为乳糜泻在国人中罕见。

5. 婴儿肠绞痛 表现为婴儿阵发性烦躁不安、极度痛苦喊叫、腿蜷缩、腹膨胀、排气多,一般于生后 2~4 周发病,到 3~4 个月痊愈。诊断依靠食物回避和激发试验。

6. 牛奶蛋白过敏性胃食管反流 牛奶蛋白过敏性胃食管反流是 1 岁以内婴儿的常见疾病,且两者临床表现可类似。研究表明有 20%~40% 的胃食管反流婴儿与牛奶蛋白过敏有关。其临床表现常为呕吐、溢乳、喂养困难、生长发育受限、缺铁性贫血、哭闹、易激惹等,可伴有反流性食管炎。

免疫学检查的阳性结果及餐后食管 pH 值缓慢进行性下降常支持牛奶蛋白过敏性胃食管反流。

四、辅助检查

1. 常规检查 血常规、粪便常规、血白蛋白、血 IgE。嗜酸性粒细胞性胃肠炎、嗜酸性粒细胞性食管炎患儿外周血嗜酸性粒细胞升高，血清 IgE 正常或升高。

2. 变应原抗体 IgE 和皮肤点刺试验 提示 IgE 型食物过敏。

3. 内镜检查结合组织学检查 对于食物过敏性胃肠病，行内镜检查能发现特异性的表现。①嗜酸性粒细胞性食管炎可见食管黏膜白色斑点附着、"同心圆改变""裂隙状、皱褶样或气管样食管"。②嗜酸性粒细胞性胃肠炎组织活检证实胃肠道一处或多处组织嗜酸性粒细胞浸润≥20Eos/HPF，病变主要累及胃窦部及十二指肠，食管亦可同时受累，诊断时需排除其他引起嗜酸性粒细胞增高的疾病。③嗜酸性粒细胞性结肠炎，肠镜检查可见局部红斑、糜烂以及乙状结肠淋巴组织增生，部分患儿在内镜下可表现为嗜酸性隐窝炎。由于正常结肠活检中亦可看到约 3% 嗜酸性粒细胞浸润甚至更高比例，因此该病的诊断更为困难。一般认为，若病理检查结果提示黏膜下层及肌层存在水肿及脱颗粒表现，隐窝上皮有嗜酸性粒细胞浸润更加支持过敏性嗜酸性粒细胞性结肠炎的诊断，同时多点活检可提高诊断率。直肠及乙状结肠活检可见黏膜层及固有层嗜酸性粒细胞浸润（6~10Eos/HPF）。

五、诊断和鉴别诊断

食物变态反应的诊断，首先根据详细的病史、皮肤试验或特异性食物过敏 IgE 抗体的结果判定。如果疑为 IgE 介导，应排除有关食物，必要时做盲法激发试验，但病史中有过严重过敏反应者或诊断明确者不做。疑为非 IgE 介导的食物过敏所致胃肠道疾病，激发前和激发后需做活检以利于诊断，无条件时应做食物的回避和激发试验。根据病史和 / 或皮肤点刺试验疑为 IgE 介导的疾病或食物诱发的小肠结肠炎，应排除可疑食物 1~2 周。其他胃肠变态反应疾病排除可疑食物可长达 12 周。如果症状未改善，则基本排除食物变态反应的可能。

要注意的是，即使是 IgE 介导的食物过敏，也不能仅根据皮肤点刺试验或特异性食物过敏 IgE 抗体做出诊断。许多患者据此被误诊为某种食物所致的食物变态反应，而避免了他们不该禁食的食物。因此病史的获得和食物激发试验对病因的诊断很重要。临床还注意到，IgE 型和非 IgE 型可同时存在或相互转化，患者随时可能对新的食物变应原过敏。

食物过敏引起的症状具有多样性和非特异性，应与非过敏反应所引起的消化道和全身性疾病鉴别，如各种原因引起的消化不良、胆石症、炎症性肠病等。进食某些食物后引起的不良反应，如食物中毒、食物不耐受、药理样食物反应、假性食物过敏等，不能都认为是食物过敏。临床上应注意区分，尤其应避免将食物过敏误诊为食物的毒副作用或食物不耐受。

六、治疗

（一）避免变应原

一旦确定了变应原应严格避免再进食，这是最有效的防治手段。但"避"应有的放矢，如鸡蛋最容易过敏的部分为蛋清，可食蛋黄部分，一般 6~12 个月后小儿对大部分食物抗原的敏感性消失。此外，烹调或加热使大多数食物抗原失去变应原性。

鉴于 0~6 个月的婴幼儿食物过敏大多为牛奶蛋白所致，部分为大豆蛋白过敏，因此人工喂养的牛奶蛋白过敏患儿回避牛奶后的营养治疗非常重要，建议用深度水解蛋白配方奶或氨基酸配方奶喂养至 6 个月，或直到 9~12 月龄。

（二）药物治疗

可用的药物包括激素、白三烯受体拮抗剂、抗组胺药等。不主张长期应用。

1. 激素 激素治疗对非 IgE 介导的胃肠道疾病（如过敏性嗜酸性粒细胞性食管炎、胃肠炎、结肠炎）有效。全身应用激素一般推荐用于改善急性期症状，如吞咽困难并由此导致脱水和营养不良等，目前对激素使用疗程还不确定，一般认为口服甲泼尼龙 1~2mg/（kg·d），一天 2 次，最大剂量不超过 60mg/d，逐渐增量并持续治疗 8 周后再逐渐减量可有效。口服丙酸氟替卡松凝胶

880mmol/d,一天2次,持续服用3个月,对治疗嗜酸性粒细胞性食管炎有效。对反复发作或激素及特殊配方奶治疗后复发的嗜酸性粒细胞性食管炎患儿,可予以口服布地奈德悬液500μg/d,一天2次,持续服用3个月。激素治疗是嗜酸性粒细胞性胃肠道疾病的主要治疗方法,但停止使用激素后原有症状可再现,因此还需要长期的后续治疗。

2. 白三烯受体拮抗剂 病例研究和病例报告显示孟鲁司特10~40mg/d,一天一次,持续服用14~20个月,对嗜酸性粒细胞性食管炎、胃肠炎有效,并且可保证患者无需小剂量激素维持治疗,减少复发。

综上所述,食物过敏性胃肠病在婴幼儿是常见的疾病,临床表现多样,应该高度重视,在儿童胃肠道疾病尤其是婴幼儿慢性胃肠疾病的鉴别诊断中注意食物过敏的鉴别。皮肤点刺试验和特异性IgE检测对IgE介导食物过敏诊断有重要意义,但由于食物过敏胃肠病发病机制大多为非IgE介导,因此,需要借助内镜、组织学检查以及食物回避/激发试验以明确诊断,早期诊断并给予正确的营养指导可以防止严重的并发症,并降低其再发生率。对食物过敏的研究将更多的关注明确食物过敏的发病关键基因、建立有预测性的诊断方法和免疫治疗。

第五节 婴儿胆汁淤积的病理生理基础与基因诊断进展

胆汁淤积(cholestasis)是指因肝细胞损伤及/或肝内、外胆管阻塞所致的胆汁排泌持久减少,临床主要表现为高结合胆红素血症[即血直接胆红素>25.5μmol/L(1.5mg/dl),或直/总胆红素之比>20%]、肝脾肿大、肝功能异常及脂肪吸收不良。婴儿胆汁淤积指发生在生后3个月内的胆汁淤积。

一、婴儿胆汁淤积的病因

引起婴儿胆汁淤积的病因很多,根据病变部位不同,主要可分为肝内病变、肝外病变以及同时累及肝内和肝外的病变。肝内病变主要包括肝细胞损害和肝内胆管数目减少或缺如,而肝外病变主要见于胆道闭锁(图5-5-1)。

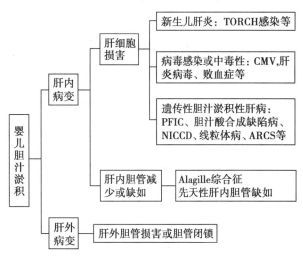

图5-5-1 婴儿胆汁淤积病因分类以及主要疾病

二、婴儿胆汁淤积的病理生理改变及临床后果

1. 正常通过胆汁排泄的物质,被潴留或反流至体内,使其血浓度升高,并产生相应的临床表现。如高结合胆红素血症,引起黄疸;高胆酸血症,可致皮肤瘙痒;高胆固醇血症,严重时可致黄色瘤,血清磷脂、脂蛋白X均增高。对某些药物、造影剂,如磺溴酞钠(bromsulphalein,BSP)、[131]I玫瑰红等的排泄也发生障碍。

2. 肠道内胆汁减少或缺如、结合胆红素减少时,引起粪色淡或呈灰白色;胆酸减少,导致脂肪及脂溶性维生素吸收障碍,患儿可发生脂肪泻、营养不良、生长发育停滞及脂溶性维生素缺乏症。维生素A缺乏可出现比托斑,皮肤、黏膜角化;维生素D缺乏引起佝偻病、手足搐搦症;维生素E缺乏可致神经肌肉退行性变、近端肌萎缩;维生素K缺乏可引起颅内、胃肠道等出血,血凝血酶原时间延长。

3. 原发疾病所致的肝细胞损伤及/或胆管内胆汁淤积,常可引起肝脏局灶性坏死、肝细胞巨形变、肝脾肿大及肝功能异常,如谷丙转氨酶(丙氨酸转氨酶,ALT)、谷草转氨酶(天冬氨酸转氨酶,AST)、碱性磷酸酶、5-核苷酸酶及甲胎蛋白升高,白蛋白及凝血因子合成障碍。临床多数患儿可顺利恢复。但部分患者病变进展,可发展为胆汁性肝硬化,最终引起门静脉高压症及/或肝功能衰竭。

三、婴儿胆汁淤积基因诊断进展

各种基因突变引起的遗传性婴儿胆汁淤积是儿童期肝病死亡或致残的重要原因之一,总的发病率仅次于胆道闭锁。在过去的10余年间,随着分子医学的发展,一系列的遗传因素引起的婴儿胆汁淤积及其相关基因突变在世界范围内被发现和认识,包括进行性家族性肝内胆汁淤积症(progressive familial intrahepatic cholestasis, PFIC)1型(定位于染色体18q21的ATP8B1基因突变)、2型(定位于染色体7q21.1的ABCB4基因突变)、Alagille综合征(定位于染色体20p12的JAGGED1基因突变)、希特林蛋白(Citrin)缺陷引起的新生儿肝内胆汁淤积(定位于染色体7q21.3的SLC25A13基因突变)以及各种线粒体肝病等。多种遗传性疾病病因的阐明不仅有利于遗传疾病本身的诊断和个性化治疗,同时也极大地促进了对胆汁酸合成、转运、调节的生理过程的认识和其他非遗传性疾病过程中胆汁淤积发生机制的理解,提供潜在的治疗靶点。

(一)婴儿胆汁淤积进行基因诊断的必要性

1. 避免创伤性检查或治疗 Alagille综合征可以通过临床特征和肝脏病理检查获得诊断,在明确该病约95%由JAG1基因突变引起后,则可以进行基因诊断,避免肝穿刺这项创伤性检查。关节挛缩、肾功能不全和胆汁淤积综合征(arthrogryposis, renal dysfunction and cholestasis syndrome, ARC综合征)表现为多发性关节弯曲、肾功能不全和胆汁淤积综合征,患者目前大多在1岁内因为肝功能衰竭死亡,因此该病的基因确诊可以避免肝穿刺病例活检这样创伤性检查以及意义不大的关节矫形治疗。

2. 有助于制订进一步治疗和随访计划 PFIC 2型的药物治疗效果欠佳,部分患者胆汁转流术和/或肝移植是治疗的选择之一。PFIC 1型临床表现和PFIC 2型相似,然而该部分患儿进行活体肝移植后,移植肝出现严重的肝脏病变,因此,目前认为PFIC 1型不适合肝脏移植。这两种疾病的伴发疾病不一样,因此随访时注意点不一样,PFIC 1型患者有可能发生耳聋,因此需定期检查听力,而PFIC 2型很少肝外病变,但肝癌发生率很高,因此随访时要注意肝胆恶性肿瘤征象,必要时尽早肝脏移植治疗。胆汁酸合成缺陷1型和2型临床上和PFIC相类似,但胆酸替代治疗效果较好,及早明确诊断后可早期进行胆酸替代治疗,避免肝脏不可逆损伤和肝功能衰竭,从而避免肝移植,但胆汁酸合成缺陷3型病情凶险,预后差,需要尽早肝移植,否则预后很差。此外,基因诊断线粒体病诊断意义重大,可明确是否线粒体病和分类,是否可以肝移植治疗,从而避免不必要的肝移植。

3. 有助于遗传咨询、产前诊断和新生儿筛查 患儿基因确诊以及父母基因测定,了解父母遗传或新发突变,可以为第二胎提供明确的遗传咨询服务。遗传性胆汁淤积多数为常染色体隐性遗传病,患儿兄弟姐妹有25%的发病和50%的携带致病突变可能性。对无症状兄弟姐妹进行致病基因检测不但有助于早期发现疾病、早期治疗,而且可对家庭提供详尽的遗传咨询服务。检测羊水脱落细胞或胎盘绒毛膜细胞的基因突变对胎儿进行产前诊断,明确胎儿基因型,视突变的严重程度可以选择终止妊娠,比如胆汁酸合成缺陷出现症状时肝脏已经不可逆损伤,通过新生儿筛查早期诊断并且胆酸替代治疗可以避免疾病发展。ARC综合征等目前缺乏有效治疗、多在1岁内死亡的疾病,经基因诊断明确后下一胎可进行产前筛查,预防类似疾病发生。

4. 有助于确诊临床表现不典型的胆汁淤积 进一步加深对疾病的认识、积累临床经验、发现新的致病突变、扩展现有疾病谱。

(二)婴儿胆汁淤积基因诊断方法

婴儿胆汁淤积采用基因诊断时需要综合考虑患儿的具体病情、可疑的疾病、可疑的基因以及可疑的突变类型来选择基因诊断方法。基因检测方法众多且各有侧重点,根据侧重点不同大致分为检测基因序列异常以及检测拷贝数异常两大类:前者侧重于检测基因的点突变、小片段插入及缺失;而后者侧重于检测DNA拷贝数异常,包括大片段插入以及缺失。

1. 检测基因序列异常的方法 利用传统的Sanger测序法或新一代测序技术(如一组基因测序或基因芯片)对单个基因、多个基因、全外显子组或全基因组进行基因序列分析,此类方法可以检测到点突变、小片段插入及缺失等，但不能检测到拷贝数变异、大片段插入及缺失等异常。新一代测序技术因准确率不如 Sanger 测序，检测突变后需要 Sanger 技术验证。外显子组测序技术无法检测到可能影响基因功能的内含子突变，需要时检查内含子或行全基因组测序。

2. 检测拷贝数异常的方法众多，有以芯片为基础的也有以定量 PCR 为基础的方法。此外全外显子组及全基因组测序辅以必要的生物信息学工具也可以检测到 DNA 拷贝数异常，但检查后需要用阵列或定量 PCR 方法验证。具体检测方法包括实时定量 PCR（real-time quantitive PCR，RT-qPCR）、基于阵列的比较基因组杂交技术（array-based comparative genomic hybridization，aCGH）、基于寡核苷酸的微阵列技术（oligonucleotide based microarray）以及多重连接依赖的探针扩增技术（multiplex ligation-dependent probe amplification，MLPA）。

四、婴儿胆汁淤积基因诊断思路

越来越多的遗传学研究工具已经应用于临床，如何进行正确的选择成为关键，对于胆汁性肝病，国内的学者基于技术现状提出一些诊断思路。胆汁淤积的患儿经过详细咨询家族史，并明确除外感染、免疫、胆道梗阻和静脉营养的因素后，需要考虑遗传性疾病的可能。根据血清 γ-谷氨酰转肽酶（γ-glutamyl transferase，γ-GT）及总胆汁酸可将肝内胆汁淤积大致分为三大类：低 γ-GT 低胆汁酸类，低 γ-GT 高胆汁酸类以及高 γ-GT 高胆汁酸类；第 1 类比较少见，需要考虑胆汁酸合成缺陷病，可进行 HSD3B7、AKR1D1 或 CYP7B1 等致病基因分析，根据发病率首选

HSD3B7、AKR1D1，未发现突变检测 CYP7B1，也可先检测尿液胆汁酸谱，根据胆汁酸谱确定最优先的基因。第 2 类相对多见一些，需要考虑 PFIC 1 型、PFIC 2 型以及胆汁酸合成障碍等疾病，需检查 ABCB11、ATPB1 或胆固醇合成通路上致病基因进行分析，一般可以根据临床特征、生化和/或肝病理结果，确定最优先的基因。第 3 类最多见，需要考虑 Citrin 缺陷新生儿肝内胆汁淤积症（NICCD）、PFIC 3 型、Alagille 综合征等疾病，需检查 SLC25A13、ABCB4 或 JAGGED1 等致病基因，一般也可以根据表型及相关检查锁定可疑基因，可以选择基因芯片技术和/或新一代测序同时检测多个基因，必要时可选择全外显子组测序和/或全基因组测序。如果可疑基因测序方法未发现突变，可以通过定量 PCR、MLPA 以及 aCGH 等方法检查同一个基因有无拷贝数异常，包括单个外显子的缺失，也可以直接选择基因芯片技术同时检测多个基因，甚至可以选择 WES 和/或 WGS 等技术寻找其他的致病基因。

虽然近年来胆汁淤积的遗传性病因研究取得了长足的进步，许多胆汁淤积患者在除外感染、免疫、药物、解剖异常以及上述提到的遗传因素之后仍不能明确原因。据报道，低 γ-GT 的进行性肝内胆汁淤积病例仍有 1/3 不能明确病因，高 γ-GT 的进行性肝内胆汁淤积病例有 3/4 不能确诊病因，在伴有血氨基酸谱异常的婴儿肝内胆汁淤积中，也有 1/4 不能明确病因。这些病例中不乏有家族史和同胞受累的情况，提示很可能为遗传因素引起。仍有许多疑似遗传性胆汁淤积病因未明，需要进一步加强对遗传性胆汁淤积的研究并提高早期诊断水平。

（陈 洁）

参 考 文 献

[1] Bhutta ZA, Ghishan F, Lindley K, et al. Persistent and chronic diarrhea and malabsorption: Working Group report of the second World Congress of Pediatric Gastroenterology, Hepatology, and Nutrition. J Pediatr Gastroenterol Nutr, 2004, 39 (Suppl 2): s711-s716

[2] IBD Working Group of the European Society for Paediatric Gastroenterology, Hepatology and Nutrition. Inflammatory bowel disease in children and adolescent: Recommendations for diagnosis-The Porto Criteria. J Pediatr Gastroenterol Nutr, 2005, 41 (1): 1-7

[3] Benhamou AH, Schäppi Tempia MG, Belli DC, et al. An overview of cow's milk allergy in children. Swiss Med Wkly, 2009, 139 (21-22): 300-307

[4] Vandenplas Y, Rudolph CD, Di Lorenzo C, et al. Pediatric

gastroesophageal reflux clinical practice guidelines: Joint recommendations of the NASPGHAN and the ESPGHAN. J Pediatr Gastroenterol Nutr, 2009, 49（4）: 498–547

[5] Sauer CG, Kugathasan S. Pediatric inflammatory bowel disease: highlighting pediatric differences in IBD. Gastroenterol Clin N Am, 2009, 38（4）: 611–628

[6] 段维佳, 贾继东. 2009 年欧洲肝病学会胆汁淤积性肝病的诊治指南简介. 临床肝胆病杂志, 2009, 25（6）: 403–406

[7] 中华医学会儿科学会消化学组儿童炎症性肠病协作组. 儿童炎症性肠病诊断规范共识意见. 中国实用儿科杂志, 2010, 25（4）: 263–265

[8] Matthai J. Chronic and persistent diarrhea in infants and young children: status statement. Indian Peditr, 2011, 48（1）: 37–41

[9] 中华医学会儿科学分会免疫学组, 中华医学会儿科学分会儿童保健学组, 中华医学会儿科学分会消化学组, 等. 中国婴幼儿牛奶蛋白过敏诊治循证建议. 中华儿科杂志, 2013, 51（3）: 183–186

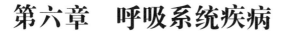

第六章 呼吸系统疾病

第一节 从 GINA 方案看儿童支气管哮喘治疗的发展

一、GINA 历史回顾

近 30 年来,哮喘(asthma)已成为世界范围内严重的公共卫生问题,各年龄段人群均会累及。1993 年,在美国国立卫生研究院心肺血液研究所和世界卫生组织的共同努力下,来自 17 个国家的 30 多位医学专家成立了全球哮喘防治创议(global initiative for asthma,GINA)委员会,此后,于 1995 年发布了《哮喘管理和预防的全球策略》工作报告,该报告以哮喘基础研究、流行病学和临床研究结果作为循证医学依据,阐述了支气管哮喘是慢性气道炎症的疾病本质,提出哮喘管理和预防的推荐意见,并以指南的形式分别为临床医护人员、公共卫生人员和患者提供科学指导。

GINA 方案强调以局部吸入性糖皮质激素(inhaled corticosteroid,ICS)治疗作为慢性气道炎症一线控制治疗,并以阶梯式管理方案依病情的严重程度对患者进行长期管理。GINA 以期通过该方案的执行和推广,来减少哮喘这一慢性疾病的患病率和死亡率,减轻因哮喘所致的严重社会经济负担,改善患者生活质量。各国根据 GINA 方案的指导意见,结合本国哮喘发病状况及社会经济发展水平,制定符合本国特点的哮喘防治指南并予以执行。

伴随 GINA 方案在不同国家和地区的实施推广,哮喘的基础和临床研究持续发展,2002年 GINA 对指南进行第一次修订。同年成立的 GINA 科学委员会专门对每年度哮喘领域最新研究所发表的文献进行检索总结和归纳,对指南进行年度更新,包括补充新的研究证据、引入新的概念、修正经临床实践证实的错误认识。

2006 年 3 月,世界卫生组织发起全球抗慢性呼吸道疾病联盟(global alliance against chronic respiratory disease,GARD),GINA 委员会成为 GARD 的伙伴组织,与 GARD 合作共同推进全球哮喘防控,对 GINA 指南进行了第二次修订,提出以达到并维持哮喘临床控制为目标的防控策略。在随后的 6~7 年时间内,GINA 每年更新,对控制策略补充新的研究证据。

2009 年 5 月,GINA 执行委员会组织儿科专家组,据当时儿童循证医学证据,指出 5 岁及 5 岁以下儿童哮喘管理面临着特殊挑战,包括诊断困难、药物和药物输出装置有效性和安全性有待证实、缺乏在该年龄段新疗法的数据等,首次发布了《5 岁及 5 岁以下儿童哮喘诊断和管理的全球策略》。

2014 年,GINA 进行了新的修订,提出哮喘的异质性(heterogeneity),以可变的症状和多变的呼出气流受限为核心要素。强调哮喘确诊,以减少治疗不足或过度治疗。特别添加了关于如何在特殊人群(包括已开始治疗人群)中确诊哮喘的指导建议。明确吸入性糖皮质激素是哮喘治疗的基础,同时也提供基于患者特性、危险因素、患者喜好及治疗实际的个体化治疗架构。在考虑升级治疗方案前,强调先解决普遍存在的问题如吸入装置的不正确使用或依从性不佳,以确认达到药物治疗效果的最大化。对哮喘恶化的治疗是一个连续过程,始于根据书面哮喘行动计划所启动的早期自我管理,进行至按需转入初级医疗机构和急诊治疗,直至随访。应用策略更新,以便于不同医疗体系、不同的医疗可及度、不同社会经济状况、不同的健康意识水平和种族都可以有效改编和实施 GINA 推荐的方案。

2018 年 GINA 指南更新要点涵盖了从评估哮喘恶化或难控制危险因素（未来风险维度）、呼出气一氧化氮（fractional exhaled nitric oxide, FENO）（诊断监测及药物治疗的选择）、药物和免疫治疗（含急性加重和学龄前治疗）、并存上气道疾病治疗、月经期哮喘治疗、哮喘 - 慢性阻塞性肺疾病（chronic obstructive pulmonary disease, COPD）重叠综合征、预防哮喘共 7 大类问题的 12 项要点。

2019 年 GINA 更新要点主要在哮喘慢性持续期的分级治疗中，第 1 级治疗患者首选低剂量 ICS/ 福莫特罗按需治疗作为控制及缓解用药，并出于安全考虑，不再推荐第 1 级治疗患者单用短效 β₂ 受体激动剂（SABA）作为缓解用药，并且在 6 岁以上儿童的第 4 级治疗中，删除了高剂量 ICS/ 长效 β₂ 受体激动剂（LABA）治疗，明确推荐需要由专科医生进行表型评估后在第 5 级治疗中使用高剂量 ICS/LABA。而对于第 5 级治疗患者使用口服糖皮质激素指明仅推荐使用低剂量口服糖皮质激素并警告需考虑副作用。

二、儿童哮喘诊断治疗现状

（一）哮喘定义

支气管哮喘（bronchial asthma）简称哮喘，是一种以慢性气道炎症和气道高反应性为特征的异质性疾病，以反复发作的喘息、咳嗽、气促、胸闷为主要临床表现，常在夜间和 / 或凌晨发作或加剧。呼吸道症状的具体表现形式和严重程度具有随时间变化的特点，并常伴有可变的呼气气流受限。

（二）流行病学

全球罹患哮喘人数超过 3 亿。应用标准化方法［例如国际间儿童哮喘和过敏性疾病研究（简称 ISAAC）所用的书面问卷和视频问卷］监测儿童和成人哮喘及喘息性疾病，结果显示不同国家被监测人群的哮喘患病率为 1%~18%。不同国家小儿哮喘患病率有显著差异，从 0~30% 不等。小儿哮喘的患病率在全球范围内呈上升趋势，以每十年 10%~50% 的速度增加。造成哮喘患病率差异的因素包括种族、遗传因素、性别、年龄、环境、社会经济状况等。2010 年调查显示，我国城区 0~14 岁儿童哮喘总患病率为 3.02%（95% 置信区间 2.97%~3.06%）。相比 2000 年调查累计患病率

为 1.97%（0.25%~4.63%），1990 年调查累计患病率 1.00%（0.11%~2.03%）而言，每十年我国儿童哮喘患病率上升达 50% 以上。

（三）发病机制与病理生理

哮喘发病机制十分复杂，遗传和环境因素共同影响哮喘的发展。哮喘气道慢性炎症的病理特征主要包括：①气道黏膜大量炎症细胞浸润，主要为嗜酸性粒细胞、肥大细胞、中性粒细胞、嗜碱性粒细胞等。上述细胞能合成并释放多种炎性介质，如白三烯、血小板活化因子、组胺、前列腺素及嗜酸性粒细胞阳离子蛋白等。②气道上皮损伤与脱落，纤毛细胞有不同程度的损伤，甚至坏死。气道损伤引起气道高反应性。③气道壁增厚，黏膜水肿，胶原蛋白沉着，基底膜中的纤维粘连蛋白、Ⅲ 型和 Ⅳ 型胶原沉着，基底膜增厚。④气道黏液栓形成，哮喘患者的黏液腺体积较正常人增大近 2 倍，气道炎症使血管通透性增高，大量炎症渗出造成气道黏膜充血、水肿、渗出物增多、黏液滞留，形成黏液栓。⑤气道神经支配，局部轴反射传入纤维的刺激引起神经肽类释放，可刺激气道平滑肌收缩，黏膜肿胀，黏液分泌增加。⑥哮喘患者的平滑肌存在功能性改变及缺陷。气道炎症与损伤、平滑肌功能变化等共同导致气道高反应性。

（四）儿童早期反复喘息进展为哮喘的危险因素

半数以上的持续哮喘起病于 3 岁前，80% 始于 6 岁前。早期儿童喘息主要与病毒感染相关，特别是鼻病毒、呼吸道合胞病毒（respiratory syncytial virus, RSV）、博卡病毒（Bocavirus）和人偏肺病毒。婴儿期气道阻塞最常见原因是病毒感染，以 RSV 常见。前瞻性队列研究表明 RSV 感染显著增加生后最初 10 年喘息发生的风险，随年龄增加风险降低，到 13 岁不再增加。

常年性吸入性变应原致敏为哮喘进展的重要危险因子，包括尘螨、蟑螂、真菌（尤其是交链孢霉）。母亲在孕期吸烟和婴幼儿在生后早期暴露于环境中的香烟，与儿童期喘息性疾病发展风险增高相关，并且与后期肺功能减退相关。在家中使用生物类燃料与哮喘发生的风险增加有关。与交通有关的室外空气污染是生后头 3 年的喘息触发因素。剖宫产出生的儿童患哮喘的风险高于自然分娩的儿童。生后早期应用抗生素对于后期哮

喘发展危险性的影响还存在争议，但是广谱抗生素的应用需要谨慎。

有关保护因素的研究尚缺乏明确的结论。暴露于农场环境中广泛存在的微生物可能是免于发生哮喘的潜在保护因子；益生菌对特应性皮炎具有预防效应，但是尚未显示对哮喘的发展具有影响；对孕期或哺乳期的母亲进行饮食干预是否对预防儿童哮喘具有保护效应，仍然没有足够的证据。

总之，哮喘家族史、生命早期特应性倾向以及早期被动吸烟暴露和反复呼吸道感染对10岁现患反复喘息和哮喘有重要影响。对于环境因素的可行性建议包括避免暴露空气污染、避免香烟吸入、避免滥用抗生素。

（五）临床表现

1. 症状 典型症状是反复喘息、气促、胸闷或咳嗽。以上症状呈反复发作性，常在夜间和/或清晨发作、加剧；或可追溯与某种变应原或刺激因素有关，时有突发突止现象。严重发作的患儿因气促而不能整句说话，行走和平卧均困难，多端坐呼吸，病情危重者可出现呼吸暂停、谵妄、甚至昏迷。

无典型发作症状者，往往反映在体育运动或体力活动时乏力、呼吸急促或胸闷，婴幼儿则常表现在哭闹、玩闹后出现喘息和喘鸣声。

2. 体征 急性发作期可见呼吸频率增快，心率加快；中度至重度哮喘吸气时出现三凹征，在呼气时因胸部内压增高，肋间隙反见凸出，颈静脉怒张。叩诊两肺呈鼓音，心浊音界缩小，提示已发生肺气肿，并有膈下移，致使有时可能触到肝、脾。此时呼吸音减弱，全肺可闻及喘鸣音，严重病例两肺几乎听不到呼吸音，尤其处于哮喘持续状态时。由于严重低氧血症引起肺动脉痉挛，使右心负荷增加，常导致心功能衰竭。

非急性发作期多无明显体征，但在相当一部分合并变应性鼻炎的儿童表现为眼周皮肤青紫（又称过敏性眼影），或常年流涕、鼻痒，用手掌揉搓鼻部的征象等，包括变应性敬礼（allergic salute）、过敏性鼻皱痕（allergic crease）、过敏性眼影（allergic shinner）、咽部卵石样表现或咽部鼻分泌物滴注。慢性重度持续患者可出现桶状胸、杵状指等缺氧征或生长发育受限。

（六）实验室检查

外周血嗜酸性粒细胞可增高，计数可在6%以上，有特应性体质的患儿可高达20%~30%，直接计数在$(0.40\sim0.60)\times10^9/L$，有时可高达$(1.0\sim2.0)\times10^9/L$。

肺功能检查是评价气流受限及其可逆性（reversibility）和变异性（variability）的重要方法。①肺通气功能：测定最大呼气流量-容积曲线（MEFV）以反映肺通气功能。发作期第1秒用力呼气容积（FEV_1）实测值/预计值降低。相应的最大肺活量（VC_{MAX}）参数如用力呼出50%肺活量的呼气流量（FEF_{50}）、用力呼出75%肺活量的呼气流量（FEF_{75}）显著低于正常值。缓解期患儿大多数肺通气功能正常。②支气管舒张试验反映可逆性气流受限程度。受试者基础$FEV_1<70\%$预计值，然后吸入200~400μg β_2受体激动剂，或用空气压缩泵雾化吸入β_2受体激动剂，吸入后15分钟重复测定FEV_1，计算FEV_1改善率$\geq12\%$则认为试验阳性。支气管舒张试验阳性有助于哮喘诊断，阴性不足以否认哮喘诊断。

支气管激发试验是了解气道高反应性的重要方法，哮喘患者气道对某些药物和刺激物的反应程度，可比正常人或患有其他肺与支气管疾病的人高出数倍甚至数十倍，气道反应性的高低与气道炎症的严重程度密切相关。

特异性变应原诊断是通过皮肤试验或血清特异性IgE测定检出哮喘患者特应性变应原致敏分布，识别危险因素或触发因子以推荐适宜的环境控制措施。

影像学检查在无合并症的哮喘患者中，肺部X线大多无特殊发现。但在重症哮喘和婴幼儿哮喘急性发作时，较多见两肺透亮度增加。影像学检查在儿童反复喘息性疾病的鉴别诊断中有重要意义，如先天畸形（心、肺、血管）、支气管肺发育不良、结核、支气管扩张等，尤其对于婴幼儿反复喘息应列为常规检查。

非侵入性气道炎症标志的研究有一定进展，呼出气NO或CO水平、痰嗜酸性粒细胞等可作为非侵入性的哮喘气道炎症标志物，哮喘患者（未经ICS治疗）比非哮喘人群呼出气NO水平增高。

（七）诊断标准

儿童处于生长发育过程，各年龄段哮喘儿童

由于呼吸系统解剖、生理、免疫、病理特点不同,哮喘的临床表型不同,对药物治疗反应和协调配合程度等不同,哮喘的诊断和治疗方法也有所不同。

1. 支气管哮喘诊断标准

(1)反复发作喘息、咳嗽、气促、胸闷,多与接触变应原、冷空气、物理、化学性刺激、呼吸道感染以及运动等有关,常在夜间和/或清晨发作或加剧。

(2)发作时在双肺可闻及散在或弥漫性、以呼气相为主的哮鸣音,呼气相延长。

(3)上述症状和体征经抗哮喘治疗有效或自行缓解。

(4)除外其他疾病所引起的喘息、咳嗽、气促和胸闷。

(5)临床表现不典型者(如无明显喘息或哮鸣音),应至少具备以下1项:

1)支气管激发试验或运动激发试验阳性。

2)证实存在可逆性气流受限(满足以下任意1项):①支气管舒张试验阳性,即吸入速效 β_2 受体激动剂(如沙丁胺醇)后15分钟第1秒用力呼气容积(FEV_1)增加≥12%;②抗哮喘治疗有效,即使用支气管舒张剂和口服(或吸入)糖皮质激素治疗1~2周后,FEV_1 增加≥12%。

3)连续监测1~2周最大呼气流量(peak expiratory flow,PEF)每日变异率>13%。

符合第(1)~(4)项或第(4)、第(5)项者,可以诊断为哮喘。

2. 咳嗽变异性哮喘诊断标准 咳嗽变异性哮喘(cough variant asthma,CVA)是儿童慢性咳嗽最常见原因之一,以咳嗽为唯一或主要表现,不伴有明显喘息。诊断依据如下:

(1)咳嗽持续>4周,常在夜间和/或清晨发作或加重,以干咳为主。

(2)临床上无感染征象,或经较长时间抗生素治疗无效。

(3)抗哮喘药物诊断性治疗有效。

(4)排除其他原因引起的慢性咳嗽。

(5)支气管激发试验阳性和/或PEF每日变异率(连续监测1~2周)≥20%。

(6)个人或一、二级亲属特应性疾病史,或变应原检测阳性。

以上(1)~(4)项为诊断基本条件。

3. 6岁以下儿童喘息特点评估 反复喘息在6岁以下儿童极为常见,非哮喘的学龄前儿童也会发生反复喘息。80%以上的哮喘起始于3岁前,其肺功能损害往往开始于学龄前期,因此,有必要从喘息的学龄前儿童中把可能发展为持续性哮喘的患儿识别出来进行有效早期干预。对临床表型进行分类和评估有利于哮喘患儿的早期诊断和治疗干预。

哮喘预测指数(asthma predictive index,API)能有效地用于预测3岁内喘息儿童发展为持续性哮喘的危险性,适用的对象是在过去1年喘息≥4次的患儿,具有1项主要危险因素或2项次要危险因素,判断为哮喘预测指数阳性。主要危险因素包括:①父母有哮喘病史;②经医生诊断为特应性皮炎;③有吸入变应原致敏的依据。次要危险因素包括:①有食物变应原致敏的依据;②外周血嗜酸性粒细胞≥4%;③与感冒无关的喘息。如哮喘预测指数阳性,建议按哮喘规范治疗。

(八)诊断的分期

根据临床表现支气管哮喘可分为急性发作期(exacerbation)、慢性持续期(persistent)和临床缓解期。临床缓解期系指经过治疗或未经治疗症状、体征消失,肺功能恢复到急性发作期前水平,并维持3个月以上。

(九)鉴别诊断

1. 呼吸道感染性疾病 婴幼儿呼吸道感染易引起喘息,如毛细支气管炎、支气管肺炎、弥漫性泛细支气管炎(diffuse panbronchiolitis,DPB),需注意鉴别。还应与咽后壁脓肿、白喉、支气管淋巴结核、支气管内膜结核鉴别。此外,由于各种原因引起的上气道炎症或阻塞导致反复持续咳嗽(即上气道咳嗽综合征)应注意与咳嗽变异性哮喘鉴别。

2. 先天性喉、气管、支气管异常 先天性喉、气管缺乏软骨支架,造成吸气性喉喘鸣,即先天/性喉喘鸣。先天性肺叶气肿(congenital lobar emphysema)为支气管缺乏支架所致,主要症状为气短,可有哮鸣和间歇性发绀。先天性喉蹼、气管食管瘘使大气道受压也可出现哮鸣。

3. 先天性心、血管异常 严重的左向右分流,引起肺动脉扩张或心脏扩大,可压迫大气道引起哮鸣,易发生在2~9个月的婴幼儿。主动脉弓处的环状血管畸形或双主动脉弓,可出现吸气时胸骨上窝凹陷伴哮鸣和哮吼样咳嗽,喂奶和俯卧时明显。

4. 异物吸入　多发生在学龄前儿童,尤其是3岁以下婴幼儿。一般有吸入异物病史可循,2/3的患儿在1周内被诊断,但有17%左右的患儿漏诊,常被误诊为肺炎和哮喘。

5. 心源性哮喘　由左心衰引起,多见于老年人。小儿可见于急、慢性肾炎和二尖瓣狭窄患儿。初次发作与哮喘急性发作极相似,需注意鉴别。

6. 纵隔气道周围肿物压迫　由于气道阻塞,可出现呼气性或双相哮鸣,见于甲状腺瘤、畸胎瘤、结核性淋巴瘤和转移性肿瘤。

7. 胃食管反流　大部分婴儿进食后都会发生反流,但只有在患儿食管黏膜有炎症变化时,反流才引起反射性气管痉挛,而致咳嗽和喘息。用测定24小时食管 pH 值方法鉴别。

8. 喉返神经麻痹　双侧声带外展性麻痹,可出现喘鸣,但同时伴有声音嘶哑。

9. 肺部变态反应性疾病

（1）过敏性肺炎:如农民肺、饲鸽者肺、蘑菇肺、皮毛商肺等。急性发作常发生于接触抗原4~8小时后,突然干咳、发热、寒战伴明显的呼吸困难和喘憋,肺部可闻及湿啰音和哮鸣。胸片示间质和肺泡有小结节性浸润,多呈斑片或弥散分布。在急性发作期肺功能检查示限制性通气功能障碍伴用力肺活量（FVC）减低,可与哮喘急性发作相鉴别。

（2）变态反应性支气管肺曲霉菌病:是嗜酸性粒细胞性肺炎中最常见的一种。最常见的表现是哮喘,而且哮鸣持续存在。所有患者 FEV_1 下降,气道阻力增加,故必须与哮喘相鉴别。其胸部X线表现具有支气管近端扩张、远端正常的中心性支气管扩张的特点。曲霉菌抗原皮试呈速发反应阳性或曲霉菌抗原特异性沉淀抗体阳性,具有诊断意义。

（3）肺嗜酸性粒细胞增多症:儿童期常见单纯性肺嗜酸细胞浸润症（Loffler syndrome）是由线虫的蚴虫移行至肺所致。临床常有咳嗽、胸闷、气短、喘息等症状。此病病程较长,胸部X线表现多见浸润性病灶并呈游走性。外周血嗜酸性粒细胞异常增高,往往 >10%。

（4）变应性肉芽肿性血管炎（Churg-Strauss综合征）:本病多见于中青年,可能与药物（青霉素、磺胺）、细菌、血清等变应原引起的Ⅲ型变态反应有关。临床可出现喘息、过敏性鼻炎等症状。大部分患儿出现嗜酸性粒细胞肺浸润,变应原皮试可呈阳性。全身性血管炎可累及肺以外两个以上的器官。

（十）哮喘严重度分级

哮喘的分级包括哮喘控制水平分级、病情严重程度分级和急性发作严重度分级。

1. 控制水平分级　哮喘控制水平的评估包括对目前哮喘症状控制水平的评估和未来危险因素评估。依据哮喘症状控制水平,分为良好控制、部分控制和未控制。通过评估近4周的哮喘症状,确定目前的控制状况（表6-1-1,表6-1-2）。

2. 病情严重程度分级　哮喘病情严重程度应依据达到哮喘控制所需的治疗级别进行回顾性评估分级,因此通常在控制药物规范治疗数月后进行评估。

3. 哮喘急性发作严重度分级　哮喘急性发作常表现为进行性加重的过程,以呼气流量降低为其特征,常因接触变应原、刺激物或呼吸道感染诱发。其起病缓急和病情轻重不一,可在数小时或数天内出现,偶尔可在数分钟内即危及生命,故应及时对病情做出正确评估,以便即刻给予有效的紧急治疗。根据哮喘急性发作时的症状、体征、肺功能及血氧饱和度等情况,进行严重度分型,≥6岁见表6-1-3,<6岁见表6-1-4。

（十一）治疗

治疗目标为达到并维持哮喘临床控制。在各级治疗中,环境控制和健康教育是哮喘非药物干预的主要内容。

下面简要介绍治疗药物选择及作用机制:

1. 哮喘控制类药物

（1）糖皮质激素:是最有效的抗变态反应炎症的药物,其主要作用机制包括干扰花生四烯酸代谢、减少白三烯和前列腺素的合成;抑制嗜酸性粒细胞的趋化与活化;抑制细胞因子的合成;减少微血管渗漏;增加细胞膜上 β_2 受体的合成等。

表 6-1-1　儿童哮喘症状控制水平分级（≥6 岁）

评估项目	哮喘症状控制水平		
在过去的 4 周：	良好控制	部分控制	未控制
日间症状 >2 次 / 周 夜间因哮喘憋醒 应急缓解药使用 >2 次 / 周 因哮喘而出现活动受限	无	存在 1~2 项	存在 3~4 项

表 6-1-2　儿童哮喘症状控制水平分级（<6 岁）

评估项目	哮喘症状控制水平		
在过去的 4 周：	良好控制	部分控制	未控制
持续至少数分钟的日间症状 >1 次 / 周 夜间因哮喘憋醒或咳嗽 应急缓解药使用 >1 次 / 周 因哮喘而出现活动受限（较其他儿童 跑步 / 玩耍减少，步行 / 玩耍时 容易疲劳）	无	存在 1~2 项	存在 3~4 项

表 6-1-3　哮喘急性发作严重度分级（≥6 岁）

临床特点	轻度	中度	重度	危重度
气短	走路时	说话时	休息时	
体位	可平卧	喜坐位	前弓位	
讲话方式	能成句	成短句	说单字	难以说话
精神意识	可有焦虑、烦躁	常焦虑、烦躁	常焦虑、烦躁	嗜睡、意识模糊
辅助呼吸肌活动及三凹征	常无	可有	通常有	胸腹反常运动
哮鸣音	散在，呼气末期	响亮、弥漫	响亮、弥漫、双相	减弱乃至消失
脉率	略增加	增加	明显增加	减慢或不规则
PEF 占正常预计值或本人最佳值的百分数 /%	>80	SABA 治疗前：>50~80； SABA 治疗后：>60~80	SABA 治疗前：≤50； SABA 治疗后：≤60	
SaO₂（吸空气）	0.90~0.94		<0.90	

注：①幼龄儿童较年长儿和成人更易发生高碳酸血症（低通气）；②判断急性发作严重度时，只要存在某项严重程度的指标，即可归入该严重等级

表 6-1-4　哮喘急性发作严重度分级（<6 岁）

症状	轻度	重度 *
精神意识改变	无	焦虑、烦躁、嗜睡或意识不清
SaO₂（治疗前）**	>0.95	<0.92
讲话方式 ***	能成句	说单字
脉率	<100 次 /min	>180 次 /min（0~3 岁） >150 次 /min（4~5 岁）
呼吸频率	≤40 次 /min	>40 次 /min
发绀	无	可能存在
哮鸣音	存在	减弱，甚至消失

注：* 判断重度发作时，只要存在一项就可归入该等级；** 血氧饱和度是指在吸氧和支气管舒张剂治疗前的测得值；*** 需要考虑儿童的正常语言发育过程

1）吸入性糖皮质激素（inhale corticosteroid，ICS）：这类药物局部抗炎作用强；通过吸气过程给药，药物直接作用于呼吸道，所需剂量较小；通过消化道和呼吸道进入血液的药物大部分被肝脏灭活，因此全身性不良反应较少。口咽局部的不良反应包括声音嘶哑、咽部不适和链球菌感染。吸药后及时用清水含漱口咽部、选用干粉吸入剂或加用储雾罐可减少上述不良反应。ICS 全身不良反应的大小与药物剂量、药物的生物利用度、在肠道的吸收、肝脏首过代谢率及全身吸收药物的半衰期等因素有关。ICS 是长期治疗持续性哮喘的首选药物，主要包括以下剂型：①气雾

剂,目前临床上常用的ICS有3种,包括丙酸倍氯米松气雾剂、布地奈德气雾剂和丙酸氟替卡松气雾剂。②干粉剂,包括丙酸倍氯米松碟剂、布地奈德都保和氟替卡松碟剂。一般而言,如能掌握正确的方法,使用干粉吸入剂比普通定量气雾剂方便,吸入下呼吸道的药物量较多。③雾化溶液,布地奈德雾化悬液以压缩空气或高流量氧气为动力的射流装置雾化吸入,对患者吸气配合的要求不高、起效较快,适用于哮喘急性发作时的治疗。

2)口服给药:急性发作病情较重的哮喘或重度持续哮喘吸入大剂量激素治疗无效的患者应早期口服糖皮质激素,以防止病情恶化。一般可选用泼尼松,剂量 1~2mg/(kg·d),疗程 3~7 天。对于伴有结核病、寄生虫感染、免疫缺陷、糖尿病、佝偻病或消化性溃疡的患者全身给予糖皮质激素治疗时应慎重,并应密切随访。

3)静脉用药:严重哮喘发作时,应静脉及时给予大剂量氢化可的松[5~10mg/(kg·次)]或甲泼尼龙[1~4mg/(kg·次)],无糖皮质激素依赖倾向者,可在短期(3~5 天)内停药,症状控制后改为吸入激素。

(2)抗白三烯类药物:或称为白三烯调节剂,目前在我国应用的主要是半胱氨酰白三烯受体拮抗剂,剂型为孟鲁司特钠的咀嚼片。半胱氨酰白三烯受体拮抗剂产生轻度支气管扩张和减轻变应原、运动等诱发的支气管痉挛作用,并具有一定程度的抗炎作用。在哮喘治疗中,白三烯调节剂可作为 2 级治疗的单独用药或 2 级以上治疗的联合用药。

(3)长效 β_2 受体激动剂(long-acting β_2 agonist,LABA):LABA 的分子结构中具有较长的侧链,因此具有较强的脂溶性和对 β_2 受体较高的选择性,并且吸入型长效 β_2 受体激动剂长期应用不会引起 β_2 肾上腺素能受体功能的下调。目前在我国用于临床的吸入型长效 β_2 受体激动剂有两种。

1)沙美特罗(salmeterol):经气雾剂或准纳器装置给药,给药后 30 分钟起效,平喘作用维持 12 小时以上,推荐剂量 50μg,每天 2 次吸入。

2)福莫特罗(formoterol):经都保装置给药,给药后 3~5 分钟起效,平喘作用维持 8~12 小时以上。推荐剂量 4.5~9μg,每天 2 次吸入。在以哮喘控制为目标的治疗方案中 3 级治疗以上首选吸入型长效 β_2 受体激动剂,分别与低、中剂量的吸入型激素联合应用。

(4)缓释茶碱:缓释茶碱具有半衰期长、血药浓度平稳、对胃肠道的刺激比普通茶碱制剂小的优点,但由于缓释茶碱制剂都是供口服的,其作用速度不快,主要适用于慢性持续哮喘的治疗,不适合于哮喘急性发作期的治疗。

(5)色甘酸钠(sodium cromoglycate,SCG)和奈多罗米钠(nedocromil-sodium):均为非皮质激素类抗炎药,可抑制 IgE 介导的肥大细胞等炎症细胞中炎症介质的释放,并可选择性抑制巨噬细胞、嗜酸性粒细胞和单核细胞等炎症介质的释放。这类药物适用于轻度持续哮喘的长期治疗,可预防变应原、运动、干冷空气和 SO_2 等诱发的气道阻塞,可减轻哮喘症状和病情加重。

(6)长效口服 β_2 受体激动剂:包括沙丁胺醇控释片、特布他林控释片、盐酸丙卡特罗(procaterol hydrochloride)、班布特罗(bambuterol)等。可明显减轻哮喘的夜间症状。

(7)抗 IgE 抗体:2018 年 3 月奥马珠单抗(omalizumab)在国内上市,是第一个在国内上市的儿童哮喘靶向治疗药物,为儿童哮喘的控制提供了更大的可能性。适用于儿童和青少年(>6 岁)的重度哮喘患者。

(8)抗过敏药物:口服抗组胺药物,如西替利嗪、氯雷他定、酮替芬等对哮喘的治疗作用有限,但对具有明显特应症体质者,如伴变应性鼻炎和湿疹等患儿的过敏症状的控制,可以有助于哮喘的控制。

(9)变应原特异性免疫治疗(specific immuno-therapy,SIT):是通过对过敏患者反复皮下注射或舌下含服变应原提取液,最终达到降低对变应原敏感反应目的的治疗手段。在疾病过程的早期开始脱敏治疗可能改变过敏性疾病长期病程。免疫治疗仅对 IgE 介导的吸入性过敏性疾病有效,目前我国儿童哮喘的特异性免疫治疗主要针对的变应原为尘螨,治疗途径包括皮下注射和舌下含服,临床验证的疗效和安全性良好,通常治疗疗程 3~5 年,适应对象为过敏性鼻炎和轻、中度尘螨过敏性哮喘患者。

2. 哮喘缓解类药物

（1）短效β₂受体激动剂：作用于气道平滑肌β肾上腺素能受体，舒张气道平滑肌，缓解支气管痉挛。常用的药物如沙丁胺醇（salbutamol）和特布他林（terbutaline）等。

1）吸入给药：包括气雾剂、干粉剂、溶液。这类药物经吸入途径后直接作用于气道平滑肌，通常在数分钟内起效，疗效可维持数小时，是缓解轻至中度急性哮喘症状的首选药物，也可用于运动性哮喘的预防。

2）口服给药：服药后15~30分钟起效，疗效维持4~6小时。口服出现的不良反应较吸入型有所增加。长期、单一应用β₂受体激动剂可造成细胞膜β₂受体的向下调节，表现为临床耐药现象，故应予避免。

3）注射给药：哮喘严重发作时由于气道阻塞，吸入用药效果较差，可以通过肌内注射或静脉注射途径紧急给药，因全身不良反应发生率较高，已较少使用。

（2）抗胆碱能药物：可阻断节后迷走神经传出支，通过降低迷走神经张力而舒张支气管，其扩张支气管的作用比β₂受体激动剂弱，起效也较慢，但与β₂受体激动剂联合应用具有协同、互补作用。

（3）短效茶碱：具有舒张平滑肌的作用，并具有强心、利尿、扩冠状动脉、兴奋呼吸中枢和呼吸肌等作用，低浓度茶碱具有抗炎和免疫调节作用。

1）口服给药：用于轻~中度哮喘发作和维持治疗，一般剂量为6~10mg/kg。

2）静脉给药：氨茶碱加入葡萄糖液中，缓慢静脉注射[注射速度不宜超过0.2mg/（kg·min）]或静脉滴注，适用于哮喘急性发作且近24小时内未用过茶碱类药物的患者。重症病例且24小时内未用过氨茶碱者负荷剂量为4~5mg/kg，继之以维持量0.6~0.8mg/（kg·h）的速度按3小时为度的方法静脉点滴以维持其平喘作用。对年龄在2岁以内或6小时内用过茶碱者静脉剂量应减半。务必注意药物浓度不能过高，滴注速度不能过快，亦不可过慢，一般在20分钟内滴入为妥，以免引起心律失常、血压下降，甚至突然死亡。对于幼儿、心、肝、肾功能障碍及甲状腺功能亢进者更需慎用。由于茶碱的有效血药浓度与中毒血药浓度十分接近，且个体代谢差异较大，因此用药前须仔细询问近期是否用过茶碱，如此前应用过氨茶碱应监测血药浓度，密切观察临床症状，以防茶碱过量中毒。有效安全的血药浓度应保持在5~15μg/ml，如大于20μg/ml，则不良反应明显增多。

（4）肾上腺素：1:1 000溶液（1mg/ml）0.01mg/kg，用量0.3~0.5mg，可每20分钟应用1次共3次，副作用与选择性β₂受体激动剂相似且更明显。如果能选择β₂受体激动剂时，此类通常不被推荐治疗哮喘发作。

（十二）药物及给药途径选择

吸入药物可以较高浓度迅速到达病变部位，因此起效迅速，且因所用药物剂量较小，即使有极少量药物进入血液循环，也可在肝脏迅速灭活，全身不良反应较轻，是哮喘治疗的最有效药物，适用于任何年龄患儿。

根据患儿的年龄选择不同的吸入装置，吸入装置的具体使用要点见表6-1-5。

表6-1-5　吸入装置的选择和使用要点

吸入装置	适用年龄	吸入方法	注意点
压力定量吸入器（pMDI）	>6岁	在按压吸入器前或同时缓慢地深吸气（30L/min），随后屏气5~10秒	吸ICS后必须漱口
pMDI加储雾罐	各年龄	缓慢地深吸气或缓慢潮气量呼吸	同上，尽量选用抗静电的储雾罐，<4岁者加面罩
干粉吸入器（DPI）	>5岁	快速深吸气（理想流速为60L/min）	吸ICS后必须漱口
雾化器	各年龄	缓慢潮气量呼吸伴间隙深吸气	选用合适的口器（面罩）；如用氧气驱动，流量≥6L/min；普通超声雾化器不适用于哮喘治疗

（十三）急性发作时个体化治疗方案

哮喘急性发作（哮喘恶化）是呼吸短促、咳嗽、喘息或胸闷症状的进行性加重，或这些症状同时出现。急性发作期治疗方案和流程见图6-1-1。

（十四）哮喘管理和监测

哮喘的治疗目标是达到并维持哮喘临床控制。指南推荐采用哮喘控制水平分级方法对哮喘控制水平进行周期性评价，来监测治疗后的控制水平并调整治疗方案，即评估控制—达到并维持控制—监测控制的循环管理哮喘模式。

6岁及其以上儿童、青少年哮喘治疗方案被分为5个级别（表6-1-6），反映了达到哮喘控制所需治疗级别的递增情况。在各级治疗中，均应辅以环境控制和健康教育，并按需使用速效β₂受体激动剂。

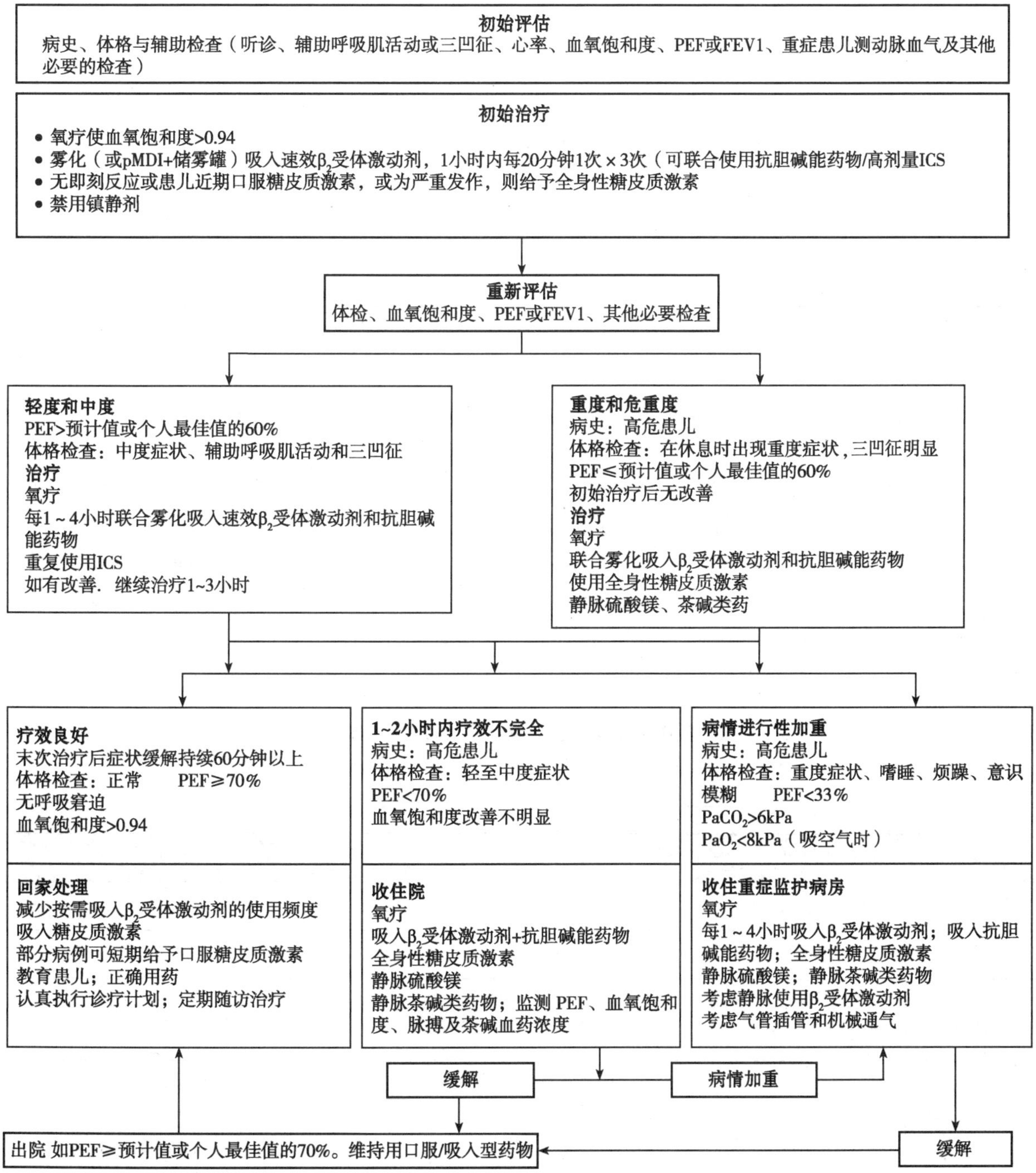

图6-1-1 哮喘急性发作期治疗流程
PEF：最大呼气峰流量；FEV1：第一秒用力呼气量；pMDI：压力型定量气雾剂；ICS：吸入性糖皮质激素

表 6-1-6 ≥6 岁儿童哮喘长期治疗方案

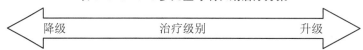

干预措施		第 1 级	第 2 级	第 3 级	第 4 级	第 5 级
非药物干预		哮喘防治教育、环境控制				
缓解药物		按需使用速效 β₂ 受体激动剂				
控制药物	优选方案	一般不需要	低剂量 ICS	低剂量 ICS/LABA	中高剂量 ICS/LABA	中高剂量 ICS/LABA+LTRA 和 / 或缓释茶碱 + 口服最小剂量糖皮质激素
	其他方案		• LTRA • 间歇（高）剂量 ICS	• 剂量 ICS +LTRA • 中高剂量 ICS • 低剂量 ICS+ 缓释茶碱	• 中高剂量 ICS+LTRA • 中高剂量 ICS 加 LTRA 或缓释茶碱 • 中高剂量 ICS/LABA+ LTRA 或缓释茶碱	• 中高剂量 ICS/LABA+LTRA 和 / 或缓释茶碱 + 口服最低剂量糖皮质激素 • 中高剂量 ICS/LABA+LTRA 和 / 或缓释茶碱 + 抗 IgE 治疗 [a]

ICS：吸入性糖皮质激素；LTRA：白三烯受体拮抗剂；LABA：长效 β₂ 受体激动剂；ICS/LABA：吸入性糖皮质激素与长效 β₂ 受体激动剂联合制剂；[a] 抗 IgE 治疗适用于 ≥6 岁儿童

6 岁以内哮喘患儿，有相当一部分症状会自行消失，对于早期诊断的儿童，可按照 6 岁以下儿童哮喘长期治疗方案选择分级治疗（表 6-1-7）。最佳哮喘控制药物是 ICS，建议初始治疗选用低剂量。

单用中高剂量 ICS 者，如果病情稳定可尝试在 3 个月内将剂量减少 50%。当单用小剂量 ICS 能达到哮喘控制时，可改为每日 1 次。联合使用 ICS 和 LABA 者，先将 ICS 剂量减少约 50%，直至达到小剂量 ICS 时才考虑停用 LABA。如果使用最小剂量 ICS 时哮喘维持控制，且 1 年内无症状反复，可考虑停药观察。表 6-1-8、表 6-1-9 列出了不同 ICS 之间的剂量关系，作为 ICS 剂量选择的标准。

1. 哮喘教育和个体化管理 在哮喘的长期治疗中，需要强调管理和教育，这是哮喘综合治疗中非药物干预非常重要的环节。表 6-1-10 列举了常见的诱发因素及避免措施。

表 6-1-7 <6 岁儿童哮喘长期治疗方案

干预措施		第 1 级	第 2 级	第 3 级	第 4 级
非药物干预		哮喘防治教育、环境控制			
缓解药物		按需使用速效 β₂ 受体激动剂			
控制药物	优选方案	一般不需要	低剂量 ICS	中剂量 ICS	中高剂量 ICS+LTRA
	其他方案		• LTRA • 间歇（高）剂量 ICS	• 低剂量 ICS+LTRA	• 中高剂量 ICS+ 缓释茶碱 • 中高剂量 ICS/LABA • 中高剂量 ICS+LTRA（或 LABA）与口服最小剂量糖皮质激素

ICS：吸入性糖皮质激素，LTRA：白三烯受体拮抗剂，LABA：长效 β₂ 受体激动剂；ICS/LABA：吸入性糖皮质激素与长效 β₂ 受体激动剂联合制剂

表 6-1-8 ≥6 岁儿童常用 ICS 的每日剂量换算 [a] 单位：μg

药物种类	低剂量		中剂量		高剂量	
	≥12 岁	<12 岁	≥12 岁	<12 岁	≥12 岁	<12 岁
丙酸倍氯米松 CFC	200~500	100~200	~1 000	~400	>1 000	>4 000
丙酸倍氯米松 HFA	100~200	50~100	~400	~200	>400	>200
布地奈德 DPI	200~400	100~200	~800	~400	>800	>400
布地奈德雾化悬液（BIS）	无资料	250~500	无资料	~1 000	无资料	>1 000
丙酸氟替卡松 HFA	100~250	100~200	~500	~500	>500	>500

注：[a] 此剂量非各药物间的等效剂量，但具有一定的临床可比性。绝大多数患儿对低剂量 ICS 治疗有效；CFC，氟利昂；HFA，氢氟烷；DPI，干粉吸入器

表 6-1-9 <6 岁儿童 ICS 每日低剂量 [a] 单位：μg

药物种类	低剂量	药物种类	低剂量
丙酸倍氯米松 HFA	100	布地奈德雾化悬液（BIS）	500
布地奈德 pMDI+spacer	200	丙酸氟替卡松 HFA	100

注：[a] 此剂量为相对安全剂量；HFA，氢氟烷；pMDI，压力定量吸入器；spacer，储雾罐；儿童对许多哮喘药物（如糖皮质激素、β 受体激动剂、茶碱）的代谢快于成人，年幼儿童对药物的代谢快于年长儿。吸入治疗时进入肺内的药物量与年龄密切相关，年龄越小，吸入的药量越少

表 6-1-10 儿童哮喘常见诱发因素避免措施

哮喘诱发因素	避免措施
尘螨 （非常小，肉眼不可见，以人的皮屑为食物，喜欢生活在潮湿温暖的环境中，如地毯、被褥、枕芯）	1. 每周用热水洗床单和毛毯 2. 取走地毯和厚重的窗帘以及软椅坐垫 3. 最好用塑料、皮革或简单的木质家具，而少用纤维填充家具 4. 最好用带滤网的吸尘器 5. 外出旅行选择居住无地毯的房间
室内真菌	1. 清扫家中潮湿区域和有霉斑生长处，尤其是卫生间和厨房 2. 天花板、地板隔下、墙面装饰材料的背面是容易忽视之处，尤其是曾经被水淹渍的地方，必须彻底清扫并干燥 3. 注意清洗和干燥室内空调的滤网 4. 室内尽量减少大面积的水养植物池和盆栽植物
蟑螂	1. 杀死蟑螂，并彻底清除蟑螂尸体及排泄物 2. 剩余食物放入容器内 3. 家中不要堆放报纸、纸箱和空瓶
有皮毛的动物	1. 哮喘患儿的家中不要养宠物 2. 尽量减少与养宠物的人和家庭接触
室外花粉	1. 在花粉高峰期（春季树木花粉，夏秋杂草花粉），关好门窗待在室内 2. 花粉高峰期出行时建议戴口罩 3. 常常关注天气预报注意花粉浓度的预报，做到事先防备
烟草烟雾	1. 哮喘患儿的家庭成员必须戒烟 2. 当有做饭的烟雾或燃烧木柴时，要开窗通风 3. 当室外充满汽车尾气、工厂的污染时，关闭窗户
体育运动	1. 在哮喘达到控制时，无需避免体育运动 2. 部分患儿在剧烈运动前需要预防用缓解药 3. 持续的控制类药物治疗能减少运动后哮喘的发生 4. 对于哮喘达到控制的患儿可推荐多种类型的体育运动

2. 个体化的哮喘管理和监测　在儿童哮喘长期个体化的管理和监测中,有应用价值的管理检测工具包括哮喘日记记录、峰流速仪监测、哮喘控制测试(ACT)问卷定期评估。

峰流速仪是一种简单而实用的监测哮喘患者呼吸道气流阻力情况的小型仪器。峰流速的全称为最大呼气流量,当哮喘患者处于哮喘急性发作期或病情控制不稳定(或称为慢性持续期)时,峰流速值出现不同程度的降低,或者昼夜波动的幅度加大。

哮喘控制测试(asthma control test, ACT)问卷是一种简易有效的评价在过去的4周儿童哮喘控制状况的方法。ACT问卷在实际应用中分为两个年龄段,4~12岁儿童使用c-ACT问卷,若总分≤19分,提示哮喘未控制,20~22分提示哮喘部分控制,≥23分提示哮喘控制;12岁以上儿童和成人所用的ACT问卷相同,若总分≤19分,提示哮喘未控制,20~24分提示哮喘良好控制,25分提示哮喘完全控制。

三、儿童哮喘防治展望

(一)诊断

典型哮喘诊断无需借助复杂技术,临床特征性病史即可确立诊断。5岁以下儿童哮喘诊断是儿科医师面临的较大挑战,虽然家族特应性病史(尤其是父母哮喘史)、个人特应性病史等将增加持续喘息危险性,但仍可能受多种环境因素(包括变应原暴露、感染、职业因素暴露、吸烟、污染等)的影响,导致日后哮喘表现型的异质性特征。针对目前过度诊断和诊断不足并存的现状,加强对哮喘高危儿童的临床随访监测有一定可行性。但适合儿童的临床评价指标及其敏感性和特异性还有待深入研究。鉴于遗传和环境因素复杂交互作用对哮喘发病的影响,在该领域的广泛研究可能提供有价值的危险因子评价。

儿童慢性咳嗽与哮喘关系密切,依据咳嗽变异性哮喘的现行诊断标准,仍不足以完全确立或排除诊断,确诊患者的治疗和预后评估也有待于更深入临床研究来完善诊断和评估流程。

(二)治疗

目前以哮喘控制水平驱动的评估—治疗—监测循环模式在临床执行的效果需要不断规范实践。

特异性免疫治疗对减少哮喘急性加重、减少缓解类药物的需要、改善生活质量、阻止或延缓过敏性鼻炎进展哮喘、减少新发变应原致敏等均被证实有效,但是对于适应证患者的选择、治疗途径、治疗周期及疗程等涉及治疗标准化方面的问题还需深入研究。从特异性免疫治疗可能是唯一改变变应性疾病进程的疗法这一角度考虑,其在儿童哮喘的防治上有独特作用。

重症哮喘的生物靶向治疗正在不断随着炎症机制研究深入发展。抗IgE单克隆抗体治疗适宜在重症儿童哮喘患者中应用。

(三)管理

随着中国儿童哮喘行动计划的创立与不断推广,在哮喘的慢性疾病管理机制中步入了物联网时代,在不断完善信息系统的稳定与行动计划的规范化执行和个体化的调整中,将儿童哮喘管理建设成为标准化体系。

全球哮喘防治创议(GINA)中指出,应当为所有的哮喘患者提供与其哮喘控制水平和文化程度相匹配的书面哮喘行动计划(asthma action plan, AAP)作为有效的管理工具。美国国家哮喘教育预防计划(national asthma education and prevention program, NAEPP)也推荐所有的哮喘患者使用AAP。我国2016年制定的《儿童支气管哮喘诊断与防治指南》中也指出,哮喘管理和防治教育的内容之一是指导教育患者及其监护人识别"哮喘加重的先兆、发作规律"及教育患者采取"相应的家庭自我处理方法,制定AAP"。AAP是患者进行哮喘自我管理的重要工具,在国外已经应用20余年,是哮喘患者自我管理的一个里程碑。

AAP是临床医师以症状和/或峰流速作为判断病情严重度和控制水平的标准,是为哮喘患者量身制订的行动方案,能提醒患者按计划接受治疗,识别哮喘发作的征兆及其严重程度,并采取相应的缓解治疗措施和把握非计划就诊的时机,使哮喘患儿家庭管理有计划可依,从而提高哮喘患儿的自我管理水平。

为了探索一套适合于我国情况的儿童哮喘管理模式,国家呼吸系统疾病临床医学研究中心、中华医学会儿科学分会呼吸学组、中国医药教育协会儿科专业委员会以《儿童支气管哮喘诊断与防治指南（2016 年版）》为基础，共同制定了 中国版儿童哮喘行动计划（AAP）（2016 纸质版）（图 6-1-2），并且正在开发和建设并优化手机版

中国儿童哮喘行动计划 CCAAP
China Children Asthma Action Plan

儿童姓名：_____ 性 别：□男 □女 出生日期：□□□□年 □□月 □□日 年 龄：_____岁/_____月

身 高：_____cm 体 重：_____kg 峰流速（PEF）预计值：_____L/min 或个人最佳值：_____L/min

居住地：_____省_____市/县 儿童身份证号：□□□□□□□□□□□□□□□□□□ 联系电话：_____

家长姓名（父/母）：_____ 家长身份证号：□□□□□□□□□□□□□□□□□□ 联系电话：_____

就诊医院：_____ 执行开始时间：□□□□年 □□月 □□日 复诊时间：□□□□年 □□月 □□日

过敏原检测阳性结果（sIgE和/或SPT）

□吸入性过敏原
　○尘螨 ○霉菌 ○宠物 ○春季花粉 ○秋季花粉 ○蟑螂 其他_____
□食物过敏原
　○牛奶 ○鸡蛋 ○小麦 ○坚果 ○海鲜 ○大豆 ○花生 其他_____

哮喘发作诱因（可多选）

□上呼吸道感染　□过敏原暴露
□运动　□哭闹或大笑
□刺激性气味　□空气污染/雾霾
□气候变化　□香烟暴露　其他_____

根据临床症状和峰流速（PEF）监测结果进行哮喘自我管理

哮喘控制良好（绿区）▮▮▮▮►

你需要达到以下全部指标： 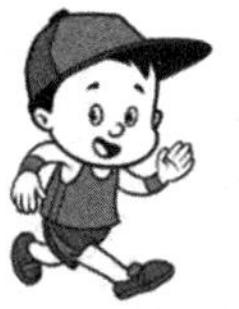
- 呼吸通畅
- 没有咳嗽或喘息
- 夜间睡眠安稳
- 能够正常学习、运动、玩耍

峰流速实测值≥80%预计值

请坚持每日使用控制药物（C-Controller)，预防哮喘发作

药物名称	用法用量	疗程
C1.布地奈德福莫特罗 □80/4.5μg □160/4.5μg	___吸/次___次/日	___月
C2.沙美特罗替卡松 □25/50μg □50/100μg □50/250μg	___吸/次___次/日	___月
C3.丙酸氟替卡松 □50μg □125μg	___吸/次___次/日	___月
C4.布地奈德吸入剂（100μg）	___吸/次___次/日	___月
C5.布地奈德混悬液 □0.5mg/2ml □1mg/2ml	___ml/次___次/日	___月
C6.孟鲁司特 □4mg □5mg □10mg	1 片/次，睡前服用	___月
C7.其他	___/次___次/日	___月

⚠ 如果运动引起哮喘，可在运动前30分钟选择以下药物之一（如果运动反复引起哮喘，请及时就医）：
※沙丁胺醇气雾剂100μg　　　吸/次
※布地奈德福莫特罗□80/4.5μg,□160/4.5μg_____吸/次

哮喘加重先兆（黄区）▮▮▮▮►

你会有下列症状： 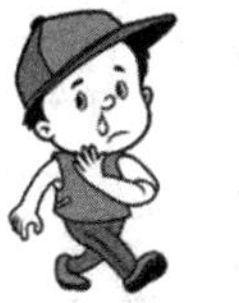
- 频繁咳嗽
- 喘息
- 胸闷
- 夜间咳嗽加重

峰流速实测值在80%～60%预计值之间：___ ___

立即使用下列缓解药物（R-Reliever)，并升级每日控制药物

药物名称	用法用量	疗程
R1.□沙丁胺醇气雾剂（100μg）	___吸/次___次/日	___日
R2.□沙丁胺醇溶液（5mg/2.5ml）	___ml/次___次/日	___日
R3.□特布他林溶液（5mg/2ml）	___ml/次___次/日	___日
R4.□异丙托溴铵溶液 □250μg /2ml □500μg /2ml	___ml/次___次/日	___日
C1.□布地奈德福莫特罗 □80/4.5μg □160 /4.5μg	___吸/次___次/日	___日
C5.□布地奈德混悬液 □0.5mg/2ml □1mg/2ml	___ml/次___次/日	___日
C6.□孟鲁司特 □4mg □5mg □10mg	1 片/次，睡前服用	___日
控制药物升级	___/次___次/日	___日

⚠ ※如病情需要使用快速缓解药物治疗时，第1小时内可每20分钟1次，1小时后按需使用；
※如每3小时内使用缓解药超过1次，或症状进行性加重，或峰流速持续下降，需立即就医！

哮喘急性发作（红区）▮▮▮▮►

你的哮喘情况已经十分严重： 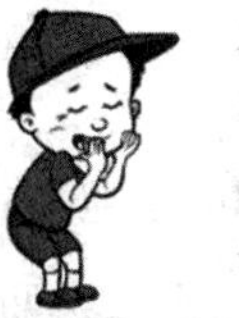
- 剧烈咳嗽，憋气，呼吸困难
- 走路、说话困难，无法平卧
- 鼻翼扇动，口唇、指甲青紫
- 焦虑，烦躁不安，意识模糊

峰流速实测值＜60%预计值_____

哮喘急性严重发作，请立即使用以下药物，并尽快就医或拨打急救电话

药物名称	用法用量
R1.□沙丁胺醇气雾剂(100μg)	___吸/次,第1小时内每20分钟一次
R2.□沙丁胺醇溶液（5mg/2.5ml）	___ml/次,第1小时内每20分钟一次
R3.□特布他林溶液（5mg/2ml）	___ml/次,第1小时内每20分钟一次
R4.□异丙托溴铵溶液 □250μg/2ml □500μg/2ml	___ml/次,第1小时内每20分钟一次
C1.□布地奈德福莫特罗 □80/4.5μg □160 /4.5μg	___吸/次,第1小时内每20分钟一次
C5.□布地奈德混悬液 □0.5mg/2ml □1mg/2ml	___ml/次,第1小时内每20分钟一次
口服激素_____	_____/次,即刻服用

⚠ 情况紧急，立即就医！

此哮喘行动计划，目的为辅助哮喘患者的家庭自我管理。如遇任何紧急情况请及时就诊！

医生签字：_____
患者签字：_____

国家呼吸系统疾病临床医学研究中心　　中华医学会儿科学分会呼吸学组
中国医药教育协会儿科专业委员会　　中国研究型医院协会儿科专业委员会　　联合监制

图 6-1-2 中国儿童 AAP（2016 纸质版）

AAP 及手机管理平台，为真正实现中国儿童哮喘的长期、持续、规范、个体化管理奠定了基础。中国版儿童 AAP 的诞生，填补了我国在该领域的空白。该行动计划将成为各级医师管理哮喘患者的有效工具，帮助患儿家长 / 看护者理解哮喘管理的关键点，提高他们对疾病的认识和对治疗的依从性，尽早达到病情的良好控制，维持正常的活动水平和运动能力，提高生命质量。

（向　莉　申昆玲）

第二节　阻塞性睡眠呼吸暂停综合征的心血管系统并发症

一、历史回顾

睡眠在人类生活中占非常重要的地位。人一生中的睡眠时间占整个生命的 1/3，睡眠障碍不仅仅影响夜间的生活质量，还可能是白天某些疾病的真正病因。人类对于睡眠医学的研究始于 20 世纪 50 年代，但其发展非常迅速。2005 年，美国胸科协会（ATS）对过去 100 年以来呼吸医学的进展进行了回顾，其中，人类对睡眠呼吸疾病的认识排在疾病研究进展的第 7 位，可见，睡眠呼吸医学在医学临床和基础研究中的重要地位。

在睡眠呼吸疾病中，最常见、对人类危害最大的是阻塞性睡眠呼吸暂停综合征（obstructive sleep apnea syndrome，OSAS）。OSAS 是指由于睡眠过程中频繁的部分或全部上气道阻塞，扰乱睡眠过程中的正常通气和睡眠结构而引起的一系列病理生理变化，临床以夜间睡眠打鼾为特征。

儿童 OSAS 近年来正引起医学界更为广泛的关注，原因在于 OSAS 并不是一个单纯的上气道疾病，它对许多疾病的发生和发展有重要影响，而成人阶段发生的某些严重疾病也可能与儿童时期的 OSAS 相关。OSAS 主要造成儿童神经、认知、行为障碍，可以引起生长发育落后，导致生活质量下降，并可以对心血管、内分泌以及代谢系统造成损害，进而造成社会医疗资源和费用的成倍增加。而成人的糖尿病、高血压以及其他心血管疾病都可能是长期未经治疗的 OSAS 的后果。因而，儿童 OSAS 引起社会和医学界越来越多的重视。国

内从 20 世纪 80 年代着手睡眠医学研究，儿科睡眠医学研究开始得更晚些，且相对于成人和国外儿科睡眠医学界，我国在儿童睡眠医学所做的工作还不够广泛和深入。

二、研究现状

（一）儿童 OSAS 的概念、流行病学、病因学和诊断

儿童 OSAS 最常见的症状是睡眠打鼾和呼吸暂停。在临床工作中，如果发现有夜间睡眠时打鼾的病史，必须详细询问有无睡眠时呼吸暂停、睡眠不安、张口呼吸、出汗、遗尿、发绀、白天嗜睡、行为和 / 或认知障碍（包括注意力不集中、多动）等病史。体格检查应观察有无张口呼吸、扁桃体肥大、腺样体面容、肥胖等。还要注意与 OSAS 并发症相关的体征，如高血压、生长迟缓等。

流行病学调查显示，儿童打鼾的发病率高达 12%~20%，文献报道的儿童 OSAS 的发病率在 1.2%~6% 不等。国内几大城市关于儿童打鼾的流行病学调查显示，我国儿童打鼾的发病率为 5.8%~20%，但是，关于我国儿童 OSAS 的发病率至今还没有数据，是流行病学急需填补的一个空白。

上气道解剖结构狭窄是儿童 OSAS 最常见病因。其中，腺样体和扁桃体肥大在儿童 OSAS 的发病中起了重要的作用。除了鼻咽、口咽、气道狭窄以外，各种引起鼻道狭窄的疾病也可引起 OSAS，常见的包括过敏性鼻炎、鼻窦炎、鼻中隔偏曲等。

值得引起注意的是，近 20 年来，随着儿童肥胖的发病率逐年增高，到睡眠门诊就诊的打鼾儿童的病因构成出现了变化。在 1990 年，打鼾儿童中仅 15% 是肥胖儿童，而在最近 2 年，有报道肥胖在鼾症儿童中的比例高达 50%。首都医科大学附属北京儿童医院关于儿童肥胖和 OSAS 关系的研究也显示，肥胖儿童 OSAS 的发病率明显增高，肥胖是儿童 OSAS 的重要危险因子。因而有学者提出，有必要将儿童 OSAS 分为两型，即因单纯扁桃体、腺样体肥大所致的 OSAS，此为 I 型；以肥胖为主要病因的 II 型。作者认为，这两型 OSAS 在病因、临床表现、并发症以及治疗方面均有所不同。此观点尚需要大样本、多中心、远期随

访的研究明确。

目前公认的研究睡眠疾病的方法是多导睡眠图（polysomnography，PSG）监测。但在对儿童 OSAS 进行诊断时，最大的问题是诊断的标准。2007 年，我国《儿童阻塞性睡眠呼吸暂停低通气综合征诊疗指南草案（乌鲁木齐）》提出，儿童 OSAS 多导睡眠图监测的诊断标准是呼吸暂停/低通气指数（apnea/hypopnea index，AHI）大于 5 或阻塞性呼吸暂停指数（obstructive apnea index，OAI）大于 1。美国睡眠研究会在 2012 年发表的第 3 版《国际睡眠疾病分类》中提出，儿童 OSAS 的 PSG 标准应是阻塞性呼吸暂停低通气指数（obstructive apnea hypopnea index，OAHI）≥1。2020 年 8 月，我国重新发布了《中国儿童阻塞性睡眠呼吸暂停诊断与治疗指南（2020）》，该指南是按照世界卫生组织指南制定方法学、基于系统评价的循证指南，在此指南中，将儿童 OSAS 的多导睡眠图监测诊断标准更新为 OAHI>1。

随着我国经济的飞速发展和人民生活水平的不断提高，心血管疾病已成为人类第一位的疾病死因，研究心血管疾病的发病机制以及危险因素具有较大的理论和实际意义。在一些心血管疾病的传统危险因素以外，阻塞性睡眠呼吸暂停综合征已逐渐成为又一心血管疾病的影响因素，正日益受到医学界的重视。研究表明，儿童 OSAS 同样可以导致心血管系统损害，如果不予治疗，将导致高血压、心律失常、心力衰竭等，并与其成人后的心血管系统疾病有着密切的联系。

（二）儿童 OSAS 与心血管功能

1. OSAS 对自主神经功能的影响 OSAS 患者自主神经功能的改变表现为夜间交感神经张力增强占优势，重度 OSAS 患者甚至在白天含氧量正常的清醒状态下交感神经张力仍明显增高。有关 OSAS 患者副交感神经张力变化的研究结果仍不一致。

目前，心率变异性（heart rate variability，HRV）是检测心脏自主神经功能的常用方法，无创而敏感，成为研究睡眠呼吸障碍对心血管系统影响以及预测心血管疾病预后的常用指标。目前认为，对 OSAS 患者行 HRV 监测，可客观评价心脏自主神经功能、筛选高危患者、指导治疗和降低 OSAS 患者心血管发病率和死亡率。

关于 OSAS 对 HRV 影响的研究，最初多只侧重于夜间睡眠时心率变异情况，且多采用多导睡眠图监测中的心电信号进行分析。近年来，更多的研究采用 24 小时动态心电图对 HRV 进行分析，并与多导睡眠图监测同步，以研究 OSAS 患者自主神经功能状态的改变情况。

以往在成人研究中发现，OSAS 患者夜间呼吸暂停时心脏自主神经功能发生改变，即极低频、高频和低频功率谱均升高，作者由此认为，OSAS 患者夜间的高频功率谱升高与副交感神经活性反复暴发升高相关。之后又有研究发现，OSAS 患者夜间 LF/HF（低频功率谱/高频功率谱）比值显著高于正常组。还有研究结果显示，成年男性 OSAS 患者的 24 小时 LF/HF 比值明显升高，而高频功率谱却明显下降，并且这种改变与患者的病情严重程度相关。从而提示，OSAS 患者 24 小时心脏自主神经活性发生异常改变，其交感神经活性无论是在白天清醒状态还是夜间睡眠时均明显升高，并占主导地位，而副交感神经活性却是降低的。

儿童 OSAS 心率变异性的研究不多，近期曾有学者对 743 名来自社区和医院的儿童进行睡眠监测和 HRV 分析。结果发现，诊断为 OSAS 的儿童，其高频功率谱显著低于正常儿童，而 LF/HF 则显著增高。作者认为，OSAS 儿童自主神经功能紊乱，表现为交感神经活性增强，而迷走神经活性减低，并因此增加了睡眠呼吸障碍儿童发生急性心血管事件的危险性。

有关治疗 OSAS 后 HRV 变化的研究进一步证实了睡眠呼吸障碍对自主神经功能的影响。有研究报道，经手术成功治疗后的患者，AHI 和最低血氧饱和度显著改善，其 LF、极低频功率谱均显著减低。而手术后 AHI 和最低血氧饱和度未改善的 OSAS 患者，HRV 所有参数均无变化。一项儿童 OSAS 患者经腺样体和/或扁桃体切除术后，对 HRV 的观察也发现，成功治疗后的儿童，其心率和 LF/HF 都显著降低，从而表明，随着睡眠呼吸紊乱的改善，OSAS 儿童的交感神经活性较前有所下降。

OSAS 患者主要通过下述三个方面改变其自主神经功能：首先，OSAS 患者夜间出现呼吸暂停和血氧饱和度降低，缺氧可导致自主神经功能异常；其次，夜间呼吸异常形态导致与呼吸暂停有关的交感-迷走神经严重失衡；最后，OSAS患者因呼吸暂停和低氧导致不断觉醒，使睡眠模式发生改变，打乱了正常睡眠结构，进而影响了HRV的昼夜节律。

2. **OSAS与高血压** OSAS与高血压具有很强的相关性。OSAS患者中高血压（hypertension）的患病率高达50%~90%。现在认为，OSAS是独立于年龄、体重、饮食、遗传等因素的高血压发病因素之一，是高血压发生和发展的重要危险因子。在OSAS患者中，无论有无高血压，睡眠时血压均发生异常改变，失去正常昼夜节律的血压变化，夜间睡眠血压曲线呈反勺型。目前认为，自主神经功能的改变可能是OSAS患者血管张力持续增高的主要原因，并最终导致系统性高血压。Macus等报道，在除外肥胖因素后，OSAS儿童夜间动脉血压高于原发鼾症儿童。在睡眠呼吸障碍儿童中24小时动态血压的研究进一步支持OSAS患儿存在内源性血压调节的异常。Amin等报道，OSAS儿童平均夜间/日间血压较原发鼾症患儿增高，且夜间血压的下降率减低，提示OSAS儿童血压调节功能异常，同时，阻塞性呼吸暂停和低通气指数是夜间血压升高的独立预测因子。总之，对儿童OSAS血压改变的研究仍处于初级阶段，需要进行人群队列研究，以明确引起OSAS患儿血压调节功能异常的危险因素。

3. **OSAS与缺血性心肌病** OSAS是缺血性心肌病（ischemic cardiomyopathy，ICM）的独立危险因素。研究发现，OSAS与肥胖、吸烟和高血压一样，是心肌梗死的一个独立危险因素。OSAS组与对照组相比，冠心病发生的相对危险度明显增加。且OSAS患者出现夜间ST-T改变与睡眠呼吸暂停的严重程度，特别是血氧饱和度的减低相关。有研究发现，持续气道正压通气（CPAP）治疗可降低ST段抬高的持续时间，但目前尚缺乏随机、对照研究证实CPAP对冠心病患者夜间心肌缺血的疗效。

4. **OSAS与充血性心力衰竭** 流行病学资料显示OSAS是充血性心力衰竭（congestive heart failure，CHF）发生的独立危险因素。人群调查显示，OSAS患者心力衰竭（简称心衰）的发生率是普通人群的2.38倍，同时心衰会使睡眠中呼吸暂停次数和程度加重，是导致OSAS病死率增高的重要因素。研究发现，在治疗心衰合并OSAS患者过程中，应用CPAP治疗，能够降低收缩压并提高左室收缩功能。

5. **OSAS与肺动脉高压** OSAS患者容易发生肺动脉高压（pulmonary hypertension）。这主要是由于OSAS患者睡眠中出现的呼吸暂停往往伴随严重低氧血症，并同时伴有肺泡换气不足和高碳酸血症，从而引起末梢血管收缩、心排出量降低，使组织供氧障碍，继而出现肺动脉痉挛，导致肺动脉高压，高碳酸血症可加重肺动脉高压。有研究发现，CPAP治疗能够降低OSAS患者肺动脉压力。但目前的研究尚不能明确OSAS是肺动脉高压的独立危险因素。

6. **OSAS与心律失常** 研究显示，OSAS患者夜间睡眠时心率及心律会发生变化。心律失常包括期前收缩、心动过速、传导阻滞或两者均有，且心律失常发生率与夜间睡眠呼吸暂停及低氧成正相关。

（三）OSAS导致心血管并发症的可能机制

OSAS可以导致三个病理生理变化，即低氧-复氧反复发生、反复觉醒和胸腔内压的巨大变化。这些病理生理变化都会对心血管功能产生以下急慢性不良影响。

1. **低氧-复氧引起直接和间接的心血管反应** 低氧血症可引起直接心血管反应，即心肌氧供减少，同时，也引起间接心血管反应，包括激活交感神经，加重血管内皮细胞的功能障碍，引起肺微小动脉收缩等。低氧-复氧可能类似于缺血-再灌注，复氧则进一步释放氧自由基可引起额外损伤。

2. **低氧对心肌的直接影响** 心肌氧输送减少可能引发心肌耗氧和供氧失衡，导致心肌组织缺氧，这在冠心病患者中尤为明显，可诱发夜间心绞痛、心肌梗死和心律失常，也可导致心肌收缩和舒张功能障碍。

3. **低氧-复氧与冠状动脉内皮细胞功能障碍** 冠状动脉内皮细胞在血管舒张、凝血和炎症过敏中发挥着重要作用。无论是健康人还是患者，其内皮细胞都能产生、释放血管活性物质，包括血管舒张因子、血管收缩因子、血小板聚集因子（例如，内皮素、血栓烷）和血小板聚集抑制因子

（例如，一氧化碳、前列环素），这些因子在调节冠状动脉血流量和凝血功能等方面起着非常重要的作用。低氧状态下某些转录因子被激活，例如低氧诱导因子 -1（hypoxia-inducible factor-1）和核因子 -κB（nuclear factor-κB）的产生，许多基因的表达增加，如内皮素 -1（强有力的血管收缩和促炎因子）、血管内皮生长因子和血小板源性生长因子。低氧也可增强黏附分子的表达，促进白细胞滚动与黏附，参与诱导内皮细胞和肌细胞的凋亡。曾有学者提出，间歇性低氧可能比持续性低氧的危害更大。因为复氧时输送的氧分子为氧自由基的进一步产生提供了底物，并可能促进氧化应激反应。

4. 反复低氧、觉醒与系统炎症 近年来，有越来越多的证据表明，OSAS 是一种低度的系统性炎症性疾病，而系统炎症可能参与心血管疾病的发生。这种系统性炎症反应和 OSAS 的特征性改变，即反复低氧和觉醒，所导致的系统性氧化应激有关。成人研究显示，OSAS 患者 TNF-α 水平升高，但在儿童，OSAS 是否诱导产生 TNF-α 结论并不一致，可能和样本量、检测方法、观察人群不同有关。Gozal 等在一个大样本的儿童研究中报道，OSAS 儿童晨起血浆 TNF-α 浓度不仅升高，而且和呼吸事件引起的睡眠片断化的严重程度有关，也和 TNF-α 的基因多态性有关。几个队列研究显示，OSAS 儿童特异性的前炎症因子水平正常或者升高。C 反应蛋白（CRP）是心血管疾病的预测因子，并参与动脉粥样硬化的形成。在成人和儿童中，都有 OSAS 患者 CRP 升高的研究报道，并且 CRP 水平随着针对 OSAS 的有效治疗而下降。然而，也有学者认为 OSAS 和 CRP 并没有直接的因果或效应关系，而可能与 OSAS 的一些共患疾病，如肥胖、糖尿病和吸烟等有关。还有研究显示，OSAS 儿童的 CRP 水平不一定升高，但在 CRP 水平升高的 OSAS 儿童，更容易出现器官损害，如神经认知功能的受损。

5. 低氧血症 / 高碳酸血症与自主神经系统 如前所述，睡眠呼吸暂停和低通气均能通过复杂的机制兴奋交感神经。低氧血症刺激颈动脉体外周化学感受器，使交感神经活性反射性增强，高碳酸血症主要作用于脑干的中枢化学感受器，引起交感神经兴奋。

6. 其他疾病对 OSAS 患者心血管功能的影响 有研究证实了 OSAS 与其他疾病的关系，也可能影响到患者的心血管功能。如 OSAS 患者睡眠时频发呼吸暂停引起的慢性缺氧，可促使红细胞生成素明显增加，血细胞比容升高，血黏滞性增加，血流缓慢；由于重度 OSAS 患者呼吸中枢对低氧和高碳酸血症的敏感性降低，呼吸调节功能降低，易导致肺泡低通气的出现，进而导致红细胞增多症、肺动脉高压等；OSAS 还可引起很多激素分泌异常如糖代谢紊乱、糖耐量降低、瘦素水平升高、生长激素分泌功能失调、垂体和甲状腺功能减退等。上述因素都可能从不同方面促进患者心血管系统疾病的发生和发展。

三、展望

综上所述，睡眠呼吸暂停与心血管系统疾病的关系通过人类流行病学研究和治疗干预观察已得到了明确的结论。虽然一些横向研究表明睡眠呼吸暂停与肺动脉高压、充血性心力衰竭、心肌梗死等有一定的关联，但循证医学证据不足，也缺少系统纵向研究。毋庸置疑，对 OSAS 与心血管疾病关系的探讨以及通过治疗 OSAS 预防心血管疾病发生的研究将是今后呼吸医学和心血管疾病领域的热点问题。开展 OSAS 与心血管并发症关系的队列研究、随机对照的干预研究，将是未来心血管和呼吸医学研究的方向之一。

在成人中，澳大利亚与我国合作正在进行睡眠呼吸暂停心血管终点事件（sleep apnea cardiovascular endpoints，SAVE）研究，希望通过 CPAP 的长期治疗确认 OSAS 与由心脑血管疾病引起的心、脑血管事件和死亡的联系。

在儿童中，儿科医生对睡眠疾病和心血管病关系的关注并不多。如对 OSAS 和高血压等心血管疾病关系的研究在儿科做得较少，结论也不一致。这可能与在儿童中监测血压、做心脏超声、取血做检查可能遇到不配合有关，不同年龄儿童血压正常值不同，也造成了研究中的一些困难。在现有的研究中，研究观察对象、诊断标准、样本量大小均不同，也影响了最终的结论。此外，关于 OSAS 患者 HRV 的研究主要限于成人。相对于成人，儿童 OSAS 患者病史短、程度轻，是否已经出现交感和迷走神经张力异常及其均衡性的失调,是否因这种自主神经张力和均衡性的异常而导致高血压、心律失常等一系列心血管并发症,目前仅有少量小样本的报道,因而还需要更多研究。

由于腺样体和/或扁桃体切除术(adenoidectomy and/or tonsillectomy)在部分 OSAS 患儿不能缓解病情,而越来越多的证据表明 OSAS 可能是一种炎症性疾病,因而有学者开始探讨抗炎治疗对 OSAS 的有效性,抗炎治疗包括局部激素治疗、口服白三烯受体拮抗剂等。已有报道在轻度 OSAS 患儿使用白三烯受体拮抗剂能够有效减轻腺样体肥大、缓解 OSAS。炎症在儿童 OSAS 发生发展中起到什么样的作用,抗炎治疗是否能够为 OSAS 开拓治疗的新途径,其作用机制以及适用人群,仍有待大样本、有对照组的研究证实。

(许志飞 申昆玲)

第三节 支原体肺炎诊断、治疗的发展与演变

支原体肺炎是由肺炎支原体(Mycoplasma pneumoniae, MP)引起的肺部感染。支原体是一类缺乏细胞壁、呈高度多形性、可在无生命培养基上生长繁殖的最小原核细胞型微生物。1942 年 Eaton 首次从原发性非典型肺炎患者呼吸道分泌物中分离出一种可通过滤菌器的致病因子,命名为 Eaton 因子,1961 年 Channock 等将这种因子在无活细胞的琼脂培养基上培养成功,并正式命名为肺炎支原体。

肺炎支原体是呼吸道感染的常见病原微生物,据估计 10%~40% 的社区获得性肺炎(CAP)是由 MP 引起。MP 感染平时散在发病,3~7 年出现一次地区性流行。绝大多数 MP 感染暴发流行均出现在社区或人群聚集的单位,如军队、医院、学校宿舍或集聚家庭等。MP 感染见于各个年龄组小儿,目前认为 MP 感染的年龄有低龄化趋势。MP 经飞沫传播进入人体后黏附于呼吸道黏膜表面,并由上呼吸道逐渐向下呼吸道蔓延,引起喉炎、气管及支气管炎,重症者导致肺炎,并可引起肺外多脏器损害,如皮肤黏膜系统、心血管系统、血液系统、神经系统、消化系统、泌尿系统等。

近年来,肺炎支原体肺炎(Mycoplasmal pneu-

moniae pneumonia, MPP)发病率呈逐年上升趋势并出现耐药,临床特征发生变化,重症或难治性 MPP 增多,肺炎支原体的诊断和治疗手段有了新的发展,现就 MPP 诊断、治疗的发展与演变介绍如下。

一、关于肺炎支原体肺炎诊断的发展与演变

MPP 的诊断包括临床诊断和确定诊断,临床诊断一般是经验性的,确定诊断则要结合实验室病原学检测。

(一)临床诊断

根据流行病学特点,临床症状、体征、辅助检查(影像学和血常规检查),治疗反应进行综合性判断,即经验性诊断。

1. 肺炎支原体肺炎诊断要点

(1)症状:发热(热型不定,或无),咳嗽(持续剧烈咳嗽为主,无痰或少痰),少伴呼吸困难、喘憋、胸痛等。

(2)肺部体征:出现晚,肺部听诊呼吸音粗或可闻及干、湿啰音,可有肺部实变体征。

(3)X 线摄影:较肺部体征显著,其表现呈多样性,病变以单侧为主,其中以下肺最多,右侧多于左侧,有时甚至是大片的阴影,有一定的游走性。可表现为肺门阴影增重、支气管肺炎、间质性肺炎、均一肺实变、肺不张等。

(4)白细胞数大多正常或稍增高,血沉多增快,CRP 多轻度增高,PCT 无明显变化,青霉素及头孢类药物无效。综合以上可临床诊断肺炎支原体肺炎。

2. 难治性肺炎支原体肺炎 目前尚无确切定义,但多数专家认为:

(1)大环内酯类抗生素治疗效果不佳(正规应用大环内酯类抗生素 1 周左右,患儿病情仍未见好转)。

(2)患儿合并肺外多系统并发症,病情重(除严重肺部病变外还伴肺外多系统损害)。

(3)病程较长(一般可 >3~4 周),甚至迁延不愈,而且其中相当一部分是重症肺炎支原体肺炎。日本学者将难治性肺炎支原体肺炎(RMPP)定义为应用大环内酯类抗生素 1 周或以上,患儿仍表现发热,临床症状和影像学表现继续加重。

3. 重症 MPP 多理解为对大环内酯类抗生素治疗效果不佳的肺炎支原体肺炎,病情重、病程长、迁延不愈。其表现是由于支原体感染后致机体炎症反应过度造成急性肺损伤、多器官功能障碍综合征等。

(二)实验室病原学诊断方法发展与演变

1. 血清学诊断

(1)冷凝集试验:是较早用于检测肺炎支原体感染的一种非特异性的方法。本试验为诊断 MP 感染的传统方法,敏感性和特异性均不理想。

(2)间接凝集试验:该方法目前在临床上比较常用,是一种特异性的检测方法。可溶性抗原(或抗体)吸附于免疫学反应无关的颗粒(称为载体)表面上,当这些致敏的颗粒与相应的抗体(或抗原)相遇时,就会产生特异性的结合,在电解质参与下,这些颗粒会发生凝集现象。这种借助于载体的抗原抗体凝集现象就叫作间接凝集试验。单次抗体滴度≥1:160 可以作为诊断 MP 近期或急性期感染的参考,急性期和恢复期 MP 抗体滴度 4 倍以上升高或降低时,可以确诊 MP 感染。

(3)酶联免疫吸附试验(ELISA):是酶免疫测定技术中应用最广的技术。其基本方法是将已知的抗原或抗体吸附在固相载体(聚苯乙烯微量反应板)表面,使酶标记的抗原抗体反应在固相表面进行,用洗涤法将液相中的游离成分洗除。临床上常用 ELISA 法中的间接法来测定特异性抗体。单次检测 MP 特异性 IgM 阳性对诊断近期 MP 感染有价值,急性期和恢复期 MP-IgM 或 IgG 抗体滴度 4 倍以上升高或降低时,可以确诊 MP 感染。

MP 特异性 IgM 抗体一般在感染后 4~5 天开始出现,3~4 周达高峰,以后逐渐下降,可持续 1~3 个月。婴幼儿由于免疫功能不完善、产生抗体的能力较低,可能出现假阴性或低滴度的抗体,因此评价结果时需要结合患儿的病程及年龄综合考虑。

2. MP 分离培养及鉴定 是诊断 MP 感染的"可靠标准",临床上采集标本,接种于液体培养基中,进行孵育,但肺炎支原体对培养基的营养要求高,生长较缓慢、培养周期长,目前主要用于研究和回顾性诊断。

3. 分子生物学方法

(1)核酸探针杂交法:原理是将核苷酸片段用放射性核素或其他方法标记,加入已变性的被检样品中,在一定条件下即可与该样品中有同源序列的 DNA 区段形成杂交双链,从而达到鉴定样品中 DNA 的目的,但该技术操作过程烦琐、一般不用于临床诊断,多用于科学研究。

(2)聚合酶链反应(PCR)方法:PCR 是一种模拟体内 DNA 复制的体外扩增法,其方法快速、简便、特异且敏感,有很好的应用前景,同时 PCR 法对 MP 感染的早期诊断有重要意义。

1)普通 PCR:是体外酶促合成特异 DNA 片段的一种方法,由高温变性、低温退火(复性)及适温延伸等几步反应组成一个周期,循环进行,使目的 DNA 得以迅速扩增。但操作时易污染出现假阳性,已不用于临床诊断。

2)巢式 PCR:是一种变异的聚合酶链反应,非常特异、敏感,但鉴于其操作过程中容易污染的问题,使假阳性率升高,不用于临床诊断,目前多用于研究。

3)实时荧光定量 PCR(real time fluorescence quantitative PCR, RTFQ PCR):是目前临床上常用的一种检测 MP 的核酸定量技术。优点是特异性好、敏感性强、快速,反应过程中无需手工处理 PCR 产物,因而大大降低了假阳性率。实时荧光定量 PCR 方法检测 MP 临床使用最多,也有 MP 耐药基因的检测试剂。

4)环介导等温扩增检测(loop mediated isothermal amplification, LAMP):是一种新型的恒温核酸扩增方法。具有简单、快速、敏感、特异性强的特点,有望成为常规早期诊断手段。

5)实时荧光核酸恒温扩增检测(simultaneous amplification and testing, SAT):可以检测特异性 RNA,阳性结果可以反映 MP 在患者体内的存活情况。

6)等位基因特异性实时定量 PCR 扩增法:是将实时定量 PCR 技术和等位基因特异性扩增技术相结合的区分单核苷酸多态性的技术,不仅能检测 MP,还能检测耐药基因突变并对突变 DNA 比例进行定量,非常适用于临床检测,实现患者体内菌群基因型和含量变化的动态观察。

核酸扩增技术不受年龄、产生抗体能力、病程早晚等因素的影响,在 MP 感染早期检出率最高,但要与 MP 感染后的携带状态区别。需要注意的是,研究显示,MP 感染 DNA 检测可持续阳性 1 个月甚至更久,因此不能将 DNA 结果转阴作为停药的指征。

(三)非特异性检查

临床上比较常用的有血常规、血沉(ESR)、C 反应蛋白(CRP)、血清降钙素原(PCT)。

白细胞总数大多正常或稍增高,血沉多增快。CRP、ESR 显著升高且持续时间较长的肺炎患者应考虑难治性或重症 MPP 可能。

CRP 是一种典型的急性时相蛋白,轻、中症肺炎支原体肺炎患者 CRP 不升高或轻度升高,难治性或重症肺炎支原体肺炎患者 CRP 常明显升高,甚至 >160mg/dl。动态监测 CRP 对判断病情轻重、判断治疗效果有一定的帮助。

血清降钙素原(PCT):支原体具有 G^- 菌的内毒素作用,可以诱导 PCT 增高。肺炎支原体肺炎在急性期 PCT 仅轻度增高,在恢复期降至正常范围。

二、关于肺炎支原体肺炎治疗的发展与演变

(一)一般治疗

应注意充分休息,多饮水,饮食宜清淡、易消化而有营养。室内要通风换气,保持适当的室温及湿度(温度以 18~20℃为宜,相对湿度 60%),加强护理,注意呼吸道隔离,保持呼吸道通畅。

(二)对症治疗

1. **退热**　物理降温或口服退热药,常用的退热药如布洛芬悬浮液、对乙酰氨基酚、吲哚美辛等。

2. **止咳**　酌情使用镇咳药及中药。

3. **化痰**　盐酸氨溴索、乙酰半胱氨酸和中药等药物治疗。

(三)对因治疗

合理使用抗生素能缩短病程、减轻病情、减少并发症的发生。对 MP 有效的药物有大环内酯类(macrolides)、四环素类、氯霉素类、喹诺酮类抗生素。但鉴于四环素类抗生素在牙齿生长发育期(怀孕后期、婴儿期以及 8 岁前儿童)使用,会造成永久性牙齿变色(黄—灰—褐),不用于 8 岁以下患儿。氯霉素类由于其不良反应较大,对于儿童 MP 感染不作为首选。喹诺酮类药物一般不用于 18 周岁以下患者。目前首选的药物是大环内酯类抗生素。

1. **大环内酯类抗生素**　以往常首选红霉素治疗小儿支原体肺炎,至今已有 50 多年的历史。自 20 世纪 70 年代又相继开发了罗他霉素、罗红霉素、克拉霉素、阿奇霉素、醋酸麦迪霉素、氟红霉素等第二代大环内酯类抗生素,其中克拉霉素和阿奇霉素最具代表性,它们不仅具有与红霉素相似的特点,又在增强抗菌活性、减少不良反应、延长半衰期($T_{1/2}$)、对酸稳定和口服吸收程度等方面有极大改进,且对需氧革兰氏阳性球菌具有较强的抗菌后效应,已广泛用作治疗呼吸道感染的一线药物。然而,它们对抗大环内酯类 - 林可霉素类 - 链阳霉素类(MLS)耐药菌株的活性较差,近年又开发了不引起 MLS 耐药的酮基大环内酯类作为第三代大环内酯类抗生素用于临床,如替利霉素(telithromycin)、塞红霉素(喹红霉素)等,替利霉素是第一个开发成功的酮内酯类抗生素,美国在 2004 年批准用于 CAP 的临床治疗,因其有严重的肝毒性,2006 年发出警告慎用;塞红霉素在儿童患者中缺乏研究,因此第三代大环内酯类抗生素的疗效及副作用有待进一步研究和开发。大环内酯类抗生素目前仍然是治疗 MP 感染的首选药物,但在用药的剂量、用药间隔、途径及疗程等方面,还需进一步探讨。

(1)红霉素(erythromycin)是在 1952 年由 McGuire 等在菲律宾群岛土样中分离到的红霉素菌发酵而来,它是十四元大环内酯类抗生素的主要品种,红霉素分 A、B、C、D 四种,其中红霉素 A 为主要活性物质,红霉素 C 为我国生产的主要物质。红霉素对胃酸不稳定,口服吸收不完全且消化道反应多。红霉素在血清中能维持较高浓度,较好地控制发热等症状,但红霉素的代谢需要细胞色素 P450 酶参与,其胃肠动力样作用会影响胃肠道功能,用药时间长或量大会损伤肝功能。且静脉滴注刺激性强,常发生血管壁疼痛与静脉炎,同时易出现恶心、呕吐、腹痛等胃肠道反应,部分患儿不能坚持治疗。

(2)阿奇霉素(azithromycin):阿奇霉素是第二代大环内酯类抗生素,抗菌谱和红霉素相似,

对常见革兰氏阳性及革兰氏阴性菌均有良好的抗菌活性,通过与核糖体 50S 亚基结合,阻碍转肽过程,抑制依赖于 RNA 的蛋白质的合成。对肺炎支原体则更能发挥其抑制蛋白合成的独特作用,从而影响肺炎支原体的代谢,达到抑菌目的。具有高度的酸稳定性,其药动学呈多房室模型,有良好的组织渗透性,在细胞和组织内的浓度可超过血浓度 10~100 倍,感染部位的浓度较非感染部位高出 6 倍,尤其是肺组织中浓度高且持久,具有显著的抗生素后效应,这种优化的体内分布使其治疗肺部感染效果显著,使得阿奇霉素疗程相对红霉素较短。临床上用法用量为每次 5~10mg/(kg·d),一般 3~5 天 1 个疗程。

(3)克拉霉素(clarithromycin,CLARY):又名甲红霉素,是红霉素的衍生物。该品属十四元环大环内酯类抗生素。抗菌谱与红霉素、罗红霉素等相同,但对革兰氏阳性菌如链球菌属、肺炎球菌、葡萄球菌的抗菌作用略优,对嗜肺军团菌、肺炎支原体、沙眼衣原体、解脲脲原体等的作用比红霉素为强,90% 最低抑菌浓度(MIC$_{90}$)为 0.008~0.12mg/L。与红霉素之间有交叉耐药性。

2. 四环素类抗生素

(1)多西环素(doxycycline):1967 年开发,为一种半合成四环素类抗生素,抗菌谱与四环素、土霉素基本相同,为广谱抑菌剂,高浓度时具杀菌作用,体内、外抗菌能力均较四环素为强。作用机制为药物能特异性与细菌核糖体 30S 亚基的 A 位置结合,抑制肽链的增长和影响细菌蛋白质的合成。用法用量:8 岁以上、体重在 45kg 或 45kg 以下儿童,第 1 天给药 4mg/kg,口服,分 1~2 次服用,然后 2mg/(kg·d)口服,分 1~2 次服用;对于严重感染,可用至 4mg/(kg·d)。体重超过 45kg 的儿童按成人剂量给药。

(2)米诺环素(minocycline):1972 年开发,又名盐酸二甲胺四环素、美满霉素,为高效、速效、长效的半合成四环素新制剂,抗菌作用为该属中最强,抗菌谱与多西环素相似。作用比四环素强 2~4 倍,也胜过多西环素、美他环素、土霉素。能克服耐四环素的金黄色葡萄球菌、链球菌、大肠埃希菌,金黄色葡萄球菌对本品不易产生耐药性。小儿口服剂量:8 岁以上首剂为 4mg/kg,以后每次 2~4mg/kg。不良反应主要是四环素类抗生素引起

牙齿黄染及牙釉质发育不良,婴儿可致前囟隆起,不可用于 8 岁以下患儿。作用机制为特异性地与细菌核糖体 30S 亚基的 A 位置结合,阻止氨酰 tRNA 在该位上的联结,从而抑制肽链的增长和影响细菌蛋白质的合成。

目前四环素类抗生素体外对肺炎支原体保持着良好的抗菌活性,8 岁以上儿童肺炎支原体感染可以使用,或大环内酯类抗生素治疗不顺时考虑使用。

3. 喹诺酮类抗生素 喹诺酮类抗生素与 MP 的 DNA 解旋酶和拓扑异构酶Ⅳ发生交替作用,干扰和抑制蛋白质合成,对 MP 有抑制作用。目前喹诺酮类药物在体外对肺炎支原体保持着良好的抗菌活性,药品说明书中一般不用于 18 岁以下儿童。有文献报道 RMPP 病例应用环丙沙星或莫西沙星治疗取得较好疗效,使用此类药物时最好进行风险 / 利益分析。

托氟沙星(tosufloxacin)为氟喹诺酮类抗菌药物,作用机制是抑制细菌 DNA 螺旋酶,阻碍 DNA 复制。有广谱抗菌活性,对革兰氏阳性菌包括金黄色葡萄球菌、表皮葡萄球菌、化脓及肺炎链球菌等具有强的抗菌活性,对革兰氏阴性菌包括铜绿假单胞菌等和厌氧菌均有很强的抗菌活性,并有杀菌作用。用于呼吸道感染、软组织损伤、肺炎、尿路感染、妇科感染、口腔及耳鼻喉科感染。日本《肺炎支原体肺炎治疗指南》(《肺炎マイコプラズマ肺炎に対する治療指針》)将其作为治疗肺炎支原体感染的二线药物。

(四)难治性或重症肺炎支原体肺炎的治疗

由于难治性或重症肺炎支原体肺炎的出现,以及耐大环内酯 MP 的出现和耐药率的不断升高,临床上开始使用大环内酯类以外的药物,不断调整抗生素用药方案,并且应用免疫治疗、纤维支气管镜等协助临床治疗,取得了较好的疗效。

1. 抗生素的调整 目前国内对于儿童肺炎支原体感染的大环内酯类抗生素调整时间的认识尚不统一,一般认为在用药后 1 周左右进行疗效评价。日本《肺炎支原体肺炎治疗指南》建议在大环内酯类抗生素使用 48~72 小时后进行疗效评价。我国《成人肺炎支原体肺炎诊治专家共识》中也建议"对于大环内酯类抗生素治疗 72h 仍无明显改善的成人肺炎支原体肺炎患者,应考虑大

环内酯类抗生素耐药菌株感染的可能,若无明确禁忌证,可换用呼吸喹诺酮类药物或四环素类抗生素"。

（1）阿奇霉素-米诺环素转换治疗：8岁以上儿童取得良好疗效。在8岁以上儿童中的研究表明,与单纯使用阿奇霉素治疗相比,使用阿奇霉素-米诺环素转换治疗在缩短患儿的发热时间和住院时间有优势。

（2）混合感染：MP对呼吸道黏膜上皮完整性的破坏可能为其他病原的继发感染创造条件。若有合并其他病原微生物感染的证据,则参照CAP指南选择联用其他抗菌药物。对RMMP患儿避免盲目联合使用其他抗菌药物。

2. 免疫治疗

（1）糖皮质激素：普通肺炎支原体肺炎无需常规使用糖皮质激素,但对急性起病、发展迅速且病情严重的MPP,尤其是难治性或重症MPP可考虑使用。临床资料表明,MP感染并发肺外损害尤其是病情严重者在应用糖皮质激素后症状、体征得到明显改善。目前认为糖皮质激素的应用指征有：急性期病情严重的MPP；肺部病变迁延而出现肺不张、肺间质纤维化、支气管扩张、肺外并发者；有肺外严重并发症或全身炎症反应。糖皮质激素常用治疗方案：氢化可的松或琥珀氢化可的松5~10mg/kg,静滴；甲泼尼龙1~2mg/kg,静滴；泼尼松1~2mg/（kg·d）分次口服,一般应用3~5天。需注意的是使用前应排除结核感染及免疫系统低下疾病。

难治性或重症MPP及时应用糖皮质激素是必要的,有助于病情的及时控制和好转,注意应用指征。此外,糖皮质激素的应用仍需大样本、多中心、随机对照研究,应用指征、方法、剂量及疗程仍有待进一步探索。糖皮质激素对难治性MPP合并的ARDS有效。但是否可减少闭塞性细支气管炎的发生率,尚要进一步观察。

（2）静脉注射免疫球蛋白（intravenous immuno-globulin,IVIg）：不用于普通肺炎支原体肺炎的治疗,当出现中枢神经系统病变、免疫性溶血性贫血、免疫性血小板减少性紫癜等自身免疫病时可以考虑应用。MPP患儿体液免疫应答增强,在其发病机制中起重要作用。难治性肺炎支原体肺炎患儿存在T细胞和自然杀伤（NK）细胞免疫功能低下和B细胞异常活化,对于MP感染的严重病例在应用激素的同时加用静脉注射免疫球蛋白（丙种球蛋白）以进一步起到免疫支持治疗的作用。研究表明,静脉注射免疫球蛋白含有丰富的IgG型抗体,可直接中和TNF-α等炎性因子,封闭抗体作用,阻断抗原抗体反应,减少炎性因子释放,对RMPP患儿可能有减轻病情、阻断疾病发展的作用。

（3）对年龄小、病程长、免疫功能低下的MPP患儿可考虑加用免疫增强剂,有助于肺炎支原体肺炎的恢复并减少复发。

3. 纤维支气管镜治疗 难治性或重症MPP病情凶险,危及生命或病情迁延,遗留肺不张、支气管扩张、闭塞性细支气管炎、单侧透明肺及肺间质纤维化等肺部后遗症,影响患儿生活质量。因此,适时进行支气管镜检查,观察呼吸道黏膜损害,同时予必要的呼吸道灌洗治疗对改善难治性或重症MPP的预后、缩短病程有重要作用。纤维支气管镜也可作为该病诊治的手段之一。

（五）中医中药

支原体肺炎作为一独立病名仅有几十年的历史,中医典籍中无"支原体"之说,多数中医专家认为支原体肺炎是风热之邪由皮毛或口鼻而入,侵犯于肺,肺气郁闭所致,属于"肺炎喘嗽"范畴。根据疾病所处的不同时期和证候,中医辨证一般分为初期（风热闭肺）、极期（痰热闭肺、毒热闭肺、湿热闭肺）和恢复期（阴虚肺热、肺脾气虚）,根据分期和辨证选择相应的治法和中药,亦可选择中药敷背或拔罐等外治疗法。MPP中轻症可单独使用中药治疗,重症在使用抗生素等的同时使用中药可以缓解临床症状。对MP感染或大环内酯类耐药的MP感染有望通过中西医结合的方法得到控制,有良好的应用前景。

总之,大环内酯类抗生素效果不佳时考虑可能发生了混合感染或耐药,联合用药或更换抗生素；难治性或重症MPP早期,有必要短程应用肾上腺皮质激素；激素同时加丙种球蛋白或免疫调节药是积极治疗手段之一,纤维支气管镜是MPP诊治中安全、有效和不可或缺的手段,及时解除呼吸道阻塞对减轻高热等症状、促进肺复张、减少后遗症的发生有重要意义。中医中药在MP感染治疗中起着不可忽视的作用,中西医结合将在耐药

MP 感染、难治性或重症 MPP 治疗中具有很大的应用前景。MP 感染的治疗还有许多待完善之处。尤其对肺炎支原体耐药的治疗还缺少成熟的治疗经验和临床观察数据。把各种治疗手段如：中医中药、免疫治疗、纤维支气管镜及抗生素，针对肺炎支原体感染的每个个体，合理的使用和组合起来进行综合治疗非常重要。

（辛德莉）

第四节　闭塞性细支气管炎的认识历程和治疗进展

一、现状评述

闭塞性细支气管炎（bronchiolitis obliterans，BO）自 1901 年命名以来已有一百多年的历史，但迄今为止有关本病的流行病学、发病机制、有效治疗及预后等诸多方面仍处于未知和不确定阶段。

BO 本是一个病理学的诊断和定义，由于炎症和免疫反应损伤细支气管上皮以及上皮下组织，机体异常的上皮再生和组织修复导致病变发生。病理改变主要表现为两种类型的细支气管损伤，即狭窄性细支气管炎和增殖性细支气管炎，前者为不同程度的慢性炎症或纤维化的阻塞，后者即管腔内纤维化改变，病理上表现为细支气管部分或完全闭塞。从临床意义上讲，BO 是一种细支气管炎性损伤所致的慢性气流受限综合征，临床表现为重症肺炎或其他原因引起的气道损伤后持续咳嗽、喘息、呼吸困难，影响儿童的身体健康和生活质量。

目前尚无确切的发病率统计，感染后 BO（post-infectious bronchiolitis obliterans，PBO）的报道多见于南美洲及亚洲国家（如巴西、智利、阿根廷、乌拉圭、韩国等），有文献称大约有 1% 的急性病毒性细支气管炎可能发展成 BO。

（一）病因

BO 的起病是由多种原因引起的小气道上皮损伤，这些因素包括感染、异体骨髓移植、肺移植、吸入有毒气体、自身免疫性疾病和药物不良反应等。

1. 感染　儿童 BO 最常见的病因是感染，可为腺病毒、流感病毒、麻疹病毒、肺炎支原体等的呼吸道感染所致。腺病毒是公认的 PBO 最常见的病原。尤其是腺病毒 1、3、7 和 21 血清型。感染腺病毒的型别、数量和宿主的体质、免疫反应及环境因素与疾病急性期的严重程度和远期并发症的发生关系紧密。其他病毒如麻疹病毒、单纯疱疹病毒、流感病毒、副流感病毒 3 型、人类免疫缺陷病毒 1 型等感染均有报道与 BO 相关。据报道，还有许多非病毒病原包括支原体、百日咳鲍特菌等的感染与 BO 的发生相关。

2. 骨髓移植及心、肺等器官移植　骨髓移植后急性移植物抗宿主反应和实体器官移植后急性排斥反应是 BO 发生的高危因素。骨髓移植前的状态、骨髓移植相关的疾病尤其是病毒性肺炎、免疫抑制剂的应用等也是 BO 的发病因素。

3. 吸入或摄入有毒物质　吸入有毒物质损伤气道与 BO 的发生有关。

4. 自身免疫性疾病和血管炎

（1）重症多形性红斑：又称 Stevens-Johnson 综合征（Stevens-Johnson syndrome，SJS），是儿童 BO 的常见原因之一。有报道称 1/3 的 SJS 患儿有气道上皮受损，可发生 BO。

（2）其他结缔组织病：如类风湿性关节炎、系统性红斑狼疮、硬皮病、干燥综合征等。

5. 其他　如胃食管反流、药物因素等。部分患儿找不到明确诱因。

（二）临床表现

1. 症状　BO 起病多为急性或亚急性，病程进展较缓，临床症状轻重不一，可有轻微症状或哮喘样发作，甚至快速进展恶化直至死亡。主要表现为急性感染或急性肺损伤后出现持续的慢性咳嗽、喘息、呼吸困难，运动耐受性差，表现为活动后气促，易患呼吸道感染，并可因此导致症状加重，伴或不伴发热。咳喘症状可持续达数月或数年，对支气管舒张剂无反应。

2. 体征　喘鸣音和爆裂音是最常见的体征，并持续存在。呼吸增快，呼吸动度大，重者可有三凹征，杵状指（趾）不多见。

3. 血气分析　动脉血气显示低氧血症，动脉血氧饱和度降低。可用来评估病情的严重程度。

4. 肺功能　肺功能检查一直被认为是诊断 BO 和评估 BO 病情及治疗效果的常用而重要的

方法。BO 患儿肺功能特异性地表现为不可逆的阻塞性通气功能障碍,随病情进展,可变为限制性或混合性通气功能障碍。

5. 影像学

(1)胸片:BO 胸片通常无特异性改变,可表现为两肺过度充气,合并感染时可出现斑片状肺泡浸润影。单侧透明肺综合征(又称 Swyer-James 综合征,是由于幼年时患腺病毒肺炎、麻疹肺炎或百日咳后形成 BO,并伴有血管炎的改变,阻止了肺泡囊正常发育所致。影像学表现为单侧肺部分或全部透光增强、纹理稀少、体积减小)是 BO 胸片上较为特异性的表现。

(2)胸部高分辨 CT(HRCT):更清楚地显示小气道病变。马赛克灌注(mosaic attenuation,是指肺密度减低区与肺密度增高区夹杂相间呈不规则的补丁状或地图状分布的表现。肺密度减低区反映了由于狭窄性细支气管炎和增殖性细支气管炎造成的局部气体滞留和由于局部缺氧、血管痉挛造成的血流灌注减少,是 BO 的病变区域。相对密度增高区域反映的是代偿性的灌注增加)、支气管扩张、支气管壁增厚是 BO 的主要征象。呼气相 CT 较吸气相 CT 对诊断小气道阻塞更加敏感,马赛克灌注出现率更高。建议 5 岁以上能配合的患儿尽量行呼气相 CT 以助 BO 诊断。

(3)肺通气灌注扫描:BO 患者肺通气灌注扫描显示呈斑块状分布的通气、血流灌注减少。

(三)诊断和鉴别诊断

1. 临床诊断标准 由于 BO 病变呈斑片样分布,肺活检不一定取到病变部位,临床应用受到限制。目前主要为临床诊断,标准如下:

(1)前驱史:发病之前往往有感染或其他原因所致的细支气管损伤史。

(2)临床表现:持续、反复喘息或咳嗽、呼吸急促、呼吸困难,运动不耐受。双肺可闻及广泛喘鸣音、湿啰音,并持续存在,达 6 周以上,对支气管舒张剂反应差。

(3)辅助检查:胸部 HRCT 显示马赛克灌注征、支气管扩张、支气管壁增厚。肺功能显示小气道阻塞性通气功能障碍或混合性通气功能障碍,支气管舒张试验多为阴性。

(4)排除其他引起咳喘的疾病,如呼吸道感染、支气管哮喘、各种先天支气管肺发育畸形、肺结核、弥漫性泛细支气管炎等。

2. 确定诊断 BO 确诊需病理证实。符合 BO 的临床诊断标准,又有 BO 典型的病理改变者可确诊。

3. 鉴别诊断

(1)下呼吸道感染:特别是各种免疫缺陷病所致反复肺炎,致咳喘症状反复持续需与 BO 鉴别。BO 没有继发感染时一般无发热等感染征象,临床和影像学表现持续存在,特别是 HRCT 的马赛克灌注征等特征性改变对鉴别有益。

(2)支气管哮喘:反复发生咳喘,胸片显示通气过度,发作严重时可出现马赛克灌注征,肺功能显示阻塞性通气功能障碍,需与 BO 鉴别。但支气管哮喘的喘息症状呈发作性,突发突止,支气管舒张剂治疗有效,通常有过敏体质和哮喘家族史,马赛克灌注征随病情控制消失。

(3)先天性气管、支气管、肺以及心血管发育畸形:如气管、支气管狭窄、软化、分支异常等气道发育畸形,支气管肺囊肿、先天性囊性腺瘤样畸形等肺发育畸形,异常血管环、先天性心脏病等先天性心血管发育畸形,均可引起儿童持续咳喘,在小年龄儿童尤其多见,行心脏彩超、肺增强 CT 加气管、血管重建及电子支气管镜检查可协助鉴别。

(4)肺结核:特别是支气管淋巴结结核肿大淋巴结压迫气道、支气管结核干酪物质阻塞气道,均可造成持续的咳喘,需与 BO 鉴别。结核接触史、结核中毒症状、影像学见典型结核病灶、PPD 试验阳性、结核菌涂片培养、支气管镜检等有助于鉴别。

(5)弥漫性泛细支气管炎:多有鼻窦炎,胸部 HRCT 显示双肺弥漫分布小叶中心结节和支气管扩张。小剂量红霉素治疗有效。

(6)隐源性机化性肺炎(cryptogenic organizing pneumonia,COP):原来称作闭塞性细支气管炎伴机化性肺炎(bronchiolitis obliterans with organizing pneumonia,BOOP),本病是 1983 年 Davison 首先描述的,病因不清,细菌、病毒、支原体、寄生虫、真菌感染均可引起,多见于炎症反应持续活跃、消散不佳而出现肺泡内纤维蛋白渗出物机化的患者。骨髓移植后也可发生,可能与巨细胞病毒或其他病毒以及支原体感染有关,也有人认为这种 COP 是慢性排斥反应中的一种表现。其他病因如毒物或药物反应、恶性肿瘤、放疗及自身免疫性疾病也可导致相应的肺损伤。BO 与 COP 可有相似的临床表现，一些病例影像学难以区分，但两者从临床到病理是两种完全不同的疾病（表 6-4-1）。

表 6-4-1 BO 与 COP 鉴别点

	BO	COP
肺功能	阻塞性	限制性
影像学	马赛克灌注征，支气管扩张，支气管壁增厚，气体潴留	双肺多发性斑片状浸润影，弥漫性网状间质阴影或呈大叶分布的肺泡性浸润影，特征性改变为游走性阴影
病理	狭窄性毛细支气管炎、增殖性毛细支气管炎	肺泡和细支气管腔内的结缔组织肉芽肿为特征性改变，机化性肺炎是最重要的标志
激素治疗效果	不明显	明显
预后	差	良好

（四）治疗建议

BO 目前尚无治疗准则，动物实验显示早期诊断、早期治疗能够阻断 BO 进程，而不可逆的气道阻塞一旦形成，则无特效治疗。依据临床经验，建议对 BO 患儿定期随访观察，择期复查肺 HRCT、肺功能，每 3~6 个月进行 1 次评估；依病情变化及治疗效果调整治疗方案。

1. 抗炎治疗

（1）糖皮质激素：糖皮质激素能抑制炎症反应和纤维化形成，并能减少继发于病毒感染和变应原触发的气道高反应性和支气管狭窄。具体疗程及给药方式需依据病情变化、定期评估而定。

1）吸入治疗：临床症状轻微、病情平稳的可直接吸入糖皮质激素，或作为全身应用激素的维持治疗。参考剂量如下：①使用射流雾化（适用于各年龄儿童），布地奈德雾化液（1mg/2ml）0.5~1mg/ 次，每天 2 次；②其他吸入装置，根据年龄选择合适的吸入装置。丙酸氟替卡松气雾剂（125μg/ 揿）+ 储雾罐 1 揿，每天 2 次；布地奈德 / 福莫特罗（80μg/4.5μg）吸入剂、沙美特罗替卡松吸入剂（50μg/100μg）1 吸，每天 2 次。

2）全身应用：病情较重者可在病程早期应用。治疗无反应或出现明显副作用（如免疫抑制、骨质疏松、生长迟缓等）时，需及时停用。可与吸入激素联合使用，可通过：①口服，醋酸泼尼松片或甲泼尼龙片 1~2mg/（kg·d），1 个月后逐渐减量，总疗程不超过 3 个月；②静脉滴注，对感染后有 BO 迹象或症状急重者、Stevens-Johnson 综合征有 BO 迹象、移植后 BO 患儿使用。甲泼尼龙 1~2mg/（kg·次），1~4 次 /d，病情平稳后改口服。

文献报道 9 例骨髓移植后 BO 患儿，应用甲泼尼龙 10mg/（kg·d），每月连用 3 天，连用 1~6 个月，随访显示患儿血氧饱和度及肺功能改善明显。也有文献报道，为减少副作用，应用甲泼尼龙每月 1 次，每次 30mg/kg，连用 3 天。可供临床参考。

（2）大环内酯类抗生素：阿奇霉素、红霉素有抗炎特性，作用机制不完全清楚，比较公认的机制为抑制中性粒细胞的活性及减少细胞因子（白介素 -6、白介素 -8、肿瘤坏死因子等）的分泌，可使移植后 BO 患者的肺功能明显改善。

推荐剂量来自成人：阿奇霉素 250mg/d，每周连服 3 天或隔天口服。建议儿童口服阿奇霉素 5mg/（kg·d），每周连服 3 天；或红霉素 3~5mg/（kg·d），每天口服。需定期监测肝肾功能。

（3）白三烯受体拮抗剂：白三烯受体拮抗剂有抑制气道炎症的作用。研究显示成人肺移植后 BO 患者口服孟鲁司特 10mg/d 较对照组肺功能指标明显改善。儿童可按常规剂量使用。

2. 对症治疗

（1）氧疗及呼吸支持：对持续存在低氧血症的患儿应提供氧疗，使血氧饱和度达到 94% 以上。家庭可通过氧气泵提供氧疗。病情危重者可予持续呼气末正压通气或使用呼吸机进行呼吸支持。

（2）肺部理疗：肺部理疗可有效改善呼吸道分泌物潴留，使痰量减少，痰性质好转及辅助肺不张复张、帮助呼吸肌康复等。

（3）支气管舒张剂：短效 β_2 受体激动剂短期吸入可能部分改善喘息症状。长效 β_2 受体激动剂不单独使用，与吸入或全身激素联合使用可减少激素用量。

（4）抗生素：BO 患儿易反复呼吸道感染，当患儿有感染征象如出现发热、喘息症状加重、痰量增多时建议使用抗生素。最常见的病原是肺炎链球菌、流感嗜血杆菌等单独或混合感染。抗生素的选择应针对这些病原，也可根据痰培养结果选用适当的抗生素治疗。一般疗程 2~3 周。

（5）支气管肺泡灌洗（bronchoalveolar lavage）：文献报道灌洗对 BO 治疗无益，但理论上讲早期灌洗可减少气道炎性因子、炎性细胞及清除脱落坏死的细胞。一般不推荐作为 BO 治疗手段。

（6）营养支持：BO 患儿的能量消耗增加，需要给予足够热卡和能量支持，以保证机体正常的生长发育及免疫功能，减少反复感染。

3. 其他治疗

（1）肺移植（lung transplantation）：肺移植为那些药物治疗无效，持续存在严重气流受限、伴有肺功能进行性降低和越来越依赖氧气支持的 BO 患儿提供了长期存活的机会。多用于移植后 BO 和 SJS 后 BO。PBO 后期病情多不再进展，行肺移植者少。

（2）中药：可试用清肺、化痰、平喘的中药制剂。

（五）预后

BO 的预后不确定，可能与 BO 的病因和病情发展的速度相关。PBO 预后相对好些，多数病情不再进展，绝大部分存活。而病程中出现的临床好转应归功于儿童不断的生长发育，并不是细支气管病变消退。建议对 PBO 患儿严密随诊观察，监测临床症状、体征、肺部影像学及氧饱和度，并接受认真的肺部护理以改善预后。其他原因导致的 BO 预后差，死亡率高。

二、历史回顾

早在 1901 年，德国病理学家 Lange 首次报道一例新生肉芽组织阻塞细支气管的病例，并将其命名为闭塞性细支气管炎（bronchiolitis obliterans，BO）。后经证实这例患者其实并不是 BO 而是 BOOP，但该名称一直沿用至今。1941 年 LaDue 在 42 038 例尸检中报告了 1 例经典的致死性 BO。1988 年 Hardy 等在圣克里斯托弗儿童医院 25 年间的 2 897 例尸检和 244 例肺活检中报告了 19 例儿童 BO。国内 BO 发病率不详。

一个世纪以来，无论在成人还是儿童，BO 一直被认为是一种罕见的疾病，报告例数有限，相关研究也只侧重于成人。直到近期，随着心、肺和骨髓移植的广泛开展，BO 作为其主要而严重的并发症越来越引起人们的重视，在儿科关于 BO 的报道也越来越多。我国儿科医师则是近十几年才逐渐认识本病。随着高分辨 CT 在临床的广泛应用及临床医师对该病认识的不断加深，BO 诊断率明显增多，但也不可避免地存在诊断过度、认识不足、治疗混乱，甚至不予治疗的情况。

三、未来展望

（一）病因方面

BO 的病因多种多样，从理论上讲，各种因素导致的细支气管上皮细胞和上皮下组织的损伤和炎症，触发机体对以上损伤和炎症的不正当修复均可导致 BO 的发生。而确切的发病机制尚未明确。今后尚需大量的实验室研究对此进行进一步探讨。

（二）诊断方面

BO 是一个病理学诊断，但由于病理活检的局限性目前主要靠临床诊断。但现有的临床诊断标准是否全面、适宜、准确，尚需进一步完善。

1. 影像学 近年来有报道称动态的高分辨电子束 CT（dynamic high-resolution electron-beam CT，dynamic HREB CT）分辨率高，可用于 BO 的早期诊断。研究者对肺移植后的患者进行随访，表面上看这些患者最初有正常的肺灌注，后来发展成过度充气，这一表现可被该 CT 提示，然后才会发展成有临床表现的 BO。

2. 肺泡灌洗液细胞学分析 目前认为不考虑气道畸形者不需要做电子支气管镜检查，肺泡灌洗液细胞学分析也没有特异或敏感到足以用来诊断 BO。但毕竟肺泡灌洗液来自下气道，在没有病理学检查结果的情况下，肺泡灌洗液细胞学分析应该可以为我们提供病情依据。今后尚需进一步的研究分析 BO 患儿肺泡灌洗液细胞学的特异性。

（三）治疗方面

BO 的治疗是研究的重点。目前本病肺部炎症过程（特别是炎症持续阶段）的特点尚不清楚，激素应用的形式及疗程、支气管舒张剂的效果等方面都存在争议。阿奇霉素抗菌之外的抗炎作用是目前研究的热点。今后尚需进一步研究以寻找依据，以便制订更安全有效的治疗方案。

（四）预后与预防方面

BO 的预后不确定，主要是影响预后的因素尚未明确。在今后的工作中，应重视和妥善管理这部分患者，进行长期的随访和监测，寻求有效的方法来改善预后。有人提议研制疫苗预防腺病毒感染，进而避免 PBO 的发生。但流行病学资料表明，全球腺病毒基因型别依不同时间和地区而不同，因而研制一种具有普遍适用性的预防腺病毒感染的疫苗非常困难。但该项工作十分重要，如果成功可大大减少儿童 PBO 的发生率，应加大力度进行。

（王　维　申昆玲）

第五节　儿童呼吸系统疾病的介入诊断和治疗

一、经支气管镜介入治疗技术在儿科的应用

20 世纪 60 年代中期，利用导光玻璃纤维束作为光通路的纤维支气管镜问世，日本学者池田（Shigeto Ikeda）等将其应用于临床，命名为可曲性纤维支气管镜，简称"支气管镜"。随着科学技术的进步，支气管镜已从单纯的纤维支气管镜发展为电子支气管镜。不同管径的支气管镜及辅助设备的发展更使得支气管镜逐渐成为肺部疾病中应用最为广泛的侵入性诊断及治疗手段。20 世纪 90 年代，人类医学进入微创时代，近 10 余年来，经支气管镜介入治疗技术在成人呼吸科得到推广及应用，使得生长在自近端气道至段支气管的病变都可以通过支气管镜得到治疗。近年来，随着影像质量的改善及微型、实用设备的发展，经支气管镜介入治疗技术也已在儿科开始探索应用。下面就其在儿科的应用现状做一介绍。

（一）支气管镜选择

目前用于儿童支气管镜检查的纤维或电子支气管镜的管径有 2.8mm、3.6mm、4.0mm、4.9mm、5.2mm 等，活检孔道有 1.2mm、2.0mm、2.2mm 等。一般应根据患儿年龄选择合适尺寸的支气管镜，年龄越小应选择越细的支气管镜。

（二）经支气管镜介入治疗技术及其临床应用

1. 经支气管镜介入治疗（interventional therapy via bronchoscope）技术　近年来，随着成人经呼吸内镜微创手术的广泛开展，其相关介入治疗技术也不断更新，技术应用较为成熟。在儿科，因无儿童专用的介入治疗相关设备及配件，其应用推广受限。目前应用的主要有激光、高频电凝切、氩等离子体凝固术、冷冻等技术，以及支架置入术、球囊扩张术等辅助技术。

（1）激光：激光作用于生物组织可以产生热效应、化学效应和声学效应。热效应是激光切除术的基础，钬激光（Nd:YAG）和钬激光（Ho:YAG）激光器都是技术上较完善的高性能固体激光器，其中钬激光组织穿透深度小于 0.4mm，适用于儿童气管支气管内介入治疗。

1）适应证：①气管支气管原发性或转移性恶性肿瘤；②气管支气管良性肿瘤；③器质性气管支气管狭窄；④各种肉芽肿性疾病；⑤其他，如气管支气管内出血、气管支气管瘘管等。

2）禁忌证：①无论疾病性质如何，只要是气道外病变，均为激光治疗的禁忌证；②病变侵入大血管周围（如肺动脉），伴有瘘管形成的可能；③病变侵入食管，伴有瘘管形成的可能；④病变侵入纵隔，伴有瘘管形成的可能；⑤凝血机制障碍者；⑥心肺功能差，全身衰竭，预计生存期较短者等。

3）激光治疗的并发症少，文献报道的约6.5%，主要有：①大出血；②气道、食管穿孔；③气胸、纵隔气肿；④气道烧伤；⑤心血管系统并发症包括心肌缺血、心肌梗死、心律失常等，在极少的情况下出现血管内空气栓塞。但气管内激光治疗的死亡率不超过 0.3%~0.5%。

（2）高频电凝切：高频电是一种将电能转换成热能，切除病变组织或消融的热凝切技术。目前使用的是频率 >350kHz 的高频电。

1）适应证：①气管支气管腔内恶性肿瘤；②气管支气管腔内良性肿瘤；③炎症、手术、外伤及异物性肉芽肿；④支气管镜可及范围内气道组织的出血。高频电凝切使气道内的病变凝

固、气化,可使大多数气道狭窄患者的症状得到迅速解除,与冷冻、微波、光动力等方法相比,治疗耗时较短、效率较高、即时效果明显,因此特别适于治疗伴有呼吸衰竭的中央气道重度狭窄患者。

2)高频电治疗的并发症主要有:呼吸道烧伤、呼吸道穿孔、大出血、气道着火等。

(3)氩等离子体凝固术:氩等离子体凝固术(argon-plasma coagulation, APC)又称氩气刀,是一种非接触式的电凝固技术。带有 APC 探头的电极电离氩气形成氩等离子体,在探头和组织之间形成非接触式高频电流,通过热效应使组织干燥挛缩、凝固和失活,达到凝切病灶和止血功能。APC 热凝固的深度一般不超过 3mm,因此操作安全,可用于治疗气道内阻塞性病变和出血。

1)适应证:①气管支气管原发性与转移性恶性肿瘤;②气管支气管内良性肿瘤;③肉芽肿性病变,如结核性肉芽肿及细菌或真菌性炎性肉芽肿等;④器质性气管支气管狭窄;⑤气管镜可视范围内气管支气管的局部出血,特别是弥漫性出血;⑥其他,如气管支气管淀粉样变等。

2)禁忌证:①管外型病变;②气管食管肿瘤贯通性浸润;③严重呼吸衰竭。

3)并发症:APC 治疗并发症的发生率约为 3%,主要为气胸、纵隔气肿及皮下气肿等,轻者可自愈,无需特殊处理。

(4)冷冻治疗:

冷冻对组织的破坏作用包括以下几方面:①物理变化,低温冷冻使组织内产生冰晶,细胞内冰晶导致细胞内功能紊乱,这是细胞死亡的主要原因;细胞外冰晶造成细胞内脱水。②化学变化,冷冻可以改变 pH 值,破坏细胞蛋白和酶系统,破坏细胞代谢,引起细胞死亡。③血管效应,微小血管内冰晶阻塞、血流缓慢淤滞、红细胞凝集、血管壁破坏、毛细血管栓塞、局部组织坏死。常用的冷冻剂有液氮、氧化亚氮和二氧化碳。

1)适应证:①良性气道狭窄;②气道内恶性肿瘤;③管壁病变或活检后引起的出血;④气道内坏死物及异物的取出。

2)禁忌证:主要为中央气道极重度狭窄,患者濒临窒息危险,冷冻会引起黏膜水肿而加重气道阻塞,故慎用于此类患者。

3)并发症:经支气管镜冷冻治疗的并发症很少,文献报道的病例偶有发生气管食管瘘、气胸、房颤、支气管痉挛。

(5)气道支架置入术:气道支架的种类根据材质,分为金属支架和非金属支架;根据有无被膜,分为被膜支架和裸支架。支架类型的选择取决于所需支架的大小、局部阻塞的性质及患者的预后。

理想的支架应具有如下特点:①便于置入及取出;②有足够的膨胀力以保持气道开放,对气道黏膜无明显压迫;③大小型号多样可适于不同管径的气道;④不易移位;⑤材质为惰性材料,对气道无刺激,不引起气道感染或肉芽形成;⑥不抑制黏膜纤毛清除运动及分泌物的排出。目前尚无满足所有条件的理想支架,可取出、可生物降解的支架是未来研发及应用的方向。

1)适应证:①各种恶性病变造成的气道狭窄;②气管支气管软化症;③气管食管、支气管胸膜瘘及裂孔。

2)并发症:术中可出现窒息、呛咳、出血、气胸等;术后可出现感染、支架内黏液栓塞、支架移位、支架变形折断、肉芽或肿瘤生长引起支架内再狭窄等。

(6)球囊扩张术:球囊扩张术是指经支气管镜将球囊导入到气道狭窄部位,用较高的恒定的扩张压力,将狭窄的气道扩张。

1)适应证:良性气道狭窄,包括良性肿瘤、结核、感染后瘢痕形成、气管支气管软化症等。

2)禁忌证:气道狭窄远端肺功能丧失,或远端广泛无法解除的小气道阻塞。

3)并发症:胸痛较为常见,气道痉挛及肺不张也有报道;过度球囊扩张可造成气道撕裂伤,引起出血、气胸、纵隔气肿等。

2. 儿科经支气管镜介入治疗技术的临床应用

(1)取支气管异物:支气管异物(foreign body in bronchus)在儿童很多见。对于左右主支气管及两下叶支气管异物,应用一般的异物钳即可取出,但对于两上叶支气管异物,应用冷冻治疗可增加异物一次性取出率。另外,冷冻技术还可用于祛除气道内血栓、痰栓及坏死上皮等,尤其是对于塑形性支气管炎来说,可明显缩短治疗时间。

（2）气管支气管狭窄：当气管支气管管腔直径与残存正常气管支气管管腔直径相比，缩短达50%以上时，即为气管支气管狭窄。先天性气管支气管狭窄主要由于气管支气管本身或邻近组织发育异常而致，血管环异常为其主要原因。儿童获得性气管支气管狭窄病因则以先天性心血管疾病所致的外压性狭窄为主，气管切开或插管后的狭窄则较为少见。球囊扩张及支架置入术是治疗气管支气管狭窄最常用的办法。

球囊扩张术可单独用于中心呼吸道狭窄的治疗，也可结合其他治疗方法应用。严重呼吸道狭窄无法进行其他介入治疗时，则应先进行扩张。如果支架植入后不能张开，亦应进行扩张。

气道支架置入术对于儿童来讲是一个很棘手的临床问题，目前对其治疗方法尚未达成一致意见。由于儿童呼吸道较成人细，且随生长发育其变化范围大，目前尚无专门为儿童制作的气道支架及支架导入装置，使得支气管镜下治疗儿童气管支气管狭窄难度较大，目前多采用胆管或血管支架。国外研究表明，金属支架置入并发症较高，其中肉芽组织增生是一个主要问题，支架的取出是一个费时、费力且面临很大风险的手术。中国台湾学者报道采用胆管支架作为气管内支架，成功地为近25例患儿置入气管内支架，为儿童支气管镜下支架置入术的发展积累了一定的经验。国内目前亦有儿童气管支气管支架置入的报道，在随访过程中，有约50%患儿发生内皮化，近期疗效良好，远期疗效仍需随访观察。

鉴于成人十余年的治疗经验，对于良性气道狭窄应以消融治疗或球囊扩张治疗为主，应慎重放置金属支架，以防刺激肉芽组织增生引起气道再狭窄；对于恶性肿瘤引起的气道狭窄应根据气道狭窄的部位选择合适的支架，同时结合放、化疗和其他气道内介入治疗。

（3）气管支气管软化症：气管支气管软化症（tracheobronchomalacia）多不伴有固定性狭窄，因此管腔内获得有效支撑是治疗的关键。理论上说支架置入术是最即时有效的治疗方法，但鉴于支架置入术的远期并发症，对于气管支气管软化症患儿如早产儿等，多数应予以保守治疗，其气管支气管软化症一般在18个月~2岁可恢复。一些严

重的局灶性软化可通过外科血管固定术解决，某些可通过外部气道夹板解决。对于广泛软化者外科手术或放射介入疗效不佳，可予以气管造口术CPAP长期应用，仅极少数需支架置入。可生物降解支架的应用可改变气管支气管软化症的治疗前景。

（4）气管支气管腔内阻塞：儿童气管支气管腔内阻塞常见的原因为支气管结核，其次是气道内良恶性肿瘤。

儿童支气管结核有其显著特点，即以气道黏膜局灶性破溃、肉芽增生包裹干酪样物为特点，远端气道通气一般较为良好。患儿明确诊断时往往病程较短，较少产生瘢痕挛缩性狭窄。其治疗目的是有效清除干酪样物质、清除局部肉芽，畅通气道。在介入治疗手段上多采用冷冻治疗的方法，应用冷冻的特性可有效地清除干酪样物质、清除肉芽，从而缩短支气管结核的治疗周期。

儿童气道肿瘤较为少见，手术是治疗气道恶性肿瘤最有效的方法，即便是姑息性切除也能带瘤生存多年。如不能手术，可行支气管镜介入治疗。

经支气管镜介入治疗在儿科的应用范围与成人相似，主要应用于气道阻塞。但气道阻塞的原因及构成比与成人不同，主要为良性气道狭窄、软化、外压或腔内占位，恶性肿瘤比率极小。与成人介入治疗主要以气道恶性肿瘤阻塞姑息治疗不同，儿童治疗的目的是获得长期的症状缓解。因此，介入治疗远期并发症的防治及其预后是儿科介入治疗术前需慎重考虑的问题。

二、胸腔镜在诊断治疗呼吸系统疾病中的应用

胸腔镜（thoracoscope）外科手术全称电视胸腔镜外科手术（video-assisted thoracic surgery，VATS），借助胸腔镜及现代电视摄像技术和高科技手术器械的辅助，只需切开数个微小的切口即可完成过去需切开大伤口才能完成的手术。胸腔镜外科手术已经成为胸部微创外科的代表性手术，是20世纪末胸外科重大进展之一，它改变了一些胸外科疾病的治疗概念，现在已经是一种成熟的首选的手术方式。胸腔镜外科手术具有创伤小、痛苦轻、恢复快、住院时间短、安全、切口美观

的优点,其应用范围已涉及胸外科的所有领域。

(一)胸腔镜在胸膜疾病的应用

胸腔镜在小儿最早应用于对胸膜腔的观察和对病变组织进行活检诊断。尽管目前临床上仍经常采取在 CT 或 B 超引导下进行穿刺以获取病理组织标本,但因穿刺部位不精确,取得组织量少,不易获得确切的病理学诊断。胸腔镜手术较穿刺活检能够取得较多的组织,并能直视病变本身。与传统开胸手术相比,不但伤口较小,而且可以观察胸腔内的全貌,所以胸腔镜在此方面的应用十分广泛。

1. 脓胸　胸膜腔因感染引起积脓,分为急性脓胸、慢性脓胸(empyema),致病菌以金黄色葡萄球菌、肺炎双球菌多见。脓胸的外科治疗原则是:清除感染组织、消灭残腔、促使肺复张。治疗脓胸的方法较多,对不同原因、不同分期的脓胸应选择相应的治疗措施。胸腔镜技术可以在直视下进行脓胸的清创和早期的纤维剥脱术。小儿脓胸确诊后,若保守治疗感染控制不佳,应早期行胸腔镜清脓术,不必反复胸腔穿刺和观察、等待吸收。胸腔镜手术可清除脓液和坏死组织,促进感染吸收,并可剥除增厚的纤维板,促进肺复张,促进病情恢复,预防胸膜肥厚、肺不张或胸壁畸形的发生。

(1)手术适应证

1)急性脓胸经胸腔穿刺或胸腔闭式引流术后,引流不畅,感染难以控制。

2)慢性脓胸早期,肺表面纤维膜形成,限制肺复张,胸腔残腔难以消除。

3)胸外伤继发急性脓胸,胸腔内有异物存留,须经手术取出。

一般认为,脓胸的胸腔镜手术最佳治疗时机为发病的前 2~6 周或脓性纤维蛋白期。

(2)手术禁忌证

1)急性脓胸患者全身感染症状严重,不能耐受手术者。

2)粘连严重已形成厚的纤维板,须做纤维板剥脱术。

(3)手术并发症及处理

1)出血:术后剥离面渗血较多,立即止血、应用凝血酶原复合物等药物,并注意保持引流通畅,必要时可输注新鲜冰冻血浆以改善凝血功能。如发生进行性血胸,须在积极纠正休克后及早行胸腔镜或开胸探查止血。

2)漏气:脓胸肺糜烂或肺纤维板剥离易导致肺组织损伤而发生漏气。如漏气不严重,可不做特殊处理,保持引流通畅,多能自行愈合;较大的漏气可用 prolene 线或可吸收缝合线缝合修补。

2. 自发性气胸　自发性气胸(spontaneous pneumothorax)分为原发性和继发性两种。原发性自发性气胸最常见的原因是肺尖部胸膜下肺大疱破裂所致。继发性自发性气胸最常见的原因是阻塞性肺疾病的肺大疱破裂所致。自发性气胸治疗目的是通过最小的创伤、最低的手术并发症、最少的费用,闭合漏气口,促使肺复张,尽可能降低复发率。对于轻度自发性气胸(30%),如患儿无症状,可以保守观察,复查,待其自行吸收。气胸量较大或持续漏气者需要积极处理。根据病情可选择胸腔穿刺抽气、放置胸腔闭式引流、手术治疗,这也是能体现胸腔镜优越性的手术之一。

(1)手术适应证

1)复发的自发性气胸。

2)首次发作的气胸,但保守治疗无效。

(2)手术禁忌证

1)同侧胸部手术或严重感染史,胸腔内粘连严重者。

2)严重的心、肺功能不全,不能耐受全麻手术者。

(3)术后并发症及处理

1)出血:多发生于胸膜腔闭锁后,如为进行性出血,则须胸腔镜或开胸探查。

2)肺不张:肺复张不良是常见的并发症之一,术后须鼓励患儿早期下床活动,必要时可行电子支气管镜灌洗。

3. 乳糜胸　小儿乳糜胸(chylothorax)是一种少见病,其病因包括淋巴管损伤或发育异常。乳糜胸临床上可分为自发性、损伤性,后者包括外伤及手术损伤。乳糜胸的治疗原则是:清除胸腔内乳糜液,促使肺复张,纠正水、电解质紊乱,加强营养支持,减少或完全控制淋巴液外漏。因此治疗又分为保守治疗和手术治疗。保守治疗的原则是既要维持足够的营养,又要减少乳糜液的生成,促进破口早期愈合。手术治疗是手术结扎胸导管,可以同时行胸膜固定术。由于这些方法可在胸腔镜下进行,手术快捷、微创、并发症少,为乳糜胸的手术治疗提供新的途径。

（1）手术适应证

1）损伤性乳糜胸保守治疗效果不佳,应及早手术。

2）乳糜胸保守治疗 2 周无效。

3）乳糜胸保守治疗过程中出现代谢障碍。

（2）手术禁忌证:全身状况差,不能耐受手术者。

（3）术后并发症及防治

1）出血:胸膜剥离广泛者术后可出现渗血较多,可以给予止血药物治疗,补充血容量,必要时可输注红细胞、新鲜冰冻血浆。出现进行性出血则应胸腔镜或开胸探查止血。

2）发热:胸腔内注药后早期可出现胸痛和反应性高热,一般持续 3~5 天,可对症处理。

3）乳糜胸复发:乳糜胸复发多见于自发性乳糜胸,胸导管发育缺陷是常见的原因。

（二）胸腔镜在肺部疾病的应用

各种病因造成的弥漫性肺间质病变和周围型肺结节,在临床上诊断和定性经常十分困难。尤其是弥漫性肺间质病变,这组疾病的临床症状、影像学表现和肺组织学方面有许多相似之处,给临床诊断带来很大困难。因此,肺组织学活检在确定诊断中至关重要。胸腔镜手术是目前诊断性肺活检最理想的方法之一。

1. 手术适应证

（1）常见原因不明的肺间质性疾病:特发性肺纤维化、结节病、嗜酸性肉芽肿、结缔组织疾病的肺间质病变、嗜酸性粒细胞性肺炎、遗传性疾病的肺间质病变、感染性和相关肺间质疾病（病毒、真菌感染、肺孢子虫）。

（2）外源性肺间质疾病:外源性过敏性肺泡炎、吸入性肺病、药物性肺疾病、放射性肺病。

（3）肿瘤性肺间质疾病:Kaposi 肉瘤、淋巴瘤、肺癌等。

（4）经其他方法不能确诊的周围型肺结节。

2. 手术禁忌证

1）同侧胸部手术或严重感染史,胸腔内粘连严重者。

2）严重的心、肺功能不全,不能耐受全麻手术者。

3. 手术方法

（1）全身麻醉,侧卧位。切口可根据术者的习惯和手术的部位进行选择,通常为一个胸腔镜观察孔,两个操作孔。

（2）一般要用 Endo-GIA 切割缝合肺组织,在选定的肺活检部位,用持物钳夹住提起肺组织,用 Endo-GIA 夹住适当大小的肺组织,切割缝合后,取出标本送病理检查。

（3）胸腔镜辅助肺活检,可以切取较多的肺组织标本,满足包括免疫组化等特殊检查,确诊率高。必要时可进行 2 处以上部位取材,更有助于诊断,明确病期。

（4）活检应避开舌叶,因舌叶常显示为终末期病变。应从早期和晚期病变部分至少取 2 块活检组织,以便实际反映肺病变的状态。

（5）如果是双侧肺实质弥漫性病活检,左右两侧均可施行手术时,应选右侧,因右侧有 3 个肺叶,有更多的边缘可供选择,容易做楔形切除,易于操作。

4. 并发症及防治

（1）出血和漏气:少量出血仔细观察并对症处理即可,出现进行性出血则应胸腔镜或开胸探查止血;漏气不严重的,只要充分引流,多能自行愈合。

（2）术后呼吸衰竭:因此类患者多为慢性弥漫性肺疾病,多为久治不愈,肺功能差,术后呼吸衰竭发生率较高。应对内科医生、患儿及相关人员进行宣教,必要时行肺活检,减少呼吸衰竭发生率。

（三）展望

胸腔镜初用于小儿胸外科时,仅能进行最简单的胸膜活检和肺表面活检等诊断性操作。近些年来,随着胸腔镜的发展和手术器械的改进,麻醉水平的进步,手术适应证已逐步扩大,可涉及各种小儿胸部疾病的诊断和治疗,同时胸腔镜可更多地应用于呼吸系统疾病的诊断和治疗中去。

（焦安夏　曾骐）

参 考 文 献

［1］ Global Initiative for Asthma. Global strategy for asthma management and prevention（update 2019）：（GINA）.［2019-11-21］. http：//www.ginasthma.org/

［2］申昆玲,赵京. 中国儿童哮喘行动计划的探索. 中华实用儿科临床杂志,2017,32（4）：241-244.

［3］中华医学会儿科学分会呼吸学组.《中华儿科杂志》编辑委员会. 儿童支气管哮喘诊断与防治指南（2016年版）. 中华儿科杂志,2016,54（3）：167-181

［4］ Global Initiative for Asthma. Global strategy for asthma management and prevention（Revised 2006）：Global Initiative for Asthma（GINA）.［2019-11-21］. http：//www.ginasthma.org/

［5］ Global Initiative for Asthma. Global strategy for the diagnosis and management of asthma in children 5 years and younger.［2019-11-21］. http：//www.ginasthma.org/

［6］ Bhattacharjee R，Kheirandish-Gozal L，Pillar G，et al. Cardiovascular Complications of Obstructive Sleep Apnea Syndrome：evidence from children. Prog Cardiovasc Dis，2009，51（5）：416-433

［7］ O'Driscoll DM，Horne RS，Davey MJ，et al. Increased sympathetic activity in children with obstructive sleep apnea：cardiovascular implications. Sleep Med，2011，12（5）：483-488

［8］ Kung CM，Wang RH，Wang HL. High prevalence of Mycoplasma Pneumoniae in hepatitis C virus-infected hemodialysis patients. Clin Lab，2012，58（9）：1037-1043

［9］辛德莉,陈晓庚,韩旭. 常用抗生素对肺炎支原体的抗菌活性分析. 中华儿科杂志,2009,47（4）：305-306

［10］ Kurland G，Michelson P. Bronchiolitis obliterans in children. Pediatr Pulmonol，2005，39（3）：193-208

［11］ Smith KJ，Fan LL. Insights into post-infectious bronchiolitis obliterans in children. Thorax，2006，61（6）：462-463

［12］ Roebuck DJ，Hogan MJ，Connolly B，et al. Interventions in the Chest in Children. Tech Vasc Interventional Rad，2011，14（1）：8-15

［13］ Peng YY，Soong WJ，Lee YS，et al. Flexible bronchoscopy as a valuable diagnostic and therapeutic tool in pediatric intensive care patients：A report on 5 years of experience. Pediatr Pulmonol. 2011，46（10）：1031-1037

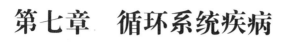

第七章 循环系统疾病

第一节 先天性心脏病分子发病机制及高危因素

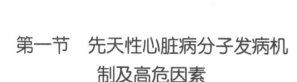

一、先天性心脏病分子发病机制

人类的心脏发育包括原始心管的形成和扭曲、心房心室的分隔和发育、从心脏发出的大血管扭转分隔，以及瓣膜等的形成和发育等过程。先天性心脏病（congenital heart disease，CHD）是由于心血管系统在胚胎发育过程中发生障碍而造成心脏及与心脏相连接的大血管形态、结构、功能上的异常。在心血管系统发育过程中，众多基因、调控因子、信号通路等相互协调、相互作用，形成有序的网络系统，并在环境因素和遗传因素影响下，共同调控心血管系统发育。CHD 的分子发病机制目前还未完全阐明。CHD 不仅只是由于染色体畸变和单基因突变等内在遗传因素而引起的，许多 CHD 是由遗传因素和环境因素共同作用导致其发病。

（一）染色体异常

染色体数目异常和结构畸变能引起一些临床综合征。染色体数目异常是由于在细胞分裂过程中，染色体分离障碍所致，包括整倍体和非整倍体畸变、染色体数目增多、减少和出现三倍体等。染色体结构的畸变指染色体发生片段的缺失、增添、颠倒或易位等改变。由于染色体是遗传物质基因的载体，故染色体异常可导致基因表达异常而引发机体发育异常。即使染色体有极轻度的畸形也会影响到很多基因，从而影响到除心脏之外的其他器官和系统发育。因此有染色体异常的 CHD 患者除心脏异常外还常伴有其他器官和系统异常，在临床上表现为综合征。合并有多发异常的 CHD 患儿应首先考虑其是否存在染色体数目异

常而进行染色体核型检查；若其染色体核型正常，仍需考虑并进一步检测是否存在染色体部分缺失或增加。对于存在染色体异常的 CHD 患儿，应对其父母也进行染色体检测，以便为再次生育提供准确的遗传咨询。

1. **染色体数目异常** 染色体数目异常中最常见的为 21 三体综合征，其为人类第一个描述的染色体疾病。于 1866 年由 Langdon Down 首先报道，亦称 Down 综合征、唐氏综合征以及先天愚型，是由于第 21 号染色体发生异常所致。其核型为：①标准型，［47，XX（或 XY），+21］，最为常见；②易位型，最常见核型为［46，XX（或 XY），−14，+t（14q21q） 或［46，XX（或 XY），−21，+t（21q21q）］；③嵌合型，［46，XX（或 XY）/47，XX（或 XY）+21］。主要特征表现为特殊面容，如鼻梁低、内眦赘皮、外侧眼角向上翘、耳小且低位、鼻孔朝上、舌常外伸、颈短、蹼颈，通常存在通贯手，并有智力落后、肌张力低下。常合并 CHD，主要包括 AVSD、VSD、ASD、TOF、TGA、CoA 以 及 PA等；其中以 AVSD 以及 VSD 最为常见。

其他常见的合并有 CHD 的常染色体数目异常有 18 三体综合征、13 三体综合征，性染色体数目异常有特纳（Turner）综合征、Klinefelter 综合征等（表 7-1-1）。

2. **染色体部分缺失或增多** 22q11 缺失综合征是较常见的合并有 CHD 的染色体部分缺失综合征。一些 CHD 患儿存在染色体 22q11.2 的微基因缺陷，这些患儿除心脏发育异常外，还常合并有其他疾病，1993 年 Wilson 以首字母缩写将其命名为 CATCH 综合征，又称 22q11 缺失综合征，即 cardiac defects（心脏缺陷）、abnormal facies（异常面容）、thymic hypoplasia（胸腺发育不良）、cleft palate（腭裂）和 hypocalcemia（低血钙）。患儿通常还伴有认知及交流障碍以及发育迟缓。CATCH

表 7-1-1　其他合并有 CHD 的染色体数目异常综合征

综合征名称	核型	合并的 CHD	临床表型
18-三体综合征，又称 Edward 综合征	[47,XY（或 XX），+18]；少数患者为嵌合体，即为 [46,XY（或 XX）/47,XY（或 XX），+18]	以 VSD、PDA 最常见，还可合并 ASD、CoA、TOF、PA、DORV、主动脉瓣二叶畸形、肺动脉瓣二叶畸形、多发瓣膜结节性发育不良等	心脏异常以及累及多器官的多发畸形
13 三体综合征，又称 Patau 综合征	标准型核型为：[47,XX（或 XY），+13]；易位型通常以 13 和 14 号染色体易位居多，核型为 [46,-14,+t（13q14q）]；嵌合型为 [47XX（或 XY）+13/46XX（或 XY）]	以 ASD、VSD、PDA 最常见，还可合并 CoA、HLHS 等	心脏异常以及累及多器官的多发畸形
Turner 综合征	其核型较复杂，最常见的核型为缺少一条性染色体 X，即 [45,X]；其次为嵌合型，最多见为 [45,X/46,XX]	CoA、PS、二叶主动脉瓣、Ebstein 综合征、HLHS 等	矮身材、性腺发育不良、青春期延迟、闭经无排卵和不育。颜面部皮肤色素痣、颈短、蹼颈、指（趾）水肿、后发际低、盾状胸、肘外翻、掌骨短、凸指甲等，部分患者合并 CHD
Klinefelter 综合征	其核型为多 X 染色体核型，最常见的染色体核型为 [47,XXY]	二尖瓣脱垂、ASD 等	睾丸小而硬，生精障碍；男性乳房发育；身材过高，主要为下肢过长；低睾酮和高促性腺激素。常合并甲状腺功能异常、葡萄糖耐量异常或糖尿病，部分患者合并 CHD

综合征包括 DiGeorge 综合征、腭心面综合征（velo cardio facial syndrome，VCFS）、圆锥动脉干异常面容综合征（conotruncal anomaly face syndrome，CAFS）。其心血管畸形尤其是圆锥动脉干畸形和主动脉弓畸形发生率很高。22q11.2 区域包含有多个基因，但是目前只有少数候选基因被认为与 22q11 缺失综合征相关，如 TBX1、CRKL、HIRA、GSCL、UFD1、CDC45L、COMT 基因。临床上需充分认识 22q11 缺失综合征的临床表型，根据主要临床表现进行初步诊断，但是更精细的是通过分子遗传学检测方法探查是否存在染色体微缺失进行确诊。

22q11 缺失综合征中的 DiGeorge 综合征是一种伴有甲状旁腺功能低下的胸腺发育不良的免疫缺陷病，由 DiGeorge 在 1965 年首先提出。1981 年 de la Chapelle 在 DiGeorge 综合征患者的家族中发现有染色体移位，之后许多研究发现绝大部分 DiGeorge 综合征病例具有染色体 22q11 的微基因缺陷。患儿常合并有心脏圆锥动脉干和主动脉弓发育异常，如 TOF、DORV、PTA、主动脉弓异常如 IAA 等，亦可合并 VSD、PDA 等 CHD。特殊面孔表现为眼眶距离增宽、耳郭位置低且有切迹、上唇正中纵沟短、颌小和鼻裂。因胸腺发育不良而导致细胞免疫功能低下，许多患儿合并有严重的感染。另由于甲状旁腺功能低下，患儿可出现低血钙以及手足搐搦。若临床上出现心脏圆锥动脉干和主动脉弓发育异常的 CHD 患儿合并有反复感染、抽搐、特殊面容、腭裂者，应高度怀疑此综合征，并从分子生物学水平通过荧光原位杂交（FISH）以及探针扩增技术进行检测确诊。

其他合并有 CHD 的染色体部分缺失综合

征 有 Williams 综 合 征、5p 缺 失 综 合 征、Wolf-Hirschhorn 综合征、8p 缺失综合征、Jacobsen 综合征等；合并有 CHD 的染色体部分增多综合征中较常见的有 22 部分三体综合征（表 7-1-2）。

（二）信号通路异常

信号通路是指能将细胞外的分子信号经细胞膜传入细胞内发挥效应的一系列反应通路。细胞外的分子信号（称为配体）包括激素、生长因子、细胞因子、神经递质以及其他小分子化合物等。当配体特异性地结合到细胞膜或细胞内的受体后，受体蛋白将细胞外信号转变为细胞内信号，经信号级联放大、分散和调节，最终产生一系列综合性的细胞应答，包括下游基因表达的调节、细胞内酶活性的变化、细胞骨架构型和 DNA 合成的改变等。因此，信号通路异常可导致信号向细胞内传导以及细胞内对信号应答异常。在胚胎发育过程中，若出现调控胚胎发育的信号通路异常可造成器官组织发育和分化障碍。与心脏发育相关的信号通路异常可导致 CHD 发生。

目前已发现许多信号通路如 Notch 信号通路等与心脏发育密切相关。Notch 信号的产生是通过 Notch 受体与配体相互作用，Notch 蛋白进入细胞核后激活某些转录调节因子，调控其靶基因表达，发挥生物学作用。Notch 信号通路可增强 Nkx2.5 表达，可通过 Hey2 调控 GATA4 和 GATA6 活性，并作为心脏肌小梁发育相关基因 *EphB2*、*EphB4*、*NRG1*、*BMP10* 的上游调节因子在肌小梁发育过程中具有重要作用。Notch 信号通路还在促进心脏发育过程中的上皮 - 间叶细胞转化、心内膜细胞进入心胶质形成心内膜垫和瓣膜过程中有重要调节的作用，此信号通路异常会导致 VSD、瓣膜发育不良、心室肌肉变薄和动脉分化异常等心脏畸形。Notch 信号通路在心脏流出道发育中也起到多重的作用。阻断 Notch 信号通路可引起明显的血管平滑肌细胞数量下降，产生 PS 和主动脉弓缺陷，并与心肌肥厚和扩张型心肌病

表 7-1-2 其他合并有 CHD 的染色体部分缺失或增多综合征

综合征名称	染色体部分缺失或增多	合并的 CHD	临床表型
Williams 综合征	7q11.2 处 *ELN* 基因的微缺失	主动脉瓣上狭窄、PS（常存在外周肺动脉狭窄）等	心血管异常、特殊面容（"小精灵"脸）、身材矮小、发育障碍、神经行为异常和一过性婴儿期高钙血症等
5p 缺失综合征	5 号染色体短臂缺失	可合并存在 VSD、ASD、PDA 等	心脏异常、特殊面容如圆脸、下颌缩短、眼距宽、短人中、鼻梁宽、耳低位、生长发育迟缓、智力发育异常
Wolf-Hirschhorn 综合征	4 号染色体短臂缺失	ASD、VSD、PDA、主动脉闭锁、右位心、TOF、TA 等	心脏异常、特殊面容如头小而长、前额突出、中线头皮缺陷、眼距宽、内眦赘皮，鹰形鼻、高眉弓、人中短深、下颌小而后缩、耳大且低位，常伴有虹膜和晶状体异常、马蹄内翻足、肘膝部有小陷窝、智力发育低下等
8p 缺失综合征	8 号染色体短臂缺失	CAVC、PS、VSD、TOF 等	心脏异常、发育迟缓、智力障碍、脑部异常、出生肌张力低、特殊面容、心脏异常、视觉异常
Jacobsen 综合征	染色体 11q 缺失	HLHS、VSD、ASD、CoA、主动脉瓣二叶畸形、PDA、PS、PTA 等	脑发育不良、智力低下、面容异常以及心脏异常
22 部分三体综合征，又称为"猫眼"综合征	第 22 对染色体长臂 11 位置发生重复及 180°反转	最常见为肺静脉异位引流，也可合并 ASD、TOF、VSD 等	心脏异常、向下倾斜的眼睑裂缝、耳前皮肤悬垂物以及小洞，并常伴有肾脏异常、肛门闭锁伴瘘管

相关。

其他与心脏发育密切相关的信号通路还有TGF-β/BMP信号通路、WNT信号通路、FGF信号通路、NODAL信号通路等，这些信号通路异常可导致CHD发生。

虽然目前已发现许多信号通路与心脏发育有关，但信号通路在CHD发病中的作用还有待于深入探讨。进一步研究与心脏发育相关的信号通路在心脏发育各个时期信号转导的空间和时间特点、探讨导致其传导异常的机制、探寻心脏发育相关信号通路的调控因子，以及调控机制等都有助于明确信号通路参与调控心脏发育的机制。另外，在CHD患儿中筛选与心脏发育相关的信号通路关键因子是否存在突变，及其突变后影响信号通路传导的机制研究，都有助于阐明信号通路异常在CHD中扮演的角色。围绕信号通路的传导是否受到环境因素的影响开展研究可以为CHD的防治提供一定线索。

（三）基因异常

1. 遗传综合征性单基因病 很多先天性心脏病（CHD）是由于单个基因突变所致而不是由于较大的染色体异常所引起的，单基因突变所致的CHD可被分为两大类：遗传综合征性单基因病和非遗传综合征性单基因病。遗传综合征性单基因病中引起心脏发育异常的单基因突变，发生在对各系统发育都有较大影响的基因上，因此除心脏发育异常外还伴有其他器官显著发育异常。非遗传综合征性单基因病表现为心脏畸形较明显，其他器官系统无明显异常。临床上常见的与CHD相关的遗传综合征性单基因病有如下几类。

（1）Marfan综合征：又称马方综合征或蜘蛛指（趾）综合征，于1896年被首次描述，为常见的常染色体显性遗传性疾病之一。系由于*FBN1*突变导致，其编码原纤维蛋白，突变后影响原纤维合成。此综合征属先天性遗传性结缔组织疾病，多累及高胶原水平的组织，以骨骼、眼及心血管三大系统的缺陷为主要特征。其临床主要表现为近视、眼晶体移位、特征性骨骼生长过度和关节松弛、蜘蛛脚样指（趾）、身材瘦高。多数伴有心血管畸形，以升主动脉根部扩张、主动脉瓣关闭不全为主要临床表现；也可发生二尖瓣和三尖瓣脱垂、肺动脉近端扩张。值得注意的是，当此综合征患者主动脉扩张严重时，可导致主动脉急性夹层动脉瘤或主动脉破裂，主动脉破裂可导致患者猝死。

（2）Holt-Oram综合征：于1960年由学者Holt和Oram进行描述并因此而命名，又称心－手综合征，呈常染色体显性遗传，临床多表现为心脏畸形合并有上肢骨骼异常。近年来发现*TBX5*基因突变为该综合征的原因之一，若突变发生在*TBX5*的5'端，心脏发育异常表现较为严重；若突变发生在*TBX5*的3'端，则上肢畸形更为严重。此综合征患者几乎都合并有CHD，以ASD和VSD多见，也可合并TGA、TOF、PTA、肺静脉异位引流、二尖瓣病变、心脏传导系统异常以及心肌病。

（3）Noonan综合征：于1968年由Noonan正式提出，为常染色体显性遗传综合征，*PTPN11*基因为其主要的致病基因，其编码非受体蛋白酪氨酸磷酸酶SHP-2。临床特征为多发性先天畸形，包括身材矮小、面容异常、蹼颈、智力低下和骨骼异常、出血倾向、淋巴管发育不良；男性生殖器分化不全或完全缺如，女性性腺发育不良。约半数患者合并心脏异常，其中PS（通常伴有肺动脉发育不全及瓣叶发育不良）以及肥厚性心肌病最为常见，还可合并AVSD、CoA、PS、TOF以及少见的二尖瓣脱垂等。

其他一些合并有CHD的遗传综合征性单基因病见表7-1-3。

除上述已基本明确致病基因的综合征外，临床上还发现一些合并有心脏发育异常的综合征，但其致病基因尚未探明（表7-1-4）。

2. 转录因子 心脏发育过程极其复杂，需要相关基因按照一定时间、空间顺序恰当表达，其中转录因子在对这些基因的表达调控中发挥重要作用。转录因子能与基因上游特定序列专一性结合，从而保证目的基因以特定的强度在特定的时间与空间表达。转录因子是转录起始过程中RNA聚合酶所需的辅助因子。转录因子不仅能单独与基因上游的启动子区域结合，也可以和其他转录因子形成转录因子复合体来影响基因的转录。转录因子作用于下游基因的同时也受上游诱导信号的调节，构成复杂的网络调控心脏发育。近年来，对转录因子在CHD发病过程中机制的研究不仅局限在单个转录因子，转录因子之间的相互作用也备受关注。

表 7-1-3 合并有 CHD 的遗传综合征性单基因病

综合征名称	致病基因	心血管系统异常	临床主要特征	遗传方式
Alagille 综合征	JAGGED1 基因	外周肺动脉发育不良和右心发育缺陷,还可合并 TOF、PS 或 PA、VSD、ASD、CoA 等	心脏、肝脏、骨骼(如"蝶"样椎骨)、眼睛异常,胆汁淤积以及特殊面容	常染色体显性遗传
Ellis-Van Creveld 综合征(埃利伟综合征)	EVC、EVC2 基因	ASD、VSD、AVSD、单心房	以骨骼、外胚层和心脏等发育不良为主要特征	常染色体隐性遗传
Rubinstein-Taybi 综合征(鲁宾斯坦-泰比综合征)	CREBBP 和 EP300 基因	PDA、VSD 等	阔拇指(趾)-特殊面容-智力低下为主要特征,可合并心脏、骨骼异常、泌尿系统异常	尚未明确
CHARGE 综合征	CHD7 基因	PDA、ASD、VSD、CAVC、DORV、PS、TOF 和 CoA	包括眼组织缺损、心脏异常、鼻后孔闭锁、生长发育迟缓、生殖器发育不良和耳部异常/耳聋	尚未明确
Ritscher-Schinzel 综合征	FOXF1、FOXQ1 及 FOXC1 基因	VSD、ASD、TOF、DORV、HLHS、CoA、PS 和其他瓣膜病变	颅面、小脑和心脏异常	常染色体隐性遗传
Ehlers-Danlos 综合征(埃勒斯-当洛斯综合征)	COL5A1、COL5A2、TNXB、COL3A1、PLOD1、COL1A1、COL1A2 和 ADAMTS-2 等基因	ASD、二尖瓣脱垂	心脏异常、皮肤弹性过度、脆性增加、创伤后愈合延迟、形成萎缩性瘢痕及关节运动过度	常染色体显性遗传
Smith-Lemli-Opitz 综合征(史-莱-奥综合征)	DHCR7 基因	VSD、PDA 等	临床表现为心脏异常、小头畸形、小颌畸形、宽鼻尖、鼻孔外翻、眼睑下垂、第 2 和第 3 脚趾并趾,身材矮小,精神发育迟缓	常染色体隐性遗传
Zellweger 综合征(脑肝肾综合征)	PEX 基因	PDA、ASD、VSD	临床表现为心脏异常、肌张力低下、高前额伴扁平脸、肝肿大、蛋白尿、眼睛先天白内障、青光眼、视神经发育不全等	常染色体隐性遗传
Char 综合征	TFAP2B 基因	PDA 等	面部畸形和第五指畸形,常合并 CHD	常染色体显性遗传
Costello 综合征	HRAS 基因	PS 等	生长发育迟缓、身材矮小、前额多毛、头发卷曲、嘴鼻周围有乳头状瘤、耳低位、颈短,皮肤松弛,皮肤色深,手脚掌有深褶纹	常染色体显性遗传性疾病

表 7-1-4　其他合并心脏发育异常的综合征

综合征名称	心血管系统异常	临床主要特征	遗传方式
Kartagener 综合征（卡塔格内综合征）	右位心以及冠状动脉畸形	心脏发育异常、全内脏转位、支气管扩张、鼻窦炎病变	常染色体隐性遗传
LEOPARD 综合征	PS、肥厚性梗阻性心肌病、P-R 间期延长	多发性黑痣、心脏传导系统异常、先天性心血管畸形（以 PS 为特征）、发育障碍，眼、生殖系统及骨骼异常，耳聋和中枢神经系统功能紊乱	常染色体显性遗传
Pierre Robin 综合征（罗班序列征）	VSD、PDA、ASD、CoA、TOF	先天性小下颌、舌后坠、吸气性呼吸道梗阻，常合并有 CHD	常染色体隐性遗传
Treacher Collins 综合征（特雷彻·柯林斯综合征）	VSD、PDA、ASD	眼裂下垂、颧弓发育不良、下颌骨发育不良、传导性耳聋、不同程度的小耳畸形和外耳道闭锁以及心脏发育异常	常染色体显性遗传
Crouzon's 综合征（克鲁宗综合征）	PDA、CoA	上睑下垂伴浅眼眶、颅缝早闭、上颌骨发育不良、心脏异常	常染色体显性遗传
VATER 联合征	VSD	脊柱异常、肛门闭锁、心血管畸形、气管食管异常、肾发育不良、肢体异常	未明
Goldenhar 综合征（戈尔登哈尔综合征）	VSD、TOF	颜面不对称和发育不全、小耳畸形、唇裂或腭裂、椎骨发育不全、心脏异常	未明
Cornelia de Lange 综合征	VSD	连眉、多毛症、产前生长迟缓、小头畸形、鼻孔前倾、口唇下翻、精神发育迟缓，可合并 CHD	未明

（1）TBX 家族：TBX 家族中的 *TBX1* 定位于 22q11.2，与 22q11.2 微缺失综合征有关，是 DiGeorge 综合征的候选基因。TBX1 在胚胎发育过程中在心脏流出道、心房、心室均有表达，以流出道最强。其在时间和空间上的精确表达对于动脉弓的重塑、咽弓内胚层的发育和排列、神经嵴细胞的迁移和分化、房室腔初始分化、心室和心脏间隔的正确形成等都十分关键。*TBX5* 基因是 Holt-Oram 综合征（也称心手综合征）的致病基因。

（2）GATA 家族：*GATA-4*、*GATA-5*、*GATA-6* 这 3 种亚型主要起到调节心脏基因表达的作用，其功能异常与心内膜垫缺损、心肌发育不良、房间隔缺损及室间隔缺损相关。

（3）Homebox 家族：其中的 NKX2.5 是心脏发育关键转录因子，在心脏前体细胞分化、房室分隔和流出道发育，以及传导系统的形成中都有重要作用。目前已在人类 CHD 患儿中发现存在 *NKX2.5* 基因突变以及功能异常。

除上述家族外，还有其他转录因子与心脏发育密切相关。由于心脏的正常发育需要相关基因进行正确的空间和时间表达，因此转录因子对于调控这些心脏发育相关基因在心脏发育过程中何时表达，以及正确表达于心脏的特定部位十分关键。在 CHD 患儿中进行大样本量的筛查，以筛选和鉴定转录因子的致 CHD 突变，并借助先进的分子生物学手段探寻突变导致转录因子功能异常的机制也已成为热点，同时环境因素对转录因子功能影响的研究也渐受关注。

另外，目前研究发现除转录因子相关基因外，还有许多基因与 CDH 发病相关。如编码微 RNA（miRNA）的相关基因、先天性代谢紊乱相关基因、胶原纤维相关基因、细胞连接蛋白相关基因、血管内皮生长因子（*VEGF*）基因等，在此不逐一列举。

3. 基因拷贝数变异　近年来发现 CHD 的发病不仅与基因突变有关，还与基因拷贝数变异（copy number variation, CNV）相关。拷贝数变异是由基因组发生重排导致，它是指与参照基因组比较,长度为1kb以上的基因组大片段的缺失、插入、重复、倒位和复杂多位点的变异。CNV通过基因剂量改变、基因断裂、基因融合、位置效应等导致疾病发生。CNV可通过目前先进的微阵列比较基因组杂交技术、微阵列单核苷酸芯片技术和新一代测序技术而进行检测。

CHD发病机制探讨领域日新月异,许多大型医疗机构现已在患儿中开展大规模基因测序以期望在CHD致病基因研究方面有新发现。目前基因非编码区尤其是已知致病基因的调控区变异已成为新的遗传致病因素而引起重视。另外,CHD发病的遗传异质性(同一基因突变在不同患者中CHD表型不同)也备受关注。随着将来更加先进和准确的基因检测技术以及基因功能研究技术的出现,将有可能发现未知致病基因以及已知致病基因的新致病机制,这将进一步加深对CHD分子致病机制的认识,为将来CHD的早期分子诊断、出生缺陷预警、遗传咨询和防治新策略提供新的途径。

(四)表观遗传学与CHD

表观遗传学是指在DNA序列不变的情况下,可决定基因表达与否并可稳定遗传下去的调控方式,包括DNA甲基化、非编码RNA、基因组印记、染色质组蛋白修饰等。DNA甲基化和微RNA(microRNA、miRNA)是最重要的表观遗传调控机制之一,不仅调节机体正常生长发育,而且可以介导环境因素影响疾病的发生发展。除此以外,miRNA还可作用于DNA甲基化,形成调控网络,影响CHD发生发展。近年研究发现,DNA甲基化异常、miRNA表达和染色质组蛋白修饰异常可导致CHD发生。

(五)维生素缺乏、代谢异常与CHD

1. **维生素**　叶酸缺乏、维生素A缺乏或利用度下降与CHD的发病密切相关。叶酸和维生素A发挥生物学活性,作用于代谢通路中的关键酶和载体相关基因异常,会影响叶酸和维生素A生物学作用发挥,导致心脏等器官形成发育障碍。叶酸代谢通路中重要的酶和载体相关基因*MTHFR*、*MTRR*和*RFC-1*突变(如*MTHFR* C677T突变、*RFC-1*基因A80G突变)与CHD发生相关。

2. **先天性代谢紊乱**　体内参与代谢的相关酶缺乏或内分泌紊乱可导致代谢紊乱异常,如糖原贮积病、高半胱氨酸血症(胱硫醚β合成酶缺乏)、高血糖等,从而影响心脏发育导致CHD发生。

3. **化学物质代谢降解异常**　一些药物等化学物质进入人体内要经历代谢解毒,参与代谢解毒的酶相关基因突变可能影响这些酶的活性,可导致CHD的发生。如体内谷胱甘肽-S-转移酶活性较低,以及携带*NOS3*遗传变异,患CHD风险显著增加。

CHD的分子发病机制目前仍未完全阐明。随着分子生物学技术的迅速发展,在心脏发育过程中各种因素、各种因子所扮演的角色及其相互之间的调控作用将被进一步明确;CHD分子发病机制的新视点也将会被不断探索。

二、先天性心脏病的高危因素

目前一致认为CHD是由遗传因素、环境因素单独作用或共同作用而导致的。本部分围绕CHD发病的遗传和环境高危因素进行阐述。

(一)遗传高危因素

若存在CHD家族史,则胎儿患CHD的风险增加。家族史包括父母本身、胎儿同胞兄弟姐妹,以及较近的旁系亲属中患CHD。如果家族中有明确的基因缺陷基础,后代中再发CHD的风险明显增加。若母体疾病已经影响了前一个胎儿的心脏发育,或存在已知的CHD相关常染色体显性单基因缺陷,则再次怀孕后,胎儿再发CHD的风险可能性就更高。母亲患CHD时其后代再患CHD的概率高于正常人群。父亲患CHD时其后代再患CHD的概率也增高,但小于母亲患CHD。

1. **染色体异常**　人类染色体数目和结构的改变可引起临床上多种综合征表现,不同程度地伴有CHD(见本章前述)。染色体异常具有家族聚集性,可通过显性、隐性或选择性性别遗传,因此母亲染色体异常可导致胎儿出现包括CHD在内的各种异常表型。

2. **基因遗传性**　一些母代存在导致心脏发育异常的基因突变(见本章前述),有遗传至后代的倾向,使得后代同样发生CHD,且CHD的类型与母代相似。但如果母代CHD是由孕期环境因素暴露所致,则通常不具遗传性。

（二）环境高危因素

与 CHD 有关的环境高危因素可以通过采取相应措施,人为避免不利的因素而预防 CHD 的发生。

1. 母亲疾病和药物暴露 胎儿心血管系统的发育通常发生在妊娠的第 2~8 周,在此期间及母体怀孕前 3 个月,母体所患多种疾病(表 7-1-5)和药物暴露(表 7-1-6)均可能对胎儿心血管发育产生影响,并由此导致 CHD 的发生。

表 7-1-5　母亲疾病对胎儿心脏发育的影响

感染性疾病	自身免疫性疾病		内分泌代谢相关性疾病			
各种病原体、病毒[1]、细菌以及梅毒螺旋体感染等	系统性红斑狼疮	其他结缔组织疾病	糖尿病	甲状腺功能异常	苯丙酮尿症	高半胱氨酸血症
可导致胎儿多种 CHD 发生	可导致先天性心脏传导阻滞。部分受累胎儿出生后渐可发展为心内膜弹力纤维增生症	孕期用药可对胎儿心血管系统产生不良影响	可导致多种 CHD,还可导致胎儿心肌肥厚和心功能异常	最常见的是胎儿心动过速	导致胎儿发生"母体苯丙酮尿综合征"[2]	可导致胎儿多种 CHD 发生

注:[1]TORCH 系列病原体、柯萨奇病毒、流感病毒、流行性感冒病毒、人类免疫缺陷病毒(HIV)、细小病毒 B19 以及其他病毒等。[2] 临床表现包括小头畸形、CHD、生长受限、低出生体重,以及以后的智力发育迟滞等

表 7-1-6　母亲药物暴露对胎儿心脏发育的影响

药物名称	对心脏发育的影响
抗感染药物	
抗生素[1]、抗 HIV 病毒药物[2]、抗真菌药物[3]	导致胎儿畸形以及多种 CHD
循环系统药物	
血管紧张素转换酶抑制剂(ACEI)	导致胎儿低血压、肾脏发育不良、羊水过少、生长受限、肺发育不良、生后动脉导管持续未闭、颅骨骨化不全等异常
拟交感神经类药物,如 β 肾上腺素受体激动药	导致胎儿心动过速和快速性心律失常,亦与胎儿水肿、心肌缺血、心肌发育异常(如出现室间隔增厚)、新生儿心力衰竭相关
硫酸镁	可影响胎儿心律和心率
非甾体抗炎药	
阿司匹林(乙酰水杨酸),吲哚美辛(消炎痛),布洛芬,双氯芬酸(扶他林),吡罗昔康(炎痛喜康)等	对胎儿心血管系统具有一定致畸性。另由于其可抑制前列腺素生成,因此该类药物可引起宫内动脉导管收缩并提前关闭,并可进一步导致右室肥厚
神经精神疾病药物	
抗癫痫药:丙戊酸钠、卡马西平、苯妥英等	可导致心血管畸形。苯妥英作为离子通道阻滞剂,还可能造成胎儿心动过缓、血流动力学改变和低氧损害
镇静安眠药:苯巴比妥、沙利度胺(反应停)	胎儿存在发生心血管畸形的高风险
抗精神障碍类药:碳酸锂等锂剂、氯米帕明和帕罗西汀	胎儿存在发生心血管畸形的高风险
化疗药物	胎儿存在发生各类先天性畸形的高风险

注:[1] 大环内酯类、磺胺类、氟喹诺酮类、氨基糖苷类、四环素类等;[2] 齐多夫定、核苷类和非核苷类逆转录酶抑制剂等;[3] 酮康唑、伏立康唑、灰黄霉素、氟胞嘧啶等

2. **母亲为高龄孕妇及不正常妊娠史**　孕妇年龄大于 35 岁，其胎儿染色体畸变的概率增高。母亲既往史中有反复流产、死胎或胎儿存在先天性畸形均是再妊娠时胎儿 CHD 发生的高危因素。

3. **化学物质暴露**　母亲孕期饮酒、摄入乙醇、吸烟、摄入咖啡因，或应用可卡因、去氧麻黄碱、大麻等毒品；以及母孕期暴露于有机溶剂、农药、除草剂、灭鼠剂、染料、油漆、印刷原料等化学物质，均可导致胎儿心血管系统发育异常危险性增加。父亲接触上述高危因素，也可一定程度上增加后代患 CHD 的风险。

4. **环境物理因素**　母亲孕期过量暴露于辐射如 X 射线、微波、声波、无线电波、电视、手机和电脑等电磁辐射等，以及父亲接触辐射等因素皆可增加胎儿心血管系统发育异常的风险。

5. **生态环境因素**　生态环境因素主要包括空气污染和水污染。大气污染物包括 PM10、NO_2、SO_2、CO 和 O_3。地下水、自来水在氯化消毒后产生卤代有机副产物，与心脏畸形的发生有关联。

6. **营养因素**　母亲维生素缺乏或过量，如维生素 A 缺乏、维生素 A 制剂类视黄醇过量、叶酸缺乏或服用叶酸拮抗剂等均可导致胎儿发生 CHD 风险增加。

7. **心理以及社会因素**　母亲不良生育史、孕早期发生重大负性生活事件、母亲在孕期尤其是前 3 个月受到精神刺激、精神紧张和忧郁都有可能增加 CHD 发病危险。

针对上述的 CHD 发病高危因素，及时采取措施进行预防，可降低 CHD 的发病率。若存在上述遗传高危因素，母亲怀孕前进行遗传咨询十分有必要，尤其是家族中有 CHD 患者或有其他遗传病史，以及曾有过原因不明的流产、死胎、死产或曾生育过畸形儿者，遗传咨询意义重大。怀孕前母亲和父亲进行详细的孕前检测，及时发现和治疗存在的基础疾病，并选择对胎儿发育副作用小的药物进行治疗，有助于降低胎儿发育异常的发生概率。父母应重视孕前以及孕期保健，适量摄入维生素等营养物质、避免物理和化学因素暴露、避免吸烟饮酒、保持较好的生活环境和良好心情、及时进行孕期检查，都有助于为胎儿的正常发育创造良好条件，减少包括 CHD 在内的胎儿发育异常的发生。

（孙淑娜　桂永浩）

缩略语

先天性心脏病：congenital heart disease，CHD

房室间隔缺损：atrioventricular septal defect，AVSD

共同房室通道：common atrioventricular canal，CAVC

室间隔缺损：ventricular septal defect，VSD

房间隔缺损：atrial septal defect，ASD

法洛四联症：tetralogy of Fallot，TOF

大动脉转位：transposition of great arteries，TGA

主动脉缩窄：coarctation of aorta，CoA

肺动脉瓣闭锁：pulmonary atresia，PA

三尖瓣闭锁：tricuspid atresia，TA

动脉导管未闭：patent ductus arteriosus，PDA

右心室双出口：double outlet of right ventricle，DORV

左心发育不良综合征：hypoplastic left-heart syndrome，HLHS

肺动脉瓣狭窄：pulmonary stenosis，PS

永存动脉干：persistent truncus arteriosus，PTA

主动脉弓离断：interruption of aortic arch，IAA

三尖瓣闭锁：tricuspid atresia，TA

二尖瓣狭窄：mitral stenosis，MS

全肺静脉异位引流：total anomalous pulmonary venous drainage，TAPVD

流出道：outflow tract，OT

左心室：left ventricle，LV

右心室：right ventricle，RV

第二房间隔：septum secundum，AS secondary

第一房间隔：septum primum，AS primary

左心房：left atrium，LA

右心房：right atrium，RA

静脉窦：sinus venosus，SV

心内膜垫：endocardial cushion，EC

动脉囊：aortic sac，AS

动脉导管：ductus arteriosus，DA

圆锥动脉干：conotruncus，CT

房室瓣：atrioventricular valve，AVV

第二节 先天性心脏病介入治疗的临床指南解读

先天性心脏病（CHD）是儿童时期最常见的心脏病，占我国重大出生缺陷发病率和死亡率的首位。自 20 世纪 80 年代以来，CHD 的介入治疗得到发展并成为 CHD 治疗的重要手段，1998 年美国心脏协会（AHA）率先发布了《小儿介入性心导管术的科学声明》，2004 年中华医学会随之发表了《先天性心脏病经导管介入治疗指南》（简称《指南》），为早期 CHD 介入治疗的开展起到了很好的推动作用。此后 CHD 介入治疗迎来了快速发展期，新的介入材料、技术和理念不断出现，介入治疗的病种和范围也不断拓宽，为此 AHA 于 2011 年公布了更新后的《小儿心脏病心导管检查及介入治疗适应证的科学声明》（简称《科学声明》）；在此期间我国 CHD 介入治疗也获得了长足进展，介入器械和方法由模仿到改进甚至创新，每年完成的 CHD 介入治疗病例数超过 3 万例，居全球首位。为了进一步规范我国 CHD 介入治疗，中国医师协会儿科医师分会先天性心脏病专家委员会和中华医学会儿科学分会心血管学组共同组织国内专家对儿童常见 CHD 介入治疗的适应证、操作要点、并发症的防治及随访进行了讨论，并在 2015 年发布了《儿童常见先天性心脏病介入治疗专家共识》（简称《共识》）。该《共识》是参照 2011 年 AHA《科学声明》并在国内大量临床实践的基础上对 2004 年《指南》的全面更新。与 2004 年《指南》相比较，最大的区别在于，此次《共识》对 CHD 介入治疗的各种适应证不再是简单的罗列，而是沿用国际上通常采用的方式进行表述，并且根据 10 余年的临床实践进行了修改和补充，同时还去除了目前临床上已很少开展的球囊房隔造口术。为了更好地领会和理解该《共识》，本部分内容将对其进行解读。

一、经皮球囊肺动脉瓣成形术

1982 年 Kan 等首先报道经皮球囊肺动脉瓣成形术（percutaneous balloon pulmonary valvuloplasty，PBPV）治疗先天性肺动脉瓣狭窄（pulmonary stenosis，PS）。30 余年来的大样本长期随访研究表明，对于大部分的 PS 病例 PBPV 可替代外科开胸手术。鉴于 PBPV 的疗效肯定、并发症少，此次《共识》参照 2011 年 AHA 的《科学声明》，进一步放宽了 PBPV 的适应证，将跨瓣收缩期压差 ≥40mmHg 或者合并右心功能不全的典型 PS 作为 PBPV 的 I 类指征（以往采用 ≥50mmHg），并且去除了 2004 年《指南》中 PBPV 的"最佳年龄 2~4 岁"的表述；新增了动脉导管依赖性的危重性 PS 作为 PBPV 的 I 类指征；近年来室间隔完整的肺动脉瓣闭锁的瓣膜打孔球囊扩张术在国内得到了开展，此次《共识》将其列入为 II a 类指征（新增）；但对于冠状动脉循环依赖于右心室灌注的肺动脉瓣闭锁病例，采用右心室减压手术可导致心肌缺血，则为球囊扩张术的禁忌证（推荐级别 III，新增）。在 PBPV 的球囊导管选择上，以往通常选择超大球囊法，即球囊与瓣环直径的比值为 1.2~1.4，但此次《共识》中提到采用过大球囊有可能增加重度肺动脉瓣反流的风险，需要在 PBPV 术后的长期随访中关注，近年来有人主张球囊与瓣环直径的比值为 1.2~1.25，希望在不影响球囊扩张效果的前提下减少远期重度肺动脉瓣反流的发生率，但需要进一步的循证医学依据来证实。

二、经皮球囊主动脉瓣成形术

1983 年 Lababidi 等首次采用经皮球囊主动脉瓣成形术（percuta-neous balloon aortic valvuloplasty，PBAV）治疗先天性主动脉瓣狭窄（aortic stenosis，AS）。30 余年来随着介入材料和方法学的进展以及临床经验的积累，PBAV 的成功率较早期进一步提高，并发症的发生率也较前减少。与 2004 年《指南》相同，此次《共识》仍采用经导管测量的跨瓣收缩期压差 ≥50mmHg 作为 PBAV 的 I 类指征；但有别于 2004 年《指南》，此次《共识》将 AS 相关的临床症状、心电图表现和心功能状况作为选择手术指征的依据，跨瓣收缩期压差并非决定 PBAV 适应证的唯一标准：如果跨瓣收缩期压差 ≥40mmHg，同时合并心绞痛、晕厥等症状，或者心电图上有缺血性 ST-T 改变，也推荐进行 PBAV（推荐级别 I，新增）；对于依赖于动脉导管未闭的新生儿单纯性重症 AS 患者，以及合并左心室收缩功能减退的儿童单纯性 AS 患者，无论跨瓣收缩期压差如何，均推荐进行 PBAV（推荐级别Ⅰ，新增）。在 PBAV 的操作要点上，此次《共识》强调了维持球囊在左心室流出道稳定性的重要性，可提高 PBAV 的成功率并减少严重主动脉瓣反流的发生，推荐应用加硬导丝及较长的球囊，或者通过右心室临时起搏加速心室率来减少球囊的快速运动从而维持其稳定性。此次《共识》还强调了 PBAV 术后长期随访的重要性，PBAV 是治疗 AS 的一种姑息性手段，绝大多数患者随着年龄的增长会出现再狭窄和 / 或进行性主动脉瓣反流。单纯的再狭窄可以再次进行球囊扩张术，但严重的主动脉瓣反流往往需要外科手术，甚至主动脉瓣置换术。PBAV 术后需要长期随访，包括临床体检、心电图和心脏超声检查等。

三、经皮主动脉缩窄球囊血管成形术

1983 年 Lock 等首先报道对主动脉缩窄行球囊扩张术获得成功。30 余年的临床研究表明，球囊扩张术对外科手术后的局限性主动脉再狭窄效果良好，可部分替代再次外科开胸手术；而对未经外科手术的主动脉缩窄，由于球囊扩张术后再狭窄及动脉瘤的发生率相对较高，目前仍存在一定争议。此次《共识》中主动脉缩窄的经皮球囊血管成形术的Ⅰ类指征均为外科手术后的再缩窄，对于解剖条件合适的再缩窄，如果经导管测量的跨缩窄部收缩期压差大于 20mmHg，推荐行球囊扩张术（推荐级别Ⅰ，与 2004 年《指南》相同）；但对于外科术后的再缩窄伴有下列情况之一者，如明显的侧支血管形成、单心室循环或左心收缩功能下降，即使跨缩窄部收缩期压差小于 20mmHg，如果缩窄段形态适宜介入治疗，也推荐行球囊扩张术（推荐级别Ⅰ，新增）。对于未经手术的主动脉缩窄的球囊扩张术目前仍存在争议，此次《共识》中不再列入球囊扩张术的Ⅰ类指征。如果合并严重的心室功能减退、重度二尖瓣反流、低心排出量等情况时，球囊扩张术可作为一种姑息减症手术（推荐级别Ⅱa，新增）；对于未经外科手术的局限性、隔膜型主动脉缩窄，经导管测量的跨缩窄段收缩期压差 >20mmHg 且年龄大于 4~6 个月，在 2004 年《指南》中被列为球囊扩张术的绝对适应证，此次《共识》中仅作为Ⅱb 类推荐；此外，对于缩窄部解剖复杂的主动脉缩窄或术后再狭窄，或某些系统性疾病如结缔组织病或 Turner 综合征等合并的主动脉缩窄或术后再狭窄，本着个体化的原则在仔细分析论证后可以考虑行球囊扩张术（推荐级别Ⅱb，新增）。

四、动脉导管未闭封堵术

1967 年，Porstmann 等首次采用泡沫海绵封堵动脉导管未闭（patent ductus arteriosus，PDA）获得成功，此后各国学者相继开展了多种介入性方法治疗 PDA，尤其是 1997 年后多种类型的 Amplatzer 系列 PDA 封堵器相继应用于临床，使得 PDA 封堵的适用范围及年龄得以拓宽。此次《共识》在 PDA 介入治疗适应证方面对 2004 年《指南》进行了较多修改，不再严格限制患儿的年龄和体重，更加重视血流动力学意义。对于 PDA 伴有明显左向右分流，并且合并充血性心力衰竭、生长发育迟滞、肺循环多血以及左房或左室扩大等表现之一者，若患者体重及解剖条件适宜，推荐行经导管介入封堵术（推荐级别Ⅰ）；对于血流动力学意义不大的小型 PDA 是否需要行介入封堵仍存在争议，如果通过标准的听诊技术可闻及杂音，在此次《共识》中作为介入封堵的Ⅱa 类指征进行推荐，不能闻及杂音的则作为Ⅱb 类指征进行推荐；对于 PDA 合并重度肺动脉高压的患者，此次《共识》强调了肺动脉高压性质评价的重要性，如果动脉导管水平为左向右分流为主的双向分流、急性肺血管扩张试验为阳性，或者试验性封堵后肺动脉收缩压降低 20% 或 30mmHg 以上，且无主动脉压力下降和全身不良反应，可以考虑介入封堵（推荐级别Ⅱb）；如果动脉导管水平出现双向分流或者右向左分流，并且急性肺血管扩张试验阴性，则禁止行 PDA 封堵术（推荐级别Ⅲ）。

五、继发孔型房间隔缺损封堵术

1974 年，King 和 Mills 首次完成了经导管介入治疗继发孔型房间隔缺损（atrial septal defect，ASD），自 1997 年 Amplatzer 房间隔缺损封堵器问世以来，该项技术日臻成熟并得到广泛应用。10 余年来，由于介入材料和方法学的进展，ASD 经导管封堵术的适应证也发生了相应的变化，此次《共识》中在适应证的选择上除了关注缺损的

解剖条件是否适合介入治疗,同时也强调了是否"具有血流动力学意义"或者存在"矛盾性血栓等潜在风险"。在2004年《指南》中接受ASD封堵术的患者年龄要求在3岁以上,但在此次《共识》中对ASD封堵术的适用年龄有所放宽,对于解剖条件合适并具有血流动力学意义的继发孔型ASD,年龄大于2岁作为介入封堵的Ⅰ类指征推荐,年龄小于2岁则作为介入封堵的Ⅱa类指征推荐。此次《共识》中还述及了小的继发孔型ASD的介入封堵指征,即使没有明显的血流动力学意义,如果合并有矛盾性血栓、血栓栓塞事件等危险因素或潜在风险,也可进行经导管封堵术(推荐级别Ⅱb,新增);对于解剖条件不合适的ASD或者合并梗阻性肺动脉高压的ASD,则不建议行介入封堵术(推荐级别Ⅲ,与2004年《指南》相同)。在ASD封堵术的操作要点上,此次《共识》不再强调根据球囊所测量出的缺损伸展径来选择封堵器的大小,但强调了在操作过程中要注重长鞘排气以防止空气栓塞的风险,并介绍了多发性ASD、合并房间隔膨出瘤的ASD,以及常规方法不能顺利放置封堵器等特殊情况下的ASD封堵术的操作要点。

六、室间隔缺损封堵术

1988年,Lock等首次应用双面伞关闭室间隔缺损(ventricular septal defect, VSD),1994年,Sideris等报道纽扣式补片法封堵VSD,但上述方法由于操作复杂、并发症多均未获推广应用。1998年后Amplatzer肌部和膜部VSD封堵装置相继研制成功并应用于临床,尤其是2002年以来国内对Amplatzer室间隔缺损封堵器进行了改进和完善,VSD介入治疗在我国得以迅速发展。随着临床经验的不断积累,VSD介入封堵术的适用范围也进一步拓宽。在2004年《指南》中VSD经导管封堵术的年龄要求在3岁以上,但在此次《共识》中,对于解剖条件合适并具有血流动力学意义的VSD,年龄大于3岁作为介入封堵的Ⅰ类指征推荐,年龄2~3岁则作为介入封堵的Ⅱa类指征推荐(新增)。此外,在2004年《指南》中膜部VSD介入封堵术要求缺损上缘距主动脉右冠瓣的距离≥2mm,但在此次《共识》中,如果VSD上缘距离主动脉右冠瓣的距离≤2mm,虽有轻度

主动脉瓣脱垂但无明显主动脉瓣反流,仍可考虑进行介入封堵术(推荐级别Ⅱa,新增)。此外,对于既往无感染性心内膜炎病史且无血流动力学意义的膜周和肌部VSD,此次《共识》中不建议行介入封堵术(推荐级别Ⅲ,新增)。在封堵器的选择上,2004年《指南》中只推荐了Amplatzer膜周部室间隔缺损封堵器(偏心性);而在此次《共识》中,缺损距主动脉瓣2mm以上者建议选用对称型封堵器,不足2mm者建议选用偏心型封堵器。Ⅲ度房室传导阻滞是VSD介入治疗中备受关注的并发症之一,完全性左束支传导阻滞是近年来受到关注的VSD介入治疗的另一种并发症,两者均可发生在封堵术中、术后早期,也可为迟发性,需要引起高度重视,此次《共识》对其处理策略进行了详细的阐述。

综上所述,此次《共识》基本上涵盖了目前儿童常见CHD的介入治疗,该《共识》是在总结我国儿童CHD介入治疗经验的基础上,参考国内外相关指南,集全国儿科心血管领域的专家、学者之力修订而成,具有重要的指导意义。但该《共识》同时也存在不足之处,由于国内儿童CHD领域开展的多中心随机对照临床试验非常有限,此次《共识》中各种介入治疗适应证的选择主要是根据专家意见,未列入相应的证据水平。今后有必要在该领域进一步开展临床研究,从而提供更有力的循证医学依据,使该《共识》得到进一步完善并成为指导我国儿童CHD介入治疗的指南性文件。

(傅立军 李 奋)

第三节 肺动脉高压发病机制及治疗策略

肺动脉高压(pulmonary hypertension, PH)是一组以肺血管阻力进行性升高和右心功能进行性衰竭为主要特征的疾病,是临床众多心肺疾病常见的合并症,有些病例其发病原因不明。原因不明的肺动脉高压称为特发性肺动脉高压(idiopathic pulmonary arterial hypertension, IPAH)。虽然对于肺动脉高压的研究已有100多年的历史,但是其发病机制至今尚未完全清楚。近年来

细胞生物学和分子遗传学的飞速发展促进了肺动脉高压发病机制的深入研究，从而进一步带动了肺动脉高压诊断学和治疗学的进步。

一、肺动脉高压发病机制及研究热点

目前认为，肺动脉高压的发生不能以单一的病理生理理论来解释，而是涉及细胞、体液介质和分子遗传等多个途径。肺血管收缩、肺血管结构重构、肺血管炎症和原位血栓是肺动脉高压发生、发展的重要病理生理基础，内皮细胞、平滑肌细胞、成纤维细胞和血小板等细胞异常参与其形成，血管收缩因子和血管舒张因子、促进增殖因子和抑制增殖因子、促凝物质和抗凝物质等多种血管活性物质的失衡促进其发生，而遗传因素在其发病机制中的作用更日益受人瞩目。

（一）细胞机制与肺动脉高压

肺血管结构重构是肺动脉高压重要的病理基础，血管壁内、中、外膜三层结构均发生改变，这对肺动脉高压的发生、发展及转归都具有重要意义。

1. 内皮细胞　一些异常因素，如缺氧、机械剪切力、炎症、某些药物或者毒物等，可使肺血管内皮细胞结构、功能和代谢发生改变，成为肺动脉高压发生的始动因素。内皮损伤破坏了内皮的屏障作用以及内皮细胞和平滑肌细胞之间的肌－内皮连接，也破坏了血管内皮和肺循环所产生的血管活性物质之间的平衡和内皮细胞对平滑肌细胞的调节，从而促使肺血管平滑肌细胞增殖，引起肺血管结构重构。内皮损伤不仅可引起增殖和凋亡失衡，还可影响凝血过程。

2. 平滑肌细胞　肺动脉高压时，肺动脉中膜平滑肌细胞由静止状态的收缩表型向增殖状态的合成表型转化，平滑肌细胞增生、肥大、中膜肥厚；并且在正常情况下，基本无发育的平滑肌前体细胞（中间细胞、周细胞）分化为新的平滑肌细胞，部分肌型动脉及非肌型动脉发生肌化，形成新的肌型动脉。本课题组以往的研究发现，在肺血管结构重构形成时，肺动脉平滑肌细胞增殖增加，凋亡减少，提示肺动脉平滑肌细胞增殖和凋亡之间平衡失调也参与了血管结构重构。此外，肺动脉平滑肌细胞可以合成和分泌多种血管活性物质，调节肺血管结构重构和肺动脉高压的形成。

3. 成纤维细胞　血管外膜成纤维细胞增殖及结缔组织异常沉积等细胞外基质的改变是肺血管结构重构的重要组成部分。细胞外基质主要包括胶原和弹性蛋白等。本课题组最近的研究结果表明，随着肺动脉高压的形成，大鼠肺动脉中胶原含量升高，Ⅰ、Ⅲ型胶原蛋白表达以及前胶原 mRNA 也有明显增加，并且调控胶原降解的酶 MMP-1（促进胶原降解）与 TIMP-1（抑制胶原降解）表达失调，TIMP-1 mRNA 表达的升高幅度明显高于 MMP-1 mRNA 的表达。此外，研究显示低氧诱导的大鼠肺动脉高压模型中弹性蛋白酶活性明显增高，我们的研究也发现，低氧1周后大鼠肺动脉血管壁内弹力层即开始变薄，而且内弹力层厚度与肺动脉压力具有明显的负相关性，提示弹性蛋白的变化也参与了肺动脉高压的发生。

4. 血小板和血栓形成　血小板功能紊乱及血栓形成在 IPH 的发生过程中起重要作用。肺血管内皮损伤后，产生易损表面，促进血小板活化和凝集、血栓调节素系统及纤维蛋白溶解系统异常，促使肺动脉原位血栓形成。血小板除了有抗凝作用外，还可释放肺血管收缩和重构的活性物质，与血管壁相互作用，引起肺血管结构重构。

5. 炎症细胞　部分 IPH 患者体内可发现抗核抗体等自身抗体及 IL-1 和 IL-6 等炎性细胞因子水平升高，肺组织学检查发现丛样病变中有巨噬细胞及淋巴细胞侵润，提示炎症细胞可能参与了 IPAH 的发病。此外，炎症反应在结缔组织病及 HIV 感染所致肺动脉高压中均起一定作用，部分狼疮相关性肺动脉高压经免疫抑制剂治疗病情可得到改善。

（二）肺动脉高压的分子机制

血管内皮细胞、平滑肌细胞、成纤维细胞以及血小板和单核巨噬细胞能够产生多种血管活性物质，正常情况下它们之间处于动态平衡，维持肺血管的正常生理结构和功能。在一些外来刺激下（如高肺血流、低氧、毒物等），这些介质产生分泌平衡失调，促进血管收缩、血管重构以及血栓形成，是肺动脉高压发生的重要机制。

1. 气体信号分子

（1）一氧化氮（nitric oxide, NO）：NO 与肺动脉高压的形成密切相关。多数研究倾向于肺动脉高压时 NO 合酶表达下调，NO 合成减少。本课题组以及国内外众多研究显示，长期吸入 NO、应用 NO 前体左旋精氨酸（L-arginine, L-Arg）或 NO 供体硝酸甘油等可以缓解肺动脉高压和肺血管结构重构的形成，而应用 NO 合酶抑制剂却可以明显加重肺血管结构重构的程度，表明 NO 体系对肺血管结构重构和肺动脉高压的形成有重要的调节作用。目前已有多家医疗机构报道应用 NO 吸入以及 NO 供体和前体治疗肺动脉高压，并取得初步疗效。

（2）一氧化碳（carbon monoxide, CO）：内源性 CO 主要是血红素在血红素加氧酶（heme oxygenase, HO）催化下分解产生，具有舒张血管和抑制血管平滑肌细胞增殖的作用。近年研究显示，肺血管平滑肌细胞和内皮细胞中均有 HO 表达，提示肺循环是内源性 CO 生成和释放的重要场所之一。本课题组发现低氧性肺动脉高压大鼠 CO/HO-1 体系发生了时间依赖性的双峰规律变化，给予低氧大鼠 HO-1 抑制剂锌原卟啉IX加重了低氧性肺动脉高压的形成，而外源性 CO 能够缓解低氧性肺动脉高压和肺血管结构重构的形成，提示 CO/HO-1 系统在低氧性肺动脉高压形成中具有重要的调节作用。

（3）继 NO 和 CO 被发现后，我们证明硫化氢（hydrogen sulfide, H₂S）是心血管功能调节的新型气体信使分子，它在体内发挥着与 NO 和 CO 相似的生物学作用，能够舒张血管和抑制血管平滑肌细胞的增殖。在机体内，5'-磷酸吡哆醛依赖酶包括胱硫醚 β-合成酶和胱硫醚 γ-裂解酶（CSE），可以催化半胱氨酸分解产生内源性 H_2S。本课题组发现低氧性肺动脉高压大鼠内源性 H_2S 体系下调，外源性 H_2S 可缓解低氧性肺动脉高压的形成，胱硫醚 γ-裂解酶抑制剂可使低氧性肺动脉高压进一步加重，提示 H_2S/CSE 系统在低氧性肺动脉高压形成中具有重要的调节作用。进一步研究发现，H_2S 可以通过舒张血管平滑肌、直接抑制低氧性肺动脉平滑肌细胞增殖、诱导低氧性肺动脉平滑肌细胞凋亡，以及抑制肺动脉细胞外基质过度堆积，参与低氧性肺动脉高压的形成。我

们晚近的研究发现 H_2S 可通过硫氢化 IκB 激酶 β（IKKβ），发挥对于肺血管炎症反应的调节作用，进而发挥对肺动脉高压的内源性保护效应。高肺血流性肺动脉高压在儿科中更为常见。研究发现，H_2S 在高肺血流性肺动脉高压的形成中起着重要的调节作用。研究表明 H_2S 可以通过激活 Fas 旁路，抑制 Bcl-2 的表达，诱导高肺血流性肺动脉高压中的肺动脉平滑肌细胞发生凋亡。肺血管壁的完整性和稳态性主要依赖于细胞外基质（extracellular matrix, ECM）的合成与降解之间的动态平衡。ECM 不仅具有细胞结构支架的作用，也可能通过对血管平滑肌细胞功能的调节，参与肺动脉高压和肺血管结构重构。H_2S 能够对细胞外基质的成分堆积进行调节。

（4）一直以来，二氧化硫（sulfur dioxide, SO_2）被认为是一种废气。我们近年来的研究表明，SO_2 可在心血管系统内源性生成，并具有重要的生理学和病理生理学调节意义，我们首先提出内源性 SO_2 是心血管调节的新型气体信号分子。其中 SO_2 在低氧性肺动脉高压和野百合碱（monocrotaline, MCT）诱导的肺动脉高压形成中也发挥着重要作用。我们发现在低氧性肺动脉高压模型中，SO_2 体系的表达下调，给予外源性 SO_2 供体后，肺动脉平均压明显降低，血管结构重构改善：肺动脉中肌型动脉所占的百分比明显降低，而非肌型动脉所占的百分比明显增加。反之，给予内源性 SO_2 生成酶抑制剂天冬氨酸异羟肟酸（HDX）后肺动脉高压加重，血管结构重构加重，说明 SO_2 可减轻肺动脉高压，改善血管结构重构。在采用野百合碱诱导肺动脉高压（PH）模型也有类似的发现，但是对于 SO_2 参与肺动脉高压的机制，目前还不是很清楚，推测其可能的机制为 SO_2 增强抗氧化能力、调节内皮细胞炎性反应、抑制肺动脉平滑肌细胞增殖、调节细胞外基质的降解等方面。这尚需进一步深入研究。

SO_2 与 NO、CO 和 H_2S 是具有相似心血管效应的气体信号分子，并且协同调节心血管系统的自稳态。NO、CO、H_2S 和 SO_2 这四种气体信使分子之间具有复杂的调节网络，可能共同参与了肺动脉高压的形成。最近我们发现，内源性 SO_2 作为内源性 H_2S 的代偿分子，参与肺血管炎症反应的调节。气体分子间的相互作用及整合模式对于

我们弄清心血管疾病的病理生理学机制具有重要意义,可为心血管疾病提供新的预防和治疗靶点,这也为我们研究气体信号分子在肺动脉高压的作用和机制提出更大的挑战。

2. 血管活性肽及其他血管活性物质

(1)前列环素(prostacyclin,PGI$_2$):花生四烯酸的环氧化酶代谢产物包括前列腺素 E$_1$、前列腺素 E$_2$、PGI$_2$ 和血栓素等。其中,前列腺素 E$_2$ 和血栓素等使血管收缩,前列腺素 E$_1$ 和 PGI$_2$ 使血管舒张。PGI$_2$ 具有强大的扩张血管、抑制平滑肌细胞增殖和抑制血小板聚集的作用。肺动脉高压患者花生四烯酸代谢失衡,中小肺动脉 PGI$_2$ 合成酶表达减少。目前 PGI$_2$ 及其类似物已经成功用于临床治疗肺动脉高压,并且效果显著,在多个国家已经成为治疗肺动脉高压的推荐药物。

(2)肾上腺髓质肽(adrenomedullin,ADM):ADM 是 1993 年由日本学者 Kitamura 等人在嗜铬血管瘤中发现的一种新型血管活性多肽,具有舒张血管、降低血压、利尿排钠、抑制血管平滑肌迁移、增殖等多种生物学作用。肺组织中有多种 ADM 受体表达,并有与 ADM 高亲和力特异性的结合位点。低氧性肺动脉高压大鼠肺组织 ADM 及其受体表达上调,血浆 ADM 含量升高。我们以及国外的研究发现,持续给予低氧大鼠 ADM,能够缓解肺血管结构重构和肺动脉高压的形成。最近有研究给予 IPAH 患者急性吸入 ADM,发现能够降低肺动脉压力和肺血管阻力,但是体动脉压力和心率无变化,提示 ADM 有望成为治疗肺动脉高压的新型药物。

(3)内皮素(endothelin,ET):ET 于 1988 年被发现后,被认为是活性很强的缩血管活性物质,ET 能够促进体外培养的肺动脉平滑肌细胞 DNA 合成及增殖,并与其他丝裂原有协同促进细胞增殖的作用,其作用的发挥由 ET$_A$ 和 ET$_B$ 两种受体介导。我们课题组及其他学者先后研究发现,肺动脉高压大鼠肺动脉和肺组织匀浆中 ET 前体和 ET-1,以及其受体 ET$_A$ 和 ET$_B$ 的 mRNA 表达均明显增多。ET 受体拮抗剂波生坦改善了肺动脉高压患者的血流动力学和功能,目前已在多个国家被批准用于肺动脉高压的治疗。

(4)血管紧张素 II:经血管紧张素转化酶转化生成的血管紧张素 II 是强烈的血管收缩剂,也

能促进肺血管平滑肌的增殖。有实验显示血管紧张素转化酶抑制剂不仅能够使肺动脉压力下降,而且还可以缓解肺血管结构重构的形成,从侧面说明血管紧张素 II 促进高肺血流所致肺动脉结构重构的形成。

(5)5-羟色胺(5-hydroxytryptamine,5-HT):5-HT 能够收缩血管,并且促进平滑肌细胞增殖。肺动脉高压患者血浆 5-HT 含量升高。5-HT 的丝裂原作用依赖于其具有特异的能优先被细胞摄入的转运体(transporter)。1999 年以来 Eddahibi 等人研究发现,低氧刺激可以显著增加肺动脉平滑肌细胞中 5-HT 转运体的表达,5-HT 转运体基因的缺失对低氧诱导小鼠的低氧性肺动脉高压有明显的保护作用。

(6)血管活性肠肽:可舒张血管,抑制增殖和血小板聚集。最近有研究显示肺动脉高压患者血浆中血管活性肠肽水平降低,吸入血管活性肠肽改善了这些患者的临床过程和血流动力学。此外,血小板源性生长因子、血管内皮生长因子、表皮生长因子、成纤维细胞生长因子、TGF、血小板激活因子和尾升压素等均可能参与了肺动脉高压的形成。

3. 钾通道 电压依赖性钾通道(Kv)是与肺动脉平滑肌收缩有关的主要的钾通道亚型。抑制 Kv 活性后,钾外流减少,细胞膜去极化,使钙通道开放,导致胞质内 Ca^{2+} 水平升高,从而促发血管收缩。电压依赖性钾通道紊乱在 IPAH 的发病过程中非常重要,在 IPAH 患者中有选择性 Kv1.5 表达减少,伴有 Kv 功能受损,导致胞膜去极化和血管收缩。食欲抑制剂右芬氟拉明与肺动脉高压的发病有关,而该药可以抑制钾通道 Kv2.1 的活性,提示钾通道参与肺动脉高压的发生。钾通道代表了一种具有治疗肺动脉高压潜在价值的新靶点,调节它们的表达或者活性可以影响到肺血管的张力和结构。

(三)遗传机制与肺动脉高压

Dresdale 等首次发现 IPAH 患者有遗传倾向。后来一项系列研究发现,6% 的 IPAH 患者呈家族性发病,而且其临床和病理学特点与散发性 IPAH 患者完全一致。通过对 IPAH 家系的研究,发现 IPAH 为常染色体显性遗传,但是不完全外显,相关突变的携带者中只有 10%~20% 有明显的肺

动脉高压表现,在女性中的外显率要高于男性。IPAH 患者的后代发病会逐步提前并且病情严重,称为遗传早现现象。1997 年 Morse 等与 Nichols 等两个课题组分别进行的连锁分析结果,将易感基因定位于 2q31-33。在此基础上,2000 年 Deng 等与 Lane 等两个课题组又同时确定骨形成蛋白Ⅱ型受体(bone morphogenetic protein receptor Ⅱ,BMPR2)基因突变是特发性动脉型肺动脉高压(IPAH)的重要致病原因。目前认为 BMPR2 基因突变引起骨形成蛋白Ⅱ型受体的功能缺陷是 IPAH 的重要发病机制。

BMP 属于 TGF-β 超家族,可由平滑肌细胞和内皮细胞等多种细胞合成和分泌,主要调控对胚胎发育和组织稳态等起关键作用的细胞功能,并可抑制血管平滑肌细胞增殖并且诱导其凋亡。与 TGF-β 类似,BMP 调节途径的信号转导涉及两种跨膜丝氨酸-苏氨酸激酶受体蛋白,BMP Ⅰ 型受体(BMPR1a 和 BMPR1b)和Ⅱ型受体(BMPR2),Ⅱ型受体是Ⅰ型受体的激活剂,两者结合在一起形成受体复合物,激活下游的信号蛋白 Smad 和 LIM 激酶,来调控基因转录,维持血管稳态。目前已发现 46 种 BMPR2 基因突变类型,其中 60% 的 BMPR2 基因突变可导致转录过程提前终止。研究表明 BMPR2 激酶区的点突变和结构域异常能够对受体功能起显性抑制作用,由于其阻断下游信号通路,导致细胞过度增殖以及凋亡受抑制,引起血管结构重构和肺动脉高压的发生。

研究证实,只有大约 50% 家族性肺动脉高压(familial pulmonary arterial hypertention,FPAH)和 25%IPH 患者发现 BMPR2 基因突变,而大多数的 FPAH 和 IPAH 患者并未检测到 BMPR2 基因突变,所以新近有研究者提出 IPAH 的发生遵从传统的肿瘤形成中的二次打击学说。也就是说,BMPR2 突变的存在是前提,在有其他基因和基因产物等各种内在刺激和/或病毒感染、细菌感染、慢性低氧,以及服用食欲抑制药物等外在刺激的再次打击下,诱发肺动脉高压的发生。

最近有学者在少数患遗传性出血性毛细血管扩张症的肺动脉高压患者中,发现 TGF-β 受体家族里的另外一种类型 ALK1 发生突变,和 BMPR2 变异一样,ALK1 受体发生的突变被认为也是通过 Smad 信号转导途径影响细胞增殖。此外有研

究发现,IPAH 患者肺组织和肺动脉中 5-HT 转运体的表达上调,而且这种上调与 5-HT 转运体基因启动子的基因多态性有关。总之,目前遗传学方面的发现远远不能解释 IPAH 的发病机制,尚需要更为全面的研究资料。

虽然对 PH 发病机制的研究取得了许多进展,并针对血管内皮细胞和平滑肌细胞异常增殖提出了一些新的治疗途径,但是由于 PH 是一个多因素的病理生理过程,不可能用一个因素或基因突变来解释所有的 PH。今后有必要对以下几个方面进行深入研究:

1. 受体、介质、离子通道和信号研究 ①研究血管细胞对生长因子、细胞内信号转导分子(包括活性氧、G 蛋白偶联分子、MAPK 等)的反应。②研究 PH 内皮和血管平滑肌细胞的凋亡机制,包括 K^+ 通道、血清素、NO、硫化氢、二氧化硫、他汀类药物等,尤其是由于肺脏是机体进行气体交换的主要场所,任何气体成分的变化均可能影响肺循环的稳定,因此内源性气体以其独特的持续产生、传播迅速、作用广泛的特点,对肺循环的作用与其他器官相比更具有特殊意义。因此,内源性气体分子的相继发现,将 PH 的发病机制研究带入了一个全新的阶段。③应用基因芯片、蛋白组学的方法研究 PH 发病机制。④研究细胞外基质形成、血管细胞之间的相互作用,以便更好地理解病变的形成、控制和消退机制。

2. 遗传学研究 ①研究可能的修饰基因(如 NO 合酶、胱硫醚 γ- 裂解酶基因、血清素载体)的功能;②建立 PH 患者的组织和血液标本库,以便于基因组、蛋白质组、生物学标志物等的研究;③对 PH 家族进行备选基因的测序研究,筛选出我国儿童 PH 的易感基因。

二、小儿肺动脉高压的评估与治疗策略

(一)小儿肺动脉高压的评估方法

1. 熟悉发生肺动脉高压的高危人群,早期进行筛查。肺动脉高压患儿的症状和体征缺乏特异性,而且一旦出现明显症状,患儿往往到了肺动脉高压非常严重的阶段,错过了治疗的最佳时机。因此,小儿肺动脉高压早期诊断的关键在于对高危人群进行筛查,这些人群包括具有肺动脉高压家族史的患者、先天性心脏病患者、患有结缔组织

病的患者或 HIV 感染患者等。在临床上可以通过患者的症状、体征及初步的无创检查(胸部 X 线、心电图、超声心电图),初步检测患者是否存在肺动脉高压的可能性。

2. 肺动脉高压的诊断 肺动脉高压的无创性诊断方法包括病史、体检、心电图、胸部 X 线、超声心动图、核素显像、心脏 CT、心脏 MRI 等。有创性诊断方法(诊断"金标准")为右心导管检查。通过后者可以测定导管走行过程中心腔及肺动脉压力、明确肺血管阻力。

3. 一旦肺动脉高压的诊断成立,就应进一步检查,明确其基础疾病类型,即根据 WHO 临床分类进行分类诊断,寻找患儿的基础疾病或相关因素。

4. 肺动脉高压的评价(性质、程度) 对于先天性心脏病合并肺动脉高压患儿,当其性质为动力性肺动脉高压时,一旦经外科手术或介入治疗,肺动脉压力可下降至或接近正常水平,为外科手术或介入治疗的适应证;当其性质为器质性肺动脉高压时,由于肺小动脉已发生不可逆病变,此时即使进行外科手术或介入治疗,肺动脉压力仍维持在较高水平,甚至继续升高,因此不适合进行外科手术或介入治疗。因此对于先天性心脏病合并肺动脉高压患儿,在治疗前评价其肺动脉高压的性质非常重要。可选择的评价方法如下:①通过肺小动脉嵌入压测定,评价左心室舒张末期容量及血管床状态;②肺小动脉扩张试验(吸氧试验,一氧化氮吸入试验,伊洛前列素吸入试验),动力性肺动脉高压时,肺小动脉扩张试验中肺动脉压力和阻力可明显下降;器质性肺动脉高压时,肺小动脉扩张试验中肺动脉压力和阻力无明显下降,据此可对肺动脉高压的的性质进行评价;③肺小动脉嵌入造影能够在活体上显示肺血管床结构和功能;④异常通道堵塞试验(适用于动脉导管未闭者)或外科手术时肺组织活检,研究者提出,在下列 5 项指标〔年龄大于 2 岁、肺动脉阻力大于 72kPa/(s·L)(9 Wood 单位)、肺小动脉嵌压 ≤ 1.6kPa(12mmHg)、Qp/Qs<2 和动脉血氧饱和度 <0.9〕中,如果患者存在 3 项或 3 项以上,则提示器质性肺动脉高压的可能性,需常规进一步进行肺小动脉扩张试验、肺小动脉嵌入造影或异常通道堵塞试验(适用于动脉导管未闭患者),

从而进一步评价肺动脉高压的性质。

对于患儿肺动脉高压病情程度的判断,要结合临床表现、基础疾病、六分钟步行试验、心肺运动试验、血流动力学参数、治疗反应等进行判断。六分钟步行试验是评价肺动脉高压患者活动耐量的最重要的检查方法。WHO 肺动脉高压分级评价标准对于预后的预测具有良好价值。

(二)小儿肺动脉高压的治疗策略

肺动脉高压根据患者的临床表现分为 4 级:Ⅰ级,肺高压不影响体力活动,日常体力活动不会引起呼吸困难、乏力、胸痛或晕厥等;Ⅱ级,肺高压导致体力活动轻度受限,安静时没有症状,日常体力活动可引起呼吸困难、乏力、胸痛或晕厥等;Ⅲ级,肺高压导致体力活动明显受限,安静时没有症状,低于日常活动的轻微活动可引起呼吸困难、乏力、胸痛或晕厥等;Ⅳ级,肺高压导致体力活动极度受限,患者有右心功能不全的症状和体征,安静时有呼吸困难和 / 或乏力,任何体力活动均可使症状加重。肺动脉高压心功能 Ⅰ 级为正常,心功能 Ⅱ 级为治疗起点。无论成人或儿童,治疗原则是相似的,除了对已知的病因进行治疗,多数包括综合治疗如强心、利尿、吸氧和抗凝,以及根据扩血管试验结果选择的治疗方法。

根据患者 NYHA 分级,美国胸科医师学院(American College of Chest Physicians, ACCP)2004 年制定以下治疗指南。该指南主要以 NYHA 心功能分级 Ⅲ ~ Ⅳ 患者为治疗对象,心功能分级 Ⅱ 级患者对钙通道阻滞剂(calcium channel blocker, CCB)治疗无效者也能从指南其他治疗中受益:

1. 应用常规治疗方法,即氧疗 +/- 利尿剂 +/- 口服抗凝药。

2. 若应用第 1 项疗效欠佳,即进行急性血管扩张试验(阳性标准为肺动脉压下降 10~35mmHg,不伴有心排出量的下降)。

3. 急性血管扩张试验呈阳性反应者予以口服 CCB,若对 CCB 呈持续敏感反应(CCB 持续治疗 1~2 个月,NYHA 心功能分级降为 Ⅰ ~ Ⅱ 级,并且血流动力学接近正常)者,予 CCB 维持治疗;不呈持续敏感反应者予下面的方案治疗。

4. 对于急性血管扩张试验呈阴性患者治疗方法如下:NYHA 心功能分级 Ⅲ 级患者首选内皮素受体拮抗剂,次选前列环素类似物,最后应用注射用前列环素,不敏感者可予磷酸二酯酶V型抑制剂治疗。NYHA心功能分级IV患者首选注射用前列环素,次选内皮素受体拮抗剂,最后应用前列环素类似物。上述靶向治疗药物在我国儿童中尚欠临床经验,正在实验阶段。

上述治疗同样适用于常规治疗效果不佳的心功能分级 I ～ II 级患者。对以上药物治疗方案无效者可考虑肺移植术。

(三)小儿肺动脉高压治疗方法的应用研究

由于目前有关小儿肺动脉高压治疗的随机对照研究资料非常有限,因此目前比较一致的意见是参照使用成人肺动脉高压治疗的指南和治疗策略。因此对于小儿肺动脉高压治疗的推荐建议均为 II a 级(证据/观点偏重于有用/有效),证据水平均为 C 类(专家的一致观点和/或小的研究、回顾性研究、注册中心资料)。

右心导管检查对初始治疗肺动脉高压患儿非常重要,因为其不仅可诊断和除外一些疾病如肺静脉疾病,还可了解患儿的急性肺血管扩张反应,这对患儿是否选择钙通道阻滞剂(CCB)治疗非常重要。目前国际上有多种速效的血管扩张药物可应用于肺血管急性扩张试验,包括吸入用一氧化氮、静脉用依前列醇、静脉用腺苷等。对于其阳性反应标准,传统的标准是试验后平均肺动脉压下降大于 20%,心排出量增加或至少不变。但该标准的特异度太低,因此在成人采用更加严格的阳性反应标准,即肺动脉平均压下降超过 10mmHg 并且绝对值 ≤ 40mmHg,心排出量增加或至少不变。但是对于该标准是否适用于小儿患者,目前尚不清楚,评估早期及长期肺动脉高压(REVEAL)及小儿肺动脉高压(TOPP)注册研究正在进行对该试验阳性标准及应用 CCB 后的长期疗效进行观察。从目前研究的结果来看,年龄越小阳性反应率越高,对于小儿 IPAH/ 相关因素所致肺动脉高压(APAH)阳性反应率为 11%~40%,而成人为 6%~27%。

1. 综合治疗 利尿剂可以减轻右心功能不全过多的容量负荷;地高辛可增加心排出量,对右心功能不全和心排出量减低的肺动脉高压有效,但目前的临床经验尚不多;低氧血症可能引起肺血管收缩,加重肺动脉高压,因而对于动脉血氧浓度在 90% 以下,尤其有夜间阵发性呼吸困难者,

可给予吸氧治疗,但对于艾森门格(Eisenmenger)综合征是否适于氧疗,目前还有争议;抗凝剂主要用于 IPAH 的患儿,因其有微血栓形成的机制,亦可用于右心功能不全或长期静脉药物治疗者,常用的有华法林以及抗血小板药物阿司匹林,长期使用应评估其风险/效益比;幼小儿童建议应用阿司匹林,因为应用华法林对于较小儿童比较难以控制其合适的国际标准化比值(international normalized ratio, INR);另外,合理使用镇静剂,可预防肺动脉高压危象的发生。建议 PH 儿童应常规接种流感病毒疫苗,预防上呼吸道感染,因其可加重患儿的肺泡内低氧;在患感冒时,应避免应用含伪麻黄碱的药物。另外,合理使用镇静剂,可预防肺动脉高压危象的发生。

2. 钙通道阻滞剂 钙通道阻滞剂(calcium channel blocker, CCB)是唯一在临床应用较久且具有较好的长期疗效的血管扩张剂,非对照研究表明 CCB 能够延长对其有良好反应者的寿命。目前主张把大剂量 CCB 作为急性血管扩张试验阳性 PH 患者的一线口服治疗药物。但是,至今缺少有关这方面的随机对照临床研究的报道。Brast 等对于 IPAH 患儿研究发现,血管扩张反应阳性患儿服用 CCB 5 年生存率显著提高,开始应在血流动力学监测下应用,如出现右房压升高或心排出量减少应终止用药。常用的钙离子拮抗剂有长效硝苯地平、地尔硫草及氨氯地平等,心率相对较慢者选择硝苯地平,心率相对较快者选择地尔硫草。尽管小儿 PH 患者急性肺血管扩张反应阳性率高于成人,但是大多数 PH 患儿(70%~90%)的急性血管扩张试验为阴性,因此对大多数 PH 患儿仍需要其他针对 PH 的靶向药物治疗。

3. 前列环素类药物 PH 患者存在前列环素生成障碍,前列环素类药物的临床应用给 PH 的治疗带来了突破性进展。在国外,临床上应用的该类药物主要有依前列醇。

依前列醇是最早应用于临床的前列环素静脉制剂,早在 20 世纪 80 年代初期就开始用于治疗 PH 患者。一项前瞻性随机开放试验将 81 位重症 IPAH(NYHA 功能分级为 III ～ IV 级)随机分配入常规治疗组(抗凝、利尿、氧疗、口服血管扩张剂)和常规治疗合并应用依前列醇治疗组,显示依前列醇治疗组可使平均肺动脉压和平均肺血管阻力

下降,死亡率下降。Yung 等在 IPAH/APAH 患儿中证实了静脉应用依前列醇的长期疗效,应用该药治疗的患儿 10 年后有 61% 仍存活。依前列醇在 20 世纪 90 年代中期就在北美和欧洲得到批准用于治疗 PH,但是,在我国至今缺少儿童 PH 的适应证,需要开展大规模的实验研究证实该药在我国儿童肺动脉高压中的有效性和安全性。

依前列醇半衰期短(2~5 分钟),故需持续的静脉点滴治疗。长期用药者可通过中心静脉置管,由便携式输液泵控制给药。静脉应用应避免突然停药,因为可导致部分患者肺动脉高压反弹,使症状恶化甚至死亡。依前列醇应用复杂,输注前需要低温保存。其主要不良反应包括面部潮红、头痛、颌骨疼痛、腿痛、腹泻、恶心以及静脉注射的相关感染和血栓形成。

由于依前列醇用药的特殊要求限制了其临床应用,因此近年来研制出一系列前列环素衍生物,代表性药物包括下列几种:

(1)曲前列尼尔(treprostinil):是一种稳定的 PGI_2 类似物,可以通过静脉或皮下给药。其皮下注射液已于 2002 年在美国上市,用于肺动脉高压治疗。2002 年,Simmoneau 等报道了一个多中心随机双盲对照临床试验,证实皮下注射曲前列环素试验组的肺动脉压力和心排出量均有明显改善,运动耐力的进步依赖于药物的剂量。皮下注射曲前列环素主要的不良反应是注射局部的疼痛(85% 患者会发生),在儿童患者的应用尤其受到限制。然而,最近一项在小儿 PH 患者中应用皮下注射曲前列环素的研究发现该药在小儿可很好的耐受。目前也有吸入曲前列环素治疗小儿 PH 的报道。

(2)伊洛前列素(iloprost):是一种化学性质稳定的前列环素类似物,半衰期长,可作为依前列醇的替代品。给药途径包括静脉、吸入及口服。目前研究和应用最多的是吸入伊洛前列素。吸入伊洛前列素已经在美国经 FDA 认证,在欧洲也批准用于Ⅲ级 IPAH 患者。最近欧洲进行了一项为期 12 周随机双盲安慰剂对照的多中心临床试验,研究显示吸入伊洛前列素治疗组血流动力学(肺动脉压力、心排出量)显著改善,心功能分级、生活质量和呼吸困难指数也有所改善。缺点是作用时间短,每天必须吸入 6~12 次,不良反应有咳嗽和全身血管舒张相关症状(皮肤潮红和下颌疼痛),晕厥在治疗组也多见。最近 Ivy 等报道了在儿童中应用吸入伊洛前列素治疗肺动脉高压的近期及长期疗效,他们给 22 例年龄在 5~18 岁患儿(其中 12 例为 IPAH,10 例为先天性心脏病合并肺动脉高压)吸入 2.5~7.5μg,5~9 次 /d 的伊洛前列素,他们发现,应用吸入伊洛前列环素治疗肺动脉高压可能只对部分患儿有效,WHO 心功能分级提高者为 35%,无变化者为 50%,降低者为 15%,大多数能接受长期吸入治疗的患儿可停止长期静脉应用前列腺素。

4. 内皮素受体拮抗剂 肺动脉高压患者的肺动脉内皮细胞内皮素的表达和血浆内皮素水平均有不同程度的升高,阻断内皮素受体是治疗肺动脉高压的另一种重要的方法。

波生坦(bosentan)是一种能口服的非选择性内皮素受体拮抗剂,具有 ET_A 和 ET_B 双重拮抗作用。2001 年,Channick 等人首次开展波生坦治疗肺动脉高压多中心、随机双盲、安慰剂对照研究,此后又进行了至少 6 项关于波生坦治疗各种原因导致的肺动脉高压的随机研究,这些疾病包括特发性肺动脉高压、硬皮病性肺动脉高压、先天性心脏病合并的肺动脉高压及艾森门格综合征等,结果均显示波生坦可持续改善肺动脉高压患者的生活质量,是治疗肺动脉高压患者的新型有效药物。

儿童肺动脉高压患者也有应用波生坦治疗的研究与报道。2003 年波生坦就已经应用于儿童肺动脉高压患者的治疗,人们对其药物动力学和安全性进行了评价。该研究中,体重 10~20kg 的患儿采用 31.25mg,每日 2 次;体重 20~40kg 的患儿采用 62.5mg,每日 2 次;体重 >40kg 的患儿采用 125mg,每日 2 次的剂量进行治疗。研究中有 19 例 WHO 心功能分别为Ⅱ级和Ⅲ级的儿童肺动脉高压患者(特发性或 CHD 相关性肺动脉高压),该研究首次证实波生坦在儿童肺动脉高压与成年肺动脉高压患者中的药代动力学相似,可明显改善患者的血流动力学,安全应用于儿童肺动脉高压的治疗。Simpson 等人对 2001 年接受波生坦(单一用药或与西地那非 / 华法林 / 依前列醇联合)治疗的 7 例儿童特发性肺动脉高压进行随访研究,结果发现波生坦治疗后患者的 3 年和 5 年生存率分别为 100% 和 75%,明显高于对照组的 33% 和 33%。一项包括 86 例 PH 患儿的回顾性研究发现，平均单用或联合其他药物应用波生坦治疗 14 个月，患儿的临床和血流动力学指标持续改善，2 年生存率达 91%，继续随访这些患儿 4 年，预测生存率为 82%。在另一项包括 IPAH 和 APAH-CHD 的 101 例患儿应用波生坦治疗的 1 年、2 年、3 年和 5 年生存率分别为 96%、89%、83% 和 60%。波生坦也可用于 Eisenmenger 综合征患者，通过与安慰剂的随机对照研究发现，应用波生坦可提高该病患者的活动能力和外周氧饱和度。国内也报道了一组应用波生坦治疗先天性心脏病合并肺动脉高压患儿的疗效，发现应用波生坦治疗后，患儿的肺动脉平均压下降，心功能改善，并且没有明显的不良反应发生。但也有研究发现，对于严重的 PH 患儿，应用波生坦治疗的长期疗效不能维持。

波生坦的副作用主要是肝功能损害，但是至今尚无永久性肝功能损害的报道，用药期间每月复查肝功能一次。儿童发生肝损害的概率比成人要低，成人患者发生率为 10% 左右，而儿童在 3% 左右。此外，选择性 ET_A 受体拮抗剂安立生坦（ambrisentan）治疗肺动脉高压的疗效在成人患者中已经获得肯定。在小儿 PH 患者的少量报道也显示一些应用波生坦治疗的患儿改成应用安立生坦治疗，可使患儿的病情得到进一步缓解。

5. 磷酸二酯酶 V 型（phosphodiesterase type 5，PDE5）抑制剂 西地那非（sildenafil）是选择性 PDF5 抑制剂，通过抑制 cGMP 降解，使细胞内 cGMP 水平增高，引起血管平滑肌松弛，扩张肺血管，此外，还可增强和延长 NO 和 PGI_2 及其类似物的扩血管作用。自 2002 年以来大量非随机对照研究已证实西地那非对于各种原因所致肺动脉高压均有效，儿童中也有应用西地那非治疗肺动脉高压的报道。一项多中心的随机、双盲、安慰剂对照研究中，共有 278 例症状性肺动脉高压患者入选，发现西地那非明显改善患者的运动耐力、血流动力学和 WHO 功能分级。一项研究报道了 25 例继发于慢性肺疾病的 PH 婴儿，其中 18 例为支气管肺发育不良（BPD）患儿，应用西地那非治疗，通过超声心动图的系列随访发现患儿的 PH 情况大多数（88%）有改善。并且这些患儿均无明显的不良反应。最近，一项进行 16 周的

随机、双盲试验验证了西地那非在小儿 PH 患者中的疗效，共 234 例年龄在 2~17 岁的 PH 患儿，接受低剂量、中等剂量和大剂量的西地那非或安慰剂的治疗，结果显示对于中等剂量和大剂量的西地那非与安慰剂相比较，患儿最大氧耗量、肺动脉平均压、肺血管阻力和心功能指标均有显著改善，而低剂量组则无效。进一步观察上述服用低剂量、中等剂量和大剂量西地那非患儿，通过 Kaplan-Meier 曲线分析，患儿的 1 年生存率均为 100%，2 年生存率分别为 95%、95% 和 92%，3 年生存率分别为 92%、90% 和 84%。进一步研究发现，患儿的死亡主要与患儿的病因和疾病严重程度有关，大多数死亡患儿为 IPAH/APAH，并且这些患儿的平均肺动脉压、肺血管阻力及右房压均较高。在欧洲，西地那非已经批准在小儿 PH 患者中应用：<20kg 患儿，10mg，3 次/d，>20kg 患儿，20mg，3 次/d。西地那非也可静脉应用，近期一项在新生儿持续肺动脉高压患儿中应用静脉西地那非后，可显著改善患儿的氧合指数。西地那非能够被很好的耐受，头痛是最常见的副作用。

他达拉非（tadalafil）为另一种选择性 PDE5 抑制剂，其作用时间较西地那非长，在 2009 年已经得到美国 FDA 批准用于治疗肺动脉高压患者。根据近期的研究发现，每日 1 次服用他达拉非可提高 PH 患儿的服药顺应性，并可获得与服用西地那非一样的疗效。

上述治疗肺动脉高压的靶向药物（前列环素类药物、内皮素受体拮抗剂及磷酸二酯酶抑制剂）在我国儿童病例中的应用还缺乏系列研究和临床经验，还需进一步研究、评估与论证。

6. 小儿肺动脉高压的外科治疗——房间隔切开术和心肺移植 肺移植或者心肺移植提供给内科治疗无效的肺动脉高压患者最后一线生机。房间隔切开术可作为难治性右心衰竭患者进行移植前的一种过渡手段，对于移植尚不可行的患者房间隔切开术是可供选择的另外一种治疗方法。接受肺移植且没有并发症的患者可以进行极好的生活，恢复正常或接近正常的活动，长期生存前景良好。

（四）小儿肺动脉高压治疗面临的问题及展望

近 10 年来 PH 的治疗取得了显著进步，但是

目前推荐的几种药物如前列环素类药物、内皮素受体拮抗剂、磷酸二酯酶Ⅴ型抑制剂等降低肺动脉压的程度有限，而且许多患者在长期单一药物治疗的过程中效果不理想，因此寻找长期有效的治疗方案已成为PH治疗领域急需解决的问题。药物联合治疗可以使药物的治疗作用相互叠加，互相促进，从而增加疗效，开展药物联合治疗可能寻找到长期有效的PH治疗方案，目前这类研究已成为PH治疗领域的一大研究热点。

1. 药物联合治疗的理论基础 肺动脉高压的病理特征是三种因素导致了肺血管阻力的增加：肺血管收缩、肺血管壁的重建和原位血栓的形成。肺动脉高压患者体内存在着舒血管因子/缩血管因子、生长抑制因子/促有丝分裂因子、抗凝/促凝因素的失衡。大量的细胞因子参与了肺动脉高压的形成，钾通道的表达和功能异常以及内皮功能不全与肺血管的持续收缩和过度收缩有关，而血管舒张因子的缺乏和肺血管壁的重建导致了肺动脉高压的形成。另外相关的环境因素如缺氧、减肥药与毒物如可卡因的摄入可能促进PH的发生与发展。相关的基因突变如*BMPR2*和*ALK1*丧失功能的突变增加了血管细胞增殖的敏感性。总之，肺动脉高压的致病因素多而复杂，各种因素可能共同存在，相互作用，相互影响，促进PH的发生与发展，因此针对单一致病途径应用一种药物治疗可能导致长期治疗效果不佳，对不同致病途径的联合干预或对某一致病途径多个环节的联合干预将有助于寻找到长期有效的治疗方案。

2. 药物联合治疗的策略 目前对于如何进行药物联合治疗存在两种不同的策略：①先用一种药物，如果治疗不理想，再加用另外一种药物；②两种药物在刚开始治疗时即联合使用，也称"早期、重拳出击"策略。前者类似于高血压治疗的用药方案，后者则类似于肿瘤化疗的方法，重拳出击，寻找合适的联合用药途径和剂量，并针对不同的人群给出不同的联合方案。比较而言，目前临床试验中采用比较多的是第一种方法，但何者为优，尚无明确的定论。对于有关联合治疗的明确指征，目前尚无统一规定。Hoeper等人根据一些回顾性分析的结果将对PH预后存在影响的指标列为治疗的目标：6分钟步行距离>380m、最大氧摄取>10.4ml/（min·kg），以及运动试验时最大收缩压>120mmHg。如果单一药物治疗后没有达到上述标准，即开始联合治疗，两药联合甚至三药联合，最终手术治疗。也有人认为血清标记物如脑利钠肽也可以作为治疗目标，但其决定进一步治疗的价值仍需进一步探讨。

3. 目前需要解决的问题及展望 在不久的将来，各种扩血管药物的应用或联合应用，以及各种血管扩张剂、抗增殖剂如他汀类、5-羟色胺受体拮抗剂、肾上腺髓质肽、弹性蛋白酶抑制剂和钾通道开放剂等药的联合应用，对于有效地治疗PH可能具有一定的前景。但目前联合治疗仍存在许多问题需要探讨和证实：肺动脉高压治疗不同靶标的选择以及联合治疗的指征和目标的明确，联合治疗是否确实优于单一治疗？什么样的患者在联合治疗中获益？何时是联合治疗的最佳时机？哪些药物联合最佳？哪些药物联合有害？药效学和药代动力学的相互关系在联合治疗中的作用如何？是否真能节约花费等。随着这些问题的解决，PH的治疗将可能取得长足的进步，此类患者的生存率和生存质量也将进一步得到改善。此外，还应该看到，目前真正适用于儿童肺动脉高压治疗的药物还非常有限，费用也非常昂贵，因此，需要广大内科、儿科医生（包括心脏、呼吸、新生儿等）及科研工作者不断努力，进一步开展基于多中心的临床研究，探索治疗药物的儿童适应证、治疗效果以及安全性。

（杜军保 张清友）

第四节 感染性心内膜炎诊治现状与进展

感染性心内膜炎（infectious endocarditis，IE）具有较高的死亡率，尽管该病在小儿中相对少见，但是其发病率在增加。小儿心脏疾病的流行病学在过去的30~40年内已发生了较大的改变，因为小儿先天性心脏病（congenital heart disease，CHD）的存活率明显提高，而风湿性心脏病在下降，CHD在2岁以上的小儿中是发生感染性心内膜炎的最高危因素。在新生儿和ICU的住院患儿发生导管相关IE的危险性也在增加。复杂的

CHD 术后患儿也存在长期的发生 IE 的危险性。

一、对发病机制的认识

（一）完整的心内膜不容易形成血凝块和细菌的黏附

在 IE 发病过程中 2 个因素起关键作用：

1. 心脏或大血管存在结构异常，并且该异常存在明显的压力阶差，造成明显的血液湍流（能导致内皮损伤和血小板血栓形成）。因此，主动脉瓣疾病在儿童 IE 中最常见，而继发孔型房间隔缺损由于没有明显的血液湍流形成很少发生 IE。在新生儿中的 IE，多见于右侧心腔，主要与静脉内置管导致右心内膜损伤有关。

2. 菌血症　有时可能是一过性的菌血症。

（二）多数 IE 患儿具有先天性心脏病或获得性心脏病史

有些先天性心脏病可能在患儿发生了 IE 才能诊断，如主动脉瓣二叶畸形。但是新生儿发生 IE 可能不存在先天性心脏病（在美国有 8%~10% 的 IE 患儿没有结构性心脏病或其他 IE 危险因素的存在，这些患儿往往发生主动脉瓣或二尖瓣的金黄色葡萄球菌感染）。

（三）多数先天性心脏病都可能发生 IE

最常见的先天性心脏病是法洛四联症（tetralogy of Fallot，TOF）、室间隔缺损（ventricular septal defect，VSD）、主动脉瓣疾病（aortic valve disease）、大动脉转位（transposition of great arteries，TGA）和体肺动脉分流术后。风湿性瓣膜病，尤其是二尖瓣关闭不全也占据一小部分比例。心脏内植入人工瓣膜或人工材料的患儿是发生 IE 高危因素。此外，伴有二尖瓣反流的二尖瓣脱垂（mitral valve prolapse，MVP）及梗阻性肥厚型心脏病患儿也可导致 IE 的发生。国内一项先天性心脏病合并 IE 的报道发现，最常见的先天性心脏病为 TOF（13/52）及 VSD（13/52），其次为 PDA（6/52）及主动脉瓣狭窄（4/52）。另外一组 IE 病例中最常见的先天性心脏病为 VSD（35%），其次为 TOF（26%）。

（四）局部感染可导致菌血症

最常造成菌血症的是牙病，尤其是存在龋齿或牙龈病的患儿。菌血症也可发生在咀嚼或刷牙过程中，用患龋齿或牙龈病的牙齿咀嚼是最常见导致菌血症的原因。

二、病理学的特点

IE 的赘生物往往存在于缺损的低压腔内、缺损周边或缺损对侧（由于高速射流导致对侧内膜损伤）。例如，在动脉导管未闭或体肺动脉分流术后发生 IE 时赘生物存在于肺动脉内；二尖瓣返流时赘生物发生在二尖瓣的心房侧；主动脉瓣反流时赘生物发生在主动脉瓣的心室侧及二尖瓣的腱索上；主动脉瓣狭窄时赘生物发生在主动脉瓣的上表面或主动脉高速射流所对的部位。除了单纯的 ASD 或 VSD，手术纠正先天性心脏病的畸形可降低心内膜炎的发生率，但是不能完全防止心内膜炎的发生。

三、病因学（微生物）的探索

（一）IE 的细菌谱研究

以往认为草绿色链球菌、肠球菌及金黄色葡萄球菌占 IE 患儿 90% 的病例，但是最近发现，这三大细菌仅占 IE 患儿的 50%~60%，而由真菌和 HACEK 菌（嗜血杆菌、放线杆菌、人心杆菌、腐蚀埃肯菌及 Kingella 菌）导致的 IE 发生率有明显升高，可占小儿 IE 的 17%~30%，尤其在新生儿和存在免疫缺损的患儿。由肠球菌导致的 IE 在儿童比成人要少。据国外报道对于 1 岁以上的患儿，草绿色链球菌是 IE 患儿中最常见的致病菌，其次是金黄色葡萄球菌，但是对于急性 IE 患者则是金黄色葡萄球菌占第一位。国内的一项研究发现，20 世纪 60 年代初到 80 年代初之间的小儿 IE 的致病菌中金黄色葡萄球菌占 54.5%，白色葡萄球菌占 18.2%，草绿色链球菌占 18.2%；但是 20 世纪 80 年代到 90 年代末小儿 IE 的致病菌发生明显变化，占比例最高的是包括腐生葡萄球菌、表皮葡萄球菌及四联球菌在内的条件致病菌占 64.3%，而金黄色葡萄球菌仅占 14.3%，此外，还发现 2 例革兰氏阴性的肺炎克雷伯菌，没有发现草绿色链球菌。国内的另一项先天性心脏病合并 IE 的报道发现最常见的细菌还是草绿色链球菌，其次为葡萄球菌，此外还有念珠菌等。

（二）特殊情况下的 IE 常见致病菌

1. 对于患有龋齿和牙周病或牙科手术的患儿，发生 IE 最常见的致病菌为草绿色链球菌。

2. 对于进行过泌尿生殖系或胃肠道手术或操作的患儿，发生 IE 时最常见的致病菌为肠球菌。

3. 手术后发生的 IE 最常见的致病菌为葡萄球菌。

4. 真菌性 IE 常见于新生儿、长时间应用抗生素患儿、应用糖皮质激素患儿或进行开胸手术患儿，最常见的真菌是念珠菌和曲霉菌。

5. 既往认为只有社区获得金黄色葡萄球菌血症才具有主要的诊断意义，但是近年来的资料显示无论是否院内感染还是存在局部病灶，金黄色葡萄球菌血症均可作为诊断 IE 的主要指标。

6. 非细菌性病原体造成的 IE 如贝纳柯克斯体（*Coxiella burnetii*）、巴尔通体（*Bartonella*）、衣原体（*chlamydia*），在国外已有报道。

四、临床表现

小儿 IE 表现与成人一样，主要是 4 个方面的表现：菌血症（真菌血症）、瓣膜炎、免疫反应和栓塞表现。

（一）病史

1. 大多数患儿具有心脏结构异常，但是无基础心脏病的患儿近年有上升趋势，国内一组病例显示无基础心脏病患儿占 26.3%，其中主要是败血症和肺炎患儿。

2. 往往具有近期进行过牙科操作或扁桃体切除术的病史，但是具有牙疼（由于龋齿或牙周病）的病史更加常见。

3. 婴儿期 IE 非常少见，而且往往具有开胸手术的病史；新生儿 IE 具有很高的死亡率，但诊断比较难，往往在尸解时才被发现。由于目前一些侵入性操作的增多等因素，新生儿 IE 的发病率增多。

4. 发病往往比较隐匿，出现发热、疲劳、食欲减退和面色苍白等表现。

（二）体格检查

1. 国外有报道 100% 的患儿具有心脏杂音，但是具有诊断意义的是出现新的杂音和原有杂音的改变。

2. 发热非常常见，发生率为 80%~90%，体温一般在 38~39℃。

3. 脾肿大发生率约 70%。

4. 皮肤表现发生率约 50%，可能继发于皮肤微血栓形成的以下表现：

（1）皮肤、黏膜或结膜瘀斑是最常见的皮肤表现。

（2）奥斯勒（Osler）结节（在手指或脚趾末端出现的豌豆大小的红色痛性结节）在儿童非常少见。

（3）詹韦（Janeway）损害（在手掌或脚掌上的小的、无痛性出血性病变）也非常少见。

（4）指甲下出血（指甲下的线状出血）也非常少见。

5. **其他器官的栓塞表现**　可见于 50% 左右的患儿。

（1）肺动脉栓塞可见于 VSD、PDA 或体肺动脉分流术后。

（2）中枢神经系统栓塞可见于约 20% 患儿，约 90% 的栓塞发生在大脑中动脉供血范围，栓塞可见于 IE 的诊断前、治疗过程中或治疗完成后，但是大多数栓子出现在抗菌治疗的 2~4 周内，发生栓塞的高危因素包括左心赘生物 >1cm、葡萄球菌或真菌所致 IE，及治疗后 4~8 周赘生物仍增大等，可导致惊厥和偏瘫，常见于左侧心脏畸形患儿，如主动脉和二尖瓣疾病或发绀型先天性心脏病，二尖瓣赘生物导致的栓塞明显高于主动脉。另外，感染性动脉瘤包括颅内感染性动脉瘤是少见的 IE 表现，但却是死亡率非常高的一种表现。

（3）可出现血尿和肾衰竭。免疫复合物性肾小球肾炎发生率最高可达 42%，但大多数 <15%。

（4）罗特（Roth）斑（在视神经乳头周围的卵圆形出血灶伴有中心发白）在患儿中出现的概率 <5%。

6. 常伴有龋齿、牙周病或泌尿生殖系疾病。

7. 在慢性病例中可新出现杵状指。

8. 作为 IE 的常见并发症患儿可出现心力衰竭的各种体征。心力衰竭是对患儿预后影响最大的因素，与诊断后 6 个月患者死亡率高度相关。在没有进行换瓣的患者，进行性心力衰竭最常出现在主动脉瓣感染的病例（29%），高于二尖瓣（20%）和三尖瓣（8%）感染的病例。

五、实验室检查

（一）细菌培养

对于所有伴有病理性杂音的不明原因发热的

患儿、具有心脏病史的患儿，及具有 IE 病史的疑诊 IE 患儿均应进行标准的细菌培养。由于 IE 患者的菌血症是持续性的，因此不用根据患儿发热周期进行取血。但是对于小儿患者，重要的是要获得合适的培养血量，在小儿一般达不到成人 IE 患者所要求的血量（每次 10ml），一般来讲，婴幼儿 1~3ml 及年龄大的患儿 5~7ml 是比较合适的血量。因为 IE 很少是厌氧菌所致，因此强调一般接种在需氧菌的培养基上。要求第 1 天要从不同的静脉穿刺部位取 3 次血，每次之间至少间隔 1 小时。如果接种第 2 天没有细菌生长，再取血 2 次，一般没有必要在 2 天内对患儿取血超过 5 次。如果患儿病情不十分严重，而其血培养结果为阴性，可将抗生素撤掉 48 小时以上再取血 1 次。如前所述，由于目前致病菌较前发生了较大改变，而且出现了一些营养变异性链球菌（占链球菌所致 IE 的 5%~7%），欧洲的心脏病专家及国内部分专家主张在疑似 IE 患者，要同时进行需氧和厌氧菌的培养。血液与培养基的比例为 1：5，培养 48~72 小时后如为阴性，培养液要用吖啶橙染色镜检，并继续培养 2~3 周，在第 7、14 天即培养结束时转种至巧克力琼脂培养基，在较高 CO_2 浓度条件下培养 3~4 周，以增加发现有特殊营养要求细菌的机会。

血培养的阳性率国外报道多数在 90% 以上。未用抗生素时，第 1 次血培养阳性率占 96%，使用过抗生素，血培养的阳性率下降到 50%~60%。而国内报道小儿 IE 的血培养阳性率多在 60% 以下。

（二）血常规及尿常规分析

血红蛋白小于 12g/dl（见于 80% 的患儿），贫血的原因可能是溶血性或慢性病性的贫血。可出现白细胞增多并伴核左移。但是在发生 IE 前存在红细胞增多症时，患儿的血红蛋白可能在正常范围。血沉增快、CRP 增高见于大多数患儿。30% 的患儿可出现镜下血尿。

六、超声心动图

根据 AHA 的 IE 诊治指南（2005 年），超声心动图检查是目前诊断和处理 IE 患者的最重要手段。超声心动图发现摆动性心内赘生物、瓣周脓肿、人工瓣部分裂开及新的瓣膜反流是目前诊断 IE 的主要指标。

所有临床怀疑 IE 患儿均应当及时（<12 小时）进行超声心动图检查。超声心动图能够发现感染的位置、瓣膜损伤的程度并评价心脏功能，并且可系列评价心腔的大小、心脏功能，发现伴随表现如心包积液、心肌脓肿等。彩色多普勒超声对诊断瓣膜血流异常也非常敏感，并且可决定是否行手术治疗。在儿童一般认为经胸超声心动图（transthoracic echocardiography, TTE）即可获得满意的诊断信息，据报道在儿童 TTE 可发现直径 3mm 及以上的赘生物，发现心内赘生物的敏感度可达 81%。但是对于肥胖儿童、手术后患儿及存在肺部过度通气（如肺炎）的患儿，往往还需要经食管超声心动图（transesophageal echocardiography, TEE）辅助 TTE 进行诊断。此外，TEE 对诊断左室流出道心内膜炎，无论是瓣膜的炎症还是瓣下的炎症，尤其是主动脉根部脓肿和冠状动脉窦病变明显优于 TTE，而且由于这些病变往往具有明显的不良后果，因此在 TTE 发现主动脉根部扩张或主动脉瓣炎症表现时，应当考虑应用 TEE 进一步诊断。但是对于右室流出道病变和三尖瓣炎症应用 TTE 优于 TEE。超声心动图的某些改变可提示患者具有发生并发症的高危因素或具有手术治疗的指征（表 7-4-1）。

表 7-4-1 提示需进行手术治疗的 IE 患者的超声心动图特征

赘生物
　发生体循环血栓后仍持续存在赘生物
　二尖瓣前瓣赘生物，尤其是直径 >10mm 者
　在最初 2 周的抗生素治疗期间发生 ≥1 次的栓塞事件
　尽管经过了有效的抗生素治疗，但赘生物仍在增大

瓣膜功能
　急性主动脉瓣或二尖瓣关闭不全伴心力衰竭的表现
　药物治疗无效的心力衰竭
　瓣膜穿孔或破裂

瓣周情况
　瓣膜裂开、破裂或瓣膜瘘
　新出现的心脏传导阻滞
　尽管进行了有效的抗生素治疗，但仍存在大的脓肿或脓肿仍在扩大

如果最初的 TTE 为阴性,而临床仍高度怀疑 IE 的患儿,应尽快进行 TEE 检查;如果 TEE 仍为阴性,但临床仍怀疑存在 IE,一般推荐 7~10 天后再检查 TEE。而如果出现进行性心力衰竭、心脏杂音改变及新出现的房室传导阻滞或其他心律失常,应尽快复查 TTE。此外,由于发生 IE 的患儿复发的概率仍很大,因此,在治疗完成后应进行一次超声心动图的检查,以保存患儿的基础超声心动图指标包括赘生物的情况(在抗生素治疗完成后,赘生物可能仍存在数月或数年)、心脏功能、心腔大小等,以备患儿复发时做比较。

最后,要强调超声心动图也存在不足之处,超声心动图在诊断 IE 时存在一些假阴性及假阳性。因此,超声心动图没有发现赘生物不能排除 IE,同样,超声心动图发现心脏内肿物可能是心脏黏液瘤、无菌性血栓、无菌性人工物或正常心脏结构变异,因此在诊断时应综合考虑患儿情况。

七、诊断

感染性心内膜炎的病程及预后与早期诊断、及时、适宜的治疗密切相关。IE 临床表现多样化,随着抗生素的广泛应用,临床表现更趋向不典型,早期诊断颇为困难,因此,IE 的临床诊断标准一直是临床研究的热点。1981 年 Von Reyn 等已提出 IE 的诊断标准,由于该标准是超声心动图应用前的标准,因此没有考虑到超声心动图在 IE 诊断中意义,确诊 IE 仅限于有病理学证据(手术或尸解)者,或有细菌学证据者(取自瓣膜赘生物或周围性栓塞)。因此,有研究发现在诊断小儿 IE 的敏感度仅有 63%,且在临床实践中急性期 IE 患者手术治疗者并不多,因此其临床应用受到很大限制。1994 年,Durack 等提出 IE 诊断的新标准——Duke 标准,新标准中增加了超声心动图的心内膜受累证据,并作为主要临床指标。已有国内外研究发现,Duke 标准诊断 IE 的敏感度较 Von Reyn 标准有明显增高,Pierre 等研究发现其诊断小儿 IE 的敏感度为 81%,国内的一项研究发现应用 Duke 标准有 42% 可确诊为 IE,56% 为可能 IE。但是,Habib 等人发现一些经病理确诊的 IE 患者,由于血培养阴性或特殊病原如立克次体感染等原因,应用 Duke 标准仍有 18%~24% 的病例不能确诊。因此,为提高 Duke 标准的诊断

敏感度,Duke 大学学者于 2000 年提出了修改的 Duke 标准,国外研究发现在诊断小儿 IE 时,修改后的 Duke 标准可将诊断的敏感度由 81% 提高到 88%。国内尚无修改后 Duke 标准诊断小儿 IE 的研究,但是,国内有专家认为,对于曾应用过抗生素治疗、有典型心内膜受累的超声心动图表现、另具备 Duke 标准中 2 项临床次要指标、血培养阴性的患儿可确诊 IE,可提高 Duke 标准诊断 IE 的敏感性。因此,国内专家根据国内小儿 IE 的研究成果,于 2001 年由中华医学会儿科学分会心血管学组及中华儿科杂志编辑委员会提出了我国的《小儿感染性心内膜炎的诊断标准(试行)》,并于 2010 年在《中华儿科杂志》发布了我国的《儿童感染性心内膜炎诊断标准建议》(表 7-4-2)。

需要说明的是,国内外的诊断指南均指出,该诊断标准仅是疾病诊断时的指导,不能代替临床判断。临床医生不能完全根据患儿是否符合或不符合 IE 诊断标准来决定是否给患儿相应的治疗。考虑到在主要指标中,微生物学证据往往需要等较长时间才出结果,临床超声心动图指标在早期诊断中的意义就非常重要,因此,对所有临床怀疑 IE 的患者应尽快进行超声心动图检查。

此外,对于 IE 的微生物学证据,目前大多数专家认为应当增加目前先进的检查手段,如血清学依据和核酸扩增检测。血清学检测有助于证实血培养阴性的 IE 患者,研究表明,血清降钙素水平增高是辅助诊断怀疑 IE 患者有价值的指标,敏感性为 81%,特异性为 85%,阴性预测值 92%,阳性预测值 72%。PCR 技术在证实组织样本包括瓣膜和外周血栓的细菌 DNA 方面很有价值,这对检查血培养阴性的 IE 有一定帮助。虽然如此,在长期使用抗生素患者的 PCR 结果仍然可能是阴性,因此需要慎重对待以避免错误结论。这些方法都应在新的诊断标准中予以参考。

八、处理原则

(一)药物治疗

病情特别严重患儿,需在 24~48 小时内进行 3 次或 5 次血培养。在阳性培养结果中,约有 90% 的病例可在最初 2 次的血培养中得到致病微生物。在等待血培养结果的过程中,国外常按照以下原则进行经验性的抗生素治疗。

表 7-4-2　小儿感染性心内膜炎诊断标准

一、病理学指标

　　1. 赘生物（包括已经形成栓塞的）或心脏感染组织经培养或镜检发现微生物
　　2. 赘生物或心脏感染组织经病理检查证实伴活动性心内膜炎

二、临床指标

（一）主要指标

　　1. 血培养阳性　分别 2 次血培养有相同的感染性心内膜炎的常见微生物（草绿色链球菌,金黄色葡萄球菌,凝固酶阴性葡萄球菌,肠球菌等）
　　2. 心内膜受累证据（超声心动图征象）
　　（1）附着于瓣膜、瓣膜装置、心脏或大血管内膜、人工材料上的赘生物
　　（2）腱索断裂、瓣膜穿孔、人工瓣膜或缺损补片有新的部分裂开
　　（3）心腔内脓肿

（二）次要指标

　　1. 易感染条件　基础心脏疾病、心脏手术、心导管术、经导管介入治疗、中心静脉内置管等
　　2. 较长时间的发热≥38℃,伴贫血
　　3. 原有的心脏杂音加重,出现新的心脏杂音,或心功能不全
　　4. 血管征象　重要动脉栓塞、感染性动脉瘤、瘀斑、脾肿大、颅内出血、结膜出血、Janeway 斑
　　5. 免疫学征象　肾小球肾炎、Osler 结节、Roth 斑、类风湿因子阳性
　　6. 微生物学证据　血培养阳性,但未符合主要标准中要求

三、诊断依据

　　1. 具备下列①～⑤项任何之一者可诊断为感染性心内膜炎　①临床主要指标 2 项；②临床主要指标 1 项和临床次要指标 3 项；③心内膜受累证据和临床次要指标 2 项；④临床次要指标 5 项；⑤病理学指标 1 项
　　2. 有以下情况时可以排除感染性心内膜炎诊断　有明确的其他诊断解释心内膜炎表现；经抗生素治疗≤4 天临床表现消除；抗生素治疗≤4 天手术或尸解无感染性心内膜炎的病理证据
　　3. 临床考虑感染性心内膜炎,但不具备确诊依据时仍应进行治疗,根据临床观察及进一步的检查结果确诊或排除感染性心内膜炎

　　最终抗生素的选择要依赖血培养及药敏试验结果,疗程取决于患儿的基础心脏情况、细菌耐药情况等。

　　对于 IE 患儿进行相对较长的疗程（一般 4~8 周）是必要的,因为微生物均植入在纤维蛋白-血小板组成的基质内,并且浓度相当高,导致这些细菌代谢率相对较低,从而降低了这些细菌对 β-内酰胺类作用于细胞壁的抗生素的敏感性。

　　所有推荐的治疗疗程均要从血培养阴性开始计算,因此每 24~48 小时应当对最初血培养阳性患者取 2 次血培养直到血培养为阴性（一般来讲,菌血症在治疗的几天内就可消失,金黄色葡萄球菌血症在应用 β-内酰胺类抗生素治疗时 3~5 天后消失,在应用万古霉素治疗时 5~10 天消失）。

　　这对小儿患者来讲可能有困难,在针对小儿 IE 诊治指南中要求,在治疗的第 8 周应再进行 1~2 次血培养以保证抗生素治疗的效果。

　　在治疗方案中涉及两种抗生素联合治疗时,应将这两种抗生素同时给予或尽量间隔短的时间内给予,以达到最大的联合杀菌效果。

（二）手术治疗

　　决定 IE 患儿是否行手术治疗应当个体化,并且应由小儿心脏内科与心脏外科医生共同进行协商。常见的手术指征主要包括,不管什么机制导致的患儿发生进行性心力衰竭,都应当尽快进行手术,不管患儿是否存在菌血症或是否完成了抗生素疗程。另外一个必须手术治疗的情况是真菌性 IE。此外,其他需手术治疗的指征如前所述的

超声心动图征象（表7-4-2）。

九、并发症及处理

（一）心力衰竭

可急性出现也可隐匿性出现。中到重度的心力衰竭需紧急手术治疗，能明显提高生存率，保护心脏功能。

（二）瓣周感染扩散

瓣周感染扩散增加了患儿发生心力衰竭及死亡的危险，手术治疗的概率也大大增加。临床上提示发生瓣周感染扩散主要包括持续的菌血症或发热、反复栓塞、心脏传导阻滞、心力衰竭，及虽接受合适的抗生素治疗仍出现了新的心脏杂音。其中，新出现的房室传导阻滞或束支阻滞对于诊断瓣周感染扩散的敏感度为45%，而特异度为88%。处理也主要是手术治疗。

（三）栓塞

体循环栓塞出现在22%~50%的IE患者，其中有65%的栓塞事件发生在中枢神经系统。栓塞最易发生于金黄色葡萄球菌、念珠菌、HACEK等病原感染主动脉瓣或二尖瓣时。如前所述，发生体循环血栓后仍持续存在赘生物及最初2周的抗生素治疗期间发生≥1次的栓塞事件均为手术治疗指征。

（四）脾脓肿

脾脓肿是IE的少见并发症。发生机制主要是在脾栓塞的基础上菌血症导致细菌种植而发生。脾栓塞发生于40%的左侧心脏IE患者，但是仅有5%发展为脾脓肿。腹部CT和MRI是最好的诊断脾脓肿的方法。治疗主要是进行脾切除手术联合合适的抗生素治疗。

（五）感染性动脉瘤

感染性动脉瘤在IE患者中不常见。最常见于颅内动脉，其次是腹部动脉及上下肢动脉。在大多数情况下，发生动脉瘤即是手术治疗的指征。但是，IE患者发生颅内感染性动脉瘤的死亡率很高，可达60%。IE患者发生感染性动脉瘤的临床表现变化较大，可出现剧烈头痛、感觉异常、局部神经体征如半瘫等。

十、感染性心内膜炎患者的随访

1. 近期随访 对所有IE患儿在完成抗生素治疗前，都要进行TTE检查，以再次确定患儿的心脏基础状态，以备下次复查时进行对比。要进行全面的口腔检查，彻底治疗任何口腔内的感染病灶及可能会出现感染的情况如龋齿。近期随访的内容主要是注意患儿的病情复发、心力衰竭的出现或加重、抗生素的不良反应如氨基糖苷类抗生素所致听力损害及肾脏损伤，其次是抗生素相关的腹泻、结肠炎等。

2. 长期随访 主要包括强调每天注意口腔卫生，并且要有一名熟悉患儿病情的牙医对患儿进行定期的牙科检查。注意监测患儿是否存在心力衰竭表现，定期进行全面的心脏检查。对于有阳性发现者需要进行TTE检查。教育患儿家长，患儿出现发热等症状时应立即就诊。在处理不明原因发热时如果没有采集血培养不要盲目地进行抗生素治疗。

十一、预后的现状

小儿IE的整体治愈率为80%~85%。草绿色链球菌感染患儿治愈率可达90%以上，但是葡萄球菌及肠球菌感染患儿仅有50%左右。真菌性IE患儿预后最差，死亡率极高（≥80%）。

十二、预防措施

比诊断和治疗IE更为重要的是预防IE发生。尽管应用抗生素预防IE是最理想的方法，但在很多情况下预防是很难达到的。在很多情况下菌血症可能在不被察觉的情况下发生，如在咀嚼食物或进行口腔清洁时，而很多自身瓣膜感染的细菌来源于口腔。所有小儿应当建立和维护最好的口腔卫生以减少因口腔问题发生的菌血症。1997年，美国心脏协会制定了《感染性心内膜炎预防指南》，是目前普遍采用的预防IE的方法。

（一）预防的指征

某些心脏情况或手术是需要预防IE的指征，而另外的情况则不需要进行预防。根据发生IE的可能性及严重性，将心脏情况分为高度危险、中度危险及可以忽视的危险情况，仅在中度及高度危险的心脏情况才需要预防IE（表7-4-3）。

同样对于一些口腔手术和操作或其他的一些侵入性检查和治疗是需要预防IE的，而一些口腔手术则不需要进行预防。如一些常见的口腔手术可导致明显的菌血症,如在拔牙或牙周手术时可有 60%~80% 的患者出现菌血症,洗牙可有 40% 患者出现菌血症。进行扁桃体切除术可出现约 35% 的菌血症,支气管镜检查可出现约 15% 的菌血症。

对下列具有中、高度危险情况的患儿进行口腔操作及其他操作和内镜检查时是否需要抗生素预防可查阅相应书籍,在此不再赘述。

表 7-4-3 需要预防 IE 的心脏情况危险度分级

需要预防的情况
高度危险者
人工心脏瓣膜,包括生物瓣和同种瓣膜移植
存在感染性心内膜炎病史
复杂的发绀型先天性心脏病(如单心室、大动脉转位、法洛四联症等)
手术建立体肺动脉分流或人工管道
中度危险者
多数的其他先天性心脏病(如动脉导管未闭、室间隔缺损、原发孔型房间隔缺损、主动脉缩窄、二叶式主动脉瓣等)
获得性瓣膜疾病(如风湿性心脏病、结缔组织病导致的心脏损害等)
肥厚型心肌病
二尖瓣脱垂伴有二尖瓣反流或瓣膜增厚

不需要预防的情况
可以忽视的危险情况
单纯的继发孔房间隔缺损
手术根治的房间隔缺损、室间隔缺损或动脉导管未闭(6 个月以上没有残余分流)
冠状动脉搭桥术病史
二尖瓣脱垂不伴有二尖瓣反流
生理性心脏杂音
川崎病病史不伴有瓣膜损害
风湿热病史但无心脏瓣膜损害
安装心脏起搏器(心内或心外的)或植入除颤器及支架

(二)抗生素选择

预防应用抗生素,如为口服均是在操作前 1 小时给予,如是静脉则在操作前 30 分钟给予。勿在操作前几天就给予抗生素预防。

1. 牙齿、口腔、呼吸道或食管操作时的预防方案 由于以上操作导致的 IE 主要是草绿色链球菌,因此预防用药主要针对该菌株进行,首选阿莫西林,操作前 1 小时口服 50mg/kg;不能口服药物者,操作前 30 分钟肌内注射或静脉注射氨苄西林,50mg/kg;对青霉素过敏者可换用克林霉素 20mg/kg,或阿奇霉素 15mg/kg,操作前 1 小时口服。

2. 泌尿生殖系统和不包括食管在内的胃肠道操作时的预防方案 由于以上操作导致 IE 主要是肠球菌,因此预防用药主要针对肠球菌进行,并且推荐静脉或肌内注射用药。

3. 一些特殊情况的预防方法

(1)患有风湿热的患儿口腔内可能存在对青霉素耐药的草绿色链球菌,预防风湿热应用的长效青霉素不能预防感染性心内膜炎,在这种情况下,推荐使用克林霉素预防。

(2)如果患儿因其他情况正在应用抗生素,操作则应当推迟。如果可能的话,应在抗生素停用 9~14 天后再进行操作,以恢复口腔内的正常菌群。

(3)对于二尖瓣脱垂的患儿,仅在听诊和超声检查确诊同时存在二尖瓣反流及超声发现瓣膜增厚时才需预防感染性心内膜炎。

十三、展望

有关小儿感染性心内膜炎的临床研究,多数为小样本、非对照的研究,难以获得符合循证医学要求的诊断及治疗方案。在治疗小儿感染性心内膜炎抗生素的选择中存在较大困难。根据我国制定的《抗菌药物临床应用指导原则》,氨基糖苷类抗生素有明显耳、肾毒性,小儿应尽量避免使用。这就要求我们在全国范围内开展多中心协作研究,进一步了解感染性心内膜炎的流行病学及临床特点,并进行对照研究以不断完善诊断及治疗方案。

(张清友 杜军保)

第五节 从循证医学角度看心肌炎的诊断与处置

心肌炎(myocarditis)的诊治一直是国际心血管病领域中的难题。该病临床表现多样,可从仅有轻微性的胸痛伴一过性心电图改变,或出现类似心肌梗死样心电图改变,也可表现为明显心律失常,心力衰竭、心源性休克和扩张型心肌病表型,甚至可出现猝死。一般认为心肌炎的定义为心肌局灶性或弥漫性炎性病变,其特征为心肌组织间质存在炎性细胞浸润以及邻近心肌细胞存在变性或坏死。由于诊断困难,因此其确切的发病率并不清楚。根据英国、美国和澳大利亚的流行病学调查结果,每年扩张型心肌病的发病率为 0.5/10 万 ~0.9/10 万儿童,其中 15%~35% 为心肌炎。通过这些流行病学研究发现,近 20 年来,心肌炎在儿童中的病原学发生了很大的改变,虽然病毒仍为最常见的心肌炎病原,但是最常见的病毒类型已经从既往的肠道病毒和腺病毒转变为微小病毒 B19 和人类疱疹病毒 6 型。目前巨细胞病毒和 EB 病毒也成为病毒性心肌炎的主要病原。

目前普遍认为病毒性心肌炎是小儿扩张型心肌病的主要原因,是导致小儿心力衰竭的最重要病因。根据澳大利亚和北美儿童心肌病注册研究结果,30%~35% 的扩张型心肌病具有心肌炎的证据。在英国,22% 的小儿新发(<6 个月)左心功能不全为心肌炎。目前普遍认为病毒性心肌炎和小儿特发性扩张型心肌病是同一疾病在不同阶段的临床表现。动物实验结果表明,自身免疫反应是联系病毒性心肌炎和扩张型心肌病的主要纽带。在病毒性心肌炎的急性阶段主要表现为病毒通过特异性受体如柯萨奇 - 腺病毒受体,对心肌细胞直接进行破坏,同时机体为清除病毒释放出大量炎性因子如细胞因子和一氧化氮等,这些因子在清除病毒的过程中也会对心肌细胞造成损害,在此过程中有部分患者的病毒得到清除,炎症消退疾病恢复,但是有部分患者不能清除细胞内病毒,导致病毒持续存在并且通过分子模拟等方式激发机体产生针对自身心肌细胞的自身抗体,最常见的为抗肌球蛋白抗体和抗 β_1 肾上腺素受体抗体等,从而导致心肌细胞的凋亡和纤维化表现,临床上出现扩张型心肌病的表型。

一、心肌炎的诊断

如上所述,心肌炎的临床表现多样,可表现为隐匿过程,也可出现心源性休克、猝死。轻微的胸痛表现、心电图轻微改变、严重心力衰竭、致死性心律失常、心肌梗死样改变等均可出现。因此,单纯从临床表现来诊断心肌炎是不全面的。

(一)生物标志分子和病毒血清学检查在诊断中的意义

生物标志分子包括心肌肌钙蛋白(cardiac troponin, cTn)和肌酸激酶同工酶(CK-MB)在诊断心肌炎时缺乏特异性,但可帮助进行诊断。在心肌炎时,心肌肌钙蛋白 T 和 I 更具有特异性,并具有帮助判断预后的临床价值。其他的炎症因子包括白介素和 C 反应蛋白在心肌炎时也可升高,但其意义上缺乏系统研究。因此探索新的心肌损伤生物标志分子也具有重要的临床意义。

病毒血清学检测在诊断心肌炎中的意义不大。有研究发现,在 124 例心内膜心肌活检患者通过 PCR 方法检测到病毒基因,只有 5 例(占 4%)血清学也为阳性。这也说明当患者出现心肌炎症状并给予治疗时,可能已经过了病毒感染的急性阶段。

(二)心电图在诊断心肌炎中的意义

心电图是心肌炎诊断中最常用的辅助检查之一。心电图对心肌炎的诊断无特异性,敏感度也低。心肌炎的心电图可表现为非特异性的 ST-T 改变,可呈现类似急性心肌梗死样改变,也可见到各种房室传导阻滞和室上性及室性心律失常。有研究发现,心肌炎患者存在异常 Q 波和左束支传导阻滞提示具有很高心源性猝死和将来进行心脏移植可能。有研究者对心电图在疑似心肌炎患者中的预后价值进行了探讨,发现 QT_c >440ms,心电轴异常和室性期前收缩(早搏)与临床上不良预后有关。QRS 时限≥120ms 是患者发生心源性死亡和进行心脏移植的独立预测因子。因此,心电图检查虽然不能确诊心肌炎,但可作为心肌炎患者的危险分层因素。

(三)超声心动图在诊断心肌炎中的意义

在心肌炎患者中没有特异的超声心动图表现。但是超声心动图可系统评价心肌炎患者的心腔大小、室壁厚度及收缩和舒张功能,并可除外其他先天性心脏病和心肌病(包括肥厚型心肌病、限制型心肌病等)。尤其是超声心动图可发现患者是否存在心包积液和心内血栓,这对进行心内膜心肌活检非常重要。也有研究发现,心肌炎患者可出现一过性左心室心肌增厚:舒张末期左心室后壁厚度/左心室舒张末期内径>0.17,阳性率88%。

(四)心脏大血管磁共振检查

心脏大血管磁共振(cardiovascular magnetic resonance, CMR)检查是近几年发现的诊断心肌炎最有价值的检查手段。①提示心肌水肿,T_2加权像显示局限性或弥漫性高信号;②提示心肌充血及毛细血管渗漏,T_1加权像显示早期钆增强;③提示心肌坏死和纤维化,T_1加权像显示至少一处非缺血区域分布的局限性晚期延迟钆增强。其在儿科中的应用价值尚需进一步研究。

(五)心内膜心肌活检

心内膜心肌活检(endomyocardial biopsy, EMB)仍为诊断心肌炎的"金标准"。1978年,Dallas提出了心肌炎的诊断标准,将病理类型分为心肌炎、临界心肌炎、无心肌炎3种类型。该诊断标准阳性率仅有10%~30%,但特异度很高,可达98%。因此,为提高其诊断的敏感度,ISFC(国际心脏病协会)于1998年提出了心肌炎的免疫组织学标准:>14淋巴细胞或巨噬细胞/mm³。此标准可将诊断的阳性率提高到40%,特异度为85%。分析EMB阳性率低的原因主要与以下因素有关:心肌炎症最常见部位为左心室游离壁,但是活检部位多为右心室;取材多少也EMB阳性率有关。有研究发现,只有17个右室标本才可使EMB的阳性率提高到80%,这在儿童患者中很难达到。通过原位杂交技术及PCR技术,EMB还可检测病毒类型,如微小病毒B19、肠道病毒等。有研究发现EMB不仅具有诊断价值,对心肌炎患者还具有预测预后意义。但是,目前该项技术在我国开展得还不多。

(六)儿童心肌炎诊断建议(2018年版)

为了进一步提高儿童心肌炎的诊断水平,中华医学会儿科学分会心血管学组心肌炎协作组、中华儿科杂志编辑委员会及中国医师协会心血管医师分会儿童心血管专业委员会组织全国相关专家根据国内外新近的研究结果,在以往心肌炎诊断建议的基础上,对以往的标准进行了修改,提出《儿童心肌炎诊断建议(2018年版)》,主要内容如下。

1. 心肌炎临床诊断

(1)心肌炎主要临床诊断依据

1)心功能不全、心源性休克或心脑综合征。

2)心脏扩大。

3)血清心肌肌钙蛋白(cTnI或cTnT)或血清肌酸激酶同工酶(CK-MB)升高,伴动态变化。

4)显著心电图改变(心电图或24小时动态心电图)。

5)心脏大血管磁共振成像呈现典型心肌炎症表现。

在上述心肌炎主要临床诊断依据"4)"中,"显著心电图改变"包括:以R波为主的2个或2个以上主要导联(Ⅰ、Ⅱ、aVF、V5)的ST-T改变持续4天以上伴动态变化,新近发现的窦房、房室传导阻滞,完全右或左束支传导阻滞,窦性停搏,成联律、成对、多形性或多源性期前收缩,非房室结及房室折返引起的异位性心动过速,心房扑动、心房颤动,心室扑动、心室颤动,QRS低电压(新生儿除外),异常Q波等。

在上述心肌炎主要临床诊断依据"5)"中,"心脏大血管磁共振成像呈现典型心肌炎症表现"系指具备以下3项中至少2项:①提示心肌水肿,T_2加权像显示局限性或弥漫性高信号;②提示心肌充血及毛细血管渗漏,T_1加权像显示早期钆增强;③提示心肌坏死和纤维化,T_1加权像显示至少一处非缺血区域分布的局限性晚期延迟钆增强。

(2)心肌炎次要临床诊断依据

1)前驱感染史,如发病前1~3周内有上呼吸道或胃肠道病毒感染史。

2)胸闷、胸痛、心悸、乏力、头晕、面色苍白、面色发灰、腹痛等症状(至少2项),小婴儿可有拒乳、发绀、四肢凉等。

3)血清乳酸脱氢酶(LDH)、α-羟丁酸脱氢酶(α-HBDH)或天冬氨酸转氨酶(AST)升高。

4)心电图轻度异常。

5)抗心肌抗体阳性。

在上述心肌炎次要临床诊断依据"3)"中,若在血清LDH、α-HBDH或AST升高的同时,亦有cTnI、cTnT或CK-MB升高,则只计为主要指标,该项次要指标不重复计算。

在上述心肌炎次要临床诊断依据"4)"中,心电图轻度异常指未达到心肌炎主要临床诊断依据中"显著心电图改变"标准的ST-T改变。

（3）心肌炎临床诊断标准

1）心肌炎：符合心肌炎主要临床诊断依据≥3条，或主要临床诊断依据2条加次要临床诊断依据≥3条，并除外其他疾病，可以临床诊断心肌炎。

2）疑似心肌炎：符合心肌炎主要临床诊断依据2条，或主要临床诊断依据1条加次要临床诊断依据2条，或次要临床诊断依据≥3条，并除外其他疾病，可以临床诊断疑似心肌炎。

凡未达到诊断标准者，应给予必要的治疗或随诊，根据病情变化，确诊或除外心肌炎。

在诊断标准中，应除外的其他疾病包括：冠状动脉疾病、先天性心脏病、高原性心脏病以及代谢性疾病（如甲状腺功能亢进症及其他遗传性代谢病等）、心肌病、先天性房室传导阻滞、先天性完全性左或右束支传导阻滞、离子通道病、直立不耐受、β受体功能亢进及药物引起的心电图改变等。

2. 病毒性心肌炎诊断

（1）病毒性心肌炎病原学诊断依据

1）病原学确诊指标：自心内膜、心肌、心包（活体组织检查、病理）或心包穿刺液检查发现以下之一者可确诊，①分离到病毒；②用病毒核酸探针查到病毒核酸。

2）病原学参考指标：有以下之一者结合临床表现可考虑心肌炎由病毒引起，①自粪便、咽拭子或血液中分离到病毒，且恢复期血清同型抗体滴度较第1份血清升高或降低4倍以上；②病程早期血中特异性IgM抗体阳性；③用病毒核酸探针自患儿血中查到病毒核酸。

（2）病毒性心肌炎诊断标准：在符合心肌炎诊断的基础上，①具备病原学确诊指标之一，可确诊为病毒性心肌炎；②具备病原学参考指标之一，可临床诊断为病毒性心肌炎。

二、心肌炎的治疗

基于以上发病机制，免疫抑制和免疫调节（静脉注射免疫球蛋白）治疗心肌炎的研究逐渐深入。当然这些治疗手段均需在心肌炎常规治疗的基础上进行，包括最初的生命支持、抗心衰治疗、治疗心律失常及限制运动等。本部分内容主要阐述针对心肌炎特异性治疗（包括免疫抑制和免疫调节）的循证医学研究。

（一）免疫抑制剂治疗心肌炎的研究

目前至少20个以上的临床试验报道了免疫抑制、免疫调节包括免疫吸附治疗心肌炎。多数随机对照研究的结果不理想，尤其是严格的随机对照研究并未完全表明免疫抑制、免疫调节对治疗心肌炎有效。当然，大多数的研究均是针对成人心肌炎患者。在儿童中，有限的非随机对照研究发现，免疫抑制治疗对心肌炎有益。其中最为著名的是2004年Gagliardi等报道的基于右心室心内膜心肌活检、按照Dallas标准诊断的急性心肌炎和临界心肌炎的报道。该研究共纳入114例临床表型为扩张型心肌病的患儿，其中确诊为心肌炎（35例）和临界心肌炎（35例）的患儿在常规抗心力衰竭和抗凝治疗的基础上加用环孢素6~8mg/（kg·d），2次/d，及泼尼松2mg/（kg·d），2次/d，持续1个月后逐渐减量至0.5mg/（kg·d），持续6个月。在重复进行的EMB中，如果心肌炎消失则停用免疫抑制剂，如仍存在心肌炎症，则继续应用免疫抑制剂治疗6个月，而通过EMB确诊的无心肌炎组（44例）仅予以常规治疗。通过13年的随访，无事件生存率在急性心肌炎组为97%，临界心肌炎组为70%，无心肌炎组为32%。急性心肌炎组仅有1例患儿进行了心脏移植，无1例患儿死亡，临界心肌炎组4例患儿进行了心脏移植，6例患儿死亡，而无心肌炎组27例患儿进行了心脏移植，3例死亡。心脏功能完全恢复者在急性心肌炎组为79%，临界心肌炎组为64%，无心肌炎组为36%。因此，结果提示心肌炎组（包括急性和临界心肌炎）患儿较高的长期生存率可能与应用免疫抑制治疗有关。通过本研究的结果，可以看出研究的不足之处还是很明显的，最大的问题是作者在选择进行免疫抑制剂治疗病例上存在明显的偏倚，该研究很难说明心肌炎组患儿长期预后与给予免疫抑制剂治疗的因果关系。不过最近一项针对成人经心肌活检证实的病毒性心肌炎长期随访的研究发现，203例活检证实的病毒性心肌炎患者随访平均4.7年的长期死亡率为19.2%，长期生存率为71.8%。在随访4.7年结束时，77例患者中仅有24例患者心脏功能完全恢复正常，所占比例为31%。这些患者均未给予任何的免疫抑制及免疫调节治疗。该研究似乎部分弥补了上述Gagliardi等人研究的不足。此外,还有少数几项在小儿心肌炎患者中应用免疫抑制剂获得良好疗效,但这些研究均为非随机对照研究,而且病例数都非常有限。在几项成人心肌炎的大规模多中心的随机对照研究中,没有发现免疫抑制治疗对重症心肌炎有益,其中包括1995年Hugnagel等人的欧洲炎症性心脏疾病的流行病学和治疗研究(ESETCID)及1995年Mason等人的心肌炎治疗试验(the myocarditis treatment trial),后者是一项大样本的随机对照研究,该研究没有证明对重症心肌炎患者在常规抗心力衰竭治疗的基础上加用免疫抑制剂治疗的有效性。通过1年的随访研究发现,无论是患者的死亡率还是左心室射血分数的提高,应用泼尼松加硫唑嘌呤或环孢素治疗与安慰剂相比较,没有统计学差异。但该研究最大的不足之处是没有应用分子生物学方法探测心肌标本中病原学状况,如果心肌组织中存在病毒感染,应用免疫抑制剂治疗可能会增加病毒的复制而加重对心肌的损害。ESETCID研究发现了一项非常有意义的现象,虽然应用免疫抑制剂治疗的病毒阴性患者的炎症消失率可达59%,但是该研究同时发现应用安慰剂的患者其炎症消失率也达到了40%,如此高的炎症自然缓解率,在既往关于重症心肌炎(或炎症性心肌病)研究中未见报道。这一点需要引起心肌炎研究者的重视。此外,在成人心肌炎免疫抑制剂治疗研究中,Frustaci等人的系列研究也非常有参考意义。2003年,Frustaci等回顾性研究了一组病毒阴性的心肌炎患者免疫抑制剂治疗效果,研究对象为41例经过组织病理学诊断的活动性心肌炎伴有心力衰竭及射血分数<40%的患者,给予1mg/(kg·d)的泼尼松持续4周,然后减量至0.33mg/(kg·d)持续5个月,同时加用硫唑嘌呤2mg/(kg·d)持续6个月。根据治疗反应,患者分为治疗有效组,表现为心功能纽约分级提高1个级别及射血分数提高≥10%;无效组为患者无好转或出现心源性休克、心脏移植或死亡。其中21例患者表现为治疗有效,20例为治疗无效,回顾分析发现治疗无效组患者中85%可探测到病毒基因,而有效组仅15%(3例)存在病毒基因。因此,本研究提示心肌组织中是否存在病毒基因是免疫抑制剂治疗是否有效的关键。该研究还发现,病毒血清学检测结果与患者心肌组织的病毒基因检测结果之间没有联系,因此不能用患者的血清学病毒检测结果来替代心肌组织。通过该回顾性分析研究结果,Frustaci等人又设计了一项前瞻性的随机对照研究,在2009年进行了报道。该研究为随机、双盲、安慰剂对照研究。85例心肌活检证实病毒阴性的炎症性心肌病患者,分为泼尼松和硫唑嘌呤治疗组(第1组)及安慰剂组(第2组)。经过6个月随访,第1组43例患者中有38例患者(占88%)表现出心脏功能好转及左室内径缩小,而其余5例患者病情也稳定。第2组患者的左心室射血分数均无提高,42例患者中有35例出现心功能进一步恶化(占83%)。该研究未发现免疫抑制剂治疗的明显不良反应。上述系列研究证实了应用免疫抑制剂治疗病毒阴性的重症心肌炎的疗效。

因此,对于免疫抑制剂治疗重症心肌炎的疗效,仍如2004年Hia等在关于免疫抑制剂治疗小儿急性心肌炎的系统综述中所阐明的观点一样,目前尚无足够的临床研究支持对小儿急性心肌炎常规应用免疫抑制剂治疗。但是,免疫抑制剂治疗对部分重症心肌炎患儿确实可能有效。通过临床研究发现治疗有效患儿的临床特征,并进一步通过多中心随机对照研究验证这些特征,可能是我国小儿重症心肌炎临床研究的方向。

(二)静脉注射免疫球蛋白治疗心肌炎的研究

静脉注射免疫球蛋白(intravenous immuno-globulin, IVIg)既可以中和病毒,又具有抑制炎症的作用,因此很早就有应用IVIg治疗小儿心肌炎的研究。在一些病例数较少的非随机对照研究中,发现IVIg对治疗小儿重症心肌炎具有良好的疗效,但是这种良好的效果没能在成人患者中得到证实,也没有在近期的多中心注册研究中或单中心研究中得到证实。在IVIg有效治疗小儿重症心肌炎患者的报道中,最著名的是Drucker等人在1994年完成的试验报告。他们通过回顾性研究,以21例患儿为对象,给予IVIg 2g/kg,24小时内输入的治疗,与25例历史对照患儿相比较,应用IVIg患儿1年后心室功能恢复优于未应用IVIg患儿,而且应用IVIg组患儿的生存率高于未应用IVIg患儿。但是,Gullestad等于2001年在成人一项有关IVIg治疗近期发生的扩张型心肌病（DCM）患者的随机对照研究中，对 62 例新发（6 个月）心力衰竭和无明显原因的 DCM 患者应用 IVIg 治疗，安慰剂作为对照。6 个月后，整体左室射血分数（LVEF）明显提高，从 0.25 ± 0.08 提高到 0.41 ± 0.17（$p<0.001$），在试验 12 个月时，整体 LVEF 提高到 0.42 ± 0.14。在儿童，儿童心肌病注册（pediatric cardiomyopathy registry，PCMR）的结果及 Klugman 等均没有能证实 IVIg 对治疗小儿心肌炎具有确切的疗效。PCMR 研究发现应用 IVIg 治疗与心肌炎患儿的生存率及左心室恢复之间无关。一项包括成人和儿童的关于 IVIg 治疗心肌炎的系统分析也指出，目前尚无足够的证据推荐对心肌炎患儿常规使用 IVIg 治疗。但对于高载量微小病毒 B19 的心肌炎患者，应用 IVIg 可能会比较有益。据 Dennert 等在 2010 年报道，17 例 DCM 患者有心力衰竭症状持续大于 1 年以上，且心内膜心肌活检证实微小病毒基因 >250 拷贝 /μgDNA。应用 IVIg 治疗后，显著降低了微小病毒 B19 载量，使之从（1 420 ± 216）拷贝 /μgDNA 降低到（619 ± 200）拷贝 /μgDNA（$p=0.004$）；LVEF 显著提高，IVIg 治疗后 6 个月，LVEF 从基础的 34% ± 3% 提高到 41% ± 3%。2019 年，我们通过进行荟萃分析，发现 IVIg 可改善心肌炎患者的 LVEF 以及远期存活率，但是与糖皮质激素比较尚未显示出对于心肌炎治疗的优越性。

综上所述，IVIg 治疗小儿重症心肌炎的疗效尚无确切结论。由于小儿心肌炎具有较高的自然缓解率，包括左心室功能及左心室内径均可能自然恢复，所以任何针对心肌炎的干预措施均需要设计随机双盲对照研究才能说明其疗效。但由于 IVIg 临床应用的安全性较高，没有免疫抑制剂应用后可能会导致病毒扩散的不良后果，对于重症心肌炎患儿，尤其是疾病早期应用 IVIg 是可行的，确切疗效尚需临床上设计更加合理的试验来证实。

（张清友 杜军保）

第六节 《川崎病冠状动脉病变的临床处理建议》解读

日本 Tomisaku Kawasaki 于 1967 年首次描述了川崎病（Kawasaki disease，KD），该病已成为发达国家儿童时期最常见的获得性心血管疾病。川崎病冠状动脉病变是影响川崎病患儿预后的重要因素，严重影响患者的身心健康，同时给家庭及社会带来严重的负担。川崎病冠状动脉病变是指冠状动脉由于炎症性改变，可导致血管结构异常，形成冠状动脉扩张、冠状动脉瘤、冠状动脉狭窄或闭塞等。在未经治疗的川崎病病例中，冠状动脉扩张发生率为 18.6%~26.0%，冠状动脉瘤为 3.1%~5.2%。小型和中型冠状动脉瘤仅有 1/3~1/2 可在 2 年内消退；而中型或巨大冠状动脉瘤发生不久即可出现血栓性闭塞；5%~10% 的冠状动脉病变可发展成缺血性心脏病，是儿童和青少年时期缺血性心脏病的主要原因。因此，加强对川崎病冠状动脉病变的诊断、治疗和随访管理具有重要意义。

为了规范川崎病冠状动脉损害的诊断、治疗及长期管理流程，2012 年中华医学会儿科学分会心血管学组、免疫学组以及《中华儿科杂志》编辑委员会相关专家经过多次讨论，参考国外关于川崎病冠状动脉病变诊断、治疗和长期管理指南，结合国内外最新研究进展及国内实际情况，提出《川崎病冠状动脉病变的临床处理建议》（以下简称《建议》）。该建议共分为 4 个主要部分，即川崎病冠状动脉病变的定义、程度和转归，川崎病冠状动脉病变的相关检查，川崎病冠状动脉病变的治疗以及川崎病冠状动脉病变的随访。

一、川崎病冠状动脉病变的定义、程度和转归

《建议》指出，川崎病冠状动脉病变的定义是冠状动脉炎症性改变，可致冠状动脉解剖形态异常，包括冠状动脉扩张、冠状动脉瘤、冠状动脉狭窄和闭塞等。冠状动脉扩张性病变的诊断标准为：①小于 5 岁儿童冠状动脉主干直径 >3mm，5 岁及 5 岁以上儿童 >4mm；或②冠状动脉局部内径较邻近处明显扩大（≥1.5 倍）；或③冠状动脉内径 Z 值 ≥2.0。若扩张的冠状动脉内有血栓形成或血管内膜增厚则可产生狭窄甚至闭塞。

根据超声心动图和选择性冠状动脉造影或其他检查方法，川崎病冠状动脉扩张性病变的程度分为以下 3 种类型：小型冠状动脉瘤也称为冠状

动脉扩张[冠状动脉扩张内径≤4mm,或年长儿(≥5岁)冠状动脉扩张内径小于正常1.5倍],中型冠状动脉瘤[冠状动脉内径>4mm且≤8mm,或年长儿(≥5岁)冠状动脉扩张内径大于正常1.5~4倍],以及巨大冠状动脉瘤[冠状动脉内径>8mm,或年长儿(≥5岁)冠状动脉扩张内径大于正常4倍]。

关于川崎病冠状动脉病变的严重程度,在《建议》中将其分为5级,Ⅰ级指冠状动脉无扩张;Ⅱ级指急性期冠状动脉有轻度扩张,但在病程30天内恢复正常;Ⅲ级指出现冠状动脉单个小至中型冠状动脉瘤;Ⅳ级指出现巨大冠状动脉瘤,或1支冠状动脉内多个动脉瘤,但无狭窄;Ⅴ级指冠状动脉造影显示有狭窄或闭塞存在,其中Va不伴有心肌缺血,Vb伴有心肌缺血。以上分级,对于判断疾病的预后、制订治疗及随访方案非常重要。

在临床上,川崎病冠状动脉病变可表现为4种不同的转归:①冠状动脉瘤缩小或消退,急性期形成的冠状动脉瘤,尤其是小和中型冠状动脉瘤,许多在恢复期及以后有缩小趋势,可在1~2年内消退,恢复率为32%~50%;②冠状动脉瘤闭塞,中型或巨大冠状动脉瘤发生不久可以即可出现血栓性闭塞,发生率达16%,其中在起病2年内发生者占78%,2/3的患儿仅通过冠状动脉造影发现,临床无症状,但部分患儿可发生猝死;③闭塞后再通(recanalization),系由闭塞后新血管再生所致,见于14.8%的冠状动脉病变患儿,且90%发生在右冠状动脉。这部分患儿可无临床症状,但往往在冠状动脉造影中可发现存在丰富的侧支血管;④局部狭窄,冠状动脉瘤入口和出口处内膜增厚或瘢痕形成所致,发生率分别为12%和4.7%,多见于左冠状动脉,尤其是左前降支的近端。

二、川崎病冠状动脉病变的相关检查

川崎病冠状动脉病变的相关检查有多种,可大致分为无创性检查和有创性检查。

(一)无创性检查

1. **心电图** 包括常规心电图、运动平板试验及24小时动态心电图(Holter),可显示与心肌缺血或梗死部位相对应的ST-T改变及异常Q波。运动平板试验需4岁以上儿童才能完成,有助于发现心肌缺血。如果患儿有胸部疼痛、不适或心悸等,可建议选择24小时Holter检查。

2. **超声心动图** 常规超声心动图是最常应用的检查方法,可以观察到冠状动脉瘤以及瘤内血栓形成,同时可评估心肌及瓣膜损害、心功能状态并观察动态变化。三维超声对右冠状动脉和回旋支的诊断意义较大,并可观察冠状动脉瘤的腔内血栓,还可应用组织多普勒评估心肌损伤,包括节段异常。负荷超声心动图包括运动负荷和药物负荷,可实时监测运动或用药时左室壁运动。多巴酚丁胺负荷超声心动图对检测冠状动脉狭窄及评估心肌节段性运动异常具有重要意义。

由于超声心动图是非侵入性检查,并且在检查近端右冠状动脉及左冠状动脉前降支病变方面有高灵敏度和特异性,所以超声心动图是理想的评价方法(C级证据)。评估川崎病心脏后遗症时往往需要反复的超声心动图检查。最初的超声心动图应在怀疑川崎病诊断后尽快进行,以作为川崎病长期随访的形态学依据。因为详细的超声心动图检查需要患儿的配合,故较小的儿童通常需用镇静剂(如水合氯醛或其他短效的镇静剂)。在进行超声心动图检查时,应尽最大的努力观察所有冠状动脉分支。冠状动脉瘤常见部位频次为近端左前降支、近端右冠状动脉、左冠状动脉主干、左回旋支、远端右冠状动脉和右冠状动脉与后降支的交接处。虽然有报道利用超声心动图检测血栓和冠状动脉狭窄,但其检测此类病变的灵敏度和特异性目前仍不明确。另外,冠状动脉的显像随着儿童的生长和体积的增长越来越困难。

3. **血管内超声** 血管内超声可评估内膜增生的严重程度、是否存在血栓或钙化及管腔狭窄的严重程度,其敏感度优于心导管检查和冠状动脉造影,有条件的单位可开展。

4. **核素心肌显像** 单光子发射计算机断层扫描可观察冠状动脉病变引起的心肌缺血或灌注不足。常用标记物有铊(Tl-201)、锝(Tc-99),可同时进行运动或药物负荷心肌灌注显像。应用[123]I BMIPP进行的心肌脂肪酸代谢显像技术对心肌节段性运动不良的评估价值比单纯单光子发射计算机断层扫描更特异。另外,正电子发射断层成像技术可定量评估心肌的血流储备,可以更精确评估梗死心肌的变异性。

5. 多排螺旋 CT（MDCT）及磁共振冠状动脉造影（MRCA）　应用这两项技术进行冠状动脉造影在临床上越来越普遍。MDCT 获得的冠状动脉图像相对清晰，但有一定程度的 X 线暴露，建议应用 64 排以上的 MDCT，X 线暴露相对较小。MRCA 检查所需时间较长，尤其婴儿和年幼儿童对镇静要求较高，图像获取技术难度较大，对狭窄检测的阳性率亦比 MDCT 低，但对钙化引起的局限性狭窄效果较好。MRCA 可描述近端冠状动脉的冠状动脉瘤，提供关于冠状动脉血流的轮廓（C 级证据）。MRCA 能准确诊断出由 X 射线血管造影诊断出的冠状动脉瘤、冠状动脉闭塞和狭窄。但是，目前还需要进一步通过更大的样本，对 MRCA 及超高速 MDCT 在探测川崎病患者远端冠状动脉瘤和狭窄伴侧支循环中的价值进行探讨。

（二）有创性检查

冠状动脉造影比心脏超声提供更详细的冠状动脉解剖显像，目前心导管检查和冠状动脉造影仍然为诊断冠状动脉病变的"金标准"，但属有创性检查。根据冠状动脉造影所见的冠状动脉瘤特征，可确定冠状动脉瘤的类型（弥漫型、球囊状型、梭状型或扩张型）、分级及部位。

三、川崎病冠状动脉病变的治疗进展

（一）药物治疗

内膜增生或血栓性闭塞导致的缺血性心脏病是川崎病冠状动脉病变远期死亡的主要原因。因此川崎病冠状动脉病变的治疗原则为：预防和抑制血栓形成；增加冠状动脉血流；预防或解除冠状动脉痉挛；降低心脏工作负担。

1. 抗血小板药物　由于血小板活化从疾病急性期持续贯穿至慢性期，因此抗血小板药物在各个阶段的治疗中均发挥重要作用。抗血小板药物主要包括阿司匹林、氟比洛芬（氟布洛芬）及双嘧达莫（潘生丁）。阿司匹林用于治疗川崎病已有很多年。虽然阿司匹林有重要的抗炎（大剂量时）和抗血小板（小剂量时）活性，但它似乎不能降低冠状动脉病变发展的出现频率。小剂量阿司匹林可用于无症状的轻度或病情稳定者，口服剂量为 2~5mg/kg，每 1~2 日 1 次。当冠状动脉继续扩大或范围增加时，阿司匹林与其他针对拮抗腺苷 –5′– 二磷酸的抗血小板药物（如双嘧达莫）

联合应用可能有更好地抑制血小板的作用。当冠状动脉瘤迅速增大，血栓的风险则特别高，此时提倡使用肝素加阿司匹林治疗（C 级证据）。氟比洛芬（氟布洛芬）仅用于有严重阿司匹林肝毒性者。对即使没有冠状动脉病变的患儿也建议应用小剂量抗血小板药物 3 个月。对有冠状动脉扩张或冠状动脉瘤形成者，应持续服用小剂量抗血小板药物以预防缺血性心脏病及血小板激活引起的血栓形成。

2. 抗凝治疗　《建议》指出，抗凝药应用的指征为出现以下 1 项者：有巨大冠状动脉瘤形成、有急性心肌梗死发作病史或冠状动脉急剧扩张并血栓者。对冠状动脉瘤内有血栓的患儿建议应用华法林或肝素治疗；对于巨大冠状动脉瘤患儿建议联合应用抗血小板药物和抗凝剂以预防血栓性梗阻。对药物剂量的调节需参考是否有出血倾向的可能性，儿童的个体差异很大。在华法林剂量调整期间，每周测定国际标准化比值（INR），稳定后每 1~2 个月测定 1 次。该药不良反应为出血，如有出血，则应用维生素 K_1 中和。低分子肝素需皮下注射，2 次 /d，但起效快，用于治疗住院患儿血栓形成。

3. 溶栓治疗　川崎病患儿发生急性冠状动脉阻塞需行溶栓治疗，建议在急性心肌梗死发生的 12 小时内尽早用药，超过 12 小时溶栓意义不大。治疗目的为使阻塞冠状动脉再通、挽救梗死心肌、提高生存率，个例报道药物溶栓的再通率为70%~80%；若结合冠状动脉内溶栓，则再通率增加 10% 左右。在这方面儿科经验有限，可尝试溶栓，但需谨慎。常用药物包括尿激酶、链激酶和组织型纤溶酶原激活剂。

（二）非药物治疗

部分川崎病冠状动脉病变患儿可发生缺血性心脏病。对药物治疗不能改善缺血表现者需采取非药物治疗，包括经皮冠状动脉介入术（PCI）及冠状动脉移植手术。

1. 经皮冠状动脉介入术

（1）适应证：有明显缺血症状 / 体征，或各种负荷试验有缺血表现，或者虽无缺血表现，但冠状动脉重度狭窄（≥75%），有进展成严重冠状动脉缺血性疾病可能的患儿。

（2）禁忌证：多发性冠状动脉病变、对侧冠状动脉有显著狭窄或闭塞、冠状动脉开口部位病变、冠状动脉长段病变。

（3）PCI技术包括：血管内溶栓、冠状动脉球囊成形术、冠状动脉内支架植入术和旋磨消融术。PCI术后3~6个月需行冠状动脉造影评估治疗效果，且必须继续抗血栓和抗血小板治疗。目前其术后再狭窄率、远期效果的数据均有限。

2. 冠状动脉移植手术 如果冠状动脉造影出现以下任何一种情况均应考虑手术治疗：

（1）冠状动脉造影发现左冠状动脉主干、多支冠状动脉或左前降支远段出现严重闭塞性病变；侧支血管处于危险状态。

（2）已经发生过心肌梗死，而且有再发生的可能性，即使只是单独右冠状动脉系统病变亦需考虑手术；闭塞性冠状动脉再通或有侧支形成，一旦发现有严重心肌缺血，应考虑手术。

冠状动脉移植手术须具备的前提条件如下：负荷影像学检查显示心肌缺血可逆；通过移植血管灌注的心肌仍然具有活力；拟搭桥的血管远端没有显著病变。

冠状动脉移植手术宜在学龄期或以上，对幼儿施行手术要慎重考虑，最好能药物维持到学龄期且运动水平有所提高时再手术。日本的研究资料显示，移植血管的10年通畅率可达90%以上，术后生活质量明显提高。

四、川崎病冠状动脉病变的随访策略思考与研究方向

对川崎病患儿应当根据不同状况制订随访计划，以便正确评价其心脏状态、给予及时有效的处理，改善预后。

按照《建议》，对于冠状动脉病变分级Ⅰ级、Ⅱ级的患者，于病程3个月后停用阿司匹林，临床需要随访5年，随访时，建议进行超声心动图、静息12导心电图检查，必要时行胸部X线检查。在最后一次随访时建议做运动心电图。建议限制活动6~8周。

对于冠状动脉病变分级Ⅲ级的患者，建议小剂量阿司匹林治疗至少持续到动脉瘤消退，中型动脉瘤需加用另一种抗血小板药物，终身临床随访。随访时，建议进行超声心动图、静息12导心

电图检查，必要时行胸部X线及MDCT检查。根据情况选择性进行Holter心电图、负荷试验或心肌灌注显像。如无创性检查提示心肌缺血，可行冠状动脉造影。对于<11岁的患儿，建议限制活动6~8周；11~20岁患者，可依据每2年的负荷试验或心肌灌注显像指导运动。

对于冠状动脉病变分级Ⅳ级的患者，建议长期服小剂量阿司匹林联合华法林或低分子肝素，终身随访。建议进行静息12导心电图、超声心动图、胸部X线、Holter心电图、负荷试验、心肌灌注显像检查；可选择性进行正电子发射断层成像或MRI辅助判断心肌缺血和心功能情况。对于病程6~12个月或更早（急性期后）可进行初次冠状动脉造影，以后根据情况可选择MDCT和MRCA；如非侵入性检查、临床或实验室检查提示心肌缺血，可重复进行冠状动脉造影。如出现不典型心绞痛，不能进行负荷试验时，可选择性重复冠状动脉造影。依据每年的负荷试验或心肌灌注评估来推荐其体力活动。

对于冠状动脉病变分级Ⅴa级的患者，建议采用小剂量阿司匹林联合华法林或低分子肝素治疗。为预防缺血性发作和心功能不全，可同时应用β受体阻滞剂、钙通道阻滞剂、血管紧张素转化酶抑制剂等。其他检查措施同上；对于冠状动脉病变分级Ⅴb级的患者，药物治疗同Ⅴa。根据治疗指征选择旁路移植或导管介入等治疗措施。其他检查措施同上。

冠状动脉瘤的自然病程已有不少报道。Kato等对川崎病急性期后810例患儿经选择性冠状动脉造影，发现冠状动脉瘤191例（20.1%），其中171例经1~1.5年后造影复查，发现99例（58%）冠状动脉瘤消退，余72例（42%）仍有异常改变。部分患儿发展为冠状动脉狭窄或阻塞性病变，引起心肌缺血、心肌梗死。

当前，对川崎病合并冠状动脉病变的诊断与处理措施还需要不断进行研究。2017年美国发布了《川崎病的诊断、治疗及远期管理——美国心脏协会对医疗专业人员的科学声明》，简化了不完全川崎病的诊断流程，进一步完善了对免疫球蛋白无反应和冠状动脉病变高风险患儿的初始治疗方案，强调了川崎病冠状动脉并发症以Z值评估并分类，使川崎病的远期管理方案更加规范化。

鉴于我国还缺乏多中心、大样本的正常儿童冠状动脉测量正常值，中华医学会儿科学分会心血管学组正在组织全国同道开展这方面的研究，为中国儿童川崎病合并冠状动脉病变的诊断提供客观依据。对于冠状动脉病变无创性诊断的准确性还需要进一步研究与评价，以期探索出经济、可行的冠状动脉无创检测方法。在川崎病急性期如何早期预测冠状动脉病变的发生，是摆在广大医学科学家面前的重大课题，虽然在该领域取得了一定的进展，但今后还需要在这方面不断探索。此外，今后还需要不断深入开展长期随访研究，探索防治川崎病合并冠状动脉病变的有效手段，提高患儿生命质量。

（桂永浩 杜军保）

参 考 文 献

［1］ Feltes TF, Bacha E, Beekman RH, et al. Indications for cardiac catheterization and int ervention in pediatric cardiac disease: a scientific statement from the American Heart Association. Circulation, 2011, 123(22): 5607-2652

［2］ Zhang QY, Du JB, Zhao WJ, et al. Impact of hydrogen sulfide on carbon monoxide/heme oxygenase pathway in the pathogenesis of hypoxic pulmonary hypertension. Biochem Biophys Res Commun, 2004, 137(1): 30-37

［3］ Sun Y, Tian Y, Prabha M, et al. Effects of sulfur dioxide on hypoxic pulmonary vascular structural remodeling. Lab Invest, 2010, 90(1): 68-82

［4］ Jin HF, Du SX, Zhao X, et al. Effects of endogenous sulfur dioxide on monocrotaline-induced pulmonary hypertension in rats. Acta pharmacol Sin, 2008, 29(10): 1157-1166

［5］ 陈斯瑶, 金红芳, 孙燕, 等. 二氧化硫对低氧性肺动脉高压大鼠内源性硫化氢体系的调节作用. 中华儿科杂志, 2011, 49(12): 890-894

［6］ 周爱卿, 张清友, 杜军保. 儿童肺动脉高压的研究现状与未来. 中华儿科杂志, 2011, 49(12): 881-885

［7］ Baddour LM, Wilson WR, Bayer AS, et al. Infective endocarditis: Diagnosis, antimicrobial therapy, and management of complications, a statement for healthcare professionals from the committee on rheumatic fever, endocarditis, and Kawasaki disease, Council on cardiovascular disease in the young, and the Council cardiology, stroke, and cardiovascular surgery and anesthesia, American Heart Association: endorsed by the Infectious Diseases Society of America. Circulation, 2005, 111(23): e394-e433

［8］ Dieter H, Follath F, Gutschik E, et al. Guidelines on prevention, diagnosis and treatment of infective endocarditis. Eur Heart J, 2004, 25: 267-276

［9］ 中华医学会儿科学分会心血管学组, 中华儿科杂志编辑委员会. 小儿感染性心内膜炎的诊断标准(试行). 中华儿科杂志, 2001, 39(5): 310

［10］ Wilson W, Taubert KA, Gewitz M, et al. Prevention of infective endocarditis: guidelines from the American Heart Association: a guideline from the American Heart Association Rheumatic Fever, Endocarditis, and Kawasaki Disease Committee, Council on Cardiovascular Disease in the Young, and the Council on Clinical Cardiology, Council on Cardiovascular Surgery and Anesthesia, and the Quality of Care and Outcomes Research Interdisciplinary Working Group. J Am Dent Assoc, 2008, 39(Suppl 1): S11-S24

［11］ 中华医学会儿科学分会心血管学组,《中华儿科杂志》编辑委员会. 儿童感染性心内膜炎的诊断标准建议. 中华儿科杂志, 2010, 48(12): 913-915

［12］ Zhang D, Wang X, Tian X, et al. The increased endogenous sulfur dioxide acts as a compensatory mechanism for the downregulated endogenous hydrogen sulfide pathway in the endothelial cell inflammation. Front Immunol, 2018, 30(9): 882

［13］ Feng S, Chen S, Yu W, et al. H_2S inhibits pulmonary arterial endothelial cell inflammation in rats with monocrotaline-induced pulmonary hypertension. Lab Invest, 2017, 97(3): 268-278

［14］ Yu W, Liu D, Liang C, et al. Sulfur dioxide protects against collagen accumulation in pulmonary artery in association with downregulation of the transforming growth factor β1/Smad pathway in pulmonary hypertensive rats. J Am Heart Assoc, 2016, 5(10): e003910

［15］ 中华医学会儿科学分会心血管学组, 中华医学会儿科学分会心血管学组心肌炎协作组, 中华儿科杂志编辑委员会, 等. 儿童心肌炎诊断建议(2018年版). 中华儿科杂志, 2019, 57(2): 87-89

［16］ Newburger JW, Takahashi M, Gerber MA, et al. Diagnosis, treatment, and long-termmanagement of Kawasaki disease: A Statement for Health

Professionals From the Committee on Rheumatic Fever, Endocarditis, and Kawasaki Disease, Council on Cardiovascular Disease in the Young, American Heart Association. Pediatrics, 2004, 114（6）: 1708-1733

[17] Newburger JW, Takahashi M, Gerber MA, et al. Diagnosis, treatment, and long-term management of Kawasaki disease: a statement for Health Professionals from the Committee on Rheumatic Fever, Endocarditis and Kawasaki Disease, Council on Cardiovascular Disease in the Young, American Heart Association. Circulation, 2004, 110（17）: 2747-2771

[18] 中华医学会儿科学分会心血管学组, 中华医学会儿科学分会免疫学组,《中华儿科杂志》编辑委员会. 川崎病冠状动脉病变的临床处理建议. 中华儿科杂志, 2012, 50（10）: 746-749

[19] McCrindle BW, Rowley AH, Newburger JW, et al. Diagnosis, treatment, and long-termmanagement of Kawasaki disease: a scientific statement for health professionals from the American Heart Association. Circulation, 2017, 135（17）: e927-e999

[20] Bruneau BG. The developmental genetics of congenital heart disease. Nature, 2008, 451（7181）: 943-948

第八章 泌尿系统疾病

第一节 儿童肾病综合征治疗难点和长期预后分析

一、关于肾病综合征的诊断

肾病综合征(nephrotic syndrome, NS)是由多种原因引起的肾小球滤过膜通透性增加,导致血浆内大量蛋白质从尿中丢失的临床综合征。具有"三高一低"四大特点:①大量蛋白尿;②低白蛋白血症(白蛋白 <25g/L);③高脂血症(>5.7mmol/L);④明显水肿。以上第①、②两项为必备条件。"大量"蛋白尿是一个人为的界定,目前定义为≥3.5g/($1.73m^2 \cdot d$)或≥50mg/(kg·d)或尿蛋白/肌酐≥2.0mg/mg。

NS 在儿童肾脏疾病中十分常见,但部分患儿的治疗非常棘手。按病因可以分为原发性、继发性和先天性 3 种类型。符合 NS 诊断的患儿,如起病年龄小于 3 个月,则诊断为先天性 NS,多由于宫内感染或基因突变所致。乙肝病毒相关性肾炎、过敏性紫癜肾炎、系统性红斑狼疮性肾炎等可引起继发性 NS。本节主要叙述原发性肾病综合征(primary nephrotic syndrome, PNS)。

二、肾病综合征常用术语的思考

2009 年中华医学会儿科学分会肾脏病学组发表了《激素敏感、复发/依赖肾病综合征诊治循证指南(试行)》。该指南将 PNS 按临床表现分为:

(1)单纯型 NS:只有"三高一低"表现者。

(2)肾炎型 NS:除"三高一低"表现外,尚具有以下 4 项之一或多项者,①2 周内分别 3 次以上离心尿检查 RBC ≥10 个/HP,并证实为肾小球源性血尿者;②反复或持续高血压(学龄儿童

≥17.29/11.97kPa,学龄前儿童 ≥15.96/10.64kPa),并除外使用糖皮质激素等原因所致;③肾功能不全,并排除由于血容量不足等所致;④持续低补体血症。由于在没有肾脏病理的情况下,肾炎型 NS 并不能在临床上完全除外不典型的狼疮性肾炎、乙型肝炎病毒相关性肾炎、链球菌感染后急性肾小球肾炎,以及 IgA 肾病等继发性 NS。因此,对 PNS 临床区分为单纯型和肾炎型的价值仍有待于进一步商榷。

此外,根据患儿对糖皮质激素治疗的反应,可以将 PNS 分为激素敏感型肾病综合征(steroid-sensitive nephrotic syndrome, SSNS)和激素耐药型肾病综合征(steroid-resistant nephrotic syndrome, SRNS)2 类。随着循证医学的发展,SRNS 的定义也在不断调整。我国 2001 年中华医学会儿科分会肾脏病学组提出,泼尼松/泼尼松龙足量治疗 >8 周尿蛋白仍为阳性者定义为 SRNS。由于长时间使用糖皮质激素,患儿可能会出现诸多的不良反应,因此 2009 年的指南中建议将 SRNS 的定义缩短为 4 周足量糖皮质激素治疗后尿蛋白仍为阳性。2012 年改善全球肾脏病预后组织(Kidney Disease: Improving Global Outcomes, KDIGO)建议将判定 SRNS 的时间定义为 8 周足量糖皮质激素治疗后尿蛋白仍为阳性。因此,足量糖皮质激素治疗 4~8 周期间,临床医生需根据患儿浮肿、尿量、尿蛋白及糖皮质激素副作用等,予以综合判断,选择合适肾活检时机,并考虑基因检测及是否加用其他免疫抑制剂。

三、原发性肾病综合征的治疗

儿童 PNS 的治疗原则有以下几条:①儿童 PNS 治疗目前仍以糖皮质激素或糖皮质激素加用其他免疫抑制剂为主线,应清楚了解治疗药物的

适应证和不良反应,综合决策,增强疗效的同时最大程度地减少副作用;②根据不同病理类型及病变程度制订治疗方案,PNS 主要的病理类型有微小病变肾病、局灶性节段性肾小球硬化、系膜增生性肾炎、膜性肾病和膜增生性肾小球肾炎等,各种病理类型的治疗反应、肾功能损害进展及缓解后复发的差异甚大,以不同病理类型及病变程度制订治疗方案;③应重视辅助治疗,如低盐饮食、水肿和抗凝治疗、血管紧张素转化酶抑制剂(angiotensin converting enzyme inhibitor, ACEI)/血管紧张素受体拮抗剂(angiotensin receptor blocker, ARB)药物的使用等,减少并发症,保护肾功能;④规范化治疗和个体化治疗相结合。

(一)糖皮质激素的治疗

儿童 PNS 的治疗主要是以糖皮质激素为主的综合治疗。研究表明,80%~90% 的初发 PNS 患儿对糖皮质激素敏感。常规治疗方案分为两个阶段:①诱导缓解阶段,足量泼尼松/泼尼松龙 60mg/($m^2 \cdot d$)或 2mg/($kg \cdot d$)(按身高的标准体重计算),最大 60mg/d,分次口服,尿蛋白转阴后改为每晨顿服,疗程 6 周;②巩固维持阶段,隔日晨顿服 2mg/kg 或 60mg/m^2,共 6 周,然后逐渐减量,初治疗程 7~9 个月。

应用激素时需要注意几点:①为尽快缓解,激素初始治疗需足量;②足够疗程,以达到防止或减少停药后复发;③不建议初治时采用甲泼尼龙冲击治疗;④尽可能减少激素副作用。

(二)新型免疫抑制剂的治疗

对于激素依赖、频复发、激素耐药及不能耐受长期激素治疗的 PNS 患儿,加用其他免疫抑制剂非常必要。近年来不少新型免疫抑制剂已经开始应用于临床,并已显示出良好的治疗前景。

1. 细胞毒性药物 环磷酰胺口服剂量 2~3mg/($kg \cdot d$),时间 8 周,累积量不超过 200mg/kg;或每月 1 次静脉冲击治疗,500mg/m^2,共 6 次,累积剂量 <150mg/kg。环磷酰胺治疗的主要副作用有脱发、骨髓抑制、出血性膀胱炎、严重感染等,需注意随访血常规及肝肾功能。

2. 吗替麦考酚酯(霉酚酸酯) 在体内代谢为吗替麦考酚酸,后者为次黄嘌呤单核苷酸脱氢酶抑制剂,抑制鸟嘌呤核苷酸的经典合成途径,选择性抑制 T、B 细胞,通过抑制免疫反应而发挥治疗作用。剂量 20~30mg/($kg \cdot d$)或者 800~1 200mg/($m^2 \cdot d$),最大剂量 1g/次,每日 2 次,治疗时间 12~24 个月。需注意胃肠道副作用,随访血常规及肝肾功能。

3. 钙调磷酸酶抑制剂(calcineurin inhibitor, CNI) 环孢素和他克莫司同属 CNI。

(1)环孢素:能选择性抑制 T 辅助细胞及细胞毒性 T 细胞。剂量为 3~6mg/($kg \cdot d$),或者 100~150mg/($m^2 \cdot d$),调整剂量使谷浓度维持在 80~150ng/ml,时间 1~2 年,治疗 6 个月后,症状缓解可逐渐减量,其最小维持剂量个体差异较大,一般使血药浓度维持在 40~70ng/ml。可以联合应用盐酸地尔硫䓬片(恬尔心地尔硫䓬)或酮康唑提高环孢素的血药浓度。环孢素长期应用可能引起肾毒性,因此用药时间 2 年以上且仍需长期较大剂量应用时,应行肾活检了解有无慢性肾毒性的组织学证据。

(2)他克莫司(FK506):为具有大环内酯结构的免疫抑制剂。该药物和体内 FK506 结合蛋白 -12(FKBP-12)相结合形成复合物,抑制钙调磷酸酶的活性,进而抑制 T 细胞钙离子依赖型信息传导,抑制细胞毒性淋巴细胞的生成。该药物可以抑制 T 细胞活化及 Th 细胞依赖型 B 细胞增生,并抑制白介素 -2、γ 干扰素等淋巴因子的活化和白介素 -2 受体的表达。儿童常用剂量 0.1~0.15mg/($kg \cdot d$),分两次服用,维持血药浓度 5~10μg/L,疗程 12~24 个月。他克莫司长期应用也可能引起肾毒性,需定期随访肾功能。

4. 利妥昔单抗(rituximab) 作为抗 CD20 单克隆人鼠嵌合型抗体,通过抗体依赖性细胞毒作用和补体介导的细胞毒作用清除 B 细胞而发挥免疫抑制作用。目前使用方案在各中心不尽相同,根据患儿激素效应、病理类型的不同,通常每周使用 1 次,每次 375mg/m^2(最大 500mg/次),使用 1~4 次不等。对于频复发/激素依赖 NS 或激素耐药 -CNI 敏感 NS 患儿,通常在使用利妥昔单抗前先使用糖皮质激素或 CNI 药物使患儿尿蛋白转阴,治疗后 3 个月左右可减停糖皮质激素和其他免疫抑制剂,明显减少 NS 复发,减少使用其他免疫抑制剂所引起的副作用。

利妥昔单抗使用期间需注意随访血常规和 CD 系列中 CD19$^+$ 细胞计数。

（三）治疗难点与方案选择

1. 非频复发患儿的治疗 应积极寻找复发诱因，积极控制感染，少数患儿控制感染后可自发缓解；若感染控制后仍不缓解，可考虑：①重新诱导缓解，泼尼松（泼尼松龙）60mg/m² 或 2mg/（kg·d）（按身高的标准体重计算），最大剂量 60mg/d，分次或晨顿服，直至尿蛋白连续转阴 3 日后改 60mg/m² 或 2mg/（kg·d），隔日晨顿服 4 周，然后用 4 周以上的时间逐渐减量；②在感染时增加激素维持量，患儿在巩固维持阶段患上呼吸道感染时，改隔日口服激素治疗为同剂量每日口服，以减少复发机会。

2. 激素依赖/频复发的治疗 激素依赖型肾病综合征（steroid-dependent nephrotic syndrome, SDNS）系指对激素敏感，但连续 2 次激素减量或停药 2 周内复发者；频复发（frequent relapse, FR）NS 系指肾病病程中半年内复发≥2 次，或 1 年内复发≥3 次。①激素的使用：a. 拖尾疗法，诱导缓解后泼尼松/泼尼松龙每 4 周减量 0.25mg/kg，给予能维持缓解的最小有效激素量（0.25~0.5mg/kg），隔日口服，连用 9~18 个月；b. 在感染时增加激素维持量，患儿在隔日口服激素时出现上呼吸道感染，改隔日口服激素治疗为同剂量每日口服，连用 7 日；②免疫抑制剂的治疗：对于激素依赖、频复发及不能耐受长期激素治疗的 PNS 患儿，加用其他免疫抑制剂非常必要，可以加用环磷酰胺、霉酚酸酯、CNI 或利妥昔单抗等。

3. 激素耐药型肾病综合征（SRNS）的治疗 SRNS 的治疗相对更为棘手，需要结合患儿肾脏病理改变、药物治疗反应、药物毒副作用、患儿个体差异，以及经济状况等多方面因素选择免疫抑制剂，严格掌握适应证，避免过度用药以及因药物治疗带来的毒副作用。2012 年 KDIGO 对 SRNS 做出了以下推荐：

①推荐 CNI 作为 SRNS 的初始治疗方案（1B）：a. 建议 CNI 治疗至少持续 6 个月，如未获得完全或部分缓解，则可停药（2C）；b. 如 CNI 治疗 6 个月获得部分缓解，建议疗程延长至 12 个月以上（2C）；c. 建议联合应用 CNI 与小剂量糖皮质激素（2D）；②对 CNI 治疗无效的 SRNS 的治疗：a. 对 CNI 联合糖皮质激素治疗无效的患儿，建议可考虑使用吗替麦考酚酯（2D）、大剂量糖皮质激素（2D）或上述药物联合治疗（2D）；b. 建议儿童 SRNS 不用环磷酰胺治疗（2B）；③完全缓解后 SRNS 复发者，建议选择下述方案之一重新治疗（2C）：a. 口服糖皮质激素（2D）；b. 重新使用既往有效的免疫抑制剂（2D）；c. 换一种免疫抑制剂以避免累积剂量所致潜在毒性（2D）。此外，KDIGO 对儿童 SRNS 还推荐使用 ACEI 或 ARB（1B）。

激素耐药型肾病综合征还需考虑是否由于基因突变所致，临床需考虑基因检测的必要性，避免不必要的免疫抑制剂的应用。随着对单基因致病的 SRNS 致病基因认识的深入研究，目前已知 40 多种致病基因可引起儿童 SRNS。近期一项来自全国的多中心大样本研究显示，在儿童 SRNS 中有 32 个已知致病基因能够明确诊断 32.1%（94/281）的 SRNS 患儿，其中 *ADCK4*、*WT1*、*NPHS1*、*INF2* 和 *PLCE1* 是最常见的 5 个致病基因，基因突变率分别为 5.7%、5.4%、2.8%、2.1% 和 2.1%。虽然单基因致病的 SRNS 对免疫抑制剂治疗无效，但这部分患儿一旦进展至尿毒症接受异体肾移植治疗后，肾病综合征复发的概率低。

（四）肾病综合征的治疗展望

综上所述，一些新型免疫抑制剂的涌现，使得 NS 的治疗取得了很大的进展。但是 NS 的治疗手段仍然主要局限在激素联合其他免疫抑制剂的模式中，并未取得根本性突破。唯有深入阐明 NS 的发病机制，应用更有针对性的药物干预免疫炎症过程的不同环节，才能取得事半功倍的效果。此外，目前有关 NS 治疗的循证医学实验结果多数来源于西方国家，存在种族、地域等诸多差异。我国的肾脏病医师应开展更多大规模、多中心的前瞻、随机对照研究来指导我国儿童 PNS 的治疗，期待将来有更多突破性的进展。

四、肾病综合征的长期预后分析

儿童 PNS 的预后与激素效应和病理类型相关。肾病综合征的预后转归根据不同的病理类型分述如下：

1. 微小病变肾病 微小病变肾病患儿多数对激素敏感，预后好。研究显示，80%~90% 患儿经过激素治疗可以获得缓解，5 年、10 年肾存活率分别为 98% 和 97%。激素效应者最主要的问题是复发,在获得初次缓解后,有10%~20%的患儿不再复发,但40%~50%表现为频复发。激素耐药者预后较差,有报道33例激素耐药患儿经5年随访,17例呈完全或部分缓解,3例疾病活动,余13例(39%)呈肾功能减退。除激素效应外,并发症也影响预后。在儿童中,最主要的是感染,还有心血管并发症和血栓栓塞并发症等。

2. **局灶性节段性肾小球硬化症(FSGS)** 本症预后较差,有报道5年、10年时分别有25%~30%和30%~40%进入慢性肾衰竭。下列情况与预后相关:①蛋白尿程度,治疗缓解者10年肾存活率约为90%,而无效者低于40%;②病理形态学,塌陷型预后差,伴有间质纤维化者预后差;③其他,有家族史者预后差,成人逊于儿童。

3. **系膜增生性肾炎** 预后首先取决于肾脏病理改变的轻重,肾组织中肾小球有硬化性改变、系膜细胞重度增生、继发FSGS者预后差。少数治疗无效者可进展至终末期肾病。

4. **膜性肾病** 研究显示,特发性膜性肾病的肾脏存活率,5年为85%,10年为65%,15年为59%,即最终大约有40%患者进展为终末期肾病。大量蛋白尿及其持续时间是最重要的危险因素。同时,有约25%的患者可以完全自发缓解,尿蛋白程度轻的患者自发缓解率高。

5. **膜增生性肾小球肾炎** 本病预后较差。一项英国的研究显示持续肾病状态的Ⅰ型患者其10年肾存活率仅为40%。与预后相关的因素包括高血压、肾功能受损、大量蛋白尿和细胞新月体的形成。Ⅱ型较Ⅰ型更差,通常起病8~12个月后肾功能减退。

第二节 儿童IgA肾病历史回顾与发展

IgA肾病(IgA nephropathy)曾被称为Berger病,是1968年由法国学者Berger和Hinglais首先描述和命名的,其特点是肾小球系膜区有弥漫性IgA沉积的系膜增殖性肾小球肾炎。IgA肾病是世界范围内最常见的原发性肾小球疾病。尽管以往认为该病预后良好,但随着对该病发病机制、病理、临床、治疗与预后研究的深入,人们对IgA肾病的认识发生了明显的变化。现已明确IgA肾病临床和病理表现多样,病程呈进展性,15%~40%的患者最终可进展至终末期肾病(end-stage renal disease, ESRD)。IgA肾病是我国ESRD发生的主要原因之一。

一、IgA肾病发病机制研究现状

流行病学研究表明IgA肾病存在显著的地域差异,亚洲最为常见(如日本、新加坡和中国),占原发性肾小球疾病的30%~50%,在北美占2%~10%,在欧洲约占20%。IgA肾病还呈现一定的家族聚集性,美国学者Julian对肯塔基一家系七代近200年的追踪随访发现14例肾活检为IgA肾病,17例有血尿、蛋白尿,6例死于"慢性肾炎"。然而,IgA肾病确切的病因和发病机制迄今仍未阐明,多数学者认为本病是IgA免疫复合物介导的肾小球肾炎,多种因素参与了疾病的发生和进展。

(一)免疫机制

人IgA有两个亚型,包括IgA1和IgA2。胃肠道和呼吸道的浆细胞分泌IgA1和IgA2,而骨髓、淋巴结和脾脏的浆细胞主要产生IgA1。研究证实IgA肾病患者系膜区IgA沉积物主要以多聚IgA1为主。目前研究多集中于沉积在系膜区的IgA1的分子结构、合成部位、生物学特点及其沉积机制上。大量研究证明,IgA肾病患者血清IgA1水平不仅高于正常人,而且存在铰链区O-糖基化的缺陷,即糖基化不完全。这种糖基化异常可以造成IgA1易于自体聚集或被IgG或IgA识别并形成循环免疫复合物。IgA肾病患者还存在IgA的清除障碍。肝脏是IgA分子清除的主要场所,主要通过肝细胞受体,包括肝细胞表面的无唾液酸糖蛋白受体(ASGPR)和Kupffer细胞表面的Fcα受体1(FcαRI/CD89)识别和清除IgA1分子。在IgA肾病患者中,肝脏ASGPR和骨髓CD89的表达均明显下调,从而影响IgA从循环中清除,继而引起血清IgA水平增加。关于IgA1分子在系膜区沉积的机制并不十分清楚。目前研究显示IgA1分子沉积于系膜区与系膜区表达IgA1特异性受体CD89有关。IgA分子和CD89受体之间的相互作用可以刺激炎症因子的产生,从而导致基质扩展和肾小球炎症发生。

（二）遗传机制

虽然 IgA 肾病的发生与免疫调节异常有关，但其发病率种族、地域差异显著，并且部分患者具有家族聚集现象，提示遗传因素在 IgA 肾病的发生、发展中占有重要的位置。近年来国内外学者的研究显示，胚泡激肽基因、血管紧张素原基因、Megsin 基因、白介素 –1 受体拮抗剂基因、IL–4 基因等多种基因多态性均与本病的发生和进展相关。

二、IgA 肾病临床、病理研究进展

（一）临床研究进展

IgA 肾病临床上以反复发作的肉眼血尿或镜下血尿为主要表现，但此病个体差异大，可有多种临床表现，轻重不一。儿童中 IgA 肾病发病的高峰年龄为 9~10 岁，男女之比为（2~6）：1。多数患者在血尿发作前 1~3 天或同时有呼吸道、消化道感染症状，发作间歇期尿检可正常或有持续镜下血尿。部分患儿隐匿起病，在常规体检中因镜下血尿而被发现。除上述典型表现外，也有部分患儿以急性肾炎综合征、肾病综合征、急进性肾炎甚至慢性肾功能不全起病。同时，10%~15% 的患儿伴有血清 IgA 水平的增高。

参照 2010 年中华医学会儿科学分会肾脏病学组制定的《儿童常见肾脏疾病诊治循证指南（试行）》，建议将我国儿童原发性 IgA 肾病临床表现分为 7 种类型：①孤立性血尿型（包括肉眼血尿和镜下血尿型）；②孤立性蛋白尿型；③血尿和蛋白尿型；④急性肾炎型；⑤肾病综合征型；⑥急进性肾炎型；⑦慢性肾炎型。

对我国 33 所医院 1 203 例儿童 IgA 肾病临床表现的调查分析显示，男女之比为 2.07：1，发病年龄和确诊年龄的中位数均为 9.0 岁，临床表现以复发性肉眼血尿型最常见（41.2%），其次为肾病综合征型（23.8%）、血尿和蛋白尿型（20.8%）。

临床上大部分 IgA 肾病患儿起病隐匿，病初可完全没有症状或症状不明显，而尿液筛查是早期发现并提示肾脏疾病（包括 IgA 肾病）简便、有效且无创的途径。日本于 1974 年起全面实施中小学生尿液筛查，长期随访结果显示因 IgA 肾病等肾小球肾炎引起的尿毒症人数逐年减少，20 岁以下新发透析例数减少近 40%。

（二）病理研究进展

IgA 肾病的病理改变具有多样性的特点。光镜下以系膜增生为主要表现；免疫荧光检查系膜区有显著的 IgA 弥漫性沉着为本病最特征性的改变，也是诊断本病的必要条件；电镜检查除系膜增生外，突出表现是系膜区有电子致密物沉积。

目前临床使用较多的分型方法包括 1982 年 WHO 病理分级标准、Lee 氏分级系统（表 8-2-1）、Hass 分级系统（表 8-2-2）和牛津分类法等。

表 8-2-1　Lee 氏分级系统

分级	肾小球改变	小管 – 间质改变
I	绝大多数正常，偶尔轻度系膜增宽，伴 / 不伴细胞增生	无
II	肾小球局灶性系膜增殖和硬化（<50%），罕见小的新月体	无
III	弥漫性系膜增殖和增宽，偶见小新月体和粘连	局灶间质水肿，偶见细胞浸润，罕见小管萎缩
IV	重度弥漫性系膜增生和硬化，部分或全部肾小球硬化，可见新月体（<45%）	小管萎缩，间质浸润，偶见间质泡沫细胞
V	病变性质类似IV级，但更严重，肾小球新月体形成 >45%	类似IV级病变，但更重

表 8-2-2　Hass 分级系统

亚型	肾小球改变	小管和间质改变
I	肾小球仅有轻度系膜细胞增加，无节段硬化和新月体	无病变
II	肾小球显现类似特发性 FSGS 样改变，伴肾小球系膜细胞轻度增加，无新月体	无病变
III	50% 左右肾小球细胞增生，可见新月体	无病变
IV	>50% 肾小球细胞增生，可见新月体	皮质小管 <40% 的小管萎缩或小管减少
V	40% 以上肾小球球性硬化 可表现以上各种肾小球病变	皮质小管 >40% 的小管萎缩或小管减少

1982 年 WHO 病理分级标准为：Ⅰ级为轻微改变，光镜大多肾小球正常，少数部位有轻度系膜增生伴（不伴）细胞增生，无小管及间质损害；Ⅱ级为不严重变化，少于 50% 的肾小球有系膜增生，罕见硬化、粘连和小新月体，无小管和间质损害；Ⅲ级为局灶性节段性肾小球肾炎，局灶节段乃至弥漫性肾小球系膜增宽伴细胞增生，偶有粘连和小新月体，偶有局灶间质水肿和轻度浸润；Ⅳ级为弥漫性系膜增生性肾小球肾炎，全部肾小球示明显的弥漫性系膜增生和硬化，伴不规则分布的、不同程度的细胞增生，经常可见到荒废的肾小球，少于 50% 的肾小球有粘连和新月体，有明显的小管萎缩和间质炎症；Ⅴ级为弥漫性硬化性肾小球肾炎，与Ⅳ级相似但更严重，节段和 / 或球性硬化、玻璃样变、球囊粘连，50% 以上的肾小球有新月体，小管和间质的损害较Ⅳ级更严重。

由于 WHO 病理分级标准、Lee 和 Hass 分级系统虽然对预计患者预后有一定意义，但对指导临床治疗的价值却很有限。2009 年，由国际 IgA 肾病协作组和肾脏病理协会组成的工作组发表了 IgA 肾病的分类共识，这一新的分类共识称为 "IgA 肾病牛津分类法"。此方法建立在可靠证据之上，简单易行，可重复性好，包含 4 个参数，即系膜增殖程度评分、节段性肾小球硬化、毛细血管内增殖和肾小管萎缩或间质纤维化，这 4 种病变是评价 IgA 肾病预后的独立危险因素。相比较而言，牛津分型能够更为清楚地判断肾脏损害程度。但是，在不同种族、不同临床类型的 IgA 肾病患儿中，该种分类法对评价肾脏预后的有效性仍需要进一步证实，特别是在牛津分类法中未将新月体的形成及严重程度作为参数，在临床应用中需加以注意。

（三）目前分型的局限性

由于 IgA 肾病是具有共同免疫病理特征的一组疾病，临床、病理表现多种多样，临床目前使用的分型方法种类繁多，有的分型方法过于复杂烦琐，有的各型之间多有交叉。因此，根据不同的病因或发病机制进行分型最为理想。但是由于目前 IgA 肾病病因尚未阐明，仅能通过临床分型结合病理分型确定下一步的诊疗方案。探索统一、简便、易于掌握的分型方法是今后的努力方向。

三、IgA 肾病的诊断和鉴别诊断

IgA 肾病的确诊有赖于肾活检尤其是免疫荧光检查。需要注意除外能引起系膜区 IgA 沉积的其他疾病（继发的 IgA 肾病）：①全身性系统性疾病，如过敏性紫癜、系统性红斑狼疮、干燥综合征等；②感染，如支原体、弓形体、肝炎病毒、HIV 等；③其他，如肿瘤等。IgA 肾病还需要与以下疾病相鉴别：

1. **链球菌感染后急性肾小球肾炎** 常在上呼吸道感染后 2 周左右出现血尿、蛋白尿、水肿和高血压，血清抗 O 水平增高，补体 C3 水平下降。而 IgA 肾病常在感染同时（1~3 天）即出现血尿，部分患者血清 IgA 水平增高。同时两种疾病的预后也不同。

2. **薄基底膜肾病** 两病均以血尿为主要临床表现，但薄基底膜肾病患者蛋白尿发生率低且预后良好，与 IgA 肾病的鉴别需依赖于肾活检电镜的检查。

四、IgA 肾病的治疗原则、评价与展望

由于 IgA 肾病的发病机制尚不明确，且有关 IgA 肾病特别是儿童 IgA 肾病治疗的随机对照研究较少，因此目前尚缺乏统一的治疗方案。目前治疗的一般原则是注意预防和及时控制感染、减少蛋白尿、控制高血压、延缓肾功能不全的进展。常用的治疗手段包括：① ACEI 和 ARB；②糖皮质激素伴或不伴其他免疫抑制剂；③扁桃体摘除；④抗氧化剂如维生素 E、鱼油等；⑤抗血小板黏附剂和抗凝剂；⑥其他治疗如血浆置换等。

1. **ACEI 和 ARB** 研究显示，ACEI 和 / 或 ARB 具有降低蛋白尿和保护肾功能的作用。前瞻对照研究显示可明显减低蛋白尿，并且 7 年肾脏存活率明显高于对照组，而且该作用并非血压依赖性。

2. **糖皮质激素伴或不伴其他免疫抑制剂** 目前仍存在争议且缺乏较多的设计完善的随机对照研究。目前多数学者认为，对有大量蛋白尿或呈肾病综合征表现者多主张应用糖皮质激素，必要时加用其他免疫抑制剂如环磷酰胺、硫唑嘌呤、吗替麦考酚酯等。对呈急进性肾炎表现者，应及时应用甲泼尼龙冲击治疗并加以其他免疫抑制剂如环磷酰胺的冲击治疗等。一项有关儿童弥漫增生型 IgA 肾病的随机对照研究结果显示，治疗组

（醋酸泼尼龙＋硫唑嘌呤＋肝素／华法林＋双嘧达莫）在尿蛋白水平、血清 IgA 浓度、肾小球硬化数和系膜区 IgA 沉积水平等方面均较对照组（肝素／华法林＋双嘧达莫）有明显改善。

3. 扁桃体摘除　扁桃体摘除的效果各家报告不一，但多数学者认为清除病灶对疾病有利。日本的一项大样本研究结果显示，经过平均 16 年的随访，扁桃体摘除组仅有 10.4% 的患者进展至终末期肾病，而对照组高达 63.7%。还有研究显示扁桃体是 IgA1 产生的主要部位之一，扁桃体摘除可能减少这种异常 IgA1 的产生，但仍需进一步的前瞻性研究加以明确。

4. 鱼油　一项有关儿童 IgA 肾病的随机对照研究结果显示，经过 2 年的治疗后，鱼油治疗组尿蛋白水平明显低于对照组，而且对肾小球滤过率有一定的保护作用。但是临床荟萃分析显示鱼油治疗并无益处。因此，对鱼油治疗的疗效仍需进一步大样本的研究。

5. 抗血小板黏附剂和抗凝剂　目前多数报道主张加用抗血小板黏附剂和抗凝剂，且近年一项有关抗血小板黏附剂治疗成人 IgA 肾病的荟萃分析结果显示，加用抗血小板黏附剂对减少蛋白尿和保护肾功能均有一定的作用。

总之，IgA 肾病是临床表现多样、组织学改变轻重不一、预后也相差甚远的一大类疾病。国内多数临床医生根据 IgA 肾病的临床病理分型采用不同的治疗方法，但各个医院的临床病理分型和治疗选择都很不统一，更缺乏有关 IgA 肾病治疗的高质量前瞻性研究。临床医生应尽可能开展更多的设计完善的多中心、大样本的前瞻性随机对照研究（包括根据不同临床表现、不同病理分型设计；根据病情决定最适治疗疗程；根据药物副作用决定最适治疗疗程；足够的随访时间等）。而且，随着研究新技术的出现和遗传学研究方法的不断改进，IgA 肾病发病机制领域也出现了可喜的进展。相信在不久的将来，根据临床、病理表现、病情进展或生物标记物对 IgA 肾病进行适当分层，将有助于我们更加合理地判断预后和实施治疗。

第三节　先天性与遗传性肾脏疾病诊治策略

一、概述

先天性肾脏疾病是在胎儿期获得的，也就是胎儿在子宫内的生长发育过程中，受到内在或外界因素作用，致使胎儿发育不正常，出生时已经有表现或有迹象的肾脏疾病，肾脏发育异常可由两个原因引起：已有遗传缺陷和个体胚胎发育异常。

先天性肾脏疾病大致可分为先天性肾脏形态结构异常和功能异常疾病。先天性形态结构异常较常见的包括先天性肾缺如、双侧／单侧肾不发育、肾囊性病、肾发育不全、肾发育不良、异位肾、融合肾、肾积水、重肾、肾血管异常、肾旋转异常及集合系统异常等，其中研究较为充分、与遗传明确相关的是肾囊性病中的几种（表 8-3-1）。

表 8-3-1　几种儿童常见的肾囊性病

	常染色体显性遗传性多囊肾病	常染色体隐性遗传性多囊肾病	髓质海绵肾	肾消耗病——肾髓质囊性病	单纯性肾囊肿	囊肿性肾发育不良	获得性肾囊肿
遗传方式	常显	常隐	散发／常显	常显／常隐	散发／后天	先天	后天
起病年龄	成人／儿童	儿童	儿童／成人	儿童／成人	儿童／成人	儿童	肾衰患者
肾脏大小	大	小／正常	稍大／正常	正常／小	正常	小	萎缩
囊肿部位	肾实质	皮髓质	髓质	皮髓质	肾实质	肾实质	肾实质
囊肿大小	较大	较小	小	大小不等	大小不等	大小不等	大小不等
合并结石	可	可	是	少见	否	少见	可
合并肾外囊肿	是	是	否	否	否	否	否

注：常显，常染色体显性遗传；常隐，常染色体隐性遗传

先天性肾脏功能异常包括肾小球及肾小管功能异常。肾小球疾病主要表现为蛋白尿、血尿。以蛋白尿为主要表现的先天性肾小球疾病通常分为两大类：①原发性，包括芬兰型先天性肾病综合征、弥漫性系膜硬化、微小病变、局灶性节段性硬化等；②继发性，可继发于感染（先天梅毒、弓形体、先天性巨细胞病毒、风疹、肝炎、疟疾、艾滋病等）、汞中毒、婴儿系统性红斑狼疮、溶血性尿毒症综合征、指甲-髌骨综合征、Denys-Drash综合征、肾静脉血栓形成等；以血尿为主要表现的主要为Alport综合征（Alport syndrome，AS）和薄基底膜肾病。可以导致肾小球损伤的先天遗传性疾病见表8-3-2。

先天遗传性肾小管疾病可以是原发性也可以是继发于其他先天综合征的部分表现，按照受损部位分为近端小管[近端肾小管性酸中毒、登特（Dent）病等]、髓袢[巴特（Bartter）综合征]、远端小管（Gitelman综合征等）、集合管（假性醛固酮减少症）及全小管病；按照肾小管上皮细胞的不同功能受损分为离子通道病（Dent病）、转运体缺陷（Bartter综合征）、受体缺陷（假性醛固酮减少症）等。常见疾病包括肾性糖尿病、范科尼（Fanconi）综合征、眼脑肾综合征、Hart-hop病、胱氨酸尿症、肾小管性酸中毒、假性甲状旁腺功能减退症、假性低醛固酮症、Bartter综合征、假性高醛固酮症、抗维生素D佝偻病综合征、脑肝肾综合征、骨-指甲发育不全伴肾病。

以及部分遗传性代谢病引起的肾脏损害，包括原发性高草酸尿症、酪氨酸病及酪氨酸血症、胱氨酸病、半乳糖血症、遗传性果糖不耐受症、肝豆状核变性、莱施-耐恩（Lesch-Nyhan）综合征、α-半乳糖苷酶缺乏病等。由于肾小管上皮细胞膜上有一些特殊的离子通道和转运体，具有部分内分泌功能，它们选择性地重吸收和排泄不同的离子进入尿液中，调节机体的容量、电解质浓度和酸碱平衡等，与内分泌系统疾病具有一定相关性。

表8-3-2 遗传性肾小球疾病分类

一、先天性和家族性肾病综合征
　　芬兰型：先天性微囊性肾病综合征
　　法国型：弥漫性系膜硬化
二、肾小球基底膜的遗传性疾病
　　Alport综合征及变异型
　　家族性良性血尿
　　遗传性甲骨发育不良：指甲-髌骨综合征
三、遗传性代谢病伴原发性肾小球受累
　　青春型胱氨酸病
　　法布里病（Fabry disease，Fabry病）
　　其他溶酶体缺陷伴肾小球受累
四、遗传性代谢病伴继发性肾小球受累
　　糖尿病
　　镰状细胞肾病
　　家族性淀粉样变性
　　各种遗传性补体缺陷病
　　α_1抗胰蛋白酶缺乏症
　　Alagille综合征
　　磷脂酰胆碱胆固醇酰基转移酶缺乏症
　　脂蛋白肾病
　　家族性青少年巨幼红细胞贫血
五、其他遗传病伴有肾小球受累
　　进行性神经性腓骨肌萎缩症（Charcot-Marie-Tooth disease）
　　Cockayne综合征（科凯恩综合征）
　　遗传性肢端骨质溶解症
　　Bardet-Biedl综合征（巴尔得-别德尔综合征）
　　Alstrom-Hallgren综合征（阿尔斯特伦-海尔格伦综合征）
　　家族性自主神经功能异常
六、无肾外症状的遗传性肾小球疾病
　　家族性小叶性肾病
　　家族性肾病伴胶原纤维沉积病
　　其他家族性肾病
七、罕见的综合征
　　Galloway-Mowat综合征
　　Hunter综合征（黏多糖贮积症Ⅱ型）
　　Barakat综合征
　　Edwards综合征（18-三体综合征）
　　线粒体细胞病伴肾小球受累

注：以上疾病部分同时伴有肾小管功能异常

二、先天性肾脏疾病的研究现状

近20年以来,对于各种慢性病的一级、二级预防已引起了医学界的广泛重视,如各种慢性疾病发生、发展终至器官衰竭的高危因素及防治措施的流行病学、实验研究和临床研究、药物和医疗措施的开发、医学经济学的评估等。经过心血管专家们20年来不懈的努力,目前死于心血管疾病的人数保持稳定中略有下降的趋势,与广泛健康教育及积极干预有关。由于先天性肾脏疾病是导致慢性肾脏病的主要原因,对于此类疾病的研究也越来越受到重视并逐步开展。

(一)先天性肾脏病的筛查与推广

慢性肾脏病(chronic kidney disease,CKD)已经成为全球性公共健康问题。2009年应用CKD流行病学合作研究(CKD-EPI)公式对美国营养调查数据库资料的再分析结果显示,美国人群CKD患病率11.5%;2009年报告的日本20岁以上人群CKD患病率13%;2008年北京市流行病学调查结果:20岁以上人群CKD患病率13%。国内外对于小儿慢性肾衰竭(chronic renal failure,CRF)的病因研究表明,在发达国家小儿CRF的发病因素中,先天性肾脏和尿路畸形(congenital abnormalities of the kidney and urinary tract,CAKUT)占第一位。日本和北美有30%~40%的终末期肾病小儿是CAKUT引起,而在英国,CAKUT的比例高达55.1%。复旦大学附属儿科医院通过对住院的慢性肾功能不全(chronic renal insufficiency,CRI)小儿病例统计表明,CAKUT在CRI病因中已经占据首位。随着我国人民生活水平的提高、医疗保障体系健全,针对先天性肾脏疾病早发现、早诊断、早干预的研究逐步受到重视并开展。

早期发现儿童先天性肾脏疾病,尿液检查是最简单、经济、方便的方法,可以在患者尚未出现临床表现时发现尿检异常如血尿、蛋白尿、糖尿等。从1974年起,日本就在学校推行尿液筛查,即使用尿液试纸法对全国中小学生进行普遍的尿液筛查。韩国在学校进行尿液筛查是从1981年由首尔开始,1998年韩国为此而立法,每年有700万名中小学生接受蛋白尿、血尿和糖

尿筛查。我国台湾地区是从1990年起,每年对300万中小学生进行尿液普查。近年来,我国国内针对儿童尿液筛查工作也逐步启动。2003—2005年,由复旦大学附属儿科医院牵头,为上海市徐汇、卢湾、静安和杨浦4个区的46 171名中小学生进行了尿液筛查,发现一次阳性检出率超过5%,复检阳性检出率约为1%。2009年由北京大学第一医院牵头对北京市0~3岁12 105名婴幼儿进行了尿液筛查,筛查结果显示初检阳性率12.2%,复检阳性率0.98%,与上海市筛查结果相近。目前尿筛查常用检测方法为晨尿干化学试纸条检测、尿液镜检,有些研究还采用了尿蛋白(或白蛋白)/尿肌酐比的检测方法。但对于尿筛查的检测方法、筛查频度、尿液收集方法,尤其是筛查的成本效益比等问题还有待进一步研究。

尿液检查虽然最简单、经济、方便,但仅能发现早期累及肾小球及部分严重肾小管损伤的先天性肾脏病,对于先天性肾脏畸形尚未出现症状的患者则无法早期发现,而泌尿系超声检查在肾脏结构异常方面有极好的检出率。在2008年"三聚氰胺奶粉"重大公共卫生事件中,首都医科大学附属北京儿童医院对临床表现正常的26 989名儿童进行超声筛查,发现489例小儿泌尿系存在异常,经进一步随访及复查,确定该人群中CAKUT发生率约为1.67%,远高于欧美国家报道的0.6%~1%。其中发生率位居前5位的小儿CAKUT分别为肾积水、输尿管膀胱连接部梗阻、肾发育不良、肾囊肿、重复肾,其中超过1/3的CAKUT患者需要外科干预。同时研究发现,此类患者表现隐匿,无不适主诉及尿检异常,如果不进行超声筛查,很难早期发现肾脏先天发育异常,极易在不知不觉中发展至慢性肾衰竭。

超声检查因其灵敏度高、不受肾功能的影响、无碘过敏、无逆行感染的危险、无损伤、无痛苦、可重复性强、费用低、省时、易行、无年龄限制、准确率较高等特点已广泛用于产前检查。但我国儿童人口基数庞大,近70%居住在农村,基础卫生建设和医疗资源配比差异较大,因此造成胎儿期肾脏异常检出率低,公众对先天性肾脏异常及其危害性认知率低,胎儿期至出生后健康检查和

建档随访不完善,也是造成在筛查中 CAKUT 发生率高、危害性大的原因。在 2011 年由复旦大学附属儿科医院牵头,联合首都医科大学附属北京儿童医院等全国多家单位开展"儿童慢性肾脏病双重筛查模式和关键技术的推广和应用",其中针对高危胎儿进行泌尿系超声筛查及生后随访,开启泌尿系超声筛查研究、随访及医疗管理建设研究。

(二)先天遗传性肾脏病的基础与临床研究

近 10 余年来,随着人类基因组计划成熟和普及,针对先天遗传性肾脏疾病的诊断除了相应临床与病理学特点外,结合对致病基因检查成为诊断重要依据。

Alport 综合征是最常见的遗传性肾脏病之一,也是目前国内外研究较为深入的遗传性疾病。临床主要表现为血尿和进行性肾功能减退,部分患者可伴有感音神经性聋和眼睛异常改变等。Alport 综合征是由编码肾小球基底膜Ⅳ型胶原 α 链的基因突变导致,其遗传方式包括 X 连锁显性遗传(OMIM,#301050)、常染色体隐性遗传(OMIM,#203780)和常染色体显性遗传(OMIM,#104200)。其中,X 连锁显性遗传最常见,占 80%~85%,其致病基因是 COL4A5 基因或 COL4A5 基因和 COL4A6 基因共同突变;常染色体隐性遗传型次之,约占 Alport 综合征的 15%,其致病基因是 COL4A3 或 COL4A4 基因;常染色体显性遗传型 Alport 综合征非常少见,致病基因也是 COL4A3 或 COL4A4 基因。北京大学第一医院丁洁教授等研究开展以简便的皮肤活组织检查(活检)对 Alport 综合征进行临床及基因诊断和遗传型分析的方法。皮肤活检与肾活检相比创伤较小,简单易行,促进了临床上对 Alport 综合征的早期诊断。通过研究对比皮肤组织和肾组织Ⅳ型胶原 α5 链的免疫荧光染色,发现皮肤组织Ⅳ型胶原 α5 链在 X 连锁 Alport 综合征的男性患者呈阴性,女性携带者为间断阳性,为临床上判断 Alport 综合征遗传型及携带者提供了依据。2007 年开展了对 Alport 综合征的产前基因诊断,并已应用于临床。

常染色体显性遗传多囊肾病(autosomal dominant polycystic kidney disease,ADPKD)在分子生物学领域的研究也较为完善。ADPKD 的致病基因有 3 个,分别为 PKD1、PKD2 和 PKD3,前两者均已成功定位和克隆,对 PKD3 的报道较少。PKD1 约占致病基因的 85%,定位于 16p13-3,长度约为 52kb,含 46 个外显子,编码多囊蛋白 -1(polycystin-1,PC1)。PKD2 约占致病基因的 15%,定位于 4q22-23,长度为 68kb,含 15 个外显子,编码多囊蛋白 -2(polycystin-2,PC2)。PKD3 约占致病基因的 1%。该研究也已成功应用于产前诊断。

对其他遗传性肾脏疾病的基因突变研究也取得了长足进展,但并不能使某种疾病在单基因突变水平得以完全解释。例如,薄基底膜病约有 40% 的病例由位于 2 号染色体的 COL4A3 或 COL4A4 杂合子突变导致;常染色体隐性遗传多囊肾病(autosomal recessive polycystic kidney disease,ARPKD)的所有表型均由 PKHD1 基因突变所致,患者中基因突变的检出率为 79%;肾小管疾病如 Liddle 综合征的分子基础是上皮细胞钠通道(ENa$^+$C)b 或 g 亚单位基因突变,使 b 或 g 亚单位 C 端富含脯氨酸的高度保守序列断裂、缺失、提前产生终止密码或移码突变;高前列腺素 E 综合征 / 出生前的 Bartter 综合征(HPS/aBS)的分子病理机制主要为 SLC12A1 和 KCNJ1 基因突变等。

还有很多疾病的研究处于探索阶段,例如人类非综合征性单纯先天性肾缺如(RA)或肾发育不全(RD)相关致病基因至今尚不明确。尽管来自试验研究的数据表明至少有 70 个基因直接或间接与 RA 或 RD 相关(表 8-3-3),Skinner 在单、双侧 RA 及严重 RD 的死产胎儿中也发现了 GDNF 和 / 或 RET 的突变,但研究者尚未在非致死性肾脏缺陷患者中找到突变。可导致多器官畸形综合征的 PAX2、TCF2、EYA1、SIX1 及 SALL1 基因在散发性及家族性 CAKUT,且伴有轻至中度肾功能不全的患儿中被筛查,发现 PAX2、TCF2 的突变在非综合征性 CAKUT 中只占了 15%,而 EYA1、SIX1 及 SALL1 的突变占更小的一部分,多数病例仍无法解释。研究者发现筛选大量的候选基因仍难以很好地解释非综合征性 CAKUT 的基因缺陷。

表 8-3-3 包括 RA 及 RD 的人类畸形综合征

基因	人类综合征	肾脏表现	OMIM
JAG1、NOTCH2	Alagille 综合征	MCDK、肾脏发育不良、系膜脂质沉积	#118450,#610205
BBSI–BBSII	巴尔得–别德尔综合征	肾脏发育不良及肾盏畸形	#209900
EYA1、SIX1、SIX2	branchiootorenal 综合征（鳃裂–耳–肾综合征）	RA、发育异常	#113650
SOX9	躯干发育异常	多种肾脏畸形	#114290
CHD7	CHARGE 综合征	多种泌尿道畸形	#214800
Del.22q11	DiGeorge 综合征（迪格奥尔格综合征）	RA、发育异常、VUR	#188400
GATA3	HDR 综合征（甲状旁腺功能减退–感音神经性耳聋–肾发育不全综合征）	RA、发育异常、VUR	#146255
DNA repair	范科尼贫血	RA	#227650
FRAS1、FREM2	Fraser 综合征	RA、发育异常	#219000
KALL1、FGFR1	卡尔曼综合征	RA、发育异常	#308700,#147950
PAX2	肾缺损综合征	肾发育不良、MCDK、VUR	#120330
TCF2	肾囊肿和糖尿病综合征	RD、囊肿	#137920
GPC3	Simpson–Golabi–Behmel 综合征	RD、囊肿	#300209
DHCR7	Smith–Lemli–Opitz 综合征	RD、囊肿	#270400
SALL1	Townes–Brocks 综合征	RD、低位泌尿道畸形	#107480
LMX1B	指甲–髌骨综合征	肾小球畸形、RA	#161200
NIPBL	阿姆斯特丹型侏儒征（Cornelia de Lange 综合征）	RD	#122470
CREBBP	Rubinstein–Taybi 综合征（鲁宾斯坦–泰比综合征）	RA	#180849
WNT4	Rokitansky 综合征	RA	#277000
PEX–family	Zellweger 综合征	RD、囊肿	#214100
GLI3	Pallister–Hall 综合征	RA、RD	#146510
p57（KIP2）	Beckwith–Wiedemann 综合征（贝–维综合征）	RD	#130650
SALL4	Duane 眼球后退综合征	异位肾伴或不伴融合、低位泌尿道畸形	#607323
TBX3	Ulnar–Mammary 综合征	RA	#181450

注：MCDK，多囊性肾发育不良；VUR，膀胱输尿管反流；OMIM，在线人类孟德尔遗传（数据库）

三、先天性肾脏疾病的诊治研究策略

（一）疾病的早期诊断及防治中的问题

对先天性肾脏病的早期诊断、早期干预是中国儿童肾脏（简称儿肾）工作者面临的巨大挑战，流行病学调查及筛查只是先天性肾脏病早期防治的起步，同时我国儿童的疾病谱、患病率、各地医疗情况等都有其特色，对于早期防治的方法学研究也要逐步讨论。针对不同特点的先天性肾脏病的筛查方法主要是尿筛查和超声筛查，如何将两种筛查手段有效应用是目前需要深入研究的课题。

虽然尿筛查简单易行，但成本效益比有待长期随访评价。尽管目前在日本、韩国以及我国台湾地区已经建立并实施了对儿童和青少年进行尿筛查的计划，但是不同国家/地区之间，尤其欧美多数研究者对于尿筛查的检测方法、筛查频度、尿液收集方法，尤其是筛查的成本效益比等问题均存在争议，有不同看法。日本、我国台湾地区、韩国达成了共识，认为尿筛查可以早发现并可能有效干预。但 2007 年美国儿科学会（American Academy of Pediatrics，AAP）发表最新建议，指出任何年龄的儿童均不建议进行尿液检查（尿检）。争议焦点在于早期检测到儿童肾脏异常到底是否能得到有效的干预以及确实能够减少发展到 ESRD 的患病个体数目，其中最具争议的是成本效益比的问题。遗憾的是来自亚洲各国的报告并没有详尽的数据来回答这个问题。同时，适于临床应用的儿童肾小球滤过率（GFR）检测方法以及估算公式也有待开发。

超声检查是早期诊断先天性泌尿系畸形的首选检查，尤其是针对尿常规完全正常、无临床表现的患者。但我国儿童人口基数庞大，专业儿童肾脏科医生缺少，如何研究制定出适合不同地区的、符合卫生经济学效益的先天性泌尿系畸形超声筛查标准，并对无症状人群进行先天性泌尿系畸形筛查；如何通过宣传教育提高全民对于泌尿系畸形的认识，了解早期进行泌尿系畸形筛查的重要意义，充分发挥基层医院诊疗作用，使三级医院联合一级及二级医疗机构，通过规范化的实施与评估、建立规范的筛查、诊断、随访流程及三级网络化管理体系，工作重点应落实在高危人群及疾病人群的长期追踪、医疗管理和指导上，制订合理可行的研究计划，研究针对不同年龄阶段进行检查以达到最大化成本效益比。

对于先天性肾脏病应该坚持"三早一持续"原则：早发现、早诊断、早干预，持续监测。建立三级网络化医疗体系，对于先天性肾脏病从头管到尾，将先天性肾脏病对患者、家庭及社会的健康、经济危害等降到最低，使先天性肾脏病成为可防、可控、可延缓甚至是可治愈的疾病。

（二）分子生物学技术进展与先天性肾脏病研究的机遇与挑战

从上面先天遗传性肾脏病的研究可以看出，目前研究主要是局限于单一疾病的单基因突变检查和诊断，缺乏疾病症状群的横向联系；部分综合征的临床表现是以年龄进展为顺序逐渐表现出来的，导致疾病不能早期诊断或误诊，从而延误疾病的正确治疗和早期干预；对很多疾病的基因突变研究还有很多未知领域。

人们对基因组大片段特定区域的研究目前主要通过 PCR 扩增后进行传统毛细管测序的方法。这种方法的问题是目标片段大于 500kb 时 PCR 和测序的成本会变得让研究人员难以承受。而传统的单基因疾病的解决方案是家系连锁定位，最后定位的区域往往是以兆（M）bp 来计算的，这就为后续的研究工作带来了困难。

近年新的研究方法应运而生，目标序列捕获、全外显子捕获等方法能更加经济有效地靶定基因组的相应区域。通过这些技术的组合，人们对于遗传疾病的研究效率大大地提高。因此，如何利用不断发展的分子生物学技术对未知疾病开展研究，对已知疾病诊治的进一步探索是我们下一步的研究重点。

如目标序列捕获测序是目前基因组学研究中的一个热点技术，有选择性（目标序列捕获）的深度测序对于研究导致疾病发生的遗传变异有着极大优势。对于单基因遗传疾病，传统的正向遗传手段是通过家系连锁分析。它要求有足够的分子标记，虽然从单核苷酸多态性（SNP）芯片出现后此问题得到极大的缓解，但传统方法的缺点是要求研究的家系有足够多的交换（至少三代），由于患病家系个体的寿命短或者子一代到一定年龄后才发病，导致大量家系只能收集到两代人的样本从而限制了小样本家系疾病的研究。外显子组捕获测序技术只需要核心家系就可以对这一类疾病进行研究，而且理论上对于多基因疾病的研究同样有效。最近已经有多篇报道利用捕获加测序的方法研究遗传疾病，并取得了不错的结果。

同时，对有共同症状的不同综合征类疾病，可尝试以症状为切入点，横向归纳，做基因筛查诊断研究，一旦确诊疾病可以对可能出现的综合征中其他脏器损伤进行早期检测和干预。同时，不断开发对基因型及表型均有高度异质性的先天遗传性肾脏疾病，如无综合征的单纯先天性肾脏病如肾小管间质疾病的发病机制研究，不仅能更深入了解肾脏胚胎发育过程，还为进一步研究在肾脏损伤修复中激活的调控基因奠定基础，并对相关突变及其表达的蛋白功能做进一步研究，这将有助于我们了解肾小管的生理功能，维持水、盐、酸碱代谢平衡复杂的生理机制，及肾脏与其他系统（如内分泌系统中肾素 – 醛固酮轴）的相互作用，并有助于我们对一些更常见疾病如高血压的发病机制的了解，从而寻找相应的治疗。所有这些无论对欲得到精确诊断的临床医生,还是对想要揭秘肾脏遗传基础的研究人员,都是一个巨大的挑战。

(王辉 沈颖)

第四节 儿童肾衰竭与替代治疗

一、儿童肾衰竭概述

随着社会经济的发展和医疗水平的提高,近年来儿童肾衰竭的检出率逐年升高,急性肾衰竭多为可逆性,检出后应积极寻找肾衰竭原因,去除始发因素。慢性肾衰竭多为隐匿发病,患儿就诊时甚至已经发展到慢性肾脏病5期,慢性肾衰竭不可逆,诊断明确后应纳入慢性肾脏病管理,长期随诊。急性肾衰竭及慢性肾衰竭给患儿带来巨大痛苦,同时也加重家庭及社会经济负担。

(一)儿童肾衰竭的诊断治疗

1. **急性肾损伤(acute kidney injury, AKI)** 急性肾衰竭(acute renal failure, ARF)简称急性肾衰,是由于不同原因引起肾脏生理功能急剧减低甚至丧失所造成的一组临床综合征,肾脏不能按照机体的需要来调节尿量及尿液成分。主要表现为氮质血症、水电解质紊乱和酸碱平衡失调,多伴有少尿或无尿,部分病例如氨基糖苷类抗生素(庆大霉素等)所致急性肾衰,尿量可接近正常。急性肾衰是儿科临床常见的危重症肾脏疾病,死亡率非常高。如何更好地做到早期诊断、早期治疗和改善预后,是临床医师面临的严峻挑战。2005年9月,肾脏病和急救医学界学者在荷兰阿姆斯特丹联合举办了急性肾衰国际研讨会,将急性肾衰改名为急性肾损伤,提出了AKI定义和分期的统一标准,探讨了早期诊断AKI生物学标志物等问题。

(1)AKI定义:不超过3个月的肾脏结构或功能异常,包括血、尿、肾组织检查或影像学方面的肾损伤标志物异常。

(2)AKI诊断标准:肾功能在48小时内突然降低,至少2次血肌酐升高的绝对值≥0.3mg/dl(26.5μmol/L);或血肌酐较前一次升高50%;或持续6小时以上尿量<0.5ml/(kg·h)。

(3)AKI分期:以血肌酐和尿量值为标准将AKI划分为3期(表8-4-1)。

表 8-4-1 AKI 定义和分期

分期	肌酐标准	尿量标准
1	Cr升高≥0.3mg/dl或较前次升高>50%	<0.5ml/(kg·h),>6小时
2	Cr较前次升高>200%~300%	<0.5ml/(kg·h),>12小时
3	Cr较前次升高>300%或≥4.0mg/dl(急性升高≥0.5mg/dl)	<0.3ml/(kg·h),>24小时或无尿12小时

注意:单独根据尿量改变进行诊断和分期时,必须除外尿路梗阻或其他可导致尿量减少的可逆因素

(4)标准的特点:界定了诊断AKI的时间窗,即48小时;提高了AKI诊断的敏感性,即血肌酐轻微升高≥0.3mg/dl。为临床早期诊断和干预提供了更大可能性;诊断标准既包括血肌酐绝对值的改变,也包括相对于年龄、性别和体重指数等差异值的改变,不需要基础肌酐水平,但要求48小时内至少2次肌酐值达标;尿量仍然是诊断AKI的重要指标;诊断标准是否适用于不同病因和不同临床情况还需临床研究证实。

(5)肾损伤的生物学标志物及可能研究热点:血肌酐变化是非特异性的,无法区分肾损伤的性质和类型,也不能明确肾小球或肾小管病变的位置和程度,不是最佳、最灵敏和最准确可靠的肾损伤标志物。

目前正在研究的一些判断肾损伤的生物学标志物(如白介素-18、半胱氨酸蛋白酶抑制剂C、中性粒细胞明胶酶相关脂质运载蛋白和半胱氨酸肝素结合蛋白等)及影像学检查(如功能性磁共振)仍处于动物实验或临床应用初始阶段。这些标志物虽然初步显示了良好应用前景,但多数仍局限于评估肾小管缺血性损伤,故实际临床意义尚需进一步证实。探索更新、更敏感的早期诊断AKI的方法依然是肾脏病学研究的热点,寻找判断AKI预后的生物学标志物是临床中的重要课题。

2. **慢性肾脏病(chronic kidney disease, CKD)** 慢性肾衰竭(chronic renal failure, CRF)指各种原因引起的肾脏损害进行性恶化,病情发展至晚期所出现的一系列临床表现综合征,为不可逆的终末期肾脏病变,预后差,为慢性肾脏病的第5期。

（1）CKD 的定义：指肾脏损伤或 GFR<60ml/（min·1.73m²）≥3 个月；肾损伤指肾病理学异常或血液、尿液、影像学的检查异常，表现为下列之一，①病理异常；和/或②尿成分异常；或血尿、电解质、pH 异常；或影像学检查异常；和/或③GFR<60ml/（min·1.73m²）≥3 个月，有或无肾损害。

GFR 在 60~90ml/（min·1.17m²），而临床无肾损害表现者可能是正常老龄、婴儿、素食者或单侧肾、各种原因导致的肾脏灌注下降等，据此一项诊断为 CKD 根据不足。

（2）CKD 的诊断要求：①肾脏病的诊断；②合并症情况；③肾功能的评估；④与肾功能水平相关的并发症；肾功能丧失的危险因素，心血管合并症的危险因素。

（3）慢性肾脏病的分期（表 8-4-2）

表 8-4-2　慢性肾脏病的分期

分期	描述	GFR/（ml·min⁻¹·1.73m⁻²）
1	肾损伤，GFR 正常或↑	≥90
2	肾损伤，GFR 轻度↓	60~89
3	GFR 中度↓	30~59
4	GFR 严重↓	15~29
5	肾衰竭	<15 或透析

（4）慢性肾脏病分期对临床工作的指导作用：慢性肾脏病的分期和治疗计划（表 8-4-3）。

表 8-4-3　慢性肾脏病的分期和治疗计划

分期	描述	GFR/（ml·min⁻¹·1.73m⁻²）	诊断和治疗
1	肾损伤，GFR 正常或↑	≥90	治疗合并症 延缓疾病进展 减少心血管疾患危险因素
2	肾损伤，GFR 轻度↓	60~89	估计疾病是否会进展和进展速度
3	GFR 中度↓	30~59	评价和治疗并发症
4	GFR 严重↓	15~29	准备肾脏替代治疗
5	肾衰竭	<15 或透析	肾脏替代治疗

对血压和血脂的监测和控制应始自 CKD 诊断之时；而对贫血、营养及钙磷代谢、甲状旁腺功能的监测应始自 CKD 第 3 期并于 4 期后加强监测的强度。并且在 CKD 第 4 期应由肾脏科专科医师进行诊断和治疗并做替代治疗的准备。应根据患者的 CKD 分期对每一个人制订定期监测的项目和治疗的计划。

（5）CKD 的一体化治疗及可能研究热点：CKD 防治是一个系列过程，须对患者进行终身的全面的监测、指导和持续有针对性的调整和治疗。这项工作应在肾脏专科医师的支持下，多学科包括心血管、营养、精神心理等医生共同参与制订诊疗计划，基层及社区医院医生与患者及其家属共同参与治疗及日常管理。对 CKD 患者的管理是肾脏科医生工作模式及治疗理念的转变，同时加强患者及其家属对自身疾病的正确认识，这种模式和认识的转变需要所有相关人员参与，最终的诊疗目的是延缓肾功能损害的进展、减少心血管合并症、减少其他合并症（如营养不良、贫血、高血压、骨病等），最终提高生存率、生活质量及社会生活的重返率。

儿童慢性肾脏病的替代治疗包括血液净化和肾移植，肾移植是最有效的治疗方法，活体供肾优于尸肾。由于儿童生理特点及肾源等问题，我国目前仍以透析治疗为主。因此，预防慢性肾衰的发生是至关重要的。研究提示：collagen type Ⅰ（Ⅰ型胶原），laminin（层粘连蛋白），osteopontin（骨桥蛋白），kidney injury molecule-1（*KIM-1*），thymosin（胸腺素）β_{10} 基因在正常肾脏中的表达很少，但在进行性损害肾脏中的表达明显升高，针对这些靶目标分子的治疗可能会成为缓解肾脏进行性损害的策略之一。

（二）儿童常用肾脏替代治疗方式

儿童常用肾脏替代治疗包括血液净化治疗和肾移植。血液净化（blood purification）治疗是通过净化装置除去患者血液中某些致病物质，达到净化血液的技术总称，是目前儿童急、慢性肾衰竭的常规有效治疗手段。血液净化治疗常用手段主要包括：血液透析、腹膜透析、血液滤过、血液灌流、血浆置换、免疫吸附等。维持性透析是大多数国家对小儿终末期肾病（end-stage renal disease，ESRD）的常规治疗，主要包括血液透析

（hemodialysis，HD）、腹膜透析（peritoneal dialysis，PD）两种方式。北美 ESRD 儿童 PD：HD=2：1，几乎所有肾衰婴儿接受 PD 治疗，青少年肾衰患者接受 HD 或 PD 治疗。美国大多数 ESRD 儿童在血透中心做 HD。南美和加拿大 65% 儿童应用 PD，欧洲建议 5 岁以下儿童应用 PD。

1. 血液透析　最有效和最普遍应用的血液净化措施之一，由血透机、体外血管通路、透析器等组成。核心内容是利用构成透析器的半透膜，通过超滤、渗透与弥散原理，对血液内的溶质与水进行调节。根据个体情况可采用可调钠透析、低温透析、每日短时透析（daily hemodialysis）及夜间家庭透析（home nocturnal hemodialysis，HNHD）等。

2. 连续性肾脏替代治疗（continuous renal replacement therapy，CRRT）　具有持续血液净化、心血管系统稳定、床旁进行、简便的特点，可有效清除细胞因子、炎症介质和内毒素，特别适于心血管系统不稳定、严重高分解代谢等患者。

3. 腹膜透析　是将透析液灌入腹腔，使之与腹膜毛细血管内的血液进行水与溶质交换的治疗方法。儿童慢性 PD 首选自动化腹膜透析（automated peritoneal dialysis，APD），能够为部分持续不卧床腹膜透析（continuous ambulatory peritoneal dialysis，CAPD）不能达到治疗目标的慢性肾衰竭患儿提供更为充分的透析，减少腹膜炎的发生率。

4. 肾移植　受者年龄在 18 岁以下的肾移植称为儿童肾移植（kidney transplant）。儿童肾移植的特点：儿童肾移植活体移植供肾存活率高于尸体供肾的存活率；儿童免疫系统不同于成人，细胞免疫防御功能更强，更易发生急性排斥反应。

（1）儿童肾移植的适应证和禁忌证：

1）适应证：原则上任何肾脏疾病引起的终末期肾衰竭均可考虑进行肾移植。

2）禁忌证：①恶性肿瘤；②慢性感染；③严重的肾外疾病如严重的慢性肝脏疾病，不能纠正的心脏病；④不能配合治疗者如精神疾患等。

（2）儿童肾移植的时机：在患儿必须进行透析之前，只要有配型合适的供体就要尽快手术，是最理想的手术时机。年龄是影响儿童肾移植存活的重要因素之一，小于 6 岁的患儿移植肾存活率

明显降低，小于 2 岁患儿的移植肾存活率最低。

（3）术前评估：进行移植前需详细询问患儿病史，如是否有基础肾脏疾病，有无慢性肾衰竭及透析相关并发症等，是否有系统性疾病，有无腹腔盆腔手术史，恶性肿瘤病史等，另外，需在肾移植前完成相关疫苗接种。术前还需进行详细的体格检查及术前相关检查，术前检查包括血液检查如血常规、生化、凝血功能、组织配型检查，影像学检查如胸片、心电图、心脏彩超等。

（4）术后处理：①补液对症，保证肾脏灌流；②术后监测生命体征如体温、血压、脉搏、心率等，监测出入量、体重等，监测血液指标如血常规、生化等；③应用免疫抑制剂；④预防术后感染。

（5）术后长期随访：儿童肾移植术后需进行长期管理，因为术后应用大剂量免疫抑制剂，应注意监测患儿药物副作用及有无术后感染情况。长期随访的并发症如术后排斥、血压波动、肾功能、心血管疾病、原有肾脏疾病复发、恶性肿瘤等。术后长期随访对儿童肾移植患者而言尤为重要。

二、儿童肾衰竭的血液净化治疗展望

ESRD 是危及患儿生命的重要疾病状态之一，我国儿童有关报道较少。首都医科大学附属北京儿童医院对儿童终末期肾病开始血液透析时的临床状态进行了研究，发现：ESRD 病因以获得性肾小球病为主（44.19%），先天异常占 33.72%，部分患儿病因不明，发现时已是 ESRD。ESRD 患儿临床表现缺乏特异性，常呈多系统受累，以血液系统和消化系统症状为最常见，生长发育迟缓和青春期发育延迟是一大特点。研究资料中无 1 例患儿于透析开始前建立血管通路，远期生存率有待进一步随访。

血液净化疗法已成为救治儿童肾衰竭的重要方法，有效提高了患儿的生存率及生命质量，带来了一定的社会效益。近年来，我国儿肾在 PD、HD 和肾移植方面都有一定的发展，但形成规模化、规范化还期待政府、社会团体的政策和资金的支持、保障，以及医院多学科的协作，CKD 患儿的筛查、管理和长期随访制度还亟待规范与加强。

肾移植是儿童终末期肾脏病的最佳治疗方法，能够明显改善患儿的生长发育和生存质量。近年来儿童肾移植的手术技术和免疫抑制方案取

得了长足的进步,使儿童受者的人、肾存活率显著上升。

（王辉　沈颖）

第五节　溶血性尿毒症综合征诊治进展

一、概述

溶血性尿毒症综合征(hemolytic uremic syndrome, HUS)是主要发生在儿童的血栓性微血管病(thrombotic microangiopathy, TMA),可发生于世界各地,各年龄段均可以发病,呈散发或暴发,有小流行。近年来,国内 HUS 病例逐渐增多,是儿童急性肾衰竭的主要原因之一。血栓性微血管病(TMA)是一组临床病理综合征,病理表现主要为内皮细胞肿胀脱落、内皮下绒毛状物质沉积和血管腔内血小板聚集形成微血栓、血管腔内栓塞及红细胞碎裂等微血管系统异常。临床表现主要为微血管病性溶血乃至贫血、血小板减少及微循环中血栓造成的器官受累。经典的血栓性微血管病主要指溶血性尿毒症综合征(HUS)及血栓性血小板减少性紫癜(thrombotic thrombocytopenic purpura, TTP),其他常见的血栓性微血管病病因还包括恶性高血压、硬皮病肾危象、妊娠相关的肾脏损害及抗磷脂综合征等。

溶血性尿毒症综合征与血栓性血小板减少性紫癜在病因、临床表现上有诸多相似之处,以往研究认为其区别主要在于溶血性尿毒症综合征是以儿童为主的疾病,临床以溶血性贫血、血小板减少及急性肾衰竭三联征为特点的综合征;而血栓性血小板减少性紫癜主要发生于成人,同时伴有发热和神经系统症状的五联征,神经系统症状更为突出。近年来随着对这两种疾病研究的深入,人们逐步发现两者在发病机制、受累器官、微血栓成分上都存在着差异。

二、关于溶血性尿毒症综合征的分类、发病机制和治疗研究现状

（一）关于溶血性尿毒症综合征的分类研究

HUS 以往的临床分型是依据有无腹泻分为腹泻后 HUS(典型 HUS, D+HUS)、无腹泻 HUS(非典型 HUS, D-HUS)。研究认为 D+HUS 发病与很多细菌、病毒有关,大肠埃希菌 O157:H7(E.O157:H7)及痢疾志贺菌 I 型最为重要,其次为 E.O26:H11。大肠埃希菌 O157:H7 即产志贺氏毒素大肠埃希菌(Shiga toxin-producing Escherichia coli, STEC)是北美大多数 HUS 的原因。D-HUS 又分为特发性及继发性两种。特发性 HUS 原因不明,常有家族遗传倾向,为常染色体显性或隐性遗传。继发性 HUS 可由于非肠道感染、原发性肾小球病变等多种原因引起。

但该分类比较简单,但在临床上易造成混淆。有无腹泻与感染出血性大肠埃希菌与否并非对应很好,有些患者存在典型腹泻,却是由遗传性补体调节蛋白缺陷所致。随着 HUS 的病因研究取得持续进展,对非典型 HUS 的发病机制有了一些新的认识,为此国际上出现了新的分类方法,据欧洲溶血性尿毒症综合征诊治指南推荐,建议根据临床表现及相关检查确定临床分型为 D+HUS 还是 D-HUS。腹泻后 HUS 即为以往定义的典型 HUS,肺炎链球菌相关 HUS 是否归为典型或非典型 HUS 尚存争议,其余类型属于以往分类中的非典型 HUS。主要通过 3 个步骤鉴别(图 8-5-1):伴有腹泻或出血性腹泻的 6 岁以上患儿需要完善相关检查确定是否有肠出血性大肠埃希菌或痢疾志贺菌 I 型感染;考虑为侵入性葡萄球菌感染的患儿,应寻找相关感染证据;无腹泻或排除以上细菌感染的患儿均可视为 D-HUS 并应该全面检查,找出病因。其中非典型 HUS 占儿童 HUS 的 5%~10%,该类型以往缺乏特异治疗手段,预后差,50% 以上的患儿需长期透析治疗,是儿科的疑难重症之一。

（二）溶血性尿毒症综合征的发病机制研究

HUS 的发生是一个复杂、多因素综合作用的结果,有其免疫遗传学基础,家族中可有数代患者,同一患者也可有多次复发。主要涉及下述几个方面:血管内皮细胞受损;白细胞激活及增多;促炎症反应因子(IL-8 和 TNF-α)增多:细菌毒素通过激活 NF-κB 来上调内皮细胞单核细胞趋化蛋白(MCP-1)和白介素 -8(IL-8),这两种因子均与白细胞在血流中的迁移及黏附于内皮细胞有关;凝血系统瀑布反应活化;前列腺素及血栓

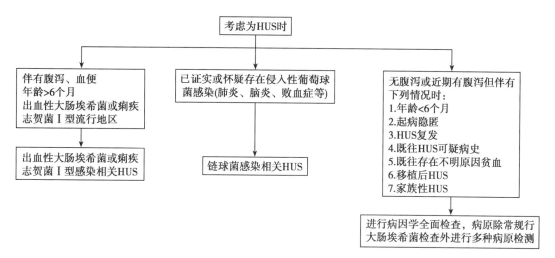

图 8-5-1 溶血尿毒综合征临床分型鉴别

素平衡失调;细胞黏附因子增多等。人类组织白细胞抗原 HLA-DR9、HLA-B40 与发生 D+HUS 相关,HLA-DR53 与预防成人 HUS 相关。补体介导的 HUS 主要是由补体蛋白 C3、CD46[以前称为膜辅因子蛋白(membrane cofactor protein, MCP)]和补体因子 H、B 和 I 的基因突变所致。据估计,大约 50% 的非 STEC 性 HUS 是由这些基因突变所致。抗补体因子 B 和 H 抗体所致的获得性补体调节异常也是 HUS 的一种病因。也有报道称,非补体基因突变可能在补体介导的 HUS 中起"二次打击"的作用。

感染诱导的继发性 HUS 常见于肺炎链球菌感染、HIV 感染、H1N1 甲型流感,肺炎链球菌相关 HUS 的发病机制尚不明,但已有人提出,肺炎链球菌感染期间释放的 N- 乙酰神经氨酸酶(唾液酸酶)可能具有重要的作用。神经氨酸酶使细胞多糖包被上的唾液酸发生裂解,导致红细胞、血小板和肾小球上的 Thomsen-Friedenreich 抗原(T 抗原)暴露。T 抗原被天然的 IgM 抗体(一种正常的血浆成分)识别,导致患者红细胞多凝集反应和溶血。然而,有两种观察结果反对 T 抗原的致病作用。首先,IgM 是一种冷抗体,因此不太可能引起体内凝集反应。其次,T 抗原可在大约一半的无 HUS 的侵袭性肺炎链球菌疾病患儿中检测到,而在肺炎球菌相关性 HUS 患儿中则未检测到。另一种提议是基于发现神经氨酸酶造成的去涎酸作用会破坏补体因子 H(补体调节蛋白)结合部位,导致补体因子 B 不能结合 C3 转化酶。这将导致不受调控的补体激活和细胞损伤,类似

于在由已识别的导致补体调节异常的基因突变所致补体介导的 HUS 患者中所观察到的机制。肺炎链球菌感染是甲型流感病毒感染期间一种常见的继发性细菌感染。因此,HUS 可能是由肺炎球菌性疾病引起的,而不是流感病毒感染所致。已在部分患者中观察到基础性补体缺陷,并且将甲型流感病毒所致感染考虑为补体介导的 HUS 的一项触发因素。过去 20 年,通过对家族性非典型 HUS 的研究,人们对其发病机制的认识有了极大提高。研究发现,近半数非典型 HUS 与编码补体系统蛋白基因突变和 / 或多态性有关,如补体 H 因子、I 因子、B 因子或膜辅因子蛋白(MCP, CD46)基因突变,p1、补体 C3 和血栓调节蛋白(thrombomodulin, THBD)基因突变。这些因子的缺乏或功能异常可导致补体旁路异常激活,损伤血管内皮细胞而引发 HUS。正常情况下,少量 C3b 沉着于与血浆接触的细胞表面。细胞表面的 MCP 与 H 因子相联合,连同 I 因子的蛋白分解作用,使附着于内皮细胞的 C3b 失活,从而阻止 C3b 补体环路的放大。H 因子、I 因子和 MCP 是抑制补体旁路途径激活重要的调节因子,而 B 因子参与 C3 转化酶的形成促进补体系统激活。任何一个负向调节因子出现功能缺失性基因突变,或任何一个激活因子出现功能获得性基因突变均可导致补体调节失控而过度激活,导致内皮细胞溶解和 TMA。部分非典型 HUS 患者存在血栓调节蛋白 THBD 基因突变。细胞膜上的 THBD 与 C3b 和 H 因子结合,在 C4b 结合蛋白协同下加速 I 因子灭活 C3b,抑制补体激活;同时还可促使血浆羟

肽酶原 B 活化加速灭活过敏毒素 C3a 和 C5a,减轻炎症反应。THBD 的基因突变可加速补体活化导致 HUS。

(三)关于溶血性尿毒症综合征治疗方面的一些共识

支持治疗和血浆治疗是治疗 HUS 的主要方法,近年来依库珠单抗(人源化 C5 单克隆抗体)在溶血性尿毒症综合征中的应用也越来越受到关注。其他方法如抗凝、溶栓、输注血小板、激素、免疫抑制剂、肾移植或肝肾联合移植等均存在争议。

血浆治疗仍是非典型 HUS 的一线治疗手段。血浆治疗的应用使非典型 HUS 的死亡率由 50% 降至 25%。血浆治疗包括血浆输注和血浆置换(plasma exchange,PE)两种方式,建议使用新鲜冰冻血浆。血浆输注能补充异常的补体成分和调节因子。血浆置换不仅有助于清除突变的 H 因子、I 因子、B 因子、C3 和 H 因子抗体,还可补充补体调节因子。现有的专家共识建议血浆置换应在起病 24 小时内进行,同时进行支持治疗(血浆输注、透析、降压),治疗开始应置换 1.5 倍血浆容积或输注 20~30ml/kg 血浆。根据欧洲溶血性尿毒症综合征指南建议 PE 具体方法为:每天 1 次,连续 5 天,然后每周 5 次,连续 2 周,最后为每周 3 次,连续 2 周,PE 量为 60~75ml/(kg·次)。该剂量、频率和持续时间是根据一些发表的病例报告总结得出,仍需要大量的循证研究确定其最佳的治疗方案。血浆置换后建议每天监测血常规、电解质、血肌酐和补体 C3。如果在疾病早期血肌酐正常或轻度增高时开始血浆治疗,有可能在数月或数年维持肾功能。血浆置换尤其适用于 H 因子基因突变或 H 因子自身抗体相关 HUS,也可用于其他类型非典型 HUS,但由于 MCP 为膜蛋白,不是循环中的血浆因子,因此血浆置换可能对 MCP 基因突变患者无明显疗效。在肾功能不全或心力衰竭情况下,输入血浆量受到限制,血浆置换应为首选。当患儿病情进展至肾衰竭期时,需同时联合 HD。需要指出的是,血浆置换治疗后患者仍有复发的可能。

D+HUS 以对症和支持治疗为主,可以选择血液净化治疗,以腹膜透析(peritoneum dialysis,PD)及血液透析(hemodialysis,HD)为主。一般情况下可选择 PD,合并结肠炎、神经系统受累、高

分解代谢时优选 HD,对于血流动力学不稳定患儿可选择连续性肾脏替代治疗(continuous renal replacement retreatment,CRRT)。

对肺炎链球菌感染导致的 HUS,敏感的抗生素治疗是必须的。对产志贺毒素(shiga toxin,Stx)或志贺样毒素细菌感染导致的 HUS,抗生素治疗有可能导致细菌释放更多的 Stx1 和 Stx2,从而加重 HUS 病情,但也有相反的报道。

近年来,随着对非典型 HUS 发病机制研究的深入,几项大型病例报告证实,依库珠单抗对自体肾脏的补体蛋白质遗传缺陷所致补体介导 HUS 有疗效,或可用作移植肾的挽救或预防性治疗。依库珠单抗结合补体蛋白 C5,阻断其裂解,从而阻止了末端补体成分 C5a 和攻膜复合物(MAC)C5b-9 的生成。这使得补体介导的 HUS 患者的终末补体激活减少,从而减少内皮损伤和血栓形成以及后续的肾损伤。虽然数据是来自观察性研究,但依库珠单抗对存在 ESRD、死亡或移植后复发风险的严重补体介导 HUS 患者[如存在补体 H 因子(CFH)、I 因子(CFI)突变的患者]的有效程度已经得到肯定,欧洲已经推荐使用依库珠单抗作为此类患者的初始治疗,尤其是对血浆治疗无反应的患者应考虑采用依库珠单抗治疗。依库珠单抗治疗推荐在入院 48 小时内尽快使用,但应注意的是,治疗前应进行抗 CFH 抗体的紧急补体检查,因为 CFH 抗体所致 HUS 患者还有其他治疗选择,考虑到高昂的治疗费用,目前血浆治疗仍然是补体介导 HUS 的合理初始干预措施。

三、关于溶血性尿毒症综合征进一步研究的问题和热点

(一)D+HUS 与 D-HUS 发病机制研究中的问题

3%~15% 感染 STEC 腹泻的患儿可以发展到 HUS,腹泻与 HUS 发作之间有大约 1 周的潜伏期,另外,有报道泌尿系感染大肠埃希菌时也可出现 HUS。Shiga 毒素的检测对诊断 HUS 有很大帮助,但此菌株不易检测。既往研究认为典型 HUS 主要由毒素对内皮细胞的直接损害所致,近来研究发现典型 HUS 中也存在补体激活。体外实验发现,志贺毒素可呈剂量依赖性激活补体旁路途径,与 H 因子结合,抑制靶细胞膜上 H 因

子的激活,导致血管内皮损伤。感染并非 D+HUS 唯一的发病机制,研究显示人类组织白细胞抗原 HLA-DR9、HLA-B40 与发生 D+HUS 相关。并且,有些患者存在典型腹泻,却是由遗传性补体调节蛋白缺陷所致。因此,如何改进检测方法,提高大肠埃希菌 O157:H7 及其毒素检测的阳性率,同时对其他病原学检测的完善,对 HUS 的病原流行病学分析及发病机制的深入研究等都对 D+HUS 发生的预防、诊断和治疗有重要帮助。

多种补体调节基因突变是 D-HUS 是主要病因之一(表 8-5-1)。D-HUS 是一种补体失调性疾病已经获得研究者的认可,约 50% 的非典型 HUS(aHUS)患儿存在补体 H 因子(complement factor H, CFH)、I 因子(complement factor I, CFI)及膜辅因子蛋白(membrane cofactor protein, MCP)和血清补体固有成分(B 因子、补体 C3)基因突变,引起其功能缺陷,导致补体系统的补体旁路途径过度激活产生 HUS。补体基因突变为 D-HUS 的易感因素,在各种非肠道感染,如肺炎链球菌(占 40%)、病毒感染(如 HIV)、药物(如奎尼丁、

丝裂霉素 C 等)、一些全身性疾病(系统性红斑狼疮)、妊娠、恶性肿瘤等诱因下发生 D-HUS。相比于 D+HUS, D-HUS 病因及发病机制更为复杂,近年来,研究还发现 B 因子缺陷也可导致溶血性尿毒症综合征。Dragon-Durey MA 等在 48 例儿童非典型 HUS 中采用人 H 因子包被进行 ELISA 检查发现 3 例患儿存在抗 H 因子抗体,血清 H 因子活性减低,而 H 因子抗原水平和基因分析未发现异常。3 例患儿均多次复发,均有高血压,2 例还有血性腹泻,均有低滴度的抗核抗体(ANA)阳性,有自身免疫异常。此后,又陆续发现一些抗 H 因子抗体阳性的 HUS,有的是在肾移植患者中发现,将其作为一种新的 HUS。最近发现抗 H 因子抗体阳性可能并非为"获得性",至少有一部分为"遗传性",因为在一些抗 H 因子抗体阳性患者中发现 H 因子相关蛋白 1 和 3 的缺失。因此,研究人员提议将这种类型的 HUS 作为一种新的种类,称之为"CFHR 缺乏和抗 H 因子抗体阳性的 HUS"(英文简称 DEAP-HUS)。也有提议将 HUS 分为感染诱发(包括腹泻后 HUS 和肺炎链球菌

表 8-5-1 D-HUS 病因及相关辅助检查

	病因	辅助检查
机制	感染	病原学检测
	补体系统异常	血清补体 C3、补体调控蛋白 I 因子、H 因子检测 H 因子抗体检测 膜辅助因子蛋白 MCP(CD46)检测 CFH、CFI、MCP 基因突变检测
	ADAMTS13 缺乏	血浆血管性假血友病因子(Von Willebrand 因子)裂解金属蛋白酶(ADAMTS13) 自身抗体检测 基因检测
	维生素 B 族代谢缺陷	血浆/尿液中同型半胱氨酸,甲基丙二酸检测 MMACHC 基因突变检测
	药物	—
机制不明	HIV 感染	HIV 抗原检测
	恶性肿瘤	—
	移植	—
	妊娠期 HELLP 综合征、避孕药物	妊娠检测 肝功能
	系统性红斑狼疮、抗磷脂抗体综合征	抗核抗体、抗中性粒细胞抗体等自身抗体检测
	肾小球疾病	—
	家族遗传	—

相关 HUS）、补体调控异常相关、凝血调节蛋白（thrombomodulin）遗传缺陷相关、维生素 B$_{12}$ 代谢缺陷相关 HUS，以及其他类型。

aHUS 的病因学以及发病机制仍然在不断探寻过程中，需要研究者不断做进一步的研究和循证医学的证实。

（二）关于溶血性尿毒症综合征治疗上的研究探寻

输注新鲜血浆和血浆置换哪个更好？理论上，对于肺炎链球菌感染导致的 HUS 和 DEAP-HUS，以及抗 ADAMTS13 抗体阳性的患者，血浆置换可以清除血中的致病性抗体，效果是显著的。但对大多数补体调节疾病而言，HUS 发生只是由于血浆中缺乏某个补体调节而已，血浆置换并不能补充这种缺失，还是需要通过输注新鲜血浆或者重组蛋白来获得，因此，此时血浆置换未必优于输注新鲜血浆。当然，血浆置换减少血容量，为输注大量新鲜血浆创造了条件，这可能是血浆置换治疗成功的主要因素。除非是明确的肺炎链球菌导致的 HUS，否则不应在血浆置换时置入白蛋白，仍应用新鲜血浆。但目前尚没有关于血浆治疗非典型 HUS 的随机对照试验研究结果。

血浆置换的疗效在部分 HUS 患者的治疗中已经获得肯定，但血浆置换并非适用所有患者，而且必须建立中心静脉通路或动静脉造瘘。如上所述，目前针对非典型 HUS 的患者，依库珠单抗在欧洲已经作为一线治疗药物进行推荐。依库珠单抗或可用作移植肾的挽救或预防性治疗，似乎也对自体肾脏的补体蛋白质遗传缺陷所致补体介导的 HUS 有效。后续研究也证实了依库珠单抗治疗对于非典型 HUS 的成人和儿童患者的益处。在第 1 次 HUS 发作和后续发作期间接受依库珠单抗治疗的患者（包括已进行肾移植的患者）中，绝大多数都观察到血液学指标恢复正常和肾功能恢复。但针对依库珠单抗的研究还要进一步深入，尤其是在儿童用药剂量、停药指征和不良反应及预防上需要更多的关注。目前，依库珠单抗尚没有儿童数据，年幼儿童的剂量由成人数据推导出的药代动力学模型计算而得。部分儿童采用上述给药方案时不能完全阻断补体活化，因而对于这些患者增加了剂量。若年幼儿童使用依库珠单抗，建议通过检测总补体（CH50）评估补体活性。

对于停药指征，许多在依库珠单抗治疗后处于完全缓解的患者建议可停用该药，但停用依库珠单抗后有复发风险，复发的风险可能因基础基因突变的不同而异，其中 CFH 和 CD46 基因突变患者的复发率更高。不过，这些数据还强调需要持续监测。同时，还需要更多的研究来确定停用依库珠单抗的最佳时机以及可安全停用该药的患者群体。值得注意的是，依库珠单抗治疗可能导致危及生命的脑膜炎球菌感染的不良反应，其他报道的严重不良事件包括高血压、无症状性细菌尿、流行性感冒、腹膜炎和输注部位的静脉硬化等，针对不良反应的发生和预防还需要更多的深入研究。

对于不同基因突变儿童非典型 HUS 的发生频率、预后和治疗方案也有区别。H 因子基因突变相关的 HUS 患者预后最差，60% 患者起病一年内进展至 ESRD 或者死亡；MCP 基因突变相关的 HUS 易复发，一年内进展至 ESRD 者少见；半数 I 因子基因突变相关 HUS 迅速进展至 ESRD，另一半可康复。除 MCP 基因突变相关 HUS 外，其他所有非典型 HUS 患者早期进行强化血浆治疗预后能得到显著改善。非典型 HUS 肾移植后约 50% 复发，80%~90% 复发者移植物失功，故这类患者行肾移植备受争议。目前已有血浆治疗联合肝肾移植成功治疗 4 例 H 因子基因突变相关 HUS 患儿的报道，但还需更大样本验证。因此临床上必须检测基因类型以评估非典型 HUS 患者肾移植后的复发风险，肾移植术前均需行补体检测，筛查抗 H 因子抗体以及基因型。儿童 HUS 移植后的复发率较成人低，但 D-HUS 尤其是家族性 HUS 复发率较 D+HUS 高。CFH 自身抗体相关的 D-HUS 肾移植的成功案例不多，目前建议移植前应用免疫抑制剂减少体内 CFH 自身抗体的滴度。典型 HUS 肾移植后复发风险较小（<1%）。

随着近年来对 HUS 发病机制研究的深入和对疾病认识的不断更新，对 HUS 的分类、治疗和预后的评估也在不断更新中，尤其在治疗方面如抗生素、激素、抗凝疗法等的使用及方案个例研究居多，缺乏统一的 HUS 治疗方案的多中心研究。HUS 的病因学、遗传背景、发病机制及治疗仍将是未来研究的热点。另外，目前研究证实依库珠单抗治疗对于非典型 HUS 的成人和儿童患者有益处,对于依库珠单抗在儿童患者中应用的相关问题仍是研究重点。

（王辉 沈颖）

第六节 儿童肾脏疾病诊断技术的选择原则

一、肾脏影像学及核素检查

（一）常用技术与进展

1. 超声检查 超声检查不仅无创、无痛苦,而且便捷、价廉,不依赖于内脏功能且不影响肾脏功能,可以作为怀疑泌尿系统疾患时的初始检查。超声检查可以根据不同肾脏疾病的检查要求,确定观察的重点和内容。用以评估肾脏的位置、形态、大小,肾内有无异常回声及回声特征,肾脏皮质、髓质的厚度及回声强度,肾脏与毗邻器官及血管的关系,多普勒用于评估肾血管、肾动脉狭窄、感染、肿瘤中的新生血管等。适用于泌尿系统先天畸形、肾脏囊性病变、肾结石、肾创伤、肾脏感染、尿路梗阻、肾血管疾病、移植肾与并发症等。近年来,介入超声也在肾脏疾病的临床诊治中发挥了重要的作用。超声引导的肾穿刺已基本取代了手动盲目肾活检,广泛用于临床。此外,尚可在超声引导下行肾囊肿硬化治疗、穿刺造影和置管引流治疗、肿瘤局部消融治疗等,临床应用更为广泛。

2. 排泄性膀胱尿道造影（micturating cystourethrography, MCU） MCU常用检查方法:通过导尿管将稀释后的对比剂(目前常用碘普胺,用0.9%生理盐水以1:3的比例进行稀释)注入膀胱至患儿有排尿感,然后拔出导尿管并嘱患儿排尿,同时进行X线摄片。需要观察膀胱充盈、排尿时和排尿后的图像。MCU是确诊膀胱输尿管反流（vesicoureteral reflux, VUR）的基本方法及分级的"金标准",也有助于观察膀胱功能及解剖异常,以及男孩尿道异常等。然而也存在较多的放射性暴露的局限性,同时,MCU对比剂含碘,对于碘过敏的患儿需慎用。

3. 排尿性膀胱尿道超声造影（voiding urosonography, VUS） VUS具有连续性观察、可更敏感地观察肾盏反流、不易过敏等优势,目前利用第二代超声对比剂（sonovue）进行超声造影。2007年欧洲泌尿生殖放射学会（ESUR）和欧洲儿科放射学会（ESPR）将VUS纳入VUR检查指南,适应证包括已知的VUR患儿的随访检查、泌尿道感染女孩,以及高危患儿筛查。近年来随着超声技术的发展,VUS的应用也已扩展至泌尿道感染男孩,可同时观察男孩尿道异常。我国VUS诊断VUR的研究也已起步。

4. 肾脏X线及CT检查 泌尿系平片(简称腹部平片)可以判读肾脏轮廓、位置和外形的改变,肾结石,膀胱结肠瘘等。静脉尿路造影（intravenous urography, IVU）由于仅能提供大致的肾功能指标,所以目前已很少用于儿科。计算机断层扫描（CT）可以评价肾脏的解剖结构及肾旁结构,诊断有无泌尿系统结石。

5. 肾脏磁共振成像检查 由于其无辐射、较好的组织对比和解剖描述、多维成像等优点,在临床中越来越受到人们的重视。肾实质MR成像（MRI）用以揭示肾脏内部的病变及性质,及其与周围器官的关系。尿路集合系统磁共振尿路成像（MRU）可以清晰地获得肾盂和输尿管的影像资料,区分梗阻性和非梗阻性输尿管病变。肾磁共振血管成像（MRA）是一种相当敏感的诊断肾动脉病变的检查方法。目前随着MRI技术的改进和发展,应用MRI的肾功能影像学检查也显示出了良好的应用前景。MR肾图可以反映出肾小球滤过率的情况,并能计算肾皮质容积。MR肾灌注的评价可以无创地测量出肾脏组织的血流量和氧合水平,在肾血管狭窄、移植肾排斥和急性肾小管坏死中有一定的应用价值。近年来,MR波谱分析和弥散加权成像等技术还试图从病变的化学组分和分子水平协助疾病的诊断。MRI技术作为一项无创的检查方法,是儿科复杂泌尿系疾病的全新评估手段。

6. 肾静态显像（DMSA显像） 静脉注射能够聚集并滞留在肾实质内的显像剂[如锝-99m-二巯基丁二酸（^{99m}Tc-DMSA）],取后位进行肾静态显像,获得肾实质影像。用以观察肾盂肾炎、肾脏瘢痕、直观肾脏畸形(如马蹄肾、孤立肾等)和计算相对分肾功能等。

7. 肾动态显像（DTPA显像） 静脉注射有

肾小球滤过或肾小管分泌但不被回吸收的显像剂［如锝－99m－二乙三胺五乙酸（^{99m}Tc-DTPA）］，用 γ 相机快速连续采集图像，可以依次观察显像剂随血流灌注肾血管床，在肾实质浓聚，流向肾盏、肾盂、输尿管、膀胱的整个过程。可以定量计算双肾 GFR，并提供双肾血流和尿路是否通畅等多方面信息。

（二）选择原则

随着临床放射学的快速进展，肾脏疾病的影像学检查在过去的十几年中发生了显著变化，从最初的腹部平片、IUV 发展到了超声、断层成像和核医学。这些方法可以彼此相互补充，根据病情选择应用。通常的选择原则是：①超声可以作为肾脏疾病的初始检查；②MCU 是确诊 VUR 的"金标准"；③肾脏 X 线及 CT 检查相对于成人较少用于儿童，但 CT 在肾结石的诊断中有着独特的优势；④肾脏磁共振检查更多用于复杂尿路疾病的诊断；⑤DMSA 是急性肾盂肾炎和肾瘢痕的诊断参考标准；⑥DTPA 可以定量计算双肾 GFR；⑦血管造影、介入和其他检查用于特殊复杂疾病中。

虽然临床上影像学检查方法众多，但是采用何种先后顺序，既能提高疾病检出的敏感性和特异性，又能带给患儿最小的创伤，如何根据病种，合理的选择无创、简便、且具有特异性的检查方法，仍有待进一步研究证实。

二、肾脏病理学检查

（一）肾脏穿刺技术回顾

1923 年 Gwyn 等进行了首例开放肾活检，1951 年丹麦医生 Lversen 和 Brun 成功地进行了首例经皮肾穿刺活检术。在我国，1958 年赵魁丹等首次进行了肾穿刺活检术，20 世纪 80 年代以来，肾活检病理诊断技术在全国范围内逐步普及。最初的开放性肾活检术由于对患者损伤较大，且费时、费力，临床已很少应用；经皮肾活检是目前最普及的肾活检方法。

病理学检查已经成为肾脏病诊断中不可缺少的重要组成部分，对明确诊断、制订合理治疗方案及判断预后有重要意义。随着科学技术迅猛发展，肾脏疾病的病理学检查方法有了很大的进步，除了常规的光学电子显微镜（光镜）、免疫病理学检查（免疫荧光）和透射电子显微镜检查（电镜）外，扫描电镜、免疫电镜和分子病理学方法的渗透，极大地丰富和提高了肾脏病理诊断水平。

（二）肾脏病理学技术及其进展

1. 光学显微镜检查 是进行肾活检病理诊断的基础，常规包括苏木素－伊红染色（HE）、过碘酸希夫反应染色（PAS）、六胺银染色（PASM）和马松（Masson）染色。HE 染色是病理组织学诊断中的常规染色方法，用于观察肾组织内的细胞成分和形态特点；PAS 染色可观察糖原物质，可用于观察肾小球和肾小管基底膜以及系膜基质的多寡；PASM 染色较 PAS 染色更能精确显示基底膜；Masson 染色可显示基底膜及细胞外基质增多，用于观察肾间质纤维化及某些特殊蛋白沉积，如免疫复合物。除了上述 4 种常规染色外，为显示或区分肾组织内某些特殊成分，可选用特殊染色方法，如磷钨酸苏木精（PTAH）法显示血栓及纤维素样坏死，刚果红染色可显示淀粉样蛋白沉积，Lendrum 纤维素染色显示肾小球微血栓。

2. 免疫荧光技术和免疫组化技术 免疫荧光法是肾活检病理诊断常用的重要方法，用于检测沉积于肾组织内的免疫球蛋白（如 IgG、IgA、IgM、κ 和 γ 轻链）、补体（C3、C4、C1q）、备解素、纤维蛋白以及一些标记物，如乙型肝炎病毒（HBV）抗原、抗中性粒细胞胞质抗体（ANCA）、癌胚抗原（CEA）等。免疫组织化学方法是一种检测组织内蛋白水平的方法，染色标本可以长期保存，避免了荧光衰减的缺点。近年来，随着对特发性膜性肾病发病机制的深入研究，M 型磷脂酶 A2 受体和 1 型血小板反应蛋白 7A 域为特发性膜性肾病患者的特异性靶抗原，可用于与其他肾小球疾病及继发性膜性肾病的鉴别。有研究发现，肾组织中 M 型磷脂酶 A2 受体对诊断各期特发性膜性肾病的灵敏度为 73%，特异度为 83%，而 1 型血小板反应蛋白 7A 域在特发性膜性肾病患者中阳性率为 2.5%~5%。

3. 电子显微镜技术 主要用于观察肾脏超微结构改变，如肾小球基底膜厚度和结构、肾脏固有细胞形态、电子致密物及其沉积部位、特殊的纤维素样物质和病毒样颗粒等。透射电镜可以显示各部位的超细结构，区分细胞的类型及各种特殊物质的出现，并且可以精确定位（肾小球基底膜上皮下、基底膜内、内皮下或系膜区等）。扫描电镜可以生动地观察肾小球固有细胞、肾小管管腔内表面结构及血管立体构型,对形象描绘肾脏超微结构无疑有重要意义。分析电镜可以对样品中一个极微小的区域进行化学元素定量分析,目前主要用于恶性肿瘤中微量元素的分析研究。免疫电镜是免疫组织化学与透射电镜方法的结合,既可观察电子致密物的精确位置,又可显示其组成成分。改良后的免疫电镜方法目前已逐渐推广,并成为临床常用的病理诊断及科研方法。

4. 分子病理学技术 包括原位杂交技术、荧光定量 PCR 技术、Western 印迹法、生物芯片等。原位杂交技术是在原位与被检测组织细胞内特定的 DNA 或 RNA 形成稳定的杂交体,然后通过放射自显影或酶促显色反应等进行检测。原位杂交技术保持了细胞的形态结构和组织的立体构型,能够在组织细胞水平对基因的表达、定位和分布进行研究。荧光定量 PCR 技术是用以检测组织中低丰度特异 RNA 的方法。Western 印迹法检测蛋白的表达,灵敏度远远超过免疫组化技术,且定量效果较好。生物芯片是在很狭小的单位面积上高密度地排列大量不同探针序列,从而达到一次实验同时检测多种疾病或分析多种生物样品的目的。

5. 激光微切割技术 该技术于 1997 年由 Liottas 实验室开始应用于肾脏疾病的研究,是应用激光切割系统,激光切割和微分离方法将组织切片中的待检部位微分离出来,供分子病理学检查。激光微切割技术可以精确地对肾组织切片特定部位,如肾小球、肾小管及癌变组织等进行分离,具有高精确度、高度自动化及高效率优点。利用这项技术,与聚合酶链反应(PCR)技术、Western 印迹法相结合,可以定位、定量分析病理切片特异组分基因表达的变化,为探讨肾脏疾病本质带来新的突破。

三、现代分子生物学技术在肾脏疾病中的应用

人类基因组计划的完成以及生物学、分子生物学、信息学的进步为医学发展、遗传性肾脏疾病的诊治带来了实实在在的益处。遗传性肾脏疾病包括先天性肾脏及尿路畸形、肾小球疾病、肾小管疾病和代谢性疾病、纤毛病、肾结石和继发性肾脏疾病等。近年来,随着全外显子组测序技术的不断发展,越来越多的单基因遗传性肾脏疾病获得

了分子遗传学上的诊断;同时,多基因致病的肾脏疾病也越来越受关注。

(一)常用分子生物学技术

1. 致病基因的检测 遗传性肾脏疾病目前常用的致病基因检测方法主要包括肾病 Panel 高通量测序、全外显子组测序、全基因组关联性分析、拷贝数目变异检测等。致病基因检测不仅可以明确遗传性肾脏疾病的诊断,并可对家族成员进行致病基因筛查。同时,遗传咨询可通过产前或植入前诊断,以确诊是否有致病基因、筛选无致病基因细胞团植入,以有效避免子代遗传性肾脏疾病的发生,为优生优育、减少遗传性疾病发生提供保障。近期一项基于"中国儿童遗传性肾脏疾病数据库"的全国多中心大样本儿童肾脏病基因突变谱系研究显示,42.1% 的遗传性肾脏病患儿明确了致病基因,在激素耐药型肾病综合征、纤毛病、先天性肾脏及尿路畸形、肾小管疾病/肾结石及不明原因肾衰竭五大类疾病中,分子诊断率分别为 32.1%、61.4%、17.0%、62.3% 及 26.1%。

2. 基因多态性的分析 多态性是指处于随机婚配的群体中,同一基因位点可存在 2 种以上的基因型。在人群中,个体之间基因的核苷酸序列存在的差异性称为基因的多态性。这种多态性可以分为两种类型,即 DNA 位点多态性和长度多态性。基因多态性的分析使我们对疾病的发生、发展以及对同一种药物的不同的治疗反应有了新的认识。

3. 基因芯片技术 具有高度并行性、多样性、微型化和自动化的特点,为基因功能分析的重要技术之一。该技术使得实验步骤大大加快,为分子生物学提供了一个全新的实验方法。除了 DNA 芯片,蛋白质芯片技术也日益成熟。

4. RNA 干扰(RNA interference,RNAi) 是近年发现和发展起来的新兴的基因阻断技术,即小干扰 RNA 序列特异性地形成 RNA 诱导的沉默复合物而诱发的转录后基因沉默。研究显示 RNAi 有望成为某些人类(肾脏)疾病的潜在治疗工具。

(二)肾脏疾病中的应用

1. 肾小球疾病 随着对单基因致病的激素耐药型肾病综合征(SRNS)的致病基因认识的深入,目前已知 40 多种致病基因可引起儿童 SRNS。其中 NPHS1、NPHS2、LAMB2 及 PLCE1 基因突变常见于 <2 岁龄的 SRNS 中,而 ACTN4 和 TRPC6

常见于大年龄组的 SRNS 中。*NPHS1*、*NPHS2*、*LAMB2* 和 *WT1* 四种基因突变能够诊断 85% 的低于 3 月龄起病的先天性肾病综合征，同时能够诊断 66% 的低于 1 岁龄起病的婴儿型肾病。此外，临床上一些综合征型的肾病亦不少见。Denys-Drash 综合征和 Frasier 综合征以肾病综合征合并假两性畸形及肾母细胞瘤为临床特征，通过 *WT1* 基因突变获得诊断。溶血性尿毒症综合征（HUS）及膜增生性肾小球肾炎（MPGN）也有越来越多的病例通过检测补体通路相关基因，包括 *CFH*、*CFI*、*CFHR5*、*FN1* 等获得诊断，进而通过生物制剂等精准治疗方式提高了治疗缓解率。同时，一些线粒体功能障碍相关的肾病，可以通过检测 *ADCK4*、*COQ2*、*COQ6*、*PDSS2* 及 *MTTL* 基因突变获得诊断，部分病例可以在补充辅酶 Q10 治疗后获得缓解。

2. 先天性肾脏和尿路畸形 遗传因素和环境因素均可导致这类疾病的发生，既可单基因致病、也可多基因共同作用，同一基因突变可有不同泌尿系发育异常表现，不同基因也可有一致的临床表现。目前通过人类基因筛查和动物模型研究，发现多个参与肾发育的基因，如 *HNF1B*、*PAX2*、*RET*、*ROBO2*、*BMP4* 等突变可导致人类先天性肾脏和尿路畸形的发生。

3. 囊性肾脏病 常染色体显性遗传多囊肾病致病基因为 *PKD1*、*PKD2*、*PKD3*，*PKD1* 是最常见的致病基因，可伴有多囊肝、颅内动脉瘤等；常染色体隐性遗传多囊肾病是由 *PKHD1* 基因突变导致的，可伴有肝脏纤维化，患者可能在宫内时双侧肾脏已有了囊性扩张，在生后可能就会进展为慢性肾衰竭。

总之，现代分子生物学和遗传学技术的飞速发展给肾脏病的研究带来了更多的思路和手段。对阐明肾脏疾病的病因、发病机制及治疗效果提供更加确切的科学数据，必将开创肾脏病学更广阔的前景。

（沈 茜 徐 虹）

参 考 文 献

［1］徐虹，丁洁，易著文. 儿童肾脏病学. 北京：人民卫生出版社，2018

［2］Radhakrishnan J, Cattran DC. The KDIGO practice guideline on glomerulonephritis: reading between the (guide) lines—application to the individual patient. Kidney Int, 2012, 82(8): 840-856

［3］Rao J, Liu X, Mao J, et al. Genetic spectrum of renal disease for 1001 Chinese children based on a multicenter registration system. Clin Genet, 2019, 96(5): 402-410

［4］中华医学会儿科分会肾脏病学组. 儿童常见肾脏疾病诊治循证指南（试行）解读（四）：原发性 IgA 肾病诊断治疗指南. 中华儿科杂志，2010，48(5): 355-357

［5］Roberts IS, Cook HT, Troyanov S, et al. The Oxford classification of IgA nephropathy: pathology definitions, correlation, and reproducibility. Kidney Int, 2009, 76(5): 546-556

［6］Tomari Y, Zamore PD. Perspective: machines for RNAi. Genes Dev, 2005, 19(5): 517-529

［7］KDIGO 2012 Clinical Practice Guideline for the Evaluation and Management of Chronic Kidney Disease. Kidney Int Suppl, 2013, 3(1): 1-150.

［8］Ku E, McCulloch CE, Warady BA, et al. Twenty-Four-Hour Ambulatory Blood Pressure versus Clinic Blood Pressure Measurements and Risk of Adverse Outcomes in Children with CKD. Clin J Am Soc Nephrol, 2018, 13(3): 422-428

［9］Weaver DJ Jr, Somers MJG, Martz K, et al. Clinical outcomes and survival in pediatric patients initiating chronic dialysis: a report of the NAPRTCS registry. Pediatr Nephrol, 2017, 32(12): 2319-2330

［10］Saran R, Robinson B, Abbott KC, et al. US Renal Data System 2017 Annual Data Report: Epidemiology of Kidney Disease in the United States. Am J Kidney Dis, 2018, 71(3 Suppl 1): A7

［11］Noris M, Remuzzi G. Atypical Hemolytic-Uremic Syndrome. N Engl J Med, 2009, 361(17): 1676-1687

［12］Nürnberger J, Philipp T, Witzke O, et al. Eculizumab for atypical hemolytic-uremic syndrome. New Engl J Med, 2009, 360(5): 542-544

［13］Licht C, Greenbaum LA, Muus P, et al. Efficacy and safety of eculizumab in atypical hemolytic uremic syndrome from 2-year extensions of phase 2 studies. Kidney Int, 2015, 87(5): 1061-1073

第九章 血液系统与肿瘤疾病

第一节 地中海贫血的诊断解读与预防策略

地中海贫血（thalassemia），简称"地贫"，又称海洋性贫血。我国医学名词审定委员会也定为"珠蛋白生成障碍性贫血"，属常染色体不完全显性遗传病。其病理生理机制是由于一种或多种珠蛋白肽链合成受阻或完全抑制，导致血红蛋白（Hb）成分组成异常，临床表现为不同程度的慢性进行性溶血性贫血。

一、地中海贫血的诊断解读

地中海贫血的临床特征是：①轻重不一的慢性溶血性贫血，按血红蛋白下降程度，临床分为重型、中间型和轻型；②患儿的红细胞指数应为小细胞低色素性贫血；③红细胞（RBC）形态异常，大小不等，以小细胞为主，中央浅染、异形、靶形 RBC；④红细胞渗透脆性降低；⑤Hb 电泳呈现特征性区带，如 HbF、HbA2、HbH、Hb Bart's 等；⑥遗传学特征，以特定地区分布为特点的常染色体显性遗传性疾病。本病的诊断强调临床表现是基础，生化检查对确定临床诊断具有十分重要的意义，而肽链分析和基因诊断对疑似病例的鉴别诊断和逆向诊断有帮助，同时基因诊断能正确指导产前诊断筛查及预防。2010 年，由中华医学会儿科学分会血液学组、《中华儿科杂志》编辑委员会撰写的《重型 β 地中海贫血的诊断和治疗指南》（以下简称《指南》）首次刊登，对规范我国地中海贫血的诊治起到很好的指导作用；但随着人们认识的提高，近年来医学界对重型 β 地中海贫血的诊治手段有新进展，临床诊治仍有改善的空间，2018 年，中华医学会儿科学分会血液学组、《中华儿科杂志》编辑委员会对《指南》进行了

更新。

（一）临床"拟诊"

地贫临床表现为不同程度的贫血，从血常规中红细胞指数及血涂片细胞形态可提供初步的临床解读（筛查），地贫患儿外周血的血象特征是小细胞低色素性贫血：①Hb 量与 RBC 数减少不平行，Hb 下降明显，RBC 数正常或轻度减少；②红细胞指数，患儿平均红细胞体积（MCV）低于 76~80fl，平均血红蛋白浓度（MCH）<27pg，表明患者 RBC 为小红细胞、低色素性，依上述指标对来自地贫特定"流行"区域的患儿已可初步提示地贫的诊断；③红细胞形态，地贫患儿外周血涂片可呈现特征性 RBC 形态异常，RBC 以小细胞为主，中央浅染区扩大，甚至呈环状；形态多样，特征性靶形 RBC、碎片、钢盔样……且年轻 RBC 增多，出现嗜碱性点彩 RBC。但需注意 α 静止型者可仅有小细胞低色素改变，或甚至可以呈正细胞正色素状态。红细胞渗透脆性降低也可作为初筛指标，多用简易的"一管法"，兼有半定量的优点。

（二）临床确诊

在非"基因时代"，Hb 电泳、HbF 测定及 RBC 的 H 包涵体检查是确诊地贫的关键指标。当初筛疑似地贫时，患者必须做上述生化检查。地贫者呈现：①轻型 β 地贫可见 HbA2 和 / 或 HbF 升高；中间型及重型 β 地贫者 HbA2 反而正常，仅 HbF 明显增加；②轻型 α 地贫，HbA2 下降；中间型 α 地贫（HbH 病）可见 HbH 及 / 或少量 Hb Bart's；重型 α 地贫则以 Hb Bart's 为主，称为 Bart's 胎儿水肿。HbH 病及多数轻型 α 地贫的红细胞经 5% 亮酚蓝染色在镜下可见 H 包涵体。依上述指标已可确诊，同时应做双亲的筛查作为遗传佐证，静止型 α 地贫由于可以是正细胞正色素和 HbA2 仅有稍降低，非常容易漏诊，有时需做 α

地贫基因检测才可确诊。

（三）基因诊断

地贫是单基因病（monogenic disease），目前已知绝大多数基因突变类型，通过分子生物学诊断技术可检出患者缺陷基因，更精确地确定患者基因型，有助于选择治疗方案；进行产前基因诊断，决定胚胎的取舍，防止重型地贫儿出生，是最有效的预防措施。对于产前诊断最好先确定先证者的基因型再对胚胎进行针对性检测，可极大提高诊断准确性。需注意的是只有临床确诊后才可进一步基因分析，因为一般实验室只检测国人常见的而非全部异常基因，若临床确诊地贫，而常见地贫基因检测阴性，则需加做少见异常基因，甚至必要时测序。

1. α地贫的基因诊断 由于我国α地贫基因突变多为缺失型，非缺失型在我国仅有3种。综合运用限制性内切酶谱和PCR技术，绝大部分α地贫基因可做出准确诊断和产前诊断。

2. β地贫的基因诊断 1975年，Y.W.Kan首次利用胎儿镜取胎儿血做蛋白质分析进行产前诊断，20世纪70年代末，Kan在人类β珠蛋白基因族发现了限制性片段长度多态性（RFLP），20世纪80年代以后，人们利用RFLP作为遗传标记进行家系分析，开创了β地贫的基因诊断。β地贫的基因诊断经历了RFLP、同位素和非同位素标记探针技术、PCR-限制性内切酶法、聚合酶链反应-等位基因特异性寡核苷酸（PCR-ASO）点杂交和反向斑点杂交（RDB）。目前RDB法是获得公认准确可靠的β地贫基因诊断方法，应用于中国人β地贫基因突变的检测，两次杂交即可对90%以上已报道的中国人常见18种β地贫基因突变进行筛查，同时确定样本的基因型，而随着基因测序技术发展，地中海贫血的基因检测将更简便有效。

（四）胎儿产前诊断，防止地中海贫血胎儿出生

1. 植入前遗传学诊断（preimplantation genetic diagnosis，PGD） 利用微操作技术和DNA扩增技术对胚泡植入前进行单细胞基因测序检测，剔除异常基因细胞，以植入正常胚胎。目前临床已应用更简单可靠的PCR结合DNA测序进行β地中海贫血基因诊断。

2. 孕期产前基因诊断

（1）创伤性获取胎儿DNA样本：可分别于孕早（孕11周）、中（孕15~19周）、晚期（孕20周）在B超引导下采集胎盘绒毛或羊水及脐血标本。这项技术在我国已远较国外普及，成功率高，也较安全。脐血可做染色体或血液学的各种检查，亦可用于因羊水细胞培养失败，或在错过绒毛和羊水取样时机下进行，获取DNA做基因分析。如疑为重型α地贫，可直接测定Hb Bart's。上述时期取样成功率分别为>99%、99%和>95%，但胎儿丢失率分别为1.0%、0.5%~1.0%和2.0%。

（2）无创伤性获取胎儿DNA样本：经多年研究证实母孕期血液循环中含有一定量的胎儿血液成分，从母体外周血获得胎儿血液成分安全，但技术难度大。

1）母体外周血分离胎儿细胞：利用母体血中循环的胎儿红细胞的特性，收集这些胎儿细胞后进行胎儿DNA的提取。孕妇外周血中的胎儿细胞至少有滋养层细胞、有核红细胞、粒细胞和淋巴细胞。目前许多学者都致力于解决胎儿细胞的识别、富集和如何排除母血的"污染"等。在孕妇外周血中的胎儿细胞数量虽然不多，但已有用单克隆抗体或以滋养层细胞表面特异性抗原的抗体等方法来识别胎儿细胞。有学者应用联苯胺染色，经过引物延伸预扩增（PEP）后再用短串联重复序列（STR）分析胎儿细胞的基因型，对28例轻型β地贫孕妇的血液样本进行鉴定，每例有核红细胞2~8个/5ml，约43.6%证实为胎儿型，并进一步以RDB分析胎儿细胞的地贫基因，诊断β地贫符合率为85.7%。

2）母体血浆或血清中胎儿DNA分析：研究表明，母体血浆中混入了少量胎儿血浆（胎儿血浆占母体血浆的3%~4%），于母孕11~17周期间，从母体外周血抽取10ml全血，分离血浆，可能获得胎儿血浆中的胞质DNA成分，进行胎儿DNA分析。有学者研究发现62例母体血中提取的DNA，证实49例源自胎儿；经二次PCR反应后，用于β地贫的检测，诊断符合率为88%。

二、地中海贫血的预防策略

本病是一种在特定地区"流行"的遗传性疾病。重型地中海贫血严重影响患儿生命甚至导致

死亡；中间型地贫也带来一系列医疗及经济问题，并影响患者的生活质量；轻型地贫携带者主要成为"隐形"的缺陷基因传播者，而中间型及重型经骨髓移植成功者也是缺陷基因的传递者。但本病是可预防的，国人应更新重治疗轻预防的观念，通过积极的预防措施可有效阻止地贫基因"流行"扩散，从而"消灭"地贫。地中海沿岸的意大利，希腊和塞浦路斯等国家成功建立了国家预防项目，大幅度减少了受累重症儿出生率，每年仅几例至零出生。据 WHO 统计，大多数国家每年全国性预防项目费用约相当于每年重症出生儿一年经费，每年预防经费是稳定的，但其经济效益逐年增加，而每年的患者治疗费则逐年增加。若无预防措施限制重症儿出生率，大多数国家将无力提供适当有效治疗。最成功的预防计划的关键是：①政府的强力措施及支持；②建立健康卫生教育体系；③建立质控实验室进行筛查及产前诊断，为遗传咨询及产科服务。在具体措施上抓"三关"：①中小学生阶段的科普、体检关；②婚前检查关；③产前检查关。在我国广西及广东省已有多个地区依托我国特有的"人口和计划生育服务"网络体系开展了地中海贫血的预防干预工作，广西南宁市经过近 10 年工作取得明显效果及经验，谓之"广西模式"。

1. 政府支持和重视是干预的关键　国家及流行地区的政府必须制定和实施地中海贫血干预的防治策略：①广泛开展宣传教育，提高群众认知度，在流行地区应用多种传媒、社区、街道及学校等进行有关地贫知识的宣教工作；②制定有关政策及经济支持，将出生缺陷干预工程作为社会公益事业，纳入医保，落实长远的防治经费。

2. 建立一支宣传、咨询、筛查及跟踪服务队伍是开展地贫干预工作的基础。

3. 建立完善地贫筛查实验室，培训提高筛查技术人员队伍素质是做好地贫干预工作的重要保证。

4. 发挥人口计生管理服务的网络优势，大力发动组织群众，开展群众性筛查；完善地贫筛查技术路线，分级筛查确诊（地贫筛查的实验方法见本节地贫的诊断）。

5. 确定筛查目标人群　对所有婚前、待孕夫妇，包括新婚夫妇，生育第二胎的夫妇开展免费筛查，在 10~20 年实现重型地贫患儿零出生的目标，实现主动全程群众性干预。

6. 地贫筛查时机　在不同年龄段，如新生儿脐血测定 Hb Bart's 含量可检出 α 地贫，婴幼儿入托、青少年入学体检、婚前及孕期体检、先证者家系调查等都可提供相关参数以评估地贫。

7. 产前基因诊断（见前述）。

第二节　免疫性血小板减少症的新认识及治疗困惑

特发性血小板减少性紫癜（idiopathic thrombocytopenic purpura，ITP）是儿童中最常见的出血性疾病，占儿童出血疾病的 25%~30%，已明确其发病机制与自身免疫异常相关。欧洲血液病协会科研工作组于 2007 年 7 月意大利国际会议上正式更名为免疫性血小板减少症（immune thrombocytopenia，ITP），避免使用"特发性"，而选择"免疫性"，以强调其免疫相关的疾病机制，仍保留 ITP 的缩写。本病可表现为特（原）发性（孤立性），也可以是其他相关疾病引起的继发ITP。

一、免疫性血小板减少症的异质性

ITP 实质是一种疾病综合征。从病因、发病机制、临床表现及对治疗反应均表现为异质性。

1. 病因极为复杂　大约 80% 的患者表现为原发性 ITP，20% 的患者被诊断为继发性 ITP。原发性和继发性 ITP 是两类不同的疾病。由于新病因的发现或预后会将患者从原发性（特发性）ITP归入继发性 ITP，继发性 ITP 的病因亦十分复杂，包括各种病毒感染、疫苗接种、抗磷脂综合征、淋巴增殖性病变、免疫缺陷病、自身免疫性疾病和一些药物等引起的血小板减少。原发性 ITP 的病因仍不明，可能亦为多样性。

2. 免疫网络异常的发病机制复杂　无论是原发或继发 ITP 发病均涉及免疫异常，从传统的自身抗体导致血小板破坏增加的观点，逐渐认识到更为复杂的机制，包括血小板生成障碍及细胞免疫调节异常等。实际上人体免疫体系是极其广泛复杂、相互协调、相互制约、动态平衡的网络系统,不同抗原可能激发不同的免疫网络节点,导致不同的免疫效应。但这些特定的抗原启动免疫反应通路后,却无法获得免疫耐受,从而出现了免疫系统的持续异常活化,造成血小板的免疫破坏。

3. **临床分型的认识演进** ITP 的临床表现呈多样性,临床分型方面:传统定义按病程 6 个月为界将 ITP 分为急性 ITP 和慢性 ITP。但既往定义为慢性 ITP 患者在病程 6~12 个月仍有约 30% 的自发缓解率;目前越来越多的国家倾向于按儿童 ITP 临床表现进行分型,而不是依据血小板计数分型。美国血液学会(ASH)提出了干性出血(仅有皮肤出血点和瘀斑)和湿性出血(黏膜出血)的概念,认为湿性出血更预示严重出血倾向。而欧洲的学者则提出根据出血症状可将 ITP 分为 A、B、C 三型。A 型(无症状 ITP):临床上从无症状到皮肤少量出血点或瘀斑,不伴黏膜出血;B 型(中间型 ITP):临床上可见皮肤较多出血点,且伴黏膜出血;C 型(严重 ITP):至少伴有下列情况之一的严重出血,视网膜出血、颅内出血、出血性休克等其他危及生命的出血。美国血液学会(ASH)于 2011 提出新的临床分型改为:①新诊断的 ITP(newly diagnosed ITP),病程 <3 个月;②持续性 ITP(persistent ITP),病程 3~12 个月;③慢性 ITP(chronic ITP),病程 >12 个月;④重型 ITP(severe ITP),血小板计数 $<10 \times 10^9/L$,且就诊时存在需要治疗的出血症状,或常规治疗中发生新的出血症状,需要加用其他升血小板药物,或增加现有治疗药物剂量;⑤难治性 ITP,指脾切除后仍然表现为重型的 ITP(未行切脾的 ITP 患者根据对各种治疗的反应分为有效和无效两类)。新的 ITP 分期淡化了急性 ITP 的概念,并将慢性 ITP 病程延长至 12 个月。若按临床病情轻重可分为四度:①轻度,$50 \times 10^9/L \leq$ 血小板 $<100 \times 10^9/L$,一般无自发出血,仅外伤后易发生出血或术后出血过多;②中度,$25 \times 10^9/L \leq$ 血小板 $<50 \times 10^9/L$,自发性皮肤黏膜出血或外伤瘀斑,无广泛性出血;③重度,$10 \times 10^9/L \leq$ 血小板 $<25 \times 10^9/L$,皮肤广泛性出血,黏膜活动性出血(牙龈渗血、口腔血泡,鼻出血等);消化道、泌尿生殖道暴发性出血;视网膜或咽后壁出血;外伤处出血不止,经一般治疗无效;④极重度,血小板 $<10 \times 10^9/L$ 或几乎查不到,或并存感染,皮肤黏膜广泛性自发性出

血、血肿或出血不止;危及生命的严重出血如颅内出血。

若按发病急缓、病程的长短,临床分为急/慢性 ITP,有失偏颇。ITP 实质是自身免疫性疾病,其发病机制是免疫异常,它既有体液免疫异常,更有细胞免疫异常或两者并存。不同的患者具有不同的遗传背景、不同的抗原激发,导致不同的免疫紊乱,出现不一样的临床表现、治疗效果及结局的差异。大多数小儿 ITP 属于所谓的"急性";有些所谓"慢性 ITP",由于免疫异常的特有本质,疾病初诊可能即非"急性",而是"慢性",这后一群患者,即使长期等待也难以"自然康复"。随着科技的进步,基于免疫失耐受发病机制的各个环节逐步被认识,ITP 的治疗也将逐步从基于临床经验的治疗逐步过渡到建立在免疫机制上的、更加精准的免疫靶向治疗。今后,除了临床表型外,非常有必要探寻更有特异性的免疫学指标(包括体液/细胞、细胞因子)进行 ITP 的免疫分型,以更精准地指导治疗及预后评估。

4. **治疗反应不一** 儿童 ITP 被认为是一种自限性疾病,预后良好,众多研究提示病程 6 个月内自发缓解率高达 70%~80%,其中 2/3 患者在病程一个月内血小板可恢复正常。若能在疾病初期或病程中评估小儿 ITP 的分型/预后影响因素,以选择有效的治疗手段,是今后的"热点"。但非常遗憾,除了一些临床参数外,尚缺乏确切的临床或实验室指标预测不同类型 ITP 对何种治疗方案或药物的反应,特别是持续性、慢性期 ITP 患者对同一类药物反应均不一,呈现极为个体化治疗反应,这肯定涉及免疫效应的多样性。

二、寻找致病病因

研究、探寻每种疾病病因对疾病发病机制及防治极为重要,目前对 ITP 的病因仍不十分清楚,特别是原发性 ITP,还需要更多的对 ITP 病因的深入研究。在继发性 ITP 中可发现致病病因或相关疾病的情况,如感染和免疫性疾病,这可能为原发性 ITP 的共同机制提供线索。

(一)慢性感染

ITP 与几种慢性感染可能有关,其中与幽门螺杆菌(*Helicobacter pylori*,*Hp*)、HIV 和丙型肝炎病毒感染尤为密切,但仍存在争议。1998 年

Gasbarrini 等首次报道幽门螺杆菌感染与 ITP 有关,以后日本、意大利等国家研究报道了两者之间的关系。Hp 感染的 ITP 患者经根除 Hp 治疗后,血小板数明显增加,且很少复发。研究认为 Hp 感染引起 ITP 的发病机制有以下几种:① Hp 感染阳性的 ITP 患者的血小板稀释液能够识别细胞毒素相关基因 A(cytotoxin associated gene A,CagA),CagA 是决定幽门螺杆菌毒性的蛋白之一,它通过介导免疫反应激活免疫系统,破坏机体的免疫自稳状态,从而引起血小板的破坏;② Hp 感染阳性患者的血小板稀释液并不与幽门螺杆菌抗原反应,而与血小板糖蛋白Ⅱb/Ⅲa(GPⅡb/Ⅲa)或 GPⅠB 反应,从而加速血小板破坏;③幽门螺杆菌抗原与血小板/巨核细胞糖蛋白分子具有分子模拟性,以及幽门螺杆菌感染后扰乱机体免疫调节系统,因而促进自身反应性抗体产生,加速血小板破坏;④ ITP 免疫发病机制的重要环节是致敏血小板与抗体结合后 Fc 段暴露,肝脾单核吞噬细胞系统的巨噬细胞通过 Fcγ 受体与 Fc 段结合,从而吞噬致敏的血小板。Hp 感染阳性的 ITP 患者血液循环中的单核巨噬细胞抑制性受体 FcγRⅡB 表达下降,具有较强吞噬能力的活化性 Fcγ 受体表达增加,血小板破坏增加;根除 Hp 感染后,抑制性受体 FcγRⅡB 表达增加,恢复以往平衡。这可能在 Hp 感染引起 ITP 方面起着更为重要的作用。从人类宿主而言,遗传因素如 Lewis 血型(碳水化合物血型抗原系统)或 HLA 类型与 Hp 相关性 ITP 相关,具有上述遗传因素者包括对感染的易感性(宿主黏膜表面 Lewis 抗原不同)、宿主提呈细菌多肽给免疫系统的能力不同(患者个体不同的 HLA),以及分子模拟能力的不同,这些可部分解释 Hp 相关性 ITP 的流行地区差异现象及不同人群中不同的治疗成功率。但也有儿童 Hp 感染与 ITP 之间并无相关性的报道。在研究感染与 ITP 相关时,必须考虑各地人群感染率,某些病原体感染率极高,我国无症状人群中 Hp 感染率高达 50.5%~65.4%,儿童阳性率也达 45.2%,因此,ITP 患者的 Hp 阳性不一定是其病因,必须有直接相关证据。其他慢性感染,如 EBV、CMV 及支原体在我国人群中的感染率亦相当高,临床工作中,与 ITP 相关性的认定需慎重及深入研究。

(二)急性感染

某些感染诱发或加重 ITP,急性感染一直被怀疑是触发原发性 ITP 的原因之一。在新诊断的 ITP 中常常归因于 ITP 诊断前几天或几周存在先驱感染症状病史,只少数病例中可检测出病原体(如 EBV、流感病毒、带状疱疹病毒、EV71 病毒),这些病例被归于继发性 ITP。但大多数急性 ITP 病例中检测不出病原体。麻疹或风疹自然感染后 ITP 的发病率为 6/10 万~1 200/10 万。近年来,研究认为接种麻疹 – 流行性腮腺炎 – 风疹(MMR)三联疫苗可并发 ITP,疫苗相关 ITP 发病率为 0.87/10 万~4/10 万,接种次数中位数为 2.6。在近年大量的医院管理机构研究中,MMR 在年龄较小的儿童与 ITP 有确定的高风险。目前认为病毒感染不是导致血小板减少的直接原因,而是由于病毒感染后使机体产生相应的抗体,这类抗体可与血小板膜发生交叉反应,使血小板受到损伤而被单核吞噬细胞系统所清除。此外,在病毒感染后,体内形成的抗原 – 抗体复合物可附着于血小板表面,使血小板易被单核吞噬细胞系统吞噬和破坏,导致血小板减少。感染原作为 ITP 的激发抗原仍未完全确定,许多结论基于临床资料,还缺少可信的感染原(免疫原)在 ITP 异常免疫网络中作用的动物模型及人体内实验数据的支持,值得深入研究。

(三)免疫性疾病

某些免疫缺陷病(如普通型变异免疫缺陷病)和自身免疫性疾病(如系统性红斑狼疮和类风湿性关节炎等)可出现 ITP。许多 ITP 的免疫紊乱特征如 Th1/Th2 失衡、Th17 增加和 Treg 细胞改变也常见于其他自身免疫性疾病。因此,作者认为在 ITP 发病免疫机制(及遗传背景)研究中可引入免疫性疾病相关的手段及已确定的靶点。

三、从发病机制选择治疗药物

儿童 ITP 无论所谓"急性"或"慢性",还是国际共识的临床分型,实质都是异常免疫网络反应。但目前还无法从发病开始有精确的指标去确定或预测每个患者临床病情的急或慢、病程及转归。多数 ITP 患者病初免疫异常就是自限的、病情轻、自然病程短;而少数患者从发病开始的免疫异常类型就导致病程持续、慢性、反复,对一线或二线的免疫治疗,甚至切脾也反应不佳(为难治性ITP)。而ITP这种不同类型的免疫异常仍不十分清楚。ITP的治疗主要有两个阶段:①基于1951年Harrington发现的抗血小板抗体理论,启用了糖皮质激素,1981年开始了静脉注射免疫球蛋白(IVIg),2001年引入的利妥昔单抗;②基于1994年Wendling发现的促血小板生成素及之后证实ITP存在血小板生成障碍,研发出一系列相关药物。总之,ITP免疫机制异常的全程表现为异常抗原表达、免疫提呈细胞刺激T细胞、活化的T细胞激活B细胞,以及补体、单核巨噬细胞激活、免疫活性细胞凋亡下调等,其中T细胞免疫异常是关键。通过深入研究免疫网络异常节点,可能找到精确ITP分型的可信免疫指标(参数)和分型个体化治疗的精确靶点。目前发病机制研究的进展概述如下。

(一)ITP免疫反应异常的认识

1. 体液免疫异常是ITP患儿发病的中心环节

(1)自身抗体介导的血小板破坏:血小板特异性自身抗体介导的血小板破坏是经典的ITP发病机制。20世纪50年代研究表明ITP患者血浆中存在着可致血小板减少的免疫球蛋白,因而证实ITP是一种自身免疫性疾病。20世纪80年代利用单克隆抗体的特异性进一步证实了ITP自身免疫性疾病的性质,同时越来越多的血小板抗体相关性膜糖蛋白(GP)被人们认识。50%~60%的ITP患者血小板表面包被有IgG型自身抗体,可识别血小板表面的一种或多种GP,包括GPⅡb/Ⅲa、GPⅠb/Ⅸ、GPⅠa/Ⅱa、GPⅥ等。血小板自身抗体引起血小板破坏加速。

(2)自身抗体介导的巨核细胞异常:经典的ITP发病机制认为,由于免疫介导的血小板破坏增加(主要在脾脏破坏)、血小板寿命缩短,导致外周血血小板计数明显减少,此时患者血小板生成代偿性增加,表现为骨髓巨核细胞数明显升高,血小板更新增加。早在1915年Frank等就报道了ITP患者巨核细胞的形态学异常。Houwerzijl等发现ITP患者骨髓巨核细胞超微结构异常,包括由于线粒体和内质网肿胀形成的胞质内空泡增多及染色质固缩等,巨核细胞显示广泛凋亡。现已证实血小板与巨核细胞有共同抗原性,血小板

相关免疫球蛋白(PAIg)同样作用于骨髓巨核细胞,导致其成熟障碍,血小板生成释放减少,致血小板进一步减少。

(3)血小板特异性自身抗体的产生和FcR的作用:ITP患儿血小板自身抗体的产生始于机体对自身抗原的免疫失耐受,导致机体免疫失耐受的原因尚不清楚。①抗原呈递细胞(APCs)捕获血小板抗原或异体抗原,加工处理成抗原肽,并通过MHCⅡ类分子提呈到APCs表面;②活化的APCs把抗原肽提呈给CD4⁺HLA-DR⁺限制性T细胞和CD3⁺/CD8⁺T细胞;③CD4⁺HLA-DR⁺限制性T细胞活化,产生细胞因子,刺激B细胞分化产生PAIg抗体;④APCs和CD4⁺HLA-DR⁺限制性T细胞、CD4⁺HLA-DR⁺限制性T细胞和B细胞之间的相互作用被CD40、CD154等共刺激因子加强,并导致特异性T细胞和B细胞克隆性增生,从而导致最初的免疫反应维持与放大;⑤活动性ITP患者,活化的T细胞对凋亡的抵抗,可能导致自身反应性T细胞通过T细胞激活诱导凋亡途径的清除减少,从而产生持续的免疫性血小板破坏;⑥克隆性增生的B细胞产生血小板特异性抗体,结合了抗体的血小板与脾脏巨噬细胞表面的FcγRⅡA受体结合,通过酪氨酸激酶Syk途径,吞噬血小板(ITP患者静脉注射免疫球蛋白通过活化DC的FcγR起到治疗作用);另一方面,结合了抗体的血小板受到细胞毒CD3⁺/CD8⁺T细胞毒性攻击,引起血小板溶解性破坏;⑦血小板本身也表达CD154(CD40L),与APCs表面的CD40相互作用,进一步导致自身免疫反应放大。目前治疗ITP的一线药物如皮质激素、IVIg和利妥昔单抗等主要是针对体液免疫效应环节设计的,仅涉及免疫异常的终末环节。初步认为体液免疫及细胞免疫共同参与急性ITP发病机制,故调节淋巴细胞亚群平衡将有助于寻找ITP治疗的新途径。

2. ITP的细胞免疫异常

(1)T细胞亚群与功能的异常:①Th1/Th2细胞亚群平衡失调,近来研究表明ITP为Th1型自身免疫性疾病,患者体内Th1/Th2比例增加,特别是慢性ITP(cITP)患者,呈Th1优势,而急性ITP(aITP)患者呈Th0优势。Th1类细胞因子(IL-2、IL-10、IFN-γ)明显升高。Th1类因子增

加，导致 B 细胞活化，促进 PAIg 产生及自身攻击。值得注意的是，处于疾病稳定缓解期或接受 IVIg 治疗的患者表现为 Th2 优势。Olsson 等使用基因芯片技术，在活动期 ITP 患者中发现一些 T 细胞基因上调，其中与 Th1 优势有关的 IFN-γ 等因子水平显著升高。这为调节 Th0/Th1 向 Th2 转化的治疗提供依据。有研究表明持续性 ITP 和慢性 ITP 的辅助性 T 细胞（Th）降低，抑制性 T 细胞（Ts）升高，Th/Ts 比值降低，而新诊断 ITP 无变化。②CD4$^+$CD25$^+$T（Treg）细胞异常，ITP 发病时及持续 / 慢性 ITP 患儿的 Treg 细胞明显减少，且其抑制活性受损，分泌 IL-10 减少；CD4$^+$Foxp3$^+$Treg 细胞比例明显低下，使 Th1/Th2 平衡向 Th1 漂移，大剂量地塞米松治疗 4 天后可恢复正常，③T 细胞的凋亡异常，以 Fas、Fas 配体（FasL）途径介导的细胞凋亡紊乱是体液免疫和细胞免疫失调的主要原因。ITP 患者 Fas 和 FasL 表达异常，伴或不伴 IL-2 分泌缺陷的 Fas 通路改变可能与 ITP 发病有关。治疗前患者 T 细胞 Fas 蛋白表达明显低于正常，FasL 蛋白表达明显高于正常，大量表达 FasL 蛋白的 T 细胞与高表达 Fas 蛋白的血小板结合，T 细胞可发挥细胞毒作用，杀伤血小板。外周血淋巴细胞凋亡明显减少，肾上腺糖皮质激素治疗缓解后淋巴细胞 Fas 蛋白表达上调而 FasL 蛋白表达下调，凋亡明显增多，凋亡指数上升。2005 年，Olsson 等对 ITP 患者 CD3$^+$T 细胞进行 DNA 微阵列分析，发现患者 CD3$^+$T 细胞凋亡相关基因 A20、胱天蛋白酶 8（caspase-8）和 BAX 异常表达，提示 ITP 患者 T 细胞活化诱导的细胞死亡（AICD）异常。活动期 ITP 患者活化的 T 细胞对凋亡的抵抗，可能导致自身反应性 T 细胞通过 AICD 途径的清除减少，从而产生持续的免疫性血小板破坏。相反缓解期 ITP 患者 T 细胞对凋亡的抵抗消失，可能是患者获得缓解的重要机制。ITP 患者的 CD3$^+$T 细胞明显对抗地塞米松诱导的抑制作用。④慢性 ITP 患者 CD8$^+$T 细胞抑制巨核细胞的凋亡。⑤ITP 患者抗原特异性 T 细胞免疫失耐受，近年人们开始关注共刺激信号在 ITP 发病机制中的作用，成熟树突状细胞（mDC）引发 Th1 型反应，未成熟 DC（pDC）激发 Th2 反应。ITP 患者抗原递呈能力明显增强，DC 向 T 细胞递呈凋亡血小板的能力增加；ITP 患者体内血小板相关性 CD40 及配体 CD40L 表达升高，血小板 CD80 分子表达明显增加，且导致患者自身反应性 B 细胞异常活化。通过阻断共刺激信号通路诱导 T 细胞无能，建立抗原特异性免疫耐受，将为 ITP 的靶向治疗开辟新思路。有研究试用抗 CD154 单克隆抗体（可以诱导 ITP 患者自身反应性 T 细胞免疫无能）治疗难治性 ITP，但可发生血栓性并发症，其临床应用需进一步研究。研究还表明慢性 ITP 的 pDC 绝对值降低、mDC/pDC 比值增高；一线治疗无效组中 Th 降低，细胞毒性 T 细胞（Tc）则增高；Treg 细胞和 pDC 绝对值在无效组及部分缓解组降低。可见 T 细胞亚群和 DC 亚群失衡与持续性 / 慢性 ITP 的发病及预后有关，但促使 DC 免疫功能异常的原因尚不清楚。深入研究 Treg 细胞和 DC 亚群在儿童 ITP 发病机制中的作用，对于慢性 ITP 的诊治具有重要的临床意义。

（2）ITP 患者 T、B 细胞寡克隆增生：①ITP 患者特别是 cITP 患者，CD3$^+$/CD8$^+$（HLA$^+$）中 T 细胞寡克隆性扩增，识别血小板抗原，诱导 B 细胞产生抗血小板抗体。2001 年 Kuwana 等发现 ITP 发病初期 T 细胞针对血小板膜糖蛋白（GP）Ⅱb/Ⅲa 上的多个表位发生反应，产生多克隆增殖，随着病程进展只有那些识别免疫优势表位的致病性 T 细胞克隆选择性扩增。切脾治疗无效患者体内 TCRBV3 和 TCRBV15 基因家族的 T 细胞克隆增生最明显。并且不同患者增殖的 T 细胞寡克隆群有同样的编码基因，有相同识别致病抗原的序列，且凋亡基因表达减少，可对抗地塞米松诱导，导致持久的免疫性血小板破坏（在 cITP 中更明显）。②B 细胞寡克隆增生，ITP 患者存在克隆性 B 细胞群，患者自然出现的抗 GPⅡb/Ⅲa 抗体在轻链表型上呈克隆限制性。ITP 自身抗原通过诱导亲和力选择和体细胞突变，激活有限数目的 B 细胞克隆增殖；患者 B 细胞活化因子（BAFF）过度表达（BAFF 是肿瘤坏死因子超家族成员之一），活动期 ITP 患者血清 BAFF 水平明显升高（尤其是难治性 ITP）。BAFF 可促进 B 细胞存活、增殖及激活 T 细胞，促进产生 PAIg。对这类患者 T 或 B 细胞克隆性扩增的诱导抗原种类、特性、诱导过程中免疫变化，各类 ITP 中寡克隆增生的特性及清除克隆增殖细胞均值得深入研究。有望找出 ITP 的分型、预后评估的指标和治疗的靶点。

（3）细胞毒性 T 细胞（CTL）介导的血小板破坏：抗体介导的血小板减少并不能很好地解释所有 ITP 患者的血小板减少。①并非所有 ITP 患者的血浆 / 血清能引起正常人血小板减少；②血小板自身抗体只能在 50%~70%ITP 患者中检测到；③部分患者病情的缓解与体内抗体的水平无相关性。上述现象均提示部分 ITP 患者可能存在其他非抗体介导机制。CTL 是 CD8⁺ 的主要组织相容性复合体（MHC）Ⅰ类分子限制性、具有杀伤功能的一类 T 细胞，而自然杀伤（NK）细胞可以通过其细胞毒和产生淋巴因子在机体抗病毒、抗肿瘤、免疫调节和造血调控等方面发挥重要的免疫功能。CTL/NK 细胞介导的细胞毒作用异常与某些自身免疫性疾病的发生有关。抗原呈递细胞（APCs）可将加工处理后的血小板抗原通过 MHC Ⅰ类分子提呈给 CD8⁺T 细胞并活化 CTL，CTL 释放细胞毒成分，溶解血小板。激素依赖，尤其是常规治疗（糖皮质激素和脾切除）无效的 ITP 患者外周血 CD56⁺CD3⁺NK 细胞和 CD56⁺CD3⁻T 细胞显著增多，NK 细胞表面 MHC Ⅱ类分子表达增强。基因芯片技术检测发现 ITP 患者的 Apo-1/Fas、颗粒酶（granzyme）A 和穿孔素（perforin）等参与细胞毒作用的基因表达明显升高，首次提出 T 细胞介导的细胞毒作用可能在 ITP 的发病中起重要作用。还有其他 T 细胞亚群也与 ITP 相关，IL-17 与 ITP 有关，Th17（CD4⁺）细胞和 Tc17（CD8⁺）细胞分泌 IL-17 增多，Th22 细胞在 ITP 患者中也显著增多。因此，应进一步探寻不同分型的 ITP 患者中 CTL、NK、Th17、Tc17、Th22 和 Th21 细胞异常的差异机制及治疗对策。

（二）ITP 的遗传风险或易感性

无论原发性或继发性 ITP 均好发于"特定"人群，共同的抗原只能诱发或加重特定群体发病。长期以来，ITP 遗传因素被认为是一些 ITP 患者发病的易感因素。

1. ITP 易感基因 有少数家族型 ITP 病例支持遗传风险的假设。这些家族中受累成员的临床表现符合原发性 ITP。有报道小儿 ITP 有家族史者约为 2.2%。但目前还未能应用基因途径检测 ITP 易感基因（如同家族谱系研究或全基因组关联研究）。很可能是由于能用于原发性 ITP 研究的家族非常少，且 ITP 散发病例有异质性。家族性基因研究可为常见的 ITP 类型的发病机制提供线索。

2. ITP 候选基因 有研究试图寻找可能参与疾病发展的候选基因以研究 ITP 的遗传风险。ITP 候选基因的选择很大程度上关注于 ITP 或其他自身免疫病中异常的免疫相关基因。但研究结果差异大，存有争议，这可能是由于 ITP 候选基因固有的局限性，这些研究包括的基因数少，只检测已知的 DNA 变异，而 ITP 表型又具异质性。最近有些候选基因的 DNA 多态性研究结果证实了寻找 ITP 遗传风险的科学价值，FcγR 的多态性研究表明，已知功能的 FcγR 的多态性（FcγRⅡα-131H 和 FcγRⅢα-158V）与 ITP 有显著相关性，符合人们对 ITP 的病理学认知。但由于 *FcγR* 基因家族 DNA 序列和结构的高突变，要证实 *FcγR* 基因变异引起 ITP 风险极为复杂。

3. 与 ITP 相关的免疫遗传综合征 与自身免疫病相关的遗传性疾病的研究解释了自身免疫病发病机制的证据。研究发现中枢和外周 B 细胞耐受缺陷导致的信号转导和细胞凋亡缺陷（中枢），并与 Treg 细胞和自身免疫病的循环因素（外周）相互作用。几种遗传综合征［如常见变异型免疫缺陷病（common variable immunodeficiency disease，CVID）、自身免疫性淋巴增生综合征（autoimmune lymphoproliferative syndrome，ALPS）、高 IgM 综合征和 Wiskott-Aldrich 综合征］常见 ITP（10%~34%），这些患者发生 ITP 的风险是普通人群的 200 倍，这些疾病各自存在上述不同的免疫缺陷。有研究表明 ITP 在 CVID 的发生率集中在有 CVID 相关基因 *TNFRSF13B* 突变的患者中［编码一种 B 细胞受体跨膜激活物、钙调节物、亲环蛋白配体相互作用物（TACI）］。总之，在一些遗传综合征中，遗传性 ITP 家族史增加 ITP 的发生率，而且与几种候选免疫基因的联系证实了个体易患风险的存在。上述有关发病机制的证据及思路为研究 ITP 的发病机制提供了线索。

四、治疗的选择与困惑

不同类型的ITP患者可能涉及不同的免疫紊乱环节。目前对ITP的认知有限：存在病因不明确，不同抗原又如何启动一系列免疫反应？涉及发生ITP的免疫异常或基因突变是什么？是否可找到特异的治疗靶点？都有待深入探讨。因此，目前对ITP（特别是持续性/慢性）的治疗上有点"摸着石头过河"，缺乏预见性、针对性（个体化），同一疗法对不同患者会产生不同的效果，导致临床医师处理ITP的难度、选择治疗方案的困惑。

儿童急性ITP多为自限性。但不同程度出血表现常引起家长恐慌，可能并发颅内出血风险又增加了医生/患者（或家长）选择干预的主动性。然而，医生选择正确治疗方案对消除家长的恐慌心理、避免过度治疗及增强治疗疾病信心极为重要。在选择干预时需面对几个问题：

（一）急性ITP治疗的争议

核心是治疗与否与发生颅内出血（ICH）等相关危险性问题，虽然ICH发生率很低（0.1%~1.0%），一旦发生是致命性的，医患双方都承受不起。发生严重出血或ICH受多种因素影响：①PLT计数，发生ICH者90%血小板 <20×10⁹/L，其中PLT<10×10⁹/L病例占71.4%；②Linda等报道，ICH以女性为主；③从诊断ITP至发生ICH的中位时间为32天（0~8年）；④其他因素，感染常是加重ITP的诱因，感染毒素可能损伤微血管，PLT计数虽 >30×10⁹/L的安全水平，也可能发生严重出血。

（二）何时需要治疗？

基于ASH、英国血液学会（BSH）等指南，结合我国的国情，建议有以下情况的患者可给予药物治疗：①血小板 <20×10⁹/L，伴广泛皮肤黏膜出血表现；②血小板 <20×10⁹/L，伴新发的头痛或中枢神经系统症状；③存在可引起严重出血的风险因素，包括头部创伤，需要进行可能引起出血的手术或操作，或患儿的生活方式会导致频繁创伤；④患儿或家长对于ITP相关临床症状（特别是乏力）或出血风险过于焦虑，使健康相关的生活质量受损；⑤不能确保定期随访的患儿等。使用药物时，也应参考以下原则：①强调治疗的有效性给患者带来更大安全；②治疗可给予患者更好生活状态；③尽量减少长期用药的副作用。

（三）如何选择治疗药物？

1. **急性ITP** 选择一线临床用药，可试用以下药物：

（1）糖皮质激素：泼尼松口服治疗。出血严重者或血小板 <（10~15）×10⁹/L，可用甲泼尼龙或氢化可的松冲击治疗，出血好转后改为口服泼尼松。

（2）大剂量静脉注射免疫球蛋白（HD-IVIg）：起效快，可明显提高血小板数，多用于，①激素无效的急性型患儿；②危重型ITP患儿；③不宜采用糖皮质激素治疗者；④需外科（或切脾）、拔牙手术者。必要时可联合使用皮质激素，以更快升高血小板水平（IgA缺乏症禁用）。

（3）重组干扰素α-2b（IFNα-2b）：α干扰素具有抗病毒及调节细胞免疫作用，适于血清γ干扰素水平低下或病毒诱发ITP患者。重症者需联合皮质激素及IVIg，并酌情输注血小板以尽快止血。

当应用皮质激素和/或IVIg无反应或血小板数提升不明显（≤30×10⁹/L）者需考虑二线药或排除其他血液系统疾病的继发性血小板减少。

2. **持续性/慢性型ITP（chronic ITP，cITP）** 儿童cITP的自然病程和转归与成人cITP不同。因此，多数学者主张尽量采用保守治疗措施，主要应根据cITP患儿是否存在临床出血倾向和程度决定是否治疗及其治疗措施，而不应仅取决于血小板水平。应权衡利弊，综合分析判断患儿出血部位、出血程度、经济负担、药物不良反应及对患儿生存质量的不良影响等因素。患儿发生严重出血的风险除与血小板水平有关外，与血小板功能、药物、感染和机体免疫功能状况的关系更为密切。许多cITP患儿尽管血小板水平低，剧烈或对抗性活动将受限制，但普通的日常生活受限程度与文化背景、科普教育、人种等有较大差异。目前国际上认为不应盲目过度治疗，否则药物的严重不良反应可能显著影响患儿的生活质量。目前对每个患者选择一线或二线药物、或其中哪一种药物均为试验性治疗，并无确切的用药实验参数指引，只能观察治疗反应决定取舍。

（1）一线用药：糖皮质激素、重组干扰素α-2b和IVIg仍为慢性ITP治疗的首选（用法同急性型）。

（2）二线用药：ASH 建议 PLT<30×10⁹/L 伴出血症状，对一线药治疗反应不佳者可用二线药，它主要包括细胞免疫抑制剂，由于此类患者可能属于更复杂的细胞免疫网络异常，如前述的 T 细胞亚群（CD3⁺、CD8⁺细胞）异常，DC- 共刺激信号 /Treg 细胞、CTL、NK 细胞异常，T、B 细胞寡克隆增殖及 B 细胞活化因子等异常有关。但目前这些实验研究参数并未用于临床指导治疗，难于做出个体化治疗。可选用以下方法：

1）抑制巨噬细胞对血小板破坏：一般可采用长春新碱和达那唑，可一定程度抑制巨噬细胞表面 Fc（IgG）受体表达，抑制巨噬细胞吞噬血小板。适于慢性 ITP 对激素耐药、切脾无效及部分患者对激素和切脾禁忌者。

2）细胞免疫抑制剂：适于对激素、IVIg 和切脾无效的慢性 / 难治性 ITP 者。可选用硫唑嘌呤，环孢素。环磷酰胺、西罗莫司、吗替麦考酚酯等在儿童中疗效尚存争议和局限。

3）利妥昔单抗（CD20 单抗）：通过消除自身反应性 B 细胞克隆可根除自身免疫，还能增加 Treg 细胞量，阻止自身反应性细胞活化和阻止产生抗 GPⅡb/Ⅲa 抗体。用于激素、IVIg 等治疗无效，CD20⁺B 细胞明显升高者。儿童慢性 ITP 中位有效率为 60%。因疗效不持久，价格高昂，慎用。

4）信号调节 / 刺激血小板生成的药物：血小板生成素拟似剂（thrombopoietin mimetics，TPO mimetics）/TPO 受体激动剂（thrombopoietin receptor agonist），2008 年美国 FDA、欧共体国家和澳大利亚分别批准了罗米司亭（romiplostin）和艾曲泊帕（eltrombopag）的临床应用，用于治疗对糖皮质激素、IVIg 和脾切除疗效不佳的慢性成人 ITP，在儿童病例经验不多，平均治疗起效时间约 2 周。罗米司亭（AMG-531）是一种合成的小分子肽，通过信号调节作用刺激巨核细胞成熟，增加血小板，有效率 88%，毒副作用少。艾曲泊帕是一种 TPO 类似物，非肽链小分子，通过透膜蛋白结构起到信号转导作用，活化 TPO 受体刺激巨核细胞成熟，有效率达 80% 以上（成人 50mg/d 或 75mg/d 较好），毒副作用与罗米司亭相同。

5）血小板生成素：重组人血小板生成素（rhTPO）治疗难治性 ITP 患儿，总反应率为 85.3%，完全反应 58.5%。不良反应轻微，患儿可耐受，但缺点是疗效短暂，停药后血小板计数会逐渐下降。一般认为 rhTPO 仅可一过性升高慢性 / 难治性 ITP 患儿的血小板计数，但对其长期疗效及不良反应有待进一步观察。

6）脾切除术：应严格掌握适应证，①危及生命的严重出血或外科急需的大手术；②长期或间断处于重度出血，IVIg 或 / 和药物治疗无效或需长期大剂量激素维持，骨髓中巨核细胞增多，病程 1 年以上，年龄≥5 岁；③中度出血，病程 3 年以上，年龄 >10 岁，应用正规药物保守治疗无效者。切脾缓解率为 60%~90%，病死率为 1%，一般在脾切除后的头 2 年内复发，部分切脾未缓解患者再用药物治疗有效。近年有学者对 ITP 患儿进行 16 年的随访，结果显示颅内出血发生率仅为 0.52%，较切脾的死亡率更低，故有学者对于儿童患者切脾越来越持谨慎和否定态度。对糖皮质激素和 IVIg 治疗的初始反应可预测切脾疗效。

第三节　获得性再生障碍性贫血免疫发病机制与治疗策略

获得性再生障碍性贫血（acquired aplastic anemia，AAA）是一种获得性骨髓造血功能衰竭，以骨髓脂肪化、造血增生不良（或低下）和外周血全血细胞减少，导致严重感染、出血和贫血为特征的"综合征"，其实质是一种以骨髓造血组织为靶器官、T 细胞免疫异常介导的造血组织免疫损伤的自身免疫性疾病。目前免疫抑制治疗（immunosuppressive therapy，IST）和骨髓移植（bone marrow transplantation，BMT）并列为 AA 的标准疗法。但其治疗选择欠个体化，病因与免疫病理学机制仍未完全清楚，将成为今后研究的重点。

一、从"综合征"到自身免疫性疾病的演变

人们认识 AA 已经多年，1888 年 Ehrlich 首次描述妊娠女性 AA 患者临床特征。1904 年 Chauffard 提出 AA 名称，1959 年随着造血干细胞发现，才观察到 AA 患者造血干细胞减少，1971

年又提出造血微环境病变。20世纪80年代之前，主要凭骨髓细胞形态学检测及除外其他疾病诊断AA。传统观点认为物理、化学或生物因素引起AA，在早期的AA骨髓造血组织的体外细胞培养实验中发现三种克隆形成类型：①免疫异常型，去除AA骨髓中的淋巴细胞后，可增加造血祖细胞集落，若将从AA骨髓中分离的淋巴细胞或血浆加到正常人骨髓中则抑制造血集落；②造血干细胞缺陷型，去除了淋巴细胞AA骨髓，其集落生长不良；③造血微环境缺陷型或混合缺陷型，骨髓的基质细胞集落生长不良。从而提出"种子、虫子和土壤"的发病机制假说，初步意识到免疫机制在造血功能衰竭"综合征"的部分作用。该"综合征"实际上涵盖了所有骨髓衰竭即包含了不同病因发病机制引发的相同或相似的病理和临床特征。既有特发性（获得性），又有遗传性，如范科尼（Fanconi）贫血、骨髓增生异常综合征（MDS）及阵发性睡眠性血红蛋白尿症（PNH）等。临床上任何一种"靶点"治疗都仅在部分AA患者有效（病理机制与该治疗靶点吻合），因此上述假说中三种因素相互关系如何？是否可用"一元论"阐明发病机制？十多年前人们观察到以免疫抑制为主的预处理［环磷酰胺加全身照射（TBI）和抗胸腺细胞球蛋白（ATG）］行异基因BMT，患者骨髓中并无供体植入而是自身造血恢复痊愈，而大多数无预处理的同基因骨髓输注无效，均提示AA的免疫病理机制；AA对免疫抑制治疗（IST）反应性也是免疫病理生理最好的佐证，由此促使人们对该领域的研究，随着细胞生物学、分子生物学、遗传学、免疫学、流式细胞术及基因组学的发展，为深入研究和评价AA的病理生理改变提供了平台。

（一）血细胞减少源自骨髓造血功能低下或无效

骨髓细胞涂片及病理活检显示AA患儿骨髓或增生减低（甚至重度减低）或增生活跃（甚至明显活跃）。增生减低者，髓系细胞总容量减少（百分数可不低），非造血细胞相对增多，提示外周成熟血细胞减少源自骨髓造血功能低下；增生活跃者髓系细胞总容量不少（或可增多），与外周成熟血细胞减少成明显"反差"，说明此类患者存在骨髓无效造血。进一步体外造血干细胞培

养及流式细胞术分析发现AA患儿骨髓干细胞量和／或质的缺陷：①髓细胞中CD34$^+$细胞，特别是CD34$^+$CD38$^-$细胞明显减少，长期培养起始细胞（long-term culture initiating cell，LTC-IC）及卵石区形成细胞明显缺乏，单个CD34$^+$细胞克隆形成不良，且对造血生长因子反应不佳；②骨髓间充质干细胞质和量缺陷，与严重程度、病程相关。揭示AA骨髓造血功能衰竭与造血细胞形态及功能相关的病理生理学基础。

（二）骨髓造血功能衰竭源自T细胞介导的造血细胞破坏或抑制

为了探索AA患者骨髓造血功能低下或无效成因，近20年积累的实验数据及发现提示免疫介导的造血细胞损伤是AA发病的病理基础。免疫效应细胞损伤造血细胞的作用机制并不完全清楚。

1. Th1/Th2、Tc1/Tc2细胞极化平衡失调 AA患者外周血及骨髓CD8$^+$细胞比例增加，CD4$^+$细胞比例下降，CD4$^+$/CD8$^+$比例下降，γ/δT细胞和HLA-DR$^+$细胞比例增加，表达近期活化指标CD137的T细胞、Th1和Tc1细胞占优势。效应细胞是激活细胞毒性T细胞（包括细胞内表达IFN-γ的CD8$^+$或CD4$^+$细胞），上述活化T细胞群体多寡与AA严重程度和IST疗效相关。

2. 特异抗原激活的T细胞克隆优势 增殖AA患者存在寡克隆或多株克隆性CD8$^+$或CD4$^+$T细胞优势增生，多见Vβ_5、Vβ_{13}亚家族，核苷酸序列相同。HLA-DRB1*15$^+$AA患儿更多见寡克隆T细胞。

3. 各类免疫效应细胞及相关因子作用机制 目前初步认为有以下两种功能途径：①激活的细胞毒性T细胞直接损伤造血细胞，大多数AA患者的自身淋巴细胞抑制造血克隆形成，纯化的增殖的寡克隆CD8$^+$或CD4$^+$T细胞选择性杀死（溶解）自身造血祖细胞；②Th1类免疫反应的细胞因子诱导凋亡，激活的T细胞（CD8$^+$或CD4$^+$）功能亢进，分泌Th1反应的细胞因子（IFN-γ、TNF-α、IL-2等）增加，而Th3细胞功能不足，分泌的免疫抑制因子TGF-β1水平明显降低，与CD8$^+$细胞成负相关，它促进Th1细胞功能活化及T细胞对自身抗原耐受力降低。已证实IFN-γ可诱导Fas表达，导致细胞凋亡，AA患者CD34$^+$细

胞 Fas 抗原表达明显增加（CD34$^+$CD95$^+$），基因表达谱显示 CD34$^+$ 细胞的细胞死亡和凋亡相关基因表达增强，高度提示 Th1 反应因子诱导造血干／祖细胞凋亡，在典型 AA 患者骨髓涂片中易见晚幼红细胞"碳核"，一种红系凋亡细胞，最终导致骨髓造血细胞数减少和严重的全血细胞减少（骨髓衰竭）。

已成功建立免疫介导的小鼠骨髓衰竭模型，人骨髓细胞培养中外源或分泌 IFN-γ（或 TNF-α）可有效诱导 CD34$^+$ 细胞凋亡，减少人造血干／祖细胞数量和 LTC-IC 量，而 ATG 或环孢素（CsA），IFN-γ 或 TNF 单抗可治愈或消除上述效应。临床上以免疫介导理论为依据的 IST 及非清髓（以强化免疫抑制为主）骨髓移植可治愈和改善大多数 AA，有力佐证 AA 是一种自身免疫性疾病。但有关体内或体外何种抗原启动细胞毒性 T 细胞活化？这些自身活化 T 细胞针对造血细胞膜上何种抗原靶点？机体的免疫耐受如何被打破？有哪些遗传危险因素起作用等深层次问题有待进一步研究去揭示，而且仍有 30% 重型 AA 未检出免疫病因学证据及对 IST 无效，提示尚有其他或附加病理生理学机制。

（三）获得性 AA 的病因与遗传易感性

对 AA 外来抗原的"流行病学"调查及抗原鉴定并无结论性公认结果。病毒或其他感染可能与 AA 发病有关，特别是乙型肝炎病毒、微小病毒 B19、巨细胞病毒（CMV）和 EBV 等。从 AA 患者血清中筛查自身抗体及相应抗原研究中发现自身抗原极少，约 40% 患者存在抗驱动蛋白结合蛋白（kinectin）抗体，kinectin 在体外可活化细胞毒性 T 细胞并抑制人造血干细胞克隆形成，但 AA 患者未找到抗 kinectin 的 T 细胞。在某些群体中遗传学异常可能使 AA 易感性（危险因素）增加。应采用遗传学、分子生物学手段，借鉴某些遗传性骨髓衰竭综合征［如 Fanconi 贫血、先天性角化不良（dyskeratosis congenita, DC）、Shwachman-Bodian-Diamond（SBDS）综合征等］及已确定的突变相关基因或自身免疫性疾病与遗传相关性入手，去探索特发性 AA 群体易感性。研究首先发现亚洲人种 AA 发病率显著高于白种人。HLA 表型与自身免疫性疾病发病有一定关联，有资料表明 AA 人群中 HLA-DR$_2$（HLA-DRB1*15、

HLA-DRB1*16）频率（65%）高于正常人群，50% 特发性 AA 患儿为 HLA-DRB1*15$^+$，且更多见寡克隆性 T 细胞，对 IST 反应更优，高度提示 HLA-DRB1*15 可能是儿童 AA 的易感基因之一。1/3~1/2 AA 患者有短端粒，但仅有 <10% 有端粒酶 RNA 基因（TERC）和／或其反转录酶（TERT）基因复合突变，端粒酶活性显著降低。携带该基因的患者亲属无临床症状，血象轻度异常，CD34$^+$ 细胞减少，造血细胞克隆形成不良，造血生长因子水平升高，对 IST 有效，表明端粒酶复合突变可能也是 AA 的遗传危险因子，而且不少儿童 AA 都有 SBDS 基因杂合子突变或 DC 的 DKC1 基因突变，这些基因都与端粒的修复相关，表明这些基因遗传突变可能是获得性 AA 的遗传危险因素，在附加获得性因子作用下（如免疫攻击），导致骨髓衰竭。

二、如何看待再生障碍性贫血的诊断和分型

再生障碍性贫血的诊断依据以下步骤：①明确诊断，进行必要的鉴别诊断；②尽可能探索病因，排除继发性 AA 或先天性 AA；③病情程度分型。目前诊断 AA 既要有细胞形态学上骨髓衰竭证据，又要有 T 细胞免疫功能亢进的证据，骨髓活检是重要的，但并非"金指标"，活检部位的局限性和同一部位先取骨髓涂片后取活检影响活检组织对全身骨髓造血状态的"代表性"。目前认为判断全身造血功能降低或衰竭与否，一要多部位（特别包括胸骨）骨髓穿刺以保证骨髓"抽样"的代表性，AA 骨髓呈"向心性"萎缩，髂骨先于胸骨脂肪化，与外周血象改变比较一致；二要骨髓涂片（主要反映骨髓细胞成分，判断造血功能盛衰）与活检（主要反映骨髓结构及特殊成分如纤维、石骨等，判断骨髓是否纤维化）相结合。在所谓"不典型 AA"骨髓增生活跃或低下时，具有以下骨髓细胞改变特征：①非造血细胞增多，如网状细胞、脂肪细胞、浆细胞及淋巴细胞；②易见以非造血细胞为主的骨髓小粒；③晚幼红细胞"碳核"增多；④淋巴细胞比例升高等，上述改变都有利于 AA 诊断。国内儿童 AA 诊断是依据中华医学会儿科学分会血液学组、中华儿科杂志编辑委员会的《小儿再生障碍性贫血的诊疗建议（2001 年）》

和中国小儿血液与肿瘤杂志编辑委员会（2007）的《小儿再生障碍性贫血诊疗建议》，英国血液学标准委员会（BCSH）2009年修订颁布了新版《再生障碍性贫血诊断和治疗指南》。分型包括：①急性再生障碍性贫血（SAA-Ⅰ）；②慢性再生障碍性贫血；③慢性重型再生障碍性贫血（SAA-Ⅱ）。主要依据外周血象与骨髓造血盛衰程度判断AA的严重程度，标准简单明确，对临床预测感染和出血风险，指导分型治疗具有指导意义。国际多中心临床试验结果显示：获得性重型再生障碍性贫血（severe aplastic anemia，SAA）的首选治疗方案为同胞相合异基因造血干细胞移植（HSCT），有条件的应尽早进行，而对无条件 HSCT 者，才予 IST。绝大多数儿童 AA 为急性起病，进展快，只有病情轻重，不能因为病情轻归为慢性，给予非免疫抑制为主的治疗（如男性雄激素）而延误病情。据追踪观察，约 2/3 非重型 AA 病例都发展为重型而延误治疗。可见对儿童非重型 AA 应积极加以干预，进行 IST 治疗，以获得更好疗效，早日治愈，有利儿童身心健康。因此儿童 AA 诊断分型应采用目前国内儿童或国际 AA 分型标准，更切合疾病本质，便于指导治疗、判断疗效及预后。

三、再生障碍性贫血的治疗策略

未治疗的 SAA 大部分是致死性的。50 年前，输血和雄激素或皮质激素常用于治疗 SAA，多数患者在确诊后 1~2 年内死于感染性疾病和/或出血并发症。自 1960 年以来，SAA 的治疗有了很大的进展，由于确立了 AA 的免疫发病机制，引入了以免疫抑制为主的造血干细胞移植（hematopoietic stem cell transplantation，HSCT）和免疫抑制治疗，85%~90% 患者可治愈。但要确定一个患者更适于 BMT 还是 IST，目前仍未有可信的临床及实验室指标进行评定。

（一）SAA 的初始治疗

确诊 SAA 后，首先要选择初始治疗方案。影响选择的因素包括有无适合的供体，经济承受能力，还要考虑诸如病程、输血史及活动性感染等危险因素综合分析。

1. HLA 相匹配供体 BMT（MD-BMT） 是可根治儿童 AA 的治疗方法，无复发及克隆疾病演变问题，但存在移植物抗宿主病（GVHD）、后期并发症及继发肿瘤风险。

（1）HLA 相匹配同胞供体 BMT（MSD-BMT）：对于儿童 AA 有 MSD 的患儿，HSCT 是初始治疗的首选，特别是 SAA 或极重型再生障碍性贫血（VSAA）的最佳选择。自 20 世纪 70 年代早期应用高剂量免疫抑制剂环磷酰胺（Cy）为基础的预处理方案，BMT 治疗 SAA 成功率有限，移植排斥率达 30%。后来发现 AA 患者反复成分输血、异基因致敏及低干细胞量与高排斥率相关，54% 受者呈供受者混合嵌合，极易发生晚期排斥。随后试图加入清髓性放疗和增加干细胞数降低排斥率，但明显增加远期合并症（生长发育障碍、间质性肺炎、继发肿瘤等）。含 Cy⁺ATG 的强免疫抑制而无放疗的预处理及含 CsA 的 GVHD 预防，排斥率从 32% 降至 4%，急性 GVHD（aGVHD）为 3%，慢性 GVHD（cGVHD）为 26%，长期生存率达 80% 以上。目前认为反复输血及移植前 IST 增加移植排斥，儿童 AA 一经诊断应尽快进行 HSCT，加上改良的预处理方案如氟达拉滨（fludarabine，Flu）/Cy/ATG 或低剂量 TBI⁺Cy⁺Campath（抗 CD50 单抗）方案、GVHD 预防改善及更好支持治疗等，儿童 SAA 经 MSD-HSCT 长期无病生存率达 93%~97%。其中含 Campath 方案，cGVHD 发生率更低，明显优于 IST。但因同胞间 HLA 匹配率约 1/4，仅可用于少数患者，在我国则更为困难，替代供体的 HSCT 便成为首选。

（2）替代供体的 HSCT：缺乏 MSD（达 70%）或对 IST 无效的儿童特发性 SAA，必须考虑替代供体的 HSCT，替代供体包括 HLA 全相合非血缘供体（MUDs）、不全相合非血缘供体（MMUDs）和不相合血缘供体（MMRDs）。采用替代供体 BMT 方案，主要是高移植失败和 GVHD 发生率，以致长期存活率低于 30%~50%。研究者试图以更强的预处理方案克服此类患者移植物不合的 HLA 屏障及预防长期输注血液制品引起异基因致敏的排斥，并未取得预期效果，却增加移植相关死亡率。从国际骨髓移植组资料证实 HLA 不合是危险因素。为此采用更精确增加抗原位点（A、B、C、DR、DQ）高分辨 HLA 配型标准及减少预处理强度，减低相关毒性，加强免疫抑制，促进植入的改良方案如 Cy/ATG（4 天）与非清髓剂量 TBI 或移植前 Campath-IG/IH（阿仑珠单抗，抗 CD52 单抗）以代替 ATG、氟达拉滨（fludarabine）/Cy/ATG 方案均达到极佳的效果（分别为 100% 植入率和 2 年存活率 84%），与 MSD-BMT 相当。MUD-BMT 完全可作为无 MSD 患儿的初始治疗的首选。

2. **免疫抑制治疗（IST）** 缺乏 HLA 相匹配同胞供体或虽有合适同胞供体而无经济承受力的 SAA/VSAA 及中型再生障碍性贫血（MAA）患儿初始治疗则首选 IST，并同时搜寻 MUD。应用 IST 源于 SAA 患者异基因 HSCT 失败后自体造血恢复及随后 ATG 治疗 AA 的前瞻性随机试验获得疗效的证据，单用 ATG 治疗 5 年存活率达 61%。并以此制定了 SAA 的 IST 疗效标准。一般单用 CsA 或高量甲泼尼龙短程冲击治疗有效率仅 50% 左右。随后采用多种药物联合方案，标准的 IST 方案：马 ATG［或抗淋巴细胞球蛋白（ALG）］+CsA，或加用粒细胞集落刺激因子（G-CSF）等强化 IST，明显缩短了起效时间，降低治疗失败率，8 年实际存活率 >85%，成为不适于 HSCT 儿童 SAA 的治疗选择。使用 ATG 后 6 个月内评估初始治疗应答，大部分患者 3 个月内发生应答，其中 5%~10% 在 3~6 个月继续应答，3、6、12 个月的累积完全反应率和总反应率（CR+PR）分别为 13%、39%、55% 和 61%、74%、80%，少数病例迟至 18 个月。疗程 6 个月时，检测患者 Th1/Tc1 或寡克隆 T 细胞仍呈高水平，在 12 个月才接近正常及异常克隆 T 细胞消失。因此判定 IST 无效的时间以 6 个月为准，有效者维持治疗建议 1~2 年，甚至 5~6 年。在 6 个月后无应答者应考虑替代疗法。若临床病情恶化致不能继续支持至 6 个月者，倾向于 3~6 个月内进行早期替代治疗。目前对 MAA 也倾向于 IST，且强化免疫抑制反应率优于单用 CsA 或 ATG。免疫抑制治疗的 SAA 患儿中仍有 10%~30% 无效，其机制仍不十分明确，可能与下述因素有关：①IST（特别是 ATG）剂量不足，ATG 剂量不足，难于达到清除介导异常免疫的活化的细胞毒性 T 细胞及免疫调节作用；②AA 患者骨髓造血干细胞（HSC）池耗竭，当 HSC 凋亡达某一阈值时，即使去除了异常免疫，残存的 HSC 也不能重建自身造血功能；③非免疫因素导致骨髓衰竭，放/化疗、某些有毒化合物诱发或先天遗传性骨髓衰竭综合征（如 Fanconi 贫血，先天性角化不良症等），对此类患儿需要更精细的遗传学及分子生物学评估，以深入探讨其免疫因素以外的发病机制。

免疫抑制治疗疗效预测：至今临床上缺乏 IST 治疗前疗效及预后评价指标，治疗方法选择上存在盲目性，非 HSCT 就是 IST，预测 IST（ATG/CsA）疗效反应是目前临床研究的热点领域之一。因为它可为选择 IST 及 IST 后进一步治疗（解救或替代治疗）方案的制订提供更多信息，从而减少治疗的被动性和盲目性，实现个体化治疗。这种预测疗效指标应该是治疗前有哪些临床及实验室指标可帮助选择 IST，IST 后又有哪些可预测远期疗效的指标。

有研究提示以下一些确诊时的参数可作为 IST 疗效的早期预测指标：①AA 病程长短对 IST 有一定影响，病程 <12 个月者 IST 后 6 个月反应率（88%）明显好于 >12 个月者（33%），可能与持续的免疫损伤耗竭骨髓造血血干/祖细胞有关；②IST 前对 G-CSF 反应，有助于评估 AA 患者治疗前残存的造血功能，治疗无反应者 IST 反应也差；③免疫活化指标，特发性 AA 是免疫性疾病，应有哪些免疫活化迹象可作为 IST 疗效指标？通过流式细胞仪测定 CD8$^+$T 细胞内 IFN-γ 水平（CD8$^+$INF-γ$^+$）可区分大多数有效者和无效者，CD8$^+$IFN-γ$^+$ 患者 96% 有效，不表达 IFN-γ 者仅 32% 有效；利用 T 细胞受体（TCR）Vβ 基因型识别被激活细胞毒性 T 细胞中 TCR 池的寡克隆表达，若阳性者是 IST 疗效更直接的指标；④HLA-DRB1*15 阳性表达，儿童 AA 中 HLA-DRB1*15 阳性率高，对 IST 反应率也高（达 92%），但易产生 CsA 依赖；⑤PNH 阳性细胞，AA 患者可表现为单纯红细胞或粒细胞 CD55 或 CD59 表达降低，若 CD55$^-$、CD59$^-$ 细胞 >0.03% 即为 PNH 细胞阳性，40%~70% AA 存在数量不一的 PNH 阳性细胞，其 IST 反应率优于 PNH 细胞阴性者（86%~91% vs 25%~48%），且更多见于 HLA-DRB1*15$^+$，且白血病发生率低，也不演变为 PNH，研究认为 PNH 阳性细胞是良性骨髓衰竭的表现；⑥细胞遗传学异常影响 IST，具有 13q-，染色体 47，+8 对 IST 有效。

IST 治疗反应对预后的影响：①ATG 治疗后对 G-CSF 早期反应是整个治疗获得成功的良好预示；②ATG 治疗后 2 周内，淋巴细胞绝对值下降幅度≥2×10⁹/L，反应佳；③治疗3个月血象反应（PLT ≥50×10⁹/L 或网织红细胞 50 000/μl）可预测远期预后。

目前未有统一公认的临床和实验室指标可将特发性 AA 分为 IST 敏感型及不敏感型，从而选择 IST 还是 BMT。结合我国情况，建议儿童特发性 AA 治疗选择可参考：①有 HLA 完全相合同胞供体者，并有经济承受力，一经确诊，应尽快做 BMT；②经济承受力佳，又有 HLA 高分辨率（涵盖 A、B、CDRB1 和 DQB1 抗原位点）匹配相合替代供体者，也应优先考虑 BMT；③无适合 HLA 全相合供体者，或经济承受力难于负担 BMT 者可选择 IST，若治疗 3~4 个月有反应者继续治疗 6 个月 ~1 年后逐渐减量停药。

（二）SAA 的挽救治疗

IST 的应用为 SAA 治疗取得巨大进展，但仍约 1/3 患者预期无反应，1/3 初治中应用马 ATG 有反应者发生复发，对这些患者需进行挽救治疗。

1. 难治性 SAA　①MUD-BMT，有 HLA 相合的 MSD 或 MUD 的患儿，又有经济承受力，应考虑 HSCT。如采用 Flu/Cy/Alem（阿仑珠单抗）做 MUD-HSCT 中移植失败率为 15%，较少急/慢性 GVHD。为改善移植物兼容性，在预处理中可加入低剂量 TBI。②第二疗程 IST：无 HLA 相合的患者，是基于以往半相合 HSCT 合并症多，移植相关死亡率较高等制约因素下的无奈选择。③近年来半相合 HSCT 的进步，已成为可选择疗法之一。

2. 复发 SAA 的治疗　复发 SAA 在重复 IST 治疗的应答率约为难治性患者的两倍。一般采用以下策略：①ATG 类型或 Alem 的应用，兔 ATG/CsA 的反应率为 60%~70%。Alem/CsA 的 6 个月应答率为 56%，3 年生存率为 86%，与兔 ATG 相比，Alem 耐受性好；②CsA 的疗程及减停策略，待血细胞计数改善后继用 CsA 至少 6~12 个月以上，然后平缓减停。有些患者在减量过程中血细胞计数会恶化，可能需要一定剂量 CsA 维持适宜的血象。多数患者为达到目标的剂量，控制在不发生 CsA 相关毒性的 CsA 剂量范围内，可能仅需极低剂量（如 25mg/d）。目前仍无法预测那些复发的 SAA 患者对再次 IST 会发生反应。对无应答的患者需行 HSCT。

目前 BMT 和 IST 治疗方案的不断完善，使得儿童 SAA 的临床疗效已发展到一个较高的平台期，今后如何提高难治和复发 SAA 的疗效，是摆在临床研究者面前的重要课题。随着对 SAA 病理机制及 IST 疗效预测因素研究的不断深入，期望在确诊及治疗早期对 IST 疗效做出判断，及时进行治疗的选择及调整，从而避免延误治疗时机。此外，各种新的免疫抑制剂及单抗治疗难治和复发 SAA 的研究成果可能丰富上述病例的治疗选择。

第四节　儿童急性淋巴细胞白血病治疗的个体化策略

儿童急性淋巴细胞白血病（acute lymphoblastic leukemia, ALL）是最常见，也是治愈率最高的儿童肿瘤之一。近年来，随着生物技术的进展，使得人们对于免疫学、遗传学及细胞遗传学有了更深的理解。证实了 ALL 的异质性及其与不同的预后相关。对白血病发病机制的深入研究和化疗方案的不断改进，使得近年来治愈率不断提高，儿童 ALL 长期无事件生存率（event-free survival, EFS）达 70%~85%，部分标危患者已达到 90%，成为一种通过化疗可治愈的癌症。虽然大部分儿童 ALL 是可治愈的，但仍有 10%~20% 的患者复发，特别是高危型可能更高，且预后差，其长期生存率仅 1/3 左右。EFS 的提高主要基于合理的程序性强烈联合化学治疗。强烈化疗提高了 EFS，但也增加了近期毒副作用及远期合并症。可见疾病复发及治疗相关的致命合并症（特别是重症感染）成为 ALL 治疗失败的主要原因。因此，尽可能保持高治愈率又同时减轻治疗相关合并症是临床医师探求的目标。利用现代分子生物学，基因组学等手段更深入了解白血病发病机制，相应分子事件、遗传药理学等，将更精细分析每一患者的特性，施行个体化治疗，进一步提高 ALL 总的治愈水平，达到完全根治 ALL 的目标。

一、儿童急性淋巴细胞白血病的诊断与分型标准的解读

（一）ALL 的 MICM 分型演化

儿童急性淋巴细胞白血病的诊断目前主要根据法国、美国和英国（FAB）协作组形态学分型

和细胞化学综合分析结果,确诊的依据是外周血涂片发现幼稚淋巴细胞或骨髓中幼稚淋巴细胞不少于 25%。确诊中枢神经系统白血病(central nervous system leukemia,CNSL)则需符合下列条件之一:脑脊液中白细胞计数 >5 个 /μl 和涂片镜检发现幼稚淋巴细胞,或 CT 发现颅内浸润。自 1976 年 FAB 协作组将急性淋巴细胞白血病分为 L1、L2 和 L3 型以来,已沿用至今,一般认为其准确率为 60%~70%。随着分子免疫学的发展,单克隆抗体的建立,根据肿瘤、白血病发生于造血细胞发育过程中某一阶段突变学说,利用不同阶段细胞表面抗原表达差异,采用不同的单克隆抗体检测其标志,这种免疫标志能够提供正常细胞在演变成恶性肿瘤过程中细胞基因及抗原标志发生细微变化的信息,常规的形态学和细胞化学等检查方法则无法分辨。免疫学分型可以帮助确定 ALL 的细胞(B 细胞或 T 细胞)类型及其分化阶段;对形态学上未分化的急性白血病有助于鉴定细胞类型;诊断混合细胞型 / 双表型急性白血病;鉴别急性白血病与其他造血系统和非造血系统恶性肿瘤。因此免疫分型已成为研究急性白血病的基本手段之一,免疫分型主要依据欧洲白血病免疫分型协作组(European Group for the Immunological Classification of Leukaemias,EGIL)的建议。细胞遗传学及肿瘤分子学的发现不仅有助于诊断,而且可以提供某些预后信息,相继开展了染色体核型及相关融合基因的细胞遗传学研究。由此形成了对 ALL 进行 MICM 分型,即骨髓细胞形态学(morphology,M)、免疫学(immunology,I)、细胞遗传学(cytogenetics,C)及分子生物学(molecular biology,M)分型。以 MICM 分型能更全面地反映白血病细胞的生物学特征及临床特征,从而做出更准确的诊断及预后评估,有利于疾病的个体化治疗。

(二)临床分型体系的演变

1. ALL 临床危险因子(白血病细胞负荷)分型 20 世纪 80 年代之前,儿童 ALL-BFM(德国柏林 - 法兰克福 - 蒙斯特)协作组对 ALL 尚无系统的临床分型体系。而患者个体间的临床及实验室检查存在差异,对治疗反应及预后不同,为此,1976 年首次提出了危险因子(risk factor,RF)的概念(预后指标)用以衡量 ALL 初诊时白血病

细胞负荷进行危险程度分型 [RF=0.2×log(血中幼稚细胞数 /μl+1)+0.06×肝(cm)+0.04×脾(cm)(均为肋下 cm 数)]。ALL-BFM-83 方案根据 RF 将患者分为标危(SR)组(RF<1.2),中危(MR)组(RF 1.2~1.7),高危(HR)组(RF>1.7)。对 ALL 进行临床分型,以指导分类治疗(初级个体化治疗)。在大规模前瞻性临床试验基础上,观察不同的预后因素(如年龄、性别、MIMC 中各型别、肿瘤负荷及肿瘤细胞药物反应等)对治疗效果和预后等的影响,在不断修正的治疗方案试验中,修正临床分型体系,使之更贴近"个体化"治疗,提高治愈率。ALL-BFM-83 方案中对全部患者进行泼尼松敏感治疗试验,以泼尼松单药治疗 7 天,根据治疗第 8 天(d8)外周血幼稚细胞绝对计数进行评估;如幼稚淋巴细胞计数 ≤1 000/μl 为泼尼松敏感(prednisone good response,PGR);如幼稚淋巴细胞计数 >1 000/μl 为泼尼松不敏感(prednisone poor response,PPR)。研究结果进一步表明:泼尼松治疗试验能揭示白血病细胞的内在耐药性,并与预后相关。故 ALL-BFM-86 方案和 ALL-BFM-90 方案主要根据 RF 和泼尼松治疗反应进行临床分型。

2. 早期治疗反应分型 从 ALL-BFM-95 方案起,至 ALL-BFM-2002 方案、ALL-BFM-2009 方案,临床分型体系较以往体系(主要依据 RF 和泼尼松治疗的细胞学反应)更为准确。主要依据治疗反应将患者进行临床分型,而不是诊断时存在的某些临床危险因素(年龄、WBC 数、免疫分型等)。早期治疗反应是近年来治疗 ALL 受关注的问题,主要涉及:

(1)7 天泼尼松治疗试验反应。

(2)诱导化疗后第 15 天的骨髓内幼稚细胞数:分为三级,M3(骨髓内幼稚细胞数 >25%);M2(骨髓内幼稚细胞数 5%~25%);M1(骨髓内幼稚细胞数 <5%)。

(3)微小残留病灶(MRD)水平的评估。

临床上以上述 3 项的评估作为早期治疗反应及诱导化疗 1 个月是否达到形态学完全缓解(CR)(骨髓内幼稚细胞数 <5%)和分子生物学 CR 指标,以区分预后亚组:

1)低危(LR):①泼尼松 7 天反应佳(PGR);②年龄 ≥1 岁且 <10 岁;③ WBC<50×10⁹/L;

④诱导化疗第 15 天（d15）骨髓 M1；⑤诱导化疗第 33（d33）天骨髓 M1。符合以上①～⑤标准，或初诊时有以下两项之一且符合 MRD 的 LR 标准：①t（12；21）/（TEL-AML1）（ETV6-RUNX1）；②超二倍体（>50）且伴 4，10 号三倍体。

2）中危（IR）：泼尼松 7 天反应佳（PGR），且符合以下 1 项或多项，①年龄 <1 岁，≥10 岁；②WBC≥50×10⁹/L；③T 细胞 ALL（T-ALL）；④CNSL（CNS3）或 / 和睾丸白血病（TL）；⑤费城染色体 ALL（Ph-ALL）或 Ph 样 ALL；⑥t（1；19）（E2A-PBX1）；⑦t（9；22）（BCR-ABL1）阳性；⑧d15 骨髓 M2，且 d33 骨髓 M1。

3）高危（HR）：符合以下任何 1 项或多项，①泼尼松反应差（PPR）；②d15 骨髓 M3；③d33 骨髓未缓解 M2 及 M3（原淋巴细胞 + 幼淋巴细胞 ≥5%）；④t（4；11）（MLL-AF4）或其他 *MLL* 基因重排（MLLr）阳性；⑤低二倍体（≤44）；⑥iAMP21；⑦IKZF 阳性；⑧MEF2D 重排或 ZNF384 重排；⑨TCF3-HLF/t（17；19）（q22；p13）；⑩诱导治疗后（d33）评估纵隔瘤灶没有缩小到最初肿瘤体积的 1/3 或巩固治疗前仍存在瘤灶者。

特别需要指出的是：不同时期分层标准将根据更新的治疗反应等级有所不同；随着"靶向"药物精准的应用，一些原来危险度"高"的患者有可能降级。

3. 染色体结构异常 / 融合基因分型与化疗敏感性 与各种 ALL 亚型相关的不同临床表现、转归，可能主要归因于含特殊基因异常的白血病原始细胞对药物的敏感性或耐药性。

（1）融合基因差异：①1991 年至 1999 年，美国 St.Jude 儿童研究医院 467 例被纳入 3 项连续治疗方案的儿童中显示，存在 t（1；19）/E2A-PBX1 融合基因、涉及 50 多个染色体的超双倍体或 t（12；21）/TEL-AML1 融合基因的患者预后良好，5 年 EFS 分别为 89.5%±7.3%、88.3%±3.3% 和 87.5%±4.0%。而 t（4；11）/MLL-AF4 融合基因和 t（9；22）/BCR/ABL 融合基因患者预后很差，5 年 EFS 分别为 26.7%±11.4% 和 28.6%±0.8%。其他 B 细胞系 ALL（83.6%±3.3%）和 T 细胞系 ALL（68.6%±5.9%）的预后中等。②表达 TEL-AML1 融合基因蛋白的 ALL 病例也有独特的治疗反应。最初被认为预后相对较好，但随后发现，只

有以强化疗，特别是采用门冬酰胺酶（TEL/AML1-ALL 细胞在体内对门冬酰胺酶有很高的敏感性）才有较好的转归。③大剂量阿糖胞苷（araC）能提高 t（4；11）阳性 ALL（与 MLL 基因有关）婴儿和成人的临床转归。这是由 hENT1（一种 araC 代谢酶）水平升高所致（hENT1 可以将阿糖胞苷跨细胞膜转运）；目前，t（1；19）/E2A-PBX1 融合的 ALL 采用强化疗治疗的无病生存率已达 90%。

（2）具有超二倍体核型的白血病原始细胞对化疗有不寻常的敏感性：有此异常的患者在接受以抗代谢药物为主的方案进行治疗预后良好。对化疗的高度敏感性与其以下倾向有关：在体外培养时易发生自发性凋亡；在体内治疗后有高于平均水平的细胞内甲氨蝶呤浓度及其有活性的聚谷氨酸代谢产物。在 4 个拷贝的 21 号染色体中有一种将甲氨蝶呤转运进入细胞的转运蛋白编码基因。由基因量增加引起的这种转运蛋白的增加可能是超二倍体白血病细胞中甲氨蝶呤和聚谷氨酸盐高度堆积的部分原因。

4. MRD 分型 随着诊断水平的提高和治疗方法的不断完善，国际上先进儿童 ALL 协作组的 5 年 EFS 和长期生存率有显著的提高。但仍有 10%~20% 的 ALL 患儿在疾病不同时期复发，复发与体内微小残留病灶（minimal residual disease，MRD）密切相关。因此，需要发展先进的、高敏感的检测 MRD 方法评估患者的治疗反应。1991 年以来，一些 BFM 研究组通过定量 PCR 检测 T 细胞受体基因重排及免疫球蛋白重链（IgH）基因重排；通过流式细胞仪检测白血病细胞特异抗原的异常表达等检测白血病的微小残留病灶（MRD），可在化疗期间的特定时间点检测 MRD 的消长提供特殊的预后信息。MRD 反应是更敏感的、更严格的白血病细胞对化疗反应的进一步发展，预测是否复发的更精确指标。据此大规模前瞻性临床分层治疗有望进一步提高治愈率。

MRD 精确检测的意义体现在几个方面：①判断临床治疗反应，传统的药敏试验是在体外对肿瘤细胞进行药物敏感性测试，由于临床使用的药物多为组合使用，且用药方式复杂，因而传统的体外药敏试验只能大致反映肿瘤细胞对单一药物的疗效。化疗前后进行 MRD 检测可以在考虑集体因素的影响下，准确地判定不同组合药物和

不同用药方式的疗效,因此 MRD 检测又被称为体内药敏试验。②早期预测预后,治疗不同阶段的 MRD 水平与患儿预后高度相关,如诱导缓解后 MRD 水平阴性[ALL<0.01%,急性髓系白血病(AML)<0.1%]患儿的 5 年 EFS 可以达到 80%以上;MRD 始终阴性的患儿鲜有复发;而 MRD阳性患儿的 5 年 EFS 低于 50%,MRD 连续阳性患儿的预后更差。③动态的干预治疗,根据患儿MRD 水平波动情况给予个体化治疗干预,可以在很大程度上降低患儿的复发率。对于干预无效的患儿需要早期给予细胞治疗、靶向治疗和造血干细胞移植等其他更为特异性的治疗手段,以达到早期预防复发的目的。④防止治疗不足和过度治疗,当前儿童白血病的治疗周期为 2~3 年,有些患儿可能不需要经过如此长的治疗周期就可以早期停药,而有些患儿治疗结束后仍会复发,何时可以安全停药是一个世界难题,其原因是无法知道体内肿瘤细胞达到什么样的残留水平后可以被自身的免疫系统清除而痊愈。

5. 基因组学优化危险分层 儿童 ALL 复发率为 10%~20%,目前使用传统方案治疗复发 ALL的总生存期(OS)水平长期维持在 35%~40%。任何治疗反应评估的明显缺点是给予联合用药后才能获得疗效欠佳的信息,患者可能已经接受了无效或疗效甚微的细胞毒治疗。因此在诊断时寻找无治疗反应的预测性标记物极有必要。人们期望通过高通量基因组检测技术明确白血病发病的遗传学基础,认识并预测其治疗失败的风险,优化危险分层,指导靶向治疗。近年来由于芯片分析和备选基因测序到二代测序技术的飞跃,已经改变了人们对遗传学基础的认识。据目前所知,大多数 ALL 存在不同的结构和亚微观遗传学改变及序列突变。通过染色体结构重排、DNA 拷贝数变化、序列突变等共同确定了多种 ALL 亚型。部分亚型已被证实可优化危险分层,指导靶向治疗;淋巴系统发育调控基因突变是 ALL 研究领域的里程碑,淋巴转录因子 IKZF1(IKAROS)的改变与 B 细胞 ALL(B-ALL)有较高的治疗失败率相关。大约 20% B-ALL 存在激酶信号通路活化相关的遗传学变异:包括细胞因子受体基因 CRLF2重排,ABL1、JAK2 和 PDGFRB 重排,JAK1 和 JAK2突变等,可能对酪氨酸激酶抑制剂有效。全基因组测序亦发现侵袭性 T 细胞 ALL 中新的突变靶点,包括造血调节因子(ETV6 和 RUNX1)、酪氨酸激酶和表观遗传调控子。

(1)高危前体细胞 B-ALL(pcB-ALL)与IKZF1 改变:①BCR/ABL1⁺ B-ALL,大约 >2/3 B-ALL患者存在 IKZF1 和 EBF1 等缺失、序列突变或重排。IKZF1 编码 IKAROS(淋巴组织发育必需的锌指转录因子家族成员)。80%BCR/ABL1⁺ 初发pcB-ALL 和慢性粒细胞白血病急淋变存在 IKZF1缺失(在儿童 ALL 中占 15%),是两种高危 ALL的标志。②"BCR/ABL1 样" ALL,约 15% BCR/ABL1- 儿童 B 祖细胞 ALL 显示高度类似于 BCR/ABL1⁺ALL 的基因表达谱,但缺乏已知的染色体重排,常有 IKZF1 缺失 / 突变,此类 ALL 谓之"BCR/ABL1 样" ALL。常见于青少年 ALL,预后极差。约 50% "BCR/ABL1 样" 病例出现 CRLF2重排和 JAK1/2 序列突变。为确定非 CRLF2 重排 "BCR/ABL1 样" ALL 的遗传学基础,在诊断及缓解时分别行 mRNA 序列及全基因组测序,发现一批新染色体重排、拷贝数变化和活化激酶信号序列突变,包括 PDGFRB、ABL1、JAK2 和 EPOR重排,以及 SH2B3 及 IL7R 缺失 / 突变。经动物模型及临床前研究强烈提示高危 "BCR/ABL1样" ALL,大剂量化疗无效者可能对酪氨酸激酶抑制剂(TKIs)(甲磺酸伊马替尼或芦可替尼等)有效。上述研究还发现伴随存在的许多扰乱造血细胞发育、诱导肿瘤增殖的遗传学病变,还有待深入测序工作确定其意义。鉴于 "BCR/ABL1 样" ALL特殊的基因表达谱(高表达 MUC4、PON2、IGJ 和GPRI10),此类型患者有可能在初诊时通过基因表达谱和 / 或磷酸化流式细胞技术确诊,指导个体化治疗。

(2)ALL 中 CRLF2 重排和 JAK 突变:①CRLF2重排与唐氏综合征相关(DS-ALL),FISH 和 SNP芯片发现约 7% 儿童 ALL 有 CRLF2 重排,其中50% 病例与 DS-ALL 相关;②CRLF2 变异与 JAK家族(JAK1,JAK2)突变活化相关,约 50%CRLF2重排病例合并 JAK1/2 活化突变,而几乎所有JAK1/2 突变的 B-ALL 伴 CRLF2 重排。CRLF2 变异和 JAK 突变与 IKZF1 缺失 / 突变相关,其表达谱类似于 BCR/ABL1⁺ALL,其预后更差。CRLF2调控异常提示 JAK-STAT 和 PI3K/mTOR 通路激活,均对 JAK 及 mTOR 抑制剂敏感,研究人员已启动复发难治儿童肿瘤 / 白血病的 JAK 抑制剂芦可替尼的前期临床试验。

(3)21 号染色体内扩增:定义为 21 号染色体上 RUNX1 区段至少扩增 3 倍。见于 2% 的 B-祖细胞 ALL,与较差预后相关。

(4)亚二倍体 ALL:少于 45 条染色体的亚二倍体治疗失败风险极高。亚二倍体依非整倍体的程度分为接近单倍体(NH-ALL,24~31 条染色体)和低亚二倍体(LH-ALL,32~44 条染色体)。测序显示 NH-ALL 存在极高频基因失活和突变激活 Ras 信号通路。NH-ALL 及 LN-ALL 是不同疾病。靶向 Ras 通路可能成为高危白血病的新治疗手段。

(5)ALL 中的序列突变:将已报道的与淋巴系统发育、肿瘤生成相关或染色体结构异常中涉及的基因进行备选基因测序,已确定了多个 ALL 的突变靶点。突变涉及 Ras 通路后 B 细胞发育、CREBBP 编码转录共激活子和乙酰转移酶 CREB 结合蛋白(CBP)。近 20% 复发存在 CREBBP 缺失或突变,常见于复发超二倍体 ALL,该亚型预后较差。CREBBP 介导糖皮质激素的转录应答,其突变可扰乱正常应答过程,可能是 ALL 治疗失败的重要机制,但可被组蛋白去乙酰化酶抑制剂等调节白血病细胞组蛋白乙酰化水平的药物所靶向。

(6)T 细胞 -ALL 遗传学改变:T-ALL 也是一种异质性疾病。以基因表达谱为基础,可将 T-ALL 分成几种与 T 细胞发育特定阶段相关的独特遗传学亚型,HOX11L2、LYL1⁺LMO2、TAL1⁺LMO1 或 LMO2、HOX11、MLL-ENL。HOX11L2(TLX3)重排(频率为 20%~24%),一般预示疗效不佳;HOX11 重排(4%~5%)与 MLL-ENL(2%~3%)则预后良好。应用 SNP 和其他全基因组分析平台又发现许多新的基因组异常,包括局部缺失导致的 TAL1 和 LMO2 的表达调节异常、PTEM 的缺失和突变、NOTCH1 和 FBXW7 突变(在 T-ALL 中 50%,预后良好),RB1 缺失,MYB 重复以及 SET 或 ABL1/NUP214 的融合(6%,对酪氨酸酶抑制剂敏感),PTEN-PI3K-AKT 通路(~50%),预后不好),CDKN2A/2B 缺失(~70%,对甲基转移酶抑制剂有反应)。2009 年 Campana 等描述了一类早期前体T 细胞急性淋巴细胞白血病(early T cell precursor ALL, ETP-ALL),其白血病细胞表达胞质 CD3,不表达 CD1a 和 CD8,低表达 CD5,异常表达干细胞及髓系标志,缺乏 T-ALL 中常见 NOTCHI 突变和 CDKN2A/B 缺失等。占儿童 ALL 10%~15%,有较差疗效、诱导失败及较低的 EFS。新近研究显示 ETP-ALL 突变主要涉及造血细胞发育、Ras 和 / 或细胞因子受体 /JAK-STAT 信号通路、组蛋白修饰通路(AML 中常见)。67% 病例存在信号通路活化突变,ETP-ALL 转录谱和正常造血干细胞及高危 AML 高度相似,表明 ETP-ALL 可能代表一种干细胞或祖细胞白血病,建议应尝试非 ALL 治疗方案(包括髓系、靶向或表观遗传学等)。

(7)ALL 复发的遗传异质性:一系列芯片和突变谱分析初诊和复发样本证实大部分 ALL 病例(90%),从诊断到复发的过程中显示出克隆相关性。复发克隆常常在初诊时以微小的劣势亚克隆存在(IKZF1 就是一个诊断时常隐匿、低表达,复发时却出现的改变)。ALL 移植瘤模型证实了此种假说,患者初诊时存在多个源于同一个干细胞的亚克隆(需更敏感的检测方法),在抗白血病药物的选择压力下,出现不同效应,耐药的亚克隆保留下来,最终导致疾病复发。优势克隆出现许多遗传学改变的基因与治疗耐受有关(如 CDKN2A/B,IKZF1)。有些病例有 MSH6 的局部缺失(致表达降低),与巯嘌呤和泼尼松耐药相关。

二、儿童急性淋巴细胞白血病的分型治疗进展与思考

急性白血病的治疗已经由姑息性治疗转为根治性治疗。回顾儿童 ALL 治疗历史,经历了从单药(如泼尼松,MTX)→多药联合(作用于细胞周期不同节点)→多方案、多疗程联合强烈化疗系统工程→优选不同方案的药物组成→临床分层化疗→强化疗与减低毒性的平衡→分子遗传学(MRD 或基因分子异常)分层治疗的发展路径。ALL-BFM 和 COG 等协作组在过去几十年对儿童 ALL 进行了一系列大量的临床研究,对儿童 ALL 的治疗做出了巨大贡献,我们也从中获得启迪。该协作组对 ALL 治疗的研究有以下特色:①3~5 年为 1 个研究阶段或周期,经历 20

世纪 70 年代早期试验性研究（ALL-BFM-79 方案）→ ALL-BFM-81 方案→ BFM-83 方案→ BFM-86 方案→ BFM-90 方案→ BFM-95 方案和 BFM-2000 方案；②多中心、大样本；③针对临床分型、不同阶段治疗方案及方案中关键性药物或成分进行调整，围绕几个问题进行前瞻性、双盲临床试验，获得可信的、有价值的结论完善治疗方案，不断提高治愈率。

（一）关键性药物的调整

主要是如何平衡药物毒性与疗效，减少累积剂量，减轻相关毒性，又维持高疗效。ALL-BFM 方案中诱导化疗和强化治疗的几种主要药物如蒽环类药物、左旋门冬酰胺酶和 MTX，经过不同方案中剂量调整的临床试验数据确定最适剂量。1982 年前在诱导缓解治疗的第二阶段，采用颅脑放疗（CRT）预防 CNSL 复发，但不能预防睾丸白血病及其导致髓外复发，且容易发生远期合并症。试图以中、大剂量 MTX 预防白血病髓外复发，且临床证实有效，自 ALL-BFM-83 方案以后仅在强化治疗结束（非 SR 患者）才采用 CRT，CRT 剂量从 18Gy 减至 12Gy。

（二）各阶段治疗方案的调整

采用合适的化疗强度与治愈的关系始终是临床研究的焦点，在不同的临床研究（ALL-BFM 体系）中根据试验结果对各阶段治疗方案进行调整，以寻求最佳治疗方案。

1. 联合化疗 +CRT+ALL-BFM 早期试验性研究中采用方案 I 诱导治疗（阶段 A：含泼尼松、长春新碱、柔红霉素、门冬酰胺酶（L-ASP）四药联合化疗；阶段 B：含环磷酰胺 + 阿糖胞苷 +6-巯基嘌呤联合 MTX 鞘内注射的联合化疗）；阶段 B 给予 CRT，5 年 EFS 达 55%±6%，开创了 ALL 联合化疗和 CRT 获得长期无病生存的新纪元。但这种方法对初诊时高白细胞患者无效，因此 1976 年提出方案 I 作为早期强化治疗，其组成基本为原诱导方案（方案 I）药物。结果提高 HR 患者疗效，一直沿用至 ALL-BFM-2009 方案。

2. 各阶段治疗方案对比研究

（1）ALL-BFM-81 方案临床试验结果表明：①SR 患儿中 CRT 与中剂量 MTX 在预防 CNSL 无差异；②维持治疗 24 个月优于 18 个月；MTX+ 长春新碱（VCR）在维持中疗效甚微，仅用

MTX+6- 巯基嘌呤（6-MP）口服维持。

（2）ALL-BFM-83 方案中对不同危险分组做对照性临床试验，结果是：①低 SR 组在巩固治疗后，适当延迟强化治疗取得良好效果，并降低化疗不良反应；②高危（HR）组，CRT 剂量 12Gy 与 18Gy 对 CNSL 复发无差别。

（3）ALL-BFM-86 方案的临床试验主要探讨以下问题：①强化治疗的重要性，强化治疗对提高 ALL 患儿 EFS 意义重大；② HD-MTX 的作用，可有效预防髓外白血病复发（复发率仅 1.8%），但早期治疗反应差的患者仅用 HD-MTX 而不采用 CRT 有可能发生 CNSL。

（4）ALL-BFM-95 方案提供了一种更准确的临床分型体系，通过对治疗的调整得出结果：①SR 组中将蒽环类药物剂量减少 25%，心脏毒性降低，疗效并未降低，5 年 EFS 为 89%±2%；②MR 组中阿糖胞苷静脉注射（24 小时）加 HD-MTX 作为巩固治疗无优越性；③CRT 对 CNSL 复发的作用，MR 组（除 T-ALL 外）不做 CRT，初发时 CNSL 的放疗剂量 12Gy，均对 CNSL 复发无影响；④通过强化治疗（含更多的烷化剂）提高化疗强度，使 PPR（泼尼松不敏感）患者 5 年 EFS（49%±0.4%）高于 ALL-BFM-90 方案；⑤MR 组中增加地塞米松和长春新碱治疗能否提高疗效尚无定论。

不断提高化疗强度或在维持期进行重复的再强化治疗，对大部分非高危患者并不需要。各国的协作组临床研究表明诱导化疗达到 CR 是成功治愈 ALL 的第一步，随后的巩固和维持治疗更重要。对非高危患者的诱导化疗方案含 4 种药物（VDLP）或 3 种药物（VLP）有分歧；荷兰的 Dutch-ALL-XI 方案、美国儿童癌症协作组的 CCG-1952 年方案以及英国 UK-ALL-XI 方案都以 VLP 作诱导（不含 DNR），CR 率≥95%，前两组的 EFS 达 80%，其在巩固或维持治疗中包含地塞米松，对 EFS 有一定效果，但 DNR 不是必需的，在后期使用能较为有效地巩固以及维持治疗，亦能获得高的 EFS。

三、复发急性淋巴细胞白血病治疗的挑战及发展方向

多年来复发急淋患儿的预后始终较差，即使不断加大化疗强度亦无济于事。使用传统方案治

疗复发急淋的 OS 水平长期维持在 35%~40%,死亡率高于大多数儿童恶性肿瘤。因此有必要深入了解急淋复发的因素,寻找新的治疗方法。

(一)急淋复发的预后风险因子

急淋的高度异质性,决定需要更精细的危险分层的个体化治疗。

1. 复发时间 "出现复发的时间"是国际公认的最重要的预后提示因子之一。美国儿童肿瘤协作组(COG)按复发时间分为:①"早期髓内复发",初诊后 36 个月内,再分为"超早期复发"(<18 个月)和"中早期复发"(18~36 个月);②"晚期髓内复发"(初诊后 >36 个月)。BFM 则定义为"超早期复发"为 ≤18 个月,"中早期复发"为 ≥18 个月,"晚期复发"为一线治疗结束后 >6 个月。复发出现越早,预后越差。髓内复发的预后更差。

2. 复发部位与免疫表型 孤立髓外复发患者的预后好于髓内复发者,前者早、晚期复发者 EFS 分别为 50% 和 75%~80%。孤立睾丸复发患儿经化疗和放疗后 10 年 EFS 可达 93%±6%。复发的 T-ALL 患者预后比 B-ALL 复发者差,且复发时间早。复发 B-ALL 应用抗 CD20 单抗 + 长效培门冬酶(每 2 周 1 次共 6~8 次)CR 率可达 56%。应用奈拉滨 +Ara-C+ 培门冬酶方案对 T-ALL 的 CR 率可达 50%。异基因或脐血 HSCT 治疗高危及预后不良者无病长期生存达 56%。

3. 耐药基因与基因突变 复发患者在初诊时即存在某些耐药的基因克隆,在疗程中被选择残留,最终导致复发;对儿童 ALL 患者初诊与复发时骨髓标本的基因组对比分析发现,复发时往往存在一定基因突变(这类基因通常与细胞增殖的调控及 B 细胞发育有关)。初始治疗及复发后治疗强度对预后均无影响。

4. MRD 水平与预后分层 MRD 水平可反映早期治疗效果,也是评估复发急淋预后的重要因子之一。

(二)治疗上存在问题与挑战

复发急淋治疗的首要目标是通过再诱导化疗获得二次缓解(CR₂)。目前髓内复发再诱导治疗后总 CR 率约 85%,晚期复发 CR₂ 率为 95%,早期复发 CR₂ 率仅为 70%~85%,而超早期 CR₂ 常 <50%。再诱导治疗失败多归咎于疾病本身的耐药性。目前较大强度再诱导方案的治疗相关死亡率达 4%~5%,无法再加大药物剂量,且 CR₂ 后维持治疗同样存在风险。可采取包括 MRD 水平、复发时间、复发部位和免疫分型等多项指标进行风险分级处理:①晚期髓内复发 CR₂ 后,化疗或 HSCT 的疗效基本相同。近期则以 MRD 水平判断,MRD 阴性(<0.01%)者则单纯化疗,阳性者(>0.01%)则化疗 +HSCT。②晚期(初诊后 ≥18 个月)孤立髓外复发者,通常采取化疗加局部放疗,效果理想。但目前已证实,许多髓外复发者髓内已有病变,采用大剂量全身化疗或 HSCT 预防晚期髓内复发,并取得较好疗效。③高危(或早期)髓外复发者,早期复发患者疗效欠佳,EFS<50%。应采用新药诱导治疗,CR₂ 后行 HSCT。髓内二次复发的治疗反应率仅 40% 左右,需研究一些新型治疗手段。④早期髓内复发者,早期髓内复发 CR₂ 的患者中,75% 患者仍有 MRD,未达 CR₂ 患者预后更不乐观。试验新药 CD22 单抗——依帕珠单抗(epratuzumab)与传统化疗联用,明显提高 MRD 转阴率。

(三)靶向治疗(target therapy)与新药开发

理想新药应具有更好的靶向性和安全性,目前从以下两方面进行研试:①抗白细胞表面抗原的单克隆抗体;②靶向生物学通路的新药。

1. 单克隆抗体 以单克隆抗体为基础的儿童急淋治疗方案包括以下类型:非结合抗体免疫靶向药物结合抗体和双特异性抗体(可针对两种抗原,促使免疫活性细胞杀伤白血病细胞)。目前有许多关于免疫靶向药物的相关研究,如依帕珠单抗(epratuzumab)、兰妥莫单抗(blinatumomab)、奥英妥珠单抗(inotuzumab ozogamicin)、抗 CD22 重组免疫毒素(moxetumomab pasudotox)等。临床证实采用抗 CD19(blinatumomab)或抗 CD22 单抗——依帕珠单抗是今后有效治疗复发难治 B-ALL 的选择之一。B-ALL 加用利妥昔单抗可大大提高患儿无病生存期,利妥昔单抗联合大剂量环磷酸胺 + 长春新碱 + 阿糖胞苷 + 柔红霉素方案治疗儿童 Burkitt 型 ALL 患儿 5 年 EFS 达到 85%。

2. 靶向生物学通路的新药 有许多生物学通路调控并影响疾病的耐药性。深入了解这些通路,才有机会抑制疾病复发,提高疗效。得益于近年来人类基因组计划的完成及高通量基因检测技术发展,发现疾病初诊至复发阶段内存在异质性基因突变,与复发相关的特异性基因改变通常涉及细胞周期调控、细胞凋亡、DNA损伤修复、核苷酸合成及B细胞发育等,上述改变又与WNT、MAPK等信号通路有关。

（1）高危B-急淋特殊生物学亚型和关键信号通路,如 *JAK2* 突变、*CRLF2* 改变、*IZKF* 缺失或突变,及"BCR/ABL样"基因改变等,据此可开发出针对激酶信号通路的靶向治疗药,如采用酪氨酸激酶抑制剂治疗 Ph⁺ALL 是一成功范例。美国 COG-ALL0031 应用伊马替尼治疗儿童 Ph⁺ALL 做出了重大贡献。采用诱导化疗后以伊马替尼 340mg/（m²·d）长期序贯治疗（给药2周后停2周）5年 EFS 率为80%,优于 HSCT。10%的儿童 Ph⁺ALL 对伊马替尼无效,改为诱导化疗的第15天即开始给予达沙替尼（同时抑制酪氨酸激酶和 SRC 激酶）,有效率达100%。

（2）生存素（survivin）是复发时上调最明显的基因之一,它选择性在瘤细胞表达,还具有抗凋亡作用,是理想的药物靶点,临床前研究证实 shRNA EZN-3042（一种靶向作用于 survivin mRNA 的寡核苷酸）抑制 survivin 的表达活性后,可促进瘤细胞凋亡及化疗增敏作用,已进行 I 期临床试验。

（3）研究证实复发时 CpG 甲基化水平比初诊时明显升高,提示表观遗传学调控异常导致耐药复发。为此,采用调控表观遗传学因子或逆转复发相关基因突变的药物,可恢复白血病细胞化疗敏感性,其中 Vorinostat（组蛋白脱乙酰基酶抑制剂）是有效的增敏剂,已进入临床前试验。还有甲基化转移酶抑制剂地西他滨（decitabine）可使复发时被甲基化或沉默的基因重新表达,化疗前联用伏立诺他（vorinostat）与地西他滨,已进入 I 期临床试验。

（四）CD19 嵌合抗原受体 T 细胞

CD19 嵌合抗原受体 T 细胞（chimeric antigen receptor modified T cell, CAR-T）治疗是通过基因工程将针对 CD19 的人工组装的嵌合抗原受体转导到患者自体的 T 细胞中,使后者能够识别并攻击表达 CD19 的 B-ALL 细胞。这种人工修饰的 T 细胞进入人体后,可以通过嵌合受体中的抗 CD19 抗体的特异性片段识别 CD19⁺ 细胞表面的 CD19 分子并激活 T 细胞信号通路。这些信号通路的活化可以促使 CAR-T 呈指数方式增殖、诱导对肿瘤细胞的杀伤。费城儿童医院报道了用在慢病毒载体转导的 CD19 CAR-T 细胞治疗 30 个多次复发或耐药患者的 I 期临床试验,CR 率高达 90%。值得注意的是大部分患者在 CAR-T 输注后未行 HSCT,到 CAR-T 输注后 6 个月仍然还有惊人的 78%（95% 置信区间 65%~95%）的 OS 和 67%（95% 置信区间 51%~88%）的 EFS。同样,Lee 等报道了采用反转录病毒载体转导的 CD19 CAR-T 细胞的 I 期临床试验中,输注 28 天后的 CR 率也达到 67%（14/21）。和费城儿童医院不同的是,这 14 个患者中有 10 个患者后来进行了 HSCT,在 CD19 CAR-T 细胞治疗后的 1 年仍然是 MRD 阴性。其他几个研究组的报道也有相似的结果。CD19 CAR-T 细胞治疗的主要毒副作用有细胞因子释放综合征、脑病以及 B 细胞增生障碍。现在,国内外 CD19 CAR-T 细胞治疗的 II 期临床试验正在进行中。

随着 MRD 等预后提示因子的应用,复发急淋的研究在风险分组方面已有改善,还有许多新药在开发,包括免疫治疗和靶向异常信号通路的新药等。此外,对高危急淋进行新的亚组分类,在初诊时即针对不同患者设计不同的治疗方案,可减少复发概率。

第五节　噬血细胞综合征的认识与对策

噬血细胞综合征（hemophagocytic syndrome, HPS）是一组病因及发病机制复杂,无效免疫反应刺激产生的潜在的细胞因子风暴（cytokine storm）,造成免疫系统严重损坏机体组织的免疫病理学改变,而临床表现类似的综合征。其临床特点是持续高热,伴肝脾、淋巴结肿大,全血细胞减少,严重的肝脏损害,血管内凝血及神经系统受累。治疗效果尚未令人满意,复发率及病死率高。本病显著的共同病理特点是在骨髓、淋巴结涂片中出现噬血组织细胞吞噬形态、结构完整的白细胞、有核红细胞/红细胞或血小板等,故名为HPS或噬血细胞性淋巴组织细胞增生症(HLH)。有必要开展多中心、大样本的HLH发病情况调查,加深对不同类型HLH共性与特殊性的认识,加强免疫病理基础及遗传学为中心的发病机制研究,在此基础上探索有效的治疗手段。

一、噬血细胞综合征是异质同象性疾病

HLH最初由Scoff和Robb-Smith于1937年报道,当时认为是T细胞和巨噬细胞同时活化,从而导致高细胞因子血症,大量组织细胞破坏和多器官功能衰竭。瑞典学者1952年报道了一种罕见的常染色体隐性遗传病,即家族性噬血细胞性淋巴组织细胞增生症(familial hemophagocytic lymphohistiocytosis,FHLH)。1979年美国Risdall等最早将一组病理形态良性的组织细胞增生且伴有活跃的吞噬自身细胞现象的疾病,从恶性组织细胞增生症中划分出来。随后发现有些患者通常在接受免疫抑制治疗后感染病毒呈现类似FHLH综合征,将这种特殊的临床病理现象描述为病毒相关噬血细胞综合征。Risdall的报道在全世界引起极大的关注,世界各地开展了对噬血细胞综合征的病因、遗传学、病理生理、诊断及治疗等研究,发现此临床综合征,无论是巨噬细胞活化综合征(macrophage activation syndrome,MAS)、病毒相关或肿瘤相关HLH,其免疫病理现象的共性是细胞免疫调控的偏倚(deviation)导致细胞毒性T细胞(CTL)与巨噬细胞过度活化和由此产生的严重的细胞因子风暴介导的过度病理免疫级联反应。有关风湿病合并MAS的描述源自1976年Boone报告1例全身型幼年特发性关节炎(SOJIA)患儿因肝功能衰竭而死亡。1985年Hadchouel详尽描述7例全身型幼年特发性关节炎相关的MAS患儿。随后,相关的临床报道逐年增加,范围扩大到其他炎症性疾病,包括川崎病、系统性红斑狼疮(SLE)和幼年皮肌炎等,发现导致该综合征的基本免疫病理现象为巨噬细胞活化过度,名为MAS。

1991年,美国血液病学协会成立了HLH组织,拟定了统一的诊断标准和治疗方案,开展了世界性大样本、前瞻性的系统研究,从而推动了对HLH的深入认识。2005年,美国血液病学协会HLH组织根据不同类型HLH的共性与特异性的本质,把HLH分为原发性和继发性两大类(表9-5-1)。原发性是指家族性等与遗传相关的免疫缺陷状态,继发性指后天获得所致。感染相关性噬血细胞综合征(infection associated hemophagocytic syndrome,IAHS)中EBV感染是感染相关HLH最常见病因(日本报告病例中占42%),其次为细菌、真菌和寄生虫及新近出现的高致病性病毒如禽流感、SARS冠状病毒和严重的急性呼吸道感染。FHLH的发病率是1/50 000新生儿,可发生于任何年龄,从子宫内胎儿到70岁。70%的儿童在生后第1年发病。

表9-5-1　HLH及相关状态的分类(2005年)

1. 遗传性HLH

　　家族性HLH(Farquhar病)

　　　　已知的基因缺陷(穿孔素,munc13-4,突触融合蛋白11)

　　　　未知基因缺陷

　　免疫缺陷综合征

　　　　Chediak Higashi综合征(白细胞异常色素减退综合征,CHS)

　　　　Griscelli综合征(GS)

　　　　X连锁淋巴细胞综合征(XLP)

2. 继发性HLH

　　外源性因素(感染、毒素)

　　　　感染相关性噬血细胞综合征(IAHS)

　　内源性因素(组织损伤、代谢产物)

　　　　结缔组织病

　　　　巨噬细胞活化综合征(MAS)

　　　　恶性肿瘤如恶性淋巴瘤、急性白血病等

二、噬血细胞综合征的免疫病理机制与临床表现

尽管近期对于HLH的认识在不断更新,但HLH的发病机制所涉及的因素仍不清楚。从HLH的临床病理表现是持久的免疫反应,导致巨噬细胞(或吞噬现象)及细胞毒性T细胞持续激活、增殖,无法清除抗原,持续刺激免疫效应细胞等,导致人们初步认为HLH是一种免疫性

疾病,从而开展了有关免疫病理的广泛研究。目前的资料表明,HLH主要的免疫功能紊乱表现为:①T细胞和单核/巨噬细胞广泛活化,表现为大量的活化T细胞(CD25⁺HLA-DR⁺T)增生,并释放大量的IFN-γ;而单核/巨噬细胞的活化表现为吞噬功能增强,产生大量的促炎症因子如IL-1、IL-6、TNF-α及趋化因子等;②NK细胞和细胞毒性T细胞(CTL)选择性细胞杀伤功能减低或缺乏。机体主要由两种途径介导细胞杀伤及细胞毒性作用:①死亡受体介导的细胞杀伤及细胞毒性作用;②穿孔素(perforin)及颗粒酶介导的细胞杀伤及细胞毒性作用。HLH中细胞杀伤及细胞毒性功能改变同穿孔素的活性、表达及转运异常有关(图9-5-1)。FHLH患者常见穿孔素表达降低,而NK细胞数目正常;但IAHS或病毒相关者NK细胞杀伤功能低下与NK细胞数目减少有关,而穿孔素表达正常;MAS患者则可见穿孔素水平中度或极低表达,及不同程度的NK细胞数目或功能低下,呈现多样性免疫紊乱。

目前,有关NK细胞和CTL功能降低、穿孔素蛋白表达减少与T细胞和巨噬细胞异常活化之间的关系并不十分清楚,可能的假设是:HLH患者由于存在NK细胞功能减低及/或穿孔素蛋白表达减少,一方面抗病毒作用减低,抗原不能及时清除而持续刺激机体产生炎症反应,同时对CD8⁺T细胞的抑制作用减低,CD8⁺T细胞过度增生,产生大量促炎细胞因子,使得巨噬细胞活化及大量增生,出现巨噬细胞活化状态,持续

的巨噬细胞活化导致组织浸润和大量炎症因子的产生(即细胞因子瀑布,图9-5-2),TNF-α、IL-1、IL-6等细胞因子可以导致内皮细胞活化、脂肪酶受抑制及凝血异常。总之,T细胞和分化完好的巨噬细胞的增生和过度活化是HLH发病的基础,持续的过度增生及细胞因子短期内的瀑布样释放,导致HLH的临床特征和实验室改变:IFN-γ、TNFα、IL-1β和FasL都可导致患者正常组织细胞凋亡,使器官组织损伤,造成发热、肝功能异常;炎症反应中异常扩增的淋巴细胞和巨噬细胞浸润肝、脾、淋巴结、骨髓及中枢神经系统等脏器,导致组织损伤及肝脾淋巴结肿大;高水平TNF-α、IL-1、IL-6等可致内皮细胞活化,造成脂肪酶活性受抑导致高甘油三酯血症(其本质是脂多糖类扩增以净化TNF-α)及持续高热;高浓度的TNFα和IFN-γ及血清中造血祖细胞增殖的抑制性物质,致骨髓内粒系和红系前体细胞及巨核细胞进行性减少和噬血现象造成血细胞减少症;由于巨噬细胞分泌高水平纤维蛋白溶酶原活化因子造成血浆纤维蛋白溶酶增加,裂解纤维蛋白原致低纤维蛋白原血症,此时即使血浆纤维蛋白水平正常,纤维蛋白裂解产物(D-二聚体)也会增加;TNF-α水平增加与凝血功能紊乱有极大的相关性;血清铁蛋白由活化巨噬细胞分泌,是该病活动的一项易于检测的标记;sCD25和β2微球蛋白则由活化淋巴细胞产生,sCD25升高,预示预后不佳。sCD25过度增高与IL-2可成为抑制正常免疫反应的"阻断因子",导致继发性免疫缺陷状态。

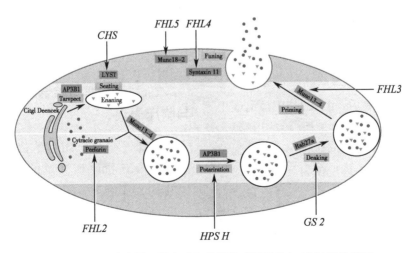

图9-5-1 细胞毒性颗粒合成和分泌模式图及其与HLH相关基因

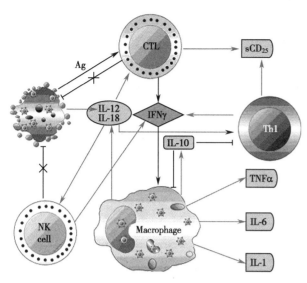

图 9-5-2　HLH 的细胞因子风暴模式图

在继发性 HLH，多有感染因素，感染也是 FHLH 发病诱因，可见感染在 HLH 发病机制中发挥重要作用。约半数以上与 EB 病毒感染相关。感染病原体不仅是一个触发扳机，还可能参与靶细胞免疫逃逸，诱发免疫细胞凋亡异常等复杂的病理过程。感染可能导致机体细胞免疫调节系统失控，Th1 与 Th2 细胞比例失衡，Th1 细胞过度活化，并分泌大量 IFN-γ、GM-CSF、IL-6 等细胞因子，活化细胞毒性 T 细胞（CD8⁺ 细胞）和巨噬细胞。有关感染引发的分子免疫病理改变的典型例子是 EB 病毒感染时，EB 病毒核心抗原 mRNA 的内部核糖体进入位点发生单碱基突变，并在翻译水平影响了 EB 病毒核心抗原基因的表达，使 EB 病毒感染的细胞有增殖优势，并导致这些细胞永生化，从而发展为 HLH 等致死性淋巴组织增生性疾病。EB 病毒感染后 EB 病毒潜伏膜蛋白 1 可抑制 SAP（SLAM 相关蛋白）的表达，并上调 Th1 细胞因子，在转录水平抑制了 SAP/SH2D1A（一种在 T 细胞和 NK 细胞中表达的含有 SH2 结构域的小分子蛋白）的表达，并活化下游的 ERK 分子和 IFN-γ。EB 病毒感染引起 LMP-1 介导的 SAP 表达抑制，并导致 T 细胞显著活化，Th1 细胞因子分泌增加而导致 HLH（而肿瘤中较多见的为 T 细胞型恶性淋巴瘤相关 HLH，可能因为肿瘤性 T 细胞因子异常分泌，刺激巨噬细胞增生及吞噬活动，加上 TNF-α、IFN-γ 等细胞因子及随后的巨噬细胞诱导的细胞因子释放，从而导致 HLH 发生）。感染在 HLH 发生、发展中的确切作用如何；有

无相对特定的触发不同类型 HLH 的病原体（如 EBV）；穿孔素异常仅涉及感染相关，还是涉及各种诱因（如药物）触发的 HLH 都有待研究。

三、噬血细胞综合征基因多态性与免疫异常的研究构想

基于 FHLH 和继发性 HLH 临床表现及免疫病理机制的高度相似性，可推测群体中机体 NK 细胞功能相关基因和 / 或穿孔素相关基因的多态性可能影响各类型继发性 HLH 群体及 HLH 的易感性及严重程度。根据对 FHLH 的研究发现，表 9-5-2 归纳了 HLH 的有关基因缺陷，完全可借鉴 FHLH 有关基因改变进行继发性 HLH 的相关基因多态性研究。最早发现与 FHLH 相关的基因缺陷是穿孔素基因突变，该基因的 3 个外显子翻译合成含 555 个氨基酸的多肽。在外显子区已发现多种基因突变可导致穿孔素活性减低或失活。值得一提的是穿孔素 91 位点处存在丙氨酸（Ala）- 缬氨酸（Val）的变化，252 位点处存在天冬酰胺（Asn）- 丝氨酸（Ser）的变化，这些变化属于基因多态性，人群中有 4%~7%。研究发现以上两个位点的多态性与罹患自身免疫性淋巴细胞增生症密切相关，并有 NK 细胞活性低下及 Fas 功能缺陷等表型。XLP 患者 NK 细胞杀伤功能低下也与该基因突变有关。SOJIA 患者普遍存在 NK 细胞功能紊乱如杀伤活性低下和数目减少，并且同穿孔素水平低下有关，而在类风湿性关节炎患者中 SAP/SH2D1A 表达水平也明显低下。MAS 患者中巨噬细胞不受控制的过度活化可能与机体 NK 细胞杀伤功能缺陷有关。基于 JIA 及 / 或 MAS 与遗传性 HLH 的临床表现、免疫细胞、免疫分子紊乱的高度相似性，可以认为调节 NK 细胞功能的一些相关基因多态性与 JIA 及 / 或 MAS 的易感性及严重程度有关。NK 细胞杀伤作用受抑制性（如 KIR、LIR）、刺激性（MHC-I）和裂解性受体（NKp30、NKp44、NKp46、CD16）调节，同穿孔素和 Fas 功能密切相关。现已发现 KIR、HLA、死亡受体、CD16、穿孔素基因的多态性同自身免疫性疾病密切相关，其中一些基因的多态性已证实同 JIA 易感性相关。由基因调控的个体易感水平及免疫反应在环境因素的作用下，可呈现不同的临床表型及进展。反复病毒感染

表 9-5-2　HLH 的遗传缺陷

疾病	染色体定位	相关基因	基因功能
FHLH-1	9q21.3-22	未知	未知
FHLH-2	10q21-22	RPF1	诱导凋亡
FHLH-3	17q25	UNC13D	囊泡引导,胞吐
FHLH-4	6q24	STX11	运输囊泡,胞膜融合
FHLH-5	未知	STXBP2	运输囊泡,胞膜融合
GS-2	15q21	RAB27A	运输囊泡,停靠
CHS-1	1q42.1-42.2	LYST	运输囊泡
XLP	Xq25	SH2D1A	信号转导和淋巴细胞活化

或药物作用可致 NK 细胞功能紊乱持续或更为严重,而严重的 NK 细胞功能缺陷又促进了 T 细胞和单核 / 巨噬细胞的组织浸润,从而加重 MAS 的病理改变及进展,故 JIA 及 / 或 MAS 的严重程度也可能同这些基因多态性有关。已有研究证实类风湿患者对感染等应激反应与健康人群不同,表现为过度的促炎症因子所导致的严重炎症反应。HLH 不是一种单一病因的疾病,而是一组病因及发病机制错综复杂而临床表现类似的综合征。目前国内已开展相关 HLH 基因的检测,已证实许多继发性 HLH 患者有杂合子改变或多态性家族性 HLH 基因,但其许多分子学基础及其发病机制尚未完全阐明,诊断方法也还是排除性的。应采用基因组学手段及二代测序技术,继续深入候选基因(与 FHLH 及自身免疫性疾病相关已知的基因)的探索性研究。

四、噬血细胞综合征诊断指南解读

(一)HLH 的诊断标准

目前未有某些或单一的临床特征可作为诊断的基石。由于 HLH 属于异质同象性疾病,FHLH 与继发性 HLH 或继发性范畴中不同类型 HLH 既有共性又有异质性,因基础疾病或诱因的特殊性,其临床表现和实验室检查又有自身的特点。目前主要采用以临床表现为主,结合实验室检查和组织中发现噬血细胞为主诊断 HLH。国际 HLH 组织(1994)的通用诊断标准为:①发热超过 1 周,热峰≥38.5℃;②肝脾肿大伴血细胞减少,累及≥2 个细胞系,骨髓增生减少或增生异常;③肝功能异常,血乳酸脱氢酶(LDH)≥1 000U/L,凝血功能障碍,血纤维蛋白原≤1.5g/L,伴高铁蛋白血症≥1 000μg/L 或≥正常加 3SD;④噬血细胞占骨髓有核细胞≥3%,或 / 和累及骨髓、肝、脾、淋巴结及中枢神经系统的组织学改变。FHLH 患儿的诊断为:符合以上所有诊断标准,有 HLH 的家族史,或有 FHLH 的遗传学(隐性遗传)证据。临床资料显示少数不典型病例不能完全符合上述标准,如主要为脑膜受累及新生儿期发病者,其发热可能不明显。同样,血细胞减少、高甘油三酯血症及低纤维蛋白原血症的表现也决定于内脏受累的严重性,有些患儿上述表现可能晚期才出现。患儿早期可以无脾大,甚至没有噬血细胞现象。不能凭一次骨髓检查做出结论,而应不断复查,以便发现噬血细胞现象。通过近 10 年的研究,2004 年 HLH 协作组再次制定了新的诊断指南。该诊断标准主要将可溶性 IL-2 受体(sIL-2R)升高(≥2 400U/ml)、NK 细胞减少或功能低下以及高甘油三酯血症(≥3.0mmol/L)等纳入诊断,在 8 项指标中,满足 5 项即可确诊,这样可缩短诊断时间,及时治疗,以获得更好的疗效。

HLH 诊断标准在应用中一直受到质疑,因为缺乏特异性诊断标准,还有一些诊断指标值得商榷:

1. **高铁蛋白血症程度**　HLH 患者最高水平为 15 830g/ml(994~189 721 g/ml),病毒相关者为 1 120g/ml(535~6 230g/ml),细菌感染相关 LHL 为 972g/ml(523~7 508g/ml),自身免疫性疾病相关 HLH 为 1 356g/ml(512~16 367g/ml)。超过 10 000g/ml 对诊断 HLH 的敏感度是 90%,特异性为 96%。有学者推荐血清铁蛋白可以作为鉴别

疑似 HLH 病例的手段。但有些确诊患者仅略高于正常铁蛋白水平。

2. sIL-2R（sCD25）水平　主要反映 T 细胞活化程度,特异性高,是诊断 HLH 有意义指标,极高的水平只与 HLH 相对应。

3. 噬血现象　是巨噬细胞被激活的一个标志（sCD163 也是激活巨噬细胞标记之一）不具有敏感性和特异性,仅提示需开始支持治疗。

4. NK 细胞功能　非常弱的 NK 细胞功能有助于诊断 HLH（特定实验室检测）,但严重的 FHLH 患者细胞功能也可能正常。

因此,有些已达到 5 条标准的患者也未必是 HLH,而有些患者即使达不到 5 条标准也应考虑诊断为 HLH（在诊断 HLH 时需考虑患者整个临床表现）。目前在新修订的诊断标准中着重至关重要的免疫病理学证据:①肝功能不全（尤其肝门三体炎）,在血细胞减少和出血时并消耗性凝血障碍、中枢神经系统功能障碍、呼吸和肾衰竭;②有益于诊断的临床检验结果,还包括高结合胆红素血症（组织细胞易累及胆管）、转氨酶升高（少有不高者,儿童病例约有 33% 肝衰竭）、低蛋白血症、低钠血症、高 D- 二聚体和脑脊液细胞增多;③持续消耗的证据,如较差的输血反应,有助区分 HLH 诱导的血细胞减少同其他非 HLH 造成的全血细胞减少。

（二）MAS 的诊断标准

目前仍无统一的诊断标准,多参照 Ravelli 基于 SOJIA 的临床及实验室制定的 MAS 初步诊断指南。如果患儿具备 2 项或以上实验室指标或具备 2 项或多项临床/实验室指标,即可诊断 MAS。川崎病、SLE、皮肌炎等其他风湿性疾病并发 MAS 的诊断,则主要参照 HLH 诊断标准。MAS 与 HLH 的主要区别点如下:

1. MAS 可发生于任何年龄,无家族史,而原发性 HLH 绝大多数发病年龄小于 1 岁,且有家族史。

2. MAS 一定有活动期风湿病作为基础疾病。

3. MAS 临床表现轻重不等,轻者仅表现为持续发热,相对血细胞数下降,伴或不伴凝血功能障碍;重症 MAS 则病情进展更急剧,常起病突然,短期内即可发生抽搐昏迷导致患儿死亡,中枢神经功能紊乱是 MAS 诊断的主要临床指标之一。

4. MAS 临床表现以肝脏肿大（≥3cm）为突出特点,而 HLH 诊断则脾脏肿大为主要条件。

5. MAS 的出血症状,以及血小板减少,凝血酶原时间（PT）、白陶土部分凝血活酶时间（KPTT）延长,低纤维蛋白原血症常较 HLH 更明显。

6. SOJIA 并发 MAS 时血白细胞（WBC）、血小板（PLT）以及红细胞沉降率（ESR）可处于正常范围,甚至暂时高出正常范围;但相对于基础状况（SOJIA 活动期常表现为 WBC、PLT 和 ESR 增高）已明显降低,认识此变化特点有利于 MAS 的早期诊断和干预。HLH 诊断标准中规定中性粒细胞数（ANC）<1×10⁹/L、PLT<100×10⁹/L、纤维蛋白原（Fi）<1.5g/L。而 MAS 初步诊断指南中界定标准为 PLT≤262×10⁹/L、WBC≤4×10⁹/L、纤维蛋白原≤2.5g/L。

7. 高血清铁蛋白（SF）及 LDH（>1 000U/L）是诊断 MAS 更敏感的指标。在 MAS 急性期,大多数患儿 SF 显著增高可 >10 000μg/L,有学者建议将 SF>1 000μg/L 作为 SOJIA 并发 MAS 实验室诊断的参考指标。而 HLH 诊断标准中 SF>500μg/L 即视为有意义的诊断指标。应注意的是,SOJIA 活动期在没有并发 MAS 时,多数患儿的 SF>500μg/L。

8. MAS 的骨髓噬血现象则较 HLH 少见,骨髓细胞学检查仅在可疑 MAS 时进行,无骨髓噬血现象不能排除 MAS。

9. 早期强有力的免疫抑制剂治疗对多数 MAS 患儿有较好疗效,只要注意控制基础疾病活动,可有效预防 MAS 复发。

（三）HLH 临床严重程度分层探索

继发性 HLH（secondary HLH, sHLH）发病的免疫基础是一致的,但免疫紊乱程度不一,引起机体组织器官免疫病理损伤的严重程度及广泛程度有差异,引起临床病情轻重程度有不同,按国际的 HLH-2004 方案治疗反应不一。Imashuku 等对 EBV-HLH 严重程度进行了分层（表 9-5-3）,将 HLH 按病情轻重分为轻型、中间型、重型三组,中国儿童组织细胞病协作组草拟了 HLH-2018 方案（CCHG-HLH-2018）（表 9-5-4）,以提高治疗效果。

表 9-5-3 EBV-HLH 严重程度分型

临床特征	轻型	中间型	重型
临床进程	稳定	缓慢进展	恶化
凝血功能异常	无	轻微	严重
黄疸	无	无	有
毛细血管渗漏综合征	无	轻微	严重
肾衰竭 /CNS 病变	无	无	有
血细胞减少			
血红蛋白 /（g/dl）	>9.0	7.0~9.0	<7.0
血小板数 /（×10⁹/L）	>100	50~100	<50
ANC/（×10⁹/L）	>1.0	0.5~1.0	<0.5
骨髓	细胞无减少	轻度细胞减低	细胞减低
实验室数据			
AST，ALT/（U/L）	<300	300~800	>800
LDH/（U/L）	<2 000	2 000~5 000	>5 000
血清铁蛋白 /（ng/ml）	<3 000	3 000~10 000	>10 000
sIL-2R	<3 000	3 000~10 000	>10 000

表 9-5-4 HLH 患儿分层诊断标准（CCHG-HLH-2018）

项目	分组	
	低危	高危
临床表现	稳定	进展
肝或脾肿大	无或轻度	中、重度
活动性出血	无	有
CNS 症状	无	有
血常规		
Hb/（g/L）	≥80	<80
ANC/（×10⁹/L）	≥0.5	<0.5
PLT/（×10⁹/L）	≥50	<50
其他实验室检查		
纤维蛋白原（Fib）/（g/L）	≥1.0	<1.0
ALT/AST/（U/L）	≤10 倍	>10 倍
LDH/（U/L）	≤1 000	>1 000
sCD25/（U/L）	≤15 000（或 2 倍）	>15 000（或 2 倍）
铁蛋白 /（ng/ml）	≤2 000	>2 000
IFN-γ/ 或 IL-10/（ng/ml）	≤20（或 10 倍）	>20（或 10 倍）
白蛋白 /（g/L）	≥26	<26
BUN/Cr	正常	升高（除外入量不足）
CSF	正常	HLH 相关异常
头颅 MRI	正常	HLH 相关异常

注：

1）符合高危指标 3 条以上或 CNS 受累进入高危组

2）CNS 受累，以下 3 项满足其一：①临床表现为嗜睡、烦躁、抽搐、昏迷及神经定位体征等；②实验室检查异常，CSF 蛋白升高、白细胞升高以淋巴为主、可见吞噬细胞，三者满足其一；③头颅 MRI 异常

五、噬血细胞综合征治疗策略

(一) 治疗 HLH 的病理基础

巨噬细胞和 NK/T 细胞的异常免疫活化造成的细胞因子风暴是 HLH 发病和死亡的主要原因。HLH 治疗依据主要涉及以下病理基础：①异常活化/增殖免疫细胞（巨噬细胞及 CD8⁺T 细胞）；②细胞因子风暴（高炎症反应），包括凝血障碍和器官功能衰竭；③sHLH 经治疗达 CR 后，NK/T 细胞免疫功能基本恢复正常；④药物性免疫紊乱的机会性感染。发病 4 周内能否获得正确的治疗与预后关系密切。为此，治疗策略是：尽早阻断巨噬细胞/CD8⁺T 细胞活化增殖及细胞因子风暴，消除免疫病理损伤；恢复正常免疫功能，防止药物性免疫紊乱及骨髓抑制毒性，减少继发性感染为目标。应遵循及时、分层、综合治疗的原则。

(二) 选用药物的药理作用机制

选用以下针对上述病理基础的药物：

1. **VP16** 为细胞毒类药物，对单核巨噬细胞的选择性最强，能诱导细胞凋亡。可抑制 EBV 复制及 EBV 核抗原（EBNA）的合成，是治疗 HLH 的首选和关键药物。VM26 作用强度为 VP16 的 5~10 倍，可用于严重或难治性 HLH，特别是 EBV-HLH。日本统计 11 例 VP16 相关治疗相关性 AML（t-AML）的 HLH 病例，7 例 VP16 的总剂量超过 3 000mg/m²，故 VP16 的总剂量不应超过 3 000mg/m²。

2. **糖皮质激素** 可杀伤淋巴细胞，减轻细胞因子的释放和抑制巨噬细胞对血细胞的吞噬，诱导抗原呈递细胞分化，在充分抗感染的同时尽早给予。因地塞米松（Dex）可透过血脑屏障，故更推荐用于 FHLH。中症至重症者必要时可用甲泼尼龙冲击 3 天。

3. **CsA** 对活化的 T 细胞有明显抑制作用，从而抑制 Th1 细胞合成细胞因子，还可抑制活化的单核巨噬细胞系统和 NK 细胞的活化。早期应静脉给药以期迅速达到有效治疗浓度。单药可用于维持阶段和儿童 MAS。

4. **大剂量静脉注射免疫球蛋白（IVIg）** 可封闭细胞因子、病原体，减轻细胞因子大量释放所引起的器官损伤。与化疗药物联用及血清铁蛋白升高 1 周内应用才有效。

5. 持续血液滤过加血浆置换或换血疗法，可去除细胞因子及乳酸。

6. **抗胸腺或淋巴细胞单抗及抗细胞因子抗体** 包括 ATG、抗 CD52 单抗 - 阿仑珠单抗（alemtuzumab，可抑制 T 细胞和组织细胞）、IL-1 拮抗剂（anakinra）、TNF-α 单抗（infliximab，英夫利西）、抗 CD25 单抗（daclizumab）等。

(三) 治疗方案的选择

治疗原则：①尽早诊断，早治疗，大大降低死亡率；②个体化、分层治疗；③阻断 HLH 失控的淋巴/巨噬细胞活化及细胞因子风暴，免疫抑制和促凋亡化疗；④去除病因。

1. **初始治疗** 目前阻断 HLH 失控的淋巴巨噬细胞活化及细胞因子风暴的常规治疗方案仍是 HLH-94 方案。该方案主要由依托泊苷（VP16）、地塞米松（Dex）、环孢素 A（CsA）组成。曾经国际组织细胞协会提出了 HLH-2004 诊断和治疗方案，其治疗方案与 1994 相比主要是将免疫抑制治疗提前，在开始诱导缓解治疗时即开始使用 CsA，经过 10 余年的验证，并不能提高 HLH 患者的生存率（54% vs 62%，p=0.15）。因此，国际组织细胞协会 HLH 指导委员会于 2017 年在新加坡年会时讨论决定，HLH 的诊断仍然依据 HLH-2004 方案，但将 HLH-94 方案作为需要应用 VP16 治疗的 HLH 的标准治疗方案。

2. **挽救性（二线）治疗** 对初始 4 周治疗反应差者（难治性）及复发性 HLH，需选用二线药物：①大剂量皮质激素和/或抗 CD52 抗体冲击治疗；②VM26 替代 V16 或加入抗胸腺细胞球蛋白（ATG），有报道 ATG 作为一线治疗一个疗程缓解率达 82%，作为二线用药也有 50% 的缓解率；③IL-1 拮抗剂（anakinra）、抗 TNF-α 的单克隆抗体（依那西普）、抗 CD25 抗体（daclizumab，etanercept）或氟达拉宾（fludarabine）等都有成功使用的报道；④免疫吸附，当患者处于严重的多脏器损伤危及生命时或为婴幼儿时，选择恰当的免疫净化疗法清除免疫级联反应过程中的免疫损伤性炎症性细胞因子，有益于改善严重肝损害及凝血障碍，为此采用 HLH 正规方案加连续血液净化再联合血浆置换或换血治疗 HLH 或 MAS 获得成功；⑤造血干细胞移植，除 MAS 外，所有类型的 HLH 初始治疗无需区分原发性还是继发性均用同一方案治疗，以免延误治疗时机。原发性 HLH 最终需 HSCT，因此，开始同时送检 HLH 基因，虽然未检测出已知相关基因，仍有可能存在迄今未知的遗传缺陷。因此，复发或难治性 HLH，可能存在某种基因缺陷，在病情控制后，应选择造血干细胞移植；临床上对免疫抑制治疗有反应，但是 EBV 滴度持续高表达的患者，应严密观察，必要时进行造血干细胞移植。慢性活动性 EB 病毒感染（CAEBV）的移植效果较 EBV-HLH 差。

3. EBV-HLH 治疗 ①试用单激素治疗，轻至中型患儿可能有效，若对治疗未迅速起效或进展，需在 24~48 小时内转入正规的基础方案治疗；②清除 EBV 的附加治疗：应用利妥昔单抗消除增殖的 B 细胞或阿仑珠单抗消除增殖的 T 细胞和 NK 细胞。

4. MAS 的治疗 ①单用皮质激素或以甲泼尼龙冲击加 CsA 治疗（国内有报道治愈率达 92.9%）和／或 IVIg；②抗因子抗体治疗：包括抗 TNF-α、IL-1、IL-6 抗体对有些 MAS 有效，但也可诱发 MAS。

5. 肿瘤相关 -HLH 的治疗 儿童肿瘤相关 -HLH（MA-HLH）常与浸润皮肤的间变性和非间变性外周 T 细胞淋巴瘤和白血病有关（包括急性单核细胞白血病），前 B 和 T-ALL 疗程中或之后可发生 HLH，或 ALL 首发症状为 HLH。这些患儿需要 HLH 特异性和恶性肿瘤特异性治疗。若发生在肿瘤治疗之前则应按肿瘤类型尽早开始化疗，若发生在肿瘤缓解之后，应停止抗肿瘤治疗，同时抗感染，加用 Dex 及 VP16。如果是在应用免疫抑制剂时发生的 HLH，则应停用免疫抑制剂。

6. 病因治疗 病因治疗对治疗效果的巩固非常重要。如能发现病原微生物，则应及时应用有效的抗微生物治疗。对细菌感染者使用敏感抗生素；真菌感染也需根据感染种类选择相应的抗真菌药物；原虫感染使用抗原虫药物；病毒感染可试选用阿昔洛韦、更昔洛韦、干扰素等。对于 EBV 感染无论是阿昔洛韦或更昔洛韦都难取得满意疗效。对于 EBV 相关 T/NK-LPD、CAEBV、难治性或反复复发的 EBV-HLH 病例可试予 EBV 特异性 CTL 或 EBV 疫苗治疗。

临床上有些 HLH 患者存在自然缓解的可能，大多数为继发性 HLH 患者和轻症病例，在疗程中应依病情、治疗反应、药物的毒副作用及生化指标的消长等调节用药及疗程。但严重者则可迅速死亡。

未经治疗的 FHLH 患者存活期约 2 个月，死亡多因出血、感染、器官功能衰竭或弥散性血管内凝血，化疗后进行造血干细胞移植治愈率可超过 50%。感染相关性 HLH 中由细菌引起者预后较好。病毒所致者，其病死率在 50% 左右，其中 EBV 所致者预后最差，早年总死亡率达 70% 以上，发病早期死亡率 14.1%，主要死因为出血与感染。近年采用包括造血干细胞移植在内的挽救治疗，预后得到极大改善，3 年、5 年 EFS 均达 82%。1 岁以下患者，预后极差，死亡率为 31%。

总之，人们对 HLH 认识近年逐渐加深，但仍需加强发病机制研究，特别是相关基因多态性、易感性、触发因子及免疫病理等，以阐明其本质；完善诊断标准及临床危险度分层，寻找更有效药物，完善个体化治疗方案，以提高疗效，降低死亡率。

第六节 造血干细胞移植的现状和挑战

造血干细胞移植（hematopoietic stem cell transplantation, HSCT）是患者经大剂量放疗和／或化疗或其他强免疫抑制剂预处理后，"摧毁"了患者（受体）造血免疫功能，再将移植物（骨髓、外周血或脐血造血干细胞）输入受体之内，重建其新的正常造血免疫功能，从而达到治愈疾病的治疗方法。移植期间需要积极的支持治疗以助患者度过骨髓衰竭期。

用于临床的造血干细胞来源（供体）有以下几种：①骨髓干细胞（BMT）；②动员的外周血造血干细胞（PBSC）；③脐血造血干细胞（UCB-HCS），据此 HSCT 分为 BMT、PBSCT 和 UCBT。按 HSC 免疫遗传分类分为自体移植、异体同基因和异基因移植。

一、造血干细胞移植的现状

（一）骨髓移植

骨髓移植包括自体骨髓移植和异体骨髓移

植。自体骨髓造血干细胞移植的优点是无供体来源限制、无移植排斥、移植物抗宿主病等并发症轻、移植相关死亡率较低、年龄限制较宽、治疗费用相对较低。目前临床上主要适用于急性白血病、恶性淋巴瘤以及重症贫血等。由于自体骨髓造血干细胞移植后体内存在残留的白血病或少量肿瘤细胞，使得其复发率较高，且体外净化措施无效，因而自体骨髓造血干细胞移植的推广尚需时间。

异体骨髓造血干细胞移植的优点是远期疗效较自体骨髓造血干细胞移植要好，且复发率比自体移植低、并发症少。目前临床上主要适用于急性淋巴细胞白血病、急性髓系白血病、实体瘤、某些异常免疫病、再生障碍性贫血等的治疗。异体骨髓造血干细胞移植能否成功与供受体间人类白细胞抗原的匹配程度密切相关，供受体间人类白细胞抗原相同的移植失败率为7%，1个位点不同的达9%，2个位点不同的达21%。

（二）外周血造血干细胞移植

研究表明，来自正常人骨髓、脐带血及经动员的外周血造血干细胞中，CD34$^+$细胞含量的情况是：外周血占3.7%，明显高于骨髓中的1.48%和脐带血中的1.13%。因此，目前用IL-3、IL-6等细胞因子动员的外周血造血干细胞移植方法已取代了最初采用的骨髓造血干细胞移植方法。外周血造血干细胞移植包括自体外周血移植和异体外周血移植。

自体外周血造血干细胞移植的优点是采集方便，易获得；并发症少，植入率高，造血及免疫功能恢复快，移植相关死亡率低，费用低；对已有骨髓浸润或盆腔照射史者更加适用。目前临床上主要适用于急性白血病、慢性粒细胞白血病以及其他一些实体瘤的治疗。由于移植物中仍可能含有少量肿瘤细胞，其自体移植后复发率仍较高，使得其应用受到很大限制。

异体外周血造血干细胞移植的优点是去除了T细胞，可以减少移植物抗宿主病发生率，减弱重度程度，提高人类白细胞抗原2或3个位点不合间的植入率；可以净化残余肿瘤细胞，去除异常免疫细胞，减少术后复发，因而可用于治疗难治性自身免疫病。目前临床上主要适用于各类白血病和恶性淋巴瘤，以及其他一些实体瘤。缺点是采集周期长，慢性植物抗宿主病发生率高，且程度较重，影响其疗效；治疗费用相对较高等。

（三）脐血造血干细胞移植

随着脐血库在全世界范围内的建立和脐血库存量的增加，近年非血缘脐血移植得到了较快的发展，目前脐血移植的病例以非血缘移植为主。与非血缘骨髓移植相比，脐血移植具有以下优点：①脐血来源丰富；②采集方便，对产妇和胎儿无任何损害；③与非血缘骨髓库不同，脐血是以实物的形式保存，不会被供者拒绝；④寻找HLA相合脐血所需时间短，可根据患者需要及时进行移植；⑤脐血中免疫细胞不成熟，移植后急、慢性GVHD的发生率低且严重程度较轻，可耐受较大的HLA差异，故脐血库较骨髓库需要较少的供者；⑥脐血中各种病毒感染的机会较小，移植后病毒性疾病发生率低。

脐血移植的不足之处：①脐血量有限，细胞数量少，成人脐血移植有一定的限制；②具有潜在过继遗传性疾病的可能；③如移植失败，无备用骨髓或外周血干细胞进行再次移植；④对恶性血液病患者，亦不能进行淋巴细胞输注；⑤造血重建的时间较长，感染、出血的发生概率较大。

（四）造血干细胞移植技术现状

1. 感染诊疗技术 全环境保护及预防措施在一定程度上减少了移植后的感染发生率，诊断技术如CT、半乳甘露聚糖（GM）试验的发展、新型抗生素的推出，以及经验性治疗的早期应用等，显著降低了感染的病死率，而科学、实用的指南的出台使得诊治过程更加规范合理。同时也认识到一些非感染性疾病，尤其是免疫相关性疾病，其临床表现可以与感染性疾病类似，临床实践中应重视鉴别诊断。

2. 移植物抗宿主病（graft versus host disease, GVHD）的防治 有效的预防手段控制急性GVHD的发生和严重程度，一旦发生了急性GVHD，治疗手段也更加有效。在GVHD的诊断方面，除了依然以临床表现为基础，重视病理结果外，新的实验室指标使GVHD早预测、早诊断成为可能。

3. 移植后复发的防治 移植物抗白血病（graft versus leukemia, GVL）效应是HSCT根治白血病的最主要机制，因此移植后对于复发的防治主要在于加强GVL。供者淋巴细胞输注（DLI）

是最常采用的一种措施,为了尽可能地将 GVHD 和 GVL 分离,可以采取选择性 CD4$^+$ 细胞输注,或控制淋巴细胞输注的数量等。

二、造血干细胞移植的挑战

(一)儿童造血干细胞移植的适应证

儿童恶性血液病移植适应证的掌握在儿科中心与成人中心有区别。恶性血液病是儿童时期最常见的疾病种类,其中急性淋巴细胞白血病又占了绝大部分。儿童不是成人的缩小版,在疾病种类上、病理生理上和同一疾病名称下的治疗都有其自身的特点。

近年的研究已经证实,儿童急性淋巴细胞白血病(ALL)的病因构成不同于成人,在初治儿童 ALL 中,高危型仅约占 30%,这与成人 ALL 中高危型达 70% 有本质的区别,因此化疗应是儿童 ALL 的主要治疗方法。急性髓系白血病(AML)的儿童方案与成人也有区别,导致高危 AML 的定义也不完全一致。然而,由于我国地域广阔,各地区经济发展差别大,有相当的地区并不具备儿科移植中心,甚至没有建设儿科血液专科,相当一部分儿童白血病患者散落在三甲综合医院的血液科,将采用后者的方案和供者选择标准。

(二)儿童造血干细胞移植起步晚,大多数中心规模小

我国人口近 14 亿之众,其中 14 岁以下年龄段约 2 亿,相对应的是中国儿科医生缺口近 20 万,与成人血液科相比,中国儿科的移植工作起步晚,大多数移植中心规模小。由于"体量"较小,临床经验的积累周期相对较长,而脐血(UCB)本身的免疫学特性,决定了受者的造血重建和免疫重建较同等条件下的骨髓和外周造血干细胞明显延迟,因此,UCBT 后的移植生活质量管理难度更大。1998 年 1 月,国内首例同胞 UCBT 治疗地贫成功。但 20 余年来,UCBT 在国内并未得到大家的重视和广泛应用,据中华医学会血液学分会 HSCT 协作组统计 2014 年 64 所协作组医院数据,当年 4 418 例 HSCT,UCBT 仅占 2%(即 88 例)。

为了克服儿科移植工作的先天和后天不足,中华医学会儿科学分会血液专业学组于 2009 年首次设立 HSCT 亚专业学组,开展全国范围内的儿科移植多中心登记工作。来自全国 9 个省市、自治区共 14 个移植中心参加了以上工作,提交了自 1998—2012 年 1 052 例儿童恶性血液病和非恶性血液病移植患者资料,统计国内 UCBT 为 205 例(19.49%);同时也显示我国儿科造血干细胞移植病例数呈快速增长的第二阶段始于 2007 年,并且以非血缘 PBSC 为主,这得益于高分辨 HLA 配型技术的推广和中华骨髓库的快速扩容,台湾地区骨髓库向大陆地区的开放。供体细胞来源的可选择性使 UCB 成为儿科移植的二线选择。

(三)预处理方案和移植物抗宿主病预防急需优化

儿童,尤其是低体重者,在供体寻找过程中,脐血是具有天然优势的。根据 HLA 配型相合度的不同,建议每千克受体体重获得 UCB 总有核细胞数(TNC)和 CD34$^+$ 细胞有一定的规律。但是植入成功,除了供者细胞数和 CD34$^+$ 细胞等造血干细胞指标外,移植预处理方案是否合理,是否符合供者细胞生物学特点同样非常重要。

尽管多中心数据显示非血缘外周血造血干细胞供者和 UCB 对同胞 UCBT 治疗 AML 的临床疗效无差异,但以采用抗胸腺细胞球蛋白(ATG)与否的预处理方案比较高危/进展儿童恶性血液病 UCBT 疗效有差异:不含 ATG 的预处理方案在 UCBT 的术后管理明显有优势。UCB 的生物学特性为细胞相对"原始"(naive),T 细胞活化水平相对较低,明显不同于骨髓和外周血来源的造血干细胞,因此,在 UCBT 的移植物抗宿主病(GVHD)预防也不同于骨髓移植和外周血干细胞移植。

(四)新的免疫耐受、免疫治疗理论的产生及应用

非去 T 细胞的 HLA 不合 HSCT 的成功、DLI 新方案的应用在某种程度对传统免疫耐受理论形成冲击,也产生新的 HSCT 模型,这有助于免疫耐受、免疫治疗的研究。深入研究其潜在的机制,如 GVHD 和 GVL。效应分离的细胞学机制,有可能产生新的理论或方法,使现有 HSCT 模式发生革命性改变,从而使 HSCT 变得操作上更简单、可控,疗效更为稳定。另一方面,加强 HLA 配型的研究,寻找允许/不允许错配,扩大供者范围,提高移植成功率,在 GVHD 与 GVL 之间以及供者性别、年龄之间获得最优供者。

（五）多学科联合诊治模式有待加强

造血干细胞移植工作需要一个有相当工作经验的团队，对患者进行移植的诊断、身体状况的评估（尤其是化疗相关合并症）、移植过程感染的防治以及移植后 GVHD 的防治等，移植后管理水平高低，直接关系到受者无事件生存率。然而在国内，许多中心仍是个人管理为主，或者虽然是小组管理，但管理者的背景较单一，要建立定期的会诊、多学科诊治制度（包括临床专家、微生物学、影像学、病理学等专家，甚至心理医生）开展精细化管理是现代医疗的客观要求。

（许吕宏　方建培）

参 考 文 献

［1］方建培. 儿科学. 4 版. 北京：人民卫生出版社，2018

［2］中华医学会儿科学分会血液学组，《中华儿科杂志》编辑委员会. 重型 β 地中海贫血的诊断和治疗指南（2017 年版）. 中华儿科杂志，2018，56（10）：724-729

［3］王天有，吴润晖. 儿童免疫性血小板减少症诊疗新进展. 中华实用儿科临床杂志，2016，31（15）：1-5

［4］方拥军，黄婕. 儿童原发性免疫性血小板减少症机制研究. 中华实用儿科临床杂志，2017，32（15）：1-4

［5］Neunert C，Lim W，Crowther M，et al. The American Society of Hematology，2011-evidence-based practice guideline for immune thrombocytopenia. Blood，2011，117（16）：4190-4207

［6］Young NS. Aplastic Anemia. N Engl J Med，2018，379（17）：1643-1656

［7］Becktell K，Berlyne D，Paglinca S，et al. Aplastic Anemia & MDS international Foundation（AA&MDSIF）：Bone Marrow Failure Disease Scientific Symposium 2018. Leuk Res，2019，80：19-25

［8］黄绍良，黄永兰，方建培，等. 儿童再生障碍性贫血临床特点及临床分型探讨. 中国实用儿科杂志，2007，22（10）：764-766

［9］Samarasinghe S，Steward C，Hiwarkar P，et al. Excellent outcome of matched unrelated donor transplantation in paediatric aplastic anemia following failure with immunosuppressivetherapy：a 12. United Kingdom multicentre retrospective experience. Br J Haematol，2012，157（3）：339-346

［10］Harms DO，Janka-Schaub GE. Co-operative study group for children acute lymphoblastic leukemia（COALL）：long-term follow-up of trials 82，85，89 and 92. Leukemia，2000，14（12）：2234-2239

［11］顾龙君. 儿童白血病. 北京：人民卫生出版社，2017

［12］Ching-Hon P. 儿童急性白血病生物学特点、危险度分层和治疗的最新进展. 李伟京，译. 中国小儿血液与肿瘤杂志，2012，17（1）：40-45

［13］Elizabeth A. Raetz，Teena Bhatla. 复发急性淋巴细胞白血病的治疗现状. 徐岳一，译. ASH 第 54 届教育专集（上册），2012，121-127

［14］Tang YM，Xu XJ. Advances in hemophagocytic lymphohistiocytosis：pathogenesis，early diagnosis/differential diagnosis，and treatment. The Scientific World J，2011，11：697-708

［15］Imashuku S. Treatment of Epstein-Barr Virus-related Hemophagocytic Lymphohistiocytosis（EBV-HLH）：Update 2010. J Pediatr Hematol Oncol，2011，33（1）：35-39

［16］噬血细胞综合征中国专家联盟，中华医学会儿科学分会血液学组. 噬血细胞综合征诊治中国专家共识. 中华医学杂志，2018，98（2）：91-95

［17］Bergsten E，Horne A，Aricó M，et al. Confirmed efficacy of etoposide and dexamethasone in HLH treatment：long-term results of the cooperative HLH-2004 study. Blood，2017，130（25）：2728-2738

［18］方建培，许吕宏. 中国脐血移植的问题和展望. 中华儿科杂志，2016，54（11）：801-803

［19］史沛杰，方建培. 嵌合抗原受体 T 细胞（CAR-T）疗法在常见儿童肿瘤治疗领域中的作用. 中国小儿血液与肿瘤杂志，2017，22（1）：42-45

第十章　神经系统疾病

第一节　儿童热性惊厥的认识历程与预后评估

热性惊厥（febrile convulsion，FC 或 febrile seizure，FS）是儿童时期最常见的发热诱发的惊厥性疾病，欧洲和北美的患病率为 2%~5%，日本 3.4%~9.3%，国内左启华教授的一项调查显示，我国大陆地区的患病率为 4.4%。作为儿科最常见的惊厥原因，对热性惊厥的认识已有 70 余年的历史，其定义、病因及预后也在不断地完善和系统化。

一、热性惊厥的认识历程

1939 年，Peterman 在 *JAMA* 杂志上发表了对 1 000 例儿童惊厥病因与治疗的统计分析，结果显示除脑炎、脑膜炎及胃肠炎等原因外，有高达 34% 的病例与以呼吸道感染为主的急性感染有关，但导致惊厥的原因尚不清楚；而且，此类呼吸道感染伴有发热的惊厥是 1~36 个月年龄组惊厥的首位原因，可在 3 岁之前不定期发作，3 岁以后类似发作停止，当时将这类发作称之为"发热惊厥（fever convulsion）"，尽管当时对于这部分疾病的确切诊断以及预后并未获得普遍认可，但已形成对热性惊厥认识的雏形。1947 年，Livingston 在儿科学杂志上发表了对 94 例发热惊厥患儿的随访结果，并将这部分疾病称之为"热性惊厥（febrile convulsion，FC）"，该名称一直被沿用至今。但热性惊厥的含义随时代而改变，与癫痫的关系也有进一步的认识。当时有部分医师甚至把脑炎患儿的发热伴惊厥也认为是热性惊厥，Lennox 在当时提出 FC 与癫痫在疾病种类上相似，仅在发作程度上存在差别，FC 患儿很少复发。Peterman 于 1950 年在 *JAMA* 上发表文章，将 FC

定义为"由多种病因所致不同程度的发热在有潜在惊厥风险患儿中诱发的惊厥发作"。虽然大多数的热性惊厥表现为惊厥发作，但有 5% 左右仅有意识丧失、失张力或发绀等非惊厥样表现，因此，多数学者认为热性惊厥使用 febrile seizure 比 febrile convulsion 更为合适。经过近 40 年的认识及争论，Livingston 于 1979 年在儿科学年鉴系统地阐述了热性惊厥的诊断（包括分型）、治疗以及预后，并将热性惊厥和癫痫区分开来，其中某些观点至今仍具有较强的适用价值。

后来人们逐步认识到 FS 具有年龄依赖性，发作主要与发热有关，绝大多数儿童在 6 岁后不再发作，最终转变为癫痫者很少，与癫痫是两种不同的疾病。因此，在国际抗癫痫联盟（ILAE）关于癫痫和癫痫综合征分类中，本病被界定为"与特定情况有关的特殊综合征"，ILAE 分类和学术委员会于 2010 年在其官方杂志 *Epilepsia* 刊发最新的"发作和癫痫分类框架相关术语及概念的修改"报告，此报告中仍沿用以往观点，将热性惊厥划定为"伴癫痫样发作，但习惯上不诊断为癫痫的一个类型"。由此可见，热性惊厥系独特的年龄特异性癫痫发作，不属于癫痫的一个类型，却又与癫痫具有密切的相关性。

二、对热性惊厥及其病因的认识

（一）热性惊厥的定义

年龄、发热、惊厥发作是诊断热性惊厥的三要素，但不同的学者对热性惊厥的定义不同，主要差别在于对发病年龄的界定。如 1980 年美国国立卫生研究院（NIH）提出的 FS 定义为"与发热相关的惊厥发作，多发生于 3 个月 ~5 岁之间的儿童，需排除颅内感染和已知其他疾病引起的惊厥发作。凡是过去曾发生过无热惊厥者，其伴有发热的惊厥亦应排除在热性惊厥之外。热性惊厥与癫痫不同,后者以反复的无热惊厥发作（nonfebrile seizure）为特征"。此定义至今仍被大多数学者接受和沿用。1993 年 ILAE 提出的热性惊厥（febrile seizure, FS）为"1 个月以上儿童与发热性疾病相关的痫性发作,需排除中枢神经系统感染、曾有新生儿惊厥和其他诱因所致惊厥,并除外其他疾病过程中的急性症状性惊厥"。由此看出,除在最小发病年龄的界定上存在差别外,两者大体原则相同。

由于大多数的热性惊厥发生于高热状态,早年国内一直使用高热惊厥的概念,1983 年第一届全国小儿神经学术会议提出《关于高热惊厥诊断和治疗的建议》,所列诊断条件与美国 NIH 的原则相仿,同时将发病时体温定为 38.5℃。热性惊厥流行病学的调查发现,惊厥的发生并不与温度的高低呈直接的正相关,而且国外对热性惊厥的定义也没有诱发惊厥发作温度的限定,因此,2001 年以后,国内也逐渐采用"热性惊厥"这一术语,不再继续使用"高热惊厥"。

（二）对热性惊厥病因的认识

众所周知,儿童时期大脑发育不成熟,惊厥阈值低于成人,更容易出现惊厥发作,因此,既往认为热性惊厥的发生主要与脑发育不成熟直接相关。但这难以解释新生儿或早婴的大脑发育更不成熟,而热性惊厥却更多见于 6 个月到 3 岁的婴幼儿。临床流行病学调查显示:同胞或父母有热性惊厥的儿童,出现热性惊厥的风险比普通人群高 4~5 倍。同卵双生儿中,一个有热性惊厥,则另外一个发生热性惊厥的风险为 70%,而异卵双生子之间的风险为 20% 左右,上述临床现象均有力佐证了遗传因素在热性惊厥发病机制中发挥重要作用。随后有关 FS 遗传学研究成为该领域的热点,并进一步在不同家系中发现与 FS 相关的基因主要为:SRP9、SCN1A 和 SCN9A、ADGRV1、GABRG2、CPA6、GABRB3、PRRT2,以及 21q22 等某些染色体片段。但是上述无论哪一个基因对于热性惊厥患儿来说均无确切的特异性和敏感性,而且,上述某些基因变异除了有 FS 临床表型外,还可出现其他的临床表型,如 Dravet 综合征、Usher 综合征和家族性偏头痛等,提示 FS 存在高度的遗传异质性。至今尚不明确热性惊厥遗传基因遵循哪一种遗传方式,早期有研究认为热性惊厥系常染色体显性遗传、具有不完全的外显率和表现度的单基因病,并与亲代性别存在相关性,可能为一种非典型孟德尔遗传方式,但这并未能解释所有的临床现象;后采用综合分离分析的方法提示热性惊厥有 3 种遗传模式:多基因遗传、常染色体显性遗传和隐性遗传。Johnson 等的研究发现,有多个热性惊厥患者的大家系最符合常染色体显性遗传方式的假设,且伴有不完全的外显率;但是对于一些小的家系来说,多基因遗传模式仍然不能排除。普遍认为,年龄决定热性惊厥遗传基因的外显率,生后 6 个月基因外显率出现,1 岁半达高峰,4 岁以后逐渐下降到最低点,从而出现热性惊厥发作的年龄依赖性。

发热是诊断热性惊厥的另一重要因素,尽管发热往往是体内炎症反应的间接体现,但是热性惊厥的发生只与发热本身相关,引起热性惊厥的发热主要原因为急性上呼吸道感染,少数并发胃肠炎及其他出疹性疾病。但迄今尚不明确发热通过何种途径或方式引发神经元的离子通道的开放,导致惊厥发作。动物实验提示不同品系的未成年鼠都可因高热而诱发惊厥,但诱发惊厥的发热阈值不同,提示遗传背景可能参与这个过程,即本身的遗传背景决定了某些离子通道的开放具有不同的热敏性。对于特定基因研究显示,温度升高可影响神经元表面某些热敏感的突变 GABA 受体亚单位的减少,从而导致神经元的兴奋性增加,产生惊厥。此外,发热过程中产生的炎症因子可以影响神经元的兴奋性。目前无论是从临床流行病学、整体动物实验还是基因水平,都未能完全阐明发热诱发惊厥的具体机制,因此,通过临床遗传学研究进一步筛选相关基因位点,并针对特定基因开展研究,对于进一步阐释 FS 的发病机制将不无裨益。

三、对热性惊厥临床分型及其临床意义的认识

Livingston 随访观察了 498 例热性惊厥患儿,根据临床特征的不同分为 A、B 两组对比分析,A 组首次热性惊厥发作具有如下特征:长时程惊厥（发作时间超过 30 分钟）、局灶性惊厥、有癫痫家族史及 EEG 特异性异常。B 组首次发作为短时程（1~5 分钟）和全面性发作。通过对 A 组

297 例，B 组 201 例的随访发现：A 组有 93% 的患儿转化为癫痫，而 B 组仅有 3%，该作者认为 A 组患者应该是特发性癫痫的首次发作，因发热而诱发，需给予长期抗惊厥药物治疗；B 组为单纯型热性惊厥（simple febrile convulsion），不需要特殊处理。尽管当时对热性惊厥的认识处于初步阶段，其定义尚有模糊性，不可能进行大规模的临床研究及统计学分析，但这为进一步认识热性惊厥的预后与不同临床特征的关系奠定了基础。至 1979 年，Livingston 根据临床表现及预后不同，明确提出将热性惊厥分为两类：单纯型热性惊厥（simple febrile convulsion）和发热诱发的痫性发作（epileptic seizures precipitated by fever），后者也称之为复杂型热性惊厥（complex febrile convulsion），提出单纯型热性惊厥的主要特点是单次发作、发作时间很少会超过 5 分钟、无颅内感染和中毒的临床及实验室证据，体温正常，至少 10 天后行 EEG 检查正常；而复杂型热性惊厥的主要特点则为长时程发作、局灶性发作、发作年龄大于 6 岁，或脑电图有痫性放电。随后部分学者提出短时间内反复发作、发作时体温、癫痫家族史也是热性惊厥分型的依据之一。但迄今为止，普遍认可的热性惊厥分型依据只有发作形式、发作持续时间及 24 小时内发作次数。

根据 1999 年美国儿科学会的建议，单纯型热性惊厥应严格定义，必须具备以下所有的特征：发病限于 6 个月至 5 岁儿童，神经系统发育正常，惊厥发作短暂（少于 15 分钟），并为全面性惊厥发作，在一次发热过程中的 24 小时内仅出现一次发作。中枢神经系统感染导致的发作、既往有非热性惊厥病史，以及有中枢神经系统异常的儿童均不诊断为单纯型热性惊厥。与之相对应，如果具备以下任何一种临床特征，即为复杂型热性惊厥，包括惊厥呈局灶性发作，或 24 小时内可反复发作、持续时间 ≥15 分钟、和 / 或伴有发作后 Todd 麻痹等神经异常，或发作前有神经系统异常。

从以上分类可以看出，惊厥发作持续时间是区别单纯型和复杂型热性惊厥的主要因素之一，但是，区分两者的惊厥持续时间目前并未达成共识。国际抗癫痫联盟流行病学和预后委员会推荐单纯型热性惊厥的发作持续时间界定在 <10 分钟，而有学者认为超过 5 分钟应考虑诊断为复杂

型热性惊厥。Hunmin 等前瞻性随访了 183 例复杂型热性惊厥患儿，随访时间为 2.5~8 年，结果发现，其中有 12% 的患儿发展成癫痫，对比分析发现，癫痫组患儿中有 50% 发作时间超过 10 分钟，而非癫痫组为 28%，两者有统计学意义，但此研究样本量并不足够大。因此，对首次热性惊厥患儿进行大样本前瞻性研究并随访其后续复发和癫痫转归情况，对确立复杂型和单纯型热性惊厥分型的惊厥发作时程至关重要。

四、对热性惊厥相关癫痫综合征的认识

热性惊厥大多数预后较好，且具有病程自限性，然而，部分患儿却存在异常的转归，FS 如出现发作形式改变、发作难于控制及惊厥持续状态、进行性认知障碍等表现，则高度提示 FS 已经在向一些特定的癫痫综合征转化，或热性惊厥可能仅为某些癫痫综合征的首发表现。

目前认为，儿童时期多种癫痫综合征与热性惊厥相关，常见的癫痫综合征主要有：遗传性癫痫伴热性惊厥附加症（genetic epilepsy with febrile seizures plus，GEFS+）、Dravet 综合征、Doose 综合征。

（一）遗传性癫痫伴热性惊厥附加症

遗传性癫痫伴热性惊厥附加症（genetic epilepsy with seizure plus，GEFS+）由全面性癫痫伴热性惊厥附加症（general epilepsy with febrile seizure plus）演化而来。GEFS+ 由澳大利亚 Scheffer 和 Berkovie 于 1997 年首次在国际上报道，是对某个家族疾病群体的称谓，它需要满足至少有两个家庭成员罹患 FS 或热性惊厥附加症（febrile seizures plus，FS+）。但在后续的研究中发现，GEFS+ 在临床上具有显著的遗传异质性和表型异质性，家系中部分患者也有局灶性发作的表现，因此 GEFS+ 又被改为遗传性癫痫伴热性惊厥附加症（genetic epilepsy with febrile seizure plus）。FS+ 是指在 3 月龄以前或 6 岁后发生热性惊厥或在 3 个月至 6 岁龄期间同时出现发热或无热强直阵挛发作。大多数 FS+ 患者智力发育正常，且在青春期之前发作停止。在 GEFS+ 家系中，大多临床表型正常，少数为惊厥患者，其临床表现具有显著异质性，最常见为典型的 FS 和 FS+，分别占 GEFS+ 临床表型的 41% 和 20%，其他少见的表型包括 FS+

伴失神发作、FS+伴肌阵挛发作、FS+伴失张力发作或FS/FS+伴部分性发作；最严重和少见的表型为癫痫性脑病，包括Doose综合征和Dravet综合征。已报道的GEFS+家系中有时也可发现有特发性全面性癫痫（IGE）的表型，如儿童失神癫痫（CAE）和少年肌阵挛癫痫（JME）。

近年来有关GEFS+家系的报道逐渐增多，大多为常染色体显性遗传模式，但在一些散发病例或小家系中也发现多基因遗传、新发突变及常染色隐性遗传模式，其分子遗传学研究也取得了很大进展。现已发现与GEFS+相关的变异基因主要是SCN1A、SCN1B、GABRG2，同时也有STX1B、FGF13、SCN9A等报道。

（二）Dravet综合征

又称婴儿严重肌阵挛癫痫（severe myoclonic epilepsy in infant，SMEI），1978年由Dravet首次报道，1989年ILAE在癫痫和癫痫综合征分类中将其归为兼有全面性和部分性发作的癫痫综合征，至2001年，Engel在癫痫综合征分组中，将其归为癫痫性脑病组，并命名为Dravet综合征，主要由遗传因素致病。Dravet综合征亦为GEFS+最严重的表型，其特征为：1岁内起病，惊厥发作具有热敏性；病初常以全面性或局灶性阵挛发作多见，后逐渐出现多种形式的无热发作，其中以肌阵挛发作常见；随着病程进展伴有智力运动发育倒退；初期EEG多正常，1岁后出现全导棘慢波或多棘慢波，或局灶性及多灶性放电。由于Dravet综合征早期表现为热性惊厥，难以及时诊断，目前认为如果热性惊厥具有以下特点：1岁以内（尤其是6个月内）早发，反复长时程、以阵挛为主的偏侧性发作，具有热敏性（低热及热水澡诱发），临床应高度怀疑Dravet综合征的可能性，如果FS出现后的1~2年内，患儿出现难治性的肌阵挛发作和智力衰退，则诊断几乎可以成立。

随着二代测序的发展，目前Dravet综合征的病因学研究取得了很大进展，70%~80%的患儿为SCN1A突变，其临床表型基本满足Dravet综合征的所有特征，当患儿出现反复的、有热或无热、长时程偏侧阵挛性发作或全面性癫痫持续状态者，建议行SCN1A基因检测。此外，SCN2A、SCN8A、SCN9A、PCDH19、GABRA1、GABRG2、STXBP1等

基因突变也有报道，其临床表型与SCN1A基因变异有所差异，如STXBP1所致者，其脑病症状更加明显，而PCDH19所致者智力受损相对较轻。不同基因变异导致Dravet综合的发病机制不同，其对药物治疗选择的指向性也不一样，如表达于脑抑制神经元上的SCN1A突变导致该钠通道功能降低，丙戊酸、氯巴占、司替戊醇便是治疗SCN1A相关Dravet综合征的经典用药；而由STXBP1基因所致者，则可能对左乙拉西坦有效。因此，基于目前Dravet综合征致病基因存在较大的异质性，尽早建立以基因突变为核心的分类方法，并与传统的综合征分类法相结合，将更加有利于从发病机制、临床表型、治疗选择、预后等多方面系统认识和管理该种疾病。

（三）Doose综合征

Doose综合征又称肌阵挛-站立不能性癫痫（myoclonic-astatic epilepsy），属于特发性全面性癫痫综合征中的一种。通常于2~5岁起病，主要临床表现为：肌阵挛-失张力发作、发作间期脑电图为全脑棘慢波、惊厥发作前神经发育正常、头颅MRI正常。Doose综合征部分患儿首次发作以发热惊厥起病，后出现典型的肌阵挛失张力发作。有研究发现，Doose综合征的特异性脑电图表现可见于其68%的直系亲属成员，这一现象强烈提示Doose综合征与基因变异有关，目前已经在GEFS+家系中的Doose综合征患者上分离出SCN1A基因突变，但是，与Dravet综合征不同，Doose综合征的基因检出率在散发患者中明显偏低。Angione在51例患者中进行了癫痫基因包的检测，仅发现一例可能由SCN1A致病，一例为GABRG2基因突变致病。由于Doose综合征的病因并不清楚，因此，其治疗选择也主要以临床经验为主，一线推荐用药为丙戊酸，其次为苯二氮䓬类、左乙拉西坦、托吡酯、唑尼沙胺及生酮饮食。尽早识别并予有效干预有助于改善预后。

五、热性惊厥的预后及评估

（一）热性惊厥复发与继发癫痫的相关因素

热性惊厥的预后主要与复发及转化为癫痫有关，两者的含义截然不同，在临床实践中必须加以区别。由于热性惊厥与年龄有关，且具有一定的

自限性,因此从远期来看,热性惊厥的不良预后主要与转化为癫痫有关,但从近期来看,其反复复发也需引起重视。

对热性惊厥总体而言,其复发率为30%~40%,无论对于单纯型还是复杂型热性惊厥,其复发因素大致相同,主要包括:起病年龄早,小于18月龄;发作前发热时间短(<1小时);一级亲属有热性惊厥病史;首次发作时体温相对较低。对上述因素进行分析显示,无任何上述危险因素者,其2年复发率为14%;具备1条危险因素者,复发率大于20%;2条危险因素者,复发率大于30%;3条及以上危险因素者,复发率>60%。Pavlidou通过前瞻性随访260例热性惊厥患儿,随访4.3年,结果发现:热性惊厥复发的强有力的预后因素为发病年龄早、阳性热性惊厥家族史及首次惊厥时体温不高。

1987年Annegers等在*NEJM*上发表的一项前瞻性队列研究显示,在对687例FS平均随访18年后发现,在5~7岁,>7~10岁,>10~15岁,>15~25岁,分别有2%、4.5%、5.5%、7%的患儿转化为癫痫。上述数据显示,热性惊厥患儿的癫痫发病率明显高于正常人群,且随着随访时间延长及年龄增长有增高趋势,究其原因,除了部分癫痫是以热性惊厥起病外,热性惊厥也是癫痫的一个危险因素。

关于热性惊厥患儿转化为癫痫的危险因素,目前多数学者的意见一致,主要为以下3项:首次热性惊厥发作前已存在神经系统异常或发育落后;复杂型热性惊厥;一级亲属中存在癫痫患者(非热性惊厥病史)。无上述任何危险因素者(约占60%),7岁时癫痫发生概率为1%;具有1项危险因素者(约占34%)为2%;具有2~3项危险因素者(约占6%)则达10%。由于癫痫诊断是以无热惊厥为主要表现,故有学者认为在惊厥发生之前发热持续时间少于1小时也是其危险因素之一。对单纯型热性惊厥而言,发展成癫痫的发生率为2.4%,略高于正常人群1.4%水平,因此,对于热性惊厥尤其是复杂型热性惊厥需进行全面客观评估,密切随访。除继发癫痫外,对热性惊厥预后的评估还包括以下3项内容:智力下降的风险、热性惊厥复发的风险、死亡的可能性。

(二)单纯型热性惊厥的预后与评估

单纯型热性惊厥预后良好,其本身导致的死亡率未见相关报道。大样本研究也显示单纯型热性惊厥对于患儿的IQ、学习成绩、神经认知及行为异常无显著影响。单纯型热性惊厥再发主要与首发年龄有关,12月龄之前首次发作者,再发风险为50%;生后12个月后首次发作者,再发风险降为30%;发作两次以上单纯型热性惊厥者,再发风险为50%。

就继发癫痫而言,随访到7岁,单纯型热性惊厥患儿与正常人群发病率无显著差异,都在1%左右;但1岁之前有多次惊厥发作患儿,随访到25岁,其癫痫发病率为2.4%,高于正常人群。目前并无病理学证据证实热性惊厥可以造成脑的结构性异常,推测其癫痫发生率升高可能与其遗传背景有关,即热性惊厥患儿大脑本身对痫性发作具有较高的易感性。

美国儿科学会热性惊厥分会于2008年和2011年分别发表了单纯型热性惊厥患儿长程管理临床指南和如何指导单纯型热性惊厥患儿进行合理有效的神经评估。其主要关注点在于抗惊厥药物使用、发热管理以及对于首次发作的热性惊厥患儿应该如何进行合理有效的神经评估。从风险与获益的循证医学角度而言,对于仅有1次或者多次单纯型热性惊厥患儿,不推荐长时程或间歇使用抗惊厥药物(B级证据)。退热剂不能有效防治热性惊厥再发,但可以提高患者舒适度。对于初诊热性惊厥患儿,应该积极寻找发热原因,如有脑膜炎表现或不能除外颅内感染时,应该积极完善腰穿检查。单纯型热性惊厥一般不需要进一步的评估,尤其是脑电图、血清学检查及神经影像学检查。

(三)复杂型热性惊厥的评估

复杂型热性惊厥占整个热性惊厥患儿比例的20%~30%,其预后较单纯型热性惊厥而言,转化为癫痫的风险明显升高,应该对其进行合理评估,并采取必要的干预措施。主要评估手段包括:

1. 神经影像学检查 鉴于长时程热性惊厥和颞叶内侧硬化可能存在的关系,高分辨的头颅MRI可作为常规推荐检查,以发现早期颞叶内侧硬化,一旦发现,应考虑给予抗癫痫治疗,必要时予手术治疗。值得注意的是从热性惊厥到发展成颞叶硬化存在一定的时间窗,在复杂型热性惊厥的急性期予头颅 MRI 检查对于其预后评估的意义有限。

2. **腰椎穿刺** 与单纯型热性惊厥相同,复杂型热性惊厥也需要与颅内感染进行鉴别。美国儿科学会推荐:小于 12 月龄婴儿的脑膜炎临床表现可不典型,对于这部分患儿首次发生复杂型热性惊厥时推荐行腰椎穿刺术;6~12 个月有免疫缺陷或者免疫接种不详的患儿,惊厥发作前使用过抗生素的复杂型热性惊厥患儿,可考虑行腰椎穿刺。而英国皇家内科医师学会和英国儿科学会甚至推荐对于出现如假性脑膜炎或不明原因的嗜睡、激惹或者有其他系统性疾病表现时,均应行腰椎穿刺术。意大利抗癫痫联盟指南委员会特设工作组甚至将腰椎穿刺列为复杂型热性惊厥评估的一级证据。

3. **EEG** 在热性惊厥发作 24 小时之内行 EEG 可见背景活动广泛变慢,此背景慢化可持续至热性惊厥持续状态发作后的第 7 天。在热性惊厥 1 周内尖波、棘慢复合波等异常阵发性放电的发生率为 1.4%~7.5%,而且主要见于复杂型热性惊厥,我国学者报道了 186 例热性惊厥患儿在热性惊厥 10~30 天后的 EEG 变化,结果显示:首次 FC 的 EEG 异常率为 12%,FC 再发 3 次以上的患儿中,其 EEG 异常率高达 35.8%~53.3%,这表明 EEG 与热性惊厥复发之间有一定关系。有研究显示发作间期常规睡眠剥夺脑电图中出现癫痫性放电的热性惊厥患儿,其发展为癫痫的风险较高,应该在专科门诊密切随访,必要时尽早加用抗癫痫药物。2017 年,*Cochrane Database Systematic of Reviews* 评估了 EEG 在预测复杂型 FC 上的价值,将纳入标准设定为平行分组随机对照试验,设置对比分组为:做 EEG 者与未做 EEG 者(EEG 检查时间不限);在发作早期(发作后 1 周之内)行 EEG 和晚期(发作后 1 周至 1 个月之内)行 EEG 者;经过文献检索,有 41 项临床研究纳入筛选,但是,没有一项研究能够满足随机对照试验(RCT)原则,这说明目前 EEG 在预测复杂型热性惊厥复发及转化癫痫风险上的研究存在方法上的偏倚,这也为以后开展系统性研究 EEG 的预测价值指明了方向。

由此可见,EEG 出现的痫性放电与转化为癫痫的风险仍存较大争议,但是由于 Dravet 综合征、Doose 综合征等癫痫综合征早期可以热性惊厥起病,因此,当 FS 患儿出现发作形式改变、神经发育迟滞或倒退倾向时,密切随访 EEG 有助于早期认识某些特定的癫痫综合征,这对于早期治疗和改善预后具有重要意义。

4. **基因检测** 由于 FS 大多预后良好,一般不需要基因检测。当患儿有明确的家族 GEFS+、出现发育落后及发作形式改变、临床怀疑 Dravet 综合征、Doose 综合征等癫痫综合征时,建议尽早行基因检测,指导选药、改善预后。

(四)有关热性惊厥的预防的认识

早在 70 多年前,人们建议一旦诊断 FS,应给予长时间抗惊厥治疗至末次发作和 EEG 正常后 1 年。1947 年,Livingston 观察了 94 例热性惊厥患儿,结果发现是否采用药物长期治疗对防止复发并无明显差别,到 1979 年,Livingston 系统地总结了自己的研究,并结合相关文献报道,明确提出,仅对于发作与体温升高相关性不大的复杂型热性惊厥有长期使用抗惊厥药物指征,间歇用药无效。回顾性来看,这部分预防有效的患者有可能为与发热惊厥相关的癫痫或癫痫综合征。

从循证医学的风险和获益角度,2008 年美国儿科学会已经不再推荐使用任何药物预防惊厥复发。虽然 FS 由发热诱发,但是 20 世纪 90 年代 3 项 RCT 均已经证实口服退热剂未能有效预防 FS 复发,但口服退热剂可以增加患儿舒适度。然而,在一些发作比较频繁的患儿,且家长难以面临再次发作时,可考虑使用间歇用药。其主要指征参考日本学者于 1996 年提出的 FS 处理的共识声明和推荐临床指南建议,日本小儿神经学会在 2015 年进行了更新,提出了间歇性使用地西泮预防 FS 再发的指征为:有 15 分钟及以上长时间发作史者,或有多次 FS 同时合并有以下 2 项或 2 项以上危险因素者:局灶或 24 小时重复发作;发作前有发育落后或神经系统异常;FS 或癫痫家族史;<12 月龄;发热后 24 小时之内出现发作;惊厥时体温 <38℃。此指南主要基于 FS 复发的危险因素及尽量避免诱发惊厥持续状态导致脑损伤而制定。中华医学会儿科学分会神经学组在 2016 年发表的热性惊厥诊断治疗与专家共识中提出可间歇预防治疗的指征:①短时间内频繁惊厥发作(6 个月内≥3 次或 1 年内≥4 次);或②发

生惊厥持续状态,需止惊药物治疗才能终止发作。此外,中华医学会儿科学分会神经学组建议对于热性惊厥持续状态、复杂型 FS 等具有复发或存在继发癫痫高风险的患儿,可考虑长期抗癫痫治疗。日本小儿神经学会仅对于地西泮间歇性预防用药失败的患儿推荐长期使用抗癫痫药物预防惊厥再发。但是,无论是日本的指南还是我国的专家共识,均缺乏强有力的一级证据支持,仍需要大样本的临床 RCT 研究。

Cochrane Database of Systematic Reviews 中 2017 年发表的一篇系统评价中纳入了 30 个随机临床试验,分析了 13 种间歇或长期预防用药预防 FS 复发的疗效,结果显示:间歇使用地西泮可在起始的 4 年之内有效减少 FS 复发,而长程使用苯巴比妥在初始 2 年内有效,两者的副作用发生率分别为 36% 和 30%。而由于发表偏倚,长时程口服丙戊酸的疗效暂时无法确定。作为抗癫痫新药,最近有报道左乙拉西坦可以有效预防复杂型热性惊厥的复发,但尚缺乏大样本及严格设计的临床试验的证实。必须强调的是,对于复杂型热性惊厥,除了在急性期紧急止惊和根据上述标准进行必要的预防用药外,基于其病因的复杂性及可能是某些癫痫综合征的首发表现,必须积极寻找病因,目前获得众多学者共识的是:抗癫痫药物的使用并不能改变复杂型热性惊厥转化为癫痫的风险及其对神经发育的影响,考虑到抗惊厥药物的诸多副作用,长期使用抗癫痫药物对于复杂型热性惊厥患儿而言,风险大于获益,所以长时程预防用药并不被推荐。但对于有 Dravet 综合征和 Doose 综合征初期表现的 FS,可尽早给予丙戊酸治疗并密切随访,必要时完善基因检查,以尽早确诊和减少反复发作造成的脑功能障碍。

(李昕松　蒋莉)

第二节　癫痫与难治性癫痫的病因研究进展

一、癫痫与难治性癫痫

癫痫是由多种病因引起的慢性脑部疾病,以脑神经元过度放电导致反复性、发作性和短暂性的中枢神经系统功能失常为特征,按 2014 年国际抗癫痫联盟(International League Against Epilepsy, ILAE)提出的临床实用定义,只要临床上出现至少 2 次间隔 24 小时以上无诱因(或反射性)的发作;或尽管只有 1 次发作,但在未来 10 年其再发风险与 2 次非诱发性发作后的再发风险相当(至少 60%),均可诊断为癫痫。癫痫是一种世界范围的常见神经系统疾病,其患病率在发达国家、经济转轨国家、发展中国家和不发达国家分别为 5.0‰、6.1‰、7.2‰ 和 11.2‰,估计全球约有 5 000 万癫痫患者,约占全世界疾病总负担的 1%。严重的癫痫发作可能导致脑损伤,引起智力低下、运动障碍等神经系统后遗症,不仅影响患者的生活质量,也导致人口素质的下降。癫痫患者意外死亡或猝死发生率为同龄人群的 2~3 倍,系世界卫生组织全球重点防治的五大神经精神疾病之一。

迄今为止,癫痫的发病机制仍然不清楚,多数学者认为系脑内神经元(包括大脑、丘脑与皮质联系系统及脑干上部)异常同步放电所致发作性神经功能异常。神经元的电活动由各种离子跨膜运动产生。离子进出细胞受到电压门控和配体 - 受体门控离子通道的调节,γ- 氨基丁酸、兴奋性氨基酸等神经递质、调质及受体功能则通过多个环节直接或间接调控这些离子通道。基因表达异常、神经递质或调质功能异常、离子通道异常都能诱导神经元异常放电,从而触发癫痫。因此,控制神经元异常放电是当今治疗癫痫的主要方法。

自 1857 年溴化钾首先应用于治疗癫痫以来,针对癫痫可能致病机制已不断研发出近 20 种抗癫痫药物(antiepileptic drugs, AEDs),主要通过:①改善 γ- 氨基丁酸及其受体的功能;②减少中枢兴奋性氨基酸及其相应受体的功能;③影响离子通道,如抑制钠离子通道、阻滞钙离子通道等;④与突触囊泡蛋白进行选择性的结合;⑤其他受体通路,如 5-HT 受体、褪黑激素受体、P 糖蛋白、辣椒素受体等,进行抗癫痫治疗。尽管如此,目前尚有 20%~30% 的癫痫经抗癫痫药物治疗无效,被称为"药物难治性癫痫"。

国外对难治性癫痫的描述有不同的名称如 "chronic epilepsy" "refractory epilepsy" "intractable epilepsy" "drug resistant epilepsy" "drug nonresponsive epilepsy"，从不同角度反映了难治性癫痫具有慢性、顽固性、难处理性、药物抵抗性以及药物不敏感性的特征。有关药物难治性癫痫的定义至今没有明确的标准，一般认为在诊断正确的前提下，正规使用 2 种以上 AEDs，经足够长的治疗观察，仍不能控制发作，即可认为是药物难治性癫痫。到底需要经过多久的治疗可以诊断难治性癫痫，尚有争议。鉴于儿童大脑尚处于发育时期，长期或反复癫痫发作容易导致脑功能障碍，因此，目前国内普遍认可的儿童难治性癫痫诊断标准为：对于已正确诊断的癫痫患儿，应用正规 AEDs（2 种以上）合理治疗 6 个月 ~1 年，发作仍未能减少 50% 者为儿童难治性癫痫。

二、癫痫的病因诊断演变

在一定程度上说，癫痫是一种由多种因素所导致的临床综合征。针对神经元异常放电并不能控制所有的癫痫发作，提示癫痫病因诊断是癫痫诊断与评估中至关重要的环节，并影响癫痫的疗效和预后。随着神经影像学、分子遗传学、代谢组学及功能神经外科技术的发展，近年来癫痫的病因学研究进展迅速，国际抗癫痫联盟关于癫痫病因学的分类体系因此推陈出新，体现在从 ILAE 1989 年的"特发性、症状性、隐源性"到 2017 年的"结构性、遗传性、代谢性、感染性、免疫性和原因不明"的不断细化。

（一）1989 年 ILAE 病因分类

1. 特发性（idiopathic）癫痫　癫痫常在某特殊年龄段起病，有特征性临床及脑电图表现，诊断标准较明确，具有可疑遗传倾向，无其他明显病因。值得注意的是并非临床上查不到病因就是特发性癫痫。

2. 症状性（symptomatic）癫痫　癫痫由各种明确的或可能的中枢神经系统病变影响大脑结构或功能所致，如局灶性或弥漫性脑部疾病，以及某些系统性疾病导致的癫痫。

3. 隐源性（cryptogenic）癫痫　癫痫可在特殊年龄段起病，无特定临床和脑电图表现；临床表现提示症状性癫痫，但未找到明确病因者。

（二）2010 年 ILAE 病因分类

随着分子遗传学的发展，2010 年 ILAE 将癫痫病因分为"遗传性""结构性 / 代谢性""未知病

因"，替代"特发性""症状性""隐源性"。

1. 遗传性　1989 年的分类中，"特发性"推测有遗传病因。随着分子遗传学的发展，一些癫痫综合征可以做到基因诊断（如用 *SCN1A* 基因对 Dravet 综合征进行诊断），2010 年 ILAE 分类与术语工作组建议使用"遗传性"代替"特发性"。可以归类为遗传性癫痫的癫痫综合征包括儿童失神癫痫、常染色体显性遗传夜发性额叶癫痫和 Dravet 综合征等。而在 1989 年的分类中，Dravet 综合征归类不清。

2. 结构性 / 代谢性　因在设计合理的研究中，已证明有明显的结构性 / 代谢性病变可显著增加发展为癫痫的风险，结构性 / 代谢性分组只是为了区分遗传性概念。结构性病变包括获得性疾病，如卒中、外伤及感染。

3. 未知病因　表明其根本病因仍然未知，其致病核心机制可能有重要的遗传缺陷，或者可能是一种未知病的结果。而"隐源性"一词在 1989 年分类中的定义是"可能为症状性的"，内涵模糊。以"未知"替代"隐源性"，不可否定在这些患者中，仍然存在尚未发现的遗传性病因的可能性。

（三）2017 年 ILAE 病因分类

2017 年 ILAE 病因分类是在 2010 年病因分类的基础上逐步细化及完善，将癫痫病因分为 6 类。

1. 结构性　已证明存在有明确的、显著增加癫痫发生风险的脑结构异常，包括各种获得性疾病，如围产期脑损伤、卒中、外伤及感染；也可能是先天性因素所致脑发育不良，其中也包括遗传因素所致的结构性异常，如结节性硬化、皮质发育畸形等。

在结构性病因中，先天性病因的发病年龄早于获得性。3 岁以前发病的儿童癫痫多见于先天脑发育不良和围产期脑损伤；外伤、肿瘤等因素在儿童癫痫的发病原因中所占比率总体偏低，且发病年龄偏晚，多集中于学龄期及以后。随着现代神经影像技术和癫痫外科的发展，使部分"特发性"或"隐源性"癫痫明确了脑结构性的病因；而部分 MRI 阴性的不明原因难治性癫痫手术病例，术后病理证实存在局灶性皮质发育不良。

2. 遗传性　指癫痫是由已知或推测很可能

的遗传缺陷所导致的直接结果,癫痫发作是其核心症状。从希波克拉底时代开始,癫痫的遗传学因素就一直备受关注,据报道,40%~70%的癫痫病因与遗传因素有关。近年来,癫痫遗传学进展迅速,部分癫痫相关基因已可在临床筛查。早期的遗传学研究主要采用微阵列技术对基因拷贝数变异,如微缺失以及复制等进行研究。近年来以下一代测序(next generation sequencing, NGS)技术为代表的基因分析和测定方法证实离子通道基因突变是癫痫主要的遗传学病因。伴有神经发育异常的癫痫患儿中,也存在许多非离子通道基因突变,包括酶及调控因子基因突变,物质转运、信号转导、细胞结合相关基因突变。截至2017年,通过搜索数据库(OMIM, HGMD 和 Epilepsy gene)和PubMed,已证实977个基因与癫痫有关。根据癫痫表型的特点,可分为以下4类。

1)癫痫基因(epilepsy genes):84个,导致癫痫或癫痫综合征的基因。这些基因覆盖了23种癫痫表型,从预后良好的良性家族性婴幼儿惊厥到预后不良的婴儿早发性癫痫性脑病。不同基因突变的同一癫痫综合征患儿可具有相似或重叠的临床表型。如 Dravet 综合征,可在超过80%的患者中检出 SCN1A 基因突变,而约15%Dravet综合征患者是由其他基因突变导致,如 PCDH19、GABRA1 和 STXBP1 等。同时,SCN1A 基因突变也会引起其他的良性癫痫或者癫痫综合征,如遗传性癫痫伴热性惊厥附加症,甚至正常人群中亦可检出 SCN1A 基因突变。

2)神经发育相关的癫痫基因(neurodevelopment-associated epilepsy genes):73个,与脑发育畸形相关的基因,从而导致不同程度的癫痫发作。如 TSC1 和 TSC2,导致结节性硬化,可能伴有严重的癫痫发作。TUBB3 和 WDR62 与脑发育畸形相关,但少见癫痫发作。神经影像技术的发展为神经发育畸形的识别提供了表型诊断和分类依据。

3)癫痫相关基因(epilepsy related genes):536个,癫痫为系统性疾病的伴随症状。如脆性X染色体综合征,可伴随癫痫发作,但该病的主要特点为智力障碍、行为异常及特殊外貌。

4)潜在癫痫相关基因(potential epilepsy-associated genes):247个,这些基因目前没有收录

在 OMIM 数据库,可能伴随癫痫发作,与癫痫的关系值得进一步研究。例如,CUX1 和 MCM9 在癫痫基因数据库中列出。CUX1、MCM9 和 KCNT1被认为与婴儿游走性部分性发作相关。KCNT1突变(c. 2800G>A, p. Ala934Thr)已被证实导致基因功能改变,但 CUX1、MCM9 突变尚需进一步验证。

3. 代谢性 指由各种代谢性缺陷所致的癫痫,并且癫痫发作是该疾病的核心症状,包括各种累及中枢神经系统的遗传代谢病,如氨基酸病、有机酸病、线粒体病、吡哆醇依赖症等。多数情况下代谢性疾病有遗传缺陷,即遗传代谢病(inherited metabolic disorders, IMD);部分可能是获得性的,如脑叶酸缺乏症、尿毒症性脑病、肝性脑病、中毒性脑病等。

IMD 于1908年由 Garrod 首先提出,是一类因维持机体正常代谢所必需的某种酶、运载蛋白、膜或受体等的编码基因发生突变,使其编码的产物功能发生改变,而出现相应的病理和临床症状的一类疾病。可分为"小分子病"与"细胞器病(大分子病)"。小分子病主要包括:氨基酸病、有机酸尿症、脂肪酸氧化缺陷、糖代谢、核酸代谢障碍、嘌呤代谢障碍、金属代谢障碍等,临床表现常无特异性,多为急性发作,而间歇期可基本正常;细胞器病主要包括:溶酶体贮积症、黏多糖贮积症、过氧化物酶体病、线粒体病等,临床上常有相对特异的症状或体征,表现为多系统损害、器官肿大、骨骼畸形、生长发育落后、全身肌肉萎缩或肌无力等肌病、具有特殊面容等,病程呈进行性。黏多糖贮积症、岩藻糖贮积症、甘露糖贮积症、神经节苷脂沉积病多有骨骼畸形。线粒体病则多见局部或全身肌肉萎缩。

遗传代谢病继发癫痫的发生年龄及其伴随表现有所不同,发病年龄高峰在1岁以内,之后明显降低。根据不同疾病的特异性伴有不同的临床表现。在同一种类型的 IMD 中,因为表现不典型,癫痫的发生率和始发年龄也不尽相同。

4. 感染性 癫痫是已知的感染性事件的直接结果,发作是疾病核心的症状。感染性病因只是针对癫痫患者,而不是发生于急性感染期如脑膜炎或脑炎时的发作。常见病因包括先天性胚胎脑病(婴幼儿在胎儿期感染 TORCH 病毒后,导致

中枢神经系统受累而出现的一系列临床症状），后天性各种致病微生物感染（包括细菌性、病毒性、真菌性、寄生虫性感染等）、慢性神经系统病毒感染、感染变态反应性疾病、获得性免疫缺陷综合征合并颅内感染。感染可导致结构相关性病变。部分感染性病因也系感染后发展为癫痫，如病毒性脑炎感染急性期之后出现发作（脑炎后癫痫）。3岁后中枢系统感染成为儿童癫痫的主要病因，10岁后逐渐降低。

5. 免疫性 自身免疫性癫痫（autoimmune epilepsy，AE）或免疫介导性癫痫，是指由一系列自身抗体或免疫细胞（如T细胞等）所介导，以反复性癫痫发作为其主要且持续存在的临床特征的疾病。AE与自身免疫性脑炎有一定重叠之处，但又不完全等同，自身免疫性脑炎除癫痫发作外，往往伴有明显的其他中枢神经系统损害的临床表现。自身免疫性脑炎或副肿瘤相关边缘叶脑炎综合征"急性期"后的非诱发性发作，可定义为AE。

广义上，AE包括所有自身抗体及免疫反应所致的癫痫，内科疾病如桥本脑病、狼疮脑病、白塞脑病、抗心磷脂抗体综合征等所致的癫痫，以及部分与免疫相关的特殊癫痫脑病，如婴儿痉挛症、抗谷氨酸受体抗体相关的Rasmussen脑炎等；狭义上，AE仅指在发病机制上全部或主要由针对神经元胞膜、突触或者胞质成分的抗原抗体反应所致的癫痫，又称为神经元抗体特异性AE。

6. 原因不明 即发病原因不清楚，相当于传统分类中的隐源性。在这一类中，除了基本的电临床症状，无法做出更具体的诊断，如额叶癫痫。能找到病因的程度取决于能用于患者评估的资料情况。

三、儿童难治性癫痫的主要病因

5岁以下的儿童神经系统处于高度发育期，存在很多里程碑，儿童期严重癫痫发作将使神经系统的发育受到严重影响。对于药物难治性癫痫，早期诊断并明确病因，可使患儿尽早接受最有效的治疗措施，避免对发育中的神经系统带来不可逆伤害。与一般意义上的癫痫相比，难治性癫痫常见于某些特殊人群，或表现为某些特殊的癫痫综合征。随着神经影像学、遗传学、免疫学等方面的进展，对难治性癫痫病因学和发病机制的认

识不断深入，也使得临床对某些难治性癫痫可以早期进行预见性诊断（如婴儿痉挛、伴海马硬化的颞叶内侧癫痫等），早期采取适当的非常规治疗措施。根据2017年ILAE病因分类，儿童难治性癫痫的主要病因包括：

1. 结构性 在儿童难治性癫痫中，适于外科治疗的结构性异常种类多于成人，且病因构成也与成人不同。在局灶性癫痫手术的病例中，成人50%为颞叶内侧癫痫，病因主要为海马硬化；而儿童62%为颞叶外癫痫，海马硬化仅占6.5%，且多为双重病理（即颞叶脑组织受到的海马硬化和皮质发育不良），具有双重病理患者的病情重于单纯海马硬化。皮质发育畸形（malformations of cortical development，MCD）和局灶性皮质发育不良（focal cortical dysplasia，FCD）是儿童癫痫外科最多见的手术适应证，占40%~60%；其次是发育性肿瘤（如结节性硬化、错构瘤、发育不良性神经上皮瘤、节细胞瘤、低度神经胶质瘤等）、各种获得性非进展性局部或半球性大脑皮质损伤。

先天性脑发育不良是新生儿脑损伤的常见类型之一，包括MCD、脑回发育不良和小脑发育不良等多种类型，系需要施行皮层切除术治疗的难治性癫痫的最常见原因之一。1887年就已报道了皮质发育障碍的病理所见，但限于当时的条件，不可能做出临床诊断。直到20世纪80年代初CT问世，才有可能在临床诊断中发现严重皮质发育障碍；20世纪90年代初MRI应用于临床，可以发现大部分皮质发育障碍，但仍有少数仅有神经元排列异常的畸形通过MRI难以发现。

在组织学上，MCD曾有多种分类：①皮质发育不良（cortical dysplasia，CD），作为一个遗传学术语用于描述各种局灶性皮层发育畸形，包括异位（heterotopia）和巨小脑回（polymicrogyria）等；②局灶性皮质发育不良（focal cortical dysplasia，FCD），由Taylor等首先用于描述皮层畸形，其特点是在病变部位存在气球样细胞（Taylor型FCD或气球细胞型FCD）。包括轻型（镜下）发育不良（具有轻微的细胞病理学改变，曾被称为微小发育不良，轻微局灶性发育不良）、非Taylor型发育不良及神经胶质异构等。近年来趋向于使用统一的分类，即命名为MCD，着重强调这种异常的胚胎学、影像学、组织病理学和遗传背景等特

点。FCD 发生和轻微发育异常的确切时间尚不明确。任何原因都有可能影响有丝分裂期后的神经细胞或神经元移行后的阶段。最新建议的 CD 分类法是将轻微皮层发育畸形与 FCD 区别开来。

2. 遗传性　见"四、发育性及癫痫性脑病"。

3. 代谢性　随着代谢筛查的进展，遗传代谢性疾病在癫痫病因中的认识逐渐增加。表 10-2-1 列举了按照癫痫发作或癫痫为突出表现的不同起病年龄的遗传代谢病。目前大部分遗传代谢性癫痫的发作多呈药物难治性，除对症治疗外，尚无特效治疗方法，预后不良；部分疾病，如苯丙酮尿症、

葡萄糖转运体 1 缺陷综合征等，早期通过病因治疗或生酮饮食，癫痫发作即可控制，预后较好，但错过早期治疗时机则会造成不可逆的神经系统损伤；个别代谢病如重症甘氨酸脑病，即使早期治疗，预后仍差。

4. 感染性　脑炎后癫痫（postencephalitic epilepsy，PEE）是指脑炎恢复期后出现癫痫发作，是急性脑炎常见的后遗症，发生率为 5.5%~35%。几乎所有病因引起的脑炎都可出现急性期癫痫发作，为诱发性发作。急性期造成大脑损伤，导致急性期后反复癫痫发作，为非诱发性发作，部分可发展为难治性癫痫，发生率为 7%~14.5%（表 10-2-2）。

表 10-2-1　癫痫发作为突出表现的遗传代谢性疾病

起病年龄	常见疾病
胎儿期	吡哆醇依赖性癫痫、磷酸吡哆醛反应性癫痫、甘氨酸脑病等
新生儿期	吡哆醇依赖性癫痫、磷酸吡哆醛反应性癫痫、甘氨酸脑病、全羧化酶合成酶缺乏症、钼辅因子缺乏症、亚硫酸氧化酶缺乏症、尿素循环障碍、有机酸血症、枫糖尿症、脑肝肾综合征等
婴儿期	有机酸血症、苯丙酮尿症、Menkes 病（门克斯病）、生物素酶缺乏症、婴儿型神经元蜡样脂褐质沉积症、葡萄糖转运体 1 缺陷综合征、GM2 神经节苷脂沉积病、GM1 神经节苷脂沉积病（婴儿变异型）、Gaucher 病（戈谢病）Ⅱ型、脑叶酸缺乏症、亚甲基四氢叶酸还原酶缺乏症等
儿童早期	婴儿晚期神经元蜡样脂褐质沉积症、肌酸缺乏综合征、线粒体病、Lesch-Nyhan 综合征、X 连锁肾上腺脑白质营养不良、异染性脑白质营养不良（晚发婴儿型）等
儿童晚期和青春期	青少年型神经元蜡样脂褐质沉积症、X 连锁肾上腺脑白质营养不良、Gaucher 病Ⅲ型等

表 10-2-2　常见 PEE 病因及发生率　　　　　　　　　　　　　　　　　　　　　单位：%

病因	PEE 发生率	难治性 PEE 发生率
病毒		
单纯疱疹病毒	35.7~66.7	23.5~33.3
乙脑病毒	54.17~60.00	20
肠道病毒	13.6~14.3	0~4.5
肺炎支原体	11.1~47.5	11.1~20.7
自身免疫性		
抗 LGI1 脑炎	68.8	—
抗 CASPR2 脑炎	33.3	—
抗 NMDAR 脑炎	82	—
抗 GABABR 脑炎	90	—
不明原因	15.2~30.0	5.8~20.0

注：LGI1，富亮氨酸胶质瘤失活 1 蛋白；CASPR2，接触蛋白相关蛋白 2；NMDAR，N- 甲基 -D- 天冬氨酸受体；GABABR，γ- 氨基丁酸 B 受体

目前对于 PEE 尚无统一定义标准,根据国际抗癫痫联盟(ILAE)实用临床定义,PEE 定义为在脑炎急性期后至少出现一次非诱发性发作。

5. 免疫性 最早被认识的与自身免疫性机制相关的癫痫是 Rasmussen 综合征。如前所述,近年来自身免疫性机制与难治性癫痫的关系已越来越受到关注。涉及多种相关的自身抗体,包括抗神经元表面抗原的抗体(抗 Hu、抗 Ta、抗 Ma、抗 RI 抗体等)、抗神经受体抗体[抗 NMDA 受体、抗 AMPA 受体、抗 GAD 受体、抗 GABAB 受体、电压门控钾离子通道抗体(voltage-gated potassium channel antibody,VGKC)、抗谷氨酸受体 2B(anti-glutamate receptor epsilon 2,NR2B)]等的自身抗体,以及富亮氨酸胶质瘤失活 1 蛋白(leucine rich glioma inactivated 1,LGI1)、接触蛋白相关蛋白 2(contactin-associated protein-like 2,CASPR2)等。AEDs 治疗通常无效,需要寻找和切除原发肿瘤及免疫治疗。最近报道有一类热性感染相关性癫痫综合征(febrile infection related epilepsy syndrome,FIRES),73% 在儿童期起病,表现为急性发热并在短期内出现难以控制的癫痫持续状态,常为多灶起源,各种静脉用抗惊厥剂治疗无效,急性期几乎都需要人工辅助通气,死亡率 11.7%,存活者从急性期的持续状态直接演变为慢性难治性癫痫,并遗留不同程度的神经后遗症。病因不明,少数报道查出某些自身抗体或使用激素、IVIg 等免疫治疗有效。

四、发育性及癫痫性脑病

儿童时期,临床上存在一类具有十分频繁或严重的临床癫痫发作和/或持续大量的癫痫性电活动,从而导致慢性进行性神经功能衰退的癫痫,称为癫痫性脑病(epileptic encephalopathy,EE)。EE 不是一个独立的疾病,是一组疾病的总称,是儿童临床最常见的难治性癫痫。

1976 年大田原俊辅首次报道部分患儿在生后 3 个月内,出现频繁而难以控制的强直性痉挛、角弓反张簇状发作,清醒及睡眠脑电图均呈暴发 – 抑制,抗癫痫药物及皮质激素疗效差,当时称为"早期婴儿癫痫性脑病伴暴发抑制",1985 年 Gastaut 将其命名为"大田原综合征(Ohtahara syndrome)",此种癫痫病死率高,存活者常遗留严重脑损伤,部分存活者在生后 4 个月左右转变为成簇的痉挛性发作,发作间期脑电图出现高度失律,运动智力发育落后或倒退,即婴儿痉挛(infant spasm,IS),又称 West 综合征;而部分婴儿痉挛患儿,在生后 1 岁以后,也可以再出现多种新的癫痫发作形式,包括短时间强直、失张力发作、不典型失神等,而发作间期脑电图转变为慢棘 – 慢复合波,此类大多伴有智力缺陷。1966 年,为纪念此项工作的先行者 Lennox 和 Gastaut,正式将具备此发作特点和脑电图改变的癫痫,命名为"Lennox-Gastaut 综合征"。由此可见,尽管大田原综合征、婴儿痉挛、Lennox-Gastaut 综合征的癫痫发作形式本身(临床与脑电图)具有不同特征,但相互间可以具有一定的联系,同时具备以下特征,包括:①病因不明,多种原因致病;②不同疾病发病年龄各异,有明显的年龄依赖性特点;③各具特征性的、频繁的临床发作;④都具有脑病的特征,常伴有明显的生长发育障碍、神经精神发育延迟、智力低下或倒退;⑤发作期以及发作间期持续严重的脑电图异常;⑥传统抗癫痫药物治疗效果欠佳;⑦病情随年龄增长发生变化且伴有脑电图的改变。据报道 75% 的大田原综合征可以演变为婴儿痉挛;而 20%~50% 的婴儿痉挛可转变为 Lennox-Gastaut 综合征。因此,大田原将这 3 种综合征称为年龄依赖性癫痫性脑病(age-dependent epileptic encephalopathy,ADEE)。这一术语在 2001 年 ILAE 的分类中被提出,2006 年被正式命名为癫痫性脑病,2010 年被明确定义。EE 体现了癫痫性活动本身导致了严重的认知和行为损伤、超出了基础病理学(如皮质畸形)单独所致的预期损伤,并随着时间的推移而加重。虽然某些综合征常被称为 EE,但癫痫发作和癫痫的脑病效应可以发生在任何形式的癫痫。EE 可以发生在任何年龄,但是在婴幼儿期最常见且最严重,因为在这个发育关键时期的癫痫活动不仅会损害现有的功能,也会损害年龄相关的新功能的发育。根据发病年龄、发作类型及脑电图等特点,2010 年 ILAE 对早发癫痫性脑病(early infantile epileptic encephalopathy,EIEE)进行了命名及归类,主要有新生儿期发病的早发肌阵挛脑病、大田原综合征,婴儿早期发病的婴儿恶性游走性部分性发作、West 综合征和 Dravet 综合征,以及维生素依赖性脑病等。

2017 年,根据大量新的临床及基础研究成果,ILAE 提出了发育性及癫痫性脑病(developmental and epileptic encephalopathy,DEE)的概念,将这个概念与发育性脑病和 EE 进行区分。发育性脑病指的是发育性的问题导致发育停滞或倒退,没有频繁的癫痫样放电。EE 的概念专指在癫痫发病前无发育迟滞,癫痫活动本身(而非病因,如基因突变)是导致脑病/发育减慢的主要原因。DEE 是指两者兼有,不能明确区分是发育的问题还是癫痫放电的原因。也就是即使癫痫发作能够完全控制,其脑病表现也不能完全恢复,甚至还可能随着年龄增长而继续加重。

DEE 病因主要包括脑结构异常和代谢障碍、遗传因素等先天性因素;围产期脑损伤及颅内感染等获得性原因;尚有 1/3 患者病因未明。随着新一代遗传诊断技术的发展,特别是 NGS 技术的应用,发现少数婴儿期 EE 由基因突变导致,且多数为新生突变(表 10-2-3)。

以婴儿痉挛为例,围产期脑损伤、脑发育畸形、神经皮肤综合征(如结节性硬化)、遗传代谢病(甲基丙二酸中毒、苯丙酮尿症、吡哆醇依赖症)、染色体病等都是常见病因。Osborne 等总结的 207 例 IS 患儿中,127 例有明确病因,其中缺氧缺血性脑病(HIE)21 例(10%)、染色体病 16 例(8%)、结节性硬化 15 例(7%)、脑发育畸形 16 例(8%)、卒中 16 例(8%)、脑室旁白质软化或出血 11 例(5%)。其遗传病因与 X 染色体上的 ARX、CDKL5、ALG13 基因以及常染色体上的 STXBP1、SCN1A、DNM1、SPTAN1 等基因突变有关。SPTAN1 突变常伴有脑白质髓鞘化不良。此外,拷贝数变异也可导致婴儿痉挛。

EIEE 具有遗传和表型异质性,同一基因突变可导致多种临床表型。某些基因表型谱可能具有独特的电临床特点,如 CDKL5 突变相关性癫痫脑病(EIEE2)按发作类型不同可分 3 个时期,分别以强直发作、痉挛发作及肌阵挛为主;ARX 突变多表现为婴儿痉挛、肌张力障碍、自闭症等;STXBP1 突变相关性 EIEE 多伴有运动障碍;CHD2 突变表型均有光敏性。目前,将 EIEE 根据基因分型,已从 EIEE1 型更新至 EIEE84 型,特定基因的表型谱仍在不断丰富。

五、癫痫病因学诊断的主要方法

1. 神经影像学 神经影像学在小儿癫痫的病因诊断中具有重要的作用。

(1)头颅 CT:对识别皮质钙化、Sturge-Weber 综合征、伴有钙化的结节性硬化和少突胶质细胞瘤、先天性或获得性感染均有重要诊断价值。但因其软组织对比度较差,CT 容易忽略小肿瘤、小病灶的血管畸形、海马硬化以及大部分的皮质发育不良等病变。

(2)头颅 MRI:在新发病的儿童部分性癫痫中,约 50% 在 MRI 上有异常发现,15%~20% 可提供病因学方面的信息,2%~4% 由此改变治疗方案。MRI 发现局部致痫性损伤是术前定位中最重要的信息。癫痫患者接受 MRI 扫描时,应该包括 T_1 和 T_2 加权成像,最好能采集薄层三维容积。平扫不能确切显示病灶时可考虑进一步行对比剂增强扫描。对局灶性皮质发育不良、轻度海马硬化,常规 MRI 检查很难显示,可考虑采用液体抑制反转恢复序列(FLAIR sequence)进行识别。近年来神经影像学技术快速进展,特别是高场强(3T、7T)、高分辨率 MRI 和 3D 成像,以及弥散张量成像(DTI)、基于体素的形态测量(VBM)等多种成

表 10-2-3 部分 EIEE 可能相关致病基因

	ARX	CDKL5	ErbB4	MAG12	PCDH19	PNKP	SCN1A	SLC25A22	STXBP1
OS	+	–	–	–	–	–	–	+	+
EME	–	–	+	–	–	–	–	–	–
MPSI	–	–	–	–	–	–	+	–	–
IS	+	+	–	–	–	+	–	–	+
DS	–	–	–	+	+	–	–	–	–

注:"+"表示有关;"–"表示无关。OS:大田原综合征;EME:早发性肌阵挛脑病;MPSI:婴儿游走性部分性癫痫;IS:婴儿痉挛;DS:Dravet 综合征

像技术和后处理技术的应用,对癫痫病因学诊断做出了重要贡献。

(3)磁共振波谱成像(proton magnetic resonance spectroscopy,MRS):MRS是检测活体组织器官能量代谢、生化改变的一种技术,可检测与氨基酸、脂类代谢及神经递质有关的多种微量代谢物,主要包括N-乙酰天冬氨酸、肌酸、胆碱、乳酸和肌醇等。癫痫患者有神经元脱失或功能障碍,并伴有髓鞘破坏或胶质细胞增生。尤其当MRI无阳性结果时,MRS已出现改变,可辅助诊断。MRS在MRI阴性颞叶癫痫患者的诊断及癫痫灶定位中应用最为广泛。当颞叶癫痫发生轻度海马硬化时并没有形态学上的明显改变,而只是发生功能和代谢的异常,因此在常规MRI检查中常呈阴性。通过MRS技术可以通过测量海马的代谢变化来检出病灶。

2. **脑电图** 脑电图对癫痫病因诊断多为非特异性,但部分疾病的脑电图具有特征性表现,对病因诊断具有一定帮助。

(1)亚急性硬化性全脑炎:特征为周期性异常波暴发,在病程的第2期和第3期最明显,暴发波的成分主要为高波幅慢波,可为负相、双相或多相,持续时间为0.5~2秒。各次暴发之间为间隔5~20秒的低波幅混合波。周期性暴发与肌阵挛可同步或不同步出现。病变晚期周期性波可消失。

(2)单纯疱疹病毒性脑炎:可仅表现为弥漫性慢波等非特异性异常,可与其他病毒性脑炎的脑电图改变相似,也可有特异性改变,表现为低-中波幅背景上,每1~5秒出现一次周期性高波幅棘波、尖波或慢波暴发。常为局限性出现,为位于颞、额或一侧性。持续数天后自行消失。

(3)Angelman综合征:

脑电图主要包括3种特征:①δ图形,前头部为著的节律性高-极高波幅2~3Hz δ活动或三相δ波,常夹杂棘波、尖波,慢波活动可趋于泛化全导且较癫痫样放电显著;②θ图形,持续高波幅广泛性或后头部4~6Hz θ活动;③后头部棘慢波图形,后头部节律性棘慢波混合高波幅3~4Hz慢波活动。

3. **遗传代谢性疾病筛查** 遗传代谢性疾病病因表现复杂,确诊时需依赖特殊生化检测、负荷试验等,明确有无物质蓄积或生理活性物质减少。对于诊断不明的濒死患儿,亦应保存适量尿液、血清或血浆、血液滤纸、抗凝血、冷冻组织,以争取死亡后诊断。目前,随着串联质谱等新技术在临床上的广泛应用,早期发现新生儿先天遗传代谢病成为可能。

4. **肌电图** 可用于伴有肌源性或神经源性疾病的辅助检查,如线粒体肌病可发现肌源性损害。异染性脑白质营养不良病可发现神经源性损害。

5. **活检** 对可疑病例可进行肌肉活检、骨髓活检等。如线粒体脑肌病伴高乳酸血症和卒中样发作、肌阵挛癫痫伴破碎红纤维综合征行肌肉活检可发现破碎红纤维、晶格状包涵体。GM1神经节苷脂沉积病肝脏活检及骨髓涂片发现有泡沫细胞。

6. **癫痫基因诊断的策略** 选择基因检测的目的有4个方面:①诊断性的检测,用于在患者中确认或排除已知或可疑的基因异常;②预测性检测,用于对有遗传性癫痫家族史中无症状的成员进行检测,以预测其发展为该遗传性癫痫的风险;③产前检测,用于确认或排除胎儿是否患病;④携带者检测,确认无症状的成员是否具有常染色体隐性遗传或X连锁遗传病。

癫痫的基因诊断随着基因检测技术的发展而不断进步,而各基因检测方法的适用性也因癫痫的临床异质性和遗传异质性有所不同。基因组诊断率与患者临床表型、所选基因组有密切关系。据文献报道,癫痫相关基因组的诊断率在10%~48.5%。在实际临床工作中,可通过多种方式提高基因组检测的诊断率,包括:同时对双亲进行基因组检测;通过文献建立更多临床表型谱与基因突变的相关性;及时跟进最新研究,更新基因组。对于基因检测技术的选择,如果癫痫患儿存在明确的癫痫综合征,可采取候选基因组检测、Sanger测序检测、微阵列比较基因组杂交(array-based comparative genomic hybridization,aCGH)检测和全外显子组测序(whole exome sequencing,WES)的顺序进行基因诊断;如果无法对癫痫患儿做出明确临床诊断,则需采取aCGH检测、核型分析、候选基因组检测和 WES 的顺序进行。

7. 自身免疫性癫痫的诊断　主要取决于患者血清和脑脊液中检测到的相关自身抗体，以及免疫治疗的有效性。对于临床上频发的药物难治性患者，至少检测到一种神经抗体，脑脊液或者头颅 MRI 呈现类似炎性改变，或患者本人及亲属中有自身免疫性疾病史，应该考虑自身免疫性癫痫可能。在 AE 早期，特别是自身免疫性脑炎急性期阶段，其自身抗体可以是阴性，且可能对激素反应不灵敏，如与 VGKC 抗体阳性 AE 相比，GAD65 抗体阳性 AE 则对激素治疗欠敏感。应注意鉴别。

六、癫痫病因学诊断在治疗中的意义

1. 明确结构性病因所致癫痫，权衡病因、发作严重程度、对神经发育和生活质量的影响等因素，可考虑适时进行手术治疗。某些病程早期即提示为难治性癫痫或发作预后不好的患儿（如因局部脑损伤、肿瘤、发育不良等病变所致的癫痫性脑病），应尽早进行术前评估，及时终止癫痫性脑损伤，促进神经精神发育，无需等待多种抗癫痫药物治疗失败才考虑手术。

2. 基于癫痫基因检测的精准治疗　癫痫的临床表型分类日益精细化，针对基因突变机制和靶向治疗研究成效，使癫痫具备了可精准化的优势和条件。目前已有癫痫精准治疗方面的临床实践，如最早的葡萄糖转运体缺陷综合征（*SLC2A1* 基因突变）的生酮饮食精准治疗，以及应用吡哆醇（维生素 B_6）治疗吡哆醇依赖性癫痫（*ALDH7A1* 基因突变），此外，还有 *KCNQ2*、*SCN2A*、*SCN8A* 基因变异癫痫的钠离子通道阻滞剂治疗，*TSC1*、*TSC2* 基因变异型癫痫的西罗莫司标靶机制（mTOR）抑制剂治疗等，均与基因组学"大数据"的发展背景有一定的关系。

3. 尽管多数遗传代谢病缺乏特殊治疗方法，主要是减少蓄积、补充需要、促进排泄。早期诊断，通过针对性给予相应的支持、对症治疗与康复训练，许多患儿的癫痫可得到有效控制。对于某些代谢病，特异性药物治疗有效，如丙米嗪和苯甲酸钠联合运用于迟发型非酮症高血糖。

4. 传统抗癫痫药物治疗 AE 疗效不佳，免疫治疗在 AE 患者中有效率达 60%~80%，对于自身免疫性脑炎相关癫痫进行免疫治疗基本没有争议。早期诊断 AE，目前以"3M"为指导原则使用免疫抑制剂，即最大可逆性（至少发作频率减少 >50%）（maximum reversibility）、维持可逆性变化（maintenance of reversibility）和最小的治疗剂量（minimal therapeutic dose）治疗癫痫。

（胡　越　蒋　莉）

第三节　脑性瘫痪诊断的挑战

脑性瘫痪（cerebral palsy, CP），简称为脑瘫，泛指人类发育过程中，未成熟的大脑因各种因素所造成的运动障碍的统称。脑瘫目前已是造成我国儿童肢体残疾的最主要疾病。脑性瘫痪主要是指脑部（包括大脑或小脑）的运动控制系统在怀孕时、出生后或生产时受到伤害，患者会因此产生运动功能障碍。如果伤害的位置不仅仅局限于运动控制系统，累及其他功能系统，脑瘫的患儿就会同时患有感觉、智力、认知能力、语言能力及学习能力缺损。此外，脑瘫患儿亦可能伴有癫痫、视力障碍、听力障碍等其他障碍。

随着社会的发展、环境的变化，各国试管婴儿、早产儿和低出生体重儿明显增多，同时随着新生儿急救医学的发展，这些高危新生儿成活率的显著提高，这些高危儿的脑瘫发病率显著高于普通新生儿。2013 年对 12 省市 32 万余名 1~6 岁儿童的脑瘫流行病学调查结果估算，我国 <14 岁儿童中，脑瘫患儿约有 500 万；按每年 1 600 万新生儿数量估算，每年新发生脑瘫约 4 万。因此脑瘫的预防与康复治疗也成为医学界重要研究课题。

一、脑瘫定义的演变及意义

脑瘫这一医学术语由英国矫形外科医师 Litter 在 1852 年首先提出来，又称 Litter 征。当时仅提出痉挛性脑性瘫痪的描述性概念。此后经过 140 余年的发展，国内外有关脑瘫的定义不断在修改与完善，每一次定义的变化标志着人们对脑瘫的概念又有新的理解。

1988 年在佳木斯第一届全国小儿脑瘫座谈会上提出的小儿脑瘫的定义为：小儿脑性瘫痪是婴儿出生前到出生后 1 个月内发育期非进行性脑损害综合征，主要表现为中枢性运动障碍及姿势

异常。这是我国第一次对脑瘫进行定义，国内开展脑瘫诊治工作的人员很少，对脑瘫的认识还比较肤浅，定义基本参照日本的定义而来。2004年昆明全国小儿脑性瘫痪专题研讨会上关于小儿脑瘫的定义为：出生前到生后1个月内各种原因所引起的脑损伤或发育缺陷所致的运动障碍及姿势异常（《中华儿科杂志》编辑委员会，中华医学会儿科学分会神经学组）。此次修改的重点把脑瘫的原因加上了"脑发育缺陷"，扩展了脑瘫的病因。2006年8月长沙第二届全国儿童康复、第九届全国小儿脑瘫康复学术会议通过的定义为：脑性瘫痪是自受孕开始至婴儿期非进行性脑损伤和发育缺陷所导致的综合征，主要表现为运动障碍及姿势异常（中国康复医学会儿童康复专业委员会，中国残疾人康复协会小儿脑瘫康复专业委员会）。此次修改的重大变动是将脑瘫的病因发生时间推迟到生后1岁（婴儿期）。

2004年增加的病因"脑发育缺陷"没有争论，此次把病因年龄界定到1岁，引起不少争论。争论的核心问题是脑瘫的病因应该是指在"脑发育期间"，这就引导出一个一直在争论的问题，小儿脑发育到生后什么时间结束？脑生长发育中一个比较可以量化的观察数据是生后脑体积的变化。国外给脑瘫病因发生时期的界定就很模糊，仅说是"发育中的胎儿或婴儿脑部非进行性损伤引起的"。因此，国内关于脑瘫定义中病因发生年龄的界定必定会争论下去，也无实际意义，界定为新生儿也好，婴儿也好，3岁也好，都难以得到公认。2014年4月第六届全国儿童康复、第十三届全国小儿脑瘫康复学术会议通过了我国脑性瘫痪新的定义：脑性瘫痪是一组持续存在的中枢性运动和姿势发育障碍、活动受限综合征，这种综合征是由于发育中的胎儿或婴幼儿脑部非进行性损伤所致。脑性瘫痪的运动障碍常伴有感觉、知觉、认知、交流和行为障碍，以及癫痫和继发性肌肉、骨骼问题。这次脑瘫定义与以往不同的是与国外的脑瘫定义更加接近，强调了脑瘫是运动和姿势的发育性障碍。

2007年Rosenhaum P等人在 *The Definition and Classification of Cerebral Palsy* 一书中提出了脑瘫的最新定义：脑性瘫痪是由于发育中胎儿或婴儿脑的非进行性损伤所致持续性运动和姿势发育异常、活动受限的一组综合征。脑瘫常并发感觉、知觉、认知、交流、行为紊乱、癫痫、继发性肌与骨骼问题。该定义强调，所有脑瘫患儿都存在包括运动传导通路在内的脑损伤或发育缺陷，损伤或发育缺陷部位可以是单一的，也可以是复合的；可只累及运动功能，也可不同程度地累及感知觉和其他功能。脑瘫应包括那些脑部非进行性先天性疾病或先天畸形所导致的瘫痪。脑瘫患儿的临床表现并不是静止不变的。

国际上的脑瘫定义和国内脑瘫定义的差别，一是国际上增加了脑瘫可以继发肌肉骨骼功能障碍。国内学者其实已经注意到脑瘫患儿的肌肉骨骼异常，但是写定义的专家们还是没能将其写进定义中。二是国际定义把脑瘫病因发生年龄扩展到"infant"。国内有人认为"infant"仅指1岁以内，而有的专家认为应该理解到3岁（国内的幼儿定义）。实际上就是在理解脑发育到几岁为止的争论。

二、脑瘫诊断进展

（一）脑瘫诊断工具的多样化

既往一直认为脑性瘫痪诊断要依据临床症状和神经系统异常体征，是一个临床诊断，不能依靠实验室检查或影像学检查的结果。在婴儿中，脑瘫的临床症状和体征在2岁前出现和发展；因此应结合临床病史使用标准化工具预测脑瘫风险。在校正年龄5个月之前，判断脑瘫风险最具预测性的工具是磁共振成像（86%~89%的灵敏度）、全身运动质量评估（Prechtl qualitative assessment of general movement，98%的灵敏度）和哈默史密斯婴儿神经系统检查（Hammersmith infant neurological examination，90%的灵敏度）。在婴儿期要了解脑性瘫痪的全貌和确定严重程度十分困难，磁共振成像和Hammersmith婴儿神经系统检查可能有助于辅助临床决策。早期诊断脑瘫应该依照4个要素：病史、神经影像学、标准化的神经学检查和标准化的运动评估。

脑瘫生物标志物的研究也取得进展，串联质谱靶向代谢组学发现，在脑瘫患儿体内叶酸、丙酸酯和雄激素/雌激素代谢明显受到干扰。这些发现有助于进一步研究脑瘫复杂的病因病理生理学，同时帮助确定可预测脑瘫的生物标志物。基因组学在脑瘫中的诊断价值也逐渐被认识。现在认为基因检测可以提供特定的脑瘫病因或脑瘫共患病诊断,可以作为进一步脑瘫表型细化和分类的基础。

(二)脑瘫诊断的早期化

关于脑瘫,历史上认为是一种神经发育障碍,其特征是肌肉张力、运动和运动技能的异常,其原因是发育中的大脑受到损伤。虽然暗示脑瘫的迹象和症状可能出现在较早的年龄,但每个个体的临床特征随着时间的推移而演变,只有在3~5岁后才能识别特定的脑瘫综合征。在生后12~24个月前被认为是脑性瘫痪的潜伏期或静止期,不能准确鉴别,因此,脑瘫的诊断宜在生后2周岁或再大一些比较合适。现在专家们认为这种"安静期"已经过时了。在儿童早期,大脑的可塑性最强,发育轨迹可以被改变,早期干预将在成年后获得最大的益处。神经科学数据表明,大脑的发育和运动系统的完善在出生后仍在继续,这是由运动皮层活动驱动的。早期的主动运动和干预是必要的,因为不积极使用运动皮质的婴儿有失去皮质和专用功能连接的风险。婴儿的运动和行为发展受主观和客观因素影响,同时两者也相互制约。

在大型网络研究中,研究人员成功地将脑瘫的诊断年龄降低到6个月以内。然而,在大多数临床环境中,诊断脑瘫的年龄平均为2岁或以上。延迟诊断造成长时间的功能异常,给以后的矫正带来更大的困难,也对其父母造成不良影响,影响父母的健康状况,包括抑郁症的高发生率。因此,早期(6个月内)诊断脑瘫是可行的,也是世界性趋势。

三、我国脑瘫诊断存在的问题

(一)没有全国性脑瘫注册登记系统

脑性瘫痪注册监测系统是早期发现脑瘫患儿、指导干预措施、改善脑瘫预后的有效系统,在发达国家正在不断的发展。以人口为基础的登记册和监测系统(以下简称监测方案)被认为是制定不断变化的人口出生率和儿童脑瘫患病率及其特点的标准方案。20世纪50年代,最早的脑瘫注册和监视系统报告了当时脑瘫发病趋势。以人口为基础的监测方案的数量正在增加,目前全世界有将近40个。第一个大型脑瘫

监控网络——欧洲脑瘫监测计划(Surveillance of Cerebral Palsy in Europe,SCPE)于1998年4月成立,其次是自闭症和发育性残疾监测(Autism and Developmental Disability Monitoring,ADDM)脑瘫网络于2002年在美国建立,澳大利亚脑瘫登记组织(the Australian Cerebral Palsy Register,ACPR)在2006年6月建立,更广泛地理区域的国际合作将进一步促进脑瘫的研究。这些注册系统多在发达国家,我国和发展中国家还没有全国性的脑瘫注册系统,这是我国急需解决的问题。

(二)没有统一的脑瘫早期诊断和治疗方案

由于脑性瘫痪早期干预已成为医学界共识,早期干预的前提是早期诊断脑瘫患儿。既往国内外的经验是年龄越大,诊断脑瘫误诊的可能性越小,特别是国外,诊断脑瘫的年龄偏大,一般在2~3岁以后。鉴于延误诊断可能对儿童和家长产生负面的长期后果,国际多学科专家对旨在降低诊断年龄的证据进行了系统回顾,并发表了新的早期脑瘫诊断和干预指南。2017年在美国临床环境中试验了实施这些指南的可行性。方法是设计了一个新生儿重症监护临床随访的逐步实施方案,通过比较高危新生儿实施早期脑瘫诊断和干预指南前和实施方案后10个月后的效果。结果是成功地将脑瘫的平均诊断年龄下降到18~13个月($p<0.001$)。临床脑瘫医护人员对早期诊断和干预的意识增强($p<0.001$),但家庭对整体临床功能的满意度没有下降。证明了在美国临床环境中实施国际脑瘫早期诊断和治疗指南的可行性。美国脑瘫基金会2017年7月开始建设6个主要的协作网络,并在3年内扩大到全美国的协作网络。该项计划将会显著降低脑瘫的诊断年龄,改善脑瘫儿童的预后。

高危新生儿随访在我国也已普遍开展,但各省市的各个地区的随访没有统一的方案,如随访人员的组成、随访项目内容、随访截止时间都没有统一的标准,也没有全国性的早期诊断和干预方案,当然也没有全国性统一的培训和推广机构。因此,应该发挥我国社会制度的优越性,借鉴美国的成功经验,建立我国全国性的、统一的脑性瘫痪早期诊断和干预系统,造福我们的下一代。

(三)脑瘫诊断的扩大化和延误问题

我国目前已有了脑瘫康复指南,对脑瘫的诊

断、康复治疗有了统一标准，但我国脑瘫患儿就医的场所参差不齐，统一、准确地实施中国脑瘫康复指南还有很长的路要走。脑瘫误诊和扩大化的问题最根本的原因还在于诊断人员的水平和设备。诊断人员对脑瘫定义的理解程度、诊断量表的运用和选择、神经发育评估熟练程度、头颅 MRI 是否具备等很多原因均可导致对脑瘫诊断不够准确。脑瘫诊断人员还必须具备相应的鉴别诊断知识。脑瘫误诊为"缺钙"是最常见的。一些疾病如进行性脊髓性肌萎缩症、先天性肌营养不良、良性先天性肌张力低下症、先天性韧带松弛症所致的关节活动范围增大等容易误诊为肌张力低下型脑瘫。扭转性肌张力不全、中枢神经海绵样变性、异染性脑白质营养不良、早期发病的遗传性代谢病等，早期均可表现为运动发育落后、肌张力改变等，也容易被误诊为脑瘫。脑瘫的诊断，特别是早期诊断还任重道远。

（王克玲　邹丽萍）

第四节　儿童脑炎的再认识

儿童脑炎是神经系统常见疾病之一，可以导致意识状态改变、惊厥发作或者局灶性的神经功能缺陷，通常伴有脑脊液炎性指标升高，头颅 MRI 可以正常也可以广泛异常。脑炎最初被定义为"脑部发炎"，发炎的因素主要是细菌、病毒、真菌、寄生虫及其他因素，脑炎的病因多种多样。但近年来随着检查手段的提高，一大类由于免疫系统针对中枢神经系统抗原产生反应而导致的疾病，逐渐被认为是非感染因素所致脑炎的重要原因，被称为自身免疫性脑炎。本节将探讨对脑炎致病因素的再认识与防治突破。

一、全球脑炎发病率变化趋势

不同国家脑炎发病率略有不同，总的来说，美国 2000—2010 年 10 年间脑炎的发病率在 7.3/10 万，1 岁以内发病率最高 13.5/10 万，10~14 岁最低 4.1/10 万。但是过去的 10 年间，美国和英国报道的儿童脑炎发病率有上升的趋势，一方面是由于免疫抑制剂治疗、骨髓移植以及器官移植的增加，这些患者都有发生脑炎的危险因素，另一方面

头颅 MRI 技术的应用，提高了脑实质病变的检出率。在这之前，由于针对脊髓灰质炎病毒、麻疹病毒、腮腺炎病毒、水痘病毒和百日咳鲍特菌疫苗的广泛应用，相关脑炎的发病率呈逐年下降趋势。在澳大利亚，从 2000 到 2012 年脑炎的平均发病率约为 3.8/10 万，以水痘相关脑炎和不明原因脑炎为诊断的住院脑炎患者明显下降（$p<0.001$），但急性播散性脑脊髓炎（ADEM）患者则显著增多。在中国缺乏全国的流行病学资料，但是从地方报道的数据来看，随着儿童计划免疫的实施，一些严重的神经系统感染性疾病如乙型脑炎、流脑以及病毒相关性脑炎发病率较 20 年前明显下降。但是需要明确的是，发展中国家脑炎的发生率要明显高于发达国家，尤其是细菌感染造成的化脓性脑膜炎的发生率在发达国家是 3/10 万，发展中国家化脓性脑膜炎的发生率是发达国家的 10 倍。

二、对脑炎病因的认知、演变及启迪

总体来说，不到 50% 的儿童脑炎可以找到明确的病因。尽管应用了多种检测手段包括先进的分子诊断技术，仍有超过 60% 不能解释的患者找不到确切病因。各种感染、免疫介导、肿瘤、风湿病、内分泌、中毒等原因都可以引起脑炎或者脑炎相关的症状。其中感染因素，包括病毒、细菌、真菌、寄生虫和结核仍是最常见的原因，尤其是病毒感染，其在儿童时期感染性脑炎中占了绝大多数。近年来人们逐渐认识到有些患者在急性病毒感染的基础上出现惊厥、意识障碍、明显颅内高压等情况，但有的患者出现某种特征的临床表现或者影像学变化，脑损伤严重，脑脊液改变与经典的病毒性脑炎不同，仅有蛋白升高，这种情况被定义为病毒感染相关急性脑病。免疫介导引起的脑炎包括脱髓鞘脑病如急性播散性脑脊髓炎（ADEM）和神经元自身抗体介导的脑炎如抗 NMDA 受体脑炎，近年来所占比例日益增加。

（一）感染因素

广义上讲脑炎的病因可以分为直接或间接与感染相关的因素（如病毒或者其他微生物）以及与其他炎症病理相关的因素。图 10-4-1 显示的是不同病因构成情况。感染因素仍在脑炎的发病中占首要地位，约 40%。

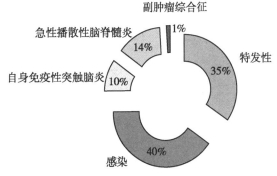

图 10-4-1　脑炎的病因构成

儿童脑炎中，约40%仍然是由感染引起的，致病的病毒都有一定的季节性和地域性。气候变化以及国际化进程都可能导致病毒感染的暴发。总体来讲，无论是成人还是儿童病毒感染中疱疹病毒最常见，第二常见病毒感染是水痘－带状疱疹病毒（varicella zoster virus，VZV），其次是腺病毒。其他比较常见的病毒性脑炎还包括巨细胞病毒、EB病毒、麻疹病毒、腮腺炎病毒和肠病毒。除了这些常见的病原外，节肢动物传播的病毒也是脑炎的原因之一。在北欧、东欧和中欧，蜱传播脑炎是最常见的可以检测到的病原。而在美国，西尼罗病毒（West Nile virus，WNV）是第二常见的脑炎病原。在亚洲，日本脑炎病毒（Japanese encephalitis virus，JEV）是病毒性脑炎中最常见的，每年有35 000~50 000名的新发患者，死亡人数15 000左右。可见不同的地域，常见病原有所不同。病毒感染不仅引起脑炎还可以引起感染相关性急性脑病，两者在临床上很难鉴别，主要的区别在于脑脊液的改变。

细菌感染虽然不如病毒感染常见，但是细菌感染引起的化脓性脑膜炎（purulent meningitis，简称"化脑"）常常引起严重并发症，所以在儿童中枢神经系统感染中备受重视。在我国脑膜炎球菌、肺炎链球菌和流感嗜血杆菌引起者占小儿化脑的60%以上。不同年龄小儿感染的致病菌也有很大差异，新生儿及出生2~3个月以内的婴儿化脑，常见的致病菌是大肠埃希菌、B族溶血性链球菌和葡萄球菌，此外还有其他肠道革兰氏阴性杆菌、单核细胞性李斯特菌等。出生2~3个月后的小儿化脑多由B型流感嗜血杆菌、肺炎链球菌和脑膜炎球菌引起，5岁以上儿童患者的主要致病菌是脑膜炎球菌和肺炎链球菌。病原学的地域分布特点使得医生

运用一定手段鉴定潜在病因时更加有的放矢。

（二）非感染因素

无论是病毒还是其他病原微生物引起的脑炎，诊断时必须有病原学的证据。但是在许多病例中，即便进行了大量感染相关的检查也找不到感染性因素。国外一项关于脑炎的病因及流行病学的调查研究发现，63%的患者进行了16项病原学检查后仍然找不到致病因素。因此免疫介导的脑炎引起人们的关注，最常见的是急性播散性脑脊髓炎（acute disseminated encephalomyelitis，ADEM）。就在最近，自身抗体相关的脑炎逐渐被人们认识，很多病因不明的脑炎是抗神经元蛋白抗体造成的，这些抗体以参与突触传递、可塑性及神经元兴奋性的受体及细胞表面蛋白为靶向，并且和症状相关，虽然症状严重但是对免疫治疗有效。由于抗体不同引起的综合征也不同，该类脑炎称为自身免疫性脑炎（autoimmune encephalitis，AE）。图 10-4-2 显示的是非感染性脑炎的常见病因，我们可以看到有一半以上的患者仍然找不到原因，在能够明确病因的非感染性脑炎中，最常见的是急性播散性脑脊髓炎和自身免疫性脑炎，这一发现改变了脑炎的诊断及治疗方法。

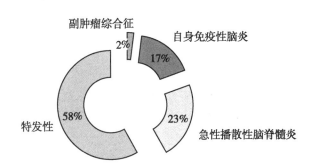

图 10-4-2　非感染性脑炎的常见原因

三、儿童脑炎发病机制的研究现状及启迪

（一）病毒相关脑炎的发病机制

病毒性脑炎的发病机制包括几个方面：细胞病理、类感染或感染后炎症反应及免疫介导的反应。多数病毒首先感染脑实质和神经细胞，但是也有些病毒累及血管造成强烈的血管炎性反应，感染引起的脱髓鞘也是致病因素。此外病毒性脑炎可诱发免疫性脑炎，如单纯疱疹病毒脑炎后继发的抗N－甲基－D－天冬氨酸受体脑炎（抗

NMDAR 脑炎），说明不同的发病机制共同参与了疾病的发生过程。对于病毒感染相关急性脑病的发病机制主要包括两个方面，一是病毒感染后引起细胞因子释放，可以引起血管内皮损伤和实质细胞凋亡，在某些非甾体抗炎药的诱发下，造成易感个体出现严重的全身炎症反应综合征，如流感脑病、急性坏死性脑病、瑞氏综合征、出血休克和脑病综合征。病毒感染相关急性脑病另外一种发病机制可能与兴奋毒性引起的脑病有关，具体机制尚不清楚，推测与病毒感染导致发热及惊厥持续状态，引起过量兴奋性谷氨酸递质释放和迟发型神经元坏死，如急性脑病伴热性惊厥癫痫持续状态。此外，一些研究发现患者脑脊液中白介素 -6 水平高于血液中的水平，推测细胞炎症因子可能提高了惊厥诱导的兴奋毒性。

（二）非感染性脑炎发病机制

支持免疫介导损伤（细胞毒性抗体、细胞因子效应等）的证据大多数都是间接的，而支持类感染或炎症导致脑炎的证据更加直接。在 ADEM 病例的尸检中发现其病理特征为静脉周围淋巴细胞浸润伴有局灶性脱髓鞘。在治疗 ADEM 时静脉用免疫球蛋白及血浆置换有效成为支持抗体介导机制的证据。目前极少病例能够证实 ADEM 及其他脱髓鞘疾病中靶向中枢神经系统分子的特异性抗体，即便是临床症状很相似的患者也很难鉴定出一致的抗体。人们对靶向中枢神经系统分子的特异性抗体的认识主要来自成人副肿瘤综合征的发现，如抗 -Hu、抗 -Yo 及抗浦肯野细胞抗体。然而这些抗体导致亚急性脑炎或者小脑炎，与儿童典型的 ADEM 截然不同。即便是在儿童经典的感染后小脑炎，只有不到一半的患儿能够检测到抗浦肯野细胞抗体。在类感染的中枢神经系统疾病中缺乏常规可检测的自身抗体很可能是由于致病的炎症因子数量多以及多种可能的靶向机制。后者可能包括分子模拟和对正常出现的细胞抗原的异常处理。例如入侵病毒制造的蛋白质，与正常的人类髓鞘有共同的抗原表位（模仿），或产生一些酶能够切割或错误折叠正常的宿主蛋白，以至于生成自身免疫系统不能识别的蛋白。例如牛痘病毒核心蛋白激酶可以切割髓鞘碱性蛋白。更困难的是鉴别细胞因子在中枢神经系统损伤的作用。白介素 -6、白介素 -8、γ 干扰素和肿瘤坏死因子是各种原因脑炎（包括感染和非感染，如狼疮脑）中鉴定出来的，与病情严重程度与预后关系最密切的几种细胞因子，在不同脑炎中差异很大。支原体脑炎、日本脑炎患者的脑脊液中可以检测到高浓度的白介素 -6 和白介素 -8。一小部分生存率低的日本脑炎患者中可以检测到更高滴度的白介素。目前还不清楚细胞因子是中枢神经系统进一步损伤的原因还是疾病严重程度的活化标记。

儿童最常见的自身免疫性脑炎是抗 NMDA 受体脑炎，因此关于抗 NMDA 受体脑炎的研究较多，其可能的发病机制：

1. 肿瘤组织表达有 NMDA 受体或其亚单位 肿瘤组织（多数为卵巢畸胎瘤）表达 NMDA 受体或其亚单位，在自身免疫过程中产生特异性的抗 NMDA 受体抗体，通过血脑屏障后进入中枢神经系统（主要是海马组织）。NMDA 受体主要分布于突触后膜，并且聚集于突触后致密区（PSD），进入中枢神经系统的抗体选择性结合突触部位及突触外的 NMDA 受体，导致受体间的交联作用，继而受体内化，导致突触表面 NMDA 受体数量减少，但是其他突触成分如突触后 α- 氨基 -3- 羟基 -5- 甲基 -4- 异恶唑受体（α-amino-3-hydroxy-5-methyl-4-isox-azolepropionic acid receptor, AMPAR）、PSD-95，以及突触前末端、树突分支、树突棘突等都不受影响。因此抗 NMDA 受体脑炎导致快速的选择性的神经元膜表面 NMDA 受体减少，这一效应是滴度依赖性的，随着抗体滴度降低作用可以逆转。随着对该病认识的深入，人们还发现了其他可能的致病机制。

2. B 细胞参与免疫反应的同时辅助 T 细胞浸润、抗体形成，引发抗 NMDA 受体脑炎 由于只有部分卵巢畸胎瘤的患者同时患有抗 NMDA 受体脑炎，因此人们推测可能有其他机制与抗 NMDA 受体共同作用导致脑炎的发生。2009 年 Tuzun 等比较了 5 名患有卵巢畸胎瘤合并抗 NMDA 受体脑炎的患者和 3 名仅患有卵巢畸胎瘤患者的肿瘤组织淋巴浸润情况，发现主要的浸润细胞是 T 细胞，但是 NMDA 受体脑炎患者的 B 细胞以及浆细胞的浸润情况更严重。这可能说明了肿瘤组织中 NMDA 受体的表达并不一定会导致脑炎的发生，只有在一定刺激因素存在的情况下，免疫耐受被破坏后才会出现脑炎的症状，所以不伴脑炎的畸胎瘤患者也是可以有比较低的 NMDA 受体表达，但是由于该试验中样本量小，其结果有待进一步验证。

总之，不同病原造成中枢神经系统损伤最终引起脑炎的机制不同，总体来说可以分为四大类：病原直接对神经系统造成损伤；机械损伤和血管损伤；免疫介导的损伤；神经递质和神经生理学的紊乱。其中自身免疫性脑炎的免疫学机制如表 10-4-1 所示。

四、儿童脑炎诊治方法选择中值得考虑的问题

（一）临床表现基本特点与新变化

1. **病毒感染相关急性脑病**　在病毒感染的基础上出现惊厥、意识障碍（超过 24 小时）和颅内压增高等症状。临床上有些患者前驱表现符合病毒感染或其他病原感染，脑病考虑与本次感染有关，但无病原学依据，则诊断感染相关急性脑病为宜。具体分类和临床表现见表 10-4-2。

2. **自身免疫性脑炎**　临床表现多种多样，包括精神异常、紧张症、行为及记忆改变、惊厥发作和运动异常。由于自身抗体损害的部位不同临床表现也不同，例如边缘叶脑炎是典型的自身免疫性脑炎，比较突出的临床症状包括严重的记忆丧失及认知功能障碍、易激惹、个性改变及药物难治性惊厥发作。因此当患者无明显诱因出现神经系统的临床症状，呈亚急性起病，尤其是出现精神异常时需要考虑自身免疫性脑炎，表 10-4-3 总结常见自身免疫性脑炎的临床特征。

（二）诊断方法

1. **常规检查**　血常规、肝功能、肾功能、血糖及电解质、血气分析、血乳酸、血氨、血培养、尿常规，保存 1~2ml 血清及 10ml 尿液以备后期检测用。

2. **微生物及病毒学检查**　血培养可以识别出细菌及真菌，尤其是对腰椎穿刺前就需要进行抗生素治疗的患者有一定的帮助。除了血培养，有时候需要从一些特殊部位取样进行培养，比如鼻咽及咽喉部分泌物、尿样、粪便及皮肤脓液等。病毒咽拭子可以鉴别出呼吸道病毒、麻疹或肠道病毒（培养、PCR 或者免疫荧光法）。粪便标本通

表 10-4-1　自身免疫性脑炎的免疫学机制

机制	涉及的抗原
产生直接抗细胞内抗原的抗体	Hu，Ⅰ型抗神经元细胞核抗体（ANNA1），Ma2，谷氨酸脱羧酶（GAD）
产生抗突触受体的抗体	N-甲基-D-天冬氨酸（NMDA）、γ-氨基丁酸 A 受体（GABAAR）、γ-氨基丁酸 B 受体（GABABR）、AMPA、代谢型谷氨酸受体 5（mGluR5）、多巴胺受体 2 型（D₂R）
靶向离子通道和细胞表面蛋白的抗体	富亮氨酸胶质瘤失活 1 蛋白（LGI1）、接触蛋白相关蛋白 2（CASPR2）、二肽基肽酶样蛋白（DPPX）、髓鞘寡突胶质糖蛋白（MOG）、水通道蛋白 4、神经节苷脂 GQ1b

表 10-4-2　常见病毒感染相关急性脑病的临床特征

疾病	机制	临床特征
流感脑病	细胞因子风暴	在流感样症状基础上出现惊厥，早期发展至昏迷；脑影像学检查可表现为弥漫性脑水肿或对称性丘脑坏死
急性坏死性脑病	细胞因子风暴	病毒感染后出现惊厥、意识障碍等急性脑病症状；脑影像学特征性的改变为对称性丘脑坏死，血清转氨酶不同程度升高
瑞氏综合征	细胞因子风暴	脑病症状的同时伴有严重肝损害、血清转氨酶显著升高为特征；脑影像学显示全脑水肿
出血休克与脑病综合征	细胞因子风暴	突发急性脑病、休克、水样泻、严重弥散性血管内凝血、肝肾功能障碍；脑影像学主要特征为皮层水肿，偶见颅内出血
急性婴儿额叶优势脑病	兴奋毒性	多见于婴幼儿，在病毒感染发热性疾病的基础上出现以癫痫持续状态和延迟性意识障碍为特征的急性脑病，之后突出的表现是额叶功能障碍；头颅 MRI 的 DWI 显示双侧额叶皮质和皮层下白质高密度
偏侧惊厥瘫痪综合征	兴奋毒性	早期表现为持续的痉挛性惊厥，通常单侧表现显著，血清转氨酶常升高。发作后的神经障碍包括偏瘫、智力倒退、癫痫发作；脑影像学显示受累侧脑水肿

表 10-4-3 常见自身免疫性脑炎的临床特征

疾病	临床特点
抗 NMDAR 脑炎	儿童、青年多见，女性多于男性。精神行为异常、癫痫发作、近事记忆力下降、言语障碍 / 缄默、运动障碍 / 不自主运动、意识水平下降 / 昏迷、自主神经功能障碍等，自主神经功能障碍包括窦性心动过速、心动过缓、泌涎增多、中枢性低通气低血压和中枢性发热
LGI 脑炎	多见于中老年人，男性多于女性。癫痫发作以各种形式的颞叶癫痫常见，先兆以竖毛发作（起"鸡皮疙瘩"感）多见；面 - 臂肌张力障碍发作（faciobrachial dystonic seizure，FBDS）是该病特征性发作症状，认知障碍、精神行为异常、存在睡眠障碍
抗 D₂R 脑炎	主要表现为运动障碍、精神症状和睡眠障碍，且头颅 MRI 存在基底节病变
抗 GABAA/B 受体相关脑炎	主要见于中老年人，男性多于女性。主要症状包括癫痫发作、精神行为异常、近事记忆力下降。严重且难治的癫痫发作是该病主要的特点，以全面强直阵挛性发作为主，抗癫痫药物通常无效，可迅速进展为癫痫持续状态。少数患者可以合并语言障碍、睡眠障碍和小脑性共济失调
抗 CASPR2 抗体相关脑炎	中老年人多见，临床表现为癫痫发作、精神行为异常、近事记忆力下降。部分或者表现为肌颤搐、肌强直等周围神经过度兴奋的表现，可伴有神经痛

过 PCR 或者培养可以鉴别出肠道病毒、腮腺病毒或麻疹病毒。尿培养可以鉴别出巨细胞病毒。皮肤瘀点涂片检菌是流行性脑脊髓膜炎重要的病原诊断方法之一，皮肤脓液或新生儿脐部分泌物培养可以识别出致病细菌。

3. 脑脊液检查

（1）尽快确定有无腰椎穿刺禁忌证：因为脑脊液检查对于脑炎的诊断至关重要，所以内科医生要尽快判断腰椎穿刺前是否需要进行头颅影像学检查（通常采用头颅 CT），以便尽可能降低腰椎穿刺的风险。例如有颅内占位病变的患者可以出现化脓性脑膜炎患者相似的临床症状，或者某些病变早期（如硬脑膜外脓肿、硬脑膜下积脓、脑脓肿、梗阻性脑积水等）可以出现化脓性脑膜炎，这些患者做腰椎穿刺很有可能出现脑疝，主要是由于留取脑脊液的过程会形成颅骶管压力梯度，很可能会增加潜在的脑移位。然而需要注意的是，一些化脓性脑膜炎的患者即便不做腰椎穿刺也有可能出现脑疝。

（2）脑脊液常规检查

1）微生物镜检、培养和药敏分析：脑脊液培养是诊断化脓性脑膜炎的"金标准"，在治疗前留取标本其阳性率高达 80%~90%，革兰氏染色是一种快速经济的识别细菌的方法，虽然阳性率不如脑脊液培养，但是特异性很高，将脑脊液离心沉淀后涂片，用革兰氏染色，检菌阳性率可达 70%~90%。

2）病毒学检查——PCR：可以检测单纯疱疹病毒 1 型、2 型，水痘 - 带状疱疹，人疱疹病毒 6 型、7 型，巨细胞病毒，EB 病毒，呼吸道病毒和肠病毒。虽然 PCR 检测的特异性很高，但是仍有一部分患者初期的脑脊液检查可以是阴性的，尤其是在第一次腰椎穿刺行脑脊液检查时，其原因可能是由于没有病毒或者病毒滴度太低，这些患者往往需要第二次腰椎穿刺行病毒 PCR 检测。

3）脑脊液常规细胞计数及生化检测（脑脊液糖、氯化物及蛋白），乳酸及寡克隆带。在病毒性脑炎患者中，脑脊液细胞数轻度升高（0~ 数百个），以淋巴细胞为主，蛋白质轻度升高或正常，糖含量正常，有时红细胞计数可以升高（出血性脑炎）。在病毒感染相关急性脑病患者中，脑脊液可无异常或仅表现为蛋白升高。在自身免疫性脑炎患者中脑脊液可以出现白细胞数升高、蛋白升高、寡克隆带阳性、IgG 指数及合成率升高，但是对于自身免疫性脑炎的诊断只是起到支持作用，不能作为确诊的依据，必须进行特异性抗体的检测才能明确诊断。

4. 自身免疫相关的检查 尽管大部分实验室能够进行常规的免疫学方面的检测如抗核抗体（ANA）、双链 DNA（dsDNA）抗体、甲状腺球蛋白抗体及转谷氨酰胺酶抗体，但是仅有少数实验室能够进行更具特异性的检测。检测非神经元的自身抗体对于诊断有一定帮助，但是综合检测神经元特异性抗体才更有意义，因为神经系统疾病通常是多灶性的,而且表现多种多样,很难与教科书上描述的综合征完全匹配。神经元特异性抗体包括电压门控钾离子通道抗体(VGKC)、NMDA受体抗体、AMPA型谷氨酸受体亚基GluR1/GluR2抗体、γ-氨基丁酸(GABA)亚型B受体抗体、ANNA(抗Hu)抗体、Ma2抗体、谷氨酸脱羧酶65(GAD65)抗体。此外,特异性抗体的检测还有助于肿瘤的诊断,例如VGKC复合物抗体、ANNA-1、Ma2和NMDA受体抗体脑炎都可以表现出边缘叶脑炎的特征,但是相关的肿瘤类型有所不同。

5. 影像学检查 神经影像学检查对于怀疑脑炎的患儿是至关重要的,除了能够提供大脑受感染的直接证据,还能为鉴别非感染性中枢神经系统疾病提供线索(例如急性播散性脑脊髓炎、血管性疾病、脑脓肿、颅内占位性病变)。多数患者最初入院的时候进行头颅CT检查,主要是为了明确有无急诊处理的情况(脑疝或者占位性病变)及有无腰穿禁忌证。然而无论是感染或者非感染因素引起,脑炎头颅CT都可以表现正常,在单纯疱疹病毒脑炎常表现为额颞部脑回结构模糊后期出现低密度。头颅MRI检查更加敏感尤其是弥散加权像更有意义。病毒感染相关急性脑病早期头颅MRI可正常,但是随着疾病进展可出现弥漫性脑水肿,基底节、丘脑、大脑深部白质等部位水肿坏死。自身免疫性脑炎常常表现为T_2像高信号,尤其是颞叶内侧容易受累。功能神经影像学如正电子发射断层成像(PET)或者单光子发射计算机断层成像(SPECT)可以发现与临床症状相关的代谢异常病灶。

此外,对于怀疑自身免疫性脑炎的患儿,要根据患儿发病年龄及实验室检查结果进行全身其他部位的影像学检查,积极寻找原发肿瘤。例如小于15岁的患儿需要注意白血病和淋巴瘤,当检查发现尿高香草酸和香草扁桃酸增高应该注意神经母细胞瘤,15~19岁之间的青年人要注意霍奇金病及生殖细胞瘤。特异性的抗体检测结果对于影像学的检测也有指导意义,如Ma2抗体阳性的男孩要对睾丸进行超声检查,NMDA受体抗体阳性的女孩需要进行盆腔超声排除卵巢畸胎瘤。

6. 脑电图 脑电图检查能够敏感地反映脑功能障碍,对于脑炎的诊断及惊厥发作的评估都有重要作用,例如脑病时脑电图可以表现为广泛高幅慢波,还可以发现临床下发作。单纯疱疹病毒脑炎的患儿脑电图可以出现典型的起源自一侧颞叶的间隔2~3秒的周期性慢波。抗NMDAR脑炎患儿脑电图呈弥漫或者多灶的慢波,偶尔可见癫痫波,异常δ波是该病较特异性的脑电图改变,多见于重症患者。

(三)儿童脑炎治疗中的相关问题

1. 一般治疗 儿童脑炎往往需要入院进行几周的静脉注射治疗,并且许多病例需要进行康复训练,有些严重病例甚至需要转移到儿科重症监护病房(ICU)。支持治疗对于所有脑炎患儿都是必需的,包括对并发症的紧急处理、降低癫痫发作、降低颅内压、循环支持治疗以及对呼吸道感染如肺炎的治疗。在紧急事件控制后,接下来需要考虑的是进食的问题和预防ICU并发症(包括静脉血栓形成和严重的神经病变)。在康复过程中,应考虑到生理、心理和教育康复。对并发症的长期治疗包括癫痫、痉挛和肌张力障碍。

病毒感染相关急性脑病患儿,多数呈现暴发性病程,迅速进入昏迷状态,对于这些患儿呼吸循环支持尤为重要。如出血休克与脑病综合征患儿,常常出现难以纠正的休克以及严重的弥散性血管内凝血,因此,积极纠正休克以及应用血管活性药物,可以帮助患儿度过危险期。对于急性婴儿额叶优势脑病患儿,由于兴奋毒性的作用,患儿往往出现频繁的惊厥发作甚至癫痫持续状态,因此,积极的对症治疗如抗惊厥治疗、改善通气及处理颅高压是至关重要的。

2. 经验治疗 治疗应该尽量遵循可能的病因,当患者仅有脑炎的临床表现而病原学尚不确定的情况下,在结果出来前就应该应用广谱抗生素及抗病毒治疗。影响经验性治疗方法的最可能因素是近期的旅行史或是否有免疫功能低下。目前关于病毒性脑炎的经验性治疗,除了流感季节应用奥司他韦,主要的经验限于疱疹病毒性脑炎,特别是单纯疱疹病毒患者应用阿昔洛韦治疗。尽管给予阿昔洛韦治疗,2/3的患者都遗留了显著的神经系统损害。鉴于单纯疱疹病毒性脑炎临床表现不特异,如果延误治疗预后会很差,对于怀疑脑炎的患者大多数医生都会选择一个相对较低的阿昔洛韦剂量开始治疗。很多怀疑单纯疱疹病毒性脑炎的患儿给予阿昔洛韦的治疗,结果发现并不是单纯疱疹病毒性脑炎，这时候是否停止治疗是临床医生面临的最大挑战。尽管脑脊液单纯疱疹病毒 PCR 的结果是阴性的，如果临床特征仍符合单纯疱疹病毒性脑炎这时候也不能停止应用阿昔洛韦。因为 PCR 结果可能是假阴性，特别是在病初的 3 天。这些患者应该重复腰椎穿刺，因为之后可能转为阳性，即便结果还是阴性，如果有符合的临床特征也应该继续治疗至少 10 天。然而，如果最终的诊断已经明确或者患者不太可能是病毒性脑炎的情况下，及早停止阿昔洛韦是合理的。

广谱抗生素的经验性治疗应包括第三代头孢菌素，如头孢曲松，覆盖了肺炎链球菌、流感嗜血杆菌和脑膜炎球菌，加上氨苄西林或阿莫西林覆盖单核细胞性李斯特菌。有些人建议在经验性治疗中增加阿奇霉素，以覆盖由肺炎支原体引起的感染，但其抗支原体脑炎的作用尚不明确。当致病因素明确后，要根据不同病原选择有针对性的治疗。

3. 免疫治疗　免疫治疗分为一线免疫治疗、二线免疫治疗和长程免疫治疗。一线免疫治疗包括糖皮质激素、静脉注射免疫球蛋白（IVIg）和血浆交换。激素不仅用于自身免疫性脑炎，对于一些感染性脑炎也有应用。一项关于单纯疱疹病毒性脑炎（herpes simplex virus encephalitis，HSE）的研究称没有应用激素的患者预后较差，这一报道引起人们的热议并强烈建议在这方面需要进一步的研究。欧洲和英国正在进行一项关于 HSE 患者使用类固醇的随机对照试验，专家建议在水痘 - 带状疱疹病毒（VZV）活化脑炎适当使用皮质类固醇，特别是发生大血管炎（影像学的发现和卒中一致）时。成人推荐剂量为 60~80mg，每天 1 次，连用 3~5 天，儿童推荐剂量是泼尼松龙 2mg/（kg·d），连用 3~5 天（最多 60mg）。但是感染因素引起的脑炎，应该在抗感染的基础上严格掌握指征才能使用激素。

激素是儿童 ADEM 的主要治疗，同时也是自身免疫性脑炎的一线治疗。2017 年中国自身免疫性脑炎诊治专家共识中指出，对于轻症患者可以直接口服激素，对于症状比较严重的患者建议静脉冲击治疗后改为口服，逐渐减量，总疗程在 6 个月左右，激素减量过程中要注意病情波动与复发。对于自身免疫性脑炎患儿，静脉注射免疫

球蛋白（IVIg）、血浆置换也是推荐的一线治疗。根据患者体重免疫球蛋白按总量 2g/kg，分 3~5 天静脉滴注。对于重症患者，建议与激素联合使用，可每 2~4 周重复应用 IVIg。重复或者多轮 IVIg 适用于重症自身免疫性脑炎患者和复发患者。对于病毒感染相关急性脑病虽然目前尚无特异的治疗手段，但是免疫治疗如静脉注射免疫球蛋白、甲泼尼龙冲击以及血浆置换有可能改善预后。

二线免疫药物包括利妥昔单抗与静脉用环磷酰胺，主要用于一线免疫治疗效果不佳的患者。如果一线治疗无显著效果，可以在其后 1~2 周使用利妥昔单抗，按 375mg/m² 静脉滴注，每周 1 次，根据外周血 CD20 阳性的 B 细胞水平，共给药 3~4 次，至清除外周血 CD20⁺B 细胞为止。静脉注射环磷酰胺按 750mg/m²，溶于 100ml 生理盐水静脉滴注，时间超过 1 小时，每 4 周 1 次。

长程免疫治疗药物包括吗替麦考酚酯与硫唑嘌呤等，主要用于复发病例，也可以用于一线免疫治疗效果不佳的患者和肿瘤阴性的抗 NMDAR 脑炎患者。对可能的自身免疫性脑炎，也可酌情试用一线免疫治疗药物。吗替麦考酚酯口服剂量 1 000~2 000mg/d，至少 1 年。硫唑嘌呤口服剂量 100mg/d，至少 1 年，主要用于预防复发。

（石秀玉　邹丽萍）

第五节　儿童卒中诊治应思考的问题

儿童卒中发病率相对较低，但却是导致儿童病死率增高的重要原因。欧美国家报道儿童卒中发病率为每年 3~25 人 /100 000 人次，而我国香港儿童卒中资料显示其发病率为每年 2.1 人 /100 000 人次，国内目前还没有关于儿童卒中的全面的流行病学资料。

一、儿童卒中诊断的难点及分类诊断的演变

（一）儿童卒中临床表现基本特点与新变化

与成人卒中发病主要由于动脉粥样硬化不同，儿童卒中病因常常是多种多样的，而针对某一特定病因来说，又是相对少见的。儿童卒中反映

的是一个异质性诊断,常常很难发现疾病的潜在原因,部分病例目前发病机制仍然不是十分清楚。新近研究显示,除先天性心脏病之外的动脉血管壁病理损伤是儿童动脉缺血性卒中的一个重要因素,由于感染、创伤及遗传因素导致的血管损伤机制也逐渐得以阐明,如脑静脉窦血栓形成与头颈部感染、颈动脉剥离与颈部创伤、暂时性脑部动脉病与水痘病毒感染等,但是其他危险因素如遗传性凝血障碍在卒中发病过程中的作用还不是十分清楚。当发生急性局限或全面性脑功能障碍时,医生首先应当详细询问病史,并仔细地进行全面的体格检查,根据前驱病史、运动障碍、失语、惊厥或昏迷等症状与体征做出初步的诊断。在卒中的诊断过程中,注意合理地运用以下检查。

1. 头部 CT CT 可准确识别绝大多数颅内出血,并帮助鉴别非血管性病变(如脑肿瘤),是疑似急性卒中患儿首选的影像学检查方法。发病 6 小时内做 CT 检查大多正常,24~48 小时后水肿梗死区域出现低密度灶,1 周末可出现液化性坏死,2~3 周后随着水肿消退,侧支循环建立,吞噬细胞活跃,原来的低密度区变为等密度区。

2. 头颅磁共振成像(MRI) 由于 MRI 对于较小的病灶、CT 难于分辨清楚的解剖结构有良好的组织对比度,如果经济条件允许,MRI 检查优于 CT。在梗死发生的 2~6 小时,MRI 可以显示长 T_1、长 T_2 信号,并可被钆喷酸葡胺(Gd-DTPA)增强。因此,目前认为 MRI 在早期诊断脑梗死方面优于 CT,但有费用较高、检查时间长及患者本身禁忌证(如金属植入物)等局限。

3. 磁共振血管成像(MRA) MRA 作为一种新的无创性血管成像技术广泛地应用于脑血管疾病的诊断中,MRA 脑梗死表现为动脉血流中断,其远端不显影。动脉狭窄表现为动脉管腔节段性狭窄,其远部动脉分支减少或显影差。由于婴幼儿脑血管发育不完善,小血管与成人相比较细,MRA 对 1mm 以下血管显示不清,有时存在夸大动脉狭窄现象,即所显示的血管狭窄超过实际严重程度。此时宜动态观察,定期复查。近年来国外已使用增强 MRA 扫描以弥补其不足。

4. 数字减影血管造影(DSA) 是目前诊断血管相关疾病最准确的方法,诊断动脉缺血性卒中的"金标准"。DSA 价格昂贵,有创伤性,使用造影剂,并受到年龄限制,目前难于在儿科临床广泛应用。

5. 无创动脉壁成像(AWI) 目前有文献报道,AWI 的使用已经被用于诊断颅内动脉壁异常,对于不能配合 DSA 的患儿,应用 AWI 可预测患有急性动脉缺血性卒中的儿童是否可能会发展成进行性动脉疾病,并指导进一步治疗。

6. 其他检查 为明确病因,进行必要的鉴别诊断,还可以进行下列检查:①一般检查,血、尿、粪便常规检查、凝血功能及血脂系列测定、血沉、C 反应蛋白、抗 O 试验、抗核抗体系列、蛋白 C、蛋白 S、抗凝血酶测定、血培养、血清病毒分离、血乳酸/丙酮酸水平测定、甲状腺功能检测、脑脊液检查及血和尿的氨基酸/有机酸筛查;②胸片、ECG、心脏超声、脑电图检查;③脑血流图,受累半球呈脑缺血改变,血流量减少,血流速度异常;④脑部 SPECT,血栓形成后 2 周时可见闭塞的血管供血区内出现异常放射性浓聚。

(二)儿童卒中分类诊断的演变

儿童卒中反映的是一个异质性诊断,目前关于卒中诊断定义方面的工作还远非完美,只有当遗传和环境因素在卒中发病机制中的作用完全阐明,并与已经明确的卒中发病机制有机结合在一起后,一个实用的脑血管疾病诊断分类系统才将变为可能。随着知识的更新,卒中分类诊断也将进一步完善。目前儿童卒中分类系统主要采用欧洲及北美洲儿科神经病学家意见,并且应用于国际儿童卒中研究(IPSS),该研究为进一步推动并评价儿童缺血性卒中的群体持续性研究做出了一定的贡献。结合病因和影像学特点,卒中可以简化分为以下五类:

1. 缺血性卒中 ①动脉粥样硬化血栓形成;②小血管病(散发性);③心源性栓子;④其他原因:夹层动脉瘤;罕见或遗传性大或中等动脉疾病;罕见或遗传性小血管病;血凝障碍疾病;代谢性疾病合并的动脉疾病;血管炎;其他罕见的病种;⑤共存病因;⑥病因不清;⑦不能分类。

2. 出血性卒中 ①高血压相关的小血管病(出血型);②脑淀粉样血管病;③出血体质;④血管畸形;⑤其他原因:肿瘤;中毒;外伤;动脉炎、血管炎、心内膜炎(破裂的细菌性动脉瘤);罕见的病种(如颅内夹层动脉瘤);⑥共存病因;⑦病因不清;⑧不能分类。

3. **蛛网膜下腔出血(SAH)** ①因动脉瘤破裂;②因夹层动脉瘤;③外伤性 SAH;④新生物,如黑色素瘤;⑤原因不清。

4. 脑静脉血栓形成。

5. 脊髓卒中。

为完成以上卒中分类,临床必需的最低诊断评价要求包括以下几方面:①评价主要血管危险因素,血压、血脂、糖尿病、体重、腰围、体力运动状况、血管病家族史;冠心病介入治疗史、急性冠脉综合征或心肌梗死史和心房纤颤史;②血液检查,血细胞比容、血小板、红细胞和白细胞计数、凝血酶原时间等;③心电图;④评价颅外动脉,颈动脉超声检查或 MRA、CT 动脉造影、X 线动脉造影;⑤评价颅内动脉,经颅多普勒超声(TCD)和/或 MRA、CT 血管造影、X 射线血管造影、高分辨率 MRI;⑥特殊病因的检查,A. 怀疑心内膜炎需紧急血培养和综合超声心动检查;B. 怀疑主动脉夹层动脉瘤需紧急胸部 CT 或经食管超声心动图;C. 怀疑脑动脉夹层动脉瘤应由有经验者行超声检查、MRA 或 DSA 以及轴切面的脂肪饱和 MRI 以发现动脉壁血肿。检查必须在症状开始后 15 天内进行,因夹层动脉瘤可自发消散,致使动脉壁上的血肿消失。

二、儿童卒中病因认识的过程与启示

(一)危险因素评估

流行病学调查表明一些因素与卒中的发生密切相关,被认为是本病的致病因素,又称危险因素。它们分为两类,一类是无法干预的如年龄、基因、遗传等;另一类是可以干预的,如能对这些因素予以有效的干预,则卒中的发病率和死亡率就能显著降低。引起卒中的危险因素有:年龄、遗传、高血压、低血压、心脏病、心律失常、眼底动脉硬化、糖尿病、高脂血症、吸烟、饮酒、肥胖、口服避孕药、饮食因素如高盐多肉、体力活动过量等。

现代诊断技术可以使我们相对较容易地了解血管损害及确定原因,3/4 的卒中儿童可以找到 1 个或 1 个以上的危险因素。儿童卒中的危险因素与成人不同,早期诊断及治疗可以减少卒中的发生。不同种族人群儿童卒中的危险因素也不同,非洲、美国儿童常为镰状细胞病(SCD),日本儿童常为烟雾病,欧洲儿童常为凝血功能紊乱。新生儿动脉缺血性卒中的诱发因素与其他年龄段儿童不同,其原因与分娩前、分娩中和分娩后的一些因素,如窒息、绒毛膜羊膜炎、母亲胎儿代谢异常、遗传获得性血栓前状态或凝血紊乱有关。

(二)病因评价

儿童卒中病因复杂,大致可分为心源性、血管源性、血液系统异常、感染性、代谢性和特发性。具体有以下几类原因:

1. **心脏疾病** 包括先天性及获得性心脏病(包括心内膜炎、心肌病及人工瓣膜植入),是儿童卒中的最常见原因。尽管近年来对心脏疾病的早期、有效治疗使心脏疾病引起的卒中已趋减少,但先天性及获得性心脏病仍然是儿童卒中最常见的原因。在姑息性手术和矫治手术后多年,先天性心脏病仍是卒中的危险因素。心脏疾病导致卒中的可能机制包括:①心脏疾病所致慢性氧失饱和,引起红细胞增多症,使颅内动脉或静脉血液淤滞、血栓形成;②如果存在右向左心脏内分流,静脉栓子能够通过肺循环到达脑部;③心脏手术治疗常因激活血液凝固系统而导致动脉缺血性卒中。

2. **血液系统紊乱** 血液系统紊乱也是儿童动脉缺血性卒中的主要原因。已报道的血液系统紊乱有红细胞紊乱、遗传及获得性血液凝固异常等。一项来自英国的儿童动脉缺血性卒中研究发现,40% 的动脉缺血性卒中患儿患有镰状细胞病(SCD)或者缺铁性贫血,镰状细胞病是黑色人种儿童动脉缺血性卒中最常见的病因。血栓前状态危险因素约占动脉缺血性卒中患儿病因的 50%。欧洲起源的人群较其他种族人群相比凝血功能异常较为常见。引起儿童期动脉缺血性卒中的血栓前状态危险因素包括:高半胱氨酸和脂蛋白升高,以及血浆蛋白 C 和 S 及抗凝血酶Ⅲ缺乏。缺铁性贫血与缺血性卒中有关,动脉缺血性卒中患儿中合并贫血者超过 25%,所以临床工作中要予以注意,积极治疗。

3. **血管异常** 随着血管影像学技术的提高,发现许多动脉缺血性卒中患儿都存在潜在的动脉异常。最近,英国一项动脉缺血性卒中患者的前瞻性群体研究表明,79% 的患者脑动脉成像都有异常,这项研究发现,最常见的异常是近端大动脉例如颈内动脉末端，或者大脑中动脉近端的闭塞或者狭窄，其他异常以发生率递减的顺序排列为：动脉剥离、烟雾病和血管炎。

4. **感染性疾病** 儿童动脉缺血性卒中的发生至少有 1/3 与感染有关。有报道认为儿童缺血性卒中是脑膜炎、脑炎、脑脓肿及败血症等细菌感染的一种并发症。从 1991—2000 年，美国加利福尼亚住院的缺血性卒中患儿中脑膜炎及脑炎是最常见的危险因素。病毒感染也与儿童动脉缺血性卒中有关，包括水痘 – 带状疱疹病毒、HIV、细小病毒 B19 和流感病毒等。感染可能通过多种机制引起缺血性卒中：①因全身的炎症反应、高凝状态和 / 或血管内皮的直接损害而形成血栓；②严重感染时，出现抑制血液凝固的蛋白 C 及抗凝血酶Ⅲ的快速破坏；③感染还可导致血管内皮损伤，炎性细胞因子释放，这都将导致血栓调节蛋白减量调节；④感染可能导致心内膜炎，间接引起缺血性卒中。中国人民解放军总医院儿内科正与国际儿童卒中组织（IPSS）合作进行一项国际多中心研究"感染对儿童卒中的影响（VIPS）"，主要研究感染因素对儿童卒中的影响，目前项目正在进行中。

5. **代谢性疾病** 某些代谢紊乱与儿童卒中相关，通常由对血管壁的影响所致。例如高胱氨酸尿症、法布里病（酰基鞘氨醇己三糖苷酶缺乏症）和线粒体脑肌病伴高乳酸血症和卒中样发作（MELAS）患者其卒中危险性增高。

6. **遗传因素** 卒中是一个复杂的多基因遗传性疾病，由多种微小基因叠加效应和环境因素共同促发。目前国外研究儿童动脉缺血性卒中的候选基因主要为：factor Ⅴ Leiden（FVL）、FV H1298R（FVR_2）、FⅡ 20210A、b-Fib 455G>A、FXⅢ V34L、PAI-1 4G、HPA-1b 及 MTHFER C677T、MTHFER A1298C 等。仅有的少量研究结论互不相同，分子生物学的发展及人类基因组计划的完成，单核苷酸多态性与疾病的关联分析法可被用来寻找多基因病——动脉缺血性卒中的易感基因，动脉缺血性卒中易感基因的确定将为儿童动脉缺血性卒中高危人群的筛选及预防奠定基础。

三、儿童卒中治疗方案的选择与评价

儿童卒中治疗的目的是恢复脑血流、扩张脑血管、减低血管阻力、改善缺氧状态、缩小坏死及软化范围，使其周围组织恢复功能、预防血栓再发。儿童卒中的治疗包括两个方面：急性卒中的初始处理（保护神经功能）以及预防卒中复发的长期治疗。具体措施包括溶栓、抗凝、抗血小板、支持、对症治疗和外科治疗等。感染、发热、血压异常、高血糖或低血糖、颅内压升高及惊厥等因素均可影响患儿预后。

（一）溶栓治疗

溶栓治疗分为静脉溶栓及动脉溶栓两种。静脉溶栓时间窗窄，儿童动脉缺血性卒中诊断多超过发病 24 小时以上。临床上很难在 4.5~6 小时内实施儿童缺血性卒中的溶栓治疗；此外，儿童大脑处于发展发育阶段，有较大的代偿和可塑性的修复能力，因此儿童的溶栓治疗仍存在争议。临床常用的溶栓剂是尿激酶和组织型纤溶酶原激活物（tPA）。近来美国国立卫生研究院（NIH）资助的Ⅰ期临床试验试图确定 2~18 岁儿童在动脉缺血性卒中发生后 4.5 小时以内，通过 MRI 确定血管阻塞后进行 tPA 溶栓的安全性和药代动力学。尽管研究因患者入组数较低而关闭，但此多学科研究成功地建立了儿童超急性动脉缺血性卒中的评估和护理体系，并认为，当儿童考虑静脉注射 tPA 时，成人剂量 0.9mg/kg 可能偏保守，因为纤溶酶原水平的差异可能使儿童需要的有效剂量更高。

尽管儿童动脉缺血性卒中溶栓治疗尚存在争议，以下情况可以考虑溶栓治疗：

1. 持续性致残性神经功能缺损（例如干预时儿科 NIH 卒中量表评分≥6 分）。

2. 影像学证实的大脑大动脉阻塞。

3. 年龄较大的儿童，因为年龄小的患儿腹股沟和脑动脉置管较困难，且容易受导管尺寸的限制和造影剂及辐射暴露的影响。

4. 与具有治疗儿童卒中治疗经验的神经病学家共同做出治疗决定。

（二）抗凝治疗

抗凝治疗的目的是抑制引起脑损伤的凝血块扩大化，阻止更多的血栓形成。急性期抗凝治疗虽已应用 50 多年，但一直存在争议。对大多数儿童急性缺血性卒中患儿，不推荐无选择地早期进行抗凝治疗。对于一些特殊患者的抗凝治疗，可在谨慎评估风险后慎重选择。

1. 儿童通常使用的抗凝剂为低分子量肝素（LMWH）和普通肝素（UFH），抗凝治疗可能引起出血并发症，建议在用药期间必须随时监测凝血功能，以防意外发生。对于使用抗凝药物可能会引起出血的高风险患儿，以及患有出血性疾病、血小板减少症、难以控制的高血压、进行性肾脏和/或肝脏疾病者，应尽量避免使用抗凝治疗。

2. 阿司匹林为抗血小板聚集药物，可用于预防卒中复发，长期治疗剂量为 3~5mg/（kg·d）；如出现胃肠道反应或鼻出血等情况，剂量降低为 1~3mg/（kg·d），疗程 3~5 年。对于不能耐受阿司匹林的卒中患儿，可使用硫酸氢氯吡格雷代替，剂量为 1mg/（kg·d）。

3. 血液稀释疗法适用于血液黏度过高、血容量不足患者，适量补充血容量即能改善其循环状况。常用 10% 低分子右旋糖酐，以降低血液黏稠度，7~10 天为 1 个疗程。使用前应做皮试，心功能不全者慎用，糖尿病者应加用适量胰岛素。

4. 降纤治疗主要用于合并高纤维蛋白原血症患者，常用药物包括降纤酶、巴曲酶及安克洛酶等。一般用降纤酶首剂 10U，之后 5U/d，静脉注射，3 次为 1 个疗程。使用时需注意出血并发症，用药前后需检查血浆纤维蛋白原。

（三）一般支持及对症治疗

1. **卒中单元**　卒中单元是医院专门收治卒中患者的部门。卒中单元的特点是专业化、多学科医疗模式。它为卒中患者提供药物治疗、肢体康复、语言训练、心理康复和健康教育，卒中单元的核心工作人员包括临床医生、专业护士、物理治疗师、作业治疗师、语言治疗师和社会工作者。卒中单元的作用是早期诊断、急性期处理、治疗中各学科间的评估与协调、卒中干预以及卒中后期治疗与康复。卒中单元的建立通过有组织的服务为患者提供良好的卒中医疗，有效改善预后，降低病死率和致残率，缩短住院时间。

2. **一般支持治疗**　包括维持生命功能平稳、保持液体、能量、维生素及矿物质平衡；调整血压、控制体温、控制血糖。注意护理及体位调整，防止压疮、坠积性肺炎、误吸发生；支持治疗的目的是保护缺血半影区。

3. **降血压治疗**　适应证：收缩压 >220mmHg，舒张压 >120mmHg。注意事项：①降血压治疗时血压下降不宜超过 20mmHg，否则会扩大梗死灶面积加重神经系统损伤；②卒中发作的头 24 小时内血压下降不宜超过原血压的 15%。

4. **降颅压治疗**　在卒中发作后的 72~96 小时内，应密切监测颅内压增高相关症状。①内科治疗：渗透疗法，包括甘露醇、甘油及甘油果糖等；②外科减压术：适应证为有明显的意识状态改变或其他颅内压增高表现，尤其是空间占位大的小脑梗死压迫脑干时和恶性大脑中动脉梗死，外科减压术是值得推荐的。

（四）病因治疗

针对儿童卒中的病因治疗，有助于病情快速稳定，同时可以防止卒中复发。包括对心律失常、糖尿病、血液病及凝血障碍、脑血管炎等的治疗，以及对颅内血管畸形、烟雾病的外科矫治等。

1. 镰状细胞贫血可应用换血疗法，目的为将血红蛋白增加至 100~125g/L 及将血红蛋白 S 降至总血红蛋白的 30% 以下。用法：3~6 周/次。

2. 烟雾病经专家评价后可行外科血管重建术。烟雾病手术治疗的目的是建立新的血管吻合支以改善脑血流灌注，有直接或间接血管重建术，具体术式有多种，如颞浅动脉–大脑中动脉吻合术、脑–硬膜–动脉–肌肉联合血管成形术等。

（五）其他药物的辅助治疗

儿童卒中可有脑血液黏滞度和动力学的异常，低分子右旋糖酐可改善脑代谢和脑血液循环，尼莫地平、氟桂利嗪等钙通道阻滞剂有扩张脑血管作用。γ–氨基丁酸受体激动剂、兴奋性氨基酸受体拮抗剂、自由基清除剂、抗氧化剂、神经营养因子、神经生长因子及神经节苷脂等多种脑保护剂的疗效尚不肯定，有待进一步研究与探讨。

（六）二级预防

二级预防的目的是预防卒中再发。

1. **特发性急性缺血性卒中**　适应证：急性卒中患者抗凝治疗结束后。禁忌证：夹层动脉瘤、烟雾病及镰状细胞贫血。用法：阿司匹林，3~5mg/（kg·d）。

2. **夹层动脉瘤**　适应证：影像学显示无颅内出血灶伴颅外夹层动脉瘤的急性缺血性卒中患者。疗程：3~6 个月。常用药物有华法林、低分子肝素钠。

3. **心源性的急性缺血性卒中**　适应证：心源

性的急性缺血性卒中患者。疗程 3~6 个月。常用药物有华法林及低分子肝素钠等。

（七）恢复期与康复治疗

可改善患儿的远期预后、生活质量及精神心理健康，是一种需多学科参与的综合治疗措施。包括物理治疗、作业治疗和语言治疗等，还应辅以针灸、推拿、理疗、高压氧等，以减轻神经损害后遗症，同时可给予心理支持和行为治疗。在康复治疗过程中，患儿和家长都应参加。

四、儿童卒中诊治方面的展望

近 10 年来，随着诊断技术的提高，进一步明确了针对儿童卒中新的病因，并制定了相应的卒中诊断定义术语系统。明确病因及诊断有利于早期干预并改善预后。当然，在将来的研究中还要更多着手于儿童卒中诊断方面的评估和儿童脑血管疾病数据库的建立。在卒中临床表型和发病机制方面，成年人与儿童存在着显著的年龄相关差异，因而成年人的卒中分类系统直接应用于儿童卒中存在明显的局限性，需要在多中心临床互助研究项目中使所得数据进一步达到标准化。

儿童卒中治疗策略的基础来源于成年人的研究、儿童病例研究以及专家意见。随着对脑血管疾病发病机制的进一步了解，已有的防治措施已远不能满足需要。目前治疗儿童缺血性卒中的方法包括溶栓、抗凝以及抗血小板疗法，另外还有输血和外科治疗等。新近一些议题已经提及儿童卒中治疗欠缺某些循证依据，其中包括多中心调查者相互临床信息共享、单一的或多中心群体及病例的对照研究，以及以证据为基础的指导方针的发表等。目前，集中研究儿童卒中的国际性医学网络已经在加拿大、美国、英国以及德国等国家得到了发展。这个网络包括儿科神经病学家和 / 或血液病学家，可以共享专业知识、多中心数据以及随机临床试验的研究结果。另外，国际儿童卒中研究（IPSS）目前已登记在案的病例主要来自世界 20 个中心，包括美国、英国、加拿大、中国以及澳大利亚，同时涉及 32 个进行随机临床试验的国际性协助调查者，他们希望各国的儿科医务工作者加入到这个网络研究中，这将有利于儿童卒中标准化命名系统的完善，儿童缺血性卒中的分类、定义及诊断标准的修订，更有利于多中心研究。针对不同儿童缺血性卒中亚类，探讨其发病机制、预后和治疗安全性很有必要，同时需要更多的基础实验及动物研究，从而使我们能够更好地了解儿童缺血性卒中的发生机制，采用合理的治疗。

（杨光　邹丽萍）

参 考 文 献

[1] Febrile Seizures: long-term management of children with fever-associated seizures. Summary of an NIH consensus statement. Br Med J, 1980, 281(6235): 277-279

[2] Livingston S, Pauli LL, Pruce I, et al. Febrile convulsions: diagnosis, treatment, and prognosis. Pediatr Ann, 1979, 8(3): 133-153

[3] Myers KA, Scheffer IE, Berkovic SF, et al. Genetic literacy series: genetic epilepsy with febrile seizures plus. Epileptic Disord, 2018, 20(4): 232-238

[4] 中华医学会儿科学分会神经学组. 热性惊厥诊治疗与管理专家共识. 中华儿科杂志, 2016, 54(10): 723-727

[5] Natsume J, Hamano SI, Iyoda K, et al. New guidelines for management of febrile seizures in Japan. Brain Dev, 2017, 39(1): 2-9

[6] Fisher RS, Acevedo C, Arzimanoglou A, et al. ILAE official report: a practical clinical definition of epilepsy. Epilepsia, 2014, 55(4): 475-482

[7] Wiebe S. Definition of drug-resistant epilepsy: is it evidence based? Epilepsia, 2013, 54(Suppl 2): 9-12

[8] Wang J, Lin ZJ, Liu L, et al. Epilepsy-associated genes. Seizure, 2017, 44: 11-20

[9] Kalser J, Cross JH. The epileptic encephalopathy jungle-from Dr West to the concepts of aetiology-related and developmental encephalopathies. Curr Opin Neurol, 2018, 31(2): 216-222

[10] McTague A, Howell KB, Cross JH, et al. The genetic landscape of the epileptic encephalopathies of infancy and childhood. Lancet Neurol, 2016, 15(3): 304-316

[11] 李晓捷, 唐久来, 马丙祥, 等. 脑性瘫痪的定义、诊断标准及临床分型. 中华实用儿科杂志, 2014, 29(19): 1520

［12］李晓捷,邱洪斌,姜志梅,等 . 中国十二省市小儿脑性瘫痪流行病学特征 . 中华实用儿科临床杂志, 2018, 33（5）: 378-383

［13］Novak I, Morgan C, Adde L, et al. Early, accurate diagnosis and early intervention in cerebral palsy: advances in diagnosis and treatment. JAMA Pediatr, 2017, 171（9）: 897-907

［14］Byrne R, Noritz G, Maitre NL, et al. Implementation of Early Diagnosis and Intervention Guidelines for Cerebral Palsy in a High-Risk Infant Follow-Up Clinic. Pediatr Neurol, 2017, 76: 66-71

［15］Messacar K, Fischer M, Dominguez SR, et al. Encephalitis in US Children. Infect Dis Clin North Am, 2018, 32（1）: 145-162

［16］Scarborough M, Thwaites GE. The diagnosis and management of acute bacterial meningitis in resource-poor settings. Lancet Neurol, 2008, 7: 637-638

［17］Hirayama Y, Saito Y, Maegaki Y, et al. 'Symptomatic' infection-associated acute encephalopathy in children with underlying neurological disorders Brain & Development. Brain Dev, 2017, 39（3）: 243-247

［18］Esposito S, Principi N, Calabresi P, et al. An evolving redefinition of autoimmune encephalitis Autoimmun Rev, 2019, 18（2）: 155-163

［19］Messacar K, Fischer M, Dominguez SR, et al. Encephalitis in US Children. Infect Dis Clin North Am, 2018, 32（1）: 145-162

［20］Ferriero DM, Fullerton HJ, Bernard TJ, et al. Management of Stroke in Neonates and Children: A Scientific Statement From the American Heart Association/American Stroke. Stroke, 2019, 50（3）: e51-e96

［21］Kupferman JC, Zafeiriou DI, Lande MB, et al. Stroke and Hypertension in Children and Adolescents. J Child Neurol, 2017, 32（4）: 408-417

［22］Sporns PB, Kemmling A, Hanning U, et al. Thrombectomy in Childhood Stroke. J Am Heart Assoc, 2019, 8（5）: e011335

［23］Jordan LC. Stroke in Children. Stroke, 2019, 50（2）: 230-232

［24］Portale A, Fiumara A, Scalora L, et al. Arterial ischemic stroke（AIS）in childhood: clinical report from a single control center. Childs Nerv Syst, 2019, 35（2）: 283-293

［25］Uzunhan TA, Aydinli N, Çaliṣkan M, et al. Short-term neurological outcomes in ischemic and hemorrhagic pediatric stroke. Pediatr Int, 2019, 61（2）: 166-174

第十一章　心理和行为发育障碍

第一节　儿童情绪障碍

近年来,儿童情绪障碍发病率呈递增趋势,成为仅次于学习问题[如注意缺陷多动障碍(ADHD)、学习困难]的第二位儿童心理障碍。在我国,随着社会经济高速发展,形成许多无法回避的社会问题,如独生子女、城市化速度快、环境污染、生存竞争加剧、学习和生活压力递增、留守和流动儿童人数剧增、医疗卫生保障体系不完善、儿童入学入托困难、贫富差距加大、家庭结构改变、地域文化冲突等,给儿童生存与发展带来诸多负面影响,使其发生以情绪困扰为主的心理问题日趋突出。分离焦虑是儿童期最常见的情绪障碍,约10%的儿童会有此障碍,其中约1/3的儿童几个月后出现抑郁障碍。分离焦虑也是导致儿童出现学校恐怖症(school phobia)和拒绝上学(school refusal)的最主要原因。20世纪90年代,国内调查发现儿童情绪障碍的患病率在20%左右。21世纪初,上海的3 000多名学龄前儿童调查发现,各类情绪问题发生率为17.66%。由一项综合医院精神科儿童患者首诊资料看,情绪障碍在就诊原因中占首位。情绪障碍虽分为6种亚型,但其主要症状均为焦虑,由于儿童期情绪分化尚不明显,多种情绪问题易交织在一起,有时难以区分具体类型,致使误诊和漏诊相当普遍。这在最近的国内一项权威研究中得到进一步证实,黄悦勤等报道:除外痴呆后,任何精神障碍的加权终生患病率为16.6%;其中,焦虑障碍的终生患病率为7.6%,其次为心境障碍7.4%,物质滥用4.7%,冲动控制障碍为1.5%,精神分裂症及相关精神病性障碍为0.7%。意即,成人精神障碍与儿童期的各类精神心理问题存在着连续性,童年期25%的心理行为发育障碍甚至更高可持续至成年期。

儿童情绪障碍(emotional disorder)是指发生在儿童或少年时期,以焦虑、恐怖、抑郁、强迫等症状为主要临床表现的一组心理障碍,主要包括焦虑障碍、学校恐怖症、分离焦虑、抑郁症、恐怖症、强迫症和创伤后应激障碍(PTSD)等。过去称儿童情绪障碍为儿童神经官能症或儿童神经症,后因发现它与成年型神经症障碍有很多不同,所以目前倾向用儿童情绪障碍一词概括述之。

资料表明,在现实生活中儿童情绪问题易被忽视,许多患儿几乎没得到及时发现与援助。如一社区样本内被诊断患有抑郁的儿童中,只有20%接受了治疗;许多养育者或医师甚至认为儿童情绪障碍只是其发育过程中的一过性情绪紊乱,随着成长自然消失。事实是,一部分儿童的情绪障碍可持续至成年期,并对其学习和生活产生持续的负面影响,甚可发展为更严重的精神疾病或伤残死亡。

一、病因的认知、演变及启迪

(一)生物学因素

研究发现,发生情绪障碍的儿童大多有易感素质,约20%焦虑障碍的患儿一级亲属患有此病。如果家长患有抑郁症,子代在13岁前罹患抑郁的可能性是对照组儿童的14倍。双生子研究表明,情绪障碍在同卵双生子中的共患率较高,提示遗传在发病中具有一定作用。围产期研究则表明,妊娠期母亲接受过放射线、毒物等刺激,或有严重的妊娠并发症,其后代的情绪障碍发病率增加。此外,孕期应激也是儿童情绪障碍的高危因素。多项动物实验均证实,母孕期躯体应激和精神心理应激可永久性地改变子代下丘脑－垂体－肾上腺轴的激素分泌,同时子代在行为学实验中出现明显焦虑抑郁情绪。下丘脑－垂体－肾上腺轴和边缘系统,尤其是杏仁核作为情绪调节器,调控着人的情绪活动免于失控,因此也叫大脑的行为抑制系统。焦虑障碍儿童的该系统被认为是易感的和过度反应的。神经病理学研究提示，焦虑抑郁的神经生化基础是大脑 5- 羟色胺（5-HT）、去甲肾上腺素、多巴胺等神经递质平衡被打破。这当中又属 5-HT 最吸引研究者关注。5-HT 存在多种受体，每种受体又分为多个亚型，它们各自以不同的方式影响抑郁症的发生，但共同的机制是 5-HT 能神经传递降低。引起人们注意的是，某些受体的激动剂和拮抗剂均表现出抗抑郁效应，似乎与该理论相矛盾，值得进一步探讨。目前对 5-HT 受体的研究很多还是局限于假说与推测的水平上，众说纷纭，并无定论，需待今后深入研究。

（二）社会心理因素

亲子关系不良常被认为是儿童情绪障碍的危险因素。母亲的养育焦虑、养育排斥容易将不良情绪传递给孩子；童年期遭受虐待、情感忽视和性侵犯也易造成日后的情绪障碍。年龄较小儿童与母亲分离，通常会造成分离焦虑，继而易演化为其他类情绪问题，这在我国广大农村留守儿童中出现的心理问题有所反映。幼儿期全托或寄宿，也易引发儿童情绪问题。过早超负荷教育培训、学习压力过重、升学竞争激烈、父母期望值过高等因素可使儿童长期处于情绪紧张状态，诱发那些具有焦虑特质和焦虑症家族史的儿童、青少年发生情绪障碍。流行病学研究发现，情绪障碍的儿童通常于开学初及期末考试前来医院就诊。另外，常处于危险处境、经历战争场面，遭遇自然灾害、遭受性侵犯、网络成瘾、目睹犯罪、儿童肥胖或其他健康相关问题等会使发生情绪障碍的危险性增加。

分析美国精神障碍诊断与统计手册（DSM）诊断标准，在情绪障碍的分类清晰度方面存在着不确定性，有些强调分类间的相似性，如不同障碍之间有着密切联系，且有共同的危险因素和易患焦虑的遗传倾向；有的强调分类的差异性，如不同的发展经历和预后以及儿童和成人之间的焦虑障碍具有不同的生物学背景。儿童期的焦虑障碍更多情况下会表现出与其他类情绪问题相同的特征，也会表现出有别于其他障碍的独一无二的特征。亲子依恋障碍可能是儿童后期罹患焦虑障碍的一个危险因素，但迄今仍缺乏一个众人认可的交互作用模型。一般认为，具有先天焦虑害怕特质的儿童，缺乏安全感和害怕与亲人分离，进而发展为焦虑的心理易感性；一旦焦虑出现则成为一种诱导，对环境压力或应激做出过激反应。

（三）留守儿童、流动儿童现状

农村留守儿童和流动儿童问题已是当代中国的社会问题。目前我国农村留守儿童数达到 5 400 万，随父母流动的儿童总数则为 2 300 万。留守儿童普遍存在分离焦虑，且长期得不到同龄人应有的照料和关爱，亲子关系残缺，且他们当中出现意外伤害、虐待和性侵犯比例相当高。一系列研究均显示，留守儿童情绪障碍发生率居高不下，女童高于男童，低年龄高于高年龄，其行为问题也较一般儿童多。以下两个问题值得思考：一是国内研究横断面调查居多，纵向研究少，无法获得情绪障碍的确切发病率和对儿童造成的长期影响。二是各研究覆盖范围小、样本量低、代表性有限。毕竟我国幅员辽阔，留守儿童多居中西部农村，北方情况（华北地区和东北地区）有所不同，且存在着地域文化差异，估计不同地区的抽样调查结果会有所不同。另外，纵向研究有利于获得准确发病率和对影响因素的判断，利于了解分离造成的长期效应如何。

二、临床表现基本特点与新变化

儿童情绪障碍分为几种亚型，但其症状多有重叠，不易区分，且合并发生的为数不少。目前国内不同学科（如儿童精神科、发育行为儿科及心理学）对其分型也不完全一致，如焦虑障碍与分离焦虑是否为同一亚型缺乏共识，特殊恐怖症与社交恐怖症是否具有共同病质也无定论。

（一）焦虑障碍

焦虑障碍（anxiety disorder）主要表现为负性情感、负性认知、行为异常，多伴有一定的躯体症状。负性情感：患儿以不愉快的、消极的心境为主要体验，紧张不安，对一些事物产生过度的、不合乎常理的担心，爱哭、烦躁、易激惹。负性认知：完美主义倾向，生怕自己做得不好，不能让别人满意，常将失败归因于自己，总是从消极角度推测事情的结果。行为异常：通常易发怒，不易安抚；或行为退缩、回避困难。幼儿期情绪和行为症状并不明显，但有一定的躯体症状，如出汗、头晕、头痛、恶心、呕吐、气促、心悸、腹痛、尿频尿急,肌肉紧张等,以头痛和腹痛最常见,须与器质性疾病相鉴别。

诊断:对许多事件或活动过度焦虑和担忧,持续时间超过6个月;难以控制的担忧。焦虑和担忧至少有以下症状中的3种:①坐立不安或感觉紧张;②容易疲劳;③难以集中注意力或头脑空白;④容易兴奋;⑤肌肉紧张;⑥睡眠障碍(难以入睡、易惊醒或睡眠不宁)。

(二)学校恐怖症

学校恐怖症(school phobia)主要表现为害怕上学和拒绝上学,按其程度可分为:①威胁或哀求父母不上学;②早上反复出现回避上学的行为,可出现头痛、腹痛、发热、呕吐等躯体化症状;③早上反复"耍赖",要求父母陪同上学;④偶尔不上学或缺课;⑤反复交替出现不上学、缺课;⑥在某一学期某阶段完全不上学;⑦完全长期休学在家。

诊断:去学校困难,对上学严重焦虑或害怕;父母知道他们在家;缺乏明显的反社会行为。须注意的是,学校恐怖症与拒绝上学有所不同,前者常出现于低年龄儿童,后者则多出现于青春期,但两者可为连续体。学校恐怖症需与厌学、逃学相鉴别,学校恐怖症儿童对上学心存矛盾,认为应该上学但对学校怀有恐惧。厌学、逃学儿童多伴有品行问题,且通常不太在乎学业成绩。

(三)分离焦虑

分离焦虑(separation anxiety)常见于幼儿或学龄儿童。当与依恋的对象(通常是母亲)分离时深感不安,害怕离开亲人,表现焦虑。常担心亲人会离开自己,发生意外或危险,或遭受伤害;担心自己会遭受不测,因此不愿离开亲人。当与亲人分别时,会出现过度哭闹、喧叫,也有儿童会出现淡漠、退缩,不愿与同伴玩耍等表现。部分儿童也可出现躯体症状,如恶心、呕吐、头痛、腹痛等,且这些症状多发生于晨起或上学前。

诊断:起病于6岁以前;以上症状出现至少1个月;排除了广泛性发育障碍、精神分裂症、儿童恐惧性障碍以及具有焦虑症状的其他疾病。

(四)抑郁症

抑郁症(depression)情绪低沉,表现为不愉快、悲伤、哭泣、自我评估过低、对日常活动丧失兴趣、想死或企图自杀。也有表现为易激惹、发脾气、违拗、无故离家出走等。在行为方面表现为动作迟缓、活动减少、退缩萎靡,严重者可呈类木僵状态;思维迟钝、低声细语、言语减少、语流缓慢、自责自卑。年龄大的儿童可有罪恶感或罪恶妄想。有些患儿可能表现反向症状,如不听从管教、对抗、冲动、攻击行为或其他违纪不良行为等表现。常诉躯体不适,如头痛、头昏、疲乏无力、胸闷气促、食欲减退、睡眠障碍等。

诊断:心境低落为主要特征且持续至少2周。在此期间有下述症状中的4项:①对日常活动丧失兴趣;②精力明显减退,无原因的持续疲乏感;③精神运动性迟滞或激越;④自我评价过低、自责、有内疚感,可达妄想程度;⑤联想困难,自觉思考能力显著下降;⑥反复出现想死的念头,有自杀行为;⑦失眠、早醒或睡眠过多;⑧食欲不振,体重明显减轻。目前精神病学界的一种观点是,儿童抑郁症并不急于诊断为抑郁,而倾向诊断为双相情感障碍,因为早年起病的抑郁被认为与遗传密切相关,更容易发展为双相情感障碍。近年来的临床观察也与此观点相符,但还需进一步讨论。

(五)恐怖症

恐怖症(phobia)分场所恐怖症、社交恐怖症和物体恐怖症。其中场所恐怖症最常见,约占60%,常见的恐怖场所为高空、广场、黑暗、拥挤、幽闭场所。社交恐怖症的主要对象为社交场景,主要表现为怕他人关注,怕当众出丑,窘迫难堪,坚信自己脸红已被他人察觉,少数时候会出现惊恐发作。

诊断:①在某一特定物体或情境中(飞行、高空、动物、注射、流血等),对这些物体或情景出现明显的、持续的、过度的或不可控制的恐惧;②见到恐惧对象时,即刻引起心跳加速或恐惧发作等形式的焦虑反应,表现为哭闹、发脾气、身体僵硬和纠缠大人;③患儿通常设法回避恐惧对象或情景,出现持续而强烈的焦虑与痛苦;④出现的症状明显干扰其正常生活、工作(学业)及社交活动;⑤病期至少持续6个月。

(六)强迫症

强迫症(obsessive-compulsive disorder)分强迫观念和强迫行为。①强迫观念:非理性和不自主重复出现的思想、观念、表象、意念和冲动等。

强迫性穷思竭虑会反复持续地思考某些近乎荒唐的事件。强迫性意向是儿童产生莫名的冲动或内心驱使,即刻要行动起来,但又不能转变为行动,试图用强迫行为抵消强迫观念。②强迫行为:重复的、有目的的、有意图的行为动作或心理活动,以强迫洗手和洗澡多见。强迫行为和强迫观念通常占据儿童日常生活中大量的时间和精力,导致他们注意力无法集中,时间变得紧迫,无法完成功课和日常生活起居,从而感到自卑和挫败。目前认为,年幼儿童强迫观念表现不明显,以强迫行为为主,随着年龄的增长,强迫观念逐渐增多;另外有研究认为,其自知力往往不很完整,对强迫症状带来的痛苦体验没有成人深刻,因而主动求助求治愿望并不强烈。目前,儿童的抽动障碍、孤独症等所表现的重复刻板行为或抽动症状也与强迫症状相混,临床上不易区分。

诊断:主要根据强迫观念和/或强迫行为动作的临床症状进行判断。如有下述形式之一或混合可做出判断:①以强迫思想为主的临床表象,如持续性的强迫观念、强迫回忆、强迫表象、强迫性对立观念、强迫性穷思竭虑、强迫性意向,并丧失自控能力;②以强迫行为为主的临床表象,如反复洗涤、反复检查核对、反复询问或其他反复的仪式性动作;③排除其他精神障碍的继发性强迫症状,如抑郁症和精神分裂症。

(七)创伤后应激障碍

创伤后应激障碍(posttraumatic stress disorder,PTSD)指儿童遭受严重的创伤性体验后出现的持续性焦虑和无助感状态,多因突发灾难事件、目睹恐怖场景、遭受虐待、战争、强烈应激等所致,具有强烈的恐惧和无助感,症状通常在创伤事件发生一个月后出现,表现为:①闯入体验,不可控制地回想创伤经历,反复做创伤性内容的梦,反复发生错觉或幻觉重现创伤事件经历,有"触景生情"式的精神痛苦;②过度警觉,难入睡或易惊醒,注意集中困难,易激惹,坐立不安,遇到与创伤事件相似场合或事件时情绪反应激烈;③持续回避,极力试图忘却创伤性经历,避免接触可能引起痛苦回忆的活动或场所,反应迟钝,情感麻木,与人疏远,社会性退缩。此外,可有攻击、饮酒、药物依赖、自伤或自杀等行为。

另外,发育行为儿科学将儿童期吮手指、啃咬指甲、夜间磨牙、拔毛癖、摩擦癖、撞头、屏气发作、遗尿、睡眠紊乱、异食癖、过度依赖母亲、电视电脑依赖等界定为不良习惯及行为偏异,多由发育落后、分离焦虑、虐待忽视、过度关注和过度干预等因素导致,核心问题与情绪障碍关联,主要发生在学龄前儿童。

三、治疗及存在的问题

目前研究显示,儿童情绪障碍除自身易感素质外,多由环境刺激引发,故要进行治疗,首要任务就是解除或减轻环境刺激。由于年龄问题,药物治疗儿童情绪障碍应当慎重,首先多通过心理治疗进行干预,严重和持续时间长的儿童考虑药物治疗。

(一)心理治疗

目前国内常用的针对儿童情绪障碍的心理治疗方法分为两种:

1. 支持性心理治疗(supportive psychotherapy) 具体方式为言语鼓励,用关心、微笑、沟通等方式表示对患儿的理解,同时配合肢体接触与安抚。此方式简便易行,对每个患儿均可采用。研究还显示,对患儿的父母、老师也应进行支持性帮助,可对儿童康复产生正向作用。支持性心理治疗是基本方法,同时需辅助其他心理治疗或药物治疗。

2. 认知行为疗法(cognitive-behavioral therapy) 认知行为疗法对于恐怖症、强迫症、焦虑症均有效。常用的有系统脱敏疗法(systematic desensitization)、暴露疗法(exposure therapy)、示范疗法(modeling therapy)等。系统脱敏疗法是最广泛的治疗儿童恐怖症和焦虑症的心理治疗方式,它通过放松、建立焦虑等级、逐级脱敏的程序,逐步减少儿童对恐怖景象产生的焦虑,从而达到治疗效果。暴露疗法则是让患儿长时间地想象处于恐怖情境或恐怖观念当中,当条件反射建立后,可增强克服恐惧的能力,研究显示,暴露疗法对情绪障碍的治疗简单有效,值得临床采纳。示范疗法又称榜样学习,是指观察另外一个人的行为而引起的个人行为改变,原理和系统脱敏、暴露疗法同为条件反射的建立。

考虑到认知行为疗法周期较长,目前国内研究和应用较多的是家庭内部认知行为疗法:对焦虑症的儿童进行家庭干预和治疗,发现其焦虑水平明显降低;恐怖症的行为疗法也得到相似结论,即在有家庭成员参与治疗时,儿童恐惧水平下降。但对抑郁症的疗效则未能得到肯定。

(二)药物治疗

药物治疗是儿童情绪障碍的另一个选择,但考虑到儿童年龄小,用药剂量难以控制,药物副作用对儿童生长发育的影响等因素,目前国内不提倡对小于6周岁的儿童进行药物治疗。美国FDA尚未批准任何可用于6岁以下儿童情绪问题的药物,临床上虽会个别使用选择性5-羟色胺再摄取抑制药(SSRI),但目前尚未见安全性、有效性的研究报道。幼儿情绪障碍较严重、心理行为治疗效果欠佳时,是否适合用药、其剂量如何把握、毒副作用和疗效的权衡如何评价,都待今后的研究做出回答。以下对临床常见的治疗儿童情绪障碍的药物进行讨论。

苯二氮䓬类(benzodiazepine,BZ)药物是既往儿童情绪障碍,尤其是焦虑症的用药首选,其药理作用是增强γ-氨基丁酸(GABA)能神经的功能,显效率为41%~59%。但目前较为明确的是,其副作用较大,容易形成医源性成瘾;长期用药个体易耐受,药量须不断增加;戒断反应明显,对呼吸有一定抑制作用。因其价廉,目前临床上依然使用,作为情绪障碍合并睡眠障碍儿童的辅助用药。

三环类抗抑郁药(tricyclic antidepressant,TCA)是经典的抗抑郁剂,应用历史较长,品种较多,研究也较为明确。本类药品主要作用为抑制突触前膜去甲肾上腺素和5-羟色胺的重吸收,用药剂量个体差异极大,可相差30倍,故小剂量亦可出现中毒反应。因为毒副反应较大,目前临床上多作为二线用药。

选择性5-羟色胺再摄取抑制药(SSRI)作为新一代抗抑郁剂,药物通过阻断5-HT的再摄取,而使神经细胞突触间隙中可供生物利用的5-HT增多,从而增进5-HT能神经传递,发挥抗抑郁作用。近年来国外对SSRI的儿童用药研究较多,其结果普遍支持氟西汀可有效延缓儿童青少年抑郁的复发,但值得关注的是,多项大样本随机对照研究证实,SSRI治疗儿童青少年抑郁的过程中可增加个体的自杀风险。例如帕罗西汀可能导致儿童青少年"情绪不稳定"。故虽然成人常用的SSRI类药物有氟西汀、帕罗西汀、舍曲林、氟伏沙明等,目前英国药物及保健品管理署仅批准了氟西汀用于18岁以下儿童青少年的抑郁治疗。美国FDA在2003年做过一项涉及4 000余儿童的对照研究,确定SSRI使青少年的自杀风险增加1.8倍,但由于研究中未见自杀死亡的案例,SSRI在美国并未禁止用于儿童。SSRI类药物由于其副作用小,患者服药依从性较好,在临床的成人抑郁症中已逐步取代经典的三环类抗抑郁药,成为治疗的首选。但儿童用药因存在自杀风险的争议,一直存在局限。儿童服用SSRI增加自杀风险的机制目前尚不清楚,考虑到SSRI类药物的低副作用、高依从性优势,这一问题值得进一步研究。

双通道抗抑郁药是指选择性抑制5-羟色胺和去甲肾上腺素再摄取的一种新型抗抑郁药,它同时也可用于焦虑症的治疗,主要有文拉法辛,近年来临床应用逐渐增加。国内几项对广泛性焦虑症儿童的研究显示,文拉法辛与阿普唑仑相比,具有更好的疗效,安全性较高,更适合儿童长期服用。在与氟西汀的对照研究中,文拉法辛的疗效与之并无显著差异,副作用也类似,但起效更快,可能是由于同时影响5-羟色胺和去甲肾上腺素再摄取的缘故。值得思考的是,与SSRI类药物一样,双通道抗抑郁药也会影响5-羟色胺再摄取,而国内研究未见增加儿童自杀风险的报道,这与国际上对SSRI类药物的观点相左。当然,这也可能是由于双通道抗抑郁药同时影响两种神经递质浓度引起的。但目前缺乏相关证据。总之,双通道抗抑郁药是否增加儿童的自杀风险尚无统一的说法,这也有待今后研究。

另外,氨基酮类、三唑吡啶类、单胺氧化酶抑制剂(MAOI)类等也可用于情绪障碍的治疗,但因在儿童身上使用不多,研究也较少见。

须明确的是,儿童用药个体剂量的差异很大,与年龄、体重、病情不完全呈比例关系。因此对每个患儿的用药剂量必须根据病情及体质,小剂量开始,逐步调节到疗效最好、副作用最少的剂量。

(静 进)

第二节　孤独症谱系障碍

孤独症谱系障碍（autism spectrum disorder, ASD）又称自闭症，是个令人着迷而困惑的疾病，医学界历经半个多世纪的探究，迄今仍没弄清其病因与机制，亦无特异的治疗方法，因此，患儿终身残疾率极高。该症最初由美国儿童精神病学家 Kanner 于 1943 年报道，他观察到就诊的儿童生来不能与周围的人们建立正常的情感联系，语言异常，行为刻板等，因此他称其为"孤独性情感交流紊乱"。可以说，孤独症目前已成为危害儿童生存与健康的公共卫生问题，且近年来发病率明显递增，发病与生俱来，与诸多基因变异有关，某些未知的环境因素也可能起着某种"诱畸"作用。

DSM-Ⅳ定义孤独症是一组以交流、语言障碍和行为异常为特征的发育障碍性疾病，属于广泛性发育障碍（pervasive developmental disorder, PDD），包括了儿童孤独症（autism）、阿斯佩格综合征（Asperger syndrome, AS）、未分类的广泛性发育障碍（PDD-not otherwise specified, PDD-NOS）、雷特综合征（Rett syndrome）和儿童瓦解性精神障碍（disintegrative disorder）。新版 DSM-Ⅴ（2013）则改称为孤独症谱系障碍（autism spectrum disorder, ASD），其中取消了 AS、PDD-NOS 和瓦解性精神障碍，将 Rett 综合征划归到单基因疾病，并将 ASD 只划分为轻度、中度和重度 3 类。

20 世纪一直认为孤独症是一种罕见病，Lotter 于 20 世纪 60 年代报道孤独症的患病率为 0.04%，其权威性持续到 21 世纪初。随着研究深入，其发病率在世界各国流行病资料上均显示递增。2011 年美国疾病控制与预防中心（CDC）报道，21 世纪前 10 年每 110 名美国儿童中就有 1 人患孤独症，2012 年美国 CDC 的报道则达到了 1/88，2018 年的报道则达到了 1/58。在我国，有关 ASD 患病率尚未见到全国性流行病学报告，部分地区的流行病学调查认为，ASD 发病率约为 1/133，目前大致推断为 1%。ASD 患病率升高，可归结为"诊断性增长"、公众对 ASD 认识和关注的提高，以及不可避免的社会环境变化造成的影响。如今，ASD 患病率升高已成不争的事实，与其争执发病率是否递增，更需将精力放在 ASD 病因探查上。

一、临床表现基本特点与新变化

DSM-Ⅴ定义的 ASD 核心症状界定于持续的社交障碍、狭隘的兴趣与重复刻板行为两个维度，同时在智力、感知觉和情绪等方面也有相应的临床特征。

社会交往障碍表现为缺乏自发性的社会或情感交流动机和行为，如喜欢独自玩耍、缺乏亲子依恋、共享行为及利他行为缺乏；不听从指令，我行我素；多种非言语交流行为存在显著缺损，如缺乏目光对视和面部表情，较少运用肢体语言；不能准确判断情境等。

语言障碍是大多数典型 ASD 儿童就诊的主要原因，多表现为语言发育落后或语言倒退，部分患儿表现为语言过多，自幼掌握很多语言词汇，但缺乏交流性质，如重复刻板语言、自言自语和"鹦鹉语言"等。高功能孤独症和 AS 儿童虽有正常的词汇量及基本沟通能力，但其语用能力较差，表现为说话技巧的机械性，如音量、语调及语速单一，较少使用口语或俗语，不能理解双关语、讽刺、幽默等复杂的语言表达。

狭隘的兴趣和刻板行为是 ASD 儿童的另一个核心症状，他们沉溺于某些特殊兴趣中，固执地执行某些仪式行为和刻板动作，这些特殊兴趣和刻板行为并非一成不变。典型孤独症儿童的兴趣点集中在一些无意义的事物上，而 AS 患儿则可能有"特殊的才能"，如计算、绘画、特殊记忆或掌握某些特殊专业知识等。

过去认为 80% 左右的 ASD 儿童智力落后，目前随着诊断标准的放松，智力在正常或超常的 ASD 儿童明显增加。AS 儿童的总体智力则基本属于正常范围，但其有特殊的智力结构。研究显示，AS 儿童的手眼协调以及心理运作的速度和准确度能力较差，而机械记忆力较有优势。临床主要表现为 AS 儿童的动作笨拙、固执行为、拘泥形式、对新环境的适应能力较差，而某些数字、图形等记忆力超群。

大多数 ASD 儿童存在感觉异常，表现为对某些声音、视觉图像或场景的特殊恐惧，或是喜欢用特殊方式注视某些物品；很多患儿不喜欢被拥抱；常见痛觉迟钝现象；特殊的本体感觉，如喜欢长时间坐车或摇晃、特别喜欢或惧怕乘坐电梯等。可循的早期预警症候包括：①偏于好动、喜摇晃、敲打脑袋；②缺乏目光对视，目光游离或斜视；③少看母亲或他人面孔；④对呼唤和引诱缺少反应、少理睬；⑤头围显得偏大；⑥可能好脚尖行走；⑦易恐惧、哭喊声异常凄厉；⑧拥抱时松软或不得体；⑨语言发育异常；⑩感觉敏感或迟钝；⑪患儿父亲或母亲可能具有内向、话语少等性格特征。

二、病因认识的过程与启示

（一）分子遗传学

ASD 病谱非常宽泛，不同类型和发病程度上很可能存在着不同的起因和不同的问题，一些未知的环境因素对发病也可能起着某种诱导或"催化"作用。其病因至今未明，但普遍认为是遗传因素和环境因素共同作用的结果。前者包括遗传、神经生物学、免疫和围产期异常因素等。流行病学调查显示 ASD 患病存在家族聚集现象，一些遗传性疾病如脆性 X 染色体综合征、结节性硬化、苯丙酮尿症及 Rett 综合征有明显的孤独症样症状，亦隐喻 ASD 的遗传性因素。

近年来有关 ASD 的遗传学研究文献可谓浩如烟海，人类几乎所有的染色体上均发现与 ASD 发病相关的基因变异，整合相关报道与多达 1 000 个基因相关，主要分布于 10 多条染色体。文献分析表明，重复性较好的重要的基因有 7q21-32，2q24-34，17q21，15q11-13 等，这些基因主要在 5 个方面显示出异常，较突出的是突触功能基因及突触形成相关的基因，以及与突触相关的一些细胞黏附分子基因。神经配蛋白家族的 neuroligin3/4 基因敲除小鼠没有社交能力，并且伴随惊惶、焦虑情况，这与人类 neuroligin 突变导致的 ASD 相似。另外还有 SHANK3、NRXN1 等基因在突触形成、分化及维持正常功能中非常重要。研究还显示，ASD 和发育过程中神经元迁移异常、神经细胞内信号转导异常、神经递质紊乱以及神经细胞离子转运异常有关。位于 2q34 的 NRP2 基因可引导轴突并控制神经细胞迁移，还可将皮质和纹状体的信息整合并传送到目的地，研究已证实其与 ASD 有显著相关。一些经典的细胞内信号转导通路的异常如抑癌基因 PTEN，TSC1/2，NF1 激活的 PI3K/Akt/mTOR 通路与突触的异常增长速度有关，某些单基因遗传病伴有 ASD 表型的患者，其孤独症样症状与此类基因密切相关。这些易感基因之间的关系错综复杂，是多个微效基因共同作用导致的病变。

目前已知 ASD 的发病主要与谷氨酸、γ-氨基丁酸、催产素、5-羟色胺等神经递质相关，与其相关的基因水平研究亦发现异常。其中催产素广泛作用于大脑边缘系统，对依恋的形成、社交、认知功能都有影响。许多研究均显示，催产素神经通路异常可以解释孤独症的许多方面如重复行为、认知障碍、神经发育的改变等。催产素受体 OXTR 基因与催产素释放相关 CD38 基因的多个核苷酸多态性片段均与 ASD 相关。

遗传学研究为 ASD 病因探索提供了海量信息，由于该症是一种谱系障碍，其表现的多样性与复杂性以及纳入对象缺乏一致性等，导致研究可重复性较差，结果相互矛盾的甚多；因此可以说，在揭开 ASD 发病的最终致病基因之谜，还有很长的路要走。

（二）环境因素

环境因素诱发 ASD 发病的观点也有众多推论，其中化学中毒、重金属超标和病毒感染是较为重要的几个假说。美国国家科学院的一份报告称神经毒性物质和遗传因素的综合作用可能导致了近 25% 的儿童发育障碍，其中威胁性较大的神经毒性物质是多氯联苯（polychlorinated biphenyls，PCBs）和有机磷酸酯，报道称 PCBs 接触者表现为更差的面部识别能力、注意力集中困难和 IQ 值减退。PCBs 可能引起孤独症样症状的作用机制是加速和增加 Ca^{2+} 从线粒体内质网状结构释放，过多的细胞内 Ca^{2+} 通过调节天冬氨酸/谷氨酸载体同构体的活性，导致能量代谢异常，引起脑神经元发育异常。据研究体内汞超标或中毒可诱发认知和社交缺损，包括语言丧失、睡眠困难、自伤行为、烦躁、呆望等与 ASD 相似的症状。关于病毒感染与 ASD 发病的关系并无定论，有研究显示围产期风疹病毒和巨细胞病毒感染激发的自身免疫过程，引起母系的炎性反应，导致胎儿中枢神经损伤是孤独症发病的诱导因素，亦有学者认为母孕期前 3 个月病毒感染与后代 ASD 的发生有关，且母孕期 3~6 个月的细菌感染和 ASD 诊断有关。

（三）神经心理研究发现

一般认为，眶额叶皮层、杏仁核、梭状回、枕叶及颞叶皮质区域为"社会脑（social brain）"，人际交往基本要素之一是与对方产生共情，其功能区位于右半球眶回或眶额叶。ASD 儿童通常表现社会脑相关区域的低激活，是他们产生共情缺陷的生物学原因。基于此，Baron-Cohen 提出了极端男性化大脑理论（extreme male brain，EMB），认为 ASD 处于系统化（帮助人认识非生命事物的系统）相关认知体系的最高端，但同时处于共情化（辨别情绪和思想、帮助人认识社会性事物的系统）相关能力的最低端。能够解释偏好机械、关注细节、数学敏感等狭隘兴趣特点和相对缺乏共情能力如目光交流、解读他人想法等症状，亦可解释 ASD 中男性居多的现象。

位于大脑额叶腹侧的镜像神经元（mirror neuron）被认为是模仿、动作观察和意图理解的神经基础。模仿是社会技能发展的核心，如判读他人的表情、理解他人的目的、产生移情等，因此，人类的镜像神经元在社会认知中扮演了重要角色。若干研究显示，ASD 患者的镜像神经元系统在模仿动作时激活水平非常低下，因此，研究者推断镜像神经元系统的异常会阻止或干扰孤独症患者的模仿或更为基础的社会认知功能的形成和发展，从而导致与他人交流中的错误信息，其神经心理学表现是无法获得心理推测能力（theory of mind，TOM），即缺乏对他人心理的认识解读能力。该理论较好地解释了 ASD 儿童的交流障碍、依恋异常和"自我中心"等行为。正常儿童 2~3 岁即可获得 TOM 能力，而 ASD 儿童则较晚或不能获得该能力，这可能是 ASD 社交缺陷的核心。

另外，还有中央凝聚性薄弱（weak central coherence，WCC），即只偏重事物的细节而忽略其整体的假设，解释 ASD 儿童的刻板行为和某些特殊的能力；执行功能（executive function，EF）障碍即缺乏对事物的组织、计划等能力，解释患儿相关的行为混乱、多动等特征。

ASD 的语言障碍被认为是语言中枢的功能缺陷所致。已明确，正常个体语音比非语音明显地激活了双侧颞上回，而 ASD 儿童语音和非语音知觉均不激活该区域，提示孤独症患儿在语音知觉时存在异常皮质处理。理论上讲，Wernicke 区负责处理句子中个别单字的意义，而 Broca 区则负责对句子的理解。在理解语义时正常人的 Broca 区、额中上回和右侧小脑显示明显激活，而 ASD 患者 Broca 区的激活明显减少，但 Wernicke 区的激活反而增加。这可以解释为何某些 ASD 儿童有优异能力处理个别单字，但在理解一些复杂句子时却发生困难。研究还发现，ASD 儿童大脑语言系统中各功能区域之间的连接较正常人弱，他们的顶枕区域功能也比正常组激活低，说明其脑部整合功能存在缺陷，无法整合处理事件，难以想象出句子所描述的情景；尽管一些高功能 ASD 对数字、文字或是对某些事件的记忆极佳，但仍无法顺畅地与他人正常交往，因为社交需要大脑各功能区极复杂的整合。

在脑发育方面，有研究发现 90% 2~4 岁 ASD 儿童脑容积较同龄儿童增大 18%，反而在以后成长过程中其发育速度明显慢下来，脑皮层厚度到青春期明显低于正常儿童。由此推测，神经发育主要为出生前神经元形成和轴索延伸，出生后突触与神经递质受体形成、神经元移行和凋亡及轴索延伸两个过程。ASD 的发病是由于调控脑发育的基因异常使神经发育超出该过程，脑发育后期存留了过多神经元、轴索和突触的非线性相互作用的结果。上述的基因水平研究也在各方面证实这些推论。

三、诊断面临的难点及应思考的问题

关于 ASD 的诊断迄今仅限于以临床症状为依据，缺乏特异的生物学诊断标记物。因此，婴幼儿期的行为分化不明显时，从症状特征做判断与界定存在诸多局限，且容易与其他类发育行为障碍相混淆，如语言发育落后、智力低下以及儿童期情绪障碍等。因此，培养医师和家长敏锐观察和判断婴幼儿期的预警症状极为重要。目前世界多国普遍使用 DSM-5 诊断标准诊断 ASD，其核心标准主要围绕：①在社会交往方面存在质的缺损；②行为方式、兴趣和活动内容狭隘、重复和刻板来界定，辅助重要标准之一则是语言交流和沟通障碍。

DSM-5 虽然取消了 Asperger 综合征（AS）的分类，但现实中 AS 的表现特质和症状与典型 ASD 仍存在一定差别，因此学界对取消该分类有着很大分歧,相当多的医生仍在继续使用 AS 的诊断。对 Asperger 综合征诊断则依据以下两个方面的表现:①社交方面存在障碍;②在行为、喜好和活动方面固执地坚持重复和不变的模式。这些障碍损害患儿在交往、职业或其他重要领域的功能。尽管 AS 在语言发育上没有明显的具临床意义的迟滞,但语言的理解与表述上仍保持独特的模式。

值得关注的是,美国精神病学会于 2013 年 5 月 18 日发布了 DSM-5,正式命名了 ASD,其诊断标准较第 4 版有了较大变化:①将以往的广泛性发育障碍统一称为 ASD,取消了在 PDD 之下的 AS 和 PDD-NOS 等名称;②将 3 个核心症状减少至 2 个,将社会交往障碍、交流障碍合并为社会交流障碍,语言障碍不再是确定诊断的必须,而是疾病程度的不同;③提出一个基于社会交往障碍和狭隘兴趣与刻板行为的严重程度,以及需要支持的程度进行分级的标准,分为轻、中、重度。新版诊断标准在美国医学界和社会引起强烈反应,有学者认为这个标准的实施可能会大幅度降低(超过 50%)被诊断为 ASD 的人数,但目前研究并无定论。而社会各界,尤其是那些被诊断为 AS 和高功能 ASD 的患者家庭担心一旦相关诊断被取消,则可能会导致这些患者不符合 ASD 诊断,从而失去获得相关医疗、社会和法律服务的权力。更有一些学者对 DSM 以症状进行疾病分类的方法提出质疑,仅以症状特征进行的分型或分类已不能满足今后针对性诊疗的需要,生物分子层面的分型可能是一个新的趋势。对于临床医生来说,诊断标准的争议也是一个应该关注的问题。

ASD 需与以下几个疾病相鉴别:①特殊性语言发育延迟,鉴别要点是孤独症同时合并非言语交流的障碍和刻板行为;②精神发育迟滞(MR),可根据孤独症儿童的社交障碍、行为特征及部分特别认知能力加以鉴别;此外,孤独症儿童外观正常,而 MR 则可能有特殊面容;③精神分裂症,该病 5 岁以前起病少见,多存在幻觉、妄想;④注意缺陷多动障碍(ADHD),不存在明显的交流障碍和刻板行为。

临床上根据 ASD 的典型症状进行诊断并不困难,恰恰是那些不典型 ASD 和 Asperger 综合征易被误诊和漏诊。医学界达成的共识是,由于

ASD 缺乏特异的生物学指标和治疗方法,对其进行早发现、早诊断和早干预是最有效的方法之一。因此,有必要在婴幼儿早期体检与疾病筛查中建立 ASD 的筛查工作。具体可采用国际通用的筛查量表和问卷。推介的方法有:①筛查,采用婴幼儿孤独症筛查表(CHAT)、中文版婴幼儿孤独症筛查表(M-CHAT-E/R)和孤独症行为量表(ABC),其中 ABC 供家长和抚养者对可疑儿童进行评估时使用,共 57 项,每个条目按 0~4 级评分,最后累积计算总分,得分 >67 可以考虑孤独症诊断;②诊断性晤谈,多为结构式问卷,孤独症诊断面谈量表 - 修订版(ADI-R)、孤独症诊断观察量表(ADOS)和儿童孤独症评定量表(CARS)。其中 ADOS 尚无中文修订版本,CARS 由专业人员对患儿进行评估,共 15 个条目,1~4 级评分,总分 30~36.5 为轻 ~ 中度孤独症,大于 37.0 分为重度孤独症;③其他辅助测评,认知能力评估可用贝利婴儿发育量表(BSID)、斯坦福 - 比奈智力量表(SBIS)和韦氏儿童智力量表(WISC)等。适应能力评估常用儿童适应行为量表、婴幼儿社会适应量表等。

四、康复治疗及其思考

迄今 ASD 缺乏特异的治疗方法,目前盛行的各种矫治法各有优劣,良莠不齐。无论哪种方法均无法真正"治愈"ASD,大部分的目的是最大限度发挥患儿潜能,帮助儿童及其家庭更有效地应对病症。20 世纪 60 到 70 年代关于 ASD 觉醒状态的神经生理研究非常盛行。有人采用心率测定装置测定被试者的自主神经节律,认为 ASD 具有过度觉醒状态,这与其神经中枢的觉醒功能异常关联,探明这种过激觉醒状态的神经机制,有可能找到药物治疗的新线索。最近发现,催产素受体基因的变异可能导致 ASD 亲社会行为受损,还发现对 ASD 患儿实施催产素治疗,可改善其亲社会行为,他们在人物面孔识别和眼神判别试验上的成绩有所提升。有报道称给 2.6~9.6 岁 ASD 患儿服用褪黑激素加强睡眠质量后症状得到改善。但这些研究还缺乏足够的循证依据。

(一)具有循证依据的康复训练方法

1. 应用行为分析(applied behavior analysis, ABA) 采用行为塑造原理,以正性强化为主促

进孤独症儿童各项能力发展。传统上，ABA 的核心部分是行为分解训练法（discrete trial training, DTT），典型人物分解技术有 4 个步骤：训练者发出指令、儿童的反应、对儿童反应的应答、停顿。训练要求个体化、系统化、严格性和科学性。要保证治疗应该具有一定的强度，每周 20~40 小时，每天 1~3 次，每次 3 小时。现代 ABA 技术逐渐融合其他技术强调情感人际发展。

2. 以促进人际关系为基础的疗法 包括地板时光（floor time）疗法和人际关系发展干预（relationship development intervention, RDI）疗法。此类疗法以 TOM 理论为基础，RDI 训练假设正常儿童人际关系发展的规律和次序是：目光注视—社会参照—互动—协调—情感经验分享—分享友情。依此患儿设计了一套有数百个活动组成的训练项目，活动由父母或训练者主导，以提高患儿对他人心理理解能力。地板时光训练体系的不同之处在于没有固定的活动内容，教师或家长是根据患儿的活动和兴趣决定训练内容，配合儿童的活动，给他们更多的空间和自由，此种疗法对家长或教师的要求很高。

3. 图片交换交流系统（picture exchange communication system, PECS） 其理论基础是操作条件反射，着眼于交流的起始部分，适用于无语言发育的儿童，利用代偿的非语言交流方式传递信息。该疗法训练效果较快，适用范围广泛，老师、治疗师和家庭成员都容易使用。

4. 孤独症以及相关障碍儿童治疗教育课程（treatment and education ofautistic and related communication handicapped children, TEACCH） 是目前欧美国家获得较高评价的 ASD 训练课程。该方法主要针对患儿在语言、交流以及感知觉运动等各方面存在的缺陷有针对性地进行教育，核心是增进患儿对环境、教育和训练内容的理解和服从。训练内容包含儿童模仿、粗细运动、知觉能力、认知、手眼协调、语言理解和表达、生活自理、社交及情绪情感等各个方面。该疗法在国内应用广泛，亦取得较好的疗效。

此外，还有感觉统合训练、听觉统合训练、关键性技能训练（pivotal response treatment, PRT）、早期介入丹佛模式（the early start Denver model, ESDM）等一系列康复训练方法在 ASD 治疗中应

用，其循证依据各不相同。

（二）药物治疗

有些药物对孤独症症状或行为控制方面具有一定疗效，且辅助应用利于改善 ASD 的康复训练效果。

1. 传统抗精神病药（antipsychotic drug） 这类药物可有效缓解 ASD 的多动、易怒和社会交往障碍，其主要药理机制是阻断中枢的多巴胺 D_2 受体。具有代表性的是氟哌啶醇。研究表明，氟哌啶醇与行为干预相结合的治疗方法，可加快 ASD 儿童模仿性语言的习得。但由于其锥体外系副作用明显，不易长期使用，或合并使用安坦来减少副作用。

2. 非典型抗精神病药（atypical antipsychotic drug） 耐受性更好，不良反应少，且有 5- 羟色胺受体拮抗剂的作用。利培酮（risperidone）是治疗 ASD 的药物中较具代表性的药物，也是目前美国食品和药物管理局（FDA）批准的可以用来治疗 ASD 患者易怒症状的药物。国内外多项研究显示，利培酮对于缓解 ASD 儿童的行为学症状（如易怒、攻击行为、重复刻板行为）的确有显著效果。其常见的不良反应是食欲过剩、显著的体重增加和一过性困倦等。

阿立哌唑（aripiprazole）是较新的非典型抗精神病药，其特点是对多巴胺 D_2 受体和 5- 羟色胺 1A 受体有兴奋作用，而对 5- 羟色胺 2A 受体有拮抗作用。其治疗 ASD 患者的易怒行为有效，且耐受性和安全性也较好。不良反应包括体重增加、镇静催眠和锥体外系反应。

中枢神经兴奋剂：哌甲酯，对孤独症的多动行为效果良好，但副作用明显，可能加重刻板行为、自伤行为、退缩行为和过度激惹。

抗癫痫药（anti-epileptic）：很多 ASD 患儿会出现癫痫样脑电图，故用抗癫痫药控制 ASD 的癫痫，也用于稳定情绪。

双丙戊酸钠（divalproex sodium）加强中枢神经系统中 γ- 氨基丁酸（GABA）的抑制性作用，对重复性行为有较好疗效。目前临床上有单用双丙戊酸钠和与选择性 5- 羟色胺再摄取抑制药联用这两种方式来治疗 ASD 的不适行为。

选择性5- 羟色胺再摄取抑制药（selective serotonin reuptake inhibitor, SSRI）：目前用于临床治

疗的主要包括5种,氟西汀、氟伏沙明、西酞普兰、舍曲林和帕罗西汀等。氟伏沙明(fluvoxamine)能有效减少ASD重复性的思维和行为、不适应的行为以及攻击性,且可减少患儿的语言障碍。不良反应为暂时且轻微的恶心和镇静。但该类药物的作用效果存在争论,还需进一步研究。

催产素:ASD社会交往障碍很可能与其体内催产素缺乏或代谢障碍有关,催产素对杏仁核有负性调控作用,从而使个体亲社会行为增加,且降低患儿对他人消极表情的负性评估。

可乐定:肾上腺素能受体激动剂,适用于伴注意力缺陷多动障碍症状或抽动障碍的孤独症。可改善其易激惹、攻击行为、刻板行为、不适当言语,并改善社交。其不良反应小,主要为镇静、困倦、疲劳。纳曲酮:阿片受体阻滞剂,可以减轻多动,改善注意力,减少易激惹、攻击行为,减少自伤。

美国儿科学会建议(2007):①一旦确诊ASD,尽早干预;②给患儿提供适合水平和针对性的学习活动至少每周25小时,全年12个月不间断;③小班化和小组学习,保证师生一对一的学习时间;④对患儿父母和家庭提供特殊训练;⑤设置ASD儿童与正常儿童一起活动,ASD儿童活动时达到特定学习目标;⑥评估和记录每位患儿的进展,适时调整干预方案;⑦提供高度结构化、规则性、伴有视觉提示的环境;⑧指导患儿学习适应新环境新设施的技巧并维持学习技能;⑨课程内容,针对语言和交流的课程;社交技巧学习;生活自理能力学习;用有效方法减少不当行为;传统学校技能教育与培训。

如今,ASD矫治强调通过脑的代偿功能来做到"取长补短"或"扬长避短",因此脑功能方面的依据很有必要,应根据患儿不同年龄和疾病程度设立训练内容,尤其强调以社会认知和生活自理为目标的矫治训练。要使目前的社会和普通教育系统认识、接纳ASD仍面临着许多挑战与困难,原因是ASD症状及其程度的多样性以及矫治训练的多重性等,病因的复杂性导致难觅有效针对性的医学治疗方法。这就需要研制开发更多简便适宜且易为ASD接受的训练方法。年幼患儿的矫治效果显然优于年长儿,且与训练频度与强度相关。医疗保健机构有必要建立健全早期筛查、早期诊断和早期干预系统,尽早对患儿开展针对性的高频强化训练,其良性结果已为很多研究所证实。医师对患儿家长的长期咨询指导和心理支持也是治疗的重要部分,父母的认知程度与介入态度对ASD预后产生重要影响。

ASD的核心问题是交流沟通障碍。但从治疗角度来看,他们还是具备一定程度的交流能力,只是无法将自己的感受传达给对方,不易读懂对方意图,不懂得自己用什么方式与对方交流。某些高功能ASD可通过图形或符号为中介建立语言功能,进而掌握有限的社会适应能力。青春期后,ASD易出现各种情绪问题和倒退性行为,多表现违拗对抗、恐惧、暴怒发作、抵触家长或老师,并易合并抽动或强迫行为。

对ASD宜采取个体化康复训练,对不同个体应采取不同策略和治疗目标,而非千篇一律刻板实施某种方法,且应设置不同的治疗期望值;如低功能儿童则应强调消除伤害行为、建立最基本的自理能力、服从简单指令和规则、基本社会情绪和行为,以及需要的沟通能力和适当的游戏能力等。指导家长时,建议避免两个极端,即不要对预后抱有过高和不切合实际的期望,也应避免过度悲观和绝望。要强调儿童尽管进步缓慢,但要对其每一点进步予以鼓励,且要了解每个孩子是独一无二的,为他/她每一个进步都要感到欣慰。对高功能患儿,其预后一般取决于治疗开始的时间、训练质量和训练强度。目标除低功能中强调的内容外,还应包括如何学会语言的流畅性、与同伴进行适当的互动、一般的社会适应性能力等。必须强调,父母的配合是干预的有效组成,他们是否全面积极地配合和介入对患儿预后产生重要影响。再则,早期干预新项目的开发和以社区生活为基础的教育训练都有积极意义。

研究显示,通过融合教育让ASD儿童回归学校,在学校与同伴互动,就能够使不同能力、年龄的ASD儿童的社交技能和适应行为有所提高。美国残疾人教育法(the Individuals with Disabilities Education Act, IDEA)的年度报告数据显示,2005年美国已有88.4%的ASD儿童进入普通教育课堂,但我国在ASD的融合教育方面仍十分落后,很多中、重度ASD儿童基本是处于"家庭圈养"状态。由此可见,ASD融合教育的实施存在跨文化的差异,且与政府、社区、学校、机构乃至家庭等因素密切相关。

随着年龄增长，ASD进入青春期后可能伴随出现更多情绪和不良行为问题，甚至违纪和攻击暴力行为，成年期ASD的康复与管理将是重要的课题与挑战。因此，对其社会认知与行为规范的指导训练尤为重要，且应尽早进行职业规划和回归社会性指导。开展对公众的ASD知识教育与普及，使社会对ASD更能理解、宽容和接受也是十分必要的。

（静 进）

第三节 注意缺陷多动障碍

注意缺陷多动障碍（attention deficit/hyperkinetic disorder，ADHD）指表现为持续的与年龄不相符的注意力不集中、多动和冲动为核心症状的儿童，属于破坏性行为障碍，同时可合并品行障碍、对立违抗障碍、情绪障碍、学习障碍等多种心理病理表现。世界卫生组织精神疾病分类与诊断手册第10版（ICD-10）称为多动性障碍，美国精神科学会精神疾病诊断与统计手册第4版（DSM-IV）称ADHD，中国精神疾病分类方案与诊断标准第3版（CCMD-3）称为儿童多动症。目前该症在各国儿童精神科和发育行为儿科门诊病例中居第一、二位，在我国儿童保健科的行为门诊中也高居首位。

有关ADHD的描述和研究，至今已有100多年的历史。19世纪，医学文献上就已有类似ADHD的记载，当时称为"冲动性愚鲁"。1977年，ICD-9将该症命名为"儿童期多动综合征"。1980年，DSM-III曾将该症命名为"注意缺陷障碍（ADD）"，1987年其修订版DSM-III-R改称为注意缺陷多动障碍（ADHD），并分为注意障碍和注意障碍伴多动两型。1994年，DSM-IV将其分为多动/注意缺陷混合型、注意缺陷为主型和多动/冲动为主型3型，其比例为混合型占45%~55%，注意缺陷为主型占25%~35%，多动/冲动为主型占10%~20%。

ADHD患病率不同国家和地区报道不同，在1.7%~17.8%之间。我国历年多地区的多次流行病学调查表明，ADHD患病率在3%~10%之间。按DSM-IV诊断标准，学龄儿童发病率为3%~6%，男多于女，比例为（4~9）：1。差异的主要原因之一是男童更具有冲动和攻击行为，并且易伴有品行问题，故容易引起注意。约20%的ADHD可持续至成年期，美国近期调查发现，有4%的成年人符合新修订版DSM-5的ADHD诊断，有些可发展为其他类严重的精神卫生问题。

一、临床表现

临床尚无特异性生物学标志判别ADHD，主要根据其临床核心特征进行诊断，多依据DSM-IV诊断标准，即根据注意缺陷、多动、冲动以及学习困难等表现与程度，ADHD的智商（IQ）可正常或接近正常。

1. **注意缺陷** 注意力涣散，课业或做事粗心大意而常出错误，注意维持时间极短，交流中常答非所问，易受无关刺激吸引，难以组织活动或任务，逃避学习或需要注意力集中的任务，丢三落四、作业马虎潦草、难完成作业等，因而表现学习不良。

2. **多动和冲动** 不分场合多动，课堂上难安宁、擅离席或捣乱，难遵循规则参与集体游戏或活动，精力充沛、不知疲倦、不停跑动，话多、插嘴或显得喋喋不休，活动有始无终、缺乏计划性、不顾后果、难以自控、冲动任性，因而其行为常带有破坏性、危险性，易发生意外事故。

3. **情绪和行为异常** 情绪变化剧烈、易兴奋，对挫折耐受能力低，易对不快刺激做出过激反应，易表现攻击行为，如好起哄、恶作剧、欺负同学、打架斗殴，易发展为品行障碍，青春期后易构成少年犯罪。团体排斥通常易使患儿孤立、沉溺网络游戏、自我幻想、不当方式招惹他人等。

4. **学习困难** 智力虽正常，但因注意力分散、多动而难于学习和记忆，可伴有语言理解与表达困难，学习困难多出现于小学三年级以后，成绩下降加重厌学和逃学行为。

5. **社交问题** 多数ADHD儿童存在社交问题，不受同学欢迎、遭受团体排斥、缺乏朋友、倚强凌弱、好自我为中心、干扰别人。社交不良也与其语言表达能力不佳有关。

临床上根据其特征分为注意缺陷为主型、多动冲动型和混合型3类，但治疗目标并无差异。

DSM-5的诊断标准则围绕注意缺陷、多动冲动两个维度做了阐述，如注意障碍内包含了 9 项描述条目，其中 6 项或更多症状持续至少 6 个月，且这些症状到了与发育水平不相称的程度，并直接对社会和学业/职业造成了负面的影响；多动与冲动则围绕对立行为、违抗、敌意的表现，或不能理解任务指令做了补充描述。而对于 17 岁以上乃至成人则补充了 5 项症状指标。

DSM-5 的临床意义扩及到，症状出现年龄放宽到 12 岁，意在减少漏诊、增加诊疗概率；去掉亚型分类而增加了主要症状描述，从而降低了型别之间的差异性及局限性，意即同一患者可在不同时期有不同症状表现；如 ADHD 儿童常伴有情绪和行为调控异常，破坏性情绪失调障碍等的诊断可使 ADHD 的情绪问题得到重视和介入诊治，强调了 ADHD 共患病的识别与诊断。同时，明确了成人 ADHD 的诊断标准，提示 ADHD 是一种起病于童年期并可以持续至成年期的障碍，只是成年期的表现有所变化。大多 ADHD 的症状会持续到青春期（70%），乃至成年期（30%），对患者的学业、职业和社会生活等方面产生广泛、终生的消极影响。ADHD 是一种罹患终生的慢性神经发育障碍性疾病，需要制订一个长期的治疗计划，而不是仅仅考虑短期的、需要快速起效的干预措施。

二、病因认识的过程与启示

ADHD 病因及机制仍不甚清楚，大多研究认为该症是由多种生物-心理-社会因素共同所致。以下几方面的研究较具代表性：①遗传，ADHD 具有家族聚集性，双生子同病率高达 70%~80%，ADHD 儿童直系或旁系亲属 1/3 也可能患有 ADHD，若父母一方有 ADHD，后代患病概率为 60%，其一级亲属患病风险是一般人群的 5~6 倍，且遗传度与症状程度呈正相关。分子遗传学研究发现，与 ADHD 关联的易感基因与多巴胺和肾上腺素系统关联，尤其是多巴胺 D_4 受体（dopamine D_4 receptor, DRD_4）基因关联，DRD_4 富含在 ADHD 病理生理有关的大脑额叶皮层下网络中。此外，多巴胺 D_5 受体（DRD_5）、多巴胺转运蛋白（dopamine transporter, DAT）基因被认为是 ADHD 的候选基因，因为治疗 ADHD 有效的中枢兴奋剂可阻断多巴胺转运蛋白达到疗效。另外，5-羟色胺受体（serotonin receptors, HTR1B

和 HTR2A）、5-羟色胺转运体、突触相关膜蛋白（synaprosomal-associated protein 25, SNAP-25）等陆续被发现功能异常与 ADHD 发病关联。遗传特质可能导致脑内多巴胺代谢和应用发生改变。多巴胺存在于脑内特定区域的神经元内，启动或控制其他类神经元（特别是与情感、情绪和运动有关的神经元）的功能。例如运动功能障碍的帕金森病，主要是由于大脑基底神经节下部黑质部位的多巴胺释放神经元凋亡所致。②母孕期因素，较多研究显示，高龄生产、孕期母亲接触乙醇、尼古丁、可卡因、分娩并发症等增加儿童患 ADHD 概率。③重金属负荷，若干研究表明，血铅过高儿童多伴有多动、注意缺陷、记忆下降和智力受损等，且症状程度具有剂量效应关系。④脑影像学，ADHD 儿童存在大脑额叶、扣带回、纹状体、基底节等部位的结构与功能异常，如较多研究支持患儿右侧前额叶体积减小和前额叶背侧脑回减少。⑤神经电生理，约 1/3 患儿定量脑电图（QEEG）存在非特异性异常，如 δ、θ 波多见，α 波较慢，β 波活动减少，表明其脑功能有较低的激活水平和唤醒功能；这在事件相关电位（ERP）检测上得到支持，如电位活动表现潜伏期延迟、振幅下降等，提示 ADHD 脑发育成熟度偏迟。⑥神经心理，与认知关联的神经心理功能主要包括抑制功能、持续性注意、执行功能、工作记忆、计划和流畅性等。近年来，关于 ADHD 大脑"额叶定向控制分析能力缺陷"学说受到关注。神经心理认为，一切感觉刺激和运动功能均在前额叶进行分析综合和调节，但前额叶发育较晚，其神经纤维髓鞘化过程较迟，直至青年期髓鞘化才能完成。这点可作为 ADHD 在青春期活动过度趋于减少的原因，前额叶的部分功能对维持注意、控制冲动、调节攻击起着重要调控作用，"执行功能"和"工作记忆"缺陷由此建立。心理检测表明 ADHD 智力虽大多在正常水平，但在上述神经心理功能方面均存在不同程度缺陷，尤其是由前额皮层调控的执行功能缺陷是其核心缺陷。

通过生物学检测来诊断界定 ADHD 存在诸多局限，因为世界各国 ADHD 流行病学资料之间的巨大差异表明，跨文化的差异、文化常模的多样性和对 ADHD 的容忍度各有差异，这不可能是人种生物学差异所致。另外，男女患病率的差异也无法依据生物学机制来解释,有研究报道,女性患儿较同龄男性患儿,成年期的预后更差。显然,要弄清这些问题,必须结合 ADHD 各种亚型(尤其是注意缺陷型),选择社区大样本进行前瞻性研究。

另一值得注意的问题是,ADHD 原因的复杂性致使多种发育行为障碍儿童表现类同症状,如学习障碍(learning disability, LD)、智力低下、品行障碍、癫痫、抽动障碍(tic disorder)、孤独症(autism)、情绪障碍(emotional disorder)等,并且易与 ADHD 合并出现。ADHD 的症状还与早期神经系统发育迟缓因素有关,如孕产期综合征、母孕期物质依赖、早产低出生体重、营养不良、产伤、婴儿期"难养"气质类型等,这对其诊断和鉴别诊断带来不少困难。目前有观点认为,社会或家庭因素不一定构成 ADHD 直接病因,但在其症状严重程度、发病年龄、持续性、长期预后以及是否共病和发生其他类情绪障碍方面起着影响作用。这方面存在的争议可为 ADHD 的诊疗带来积极影响,探索和阐明其间的内在关系,可对 ADHD 的矫治提供有价值的依据。

三、诊断面临的难点及应思考的问题

ADHD 通常存在共病情形,也可能不同病症症状叠加而难于鉴别,因此必须与以下情形相鉴别:儿童身体素质、睡眠不足、情绪焦虑、学习障碍、遭受虐待、创伤后应激障碍、高功能孤独症、违拗对抗障碍、生性好动等。ADHD 与以下几种病症共病概率很高:

1. 对立违抗性障碍(ODD)和品行障碍(CD) ADHD 与 ODD 和 CD 究竟属于共病抑或是因果关系,仍存在争议。研究发现,CD 儿童通常具有 ADHD 和 ODD 症状,但只有少数 ODD 患儿后来发展成 CD。40%~60% 的 ADHD 合并有 CD,且其预后较差,容易发展为反社会行为、物质滥用、攻击和犯罪行为。

2. 学习障碍(LD) 典型 LD 指智力正常儿童在阅读、书写、拼字、计算等特殊技能方面出现的明显困难,但这类儿童通常也伴有注意力难集中、好动、学习动机差、情绪问题等,有时与 ADHD 混为一谈。阅读障碍(dyslexia)与 ADHD 共病较常见,ADHD 儿童同样存在语言理解和表达困难,

两者是否存在共同的遗传机制尚不清楚。治疗上,ADHD 一般用中枢兴奋剂且效果明显,而 LD 则通常用个别指导教育计划进行干预。

3. 抽动障碍(tic disorder) 抽动障碍儿童较多伴发 ADHD 类似症状,属于共病,但 ADHD 伴发抽动障碍比例较低,约为 10%,两种病症的遗传基础还是有差别的。治疗上曾存在矛盾与争议,认为兴奋剂可诱发或加重抽动症状,但目前来看,兴奋剂并不会加重抽动症状。

4. 睡眠障碍 ADHD 儿童通常多见各类睡眠问题,如睡得少、入睡困难、睡眠不宁、夜醒、早醒、不午睡等。资料表明,阻塞性睡眠呼吸暂停(obstructive sleep apnea, OSA)儿童同样伴有显著的白天注意力集中困难、多动、情绪问题等特征,随着睡眠改善,其 ADHD 症状也会得到改善,但两者的因果关系尚不确定。

诊断和鉴别诊断依据 DSM-5、ICD-10 和 CCMD 关于 ADHD 的诊断标准,其内容大同小异。同时需结合病史、临床观察、躯体和神经系统检查、行为评定、心理测验和必要的实验室检查进行确诊。以下心理测评工具常用:

注意功能的测定:较经典的测试方法有连续操作测验(continuous performance test, CPT)、注意力变量检查、数字划消等,ADHD 易出现注意力持续短暂、注意分配吃力、测试分值低下表现。

行为评定:常用 Conners 父母问卷(PSQ)、Conners 教师问卷(TRS)、学习能力障碍筛查量表(PRS)以及 Achenbach 儿童行为量表(CBCL)等。

在分类上可分混合型、以注意缺陷为主型和以多动-冲动为主型,诊断时应予以明确。另按程度,可分为轻、中、重度。

需注意,临床上很多发育行为问题均可表现类 ADHD 症状,尤其需与正常儿童的好动、适应障碍、品行障碍、精神发育迟缓、儿童孤独症、Asperger 综合征、抽动秽语综合征和由视力、听力缺陷所引起的多动和注意缺陷鉴别。这些病症的临床特点请参考相关章节。

四、治疗方案的选择与评价

2007 年中国《儿童注意缺陷多动障碍防治指南》出版,该指南以循证医学为基础,参考了美欧等地的防治指南,并结合中国国情,为中国 ADHD

儿童的防治提供了较规范、系统和科学的建议。该指南指出治疗 ADHD 应采用综合治疗的方法，推荐主要药物包括中枢兴奋剂和选择性去甲肾上腺素再摄取抑制剂，其他药物包括中枢去甲肾上腺素调节剂和抗抑郁剂等。指南指出，医生应认识到 ADHD 是一个慢性疾病，要制订一个相应的治疗计划，并明确恰当的治疗目标。如果治疗方案没有达到治疗目标，应评价诊断是否正确、治疗方法是否都恰当、依从性如何、是否有共病等。要对治疗的 ADHD 儿童定期进行随访，监控目标预后和不良反应。

预防要点是，避免已知的各种出生前后危险因素，对高危出生史儿童进行早期观察和养育指导，如低出生体重儿、早产儿、出生缺氧、"难养型"气质类型婴幼儿培养指导等。对婴幼儿期和学龄前期有好吵闹、少睡、注意力难集中、活动过多、冲动任性等表现的儿童，应听取医师咨询指导，适时地进行行为矫正干预的同时，可适时地开展注意力集中训练、情绪控制训练、加强睡眠等，利于降低 ADHD 的发生。

ADHD 的治疗主要是药物治疗结合行为干预，单纯实施行为矫治效果并不明显，甚至延误治疗。兼考虑儿童的学习与生活，ADHD 的治疗干预需整合家庭、学校和社会资源，因为 ADHD 的行为易遭致父母打骂和教师排斥，反而会加重 ADHD 症状，甚或引起其他行为问题。因此，家长与教师的介入配合极为主要，其中包含了相互指导与心理支持、行为矫正、家庭功能重建、药物治疗等。

目前主要治疗方法综合了药物治疗、父母管理培训和教育干预（表 11-3-1）。在假期强化治疗计划中可运用多种灵活的教育指导方法实施，如家庭咨询和支持小组计划、以儿童为中心的治疗等。对于中枢兴奋剂治疗 ADHD，各个国家均存在争议和不同观点，主要担心是这类药物会否引起药物依赖、会否影响儿童的生长发育、会否伤害脑功能等。

用于减少 ADHD 核心症状的药物有 3 类：中枢兴奋性药物（哌甲酯）、选择性去甲肾上腺素再摄取抑制剂（托莫西汀）和 α_2 肾上腺素受体激动剂（缓释型胍法辛和可乐定）。

目前最常用的治疗药物为哌甲酯（methylphenidate），剂型有短效盐酸哌甲酯片剂（利他林）和长效盐酸哌甲酯缓释片（如专注达），该药的作用机制是通过调控脑额叶功能的神经递质，即多巴胺的释放与抑制再吸收，来改善额叶的调控功能。约 80% 以上患儿服药后症状得到明显改善，同时有效控制了儿童的冲动与攻击行为，增强其服从指令的行为，提高其学习能力，尤其是数字的精确处理。大量研究证明，遵循医师指导服用哌甲酯，并配合适当的咨询指导，用药通常是安全的。有些儿童用药后可能会出现一过性睡眠困难、肠胃不适、消瘦及成长偏迟，但多数在剂量调整和自我适应后消失。没有依据证明该药长期使用会增加成瘾或其他物质依赖的风险。

药物治疗也有自身的局限。如追踪研究发现，哌甲酯对儿童的学校表现、同伴关系、青春期行为问题或成年后适应行为的长期效应有限。美

表 11-3-1　ADHD 儿童综合治疗干预计划

治疗方法	治疗目标
中枢兴奋剂	控制和改善 ADHD 儿童在家庭和学校的症状
父母管理培训	减少亲子关系冲突，降低儿童冲动行为，促进儿童自控行为
教育干预	管理儿童在教室的不良行为，提高其学业表现，促进其亲社会行为
强化治疗	治疗目标
假期治疗计划	通过综合运用多种灵活方法和辅助措施，促进儿童在家庭中的表现以及未来返校后的成功体验
辅助治疗	治疗目标
家庭咨询	应对儿童及其家庭的压力，缓解情绪困扰和婚姻问题
支持小组计划	让儿童父母重新认识和建立彼此关系，分享有关资讯与经历，彼此情感支持
个体咨询	为儿童提供支持性关系，关注儿童倾诉个人感受与问题

国的哌甲酯产量和药物使用审查数据表明,自1990年以来该药的消费已增加一倍多,大约130万名儿童常规服用此药,为学龄儿童的3%。分析其原因,可能与以下因素有关:①ADHD诊断标准放宽;②用药的女童和成年人增加;③为ADHD提供特殊教育服务法律的出台。

鉴于上述,有必要思考以下几个问题:一是ADHD的诊断是否过于宽泛了;二是兴奋剂的使用是否过多了,有无滥用趋势;三是如何在我国准确界定药物剂量效应关系,毕竟我国儿童的生理生物属性与欧美人种存在一定差异。

行为治疗一方面提高家长改善和塑造儿童行为的能力,另一方面提高儿童的自我管理能力。培训的技巧包括奖赏、惩罚、漠视法等,奖赏和惩罚要与任务难度相匹配,当孩子熟练掌握时要逐渐提高每个任务的期望。行为疗法没有严格的适用原则,但提倡使用个体化治疗。研究发现,父母倾向在个体培训和团体培训中收获较多,培训中可提高父母的自信心及对ADHD的理解（表11-3-2）。使用慢性病治疗护理模式进行长期连续的行为培训,可能有助于产生长远的积极的疗效。

表 11-3-2　几种循证的行为疗法

干预类型	具体描述	干预结果
家长行为培训（behavioral parent training, BPT）	家长指南	提高儿童对家长指令的服从性,提高家长对ADHD儿童行为的理解及对疗效的满意度。疗效指数0.55
课堂行为管理（behavioral classroom management）	教师指南	提高儿童对指令的注意、对课堂纪律的遵守及学习工作效率,减少破坏性行为。疗效指数0.61
同伴行为干预（behavioral peer interventions BPI）	集中干预同伴互动/关系;每周1次的团体干预结合临床社交技巧培训,单独使用（或与家长行为培训或药物疗法结合使用）	干预的社会有效性一直遭到质疑;同伴行为干预结合家长行为培训对ADHD症状有改善作用;在家长评估社会功能或社会行为中发现疗效不明显

五、预后

ADHD的预后与病情程度、是否及时有效治疗、有无家族史以及是否共患其他精神障碍等有关。

一般而言,部分ADHD随年龄增长而症状可能减轻或消失。有些ADHD青春期以后因神经系统发育趋于成熟和体内性激素分泌开始旺盛而多动行为有所减少,冲动行为亦随大脑成熟而减轻,但注意缺陷、白日梦、注意集中困难、认知结构异常等仍可持续相当长时间,甚至可贯穿整个青春期乃至成年期。

未经治疗的ADHD儿童症状可持续至青春期乃至成年期,情况会变得更糟糕。ADHD儿童进入中学后学习更显吃力,伴随更明显的学习困难和厌学情绪,之后逐渐加重,并伴发学校生活适应困难、厌学和逃学、人际关系紧张、攻击同学和教师、耐受性差,导致对立违抗性障碍（ODD）。

约50%的ADHD儿童有发生意外事故的倾向,合并品行障碍者占ADHD的30%~50%。有报道这类儿童更容易成为网络成瘾者,并且更难以矫治,同时伴有明显的睡眠问题。目前,DSM-5已纳入了成人ADHD的诊断标准,因此需接受药物治疗的ADHD群体骤增成为现实,不可否认相关药企随之获益获利自不在话下。

ADHD持续至成年期后,行为表现为不稳重、神经质、易激惹、暴怒发作、物质依赖、学习工作效率低等,有些可发展为反社会人格障碍。儿童期若属于注意缺陷型者,容易伴发抑郁或反应依恋性障碍,但反社会行为较少;多动－冲动型或混合型则易合并药物依赖和破坏行为。成人ADHD的情感障碍与抑郁症或双向性情感障碍不同,多属于情感变化大,自发或反应性的情感高涨与低落,并持续数小时乃至数日,随着年龄增高情感高涨逐渐减少,而情绪低落持续增多。

（静　进）

第四节 儿童学习障碍

现实中,导致儿童学习障碍的原因十分庞杂,因此界定上存在着操作性困难,教育学领域有广义和狭义之分,前者包括各种原因引起的广义学习困难;而狭义的学习障碍(learning disability,LD)则是指,智力发育正常儿童在阅读、书写、计算、推理、交流等方面表现出特殊性的学习困难状态,多见于学龄期儿童,未经矫治干预者可发展至成年期,例如美国报道成人学习障碍终生无法阅读文字而只依赖视频终端或听觉理解客观事物。文献追溯,一个多世纪前欧洲就有报道,为发育正常儿童产生明显的阅读障碍或读写困难现象,认为是特定脑区的功能损害所致。此后的研究一直存在争议,且不同学科在LD命名和病因探索方面存在很大差异,也衍生出各种相关理论或假说。欧美、日本的研究多以阅读障碍(dyslexia)儿童为对象,这也是西方国家报道的LD最初原型,因此美国精神病学会(APA)制定的精神障碍诊断与统计手册(DSM)中将阅读障碍视为LD的主要类型之一。2013年,在修订的DSM-5中则取消了原有阅读障碍、计算障碍、书写障碍和不能特定的LD四种分类,只是根据其表现程度分为轻、中和重度三类。LD男多于女,各国发病率报道在2%~10%之间;发病与中枢神经系统功能异常及某些环境因素有关,临床尚无特异治疗方法,通常靠教育指导和康复训练进行矫治。

一、临床表现

1. **早期表现** 难养气质类型儿、语言发育落后儿后期易出现LD。学龄前可能伴有语言发育落后、发音不准,构音障碍等;由于表达不利导致各种情绪问题,如啃咬指甲、发脾气、攻击或退缩、伙伴交往不良、选择性缄默等。临床神经心理检测可发现如视觉空间认知不良、协调运动困难、精细动作笨拙、沟通和书写困难等,但上述表现不一定为特异性。

2. **学龄期表现**

(1)理解困难:语言理解和语言表达不良、词汇量偏少,可能伴有构音或辅音发音困难,理解他人指令困难,家长或老师通常重复几次方能理解,易表现"听而不闻"现象,常被视为不懂礼貌。在标准化智力测验上(如韦氏儿童智力量表)表现为操作智商(PIQ)高于言语智商(VIQ),量表分差通常高于10分。

(2)表达困难:语言表达能力差,语言模仿和朗读不良,说话经常词不达意或"废话"偏多,口述或朗读时易出现停顿、节律混乱、语调奇特、张口结舌等,由此引发说话时身体摇摆、肢体动作多等。

(3)阅读障碍:这是LD最典型特征之一,对书面语阅读理解困难,表现为阅读过慢、字词记忆困难、错读、漏字、断句错误、误加字,读后再叙困难或易"断章取义";阅读时还易出现"语塞"或读得太急、同音异义字辨认困难或相互混用、默读不专心、常用手指指字行读。阅读困难导致无法解读数学应用题,因而继发数学或计算困难,逃避阅读或无法培养阅读兴趣。

(4)书写困难:持笔困难或别扭、字迹潦草凌乱难看、字体大小不一、字迹出格多、错别字多、偏旁部首颠倒、"张冠李戴"同音异义字;同时造句困难,句子偏短,少用修饰语句,常用拼音替代汉字;因而易逃避阅读和抄写,遗漏布置的作业,或要人代写代抄作业等,此类表现小学三年级后尤为显著。

(5)计算困难:相当部分原因为解读应用题困难导致,并伴有数字记忆困难、难有量概念、计数困难、混淆算数符号、加减乘除混乱、数位搞混等;涉及抽象和逻辑运算时,演算困难尤其凸显。

(6)视空间障碍:触觉辨别困难、精细协调动作不良、顺序和左右认知障碍,这在计算和书写表现明显,如符号镜像颠倒,把p视为q,b为d,m为w,was为saw,6为9,部为陪,姊为妹,举与拳等;空间或结构性识认障碍还可出现视觉空间能力差、方位感不良、物品/工具使用笨拙等。

(7)非言语型LD(non-verbal learning disability,NLD),又称右脑综合征(the right hemisphere syndrome),是美国神经心理学家Myklebust提出的LD的一个亚型,表现为社会关系判别困难、建立人际关系困难、沟通交流困难,伴有动作发育不良、平衡能力差、精细动作协调困难、视觉空间能力差、不大理解察言观色等。该型与Asperger综合征颇类似,是否为一种病症仍有争议。

（8）继发问题：LD易合并多动和注意集中困难，并容易继发各种情绪问题，如自我评价低、缺乏自信自尊、讨厌上学、拒绝作业、焦虑、强迫行为、不愿交友等，严重时可诱发学校恐怖症或拒绝上学。

二、病因认识的过程与启示

导致儿童LD的病因十分庞杂，即LD是一组异质性较高的综合征，早先以阅读障碍为对象进行报道时，认为是大脑视皮层角回的损害所致，继后的研究并未明确这种损害具有普遍性，而且由于患者症状主要罹及读和写，研究陆续关注起与语言功能关联的左脑皮层，包括左额叶下回、颞叶中回和上回以及角回等不一而终。根据主流教科书及文献总结来看，LD的病因机制涉及如下诸方面的因素。①遗传：LD具有家族聚集性，尤其是阅读、数学和拼写能力低下；LD单卵双生子同病率（87%）明显高于双卵双生子（29%）。LD患者一级亲属患阅读和数学障碍的相对风险分别是对照人群的4~8倍和5~10倍。大部分学习能力具有高度遗传性，估计遗传度大于0.6；与LD不同表现相关的基因之间高度关联，因此其临床表现间具有高协同变异性。阅读障碍的遗传度可达50%或更高，尤其是语音阅读障碍。阅读障碍先证者的一级亲属患阅读障碍的概率约为40%。阅读障碍的候选易感基因包括 *DYX1C1*（15号染色体）、*KIAA0319* 和 *DCDC2*（6号染色体）、*ROBO1*（3号染色体）、*MRPL19* 及 *C2ORF3*（2号染色体）等。研究还发现，LD较多出现自身免疫缺陷疾病和过敏性疾病，且左利手者居多。左利手儿童矫改为右利时较多出现口吃、阅读和书写困难等现象，精神发育迟滞儿童中左利的比例高于正常儿童。②语音学缺陷：神经发育学研究认为，婴幼儿期的语音意识（phonological awareness）薄弱或缺陷导致语言发育落后。语音意识不良的儿童，后期学习符号与读音连接出现困难，从而发展为文字的读和写困难。③神经解剖：LD大脑半球存在异位（ectopia）现象，且两半球对称性改变等异常。异位通常发生在神经胶质细胞及其软膜分化时期，导致神经元排序紊乱，此现象尤以大脑外侧裂、额叶中下回为多，且以左侧为多。神经心理学研究发现，LD识认符号时有错误的眼动和扫描，认为与眼动神经功能障碍或视觉通道信息加工异常有关。④影像学：正电子发射断层成像（PET）研究发现，阅读障碍者大脑非对称性异于常人，如后脑半球非对称皮层功能障碍主要集中在左脑颞叶和顶叶，进行语音任务和单个词阅读时中颞叶和顶下皮层区局部脑血流减少，反映了语言在形-音转换上的困难。功能磁共振成像（fMRI）测试发现，LD第三脑室扩大、左右脑室不对称、右侧间脑灰质和左脑后侧部语言中枢以及双侧尾状核体积缩小等。听觉刺激时的fMRI检测发现，LD存在快速听觉加工脑区——左额叶的功能损伤。⑤神经电生理：LD主要表现非特异性基础脑波型异常，个别表现发作性脑波异常，α波活动性偏高或恰相反，低频功率相对增加，β波频率减少，这些特征主要表现在左脑半球和顶枕区域。事件相关电位（ERP）中常呈现振幅降低、潜伏期延长表现。⑥母语和文字特性：使用表音文字（alphabet，如英语）国家儿童阅读障碍发生率较使用表意文字（logography，如汉字）国家儿童高。静进等对使用表音文字的少数民族儿童进行调查研究并与汉族儿童进行了比较，发现前者表现阅读困难比率高。⑦环境因素：诸多文献报道，早产低出生体重儿、虐待与忽视儿童中发生LD风险高，家庭功能失调、家庭贫困、学校应激事件等均可导致和/或加重儿童的学习困难，似乎表明不利的环境因素更易促发易感个体出现学习障碍。环境铅水平过高可致儿童血铅增高，导致注意困难、易激惹、睡眠困难、记忆下降以及学习困难，睡眠少或睡眠剥夺也可使儿童注意缺陷和学习困难。有报道称食品中的过高添加剂、防腐剂、色素等也可影响儿童神经系统功能，使学习能力受损。

不难看出，迄今在临床上拟界定LD的病因十分困难；目前仅凭主诉症状、发育史以及神经心理评估结果进行诊断。意味着，医生除依靠儿科学、精神病学知识以外，还需与发展心理学、教育心理学以及发育行为儿科学知识的整合，才可较全面地了解LD，并能够提出矫治干预的建议；因为当下就诊家长拟了解和获得相关指导与资讯的需求十分迫切和普遍。

三、诊断面临的难点及应思考的问题

LD 的异质性背景和表现的多样性，以及较多合并 ADHD、抽动障碍以及孤独症等，致使临床医生做出准确诊断并非易事。还由于 LD 的治疗咨询涉及分类、心理评估的分析、教育学指导推介等环节，对这类儿童的治疗干预则必须考虑"医教结合"的新理念。至少，目前可循的诊断标准便是美国精神障碍诊断及统计手册第 5 版（DSM-5）诊断标准。

1. 学习和运用学习技能方面存在困难，表现出至少存在下列症状之一，持续至少 6 个月：①阅读单词时不正确或慢而吃力（例如，大声读单个词时不正确或慢而犹豫，常常猜词，读出单词时困难）；②难以理解所读内容的意思（例如，可能正确地读出文本但不能理解其顺序、关系、推论或所读内容更深层的意思）；③拼写困难（例如，可能增加、遗漏或替换元音或辅音）；④书面表达困难（例如，在句子里犯多种语法或标点符号错误；段落组织凌乱，书面表达的意思不清）；⑤难以掌握数感、数字事实或计算（例如，对数、量和数的关系理解差；借助手指计数来计算个位数加法，而不是像同龄人那样回想数学事实；不能理解算术运算、可能转换步骤）；⑥数学推理困难（例如，运用数学概念、事实或步骤解决数量问题时存在严重困难）。

2. 正如个体化施测的标准化成就测验和综合性的临床评估所证实的那样，受影响的学习技能实际上低于个体实足年龄所应有的预期，并明显地妨碍学业或职业表现、活动或日常生活。对于年龄为 17 岁或更大的患者，可能要以标准化的评估来代替受损学习困难的历史记录。

3. 学习困难开始于学龄期，但直到对受损学习技能的需求超过了个体有限的能力时才可能完全表现出来（例如，规定时间的测试、在紧凑的期限内阅读或书写较长的复杂报告、过分沉重的学业负担）。

4. 学习困难不能更好地以智力障碍、未矫正的视力或听力障碍、其他精神或神经性疾病、社会心理因素、不理解教学所用的语言或缺乏适当的教育机会所解释。

值得强调，LD 缺乏特异性生物学背景，神经影像学和神经电生理难发现特异性缺陷，无法作为诊断依据。由于文化差异及版权等问题，迄今国内缺乏用于诊断 LD 的评估工具。现下使用的各类心理测验仅供做诊断参考，也难成为诊断依据。这些评估技术包括学业成就测验、智力测验、神经心理测验、学习能力障碍筛查量表（PRS）等。在韦氏儿童智力量表上根据 VIQ 和 PIQ 差异界定言语型或非言语型 LD。PRS 为筛查用量表，总分数 <60 分者为可疑 LD，需进一步进行检查。另外，LD 需与精神发育迟滞、孤独症、选择性缄默症、注意缺陷多动性障碍和癫痫等症相鉴别（参考相应章节）。

四、治疗方案的选择与评价

LD 尚无特异的医学治疗方法，因此对可能存在的风险（如出生缺陷、早产低出生体重、遭受虐待与忽视等）予以早期诊断和干预，将会起到一定预防作用。美国学界认为，首先，尽管不是治愈，预防确实能减低 LD 的发生率。其次，预防项目融入 LD 的早期干预时，后期疗效更显著，如对学龄前有阅读方面问题的儿童进行早期阅读指导训练，可有效降低入学后 LD 的发生。另外，预防性早期介入可有效缓解 LD 儿童继发各种情绪问题，较容易建立个体的学习动机和自信，这对 LD 儿童而言更为重要。如下措施是目前主要的干预策略与方法。

1. **教育治疗**　北美的常规教育倡导（regular education initiative，REI）最具代表性。REI 特点是对教学方案进行分类，而非对学生做评价分类。REI 强调早期训练儿童的语音意识和言语能力，指导儿童学习语音解码的同时理解单词的意思，进而理解词组的意思。具体方法包括：练习操作音素（发单音）、词组、提高理解力以及流畅性，这利于增强大脑连结符号与语音的能力。REI 从预防和治疗角度强调，关注培训儿童早期的语音意识和语音解码技能、单词识别的流畅性、意义理解、词汇、组词书写等关键能力。行为指导步骤包括：①评价儿童现有能力；②每节课开始时提出一个简短的目标；③用小步渐进方式呈现新概念和新材料，每步都要儿童练习；④提供清晰而准确的指导与解释；⑤给儿童大量的练习时间；⑥通过观察，不断检查儿童对概念与词的理解；

⑦开始练习时,给儿童提供明确的指导;⑧及时提供反馈与纠正。上述方法在北美普通公立学校实施后,多数报道予以了正面评价和认可,并已作为资源班级主推的干预方案。

2. 电脑辅助 学习电脑相对于传统纸笔书写和阅读方式,在提高儿童拼写、阅读和数学的学习兴趣方面有积极意义,且成为矫治儿童阅读障碍的一种重要手段。研究发现,用计算机将呈现的辅音延长到正常速度的 1.5 倍,可使接受训练的学习困难儿童成绩大为提高,随着儿童的进步,逐渐加大训练难度,使发音速度加快。研究还证实,使用声学调整的言语(acoustically modified speech)和电脑辅助指导,有助于改善儿童的早期学习成绩和言语能力。

3. 药物治疗 目前尚无特殊药物能够治疗 LD,通常给予促进脑功能、增智类药物,包括吡拉西坦、盐酸吡硫醇、氨酪酸等口服治疗。伴有 ADHD 的 LD 儿童可按 0.3~0.5mg/(kg·d) 口服盐酸哌甲酯(利他林),一般早餐后口服 10mg/d,

症状重者午后上课前再追加 5mg;对伴多动、焦虑、冲动以及遗尿等症状的 LD,三环类抗抑郁药丙米嗪(imipramine)每日 12.5~25mg 睡前服或阿米替林(amitriptyline)10~20mg 睡前服均有疗效;伴有情绪障碍、人际紧张、冲动和攻击行为者则可给予小剂量利培酮(risperidone)或其他类抗精神病药物治疗。应加强防止儿童铅中毒和避免食用含添加剂、色素以及防腐剂类食品。

从文献回顾来看,约半数以上 LD 儿童的症状会随年龄增长而自行缓解或减轻,但有些特殊技能的缺陷可能持续至成年期以后。15%~30%的患儿可能继发品行障碍和反社会行为,或导致长期社会适应不良,青春期后出现抑郁、自杀或精神疾病的风险高于一般人群。成人阅读障碍类似"文盲"或不识字,回避或拒绝阅读,只会看图形信息或视频节目;成人后的 LD 面临就业困难、婚姻危机、物质依赖、生存质量不佳等一系列问题。

（静 进）

参 考 文 献

[1] Huang YQ, Wang Y, Wang H, et al. Prevalence of mental disorders in China: a cross-sectional epidemiological study. Lancet Psychiatry, 2019, 6(3): 211-224

[2] World Health Organization. Mental health action plan 2013-2020. Geneva: WHO, 2013

[3] Maynard, BR, Heyne D, Brendel KE, et al. Treatment for School Refusal Among Children and Adolescents: A Systematic Review and Meta-Analysis. Res Soc Work Prac, 2015, 28(1): 56-67

[4] Leichsenring F, Leibing E, Kruse J, et al. Borderline personality disorder. Lancet, 2011, 377(9759): 74-84

[5] 静进. 对当前儿童少年心理卫生问题的理解及对策建议. 中国心理卫生杂志, 2017,(12): 937-940

[6] 陶国泰, 郑毅, 宋维村. 儿童少年精神医学. 2 版. 南京: 江苏科学技术出版社, 2008

[7] 曹瑞想, 张宁. 美国精神障碍诊断与统计手册第 5 版的变化要点. 临床精神医学杂志, 2013, 4: 289-290

[8] Eric J, Mash David A. 异常儿童心理. 徐浙宁, 苏雪云, 译. 上海: 上海人民出版社, 2009

[9] World Health Organization. International Statistical Classification of Diseases and Related Health Problems, 10th revision(ICD-10). Geneva: WHO, 2015

[10] American Psychiatric Association. Diagnostic and Statistical Manual of Mental Disorders, 5th ed. Texas: American Psychiatric Publishing, 2013

[11] 静进. 孤独症谱系障碍神经心理机制. 中国实用儿科杂志, 2017, 32(4): 279-282

[12] 静进. 儿童注意缺陷多动障碍诊疗进展. 实用儿科临床杂志, 2012, 27(12): 965-970

[13] Johnson B. Learning Disabilities in Children: Epidemiology, Risk Factors and Importance of Early Intervention. BMH Med J, 2017, 1(4): 31-37

[14] 静进. 儿童沟通与学习障碍的应对策略. 中国儿童保健杂志, 2012, 20(10): 865-866

第十二章　内分泌与遗传性代谢病

第一节　矮身材诊断的临床问题与思考

一、矮身材的定义及其局限性

人的生长发育是一个连续而不均匀的过程,身高水平受遗传因素和环境因素的双重交互作用。其中,遗传因素决定机体生长发育的趋向、特征和潜能限度,而环境因素(如地理环境、气候条件等不可改变的物理因素及家庭经济收入、营养、医疗保健等可改变的社会经济因素)则影响遗传潜力的发挥与体现,最终决定生长发育的速度及达到的程度。

正常情况下,生长发育遵循特定人群的生长曲线。由于受某些因素的影响,部分儿童的体格生长发育偏离正常的轨道,出现生长发育异常。矮身材是指身高低于同种族、同年龄、同性别正常健康儿童生长曲线的第3百分位数或低于平均值减2个标准差。在矮身材的定义及诊断过程中,存在一定的局限性:

1. 生长发育曲线的标准不同,对身高判断存在差别　参照人群的选择起着非常重要的作用,以标准或参数作为描述不同参照时,可能会得出不同的结论。关于生长发育曲线的标准,WHO推荐美国国家卫生统计中心(NCHS)汇集的测量资料作为国际标准。目前我国原卫生部确定2005年中国九城市儿童体格发育调查数据作为中国儿童生长发育参数,用于制备我国儿童生长发育曲线和比较儿童的营养、生长状况。我国地域辽阔,民族众多,不同地区社会经济、地理环境等差异较大,不同地区身高差,特别是南北地域差异明显。在评价我国儿童青少年身高水平时,若不考虑这些因素,而采取同一标准,必然导致评价的偏差。

而目前尚缺乏国内不同地区的正常儿童生长发育相关资料数据。

2. 身高绝对值与年生长速率在矮身材诊断中的作用　古语云"防患于未然",疾病的预防或早期诊断至关重要。身高的绝对值低于同种族、同年龄、同性别正常儿童身高时,易于发现生长异常,但单纯以身高的绝对值来定义矮身材,部分患者可能会错失治疗时机。如何在矮身材出现前及时发现生长的异常趋势,则需要在生长发育过程中监测儿童的年生长速率。在生长发育的不同阶段,儿童的年生长速率不同,因此亦有年生长速率的标准曲线,正常年生长速率为>7cm/a(3岁以下);>5cm/a(3岁~青春期);或>6cm/a(青春期)。当年生长速率低于第3百分位数或2个标准差以下时,患者的身高绝对值虽然可能在正常范围,亦应警惕生长迟缓导致矮身材的可能性,宜及时进行相关检查,查明原因。但目前国人较为关注身高的绝对值,关于不同年龄、不同性别儿童的正常生长速率,尚缺乏相应的资料。

3. 小于胎龄儿诊断标准缺乏,不能早期判断追赶生长的潜能　小于胎龄儿(SGA)是易于出现成年矮身材的特殊人群,需要早期识别和随访监测。目前,国内外缺乏统一的SGA诊断标准,不同国家或地区的诊断标准有所不同。大多认为SGA是指出生体重和/或身长低于同胎龄正常参考值第10百分位的新生儿;或指出生体重低于同胎龄正常参考值2个标准差(-2SD)或第3百分位的新生儿。国内普遍采用前者作为SGA的诊断指标。大多数SGA在生后6~12个月出现追赶生长。2~3岁时,约90%的SGA实现追赶生长。早产SGA可能要经4年或4年以上身高才能达到正常范围。因此,针对SGA患儿如何早期识别是否可以实现追赶生长,有助于患儿的早期干预。另外,流行病学资料表明,实现追赶生长的

SGA 患儿成年后发生心血管病、代谢综合征、卒中等疾病的风险增加，从另一个侧面说明早期识别的重要性和必要性。但目前缺乏有效的鉴别手段，SGA 患儿下丘脑 - 垂体 - 胰岛素样生长因子 I（IGF I）轴功能表现不一，典型生长激素缺乏症（GHD）较为少见，部分患儿可出现 24 小时生长激素（GH）分泌率降低或节律紊乱，IGF I 及胰岛素样生长因子结合蛋白 3（IGFBP3）的水平较正常儿童及适于胎龄的矮身材儿童低。若 SGA 患儿生长速率持续下降，出现 GH 缺乏或垂体功能低下的表现时，则应评价下丘脑 - 垂体 -IGF I 轴功能，必要时进行其他垂体内分泌轴功能评价。但上述检查无助于早期识别。

二、矮身材诊断中存在的问题

严格来讲，矮身材仅为疾病的一种临床表现，导致身材矮小的病因及疾病众多，其分类亦各有不同。

（一）矮身材的分类与病因

1. 按体型可将矮身材分为匀称性矮身材、非匀称性矮身材。匀称性矮身材是指患儿身材矮小，但身体各部分比例正常。如生长激素缺乏症（GHD）、特发性矮身材（ISS）、家族性矮身材、体质性青春发育延迟、小于胎龄儿（SGA）、Turner 综合征、性早熟等。非匀称性矮身材患儿身材矮小，但身体各部分的比例不正常。如先天性甲状腺功能减退症、软骨发育不全、成骨发育不全、黏多糖贮积症等。

2. 按病因可将矮身材分为体质性、内分泌性（生长激素缺乏症、甲状腺功能减退症、全垂体功能低下、皮质醇增多症、性早熟、先天性肾上腺皮质增生症）、染色体异常（Turner 综合征、唐氏综合征）、低出生体重［小于胎龄儿以及具有特殊面部特征的 Russell-Silver 综合征、De Lange 综合征、Seckel 综合征（鸟头侏儒症）、Dubowitz 综合征、Bloom 综合征、Johanson-Blizzard 综合征等］、骨发育异常（软骨发育不全、软骨营养不良、其他骨骼异常）、代谢性（黏多糖贮积症、糖原贮积症以及其他贮积症等）、营养性（低热量饮食、慢性炎症性肠病、吸收不良、乳糜泻）、慢性疾病（慢性肾病、慢性肝病、先天性心脏病、慢性感染、肺囊性纤维化）、药物性（长期糖皮质激素、大剂量雌激素、大剂量雄激素等）、社会心理性、其他（体质性青春发育延迟、家族性矮身材）等等。

（二）矮身材诊断中的相关问题

矮身材的诊断过程实质上是疾病鉴别诊断的过程，需依靠详细的病史、家族史、临床表现、体格检查、相关实验室检查等确定导致身材矮小的原因。上述导致身材矮小的疾病，可以通过病史、体格检查、常规实验室检查、遗传学分析、内分泌功能检测等得以鉴别。而关于特发性矮身材、生长激素缺乏症的诊断方面，尚存在一些问题，特别是关于特发性矮身材（ISS）的诊断尚存在较多争议。

特发性矮身材（ISS）实质是一组目前病因未明的导致身材矮小的疾病总称。定义为身高低于同性别、同年龄、正常儿童平均身高的 2 个标准差（-2SD）；排除了 GHD、SGA、系统性疾病、其他内分泌疾病、营养性疾病、染色体异常、骨骼发育不良、心理情感障碍等导致的矮身材。该定义包括体质性青春期发育延迟、家族性矮身材等。因此，目前诊断 ISS 的患者可能存在 GH 分泌量减少、矮小同源盒基因（SHOX）基因缺陷、GH 启动子功能障碍、GH 分子异常、GH 信号途径遗传缺陷等。随着基因分析技术的临床广泛应用，在 ISS 患儿中可能会发现更多的下丘脑 - 垂体 -IGF I 轴相关基因或信号分子异常，从而将明确病因的疾病从 ISS 中分离出来。

生长激素缺乏症（GHD）是由于腺垂体合成和分泌生长激素部分或完全缺乏，或由于 GH 分子结构异常等所致的生长发育障碍性疾病。GHD 为下丘脑 - 垂体 -IGF I 轴功能异常导致的矮身材中的一种疾病，下丘脑 - 垂体 -IGF I 轴功能异常还可表现为其他多种形式：由下丘脑功能缺陷所造成的生长激素缺乏症远较垂体功能不足导致者为多。其中因神经递质 - 神经激素功能途径的缺陷，导致生长激素释放激素（GHRH）分泌不足引起的身材矮小者称为生长激素神经分泌功能障碍（GHND），这类患儿的 GH 分泌功能在药物激发试验中可能表现正常；垂体 Pit-1 转录因子缺陷等导致多种垂体激素缺乏症（MPHD），临床上表现为多种垂体激素缺乏；IGF 合成缺陷、IGF 转运或清除缺陷、Janus 酪氨酸激酶（JAK2）/ 信号转导和转录激活因子 5（STAT5）异常均可导致原发性 IGF 缺乏（GH 不敏感）而致矮身材；IGF Ⅰ 受体缺陷和受体后缺陷可导致 IGF 抵抗而出现矮身材。后两者临床症状与生长激素缺乏症相似，但呈现 GH 抵抗或 IGF Ⅰ 抵抗，血清 GH 水平不降低或反而增高。

明确矮身材的病因不仅有助于确定诊断，对治疗具有指导意义，而且可为研究人类生长调节的分子机制提供帮助。

三、生长激素激发试验在矮身材诊断中的局限性

生理状态下，生长激素（GH）呈脉冲式分泌。这种分泌与垂体、下丘脑、神经递质以及大脑结构和功能的完整性有关，有明显个体差异，并受睡眠、运动、摄食和应激的影响，故测定单次血 GH 水平不能真正地反映机体 GH 的分泌情况。因此，临床上应用 GH 激发试验作为诊断 GHD 的主要依据。经典的 GH 激发试验包括生理性激发试验（睡眠、运动）和药物激发试验。由于受多种因素影响，生理性试验在儿童中难于获得可靠的资料。药物激发试验是借助于精氨酸、胰岛素、可乐定、胰高血糖素、左旋多巴、溴吡斯的明等可促进 GH 分泌的药物进行的，作用机制随药物而不同，GH 分泌峰值的大小和呈现的时间也不相同。

（一）GH 激发试验的局限性

GH 激发试验是诊断 GHD 的重要依据，虽然因任何一种激发试验都有约 15% 的假阳性率，必须在两项药物（作用机制不同的两种药物）激发试验结果都不正常时，方能诊断 GHD。但该试验在临床应用过程中仍有一定局限性，难以作为 GHD 诊断的"金标准"。如：①GH 激发试验反映的是通过外源性药物激发后 GH 的分泌情况，并非生理状态下 GH 的分泌。部分 GH 激发试验提示"正常"的患儿 GH 自然分泌量可能低于正常儿童。②GH 激发试验影响因素众多，激发试验采用的药物、GH 的检测方法以及患儿的性发育状态等均可影响结果。应用不同的药物激发，出现峰值的时间以及峰值的高低不同；不同实验室采用不同的检测方法和试剂，诊断阈值亦不相同。一部分生长缓慢的青春期前儿童经 GH 激发试

验证实 GH 水平低于正常，但在青春期再次试验则可能排除 GHD 的诊断。③GH 激发试验的诊断阈值是人为设定的，不同国家和地区采用的诊断阈值不同。目前国际共识和我国采用的标准是峰值 10μg/L，部分国家则采用更严格的标准如 7μg/L 或 5μg/L。峰值受年龄、性别、青春期发育状态以及激发药物等因素的影响。正常儿童和 GHD 儿童，特别是和部分性 GHD 患儿之间 GH 峰值存在重叠现象。下丘脑 - 垂体 -IGF Ⅰ 轴功能异常的患儿也可出现 GH 激发试验 GH 峰值 >10μg/L，如生长激素神经分泌功能障碍、GH 受体缺陷等。④GH 激发试验重复性欠佳。采用不同的激发药物、重组人生长激素（rhGH）治疗前后、青春期前后进行 GH 激发试验，结果可能不尽相同。单纯根据 GH 激发试验结果诊断 GHD，易造成误诊或漏诊。因此，不能单纯根据激发试验中 GH 的峰值来决定其分泌是否正常，或将激发试验作为 GHD 的诊断"金标准"。

（二）其他评价 GH 分泌的参数及局限性

为减少 GHD 的误诊率，人们致力于寻找更为敏感、特异的方法。如 IGF Ⅰ 检测、GH 自然分泌量测定等。IGF Ⅰ 和 IGFBP3 水平跟随 GH 分泌状态而改变，但它们的改变速度较慢。血清 IGF Ⅰ 出生时的水平非常低，随后在儿童期缓慢升高，在青春发育期升高显著，以后随着年龄增长而有所减少。青春期女孩出现高峰的时间约早于男孩 2 年。血清 IGF Ⅰ 因无明显脉冲式分泌和昼夜节律，相对稳定，能较好地反映内源性 GH 分泌状态，因此一度被认为是 GHD 的筛查指标。但 IGF Ⅰ 受性别、年龄、青春期、营养状态及遗传因素的影响，各实验室宜建立相应的正常参考值。IGF Ⅰ 水平显著降低，可考虑 GHD，但 IGF Ⅰ 水平正常也不能完全除外 GHD，不能排除下丘脑 - 垂体 -IGF Ⅰ 轴功能异常。IGFBP3 的水平变动与 IGF Ⅰ 相似，但变化较小。IGFBP3 水平降低对 3 岁以下的 GHD 儿童诊断有帮助，但对 3 岁以上矮身材儿童诊断意义不大。

评价 GH 的自然分泌速率可通过 24 小时内每间隔 20~30 分钟频繁或持续采血来检测 GH 浓度以及脉冲的频率和幅度。GH 的脉冲分泌量可以用 24 小时 GH 分泌曲线下的积分面积或 24 小时 GH 分泌的总峰值来表示。对大多数（97%）

儿童而言,夜间 12 小时或 24 小时血清 GH 的浓度较 GH 激发试验能更准确地反映 GH 的自然分泌,能更好地预测 GH 的治疗反应,而且对 GHND 的诊断有重要意义,且该试验的重复性相对较好。但检测内源性 GH 的自然分泌耗资、费时、方法烦琐,临床上不易进行,目前仅用于科研。

因此,目前对下丘脑 – 垂体 –IGF I 轴功能异常导致的矮身材的诊断仍应结合病史、临床症状和体格检查、GH 激发试验、血清 IGF I 和 IGFBP3 的测定等综合分析,与此同时,应注意评价其他垂体 – 内分泌轴的功能。

四、基因重组人生长激素的临床应用——指南及共识性建议

重组人生长激素(recombined human growth hormone, rhGH)是治疗矮身材的唯一有效药物,自 1985 年上市以来,使 GH 的大量临床应用成为可能。目前美国 FDA 批准其用于 GHD、慢性肾功能不全肾移植前、Turner 综合征、Prader–Willi 综合征、SGA 持续矮小、ISS、短肠综合征、*SHOX* 基因缺失、Noonan 综合征等相关疾病的治疗。

(一)rhGH 的治疗方案

1. 治疗剂量和方法　rhGH 治疗可有效提高矮身材患者的生长速率、改善最终成年身高。治疗效果具有剂量依赖效应且存在个体差异,不同疾病的起始治疗剂量亦有所不同。参考美国 FDA、欧洲药品评价局(EMEA)以及美国 Lawson Wilkins 儿科内分泌学会的诊疗共识,国内建议目前 rhGH 治疗剂量如表 12-1-1 所示。rhGH 治疗应采用个体化治疗,宜从小剂量开始,最大量不宜超过 0.2U/(kg·d)。在治疗过程中,宜根据生长情况以及生化检测结果等适时进行剂量调整。采用每周剂量分为 6~7 天给药方式,于睡前 30 分钟皮下注射。

2. rhGH 种类　rhGH 的生物合成技术主要有两种,一种是细菌(原核)重组,另一种是哺乳动物细胞(真核)重组。目前,国内外 rhGH 多采用大肠埃希菌分泌型基因表达技术合成,其氨基酸含量、序列及蛋白质结构与天然生长激素相同。目前国内 rhGH 制剂有冻干粉针剂和水剂以及长效 rhGH 制剂。

表 12-1-1　rhGH 的治疗剂量

疾病	剂量 /（μg·kg⁻¹·d⁻¹）	剂量 /（U·kg⁻¹·d⁻¹）
生长激素缺乏症		
儿童期	25~50	0.075~0.150
青春期	25~70	0.075~0.200
Turner 综合征	50	0.150
PWS	35~50	0.100~0.150
SGA	35~70	0.100~0.200
ISS	43~70	0.125~0.200

注:PWS,普拉德 – 威利综合征;SGA,小于胎龄儿;ISS,特发性矮身材

3. 疗程　rhGH 治疗疗程视病情需要而不同。来自美国全国生长激素合作研究(NCGS)大样本长期 rhGH 治疗的人群数据表明开始治疗的年龄越小,疗效越好;身高标准差分值(SDS)随着治疗时间的延长而不断改善,治疗时间越长,身高 SDS 的改善越显著。为改善成年身高,应至少治疗 1 年以上。

4. rhGH 治疗效果的评价　rhGH 的治疗剂量、开始治疗的年龄、rhGH 的治疗疗程、治疗时身高、患者的骨龄、治疗的依从性、GH 受体及受体后转导途径的效能等均影响 rhGH 的疗效。开始治疗的年龄与疗效呈负相关;rhGH 剂量、治疗时身高、疗程、父母平均身高、rhGH 治疗第一年的反应与疗效呈正相关。其中靶身高和第一年身高增长是影响 rhGH 疗效的最主要因素。rhGH 治疗第一年有效反应的指标为:①身高 SDS 增加 0.3~0.5 以上;②生长速度较治疗前增加 >3cm/a;③生长速率 SDS>1。

5. rhGH 治疗过程中剂量的调整　临床通常根据病种、体重、青春期状态选择初始治疗剂量。在治疗过程中,rhGH 剂量调整的策略有:①根据体重选择和调节剂量;②根据治疗反应调节剂量;③根据性发育状态调节剂量;④根据生长预测模型(目前研究结果不同,尚未有统一的生长预测模型);⑤根据血清 IGF I 水平调整剂量。

IGF I 水平是评价 rhGH 安全性和依从性的主要指标。研究显示 IGF I 水平与短期(治疗 2 年)的身高增加有相关性,但血清 IGF I 是否可作为判定 GH 治疗反应的指标还在更长期的研

究中得到证实。在治疗过程中应维持 IGF I 水平在正常范围内。在依从性较好的情况下，若生长情况不理想，且 IGF I 水平较低，可在批准适应证剂量范围内增加 rhGH 剂量；在最初治疗 2 年后，若血清 IGF I 水平高于正常范围，特别是持续高于 2.5SDS，应考虑减量。同时也应注意，在治疗的最初 6~12 个月，依从性好，且治疗剂量合适的情况下，若生长速率未增加，血清 IGF I 水平未增加，通常提示继续 rhGH 治疗效果较差，需进一步评价诊断是否正确，应注意排除生长激素不敏感综合征或 IGF I 缺乏或其受体缺陷等，两者对外源性生长激素治疗均无反应。

（二）rhGH 治疗监测

应用 rhGH 治疗的患儿应定期在儿科内分泌门诊监测治疗的有效性和安全性。主要监测内容为：生长发育指标、实验室检查指标、不良反应等。生长发育指标包括每 3 个月监测身高、体重、生长速率、性发育情况等。治疗一年后通过计算生长速度 SDS 和身高 SDS 变化值评价治疗反应。实验室检查指标为每 3~6 个月监测甲状腺功能、空腹血糖及胰岛素、IGF I 和 IGFBP3 水平。每年监测肝肾功能、肾上腺皮质功能、糖化血红蛋白、骨龄。必要时对部分器质性生长激素缺乏症患儿复查垂体 MRI。若出现异常，及时进行治疗方案调整。普拉德 - 威利综合征（PWS）患儿还应注意监测腰围、皮褶厚度、血脂水平、肝脏 B 超等。

在注重监测治疗效果的同时，整个治疗过程中还应特别强调安全性的监测。每次随访均应注意检查是否有不良反应发生，rhGH 治疗总体不良反应的发生率低于 3%。目前报道 rhGH 治疗的相关不良反应如下：

1. 良性颅高压 良性颅高压通常发生在治疗的最初几个月。60% 左右发生在开始治疗 6 个月左右，也有 22% 左右发生在治疗 2 年后。在器质性生长激素缺乏症、Turner 综合征、慢性肾功能不全患者中发生率较高。主要表现为头痛、视力变差、恶心或呕吐等。良性颅高压通常是可逆性的，停药或减少剂量后，症状会消失。症状重的必要时可采取降颅压措施，如给予小剂量的脱水剂或利尿剂等。

2. 甲状腺功能低下 rhGH 治疗初数月内甚至 1 年后，部分患儿可出现甲状腺功能低下。治疗前需全面评价甲状腺功能，排除中枢性甲状腺功能低下、甲状腺炎。若存在甲状腺功能低下，rhGH 治疗前，需调整甲状腺功能至正常，再合并 rhGH 治疗。在治疗过程中注意监测，每 3 个月复查甲状腺功能，若出现游离三碘甲腺原氨酸（FT_3）、游离甲状腺素（FT_4）水平低于正常，应考虑左甲状腺素治疗，并根据血清 FT_3、FT_4、促甲状腺素（TSH）水平进行剂量调整。

3. 糖代谢异常 NCGS 和国际生长数据库（KIGS）的数据表明 rhGH 治疗并未增加 1 型糖尿病的发病率。rhGH 长期治疗可降低胰岛素敏感性，增加胰岛素抵抗，部分患者出现空腹血糖增高、糖耐量受损，但多为暂时可逆的，极少发展为糖尿病。绝大多数患者在 rhGH 治疗中血糖维持在正常范围。所有患者在 rhGH 治疗前均应筛查空腹血糖、胰岛素；对筛查异常者需进行口服糖耐量试验，排除糖耐量异常和糖尿病；治疗起始阶段每 3 个月监测糖代谢指标（空腹血糖及胰岛素，必要时检查餐后 2 小时血糖及胰岛素、糖化血红蛋白等）。

遗传因素、糖尿病、高血脂等代谢性疾病家族史，是糖代谢异常的高危因素。特别是 Turner 综合征、PWS、SGA 为发生 2 型糖尿病的高危人群，此类患儿接受 rhGH 治疗后发生 2 型糖尿病的风险远高于正常人群，应根据病情权衡利弊，在充分知情同意的前提下决定是否进行 rhGH 治疗，并在治疗过程中密切监测患儿糖代谢相关指标。

4. rhGH 治疗与肿瘤（新发肿瘤、肿瘤复发、继发肿瘤） 胰岛素样生长因子（IGF）为有丝分裂促进剂，除对正常组织有增殖效应外，还参与多种肿瘤的发生、发展过程，并影响肿瘤的生物学行为。流行病学研究发现，血清 IGF I 水平升高与乳腺癌、前列腺癌等相关，因此引起人们对 rhGH 与肿瘤相关性的担忧。

目前来源于国外几大数据库 [NCGS、KIGS、澳大利亚和新西兰生长数据库（OZGROW）] 的治疗资料显示，rhGH 治疗不会增加无肿瘤发生风险患者新发恶性肿瘤（如白血病、中枢神经系统肿瘤或颅外恶性肿瘤等）的风险。对肿瘤已治愈者，目前的数据未能表明 rhGH 治疗会增加肿瘤的再发风险。rhGH 治疗也不影响脑肿瘤、颅咽管瘤、白血病的复发。首次肿瘤为白血病和中枢神经系统肿瘤者,rhGH 治疗发生继发肿瘤的风险增加,但随着随访时间的延长,因使用 rhGH 使继发肿瘤发生危险增加的程度越来越小,对此尚有必要进行继续监测。已有资料显示 rhGH 治疗患者中,肿瘤新发、复发和继发的发生率在器质性生长激素缺乏症(OGHD)中较高,其次是慢性肾功能不全、Turner 综合征。绝大多数肿瘤复发发生在最初 2 年内,所以不提倡颅部肿瘤在放疗后 2 年内进行 rhGH 治疗,且在给予 rhGH 治疗前以及治疗过程中均应仔细监测肿瘤进展或复发迹象。

为规避肿瘤的发生风险,在 rhGH 治疗前,所有患者均应详细询问病史、规范诊治、完善各项检查。对患肿瘤并正在接受治疗的患者,禁用 rhGH 治疗。有肿瘤既往史的儿童,应综合考虑肿瘤恶性程度、进展状态,慎用 rhGH 治疗。无肿瘤既往史儿童,应了解患儿是否有肿瘤家族史,尤其是有遗传倾向的肿瘤家族史如消化道肿瘤(结肠癌)。如必要可实验室检查肿瘤相关指标[如 CEA、糖类抗原 242(CA242)、甲胎蛋白(AFP)、人绒毛膜促性腺激素 β 亚单位(β-HCG)等]。治疗前常规检查头颅 MRI,首诊后未即刻用药的患者,或停药后再次用药的患者,如果间隔 1 年及以上,需复查头颅 MRI。在治疗过程中严密随访,每 3~6 个月复查时,应注意视野、视力的改变,颅内压升高症状等。

5. 骨骼改变　股骨头滑脱、脊柱侧凸、手脚变大等骨骼改变是由于生长过快所致,而非 rhGH 的直接副作用。股骨头滑脱多在生长速度过快、肥胖、性腺功能低下、甲状腺功能低下、甲状旁腺功能亢进症等患者中发生。来源于数据库的资料显示,在器质性 GHD、Turner 综合征应用 rhGH 治疗的患者中,股骨头滑脱发生率高于其他患者。因此,治疗前应对可疑患者进行骨盆 X 线检查;治疗期间不鼓励患者进行剧烈运动,并严密随访患者有无出现跛行、髋关节或膝关节疼痛等。特发性脊柱侧凸的发病机制不明,在 Turner 综合征以及 Prader-Willi 综合征患者中发病率高于一般人群。因此,对此类患者在治疗前及治疗过程中宜常规检测有无脊柱侧凸发生。若程度较轻,可及时与整形外科合作。手脚变大多见于 Turner 综合征、治疗剂量较大、治疗开始时间偏晚、已至青春发育期后期的儿童。未经治疗的 Turner 综合征患者躯干、手、脚相对较大,肩及骨盆较宽。rhGH 治疗过程中,随着身高的增长,手脚相应变大。可能是 Turner 综合征患儿自然病程的表现,也可能与应用大剂量 rhGH 有关。

6. 色素痣　最初有研究报道应用 rhGH 治疗导致色素痣增加,但随后更多的研究认为 rhGH 治疗不会导致色素痣的增加,不会引起皮肤癌的发病风险增高。色素痣的发生与 HMB45(黑色素瘤特异性抗原)有关。Turner 综合征患者的色素痣与 rhGH 疗程无关。

7. 死亡率　近期两项关于死亡率的研究报道结论不一。法国的研究发现,接受 rhGH 治疗的儿童成年后死亡率增加,特别是接受高剂量 rhGH 治疗与死亡率相关。骨肿瘤、循环系统疾病、蛛网膜下腔出血、脑出血相关的死亡率增加,总体肿瘤相关的死亡率未增加。欧洲三个国家的相关研究则显示出不同的结果,76% 的死亡是意外死亡或自杀,未见因肿瘤或心血管疾病死亡的病例,rhGH 治疗并不增加死亡率。目前的研究不能证实儿童期 rhGH 治疗与成年后死亡率增加有因果关系。但在治疗时应注意不要超剂量应用,长期治疗的患儿还应注意监测血常规、凝血功能、心血管疾病等相关指标。

PWS 患者应用 rhGH 治疗有出现死亡的报道,多见于极度肥胖的患者,死亡原因为呼吸系统问题以及意外等。但因缺乏 PWS 的自然死亡率报道,目前资料尚未证实与 rhGH 治疗有关。对于极度肥胖、不能控制的体重增加、胃食管反流、呼吸道保护作用差、存在呼吸系统问题,特别是上气道梗阻的 PWS 患儿,应慎用 rhGH 治疗。

8. 其他　文献报道的其他不良反应,如肾上腺皮质功能不全、胰腺炎、男性乳腺发育等虽较少发生,但亦应引起警惕。

(三)rhGH 治疗停药指征

1. GHD　为改善身高,GHD 患儿的 rhGH 疗程宜长,可持续至身高满意或骨骺融合。过渡期:30%~50% 的 GHD 患儿成年后生长激素缺乏状态仍持续存在,发展为成人 GHD。有 rhGH 治疗史的患者一般需停用 rhGH 1~3 个月再进行 GH 分泌功能评价,但儿童期有多垂体功能低下、GH 合成遗传缺陷、严重器质性 GHD 可不必再进行 GH 功能评价,即可诊断。一旦成人 GHD 诊断确立,为改善脂代谢紊乱、骨代谢异常、心功能等,应继续 rhGH 治疗。但治疗剂量较小:男性 0.6U/d,女性 0.9U/d,老年患者 0.3U/d。

2. **ISS** 关于 ISS 治疗的停药指征目前有不同观点:①治疗达到近似成人身高后应停药,即生长速率 2cm/a,和 / 或男孩骨龄 >16 岁、女孩骨龄 >14 岁;②治疗后身高达正常成人身高范围内(>−2SDS)可终止治疗;③其他因素影响疗程,如家长满意度、经济原因等。

3. **SGA** 对 rhGH 治疗有效的患儿不主张在用药 2~3 年即停药,因可致生长减速而使最终身高无显著改善。SGA 患儿生长速率 2cm/a,可考虑停药。

4. **Turner 综合征** Turner 综合征患者已获得满意身高或骨龄 ≥14 岁、生长速率 <2cm/a,可考虑停药。

5. **PWS** PWS 患儿的停药时间具有争议,有学者认为 PWS 治疗应持续至达到或接近成人身高,但会出现肾上腺功能早现和肥胖,导致生长板过早融合。PWS 成人期应用 rhGH 可改善体成分、脂代谢等,剂量通常较小,0.3~0.6U/d。

(四)rhGH 与其他药物联合应用

1. **蛋白同化类固醇激素** 蛋白同化激素与rhGH 合用可用于男性体质性青春期发育延迟、部分 Turner 综合征的治疗。有研究表明氧雄龙(oxandrolone)可短期增加生长速率。小剂量睾酮可短期促进线性增长,对骨龄影响较小,不会因导致骨龄加速而影响成年身高。两种药物对身高落后大于 −2.5 SDS 男性体质性青春期发育延迟患儿均有帮助。Turner 综合征如开始应用 rhGH 较晚(9~12 岁以上),或者 8 岁以上开始治疗的患儿,但身高仍低于正常女性生长曲线的第 5 百分位数,氧雄龙和 GH 联合应用可更好地促进生长。8 岁以下 Turner 综合征患儿禁用氧雄龙治疗。

国内通常应用氧雄龙 0.03~0.05mg/(kg·d)或司坦唑醇 0.03mg/(kg·d)可提高生长速率,不会导致骨龄加速。氧雄龙治疗的过程中,应注意潜在的副作用,如阴蒂肥大、男性化、葡萄糖不耐受、远期肝毒性等。

2. **芳香化酶抑制剂** 芳香化酶抑制剂通过抑制雌激素产生,延缓骨龄进程而有利于身高增长。有文献报道男性 ISS 患儿应用芳香化酶抑制剂后预测身高增加,但缺乏成年身高资料,长期应用的有效性和安全性有待证实。目前无证据证实该药可用于女性 ISS 治疗。rhGH 与芳香化酶抑制剂联合应用 2 年以上可显著延缓骨龄进程而增加预测成年身高,但仍需远期随访,不推荐常规应用。

3. **促性腺激素释放激素类似物缓释剂(GnRHa)** ISS 患儿青春期开始时,若预测身高小于 2.0SDS,可考虑与 GnRHa 合用,GnRHa 和rhGH 联合应用 3 年以上可能有一定价值,但长期的有效性和安全性尚有待观察,目前不推荐常规应用。对于青春发育(正常或早发育)开始时预测身高不足的矮小儿童,不主张单独应用GnRHa。单独应用 GnRHa 对 ISS 男孩和女孩的终身高均影响较小而不肯定。单独应用 GnRHa治疗可能短期内对骨密度产生负面影响以及因青春期延迟而产生心理发育影响。

另外,需特别指出的是身高受遗传、内分泌、营养、疾病等诸多因素的影响,有明显的种族及个体差异。rhGH 不可用于单纯以改善身高为目的的正常偏矮儿童的治疗。在工作或生活过程中,社会应避免对身高的歧视或误导。

(梁 雁 罗小平)

第二节 儿童糖尿病与青少年代谢综合征的发展与挑战

一、儿童糖尿病与青少年代谢综合征的现状

作为一种多基因、多因素异常导致胰岛 β 细胞功能缺损和 / 或胰岛素抵抗的疾病,糖尿病已成为一个公共健康问题。预测到 2030 年,全球糖尿病人数将达 3.66 亿。近年来,大量的数据显示新增加的患者多数来自发展中国家。其中很多国家由于医疗条件较差,专业的糖尿病医护人员匮乏和糖尿病诊治、教育管理不规范,导致患者难以得到规范有效的治疗。来自欧洲和亚洲的研究显示,儿童糖尿病的发病率亦呈不断上升趋势。近年随着肥胖在全球儿童中的流行,儿童青少年代谢综合征发病率亦在不断增加,在超重和肥胖儿

童中流行率更高。如何及早对糖尿病和青少年代谢综合征进行诊治，并进行规范的儿童糖尿病教育和管理，减少或延缓并发症的出现，使患儿身心健康地成长，是广大医务人员、家长乃至全社会面对的一个重大课题。国内制定的各项指南，包括《儿童糖尿病酮症酸中毒诊疗指南（2009 年版）》《儿童及青少年糖尿病的胰岛素治疗指南（2010 年版）》《中国 2 型糖尿病防治指南（2010 年版）》和《中国 1 型糖尿病诊治指南（2011 年版）》等，在一定程度上使临床医生在工作中"有章可循"。但由于社会总体对儿童糖尿病认识的匮乏，地区间差异导致的医疗水平、医疗资源参差不齐，遗传和环境因素的差异以及卫生保健体系不健全等因素，都阻碍了各项指南的执行。因此，提高全社会对儿童糖尿病和代谢综合征的认知，加强糖尿病医护队伍的建设和疾病管理就显得尤为重要。

（一）儿童糖尿病流行病学概况

1 型糖尿病（type 1 diabetes mellitus, T1DM）是严重威胁儿童青少年健康的重要疾病，占糖尿病患者总数的 10%~15%，其发病率在全球亦呈显著上升趋势。根据 2011 年国际糖尿病联盟（International Diabetes Federation, IDF）统计，在全球 1.9 亿 0~5 岁的儿童中，T1DM 患者约有490 100 名，每年新确诊约 77 800 名，年增加率约为 3.0%。目前关于 T1DM 流行病学的多中心研究多见于儿童及青少年人群。规模较大的流行病学研究包括 2000 年 WHO 组织的 Diabetes Mondiale（DIAMOND）研究，欧洲组织的 Europe and Diabetes（EURODIAB）研究，以及最近美国组织的 SEARCH for Diabetes in Youth Study 等。

根据 20 世纪 90 年代 WHO 开展的多国儿童糖尿病调查项目 DIAMOND 的调查结果，我国14 岁以下儿童 1 型糖尿病发病率仅约每年 0.6/10万人，为全球发病率最低的国家之一。但考虑到我国庞大的人口基数和约 9 240 万的糖尿病患者人群，以及我国糖尿病总体人群中 1 型糖尿病的比例（约为 5%），我国 1 型糖尿病患者绝对数可能并不少。遗憾的是，与西方发达国家相比，由于缺乏针对 1 型糖尿病患者的病例登记和管理制度，我国在 1 型糖尿病领域的流行病学和临床研究相当滞后：现有的大规模 1 型糖尿病流行病学

调查仅有 20 年前开展的针对儿童 1 型糖尿病患者的 DIAMOND 项目的中国部分；临床研究亦相对较少且样本量小，卫生经济学方面研究缺乏。因此，积极开展全国儿童 1 型糖尿病的流行病学调查，如好发人群、危险因素、血糖控制、并发症发生和治疗管理情况等，必将为今后儿童青少年1 型糖尿病的防治策略提供科学依据。

代谢综合征（metabolic syndrome, MS）是与生活方式密切相关，以向心性肥胖、血脂异常、高血糖、高血压等集结发病为特征的一组临床综合征，其与动脉硬化性心血管疾病（cardiovascular disease, CVD）及 2 型糖尿病（type 2 diabetes mellitus, T2DM）的发生发展息息相关。美国国家健康和营养调查研究（National Health and Nutrition Examination Study, NHANES）数据显示 1~19 岁青少年 1988—1994 年 MS 总体流行率为 4.2%，2001—2006 年 MS 总体流行率上升至 8.6%，在超重和肥胖儿童中 MS 流行率更高。2 型糖尿病在青少年中的发病比例已经失衡，有报道每 3 例新发糖尿病患者中就有 1 例未满 18岁，这种趋势并不仅限于美国。IDF 预测 10 年内某些种族的儿童 T2DM 比例将超过 T1DM。这改变了医学界一直认为儿童糖尿病以 1 型为主的传统看法。尽管各国的发病率数据差异较大，但高发年龄为 12~16 岁，属青春发育期，总体趋势为女性较男性高发。我国 T2DM 的流行病学资料很少，浙江大学医学院报道 1995—2010 年的 15 年期间，我国儿童糖尿病患病率显著升高，其中 2 型糖尿病增长尤其迅速，患病率升高2.5 倍。此外，肥胖儿童中糖代谢异常的患病率高达 28.26%。研究者从我国 14 家医疗中心入选4 337 836 例 0~18 岁的受试者，对 1995—2010 年的糖尿病发病情况进行分析。结果显示，我国儿童中 2 型糖尿病发病率为 8.0/10 万。以每5 年为界限，2 型糖尿病患病率从 4.1/10 万增至10.0/10 万（$p<0.000\,1$）。

（二）糖尿病分型的局限

以往对糖尿病仅分为胰岛素依赖型和非依赖型，自 1997 年美国糖尿病学会（ADA）对糖尿病提出了新的分型与诊断标准后，WHO 糖尿病专家委员会于 1999 年通过并公布了 ADA 的分型，并被世界各国采用，使糖尿病尤其是 2 型糖尿病

得以早期诊断和治疗,促进了并发症的早期发现和防治,从而最终降低了病死率。

T1DM 是由于胰岛 β 细胞破坏而导致胰岛素绝对缺乏,具有酮症倾向的糖尿病,患者需要终身依赖胰岛素维持生命。由于该病在不同种族和人群中存在广泛的异质性,迄今为止国际上尚无区分 1 型糖尿病和 2 型糖尿病的"金标准",故诊断 1 型糖尿病主要靠临床特征进行综合判断。

2011 年,国际糖尿病联盟(International Diabetes Federation,IDF)和国际儿童与青少年糖尿病协会(International Society for Pediatric and Adolescent Diabetes,ISPAD)联合颁布了《青少年儿童糖尿病全球指南》,其中将 1 型、2 型和青少年发病的成人型糖尿病(MODY)进行了鉴别(表 12-2-1),强调 1 型、2 型和单基因型糖尿病的鉴别诊断对决定治疗和采取的教育方法很重要。

表 12-2-1 儿童青少年 1 型、2 型和单基因糖尿病的临床特征

特征	1 型	2 型	单基因型
遗传学	多基因	多基因	单基因
发病年龄	6 个月～成年早期	通常青春期或青春后期	通常青春后期,排除葡萄糖激酶和新生儿糖尿病
临床表现	大多起病迅速	变异性大,从慢性起病到病情严重	有变异
自身免疫	是	否	否
酮症	常见	不常见	新生儿糖尿病常见,其他类型少见
血糖	高	不定	不定
肥胖	常见	很常见	常见
黑棘皮病	无	有	无
频率(在青少年人糖尿病中的比例)	通常 90%+	大多数国家 10%(日本 60%~80%)	1%~2%
父母患糖尿病	2%~4%	80%	90%

根据以上要点,大多数儿童糖尿病可明确分型,但仍有部分儿童糖尿病难以准确分型。目前仅从临床表现区分 T1DM 和 T2DM 越来越不可靠,主要是因为两者的临床表现不具备特异性,如两者皆可以酮症酸中毒起病;患儿肥胖并不意味着就都是 T2DM;T2DM 时 C 肽水平一般正常或升高,但在诊断时由于高血糖对 β 细胞的糖毒性,亦可能为低水平。而 T1DM 的 C 肽水平一般低,但在蜜月期时亦可正常。因此需注意新诊断患者如果分型不明确时,C 肽应在一年后复查。此外中国人 T1DM 的抗体检测阳性率也低于白种人,所以常常无法判定型别。SEARCH 研究是一项正在进行中的流行病学研究,旨在调查美国青少年中糖尿病的流行概貌,并探究糖尿病并发症和共病、糖尿病与生活方式的相关性以及营养对疾病的影响。SEARCH 研究发现,从 2001—2009 年,无论年龄和性别,T1DM 和 T2DM 的患病率都显著升高。T1DM 中 20% 以上的患者超重,10%~20% 的患者肥胖;T2DM 中,10%~16% 的患者超重,68%~82% 的患者肥胖。T1DM 中糖尿病酮症酸中毒(DKA)的患病率为 29.4%,T2DM 中 DKA 的患病率为 9.7%。鉴于以上重叠的表现对临床诊断提出了挑战,需更仔细地区别 1、2 型糖尿病,从而有效地进行治疗。

(三)加强对青少年代谢综合征的诊断认识,推广对儿童青少年 2 型糖尿病的筛查

由于儿童青少年有其特殊的生长发育特性,相对于成人,儿童青少年 MS 的诊断更具挑战性。比如青春期发育影响脂肪分布,胰岛素敏感性降低,很难区分胰岛素抵抗是由于青春期发育还是肥胖相关代谢改变导致;此外,血压、血脂水平及人体测量参数随年龄和青春发育在不断变化,故儿童青少年 MS 各组分使用单一异常阈值并不恰当,而使用性别、年龄及种族特异性的百分位数

来界定异常组分可能更为合适。一直以来,国内外儿童青少年 MS 诊断标准均参照成人标准,或在成人标准基础上对一些组分按性别、年龄进行校准。但与成人 MS 标准的最大区别是儿童肥胖采用研究对象腰围 ≥ 90th 百分位数(同性别、同年龄)来衡量,而非腰围绝对值。血糖异常阈值 6.1mmol/L 则参照美国糖尿病协会指南(ADA),血脂水平异常阈值依据国家胆固醇教育计划(NCEP)诊断标准,甘油三酯(TG)≥ 110mg/dl(相当于同年龄 90th 百分位数),高密度脂蛋白(HDL)≤ 40mg/dl(1.03mmol/L,相当于 10th 百分位数)。血压异常阈值则参照国家血压教育计划(national blood pressure education program, NBPEP)。

2007 年 IDF 根据已有的 MS 临床和基础研究为背景,基于成人 MS 诊断标准,提出了首个针对儿童青少年 MS 的全球统一标准(表 12-2-2)。该定义根据年龄段分 3 层(6~10 岁、10~16 岁和 >16 岁),不同年龄段诊断标准不同,同一年龄段 WC 标准也有性别、年龄和种族特异性,这更符合儿童青少年生长发育的特性。由于缺乏 ~10 岁儿童青少年血糖、血脂和血压临床数据,故 IDF 对 6~10 岁儿童青少年不予诊断 MS,但对肥胖者建议减肥;10~16 岁腹型肥胖为诊断必备条件,另需符合至少 2 项其他标准。由于缺乏 10~16 岁儿童青少年随年龄和青春发育而变化的血压、血脂和血糖临床资料,故这 3 个组分异常阈值沿用了 IDF 成人定义;>16 岁青少年诊断标准则与成人 IDF 定义一致。

表 12-2-2　2007 年 IDF 儿童青少年 MS 诊断标准

标准 / 组分	6~<10 岁	10~16 岁	>16 岁
腹型肥胖	WC ≥90th 百分位数	WC ≥90th 百分位数	以 WC 来衡量,且有种族特异性,如中国人标准:WC ≥90cm(男)或 ≥80cm(女)
糖代谢	无诊断 MS 的适合标准	FPG ≥5.6mmol/L 或已被确诊为 T2DM。若 FPG ≥5.6mmol/L,则推荐行 OGTT 试验	FPG ≥5.6mmol/L 或已被确诊为 T2DM。若 FPG ≥5.6mmol/L,则推荐性 OGTT 试验
TG	无诊断 MS 的适合标准	TG>150mg/dl	TG>150mg/dl 或需降脂治疗
HDL-C	无诊断 MS 的适合标准	HDL-C 40mg/dl	HDL-C 40mg/dl(男)或 50mg/dl(女)或需降脂治疗
BP	无诊断 MS 的适合标准	BP ≥135/80mmHg	BP ≥135/80mmHg 或需降压治疗

注:1. 10~16 岁诊断条件为,腹型肥胖(必备)+ 至少其他 2 项

2. 6~10 岁儿童青少年不予诊断为 MS,但建议腹型肥胖者减肥。若有 MS、T2DM、血脂异常、心血管疾病、高血压或肥胖家族史则应进一步检查

3. >16 岁青少年参照 2005 年 IDF 成人 MS 诊断标准

4. WC,腰围;FPG,空腹血糖;TG,甘油三酯;HDL-C,高密度脂蛋白胆固醇;BP,血压;OGTT,口服葡萄糖耐量试验

我国正处于快速的社会、经济转型期,随着社会的发展和生活水平的显著提高,儿童青少年超重和肥胖比例显著升高。调查显示 1985—2000 年间中国儿童超重和肥胖比例增加了 5 倍,但我国还缺乏儿童青少年不同性别、不同年龄段血脂水平数据库;对 HDL-C 血症的定义,IDF 是 1.03mmol/L,而我国目前是 ≤ 1.04mmol/L。故建立我国儿童青少年 MS 的统一诊断标准非常必要。

2012 年中华医学会儿科学分会内分泌遗传代谢学组、心血管学组及儿童保健学组以 2007 年 IDF 儿童青少年 MS 定义为框架,将 MS 分 2 个年龄段(6~<10 岁和 ≥10 岁),提出了我国 ≥10 岁儿童青少年 MS 定义(表 12-2-3a)和 6~10 岁儿童心血管疾病(CVD)危险因素异常界值的建议(表 12-2-3b)。腹型肥胖(WC ≥90th 百分位数)是诊断 MS 必备条件,MS 定义其他组分与 IDF 相同,但在其基础上增加了非高密度脂蛋白胆固醇(non-HDL-C,异常阈值为 ≥3.76mmol/L),且 TG 异常阈值为 1.47mmol/L,而非 1.7mmol/L(150mg/dl)。另外,高血压异常阈值界定为:BP ≥95th 百分位数。其建议将腰围身高比(waist-to-height ratio,

WHtR）作为腹型肥胖快速识别方法（WHtR 切点值：男童 0.48，女童 0.46），BP ≥135/80mmHg 作为高血压的快速识别指标。对 6~10 岁儿童虽不予 MS 诊断，但提出了心血管疾病危险因素并予以明确界定，同时提出对于存在多项代谢异常的 6~10 岁儿童，应警惕 MS 可能，及早进行干预。

表 12-2-3a　我国 ≥10 岁儿童青少年 MS 定义

标准 / 组分	≥10 岁儿童青少年 MS 诊断建议
腹型肥胖	WC ≥90th 百分位数（同年龄同性别）
糖代谢	FPG ≥5.6mmol/L 或有 IGT（OGTT 2 小时血糖 ≥7.8mmol/L，且 <11.1mmol/L）或已确诊 T2DM
TG	TG ≥1.47mmol/L
HDL-C	HDL-C 1.03mmol/L 或 non-HDL-C ≥3.76mmol/L
BP	BP ≥95th 百分位（同年龄同性别）

注：1. ≥10 岁儿童青少年 MS 定义，腹型肥胖是诊断儿童青少年 MS 基本和必备条件，且需同时具备至少其他 2 项异常

2. WC，腰围；FPG，空腹血糖；IGT，糖耐量减低；TG，甘油三酯；HDL-C，高密度脂蛋白胆固醇；non-HDL-C，非高密度脂蛋白胆固醇；BP，血压；OGTT，口服葡萄糖耐量试验

表 12-2-3b　我国 6~10 岁儿童心血管疾病（CVD）危险因素异常界值的建议

标准 / 组分	6~10 岁儿童 CVD 危险因素异常界值
腹型肥胖	BMI ≥95th 百分位或 WC ≥95th 百分位数（同年龄同性别）
糖代谢	FPG ≥5.6mmol/L，建议行 OGTT 以便及时发现是否存在 IGT 或 T2DM
血压	BP ≥95th 百分位（同年龄同性别），快速识别法：BP ≥120/80mmHg
血脂异常	HDL-C 1.03mmol/L、non-HDL-C ≥3.76mmol/L 或 TG ≥1.47mmol/L

注：WC，腰围；FPG，空腹血糖；TG，甘油三酯；HDL-C，高密度脂蛋白胆固醇；non-HDL-C，非高密度脂蛋白胆固醇；BP，血压；OGTT，口服葡萄糖耐量试验

T2DM 的症状不如 T1DM 明显，前者是隐匿性的，其发展过程要比后者缓慢得多。实际上，很多儿童 T2DM 患者不会出现典型的急性多尿、多饮症状。相反，可能完全没有症状，仅在学校筛查或出现念珠菌病或尿路感染时才被发现患有糖尿病。T2DM 往往直到出现并发症才诊断，约 1/3 糖尿病患者未获诊断，因此对高危者应进行筛查。

不同的糖尿病机构对高危儿童罹患 2 型糖尿病的筛查标准虽各有侧重，但基本一致（表 12-2-4）。ADA 主张在高危儿童中（即对达到超重标准并具备以下危险因素中任意 2 项者）进行筛查。超重标准为：BMI> 相应年龄、性别第 85 百分位数。危险因素：包括 1 级或 2 级糖尿病家族史、高危种族、胰岛素抵抗（IR）征象（包括黑棘皮病、高血压、脂代谢紊乱、多囊卵巢综合征）和母亲为糖尿病或妊娠糖尿病。筛查起始年龄为 10 岁，若进入青春期较早，则年龄应更小些。每两年复查 1 次，首选 FPG 作为筛查试验，其优点是方便、廉价、易操作。尿糖筛查灵敏度低，会造成部分 T2DM 漏诊。指末梢血糖筛查需考虑血糖仪的准确性，而 OGTT 的重复性差且操作费时，不予推荐。近几年国内对伴有胰岛素抵抗征象的单纯性肥胖患儿进行筛查，由于采取的方法不一，如单一指末梢测微量血糖、OGTT 或尿糖试纸测定，还有糖尿病家族史不统一等，报道的 2 型糖尿病发病率差异很大。

（四）1 型糖尿病防治重点——如何识别高危人群

近年来有关识别 1 型糖尿病触发因素的研究不断发现，1 型糖尿病的发病并不像 2 型糖尿病那样与全球肥胖流行及人口老龄化密切相关，1 型糖尿病发病率增加的原因尚未明确。2013 年美国糖尿病协会（ADA）/青少年糖尿病研究基金会（JDRF）强调，建立能有效识别 1 型糖尿病极高危患者的评估工具是早期干预从而保留患者胰岛细胞功能的重要措施。

迈阿密大学 Jay Sosenko 教授分析了 1 型糖尿病预防试验数据库相关数据，并采用体重指数、年龄、空腹 C 肽水平等指标创建了具有较高预测价值的 1 型糖尿病风险评分系统。该系统甚至能识别那些血糖正常的高危人群。华盛顿大学 William Hagopian 教授开展了糖尿病环境决定因素（TEDDY）研究，对具有较高遗传风险的人群进行了胰岛素自身抗体及 1 型糖尿病筛查，并测定相关的环境暴露因素及其与 1 型糖尿病发病的关联，旨在筛选能更好地预测 1 型糖尿病发病的方法。低收入国家 1 型糖尿病的负担也备受专家关注。目前，低收入国家的 1 型糖尿病发病

表 12-2-4 高危儿童 T2DM 不同机构的筛查标准

	筛查对象	危险因素	筛查方法及频度
CDA	①所有10岁以上儿童;②已经进入青春期的具有2项以上危险因素的年龄更小的儿童	①肥胖;②高危种族;③T2DM家族史;④宫内暴露糖尿病环境;⑤胰岛素抵抗症状与体征(AN、PCOS、NAFLD、HTN、血脂异常);⑥糖耐量异常;⑦服用抗精神药或精神安定药者	①每2年监测空腹血糖;②极度肥胖者(BMI>第99百分位),每年行OGTT监测
ADA	①所有10岁以上超重儿童;②已经进入青春期的具有2项以上危险因素的年龄更小的儿童	①1、2代亲属中有T2DM;②胰岛素抵抗症状与体征(AN、PCOS、NAFLD、HTN、血脂异常)	每2年监测空腹血糖和OGTT
ISPAD	①BMI在第85~95百分位且具有1项以上危险因素的儿童;②亚洲儿童(若为巨大儿、小于胎龄儿或有糖尿病家族史,无论BMI为多少);③BMI在第95百分位以上,无论有无家族史及危险因素	①直系亲属患T2DM;②胰岛素抵抗症状与体征(AN、PCOS、NAFLD、HTN、血脂异常)	无特殊说明

注:CDA,加拿大糖尿病协会;ADA,美国糖尿病协会;ISPAD,国际儿童青少年糖尿病协会;AN,黑棘皮病;PCOS,多囊卵巢综合征;NAFLD,非酒精性脂肪肝病;HTN,高血压;T2DM,2型糖尿病;BMI,体重指数;OGTT,口服葡萄糖耐量试验

相关数据很少,药物的获取途径及成本问题是这些低收入国家所面临的重大困境。专家认为,改善这一困境需多方努力,而建立识别高危人群的方法并进行早期预防是防治1型糖尿病的有效途径。

2005年,Pietropaolo等发现T1DM患者的1 484名一级亲属血清谷氨酸脱羧酶65(GAD65)抗体、蛋白酪氨酸磷酸酶抗体(IA-2A)和胰岛素细胞抗体(ICA)均阳性者,随访6~7年后糖尿病的发生率为80%,提示高水平的抗体与T1DM患者亲属发生T1DM风险增高有关。那么针对这些糖尿病高危人群(即T1DM患者的兄弟姐妹)是否可以预防T1DM的发生呢?遗憾的是迄今为止两项著名的干预或预防糖尿病发生的试验均未获得成功。欧洲尼克酰胺糖尿病干预试验(European Nicotinamide Diabetes Intervention Trial,ENDIT),作为一项半随机化安慰剂对照的双盲干预性研究,已证实预防性应用尼克酰胺不能延缓或阻止T1DM患者高危一级亲属发生糖尿病。另一项研究是美国国立卫生研究院(NIH)启动的糖尿病预防研究(DPT),旨在观察以胰岛素为基础的治疗是否能够延缓T1DM自身抗体阳性亲属糖尿病的发生。在出现胰岛素自身抗体、代谢异常或保护性HLA-DQBI*0602时开始干预。研究证明低剂量的胰岛素治疗(无论是皮下注射还是口服)均不能延缓或阻止临床糖尿病的发生。

二、儿童糖尿病治疗的探索之路

糖尿病是一种伴随终生的慢性疾病,其治疗是一项系统工程,不能单靠某一种药物或方法予以解决,而强调综合、规范和个体化。通常所称的"五驾马车"综合治疗方案,即饮食疗法、运动疗法、药物疗法、健康教育和自我血糖监测是目前儿童糖尿病治疗的最佳选择。近年通过大量的临床实践,对糖尿病的药物治疗及其治疗方式不断再认识,胰岛素强化治疗得到广泛临床应用。

(一)对强化治疗的再认识

胰岛素的发现使糖尿病的治疗翻开了崭新的一页,数以万计糖尿病患者的生命得到挽救。胰岛素的发现是划时代的,是糖尿病治疗的里程碑。胰岛素强化治疗已成为T1DM的标准方案。1993年由美国和加拿大学者对1 440例病程1年以上,年龄为13~40岁的T1DM患者,进行了糖尿病控制与并发症研究(diabetes control complication trial,DCCT)。研究方案将患者随机分为2组,一组给予胰岛素注射每日至少3次[或持续皮下胰岛素输注(continuous subcutaneous insulin infusion,CSII)],每日自我血糖监测(SMBG)至少4次,并根据饮食、运动酌情调整胰岛素剂量,在安全的前提下使血糖长期尽可能达到或接近正常。而另一组为常规治疗组,仅每日注射胰岛素1~2次,对血糖无特殊要求。患者自纳入之日

起,平均随访 6.5 年,观察糖化血红蛋白(HbA1c)控制水平和低血糖发生频率及糖尿病并发症的发生率。结果显示强化治疗组的平均 HbA1c 水平为 7%,常规治疗组为 9%。这项研究还证实了 HbA1c 水平与并发症的关系,提出了强化治疗的概念。胰岛素强化治疗(IIT)能使 1 型糖尿病并发症——糖尿病肾病、视网膜病变和神经病变发生率分别降低 54%、63% 和 60%,表明血糖控制可减少糖尿病微血管并发症。但由于研究随访期相对较短,各组心肌梗死(MI)、周围血管疾病以及卒中发病率的差异没有统计学意义,因此学者们并未对血糖控制与心血管风险的关系做出判断。

为明确控制血糖对大血管并发症的影响,DCCT 研究组在 1994 年 DCCT 结束后继续追踪观察,对 DCCT 研究中 95% 受试者的随访研究进一步探讨了强化治疗对并发症的长期益处,即 EDIC 研究。2000 年报道的 EDIC 研究结果显示,强化降糖能显著减少视网膜病变、肾脏病变、神经病变及心血管病。EDIC 研究的 9 年随访结果也同样显示,强化降糖使心血管事件减少 42%,非致死性心脏病发作、卒中或心源性死亡复合终点事件风险减低 57%。随访至 2012 年,结果显示,心血管事件和非致死心脏病发作、卒中或心源性死亡复合终点事件风险分别降低 33% 和 35%,且强化降糖减少视网膜病变、肾脏病变、神经病变方面的获益也是长期的,并能增加患者手部及肩部的灵活性。2013 年 ADA 公布的随访 18 年的研究结果显示,强化降糖使 1 型糖尿病患者的糖尿病并发症发生率降低 50%。总之,DCCT/EDIC 研究表明,胰岛素强化治疗的确有降低糖尿病并发症的作用,这一作用与血糖降低密切相关。1 型糖尿病患者越早开始强化治疗受益越大得到广泛的共识。

强化治疗,一般认为即每日多次注射胰岛素和胰岛素泵治疗方案。随着强化治疗的应用,临床也发现由于严格控制血糖,低血糖的发生事件相应增多。而频繁的低血糖发生可影响儿童的生长发育,严重的低血糖甚至加重脑损害。此外,体重增加亦是不良反应之一。DCCT 发现约 73% 的患儿出现低血糖,严重低血糖高达 65%,体重增加达 60%。而且由于频繁地皮下注射胰岛素,

使患者产生了厌烦情绪,依从性受到影响。自 20 世纪 70 年代后期胰岛素泵应用于 1 型糖尿病的治疗,经过大量的临床验证被认为是控制血糖的最佳手段,也是目前胰岛素强化治疗的主要方法之一。

Jill 等对包括 1 547 例患儿的 52 项临床研究进行了荟萃分析,结果显示 CSII 可以显著改善血糖的控制(HbA1c 及血糖下降)。同时对应用 CSII 的潜在并发症(如低血糖、DKA、泵运转不良、穿刺部位感染等)进行汇总,发现在 1993 年前,低血糖的发生率下降了,但 DKA 的发生率却上升了。原因是忽视了血糖的监测,减少了饮食的控制。在加强糖尿病的教育管理后,近年的研究并未显示 DKA 发生率升高。而另一项研究发现,进入 EDIC 研究(1994—2005 年)的 688 例来自于 DCCT 常规治疗组的患者,经过与强化治疗组同样的教育干预后,其 HbA1c 平均水平与先在 DCCT 强化组的患者相比无明显差异。说明强化治疗不论早晚,只要有目标要求,均可达到血糖控制目标。DCCT/EDIC 研究说明,强化治疗绝对不是单纯的多次注射和胰岛素泵治疗,而是医患之间的接触,是行为的改善和自我管理的促进,以及目标管理模式。胰岛素强化治疗的最终目标是:空腹血糖持续保持或接近正常,餐后血糖 <7.8mmol/L;HbA1c<7.5%;尽量避免低血糖/高血糖危象,避免 DKA 的反复发生,尽可能地避免或减少慢性并发症的出现。

因此,多次注射和胰岛素泵治疗只是强化治疗的一部分,若离开了自律行为的强化和血糖控制目标,注射次数和胰岛素本身并不能发挥作用。

(二)加强对儿童青少年代谢综合征和 2 型糖尿病治疗的认识

儿童和青少年 2 型糖尿病具有明显的家族遗传倾向性,其 I 级、II 级亲属的 2 型糖尿病发病率为 74%~100%。患妊娠期糖尿病的母亲所生的孩子易发生肥胖和 2 型糖尿病。尽管种族和遗传易感性的差异影响发病率,但近年儿童 T2DM 发病率明显上升更可能与生活方式的改变密切相关:如不良的饮食结构(高脂肪高热量食物、过早添加辅食、喝甜饮料、低纤维膳食、快餐)和运动过少等。大量证据表明以肥胖为中心的代谢综合征与 2 型糖尿病的发病密切相关。来自美国国家

TODAY 糖尿病研究最新的数据表明,患 2 型糖尿病的儿童更快发生心脏、肾脏及眼部病变的风险增高,超过 1/3 的患者在加入这项研究 3.9 年后需要用药物治疗高血压或肾脏病,并且比成年期患 2 型糖尿病的普通人群有更高的发病率。

目前尚无针对儿童及青少年 MS 的治疗指南,但对其各组分有一些防治建议。预防肥胖是防治 MS 的核心措施。美国儿科学会(American Academy of Pediatrics, AAP)推荐:①对 ≤ 7 岁,且 BMI ≥ 95th 百分位数如无高血压等并发症,应维持体重;有并发症 BMI 应减至 ≤ 85th 百分位数;②>7 岁,若 BMI 介于 85th~95th 百分位数并具有非急性的肥胖相关并发症者应减轻体重;③>7 岁,且 BMI ≥ 95th 百分位数者应减轻体重。减轻体重首先考虑采取控制饮食、加强锻炼、改变生活方式、改变不良习惯等综合干预措施。通过饮食控制和有规律的体育锻炼达到控制体重并逐渐减重(减 5%~10% 体重)的目的,原则上对儿童不应采取服减肥药和手术治疗等方法。

长期以来大多数糖尿病教育都是针对 T1DM 的患儿和家庭而制定的,强调胰岛素治疗和血糖的监测,而这些对 T2DM 患儿可能并不是最重要的。医务人员很少接受过儿童 2 型糖尿病管理方面的培训,而且目前对于药物在儿童中使用的安全性和有效性的相关证据较少,这是儿童和青少年 2 型糖尿病患者和很多儿科医师需要共同面对的问题。

2013 年 1 月美国儿科学会(AAP)新发布了《儿童和青少年 2 型糖尿病诊治指南》,新临床实践指南对新诊断的儿童和青少年 2 型糖尿病患者的管理问题提供了建议。该指南的制定还得到了美国糖尿病学会(ADA)、儿童内分泌学会(PES)、美国家庭医师学会(AAFP)以及营养和饮食学会(AND,原美国饮食学会)的支持。该指南旨在为儿童和青少年 2 型糖尿病患者的管理提供框架,并且适合于普通儿科医生、家庭医生、小儿内分泌科医生以及其他面向儿童的医务人员。

指南的关键要点包括:

(1)对于伴酮症或糖尿病酮症酸中毒的 2 型糖尿病青少年儿童或不能区分为 1 型还是 2 型糖尿病的患儿,应启动胰岛素治疗;一般地,随机静脉或血浆血糖水平 ≥250mg/dl 或糖化血红蛋白(HbA1c)水平 >9% 的患儿也应给予胰岛素治疗。

(2)对于其他 2 型糖尿病患儿,医生应建议改善生活方式,包括饮食调节和积极锻炼,二甲双胍是首选药物。

(3)每 3 个月应查 1 次 HbA1c 水平。如治疗不达标(HbA1c 水平 7%),应加强治疗力度。

(4)注射胰岛素或应用低血糖风险较高药物、启动或调整糖尿病治疗方案、治疗不达标或伴其他疾病的患者应监测血糖变化。

(5)医生应综合考虑美国营养和饮食学会的《儿童体重控制循证营养实践指南》,为 2 型糖尿病患儿提出饮食或营养建议。

(6)2 型糖尿病患儿每天至少户外运动(中高强度)60 分钟,看电脑、电视和手机等的时间应控制在 2 小时内。

该指南包括两份文件:第一份文件(指南全文)中提供了有关新诊断儿童和青少年 2 型糖尿病患者血糖管理的"关键行动声明",并且提出了持续管理的概念。第二份文件(技术报告)中,专家组提出了筛查常见糖尿病共病的问题,包括高血压、血脂异常、视网膜病变、微量白蛋白尿和抑郁。

生活方式的改变,包括良好的饮食习惯、运动锻炼等对 T2DM 的治疗都是极其重要的。

(三)1 型糖尿病治疗新方法的探索

T1DM 是 T 细胞介导的胰岛 β 细胞特异性损伤的自身免疫性疾病。患者发病时体内胰岛 β 细胞数目已近于殆尽,因此需要终生注射外源性胰岛素。尽管胰岛素强化治疗能实现良好的血糖控制,但是该方案难以完全阻止糖尿病并发症的发生。因此,新的 1 型糖尿病治疗策略应立足于阻止或延缓 T 细胞介导的自身免疫反应,以最大限度保存机体残存的胰岛 β 细胞功能。

目前,1A 型糖尿病的免疫干预治疗和胰岛 β 细胞替代治疗已进入或准备进入临床研究。这两种治疗方式相互补充,相互制约,已成为糖尿病治疗研究领域的热点,而且极有可能突破 1A 型糖尿病患者需终生依赖胰岛素注射的命运,从而达到治愈糖尿病的远期目标。

1. 免疫干预治疗 目的是抑制过激的免疫反应,或重建一个正常的免疫系统,阻止胰岛 β 细胞被继续破坏,以保护残留的胰岛 β 细胞。

其应用的前提是胰岛 β 细胞功能尚存。目标人群是新诊断的糖尿病初发人群以及考虑预防性治疗的糖尿病高危人群。目前免疫干预治疗方案包括：抗原特异性免疫干预治疗（GAD65 疫苗、DiaPep277、NBI-6024 胰岛素 APL、口服或胃肠外胰岛素等）和非抗原特异性免疫干预治疗（环磷酰胺、环孢素、吗替麦考酚酯单独或联合应用达克珠单抗 MMF/DZB、抗 CD20 单克隆抗体、抗胸腺细胞球蛋白、白介素 -1 受体拮抗剂、肿瘤坏死因子 α 受体拮抗剂、去谷蛋白、维生素 D、ω-3 脂肪酸和卡介苗等）。

2. **干细胞移植** 从临床医生角度，治疗 1 型糖尿病的理想目标是重建糖尿病患者体内的功能性胰岛 β 细胞总量。目前胰岛细胞再生的 3 种途径包括：胰腺移植、胰岛移植、干细胞移植。其中，前两者由于供体及免疫排斥等原因难以在临床上进行广泛应用和推广，因此转向寻求具有分化为胰岛素分泌细胞潜能的干细胞，作为胰岛 β 细胞替代治疗的细胞来源成为近年的研究重点。

目前发现，具有分化为胰岛 β 细胞潜力的干细胞类型主要包括成体干细胞、胚胎干细胞及诱导多能干细胞。有关骨髓干细胞（造血干细胞、间充质干细胞）移植的研究已进入临床试验阶段。

2003 年，Voltarelli 研究组率先采用自体外周造血干细胞移植治疗了 23 例初发 T1DM 患者（发病年龄 12~35 岁，病程小于 6 周；GAD-Ab 检测阳性；无酮症酸中毒史）。在平均 29.8 个月（7~58 个月）的随访期间，12 例患者于移植后停用外源性胰岛素（平均停用时间为 31 个月，其中最长停用时间达 52 个月），另 8 例患者停用胰岛素不同时期后重新予以胰岛素治疗，但注射剂量较移植前明显减少（0.1~0.3IU/kg）。完全停用胰岛素治疗的 12 例患者平均 HbA1c<7.0%，并且其混合餐 C 肽释放曲线下平均面积（AUCC）于移植后 24、36 个月时较移植前显著增加；而重新注射胰岛素的 8 例患者，其移植后 36 个月、48 个月时 AUCC 同样较移植前有所增加。在世界其他范围内，先后有中国、波兰等国家开展了类似研究。其中，中国宁光等和波兰 Wiktor-Jedrzejczak 等均采用了与 Voltarelli 等相同的入组标准，结果显示移植后停用胰岛素治疗的患者所占比例分别为 67%（12/18）和 100%（8/8）。同时，移植后糖代谢（HbA1c）与胰岛功能（C 肽）指标均较移植前显著改善。

尽管糖尿病干细胞治疗取得了一定的疗效，但目前仍属比较前沿的科研工作，在临床上尚处在研究探索阶段。

3. **胰高血糖素样肽 -1 类药物的应用前景** 除以上 T1DM 的病因治疗外，人们也在不断开发新的降糖药。目前糖尿病治疗面临着以下困境：①血糖控制的重要障碍——低血糖；②糖尿病强化治疗的重要不良反应——体重增加；③1、2 型糖尿病——β 细胞功能进行性衰竭。寻求一种理想的降糖药物符合以下条件：能够持续有效地控制血糖、较低的低血糖风险、不增加或降低体重、改善 β 细胞功能并延缓疾病进程，是近年糖尿病治疗研究的热点。

胰高血糖素样肽 -1 及其类似物作为主要的肠促胰岛素，或许是治疗 2 型，乃至 1 型糖尿病的希望之光。

肠促胰岛素是一组胃肠激素，主要由胰高血糖素样肽 -1（GLP-1）和糖依赖性胰岛素释放肽（GIP）组成，具有葡萄糖依赖性促胰岛素分泌的特性，即与静脉注射葡萄糖相比，口服等量葡萄糖可促进更多的胰岛素分泌。肠促胰岛素可通过促进 β 细胞的胰岛素分泌、抑制 α 细胞不适当的胰高血糖素分泌、延缓胃排空及抑制食欲等多个途径参与机体血糖稳态调节。同时，肠促胰岛素还可促进 β 细胞增殖、抑制 β 细胞凋亡，增加胰岛素合成、改善 β 细胞功能，从而延缓甚至逆转 2 型糖尿病病程的进展。2002 年 Zander 等发现，在 2 型糖尿病患者中持续 6 周皮下注射 GLP-1[4.8pmol/（kg·min）] 可降低空腹血糖、餐后血糖和 HbA1c 并改善 β 细胞功能，提高胰岛素敏感性，减轻体重。

目前包括注射 GLP-1 受体激动剂和口服 GLP-1 降解酶二肽基肽酶 Ⅳ（DPP-4）抑制剂治疗 T2DM、T1DM 的临床试验正进行得如火如荼，已显示可很好地促进胰岛素分泌和维持血糖稳态。

（四）**糖尿病的规范化管理**

2012 年 ADA 糖尿病诊疗指南明确提出：糖尿病是一种慢性疾病，医务工作者需要对糖尿病患者进行持续的护理、自我管理教育和支持,才能达到预防急性并发症和减少长期并发症风险的目的。"五驾马车"综合治疗中除饮食、运动、药物治疗外,健康教育和自我血糖监测是糖尿病管理的关键。

中华医学会糖尿病学分会(CDS)最近公布的调查发现,目前我国糖尿病教育主要集中在饮食、运动、基本知识方面,然而有47%的患者从未接受过糖尿病并发症的相关教育,50%以上的患者不了解HbA1c达标值,5.6%的患者完全不了解糖尿病,25%的患者自我监测和复查管理做得很差。

糖尿病教育对糖尿病治疗的最大作用是贯彻"以患者为中心"的理念,关注糖尿病患者整体治疗的相关因素,有助于保证健康管理团队为患者提供最佳的管理。团队包括但不仅限于以下医务人员:医生、护师、医生助理、护士、营养师、药剂师、有糖尿病治疗经验的精神科专家。在团队医疗合作中,糖尿病患者应积极参与整个管理计划,才能获得最佳的治疗成果。为了提高整体的管理水平,医生/护士需不断地、自觉地接受糖尿病专业训练,掌握新知识、新技能,提高和完善糖尿病教育,并使患儿及其父母能接受新知识和新技能。糖尿病管理计划应能在患者及其家人、医生及医疗团队的其他成员之间起到协助治疗的纽带作用。在糖尿病管理的各方面,这个医疗团队应提供给患者多样的方法和技术。调整管理计划时,要考虑到患者的年龄、学习或工作安排、体力活动、饮食模式、社会状况和文化因素、糖尿病并发症或其他疾病。

1. 只有引起行为改变的健康教育才是行之有效的　我国糖尿病患者人口众多,糖尿病教育起步较晚。对糖尿病患者生活方式的干预贯穿着糖尿病治疗的始终。糖尿病教育形式多种多样,从大课堂教育到小组教育、个体化教育、同伴支持教育和基于互联网及手机短信平台的教育形式等。国际上,以看图对话为代表的形形色色的糖尿病教育工具也在不断涌现。中华医学会糖尿病学分会(CDS)糖尿病教育与管理学组在2010年开展的一项覆盖全国的糖尿病教育现状调查,结果发现表示自己接受过糖尿病教育的患者达80%,但血糖控制仍不理想。因此引起人们思考:是否一种教育形式或工具适合所有人群,或一种教育形式适应全部糖尿病自我管理的知识或技能传授?哪种教育形式能够持久地影响患者改变生活方式,又有哪种教育方式更有利于教授技能?新兴现代化的高科技教育形式效果一定是最好的吗?这都需要我们在临床中不断摸索经验。

2. 糖尿病的血糖监测　严格控制血糖是延缓和减轻DM慢性并发症发生和发展的重要手段。糖化血红蛋白(HbA1c)是反映糖尿病患者血糖长期控制情况的"金标准"。然而糖尿病控制与并发症研究(DCCT)表明,即使HbA1c水平相同,并发症发生的风险也不相同。基于这一观察的推测是,与持续性高血糖状态相比,波动性高血糖对血管的损害可能更严重。在DCCT中,低血糖作为一个临床事件的重要性被低估了。所有低血糖事件中,一半都是在糖尿病患者睡眠中发生的,其余的事件虽在清醒状态,但也有一半的患者未感觉低血糖的发生,也就没有采取任何保护措施。许多患者对低血糖的恐慌远远超过了对慢性并发症的惧怕,这样就动摇了患者及其家庭,甚至医生对胰岛素强化治疗的信心。因此,血糖监测是糖尿病管理的中心内容。

现代血糖控制的目标是降低高血糖、防止低血糖,减轻血糖波动。儿童T1DM血糖控制的目标与成人不一样。考虑到儿童低血糖对身体发育、性发育和神经系统的易损性,小儿对抗低血糖的机制发育未成熟,2007年ADA明确列出小儿糖尿病血糖控制目标,即HbA1c 0~6岁:7.5%~8.5%;6~12岁:8.0%;13~19岁:7.5%;餐前和睡前血糖目标值比成人要高。

重度低血糖和糖尿病酮症酸中毒是1型糖尿病(T1DM)常见的严重急性并发症。来自美国耶鲁大学的Eda Cengiza教授及其团队进行了一项研究,分析了13 487例1型糖尿病交流中心临床登记的、年龄2~26岁、1型糖尿病病程≥2年的受试者。在前12个月,使用独立logistic回归模型评估基线人口和临床因素与重度低血糖或糖尿病酮症酸中毒的关系,结果显示在<6岁的儿童中,重度低血糖发生频率最高($p=0.005$)。但在控制其他因素后,整个年龄范围内,重度低血糖与糖化血红蛋白(HbA1c)水平无关($p=0.72$)。在青少年,糖尿病酮症酸中毒发生频率最高($p<0.001$),

并与较高的 HbA1c 有关（$p<0.001$）。可见血糖监测有助于评估患者糖代谢紊乱的程度,并指导调整治疗方案。如果说,糖尿病教育是主观上改变患者对糖尿病的认识,并促使其改变不良行为,那么血糖监测就是客观上监督患者的行为,让其了解自身的病情变化,自觉纠正以往的错误行为。

目前临床上常用的血糖监测方法包括患者利用血糖仪进行的自我血糖监测（SMBG）、连续监测 3~5 天血糖的动态血糖监测（CGMS）和 2~3 个月平均血糖水平的糖化血红蛋白（HbA1c）。其中 SMBG 是血糖监测的基本形式,HbA1c 是反映长期血糖控制水平的“金标准”,而 CGMS 是上述监测方法的有效补充。尽管 CGMS 系统在临床工作中开始广泛应用,但该系统仍有许多有待完善的技术,如高血糖和低血糖的预警机制,建立性能稳定可靠的动态血糖监测系统等。人们一直在探讨胰岛素治疗的理想模式:按照血糖自动调整胰岛素的输注量,植入式 CGMS 系统持续监测血糖,加上智能 CSII 根据血糖和患者对胰岛素的敏感系数来自动调整胰岛素的输注量,使外源性胰岛素的应用能够尽可能地接近生理性的内源性胰岛素分泌,这就构成了未来的人工胰腺,目前已试用于临床。

三、未来的研究方向和展望

虽然我国青少年代谢综合征越来越多见,但目前国内尚无大规模的 2 型糖尿病流行病学数据,对肥胖、高血压、高血脂等危险因素的了解也非常有限,美国目前进行的 TODAY 和 HEALTHY 研究值得我们借鉴和参考。儿童青少年肥胖或糖尿病不仅是个人问题,更是家庭问题和社会问题,其防治工作需患儿、家人、医生及所有相关人员的共同努力。同时,也迫切需要积极开展公众教育和多学科合作的干预与研究。

1 型糖尿病是终生影响患者和家庭的慢性疾病。因此,如何更好地对患者开展疾病管理至关重要。目前,国际各大关于 1 型糖尿病的指南均非常强调针对患者进行多学科合作的综合管理,包括临床医师（内分泌科、儿科、妇产科等）、糖尿病教育护士、营养师、足病师和心理咨询师等。只有在多学科合作的前提和基础上,才能及时有效地处理 1 型糖尿病患者在各个时期、各个方面所

面临的困难和问题。结合我国地域广,医疗资源和力量不均衡等因素,在全国范围建立多中心、前瞻性、大样本的临床研究,有助于从整体上规范和提高我国儿童糖尿病教育和管理水平。

（侯凌 罗小平）

第三节 先天性肾上腺皮质增生症

先天性肾上腺皮质增生症（congenital adrenal hyperplasia, CAH）是一组常染色体隐性遗传性疾病,主要缺陷在于肾上腺合成类固醇激素代谢酶的先天缺陷,造成皮质醇合成障碍、下丘脑垂体促肾上腺皮质激素释放激素（CRH）、促肾上腺皮质激素（ACTH）反馈分泌增加,导致肾上腺皮质增生、代谢紊乱和性发育异常。在 CAH 中 21- 羟化酶缺乏症（21-hydroxylase deficiency, 21-OHD）最为常见,占 90%~95%,发病率为 1/20 000~1/10 000,其余代谢酶缺乏均十分罕见。

一、认识历程

1865 年由意大利学者首次描述本病症状,至今人类认识 CAH 已达 150 余年。从 20 世纪 50 年代起逐步认识到其致病机制与类固醇激素代谢酶的先天缺陷有关,并开始采用糖皮质激素（glucocorticoid, GC）有效控制临床病症。进入 20 世纪 80 年代中期,随着 P450 甾体合成酶基因被克隆,探索 CAH 分子病理机制成为新的研究亮点,先后发现 21- 羟化酶基因（CYP21A2）和 17α- 羟化酶基因（CYP17A1）、3β- 羟类固醇脱氢酶基因（HSD3B2）、11β- 羟化酶基因（CYP11B1）、类固醇急性调节蛋白基因（StAR）、20, 20 碳链酶基因（CYP11A1）、P450 氧化还原酶基因（POR）的病理性变异是导致 CAH 的重要致病机制。

1977 年的历史性重大突破是全球问世 21-OHD 的新生儿筛查,使 CAH 的早期诊治、避免危及生命的目标得以实现。我国也在 20 世纪 90 年代初开始该项工作,并已推广普及至全国。2010 年针对 21-OHD 国际制定了首版临床实践指南,2016 年我国儿科界参照国际指南,结合本国现状也制定了《先天性肾上腺皮质增生症 21- 羟化酶

缺陷诊治共识》和《先天性肾上腺皮质增生症新生儿筛查共识》，2018 年国际指南又做了全面更新，并强调在生命不同时期的多学科联合诊治和管理，2019 年我国将 21-OHD 纳入首版《罕见病诊疗指南（2019 年版）》目录。随着遗传学、代谢组学理论和技术的快速发展，CAH 的临床遗传筛查、咨询和产前诊断亦在逐步开展和完善。

二、现状与困惑

（一）诊断方面

21-OHD 可分为经典型与非经典型两大类。经典型患儿具有明显的"失盐""高雄"表现，以及线性生长加速伴骨龄成熟显著超前等突出临床特征，并依据是否存有失盐分为失盐型或单纯男性化型。经典型 21-OHD 的实验室辅助指标包括血 ACTH 增高、血 / 尿皮质醇降低、血睾酮、孕酮、17α-羟孕酮（17α-OHP）、Δ4 雄烯二酮、肾素活性增高，以及高钾、低钠血症，其中 17α-OHP、Δ4 雄烯二酮、肾素活性仍被视为辅助诊断的重要参数。

非经典型先天性肾上腺皮质增生症（non-classic congenital adrenal hyperplasia，NCCAH）的发病率相比经典型 CAH 更为常见，可由 11β-羟化酶、3β-羟类固醇脱氢酶和 P450 氧化还原酶、StAR 等其他肾上腺类固醇代谢酶缺陷所致，但仍以 21-OHD 居多。由于酶缺陷程度或残存酶活性的差异，多呈隐匿或迟发起病，临床表型复杂多样，且大多数新生儿筛查难以发现，故易于漏诊而延误诊治，值得引起重视。

ACTH 刺激试验（ACTH stimulating test）是目前临床诊断 NCCAH 的"金标准"，应强调收集完整的肾上腺类固醇激素代谢谱，以资甄别 21-OHD 或其他酶缺陷。由于传统检测方法费时并缺乏特异性，将液相色谱-串联质谱法（LC-MS/MS）应用于筛查 CAH 是许多实验室的优化选择，旨在提高新生儿筛查或临床诊断的准确性及应用效率，但目前在我国的应用尚存一定的局限性。基因检测是确诊 NCCAH 的重要手段，其推荐对象应为 ACTH 刺激试验仍无定论，或已治疗但诊断不明、需做遗传咨询者。

（二）治疗方面

1. 现状 CAH 的治疗目标是：①纠正肾上腺皮质功能减退，维持机体正常代谢，防止肾上腺危象；②抑制肾上腺雄激素过度分泌，维持正常生长及青春期发育；③保护成年后生育能力，预防骨质疏松和心血管风险。目前糖皮质激素（GC）治疗经典型 21-OHD 仍是全球业界共识，由于氢化可的松对儿童线性生长的影响最弱，故一直被视为儿科治疗的首选用药，并不推荐长期使用中长效 GC（如地塞米松等）；失盐型患儿还需加用盐皮质激素（9α-氟氢可的松）。在疗程稳定期，强调依据病情变化给予个体化药物剂量调整，在应急或肾上腺危象发作时需及时给予大剂量静滴氢化可的松和尽快纠正电解质及酸碱紊乱等积极处理。对于 NCCAH 患者的 GC 治疗仅限于出现明显"高雄"表型、女童早初潮及伴生长潜能受损而产生明显负面影响者。GC 的疗效评估主要依赖于即时性指标（Δ4A、17α-OHP 等类固醇检测指标）与阶段性指标（骨龄和线性生长速率）的相结合，切勿厚此薄彼。

2. 困惑 因外源性 GC 很难有效模拟正常皮质醇的生理水平，包括脉冲分泌、昼夜节律以及下丘脑-垂体-肾上腺轴的平衡调节，故临床困惑如下：①GC 剂量不足，难以抑制异常高雄激素血症，造成疗效不佳；②剂量过度，虽能有效控制高雄，但易诱发医源性高皮质醇血症；③生长潜能受损，无论 GC 剂量高低均在一定程度上影响患儿线性生长而有损成年终身高。故何为 GC 的最佳推荐剂量仍存有争议。

此外，青春期 CAH 患者的疗效达标并非易事。传统观点多认为这与患者惧怕同龄人的排斥而降低治疗依从性有关，但近期证据显示，青春期患者 CYP11A1、CYP17、细胞色素 b5 活性增强，而 3β-HSDII、CYP11B1 呈相对竞争弱势，可增强合成肾上腺雄激素；加之青春期同步增强的生长轴活性使 IGF Ⅰ 水平增高、胰岛素敏感性降低，造成皮质醇半衰期缩短，助推低皮质醇、高雄激素血症的病理特质，可见青春期的特殊内分泌变化在一定程度上影响 GC 疗效。

3. 重视 CAH 是一种需长期监测和多学科（内分泌科、新生儿科、遗传科、泌尿外科、心理科等）综合管理的疾病。监测血电解质及相关激素变化是调整糖皮质激素和盐皮质激素剂量的重要依据，故易得到广泛重视，但在不同生命周期中还需注意不同的监测重点及相应并发症,如在儿童期应重视监测骨骼成熟加速而影响生长潜能、超重肥胖和代谢紊乱等状况,可定期评估骨龄、生长速率、BMI、血压、性征发育、骨密度及库欣样特征,以期不断优化临床疗效;进入青春期后应注意骨密度降低及骨折风险、心理行为问题、男性患者还应监测睾丸和肾上腺残余瘤风险;女性患者应排除生殖解剖异常、卵巢发育及其内分泌功能,并注意多毛症、多囊卵巢综合征(PCOS)等风险;成年患者的监测重点主要是生殖功能及慢性代谢并发症。目前仍需提示在青春期结束时应由儿科逐步过渡至成人科治疗,治疗期间需宣教继续药物治疗的重要性。

三、展望

1. 优化诊疗参数 探索更具特异性和敏感性的诊断随访参数一直是 CAH 研究的追求目标。21-OHD 患者 17α-OHP 积聚,促使跳过脱氢表雄酮、雄烯二酮和睾酮为中间产物的"后门途径"流量增大,导致直接源自 17α-OHP 替代途径代谢产物 5α- 双氢睾酮(5α-DHT)排泄增加;此外,由 CYP11B1 介导的旁路碳 19 类固醇雄激素合成增加,如 11β- 羟雄烯二酮(11-OHA4)和 11- 酮睾酮(11-KT)等。由于这些过度活跃的旁路途径可导致经典雄激素合成途径下调,故这些代谢通路的碳 19 类固醇衍生物被认为是 21-OHD 更具特异性的肾上腺雄激素标志物。目前全球尚未普及应用,尚需更多深入的临床研究,并为确定相应治疗目标奠定基础。

2. 新药研发 CAH 的药物治疗涉及诸多层面。①在下丘脑垂体层面(减少 ACTH 合成):糖皮质激素、促肾上腺皮质激素释放激素(CRH)受体拮抗剂(NMI-77860);②在肾上腺层面(抑制肾上腺雄激素合成):CYP17 抑制剂(阿比特龙)、米托坦等;③在外周组织层面(阻断雄激素作用):雄激素受体拮抗剂(氟他氨、比卡鲁胺)等。但目前临床仍较关注于 GC 对 CAH 的优化治疗,其关键难点在于如何平衡 GC 毒性与药效的关系,由此催生研发更为有效而实用的新药或治疗方案。如增加口服氢化可的松的给药频率、模拟皮质醇生理节律的持续皮下给药方案等,但都存有一定缺陷。最近问世的调释型氢化可的松的改

良制剂,或基于基因编辑技术的细胞疗法,对生长期 21-OHD 患儿的治疗优势正在被进一步深入观察或研究。

3. 深究分子病理机制 有关 CAH 的分子病理机制仍在不断更新。尽管经典型 21-OHD 致病基因 CYP21A2 的基因型可能决定疾病的严重性,但在 NCCAH 中这种关联存在差异,其中所涉及的影响因素仍未明确。在肾上腺类固醇激素代谢途径中,是否尚存其他未知致病缺陷、不同基因型与患者远期健康的相关性等仍值得进一步探究。肾上腺功能早现(premature adrenarche,PA)与单纯男性化型 21-OHD 具有类似的临床表象,但两者是否是涵盖了不同分子病因或基础缺陷而引发的异质同象性疾病亦需研究证实。此外,CYP21A2 基因与细胞外基质生腱蛋白 X(tenascin-X)的编码基因 TNXB 存在部分重叠,已发现 10% 的失盐型 21-OHD 患儿存在 TNXB 基因致病性变异的临床表型(Ehlers-Danlos 综合征),被称为 CAH-X,需要进一步获得全谱 TNX 缺陷及探究关联 CAH 的邻近基因缺陷机制。

4. 联合治疗 CAH 患儿的成年终身高通常低于正常水平,要使 CAH 患儿在有限的"治疗窗"内改善线性生长,对于儿科内分泌医生是个极大的挑战。联合重组人生长激素治疗以期达到最佳生长模式尚需进一步研究得以循证支持。

(王 伟)

第四节 儿童性早熟的再认识

一、概述

性早熟(precocious puberty)是指儿童时期提前出现青春期的性征发育,是儿科内分泌的常见疾病,以女孩居多。可按下丘脑-垂体-性腺轴(HPGA)激活与否分为促性腺激素释放激素(gonadotropin releasing hormone,GnRH)依赖性和非依赖性性早熟,前者惯称中枢性性早熟(central precocious puberty,CPP),后者称为外周性性早熟。此外,部分激活 HPGA 的变异型性早熟包括女童乳房早发育、女童早初潮和阴毛早发育。外周性性早熟按性征发育性质又分为同性性早熟与异性性早熟。

HPGA 的激活和功能成熟是启动青春期性发育和具备成熟生殖功能的重要前提。下丘脑开始 GnRH 脉冲释放增加，刺激垂体促性腺激素（FSH、LH）大量合成和分泌，由此促成性腺和性征发育。CPP 的病因多见特发性中枢性性早熟（idiopathic central precocious puberty, ICPP），女童居多，其次是中枢神经系统的器质性病变所致，如先天性发育异常、肿瘤或其他占位病变，如颅咽管瘤、下丘脑错构瘤、囊肿、肉芽肿等。外周性性早熟可由性腺激素自主分泌或外源性增多所致，而HPGA 则被反馈抑制。其病因除了外源性摄入激素、先天性肾上腺皮质增生症（CAH）、肾上腺肿瘤外，部分病因具有明显性别差异，男童可见家族性男性性早熟（FMPP）、生殖细胞瘤和睾丸肿瘤等，而女童多见纤维性骨营养不良综合征（McCune-Albright syndrome, MAS）和卵巢肿瘤等。

二、病因机制的认识与启迪

已知遗传和环境因素与 CPP 的发生机制相关，但其确切机制仍所知甚少。目前的重要突破是认识到，并非单一因素或分子能够决定 HPGA 的提前激活，即性发育启动是中枢神经内分泌一系列激活和灭活相关基因或因子共同作用的综合结果。下丘脑神经因子 kisspeptin 是调节启动 GnRH 神经元的关键分子，当抑制性信号（GABA、NPY、EOP 等）与兴奋性信号（Kiss-1、NKB、Glu、NE 等）之间发生功能失衡，即可促成 kisspeptin 表达上调，导致 HPGA 提前激活而致 CPP，可见 kisspeptin 在人体性发育启动中的重要作用。然而，kisspeptin 的表达亦是由量变到质变的过程，涉及许多相关基因对其时空程序化的开关调控，其中如何引入表观遗传学理论认识发生性早熟的确切机制是当今又一研究亮点。此外，许多外周信号因子（如 Leptin、胰岛素、雌激素、IGF-1 等）与中枢信号因子的交互作用也具有不可忽视的作用。

环境影响已被证实是性早熟的重要致病因素，其中环境内分泌干扰物（EDCs）已引起广泛关注。由于 EDCs（双酚 A、二噁英等）在体内具有不易降解而易蓄积的特点，故极微量即可干扰人体的内分泌功能。国内外均有报道 EDCs 可诱导雌鼠发生性早熟，性早熟患儿体内 EDCs 水平明显高于正常儿童。此外，EDCs 还可由母体传递给子代（跨代效应），不断影响后代健康。由此提示 EDCs 可能存在某些程序化调控机制，在生命历程最敏感的"关键窗口期"——胎儿、婴儿期，可直接影响儿童期、成年期的健康或疾病（如女童性早熟或成年期女性生殖系统肿瘤）的发生风险。然而，这种早期损伤所致远期和跨代影响的发生机制仍未完全清楚，值得进一步深入研究。

三、诊治策略与思考

儿童性早熟诊断包括 3 个步骤：第一，明确是否存在性早熟（症状诊断）；第二，明确是中枢性性早熟或外周性性早熟（分型诊断）、同性性早熟或异性性早熟；第三，明确性早熟的病因（病因诊断）。出现提前性征发育往往是患儿就诊主诉，也是诊断性早熟的重要前提，即女童在 8 岁前出现乳房、外阴和 / 或阴毛发育；男童在 9 岁前出现阴茎和阴毛发育。应注意识别：①存在性激素作用的临床表现，除性征发育外应皆有体格线性生长和骨骼成熟加速，但这些均无特异性；②性激素的来源，是源自性腺（HPGA 激活或非激活）或源自性腺外组织（如肾上腺等）。

CPP 诊断依赖于 HPGA 的激活特征，其中关键要素是垂体 LH、FSH 基础值和 / 或激发峰值升高达青春期水平。同时强调须明确促性腺激素的靶器官——性腺的应答效应，即女童卵巢增大和卵泡发育、男童睾丸增大，并呈现程序化的性征发育，由此体现 HPGA 激活的完整证据链。

外周性性早熟的诊断核心是非 HPGA 激活特征，即虽有提前性征发育，但无垂体 LH、FSH 增加，相反呈极低的负反馈抑制状态，故无性腺发育。多由器质性病变所致（尤其是异性性早熟），故务必强调重视病因诊断，以免延误原发疾病的诊治。然而，性早熟的病因诊断一直是较为棘手的临床难题，尤其是原发疾病的早期大多较隐蔽，须根据临床特征、内分泌激素谱及相关影像学检查酌情分析为妥。总之，性早熟的临床诊断强调综合判断的重要性，结合纵向观察病情进展变化，切勿盲目干预而掩盖真实病情。

CPP 的治疗目的包括：①抑制过早、过快的性发育，延迟性成熟；②改善因骨龄提前所致成年身高受损；③防止或缓解因性早熟所致的相关心理行为问题。特发性 CPP 应首选药物治疗,即缓释型促性腺激素释放激素类似物(gonadotrophin releasing hormone analogue, GnRHa),但需指出并非所有 CPP 均需 GnRHa 干预,仅仅是针对快速进展的 CPP 患儿。对于性成熟进程缓慢、无明显生长潜能受损者则无需治疗,但仍需医学随访监测。CPP 的维持治疗应遵循个体化原则,根据药物疗效及时给予修正。对性发育抑制疗效不佳者须认真评估原因,或重新审视性早熟的病因诊断,并及时调整治疗方案。

此外,继发性性早熟患儿均应依据病变性质给予原发疾病治疗。目前,旨在控制性发育的对症治疗仍是选择抑制性激素合成或性激素受体拮抗剂类的药物。

四、探究与展望

1. **骨龄及其预测** 骨龄变化是性早熟诊疗中重要的生物学指标。长期以来人工骨龄判读一直存在着不可避免的人为误差和重复性不佳的缺陷,这也直接影响临床科学判断的标准化问题。近期研发的自动化骨龄判读软件能在一定程度上解决人工判读误差的困扰,具有广泛的临床应用前景。然而,从人–机判读骨龄的比较中发现两者之间仍存在一定差异,尤其是针对不同疾病的临床应用,尚有待进一步深入研究。此外,目前应用的骨龄预测成年身高方法是动态观察生长潜能变化的临床指标,并非完全等同于个体的成年终身高,期待更为科学和精准的预测方法或相关程序问世。

2. **临床标志物研究** 寻找性早熟的遗传易感、早期预警和精准治疗指标一直是临床的期盼。如何识别性早熟的风险人群、如何发现 HPGA 激活的最初状态(如检测 kisspeptin、Lin28B、MKRN3 等的临床价值及其判断界值)、如何体现疗效预估正在成为当今研究的热点,这对提高临床早期诊断和有效治疗水平、促进开展针对性的预防工作都将具有积极意义。

3. **改善成年终身高** 由于 GnRHa 治疗 CPP 可见患儿生长速率回落,长疗程时生长减速更甚,故对有效改善成年身高的疗效亦颇具争议。目前国内外相关弥补措施屡见报道,主要包括 GnRHa 联合重组人生长激素(rhGH),或小剂量雌激素、非芳香化雄性激素(氧雄龙,oxandrolone)治疗等,其中以联合 rhGH 治疗最为多见。这些结果仍存有质疑报道(尤其对骨龄较大、疗程较短者),故期待研发疗效更为满意的新的治疗方法。

4. **心理行为变化** 目前我国尚无大样本性早熟儿童的心理行为调查资料,早发育患儿是否存在不良心理行为刺激、如何鉴定和干预都值得进一步关注。

(王 伟)

第五节 遗传性代谢病的诊断思路和处理原则

一、遗传性代谢病分类、发病机制及临床表现

遗传性代谢病(inherited metabolic disorder, IMD)又称先天性代谢缺陷(inborn error of metabolism, IEM),是由于参与体内代谢的酶、运载蛋白、膜蛋白或受体等编码基因发生突变,相关蛋白质结构或功能变化,导致机体生化代谢发生紊乱,生化反应的前体、中间、旁路代谢产物蓄积,或终末代谢产物缺乏,从而出现一系列临床表现的一组疾病。按发生异常的生化物质不同,IMD 主要分为有机酸、氨基酸、碳水化合物、蛋白质、尿素循环、脂质、线粒体、溶酶体、过氧化物酶体以及其他(金属离子、嘌呤、激素、色素)等先天性代谢缺陷(表 12-5-1)。

不同种类的 IMD 有不同的发病机制及临床表现:

1. **前体或异常代谢产物蓄积** 由于酶或其他具有生物学活性蛋白质缺陷,大量前体物质或异常代谢产物蓄积,中枢神经系统、肝、肾等重要系统器官发生中毒性损伤。多见于氨基酸代谢异常(枫糖尿症、酪氨酸血症 I 型)、有机酸血症(甲基丙二酸血症、丙酸血症、异戊酸血症)、先天性尿素循环障碍、半乳糖血症和遗传性果糖不耐受症等。发病或早或迟,发作呈间歇性,发热、进食、手术或疾病应激状态下诱发代谢危象,临床上出现呕吐、嗜睡、昏迷、抽搐、酮症酸中毒、低血糖症、高氨血症和肝功能衰竭等。

表 12-5-1 IMD 的生化分类及其主要疾病

生化分类	主要 IMD
有机酸代谢病	甲基丙二酸血症、丙酸血症、异戊酸血症、戊二酸血症 I 型、全羧化酶合成酶缺乏症、生物素酶缺乏症
氨基酸代谢病	苯丙酮尿症、枫糖尿症、白化病、同型半胱氨酸血症、酪氨酸血症、高甲硫氨酸血症、非酮症性高甘氨酸血症
糖类代谢病	半乳糖血症、糖原贮积症、遗传性果糖不耐受症、乳酸丙酮酸血症
蛋白质代谢病	家族性高脂蛋白血症、无白蛋白血症、转铁蛋白缺乏症
尿素循环障碍	鸟氨酸氨甲酰转移酶缺乏症、氨甲酰磷酸合成酶缺乏症、精氨酸琥珀酸尿症、高瓜氨酸血症、高鸟氨酸血症、高精氨酸血症
脂质代谢病*	戈谢（Gaucher）病、法布里（Fabry）病、泰-萨克斯（Tay-Sachs）病
线粒体病	脂肪酸氧化障碍：原发性肉碱缺乏症、短/中/长链乙酰辅酶 A 脱氢酶缺乏症；能量代谢障碍：丙酮酸脱氢酶缺乏症、丙酮酸羧化酶缺乏症、利氏（Leigh）病、线粒体脑肌病
溶酶体贮积症	黏多糖贮积症、黏脂病、GM1 神经节苷脂沉积病、甘露糖苷沉积症、岩藻糖苷沉积症、尼曼-皮克（Niemann-Pick）病、庞贝（Pompe）病、酸性脂酶缺乏症（Wolman 病）、克拉伯（Krabbe）病
过氧化物酶体病	极长链脂肪酸代谢病：Zellweger 综合征（脑肝肾综合征）、肾上腺脑白质营养不良、雷弗素姆（Refsum）病
其他代谢异常	金属离子：肝豆状核变性、门克斯（Menkes）病（钢发综合征）；激素：先天性甲状腺功能低下症、先天性肾上腺皮质增生症；色素：高铁血红蛋白血症、卟啉病；嘌呤：莱施-奈恩（Lesch-Nyhan）综合征；Citrin 缺乏症、克里格勒-纳贾尔（Crigler-Najjar）综合征、遗传性乳清酸尿症

*也可归入溶酶体贮积症范畴中

2. 能量代谢异常 心、脑等重要器官能量代谢紊乱和功能障碍。多见于糖代谢异常（糖原贮积症、糖异生缺陷症）、先天性高乳酸血症、脂肪酸氧化缺陷症和线粒体呼吸链功能障碍等。临床上主要出现严重低血糖、高乳酸血症、器官功能障碍、肌张力低下、体重不增和猝死等。

3. 终末代谢产物缺乏 某些具有重要生物学活性的终末代谢物质缺乏，可导致复合分子代谢紊乱。主要见于大（复合）分子病，如溶酶体病、过氧化物酶体病、抗胰蛋白酶缺乏症、先天性糖基化缺陷综合征、先天性胆固醇合成缺陷症〔史-莱-奥（Smith-Lemil-Opitz）综合征〕等。症状多为持续性、进行性，与进食、疾病等因素无关，治疗效果不佳。

二、遗传性代谢病面临的新挑战

目前，在小儿 IMD 认识方面存在三大误区：一是认为此类疾病罕见，二是 IMD 难以确诊，三是多数 IMD 无治疗价值。对于 IMD 单一病种来说，其发病率低，确属少见病或罕见病，但因 IMD 病种多样，迄今发现的 IMD 已超过 1 000 种，故总体发病率要比想象中的高得多，群体患病率估计在 1% 甚至更高。近年来，随着生物化学和分子遗传学的不断发展以及检测技术的不断完善，越来越多 IMD 得以早期诊断，使得 IMD 早期干预成为可能。令人振奋的是，一些新型治疗 IMD 方法（如器官移植、酶替代治疗和基因治疗）已有长足的进步并开始应用于临床，对 IMD 预后和结局产生了根本性变化，颠覆了"IMD 不可治愈"的传统观念。某些在新生儿及婴幼儿时期起病、死亡率极高的危重 IMD 尽管无根治方法，但通过规范的对症支持治疗，病情可以得到控制，患儿生存率提高，可存活至成年，部分甚至可获得正常的生活质量。但也应该认识到，由于 IMD 病种多样化，发病机制错综复杂，在其诊断及治疗方面存在大量的未知，面临新的挑战。

（一）新 IMD 不断发现、原有 IMD 再认识或重新归类

随着人们对 IMD 认识的不断深入、IMD 筛查的广泛开展以及全基因组测序（whole genome sequencing, WGS）或全外显子组测序（whole exome sequencing, WES）的应用，新的 IMD 不断发现，IMD 疾病谱迅速扩大，如由膜转运蛋白基因突变所致的脑肌酸缺乏症、COG6 基因新突变致新生儿期起病的先天性糖基化病，以及由谷氨酰胺酶功能缺失所致的遗传性神经代谢障碍性疾病等的发现，使我们认识到一类全新的遗传性生物合成障碍性疾病。除不断发现新的 IMD 外，对已认识的 IMD 及其变异型再认识也是一种新挑战，如以往认为 β- 氨基己糖苷酶 A 缺陷所致的 Tay-Sachs 病主要在婴幼儿时期发病（早发型或经典型），表现为严重精神运动发育迟缓、难治性惊厥发作、视网膜病变，死亡率较高；后来发现儿童、成年人中也存在 Tay-Sachs 病变（晚发型或变异型），且临床表现明显有异于婴幼儿，即以脊髓小脑综合征样症状（共济失调）为主要临床表现而无智力障碍、惊厥发作和视力受损等。相似的例子还有甲基丙二酰辅酶 A 变位酶及其辅酶缺陷所致的甲基丙二酸血症（methylmalonic acidemia, MMA），新生儿时期发病的 MMA 病情危重，死亡率极高，而儿童、成年时期起病的 MMA 病情较轻，多在感染、发热或外科手术等应激状态下诱发。起初，人们无法解释同一 IMD 在发病年龄以及临床表现上的差异性，随着分子遗传学的发展和检测技术的提高，已确认基因突变导致相关酶活性不同改变是其根本原因。此外，一些原来认为不属于 IMD 的疾病，由于发现其发病与某些特异性酶、受体或转运蛋白密切相关而重新归类，例如发现 Smith-Lemil-Opitz 综合征的智力低下、器官受累等病变是因 7- 脱氢胆固醇还原酶缺陷导致胆固醇缺乏的结果，而将其归入 IMD 范畴。总之，IMD 谱的不断扩大、临床表现的多样性和发病年龄的广泛性，对临床和检测医生提出了极大挑战，如何在错综复杂的条件下早期发现和诊断 IMD，不仅需要准确无误的检测技术，更需要医务人员对 IMD 的全面认识。

（二）IMD 筛查和诊断水平有待提高

近年来，随着串联质谱法（tandem mass spectrometry, MS-MS）及气相色谱 - 质谱法（gas chromatography-mass spectrometry, GC-MS）的应用，为 IMD 生化层面的筛查和诊断带来了革命性进展，但 MS-MS 和 GC-MS 用于小儿 IMD 筛查和诊断的实验室运作成本较高，且检验结果有时难以解释，增加了进一步随访和复查的费用。在基因诊断方面，快速而相对价廉的 IMD 相关突变基因检测技术已成熟，如染色体基因组芯片分析（chromosome microarray analysis, CMA）已成为一项常规的临床遗传学诊断工具，并有了可在临床应用的标准化产品。但必须认识到基因检测结果的复杂性和基因存在多态性，不是所有的基因序列变异都会导致疾病。因此，对分子遗传学检测结果的解释要慎之又慎，要从临床、生化检测、基因蛋白结构模拟等多个方面进行综合判断。对于诊断实验室和临床医生而言，特异性诊断线粒体电子传递障碍性疾病（如 Leigh 病）仍存在较大难度，因为线粒体病的临床表现、生化检测（体液中乳酸水平、神经影像学变化等）虽可强烈提示线粒体功能异常的可能，但不能确诊；留取患儿组织标本进行皮肤成纤维细胞培养和电镜观察比较麻烦，并且常常得不到明确结论；如果对已知线粒体突变基因分析无肯定结果，就只能进行推论性诊断。产前诊断只能对一些常见 IMD 的热点突变进行检测，在一些新突变面前则无能为力；进行 IMD 产前诊断时，还必须明确先证者基因突变类型和位点。随着高通量测序技术的发展，WES/WGS 的价格越来越低，可以预测未来人类在出生时即可通过高通量测序和分析技术了解自身遗传缺陷，甚至可以通过基因敲除和基因导入技术改变这些缺陷基因，减少甚至消灭由于基因缺陷导致的各种 IMD 及其相关疾病，前景令人鼓舞。

（三）大部分 IMD 治疗效果尚不理想

必须强调的是，IMD 并非均为不治之症，早期干预对患儿预后意义重大，许多 IMD 及时采取干预措施可以明显改善预后，部分 IMD 甚至可以经针对性治疗得以临床治愈。在过去的 20 年里，IMD 治疗取得了不少进步，尤其在溶酶体贮积症中，酶替代治疗方面取得了重大进展，但也存在明显不足：以戈谢（Gaucher）病为例，酶替代疗法对其非神经性病变安全有效，但对中枢神经系统退

行性病变疗效不佳，原因在于酶为大分子蛋白质，不能有效通过血脑屏障。因此，如何使这些大分子酶类在结构不受破坏或活性不受影响的情况下透过血脑屏障，已成为需要解决的关键和紧迫问题。理论上，基因治疗或造血干细胞移植治疗可能是 IMD 治疗的最有效方法，是未来发展方向，是基础和临床科学家共同面对的最具挑战性课题。迄今为止，在基因治疗应用基础研究方面已投入了巨大的人力、物力和财力，并取得一定进展。

三、遗传性代谢病检测技术的发展及其启迪

有关 IMD 的认识和诊断经历了漫长的历史演变过程，其中某些事件对 IMD 的筛查和诊断具有里程碑意义，留给我们许多启迪。

18 世纪以前，由于医学知识和检测技术的限制，人们没有认识到 IMD 这一类疾病，只是发现一些疾病具有遗传性，但对其发生机制、遗传规律和治疗方法等都一无所知。1908 年，英国医学生化学家 Garrod 在观察和研究尿黑酸尿症（alcaptonuria）时注意到，患者有关尿黑酸代谢的一系列生化反应在某处被阻断，尿黑酸不能沿正常代谢途径转化为其他物质，而以原形经尿排出体外，遇空气呈现黑色；通过家系调查发现，这一疾病符合孟德尔遗传规律。1914 年，Garrod 及其同事研究证实，尿黑酸正常代谢途径阻断的原因就是尿黑酸氧化酶缺乏，后者与基因之间存在确定关系，因而首次提出"一个基因一个酶（蛋白质）"的概念和"先天性代谢缺陷（IEM）"这一类疾病名称，从理论和实践上开创了遗传性代谢病诊断新局面，然而这一开创性工作却被忽视达 20 年之久。直至 1934 年，挪威生物化学家 Folling 首次报道了苯丙酮尿症（phenylketonuria，PKU），使 IMD 研究再次重视。20 世纪 60 年代，美国学者 Guthrie 建立了干血滤纸片测定血苯丙氨酸水平的方法（Guthrie 细菌抑制法），并用于新生儿 PKU 的筛查，从 40 余万美国新生儿中筛查出 20 名 PKU 患儿，开创了新生儿 IMD 筛查的先河。本试验主要根据枯草杆菌芽孢生长对苯丙氨酸具有依赖性，而 β- 噻吩丙氨酸又是苯丙氨酸拮抗剂这一原理而设计：滤纸片事先用 Demain's 培养基（含一定量 β- 噻吩丙氨酸）浸

透后烘干，滴在滤纸片上的血液中所含苯丙氨酸可扩散到培养基中，当能够抵消 β- 噻吩丙氨酸拮抗作用时，血滴周围即会有枯草杆菌生长，其菌环大小与血液中苯丙氨酸含量呈正相关，通过观察菌环大小即可筛查出 PKU。该法构思独特巧妙，操作简单，成本低廉，具有启发性，此后许多科学家利用类似原理开展了枫糖尿症、组氨酸血症和酪氨酸血症等 IMD 的筛查。近年来，基于现代微量反应板的血斑苯丙氨酸含量测定技术（McCaman 和 Robings 法）推出，是 PKU 筛查技术又一重大突破，已大规模应用于新生儿 PKU 的筛查。1972 年，美国 Klein 医生首先通过测定脐带血促甲状腺素（thyroid stimulating hormone，TSH）进行新生儿先天性甲状腺功能减退症（congenital hypothyroidism，CH）的筛查。1975 年，Irie 和 Naruse 首先在日本采用血滤纸片法测定新生儿足跟血 TSH 含量进行 CH 筛查，5 年内共筛查出 CH 患儿 400 多名。由于此方法灵敏简便，迅速在欧美等国家普遍展开。此后，有关 CH 的筛查方法不断更新，先后出现了酶联免疫吸附分析法（enzyme-linked immunosorbent assay，ELISA）、荧光酶免疫分析法（fluorescence enzyme immunoassay，FEIA）和时间分辨荧光免疫分析法（time-resolved fluorescence immunoassay，TRFIA）的演进过程，测定精确度不断提高。

上述 IMD 筛查方法都属于"一种实验检测一种疾病"，诊断周期长、成本高而效率低，不适用于多种 IMD 疾病的群体筛查。1966 年，日本学者 Tanaka 首先应用 GC-MS 技术检测到异戊酸血症，为 IMD 生化诊断开辟了新途径。GC-MS 技术的成功应用，实现了一次检测能同时定性、定量分析多种物质，大大提高了诊断效率，降低了检测成本。20 世纪 90 年代，Shoemaker 和 Matsumoto 等研究发现，尿液中尿素含量较高，严重影响 GC-MS 检测尿代谢产物谱和精确度，必须予以去除。在尿液标本测试前，加入尿素酶可以去除尿素成分，使 IMD 诊断谱及准确性大幅度增加。改良的尿素酶预处理 - 气相色谱 - 质谱法（urease pretreatment-gas chromatography-mass spectrometry，UP-GC-MS）为 IMD 的生化诊断方法开启了新纪元。目前，应用 UP-GC-MS 技术，可以检测尿液 250 余种代谢产物，结合临床可以

诊断 128 种 IMD，已成为有机酸血症的主要筛查和诊断手段。与传统的有机酸萃取 -GC-MS 相比，UP-GC-MS 诊断 IMD 范围增加了近 80 种，即除诊断有机酸血症外，还包括氨基酸、单糖、二糖、糖醇、卟啉、嘧啶和核酸类等多种成分异常的 IMD 诊断。尿液 GC-MS 分析对 IMD 诊断有其突出优点，除标本易收集、检测 IMD 病种范围广外，GC-MS 是某些有机酸代谢病的确诊方法，这是因为具有挥发性的有机酸血浆水平不稳定，应用 MS-MS 测定可能出现假阴性结果，而应用 GC-MS 检测其尿中代谢产物可以间接反映其前体物质（挥发性酸）水平。GC-MS 检测不足之处是标本处理成本高、分析时间偏长，不适合大规模常规筛查；某些代谢病的异常产物不经尿液排泄或此法不能检测（酰基肉碱），必须应用其他方法。因此，继续优化 UP-GC-MS 技术的尿液样品处理方法、检测方法和流程，是我们今后努力的方向。

除 GC-MS 外，MS-MS 也已广泛应用于新生儿 IMD 的筛查和诊断。1990 年美国杜克大学 Millington 等科学家首次将 MS-MS 用于新生儿 IMD 检测。随后该技术继续得以完善，发展到只需一滴血并且在 2~3 分钟内就可以对同一标本进行几十种代谢产物分析，筛查和诊断包括氨基酸代谢障碍、有机酸代谢紊乱、尿素循环障碍和脂肪酸氧化缺陷等在内 50 余种 IMD。该方法还可以自动计算相关物质的比值，明显降低假阳性和假阴性发生率，提高疾病诊断准确性。然而，MS-MS 筛查准确性和敏感性很大程度依赖于临界值的选择，这一点在小儿 IMD 诊断中显得特别重要，这是因为不同胎龄和体重新生儿，其体内营养物质及其代谢产物具有不同的正常值范围；婴幼儿、年长儿也是如此；此外，种族、性别、地区和生活习惯也会对此产生一定的影响。因此，有必要确定不同地区不同胎龄新生儿和不同年龄小儿的正常参考值范围，设定准确的临界值。

GC-MS 和 MS-MS 技术日臻完善，已经发展成为 IMD 筛查中最成熟、最精确和最特异的分析技术，真正实现了从"一种实验检测一种疾病到一种实验检测多种疾病"的转变。GC-MS 和 MS-MS 技术的临床价值还体现在能够在无症状

或症状前期患儿中发现 IMD，使 IMD 早期干预成为可能。在实际应用过程中，下列几点需要注意：①选择适当的检测方法进行 IMD 筛查和诊断，这是因为 MS-MS 和 GC-MS 具有各自的检测范围，仅存在部分交叉，两种方法不能完全替代。从检测指标分析，MS-MS 适合于氨基酸、脂肪酸代谢异常的检测，GC-MS 适合于有机酸、氨基酸、糖和核酸等代谢异常的检测。从检测时间、成本和判读的难易程度以及检测疾病种类等指标分析，MS-MS 适合于新生儿 IMD 筛查，GC-MS 适合于 IMD 高危儿检测。②MS-MS 和 GC-MS 检测结果可为 IMD 诊断提供有价值的线索，但确诊 IMD 往往需要基因分析结果，并结合临床表现和其他实验室检查。③某些 IMD 在发作间歇期代谢异常不明显，饮食或药物又可干扰 GC-MS 结果，故一次检测有时不能确定或排除 IMD，必要时应复查或借助其他方法。

上述生化检测方法主要针对小分子 IMD 筛查和诊断，如有机酸血症和氨基酸血症等，对于大（复合）分子 IMD，酶学分析是可靠的诊断方法。迄今为止，酶活性测定能够诊断黏多糖贮积症（Ⅰ、Ⅴ、Ⅵ、Ⅷ型）、糖原贮积症（Ⅱ型）、肾上腺脑白质营养不良、岩藻糖贮积症和黏脂贮积症等 20 余种 IMD。根据所测定酶不同，所用标本可选择血清、白细胞、皮肤成纤维细胞、肝和肾组织等，常用人工显色或荧光底物。微量荧光法所用底物量极少，效果很好，但需特殊检测仪器。另外，测定培养羊水细胞或绒毛细胞酶活性可对胎儿 IMD 做出产前诊断，其中溶酶体贮积症（lysosomal storage disease，LSD）常用该法进行产前诊断。其他 IMD 如鸟氨酸氨甲酰转移酶缺乏症、线粒体脑肌病以及过氧化物酶体病等也可通过酶学分析得以诊断。由于进行酶学分析标本难以获得，测定复杂而费时，在临床上将被日益兴起的基因分析替代。

目前，已知致病基因的 IMD 基因诊断主要通过直接测序技术或 DNA 印迹法检测。直接测序技术如 WES 主要针对致病基因单核苷酸位点突变、小片段插入和缺失突变的检测。检测策略是：先根据临床特点和生化分析确定大概 IMD 种类和可能致病基因，然后进行基因序列分析。以 MMA 为例，其基因型包括 mut、CblA、CblB、CblC、

CblD、CblF 和 CblH 等不同亚型；根据对维生素 B₁₂ 治疗反应可分为治疗有效型和治疗无效型，mut 型多为维生素 B₁₂ 治疗无效型，其余为治疗有效型；还可根据有无合并同型半胱氨酸血症区分亚型，CblC、CblD、CblF 往往合并同型半胱氨酸血症，其余类型只是单纯的甲基丙二酸增高。通过这些临床特征可以估计 MMA 可能亚型，有针对性选择最可能的致病基因进行测序。对于大片段插入和缺失，上述直接测序法往往会产生假阴性的结果，拷贝数变异测序（copy number variation sequencing，CNV-seq）可以检测除超过 200kb 的基因重复或缺失；DNA 印迹法可根据自显影片段构成的 DNA 限制性酶切图谱（条带的大小和数量）获得基因缺失或插入片段大小等信息，并可区分正常和突变样品的基因型。多重连接探针扩增技术（multiplexligation-dependent probe amplification，MLPA）是近年来发展起来的一种针对待检 DNA 序列进行定性和半定量分析的技术，结合微滴式数字聚合酶链反应（droplet digital polymerase chain reaction，ddPCR）在一次反应中可检测 45 个核苷酸序列拷贝数精确变化（缺失或重复）。此外，等位基因特异性寡核苷酸探针杂交（allele specific oligonucleotide，ASO）也可以准确对已知单点突变基因进行分析，诊断快速简便。DNA 芯片/基因芯片（genechip）技术是在 ASO 技术基础上发展起来的新技术，可对大量已知序列突变（大片段插入或缺失）进行检测，具有高效、高通量、自动化的特点，可在一张芯片上同时对多个患儿进行多种 IMD 检测或一次对被检测对象进行多个指标检验。作为一种先进的高通量检测技术，基因芯片代表了未来分子诊断的发展趋势，在早期、个性化 IMD 诊断方面有着巨大的应用前景。应该认识到，基因芯片要成为可以普遍采用的技术，尚有一些关键问题亟待解决，包括如何提高该方法的特异性以及如何简化样本制备和操作流程等。最近，美国科研人员发明了一种全面基因检测法（universal genetic test），已用于孕前遗传性疾病的风险评估，即准备生育的夫妇可在孕前通过分析唾液和血液中 DNA 序列，以判断后代是否会面临 100 多种威胁生命的遗传病风险。迄今为止，还有许多 IMD 致病基因结构尚未阐明，或基因型和表型关系尚未

确立，因而难以找到所谓的"目的基因"，故不能用上述基因分析方法进行直接基因诊断，而需通过连锁分析 DNA 多态性确定致病基因在染色体上的精确位置。连锁分析 DNA 多态性方法主要包括限制性片段长度多态性（restriction fragment length polymorphism，RFLP）、短串联重复顺序（short tandem repeats，STR）和单核苷酸多态性（single nucleotide polymorphism，SNP）三种。

上述各种检测方法各有千秋，客观认识和正确理解生化检测（代谢组学）、酶活性测定（蛋白组学）和基因分析（基因组学）三者之间的关系及其在 IMD 筛查和诊断中的价值非常重要。著名学者 German 在文章中写道："基因组学反映的是什么可以发生，转录组学反映的是什么将要发生，蛋白组学指出的是什么可以赖以发生，而代谢组学才是真正业已发生"，说明只有当患者已出现临床症状和/或体内已发生代谢紊乱的情况下，酶学及基因分析结果才有实际临床意义，有助于 IMD 的诊断与鉴别诊断。

四、遗传性代谢病的诊断思路

在胎儿时期，由于母胎循环的存在，大部分有毒代谢产物可经胎盘清除，使宫内胎儿免受损害，故 IMD 新生儿在生后几天内可不出现症状，或症状轻微而未引起注意；随后几天，随着肠内外营养支持的开始和继续，进入到新生儿体内的某些氨基酸、脂肪和碳水化合物等前体物质不能进行正常代谢而发生紊乱，有毒代谢产物蓄积而发病。急性起病的新生儿 IMD 病情往往较重，由于对疾病的反应能力不成熟，临床上以呈现非特异性症状为主，如反应差、拒食、频繁呕吐、脱水、呼吸困难、肌张力增高或减低、顽固性惊厥、嗜睡和昏迷等，易误认为是新生儿窒息、新生儿肺透明膜病、严重感染（肺炎、败血症、中枢神经系统感染）和脑损伤（缺氧缺血性脑病、颅内出血）等，发病后常呈进行性加重，许多常规治疗方法难以奏效，患儿常在确诊前死亡，而死后传统尸检又无特殊发现，这是新生儿医学的一个难点。当然，部分轻型 IMD 在幼儿期、儿童期、青少年期甚至成年期发病，多由应激状态（严重疾病、外伤或手术等）诱发，出现"代谢危象"。IMD 发病年龄越早，病情越重，死亡率越高，是不明原因危重患儿死亡的重

要原因之一,存活者可造成永久性严重损害,如精神运动发育迟缓。小儿IMD能否得到及时诊断和有效处理,很大程度上取决于临床医生的认识水平。因此,当患儿出现不能用其他常见疾病或原因解释的非特异性表现时,均应想到IMD可能。

小儿IMD病种繁多,临床表现复杂多样,随年龄、性别不同而有差异。同一种IMD可有不同的临床表现,而不同IMD有时又有类似表现;此外,小儿IMD临床表现多无特异性,易与其他非遗传性疾病的表现相混淆。因此,在排除其他小儿常见疾病的前提下,临床表现仅能作为怀疑IMD的线索。对于临床IMD疑似病例,常规实验室检测结果(如无法解释的酸中毒伴阴离子间隙增高、顽固性低血糖、高氨血症、高乳酸血症、高尿酸血症和酮症等)可提供重要诊断线索,提示需要进行IMD特殊检测以期确诊。IMD确诊试验包括血氨基酸谱和脂酰肉碱谱、尿异常代谢产物检测、酶活性测定以及基因突变分析。在小儿IMD诊断中应遵循如下原则:临床诊断→生化诊断→酶学诊断→基因诊断,并采取新生儿筛查和高危儿检测相结合的策略。新生儿筛查可以发现临床上一些没有任何症状的IMD患儿,是IMD诊断中最有价值的一种诊断策略,因为只有早期诊断才能实现早期干预,很多有治疗价值的IMD患儿因及时治疗获得很高的生存和生活质量。对于高度怀疑IMD的高危儿,临床上大多数已经发病,对大脑等重要器官造成了一定损伤,但此时立即开始治疗,部分患儿也可获得较高的生存和生活质量。如何才能早期正确诊断?是依靠医师临床经验的积累,还是依赖实验室检查手段的进步?我们认为,医生的临床经验固然重要,但由于小儿IMD病种多样性和临床表现的非特异性,难以积累并提炼出所谓的"IMD诊断经验"。对于临床医生来说,保持对IMD高度警惕非常重要,这样才能从患儿家族史、病史、临床特点和常规检查中寻找蛛丝马迹,然后分步骤选择特殊实验室检查(氨基酸分析、有机酸分析、酰基肉碱比值,甚至酶学及基因序列分析等),最终做出或排除IMD的诊断。

(一)病史、临床表现及生化检测特点

小儿IMD难以诊断的原因在于:①临床表现缺乏特异性,易误诊为其他常见疾病,如感染和药物中毒等;②有些IMD间歇性发作,多在感染、创伤或手术等应激状态下诱发,因而往往注意到诱发疾病而忽略原发病(IMD);③伴有多发畸形的IMD往往与非代谢性畸形综合征混淆;④生化检测受合并症、喂养及药物因素的影响,结果不易判断。因此,在小儿IMD诊断过程中,需详细了解患儿的家族史和发病情况、详细的体格检查,并做相关的常规生化和影像学检查,可以发现怀疑IMD的重要线索,从中分析出可能的IMD种类,指导我们有的放矢地进行特殊生化检测,最终做出小儿IMD的诊断和鉴别诊断。

IMD患儿可能具备下列临床和实验室变化,应注意与其他非遗传性疾病相鉴别:

1. **神经系统表现** 多数IMD都有不同程度的神经系统症状,其中以进行性精神运动发育迟缓或倒退、肌张力改变和惊厥最为常见。肌张力低下为新生儿危重症最常见症状之一,多数由于缺氧缺血性脑损伤和重症感染等非遗传性疾病造成;部分由于非代谢性遗传性疾病引起,如遗传性神经肌肉病变和染色体畸变等;少数由IMD引起,如有机酸血症(MMA)、氨基酸血症(枫糖尿症)、先天性高乳酸血症、尿素循环障碍和非酮症性高甘氨酸血症等,严重者出现危及生命的急性代谢性脑病(acute metabolic encephalopathy, AME)表现,如昏迷、惊厥、肌张力低下、低血糖症、严重代谢性酸中毒和高氨血症,EEG常可见棘波和棘慢综合波等,是中枢神经系统异常代谢产物累积的毒性效应。急性代谢性脑病抢救成功有赖于及时正确诊断,其步骤如图12-5-1。

2. **重要器官(心脏、肝脏)病变** 以心脏病变为首发症状的IMD可见于脂肪酸氧化障碍,主要表现为心肌病变、心律失常,严重者心跳停止;此外,呼吸链功能缺陷和α-葡萄糖苷酶缺陷所致的庞贝(Pompe)病则表现为心脏扩大、心力衰竭、心肌病变和心律失常等,并伴有进行性肌张力低下、呼吸肌无力、运动能力和体重下降。当患儿出现肝肿大、肝功能不全(肝病综合征),除应考虑小儿肝脏病变的常见病因(严重感染、病毒性肝炎、血液病和肿瘤等)外,应根据临床表现、生化检测和影像学检查所提供的线索,考虑是否存在IMD。涉及肝肿大、肝病综合征的"常见"小儿IMD及其临床特征见表12-5-2。

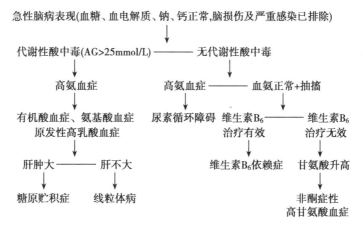

图 12-5-1 急性代谢性脑病的诊断步骤

表 12-5-2 发生肝病综合征的 IMD 及其临床特征

IMD	临床特征
半乳糖血症	黄疸、肝肿大、低血糖症
酪氨酸血症 I 型	血（甲胎蛋白）AFP 明显升高、琥珀酸丙酮尿
遗传性果糖不耐受症	乳酸性酸中毒、高尿酸血症
糖原贮积症 IV 型	低血糖症、肝功能衰竭、凝血障碍
中链酰基辅酶 A 脱氢酶缺乏症	低酮性低血糖症、代谢性脑病、中链二羧酸尿症
长链酰基辅酶 A 脱氢酶缺乏症	低酮性低血糖症、代谢性脑病、心肌病、长链二羧酸尿症
长链羟酰基辅酶 A 脱氢酶缺乏症	代谢性脑病、心肌病、长链单羧酸尿症、长链二羧酸尿症、母 HELLP 综合征（妊娠高血压综合征伴溶血、肝酶升高以及血小板减少）
肉碱棕榈酸转移酶缺陷（CPT）	低酮性低血糖症、代谢性脑病、心肌病、特殊面容、成纤维细胞 CPT II 缺陷
线粒体病	神经症状、肌病、乳酸性酸中毒
希特林蛋白（Citrin）缺乏症	阻塞性黄疸（胆汁淤积、直接胆红素升高）、血 AFP 明显升高、多种代谢紊乱
Zellweger 综合征（脑肝肾综合征）	神经症状、特殊面容

3. **生长发育迟缓、面部丑陋和畸形** 常见于能量代谢异常和复合分子病。能量代谢异常包括戊二酸尿症 II 型、脂肪酸氧化缺陷、线粒体呼吸链功能障碍等。复合分子病多见于黏多糖贮积症、神经鞘脂病和过氧化物酶体病等；此外，胆酸合成缺陷、先天性高胰岛素血症、骨软骨发育不良和先天性糖基化缺陷等也有类似的临床表现。

4. **体液特殊气味和颜色** 某些代谢产物经尿中大量排出时可使尿液呈现特殊颜色和气味，主要见于氨基酸和有机酸代谢紊乱。尿液或汗液存在特殊气味、颜色提示患儿体内存在异常代谢产物蓄积并经尿液或汗液排出体外，往往是临床医生首先注意到的线索，应高度重视（表 12-5-3）。

5. **皮肤和毛发异常** 皮肤或毛发色素减少主要见于 PKU、白化病、同型胱氨酸尿症等；皮肤黏膜色素加深则见于先天性肾上腺皮质增生症、肾上腺脑白质营养不良；多种羧化酶缺乏症可导致严重皮肤溃烂；α- 半乳糖苷酶缺陷所致法布里（Fabry）病可出现皮下结节或皮肤血管角质瘤。

6. **眼部异常及听力障碍** 角膜混浊见于黏多糖贮积症、黏脂病和 Fabry 病等；白内障见于半乳糖血症、同型胱氨酸尿症和眼脑肾（Lowe）综合征等；同型胱氨酸尿症、Lowe 综合征等可发生青光眼和晶体半脱位；神经节苷脂病和 Niemann-Pick 病等眼底可见黄斑部樱桃红点。耳聋见于黏多糖贮积症、神经鞘磷脂病、Menkes 病（钢发综合征）和肾上腺脑白质营养不良等。

表 12-5-3 IMD 异常代谢产物与尿液 / 汗液特殊气味、颜色关系

异常代谢产物	气味或颜色	IMD
苯丙酮尿症 PKU	鼠尿味	苯乙酸
甲基丙二酸尿症（MMA）	酸味	甲基丙二酸
异戊酸血症	汗脚味	异戊酸
枫糖尿病	枫糖浆味或焦糖味	α- 支链酮酸
酪氨酸血症 I 型	酸败黄油味	氧代甲硫丁酸
3- 甲基巴豆酰甘氨酸尿症	猫尿味	3- 羟基异戊酸
多种羧化酶缺乏症	烂白菜味	甲硫氨酸
胱氨酸尿症	甲硫味	胱氨酸
尿黑酸尿症	黑色	尿黑酸
卟啉病	红色	卟啉及其前体（δ- 氨基 -γ- 酮戊酸和胆色素原）

7. 低血糖症 患儿出现低血糖症时，一般见于内分泌紊乱、糖代谢缺陷、有机酸和氨基酸代谢紊乱、脂肪酸 β- 氧化障碍等（表 12-5-4）。新生儿低血糖发生在进食后，补给葡萄糖症状无明显缓解、伴有明显酮症酸中毒或其他代谢紊乱、反复发生低血糖时，需考虑由 IMD 引起：低血糖伴心功能不全，应考虑脂肪酸 β- 氧化障碍，生化检测可发现非酮症低血糖、血氨升高、酸中毒、血肌酸磷酸激酶和血尿酸升高等。低血糖伴肝功能衰竭常见于半乳糖血症、遗传性果糖不耐受症和酪氨酸血症 I 型，表现为喂给乳类食物后数天出现呕吐、拒食、体重不增和嗜睡等症状，继而出现严重黄疸、肝肿大和肝功能衰竭，病程中血糖纠正后肝功能衰竭持续存在，生化检测发现低血糖、酸中毒和高氨血症等。糖原贮积症 I 型患儿常表现为

表 12-5-4 导致低血糖症的
内分泌和主要遗传性代谢病

病因	疾病
内分泌紊乱	胰高血糖素缺乏、高胰岛素血症、垂体激素缺乏、肾上腺皮质或髓质功能减退、Beckwith-Wiedemann 综合征、胰岛细胞增生症
糖代谢缺陷	糖原贮积症、果糖不耐受症、半乳糖血症、果糖 1,6- 二磷酸酶缺乏、糖原合成酶缺乏症
有机酸血症	MMA、丙酸血症
氨基酸代谢紊乱	酪氨酸血症、枫糖尿病
脂肪酸 β- 氧化障碍	中、长链酰基辅酶 A 脱氢酶缺乏症

顽固性低血糖，补充葡萄糖后低血糖也很难纠正。低血糖伴肝肿大见于糖原贮积症 III 型和果糖 1,6- 二磷酸酶缺乏，临床特征为持续葡萄糖液输入下血糖水平正常，肝进行性肿大而肝功能正常。

8. 代谢性酸中毒 多数是由于细胞缺氧或低血糖造成能量供应不足，体内乳酸和其他酸性代谢产物堆积所致。新生儿肾功能不成熟，当体内乙酰 CoA 的生成超过三羧酸循环的氧化能力时，乙酰 CoA 即还原成酮体（丙酮、乙酰乙酸、γ- 羟丁酸），造成酮症酸中毒和酮尿。由于缺氧、糖酵解过盛等因素影响，丙酮酸不能正常氧化进入三羧酸循环时，乳酸大量累积，发生伴有丙酮酸和丙氨酸升高的乳酸性酸中毒。因此，对于存在严重而不易纠正的代谢性酸中毒患儿，应高度怀疑 IMD 的存在，应结合血阴离子隙（anion gap，AG）、乳酸、丙酮酸和有机酸等水平进行综合考虑，做出正确的判断（图 12-5-2）。

9. 高氨血症 患儿一般出生时正常，在进食数日后血氨升高，逐渐出现嗜睡、拒食、呕吐、肌张力减低，有时可见交替性肢体强直和不正常动作，严重者惊厥、昏迷、死亡。尿素循环障碍、有机酸血症和脂肪酸氧化障碍均可导致高氨血症，并可合并酸碱平衡紊乱：尿素循环酶缺陷常合并呼吸性碱中毒，脂肪酸氧化缺陷及多种羧化酶缺乏者常伴有轻度酸中毒，支链氨基酸代谢紊乱者则有中度代谢性酸中毒；多数有机酸血症（MMA、丙酸血症等）患儿伴有严重酸中毒。在排除新生儿败血症和肝炎等所致的肝功能衰竭导致高氨血症基础上，新生儿及婴幼儿高氨血症的诊断思路如下（图 12-5-3）。

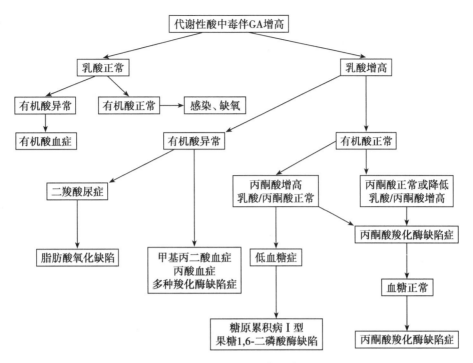

图 12-5-2　代谢性酸中毒的诊断思路

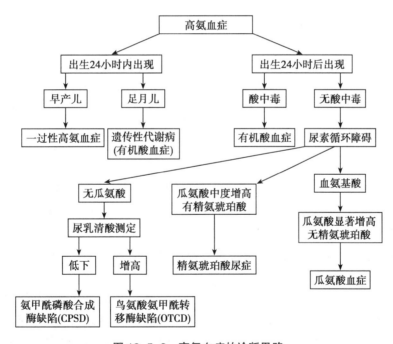

图 12-5-3　高氨血症的诊断思路

（二）酶学及基因分析的意义

酶活性测定是 IMD 可靠的诊断方法，但临床上少用。根据检测酶的类型不同可选择血清、白细胞、皮肤成纤维细胞、肝和肾组织等作为分析样本。应用酶活性测定能够诊断溶酶体贮积症、黏多糖贮积症和糖原贮积症等疾病，其中溶酶体贮积症是目前用酶学分析进行诊断比较多的一类

IMD。此外，其他 IMD 如鸟氨酸氨甲酰转移酶缺乏症、线粒体肌病以及过氧化物酶体病等也可通过酶学分析得以诊断。

细胞核 DNA 和线粒体 DNA 基因突变分析均可用于 IMD 的基因诊断，部分 IMD 必须通过突变基因检测才能诊断和分型，例如 MMA 可根据甲基丙二酰 CoA 变位酶及其辅酶腺苷钴胺素编码

基因的突变种类进行分型。此外,基因序列分析的广泛应用,新的基因突变类型被陆续发现,如在MMAmut0、mut– 型中,又分别发现三四种新的突变基因。基因序列分析对肝豆状核变性具有较高的检出率和准确性,有学者推荐其为此类疾病的首选筛查手段。许多IMD基因型和表型的关系尚不完全清楚,难以找到目的基因进行序列分析。部分IMD的基因突变为线粒体DNA遗传并存在组织特异性,如线粒体脑肌病基因突变,在肌组织突变与外周血白细胞中突变比例存在差异,须做肌肉组织线粒体DNA分析,故采集标本进行基因突变分析时应注意这一点。

五、遗传性代谢病的处理原则

目前,对于多数IMD仍无特殊治疗方法,但通过相应的对症支持治疗,许多IMD病情可以得到有效控制。大多数小分子IMD(氨基酸、有机酸、脂肪酸、糖代谢异常)多以饮食治疗为主,部分疾患可通过维生素、肉碱和辅酶等进行治疗。近年来,酶替代治疗、基因治疗和干细胞移植开始用于IMD治疗,已在少数IMD中取得成功,使"不治之症"变为"可治之症"。IMD处理应该遵循如下原则:①病因未明但高度怀疑IMD的危重患儿,应做到诊断与治疗同步进行,即在积极治疗的同时进行相关检查以查明病因;②诊断明确的IMD患儿除采取综合治疗外,应调整营养支持方案,在补充必需的营养时,应限制前体物质摄入,减少有毒代谢产物蓄积并促进其排出体外。

(一)急性期紧急处理是降低IMD死亡率和致残率的关键

一些IMD患儿在间歇期无症状或症状轻微,在某种诱因刺激下出现急性严重代谢紊乱,即所谓的"代谢危象(metabolic crisis)",死亡率高。代谢危象多为小分子(氨基酸和有机酸)代谢异常所致,患儿多存在严重代谢性酸中毒、低血糖症、高氨血症和能量代谢障碍等(表12-5-5)。应用MS-MS和/或GC-MS检测氨基酸、酰基肉碱和有机酸等可以确诊IMD。由于小分子IMD病情危重,变化极快,要求及早完成检测(最好48小时内);对拟似IMD危重患儿不要一味等待分析结果,治疗需争分夺秒,立即实施适当的干预:一

旦判断正确,及时正确的干预是救命的,可降低死亡率和减少后遗症发生率;即使最终被"误判","错误"的治疗也不会造成患儿的明显伤害。急性期治疗目的在于维持血糖水平、纠正严重酸中毒、降低高血氨。血液透析及连续性肾脏替代治疗(CRRT)等是IMD代谢危象的有效治疗方法,已在有机酸血症和尿素循环障碍性疾病中应用。

表 12-5-5　IMD 代谢危象的触发因素

疾病	触发因素
蛋白质、氨基酸、糖代谢障碍	禁食、发热、感染、接种、手术
氨基酸血症、有机酸血症、尿素循环障碍	摄入高蛋白
高胰岛素血症、线粒体病	迅速吸收过多碳水化合物
果糖不耐受症	果糖、蔗糖
半乳糖血症	乳糖、乳制品
脂肪酸氧化缺陷、脂蛋白酶缺乏	高脂饮食
卟啉病、脂肪酸氧化缺陷	磺胺类、非甾体解热镇痛药

1. 有机酸血症的紧急处理

(1)首先去除异常有毒代谢产物:甲基丙二酸血症、丙酸血症等有机酸血症的急性起病与蛋白质摄入有关,应该立即停止和严格限制,此时应输入葡萄糖和脂肪乳以维持血糖水平和供给能量,避免因机体蛋白分解代谢造成毒性产物继续堆积。

(2)纠正代谢性酸中毒:存在明显持续性代谢性酸中毒者(pH<7.2 或 HCO_3^-<14mmol/L),应大剂量静脉给予碳酸氢钠,一般 1mmol/kg 静脉缓慢推注后,再以相同的剂量静脉维持滴注;应用期间,动态监测酸碱状态并做出相应的调整。严重酸中毒用碳酸氢钠不能纠正者,应考虑血液透析或 CRRT,出现呼吸衰竭、脑功能衰竭者,应及早实施机械通气。

(3)怀疑存在 MMA 时,应肌注维生素 B_{12} 1mg,以期证实维生素 B_{12} 敏感的 MMA。多种羧化酶缺乏患儿对生物素敏感,应口服或鼻饲生物

素 10mg。有机酸血症、脂肪酸氧化缺陷症和乳酸性酸中毒常伴发肉碱缺乏,疑诊患儿在等待结果期间应常规补充左旋肉碱〔50~200mg/(kg·d),静脉或口服〕。肉碱为各种代谢途径的辅助因子,可加速甲基丙二酸等异常有毒代谢产物从尿中排除,对脂肪酸 β 氧化也具有重要作用,可携带长链脂肪酸进入线粒体降解而产生能量,从线粒体移出毒性复合物经尿排出体外。

2. 高氨血症的紧急处理

(1)首先除去氨等有毒代谢产物,并立即停止摄入相关蛋白质。

(2)高氨血症的危重患儿必须立即进行血液透析或 CRRT,没有必要等着饮食调整、药物治疗或其他辅助的治疗措施。

(3)不伴酸中毒的明显高氨血症多见于尿素循环障碍患儿,可持续静脉滴注(90 分钟以上)10% 的盐酸精氨酸 6ml/kg;对于瓜氨酸血症和精氨琥珀酸尿的患者,该处理常可使血氨水平迅速降低。此外,也可应用苯甲酸钠、苯乙酸钠治疗,但应注意患儿肝功能情况。

(二)饮食疗法在控制 IMD 病情方面意义重大

1953 年,德国 Bickel 医生首创低苯丙氨酸饮食疗法治疗 PKU 获得成功后,这种疗法被逐步推广,成为氨基酸、有机酸、脂肪酸、碳水化合物等多种 IMD 治疗借鉴的经典方法。饮食疗法旨在限制前体物质摄入,减少了有害代谢产物在体内的产生和堆积。通过饮食治疗,许多 IMD 可取得较好的疗效,如用不含异亮氨酸、缬氨酸、苏氨酸和蛋氨酸等氨基酸(甲基丙二酸和丙酸的前体物质)的特殊奶粉喂养甲基丙二酸血症或丙酸血症患儿就是饮食疗法一个很好的例子。需要注意的是,由于上述氨基酸多为必需氨基酸,机体本身不能合成,长时间限制其摄入又可能导致患儿出现其他代谢紊乱,如体内缬氨酸含量过低,可引发患儿严重皮疹等不良反应。因此,饮食治疗过程中需要动态监测患儿体内甲基丙二酸水平,合理制定饮食治疗方案,必要时给予部分普通奶粉,在特殊奶粉和普通奶粉喂养间寻求平衡,一方面使得有毒的代谢产物在体内不至于过高,另一方面又不明显影响患儿生长发育。一些 IMD 的饮食疗法如表 12-5-6。

表 12-5-6 IMD 的饮食治疗

IMD	饮食
有机酸血症(MMA、丙酸血症)	特殊奶粉喂养,低蛋白、高热量饮食
PKU	低苯丙氨酸饮食,苯丙酮尿症特殊奶粉
枫糖尿症	严格限制支链氨基酸饮食
高氨血症	低蛋白、高热量饮食
半乳糖血症	无乳糖、无半乳糖饮食
家族性高胆固醇血症	限制胆固醇饮食
肝豆状核变性	低铜饮食
糖原贮积症	生玉米淀粉喂养
脂肪酸代谢障碍	低脂肪饮食,预防饥饿

(三)药物治疗是 IMD 的辅助干预措施

药物治疗的目的就是补充缺乏物质或辅酶,促进蓄积物的排泄。维生素作为辅酶参与物质代谢,而一些 IMD 就是辅酶代谢障碍所致。一些 IMD 通过维生素治疗,可增加残留酶的活性,帮助受损的代谢恢复部分运行。临床已证实,MMA、同型半胱氨酸血症、戊二酸血症 Ⅱ 型、枫糖尿症、线粒体病、高乳酸血症和多种羧化酶缺乏症等 IMD 通过大剂量维生素治疗,可取得良好疗效。此外,其他药物对 IMD 也有很好的治疗效果,如青霉胺治疗肝豆状核变性,苯甲酸钠、苯乙酸钠治疗尿素循环障碍所致高氨血症,四氢生物蝶呤(BH4)、L- 多巴和 5- 羟色胺联合治疗异型 PKU 等(表 12-5-7)。

(四)酶替代治疗是 IMD 治疗的发展方向

酶缺陷是 IMD 的病因,理论上补充相应的酶可纠正代谢紊乱。目前 Gaucher 病 Ⅰ 型(葡萄糖脑苷酶缺陷)、Fabry 病(α- 半乳糖苷酶缺陷)、Pompe 病(α- 葡萄糖苷酶缺陷)、黏多糖贮积症 Ⅰ 型及 Ⅱ 型(分解黏多糖的特定酶缺陷)等疾病可通过酶替代治疗取得良好的效果。但由于酶制剂价格昂贵,我国医疗保险很少有罕见病的治疗支持方案,除个别疾病由国外大公司提供免费医疗外,多数患者尚无力支付巨额医疗费用,因此,酶替代疗法在我国目前还受到较大的限制。

表 12-5-7 IMD 的治疗药物

IMD	药物
枫糖尿症	维生素 B_1
高乳酸血症	维生素 B_1、L-肉碱、辅酶 Q_{10}、二氯乙酸钠
戊二酸尿症 II 型	维生素 B_2
同型半胱氨酸血症（维生素 B_6 反应型）	维生素 B_6
同型半胱氨酸血症（维生素 B_6 不反应型）	甜菜碱
同型半胱氨酸血症（III 型）	叶酸
MMA（维生素 B_{12} 反应型）	维生素 B_{12}
尿黑酸尿症	维生素 C
线粒体病	维生素 K_1、维生素 E
生物素酶缺乏症	生物素（维生素 H）、L-肉碱
多种（全）羧化酶缺乏症	生物素（维生素 H）、L-肉碱
异型 PKU	BH_4、5-羟色氨酸、L-多巴
脂肪酸氧化障碍	L-肉碱
肝豆状核变性	青霉胺、锌剂
尿素循环障碍导致高氨血症	苯甲酸钠、苯乙酸钠、苯丁酸钠
鸟氨酸氨甲酰基转移酶缺乏症	瓜氨酸、苯丁酸
瓜氨酸血症	精氨酸、苯丁酸
糖原贮积症	葡萄糖
肉碱缺乏症	L-肉碱
酪氨酸血症 I 型	2-（2-硝基-4-三氟苯甲酰）-1,3 环己二醇
甘油尿症	氢化可的松
异戊酸血症	甘氨酸
Menkes 病（钢发综合征）	组氨酸铜、硫酸铜

（五）正在探索中的 IMD 治疗技术可能是未来治疗方向

目前，骨髓造血干细胞移植治疗已成为 IMD 的一种治疗方法，已应用于黏多糖贮积症、肾上腺脑白质营养不良、Gaucher 病、Fabry 病、岩藻糖苷贮积症、神经节苷脂沉积症和神经元蜡质样脂褐质沉积症等的治疗，取得一定的疗效。

近年来，肝、肾移植也开始应用于临床，糖原贮积症、Citrin 缺乏症、肝豆状核变性、家族性高胆固醇血症、有机酸血症及尿素循环障碍等 IMD 通过器官移植，部分患儿临床症状得以缓解。器官移植治疗现阶段仍具有较高风险，需要充分与患儿家属进行沟通，权衡利弊，慎重选择。

通过修正缺陷基因是治疗单基因遗传病的根本途径，理论上基因治疗适用于所有的 IMD。在实验室及临床研究水平，此法用于腺苷脱氨酶缺乏症和镰状红细胞病等疾病已取得成功。由于基因治疗需病毒作为载体，存在一定的风险，且缺陷基因克隆、基因转染率及潜在致瘤性等关键问题均未得到妥善解决，真正应用于临床还有很长的路要走，任重道远。

（郝虎 肖昕）

参 考 文 献

［1］中华医学会儿科学分会内分泌遗传代谢学组 . 基因重组人生长激素儿科临床规范应用的建议 . 中华儿科杂志, 2013, 51（6）: 426-431

［2］Carel JC, Ecosse E, Landier F, et al. Long-Term Mortality after Recombinant Growth Hormone Treatment for Isolated Growth Hormone Deficiency or Childhood Short Stature: Preliminary Report of the French SAGhE Study. J Clin Endocrinol Metab, 2012, 97（2）: 416-425

［3］TODAY Study Group. Rapid rise in hypertension and nephropathy in youth with type 2 diabetes: the TODAY clinical trial. Diabetes Care, 2013, 36（6）: 1735-1741

［4］Copeland KC, Silverstein J, Moore KR, et al. Management of Newly Diagnosed Type 2 Diabetes Mellitus（T2DM）in Children and Adolescents. Pediatr, 2013, 131（2）: 364-382

［5］Zimmet P, Alberti G, Kaufman F, et al. The metabolic syndrome in children and adolescents. Lancet, 2007, 369（9579）: 2059-2061

［6］中华医学会儿科学分会内分泌遗传代谢学组, 中华医学会儿科学分会心血管学组, 中华医学会儿科学分会儿童保健学组 . 中国儿童青少年代谢综合征定义和防治建议 . 中华儿科杂志, 2012, 50（6）: 420-422

［7］Kliegman RM, Stanton B, St Geme J, et al. Nelson Textbook of Pediatrics, 20th ed. Philedelphia: Elsevier, 2016

［8］中华人民共和国卫生部 . 性早熟诊疗指南（试行）

【卫办医政发（195）号】. 中国儿童保健杂志 2011, 19（4）: 390-392

［9］中华医学会儿科学分会内分泌遗传代谢学组 . 中枢性（真性）性早熟诊治指南 . 中华儿科杂志, 2007, 45（6）: 426-427

［10］Silveira LF, Trarbach EB, Latronico AC. Genetics basis for GnRH-dependent pubertal disorders in humans. Mol Cell Endocrinol, 2010, 324（1-2）: 30-38

［11］叶军, 王华, 邹卉, 等 . 先天性肾上腺皮质增生症新生儿筛查共识 . 中华儿科杂志, 2016, 54（6）: 404-409

［12］杜敏联 . 先天性肾上腺皮质增生症 21- 羟化酶缺陷诊治共识 . 中华儿科杂志, 2016, 54（8）: 569-576

［13］Miller WL, Merke DP. Tenascin-X, Congenital Adrenal Hyperplasia, and the CAH-X Syndrome. Horm Res Paediatr, 2018, 89（5）: 352-361

［14］Neumann U, Whitaker MJ, Wiegand S, et al. Absorption and tolerability of taste-maskedhydrocortisone granules in neonates, infants and children under 6 years of age with adrenal insufficiency. Clin Endocrinol（Oxf）, 2018, 88（1）: 21-29

［15］Mallappa A, Nella AA, Sinaii N, et al. Long-termuse of continuous subcutaneous hydrocortisoneinfusion therapy in patients with congenital adrenal hyperplasia. Clin Endocrinol（Oxf）, 2018, 89（4）: 399-407

第十三章　免疫系统疾病

第一节　感染免疫机制与儿科疾病

人类生活在一个充满微生物的世界,其中部分微生物可导致人体感染。威胁儿童生命的严重感染性疾病(如天花、脊髓灰质炎等)发病率已明显下降,但感染性疾病仍为儿科常见病。采用细胞分子生物学、免疫学等现代技术,我们对诸多感染性疾病免疫发病机制的了解不断深入,为感染性疾病本身及其机体针对感染所产生的过度免疫应答性疾病提供了众多的新型诊断治疗方法。

一、正常菌群

正常菌群(normal flora)是指正常寄居在宿主体内,对宿主无害且有利的微生物群的总称。正常菌群数量巨大,超过人体细胞数的 1 000 倍以上。胎儿降生后数小时,肠道内即有少量肠球菌和大肠埃希菌,母乳喂养 1~4 天后肠内微生物明显增加,其肠道菌群以双歧杆菌和乳酸杆菌为主,约占 90%,这些细菌的存在可抑制肠内其他细菌生长。人工喂养婴儿肠道正常菌群则更接近成人,可含有乳酸杆菌、大肠埃希菌、无芽孢厌氧菌和肠道菌等。抗菌药物可杀灭正常菌群中某些成分或抑制其生长,使耐药菌株定植及扩增,从而导致疾病。

正常菌群与宿主间相互依存,正常菌群对宿主有以下作用:

1. 生物拮抗　正常菌群在宿主体内的正常寄生可妨碍或抵御致病微生物的侵入和繁殖,对宿主起保护作用。

2. 营养作用　体内的正常菌群对宿主摄入的营养物质进行初步代谢、物质转化和合成代谢,形成一些有利于宿主吸收、利用的物质,还可合成宿主不能合成的物质供宿主使用。

3. 免疫作用　正常菌群可作为抗原促使宿主免疫器官的发育,刺激免疫系统的成熟与免疫应答。产生的免疫物质可抑制或杀灭具有交叉抗原的致病微生物,从而阻断致病微生物对肠道黏膜上皮细胞的黏附和定植。

二、微生物的致病性

病原微生物或其毒素进入体内是抗感染免疫功能建立的始动环节。病原微生物致病多需经过定植、侵袭、繁殖、产生毒素等多个阶段。

(一)病原体在宿主体内定植

机体完整连续的皮肤或黏膜是抵御病原体侵袭的第一道屏障,当此屏障受损时,病原体便可侵入体内。不同性质不同部位的病原体进入体内的方式不同,其后续感染的特性也不同。微生物致病首先要黏附并定植于皮肤或黏膜上皮细胞表面。细菌黏附依赖其黏附素和宿主细胞表面的黏附素受体。哺乳动物细胞及细菌细胞表面均富含负电荷基团,排斥力阻碍细菌接近机体细胞。机体细胞与细菌间同时存在微弱吸引力,如局部离子力、范德瓦耳斯力(范德华力)、氢键等促进机体细胞与细菌靠近。当接触曲面减小时,排斥力的下降幅度较吸引力下降更明显,使两者易于接近。距离缩短有利于两者之间疏水键的形成,而水分子排除后使两者之间的黏附更为紧密。大肠埃希菌的黏附因子可能存在于其细长的伸出物上,且此伸出物表面的负电荷较少,而可能带有较多的疏水基团并可识别上皮细胞上互补基团的位点。大多数产毒性大肠埃希菌均有细长的纤毛结构,纤毛由细菌表面放射状伸出,其尖部表达的黏附抗原可与上皮细胞表面的受体结合,促进细菌定植。

（二）微生物的侵袭力

病原体或其产物必须通过机体的天然屏障进入组织才能致病，这就要求病原体应具有一定的侵袭能力。痢疾志贺菌是侵袭力极强的细菌，小于 100 个痢疾志贺菌即可导致临床疾病，临床上表现为细菌性痢疾。痢疾志贺菌的侵袭过程实际上是通过吞噬作用实现的。小肠上皮细胞虽不是经典的吞噬细胞，但可被细菌诱导而具备吞噬作用。细菌被吞噬后在胞内形成类似中性粒细胞内的吞噬小体，导致小肠上皮细胞出现一系列病理变化，包括肌动蛋白多聚化细胞骨架再组建。吞噬过程的启动信号为痢疾志贺菌外膜蛋白，此蛋白由质粒传导，故称侵袭性质粒抗原。

（三）体内繁殖

仅具备侵袭力而不在体内繁殖的微生物并不足以致病。微生物在细胞内繁殖逃避了机体的免疫防御功能。病毒必须在细胞内复制，其他可在细胞外存活的微生物也可在细胞内扩增，如结核分枝杆菌、嗜肺军团菌、弓形虫和利什曼原虫等。细胞外致病原的繁殖必须对抗宿主的防御功能，已经知道一些细菌，如肺炎链球菌的多糖荚膜能对抗宿主吞噬功能。丝虫和血吸虫能长期寄生于淋巴管和血管内，而其逃避宿主的免疫防御的机制还不清楚。

（四）微生物在宿主体内的播散

大多数微生物须在宿主体内播散才能到达一个或多个靶细胞或靶组织并致病。一些微生物透过上皮或黏膜表面进入循环，组织间液丰富的抗体及补体可有效杀灭病原微生物，因而进入循环的微生物常常具有抵御此免疫机制的能力。许多侵入组织并繁殖的细菌可释放侵袭性胞外酶，有利于病原菌的抗吞噬作用并向周围组织扩散，如致病性葡萄球菌凝固酶，能使血浆中可溶性纤维蛋白原转变为固态的纤维蛋白包绕在菌体表面，有利于抵抗宿主吞噬细胞的吞噬。金黄色葡萄球菌常在体内播散而发生全身性脓肿，其机制之一与吞噬细胞有关。由于吞噬细胞吞噬了金黄色葡萄球菌，但不能将其杀灭，反而自身死亡；含病原菌的吞噬细胞随循环扩散至全身各处定植，形成多发性小脓肿。荚膜具有抗宿主吞噬细胞和抵抗体液中杀菌物质的作用，使病原微生物能在宿主体内生存、繁殖和扩散。全身性病毒感染主要通过病毒血症在体内播散，循环网络将病毒携带到适于其黏附的靶细胞，随后进入胞内进行复制。

三、感染性疾病的发病机制

病原微生物侵入机体仅为疾病的初始阶段，此过程可能没有任何临床表现，当其一旦定位扩增，便可导致细胞或器官的结构损伤或功能障碍，机体的免疫病理机制参与其中，引发疾病的临床表现。

（一）炎症反应

病原微生物侵入诱导机体产生的炎症反应是导致疾病临床表现的重要原因。机体依靠炎症反应防御病原体，但炎症反应同时亦造成组织损伤与功能异常。炎症反应通常自趋化作用开始。细菌脂多糖是一类重要的趋化介质，另有其他一些介质亦具趋化作用，如微生物产生的中性蛋白酶可水解补体 C3 和 C5，产生具趋化及过敏毒素作用的 C3a 和 C5a，增加血管通透性，促成血细胞外渗并到达感染部位。微生物表面某些组分及抗原是诱导产生上述补体活性成分的重要物质。白细胞酶类释放可激活机体血凝及激肽系统，后两者可直接导致组织损伤。虽然白细胞是机体重要的抗感染效应细胞，但其聚集亦可导致脓肿形成并出现临床症状。

某些微生物可诱导特殊的炎症应答——肉芽肿反应。如分枝杆菌诱导机体产生的由巨噬细胞、T 细胞、嗜酸性粒细胞及多形核白细胞构成的肉芽肿。肉芽肿可限制病原体播散，但同时也可导致病理反应。

（二）内毒素

G^- 细菌细胞壁中的脂多糖（LPS）在细菌死亡裂解后被释放出来。螺旋体、衣原体、支原体、立克次体也产生类似 LPS 的物质，具有内毒素活性。LPS 及其类似物是一类具代表性的致热原，LPS 进入体内后须首先与肝细胞产生的急性时相蛋白之一——LPS 结合蛋白（LPS binding protein，LBP）结合，其后被细胞表面受体识别产生脂质 A 所诱导的应答。在 LBP 存在情况下，极低浓度的 LPS 即可诱导很强烈的细胞因子应答。LPS 一方面调动机体的防御反应，另一方面亦给机体造成损伤。过度的机体应答可导致脓毒血症、感染中毒性休克、肝功能衰竭等。另外各重要脏器如心、肺、肾、脑及消化道的功能亦可严重受损。

LPS的主要生物学效应包括：①致热反应，内毒素作用于巨噬细胞、血管内皮细胞，产生IL-1、IL-6和TNF-α等细胞因子，作为内源性致热原作用于宿主下丘脑体温调节中枢，导致产热增加、微血管扩张及炎症反应，这些反应也是机体保护性免疫反应。②引起白细胞数量变化，内毒素进入体内，初期使中性粒细胞黏附到毛细血管壁，导致血液循环中的中性粒细胞减少；数小时后，由LPS诱生的中性粒细胞释放因子刺激骨髓释放中性粒细胞进入血液，使外周血中数量明显增加。但沙门菌内毒素例外，血液循环中白细胞总数减少。③内毒素血症与内毒素休克，血液中G⁻细菌大量繁殖或感染病灶释放内毒素入血，导致内毒素血症；内毒素作用于巨噬细胞、中性粒细胞、内皮细胞、血小板、补体系统、凝血系统等，诱生IL-1、IL-6、IL-8、TNF-α、组胺、5-羟色胺、前列腺素、激肽等生物活性物质，使小血管功能紊乱而造成微循环紊乱，组织器官毛细血管灌流不足、缺氧、酸中毒等。高浓度的内毒素还可活化补体替代途径，引起高热、低血压、活化凝血系统，导致弥散性血管内凝血。

（三）肽聚糖

细菌细胞壁成分亦可诱导机体产生损伤性的应答。肽聚糖（peptidoglycan，PG）即是细胞壁的主要组分，具有类似于内毒素的特性，包括致热、活化补体（经典途径与替代途径均可）及佐剂作用。将葡萄球菌肽聚糖注入实验动物，发现其可抑制多形核细胞吞噬金黄色葡萄球菌及诱导白细胞减少症，上述效应可被抗PG抗体阻断。将A组β溶血性链球菌的PG注入实验动物可诱导心肌的慢性炎症应答。此种PG尚可诱发鼠的游走性关节炎，表现为滑膜炎、血管翳形成及关节破坏，与人类类风湿性关节炎病理改变相似，为感染与以类风湿性关节炎为代表的自身免疫性疾病的关系提供了佐证。

（四）荚膜多糖

细菌荚膜多糖（capsular polysaccharide）不仅抵抗机体吞噬细胞吞噬作用，协助病原微生物突破机体防线，亦具有诱导疾病表现的作用。脆弱拟杆菌是机体厌氧感染的主要病原菌。临床常见为腹腔感染及脓肿形成。动物实验已经证实在此过程中其表面的寡聚糖结构是主要毒力因子。其他杆菌属则不具备此细胞组分。用灭活菌苗或纯化的荚膜多糖成分仍可诱导腹腔内脓肿形成。荚膜多糖是诱导脓肿形成的主要细菌成分，虽然LPS亦促进脓肿形成，但其活性较荚膜多糖成分低得多。

（五）外毒素

外毒素（exotoxin）是细菌合成并分泌/释放的毒性蛋白质，其致病作用早已为人们所熟知。G⁺菌中的破伤风梭菌、肉毒梭菌、白喉棒状杆菌、产气荚膜梭菌、A族链球菌、金黄色葡萄球菌等产生外毒素，G⁻菌中的痢疾志贺菌、霍乱弧菌、产毒性大肠埃希菌、铜绿假单胞菌等也可产生外毒素。白喉及破伤风抗毒素及毒素疫苗的使用为相关疾病的治疗提供了特效手段。

（六）病原微生物诱导体内抗原表达

有些细菌的基因在人工培养条件下不表达，而进入宿主体内后被诱导表达，这些基因称为体内诱导基因，有些体内诱导基因与致病性密切相关。绝大多数病原菌都有体内诱导表达基因的存在。

（七）超抗原

超抗原是一类具有超强能力，刺激淋巴细胞增殖和产生过量T细胞及细胞因子的特殊抗原。某些细菌、病毒及支原体等微生物能产生超抗原类活性物质。超抗原不经过抗原递呈细胞的处理，能与MHC-Ⅱ类分子结合，激活T细胞增殖并释放大量细胞因子（IL-1、IL-2、TNF-α、IFN-γ等）。

（八）免疫病理损伤

在致病微生物感染时，有些原本无直接毒性的抗原物质，可通过激活机体的免疫应答，产生超敏反应引起组织细胞的免疫病理性损伤，从而导致疾病。如长期或反复链球菌感染，可通过Ⅲ型变态反应，免疫复合物沉积于血管基底膜导致肾小球肾炎、风湿热。结核分枝杆菌引起的病变与Ⅳ型超敏反应密切相关。

四、抗感染免疫应答

抗感染免疫应答是病原微生物与机体免疫系统相互作用的结果。病原微生物进入体内后，可诱导机体固有免疫（天然）免疫和适应性（获得性)免疫反应。固有免疫是机体防御病原微生物入侵的第一道防线,可迅速对病原微生物做出免疫应答,涉及单核/巨噬细胞、中性粒细胞、自然杀伤细胞(NK细胞)、树突状细胞(DC)、内皮细胞、上皮细胞、补体、溶菌酶及细胞因子等各种免疫细胞和免疫分子。适应性免疫反应由T、B细胞介导,对特异性持久清除病原微生物具有重要作用。固有免疫反应通过提呈抗原、共刺激分子和细胞因子启动和调控适应性免疫反应,适应性免疫反应亦可增强或抑制固有免疫反应。抗感染免疫反应涉及多种细胞和因子,细胞与细胞、因子与因子间相互调控,维持适当的免疫应答,抵御病原微生物入侵,异常免疫应答则可引起组织细胞破坏,严重器官功能受损。

(一)固有免疫反应

1. 固有免疫细胞 巨噬细胞是一组高度异质性的细胞群,参与抗细菌、病毒、真菌及原虫的免疫应答反应。巨噬细胞广泛分布于机体各种组织器官,包括神经系统胶质细胞、骨骼系统破骨细胞、肝脏库普弗细胞、肺泡巨噬细胞、间质结缔组织的组织细胞等。感染期间巨噬细胞可分化为经典活化的巨噬细胞(M1)和旁路活化的巨噬细胞(M2)。M1主要功能是杀灭胞内病原微生物,参与和增强I型免疫反应,可产生炎症细胞因子(TNF-α、IL-1β、IL-12、IL-18、IL-6、IFN-γ)、活性氧(ROS)和一氧化氮(NO),促进补体介导的吞噬和抗原提呈功能。M2参与和促进II型免疫反应,可进一步分为IL-4或IL-13诱导的M2a,免疫复合物或IL-1β诱导的M2b,IL-10、TGF-β(或糖皮质激素)诱导的M2c。IL-33和胸腺基质淋巴细胞生成素(TSLP)亦可以IL-13依赖的形式促进M2分化。总体来讲,M1具有促炎作用,M2具有抗炎作用,参与抗感染炎症反应后的组织修复。

中性粒细胞是人体最重要的固有免疫细胞之一。感染发生时,中性粒细胞在细胞因子(TNF-α、IL-8、TNF等)、前列腺素、白三烯及内毒素(LPS)等作用下,从外周循环募集到感染部位,吞噬补体或抗体结合的细菌、真菌及病毒等病原微生物,形成吞噬小体,触发胞膜上的还原型烟酰胺腺嘌呤二核苷酸磷酸(NADPH)氧化酶,引起中性粒细胞呼吸爆发,产生大量活性氧代谢产

物,病原微生物在颗粒酶及活性氧共同作用下被破坏降解。成熟中性粒细胞可释放中性粒细胞胞外诱捕网(neutrophil extracellular traps,NETs),NETs由中性粒细胞染色质DNA及颗粒蛋白组成,含有组蛋白、弹性蛋白酶、蛋白酶3及髓过氧化物酶等易于与DNA结合的阳离子杀菌性蛋白,可诱捕并杀伤金黄色葡萄球菌、志贺菌、白念珠菌等多种病原微生物。

DC是连接固有免疫和适应性免疫反应的细胞,按其表面标志可分为髓系来源的常规DC(cDC,亦称mDC)和淋巴系来源的pDC,前者是体内功能最强的抗原提呈细胞(APC),通过Fc受体及多种摄入受体消化处理抗原,并经MHC I和MHC II类分子分别提呈抗原给CD8⁺T细胞和CD4⁺T细胞,在CD80、CD86等共刺激分子和细胞因子协同下,启动和调控适应性免疫反应。pDC是机体最强I型干扰素产生细胞,在病毒等微生物感染时可迅速趋化到炎症反应部位,释放大量IFN-α。DC按成熟程度可分为成熟DC和未成熟DC(immature DC,iDC)。正常情况下体内绝大多数是iDC,它们具有极强摄取和加工处理抗原的能力,但MHC分子、细胞表面共刺激分子表达极低,这种特征是机体维持外周免疫耐受的主要机制之一。

自然杀伤细胞(NK细胞)是重要的固有免疫细胞,参与抗病毒免疫反应。根据其表面CD56分子表达强度分为CD56ᵇʳⁱᵍʰᵗ和CD56ᵈⁱᵐ NK细胞,大于90%的外周NK细胞是CD56ᵈⁱᵐ NK细胞,表达较高水平的杀伤细胞抑制性受体(KIR)、CD16和穿孔素,具有杀伤活性。CD56ᵇʳⁱᵍʰᵗ是相对不成熟的NK细胞,分泌IFN-γ和IL-10等因子,也称为调节性NK细胞。NK细胞可直接识别病毒感染细胞,无需抗原提呈。NK细胞动态表达抑制型受体(iNKR,如CD94/NKG2A)和活化型受体(aNKR,如NKP30、NKP44、NKG2D),与MHC I类分子结合,调节杀伤活性。

2. 模式识别受体 模式识别受体识别各种病原体高度保守的结构,即病原相关分子模式(pathogen associated molecular pattern,PAMP),使大量结构各异的病原体能够被数量有限的识别分子所识别。已知PRR主要包括跨膜的Toll样受体(toll-like receptor,TLR)和C型凝集素受体(C-type lectin receptor, CLR)、胞质内的核苷酸结合寡聚化结构域(nucleotide binding oligomerization domain, NOD)样受体(NLR)及视黄醇诱导基因 -1(retinoic acid inducible gene-1, RIG-1)样受体(RLR)等,表达或存在于身体各种细胞或血浆,分别介导细菌、真菌、病毒及原虫所致的固有免疫反应。不同的 TLR 识别各自不同的 PAMP, TLR2 识别 G^+ 菌的脂蛋白、肽聚糖及脂磷壁酸, TLR4 识别 G^- 菌脂多糖(LPS)及呼吸道合胞病毒融合蛋白, TLR5 识别鞭毛蛋白, TLR1 和 TLR6 与 TLR2 结合形成异源二聚体,分别识别 2- 乙酰脂肽或 3- 乙酰脂肽。位于核内体上的 TLR3、TLR7、TLR8、TLR9 主要识别 RNA 或 DNA 等核酸成分,介导抗病毒反应:TLR3 识别病毒产物 dsDNA, TLR7/8 识别单链病毒 RNA, TLR9 识别病毒或细菌的非甲基化 CpG DNA 序列。TLR 除识别外源性配体外,表达于 DC(或巨噬细胞)的 TLR 尚可识别组织细胞损伤所释放的内源性配体,如热休克蛋白(HSP)60、HSP70,高迁移率族蛋白 B1(HMGB-1)、硫酸肝素、透明质酸寡聚糖、RNA 及 DNA 等。其中 TLR3、TLR7、TLR9 识别 DNA 或核酸 IgG 复合物, TLR2、TLR4 识别 HMGB-1、HSP 等, TLR 识别内源性配体在炎症反应的发生发展中具有重要作用。

CLR 是一组含 C 型凝集素结构域的异质性跨膜蛋白,主要包括甘露糖受体、Dectin1/2 等,识别真菌产物 β- 葡聚糖和 α- 甘露聚糖,经接头分子脾酪氨酸激酶(Syk)和 CARD9 活化 NF-κB,诱导炎症细胞因子产生;RLR 主要包括 RIG- Ⅰ和 MDA5(黑色素瘤分化相关基因 5),识别病毒 dsRNA,启动和调节抗病毒免疫反应。

(二)适应性免疫

1. 辅助性 T 细胞 成熟 DC 表达 CD80、CD86、CD40 等细胞表面共刺激分子,分泌 IL-6、TGF-β、IL-12、IFN-γ 等多种细胞因子,触发适应性免疫,诱导初始 T 细胞分化为 $CD4^+$ 辅助性 T 细胞(Th 细胞), Th 包括 Th1、Th2、Th17、$CD4^+CD25^+$Foxp3 调节性 T 细胞(Treg 细胞)及滤泡辅助性 T 细胞(Tfh)。Th 细胞及其分泌的细胞因子具有多种功能,除辅导 B 细胞生成抗体及增强细胞毒性 T 细胞(CTL)活性外,尚可调节(抑制)免疫反应和诱导炎症反应。在抗感染免疫反应中, Th1 主要由 IL-12(或 IFN-γ)诱导,分泌促炎细胞因子 IFN-γ 和 IL-2,诱导细胞免疫反应;Th2 由 IL-4 诱导,分泌抗炎细胞因子 IL-4 和 IL-5 等,介导体液免疫反应并参与免疫抑制;Treg 细胞分为天然 Treg(nTreg)及诱导型(iTreg)两种。iTreg 细胞主要由 TGF-β 诱导。Treg 细胞具有免疫抑制作用,可经过细胞接触机制(CTLA-4 等)或细胞因子机制(分泌 IL-10 及 TGF-β 等)抑制 T 细胞活化,调控过度免疫反应。Th17 细胞主要由 IL-6(人类尚有 IL-1β 及 IL-23 等)诱导,通过分泌 IL-17 诱导巨噬细胞、内皮细胞等多种细胞产生 TNF-α 等炎症细胞因子或趋化因子,诱导和放大抗感染炎症反应。Tfh 细胞主要由 IL-21 和 B 细胞诱导性共刺激分子配体(ICOSL)诱导, Tfh 表达的 ICOS 与 B 细胞表面 ICOSL 结合,与 Tfh 自身分泌的 IL-21 共同作用,刺激 B 细胞的增殖、分化及 Ig 类型转换。B 细胞在 CD40 和 LPS 诱导下,可生成调节性 B 细胞(Breg),分泌 IL-10,可诱导 Treg 或抑制 Th1、Th17 分化,下调免疫反应。

2. 抗体的调理和中和作用 适应性免疫产生的抗体是机体抵抗病原微生物的重要武器,它可高度特异性地识别并结合病原微生物的抗原成分,直接中和抗原,使其不再具有致病性。抗体与病原体抗原结合,其 Fc 片段与吞噬细胞表面 Fc 受体连接,有利于吞噬细胞对病原体的吞噬。吞噬细胞杀灭有荚膜细菌时更需调理作用协助,故调理作用缺陷常致有荚膜微生物(如肺炎链球菌、嗜血流感杆菌、脑膜炎球菌及金黄色葡萄球菌等)感染。抗毒素是针对微生物外毒素抗原产生的抗体成分,其作用为中和外毒素的生物学效应。抗毒素不仅能识别外毒素的 α 亚单位并能阻断其生物学效应,亦可抑制其特异组织识别部分——β 亚单位与组织结合,其结果均为中和外毒素毒性,使机体免于病理生理改变。外毒素产生后往往与靶细胞紧密结合,迅速导致不可逆病理损害,因而外毒素抗体产生的最佳时间应在外毒素产生前,以及时阻断外毒素与靶细胞结合。

3. CTL 介导的细胞免疫反应 CTL 通过分泌穿孔素(perforin)溶解被病毒感染的靶细胞,也可通过表达死亡基因产物 Fas 的配体(FasL),与受感染靶细胞表面的 Fas 相连接,触发靶细胞内在的凋亡机制,导致靶细胞发生凋亡。CTL功能缺陷者,将会发生反复而严重的病毒感染,如水痘、疱疹病毒、巨细胞病毒(CMV)感染或其他细胞内微生物,如卡氏肺囊虫和结核分枝杆菌感染。如果给这些患者接种卡介苗,可致肺和全身性分枝杆菌感染。

(三)抗感染免疫应答反应调控失衡

脓毒症是感染引起的全身炎症反应综合征(systemic inflammatory response syndrome, SIRS)。在脓毒症发病机制中,除病原微生物及其毒素直接损伤组织细胞外,免疫功能紊乱对其发生发展具有重要作用。TLR等PRR识别病原微生物配体后启动固有免疫反应,若PRR及其传导途径过度活化,则诱发炎症反应。大量异常产生的TNF-α等炎症细胞因子/趋化因子,可诱导血管内皮细胞高表达细胞间黏附分子(ICAM)等黏附分子和一氧化氮(NO),并募集中性粒细胞到黏附分子表达部位,造成血管内皮损伤,激活凝血/纤溶系统,导致组织细胞损伤。组织细胞破坏释放的内源性配体可进一步活化TLR,诱发炎症级联反应,严重者可致脓毒性休克或MODS。导致脓毒症的TLR信号途径及炎症细胞因子过度活化的机制尚不清楚。病原微生物特性及宿主炎症反应性可能是导致异常活化的重要原因,后者与TLR信号途径分子及炎症细胞因子基因多态性有关。此外,机体通过免疫系统启动抗微生物促炎反应的同时也启动抗炎反应。促炎反应/抗炎反应失衡是抗感染免疫功能紊乱的主要原因。

除此之外,抗感染免疫应答异常尚可因活化固有免疫过度应答、淋巴细胞过度活化、细胞凋亡障碍等各种机制引发自身免疫、淋巴增生、恶性肿瘤等疾病发生。

五、抗感染免疫异常与儿科疾病

(一)原发性免疫缺陷病

原发性免疫缺陷病(primary immunodeficiency disease, PID)系一组由免疫系统基因突变导致的免疫功能缺陷性疾病。由于免疫功能具有强大的抗感染功能,即使是一个单基因突变,也足以导致机体免疫系统无法抵御病原体侵袭,出现不同于正常个体的感染表现。根据致病基因不同,PID被分为9大类共约400种疾病,其中绝大部分以

感染频次异常增高、感染程度异常严重和难以控制为突出表现,因而是PID的"标签"表现。当然,部分PID患儿感染病原并非广谱,而仅对结核分枝杆菌、真菌、EB病毒等特殊病原体易感性增高。因此,无论任何年龄,只要儿童发生感染的临床表现与正常同龄儿表现出显著不同的特征,都应怀疑其可能患有PID基础疾病。

(二)炎症性疾病

理想的抗感染免疫应答结果是清除病原体,导致尽可能少的组织损伤和功能障碍,并使机体内环境恢复稳态。但是,绝大多数情况下,抗感染免疫应答都可能导致免疫病理损伤,甚至远远超过病原体的直接作用。脓毒症即为典型例子,感染诱发的炎症反应失去正常调控机制,出现部分免疫细胞的过度应答,进而促发细胞因子风暴,造成严重的、不可逆的组织损伤和功能损害,甚至危及生命。在此种情况下,应该适当给予控制炎症应答的治疗方案,以抑制过度的免疫病理。

(三)自身免疫性疾病

诸多自身免疫性疾病与感染和抗感染免疫应答有关。感染导致的抗原变性,超抗原产生。感染诱发的淋巴细胞异常增殖和随后的清除障碍等,都为自身免疫反应提供了条件。最近,也有诸多研究表明感染导致的中性粒细胞死亡,释放过多的胞质和核内物质,导致易感个体I型干扰素过度产生,从而导致系统性红斑狼疮。

(四)其他疾病

抗感染免疫应答亦可能与恶性肿瘤、过敏性疾病、代谢性疾病的发生有关。

(赵晓东)

第二节 免疫功能评估

人体的免疫功能纷繁复杂。按照承载的物质不同,可分为由免疫细胞承载的细胞免疫功能和溶于液相的体液免疫功能。按照是否具有抗原特异性又可将免疫功能分为固有免疫功能(不具有抗原特异性,不能形成记忆应答)和适应性免疫功能(具有抗原特异性,可形成强大的记忆应答)。采用各种技术手段,对上述各种免疫功能进行评价,以发现免疫功能异常情况,阐释疾病发生的免疫学基础,即为免疫功能评估。免疫功能异

常既可以是免疫功能缺陷,也可能是过度,例如免疫功能过度导致自身免疫反应,以及主要由免疫系统调控的过度炎症反应。因此,免疫功能评估理论上可以针对免疫功能的所有分支。但通常情况下,各种免疫功能指标在原发性免疫缺陷病(primary immunodeficiency disease, PID)中的变化最为明显和典型,诊断价值也最大,因此本部分主要讲述免疫功能评估在 PID 中的应用,重点是临床可及性较高的评估手段。

反复不明原因的感染发作、幼年起病的淋巴系统恶性肿瘤、免疫调节失衡表现和阳性家族史提示原发性免疫缺陷病可能。免疫调节失衡是新近认识到免疫系统单基因突变所致的特殊表现,通常为早发、严重过敏反应,失控的炎症反应和自身免疫反应。PID 的范畴因而得以明显扩大,以往概念中的"缺陷"一词,已不能准确反映 PID 的全貌,因此,2017 年召开的最近一次国际免疫学会联盟 PID 分类会议建议将 PID 更名为免疫出生错误(inborn error of immunity)。PID 免疫功能评估可分为 3 个层次进行,即:①初筛试验,大部分三级甲等医院都可执行;②进一步检查,部分三级甲等医院可执行;③特殊或研究性实验,仅在一些具有较强学科优势的 PID 研究中心可执行(表 13-2-1)。

表 13-2-1 免疫缺陷病的免疫功能评估

初筛试验	进一步检查	特殊/研究性实验
B 细胞缺陷		
IgG、IgM、IgA 水平 同族凝集素 嗜异凝集素 抗链球菌溶血素 O 抗体 分泌型 IgA 水平	B 细胞计数(CD19 或 CD20) IgG 亚类水平 IgE 水平 抗体反应(破伤风、白喉、风疹、流感嗜血杆菌疫苗) 抗体反应(伤寒、肺炎球菌疫苗) 侧位 X 线片咽部腺样体影	进一步 B 细胞表型分析 淋巴结活检 抗体反应(ΦX174、KLH) 体内 Ig 半衰期 体外 Ig 合成 B 细胞活化增殖功能 基因突变分析
T 细胞缺陷		
外周淋巴细胞计数及形态 胸部 X 片胸腺影 迟发型皮肤超敏试验(腮腺炎、念珠菌、破伤风类毒素、毛霉菌素、结核菌素或纯衍生物)	T 细胞亚群计数(CD3、CD4、CD8) 丝裂原增殖反应或混合淋巴细胞培养	进一步 T 细胞表型分析 细胞因子及其受体测定(如 IL-2、IFN-γ、TNF-α) 酶测定:腺苷脱氨酶(ADA)、嘌呤核苷磷酸化酶(PNP) 胸腺素测定,细胞活化增殖功能,皮肤、胸腺活检
吞噬细胞缺陷		
WBC 计数及形态学 NBT 试验 IgE 水平	化学发光试验 WBC 动力观察 特殊形态学,移动和趋化性 吞噬功能测定 杀菌功能测定	黏附分子测定(CD11b/CD18,选择素配体) 变形性、黏附和凝集功能测定 氧化代谢功能测定 酶测定(MPO、G6PD、NADPH 氧化酶) 基因突变分析
补体缺陷		
CH50 活性 C3 水平 C4 水平	调理素测定 各补体成分测定 补体活化成分测定(C3a、C4a、C4d、C5a)	补体旁路测定 补体功能测定(趋化因子、免疫黏附) 同种异体分析 补体体内存活时间

注:G6PD,葡萄糖 -6- 磷酸脱氢酶;KLH,钥孔虫戚血蓝素;MPO,髓过氧化物酶;NADPH,烟酰胺腺苷二核苷磷酸;NBT,四唑氮蓝;ΦX,噬菌体

一、免疫功能初筛检查

1. 免疫球蛋白测定应设立不同年龄正常儿童IgG、IgM、IgA（表13-2-2）和IgE值。免疫球蛋白水平在正常同龄儿均值的2SD范围内可视为正常。年长儿和成人总Ig（包括IgG、IgM和IgA）大于6g/L者，应属正常，低于4g/L或IgG低于2g/L时提示缺陷。总Ig为4~6g/L或IgG 2~4g/L者为可疑的抗体缺陷，应做进一步抗体反应试验或IgG亚类测定。IgE增高见于某些吞噬细胞功能异常，特别是趋化功能缺陷。

表13-2-2 健康儿童血清免疫球蛋白含量（均值） 单位：g/L

年龄组	测定人数	IgG	IgA	IgM
新生儿	7	5.190~10.790 （8.490）	0.001~0.018 （0.009）	0.018~0.120 （0.069）
4个月~	11	3.050~6.870 （4.970）	0.110~0.450 （0.280）	0.310~0.850 （0.580）
7个月~	20	4.090~7.030 （5.560）	0.210~0.470 （0.340）	0.330~0.730 （0.530）
1岁~	60	5.090~10.090 （7.590）	0.310~0.670 （0.490）	0.980~1.780 （1.380）
3岁~	85	6.600~10.390 （8.240）	0.580~1.000 （0.790）	1.100~1.800 （1.450）
7岁~	50	7.910~13.070 （10.720）	0.850~1.710 （1.280）	1.200~2.260 （1.730）
12岁~	30	8.270~14.170 （11.220）	0.860~1.920 （1.390）	1.220~2.560 （1.890）

注：表内数字为均值±2个标准差，括号内为均值

2. 抗A、抗B或抗AB同族凝集素代表IgM类抗体功能，正常情况下，生后6个月婴儿抗A、抗B滴度至少为1:8（AB血型者例外）。

3. **抗链球菌溶血素O（ASO）和嗜异凝集素滴度** 由于广泛的食物、吸入物以及呼吸道细菌都可诱发这些自然抗体。一般人群嗜异凝集素滴度均大于1:10，代表IgG类抗体。我国人群由于广泛接受抗菌药物，ASO效价一般较低，若血清ASO在12岁后仍低于50单位可提示IgG抗体反应缺陷。

4. **分泌型IgA水平** 一般测定唾液、泪、鼻分泌物和胃液中分泌型IgA，其标本收集较为困难，至今尚无正常年龄对照值。收集唾液的方法为，令小孩咀嚼棉球，然后挤压浸满唾液的棉球，将唾液收集在5ml注射器内。唾液经过滤后，即可测定分泌型IgA。

5. **外周血淋巴细胞绝对计数** 外周血淋巴细胞80%为T细胞，因此外周血淋巴细胞绝对计数可代表T细胞数量，正常值为（2~6）×10⁹/L；

<2×10⁹/L为可疑T细胞减少，<1.5×10⁹/L则可确诊。应重复检查，并做涂片观察形态学。若持续性淋巴细胞数量减少，且其体积变小，方可定为细胞数量减少。

6. **胸部X线片** 婴幼儿期缺乏胸腺影者提示T细胞功能缺陷，但胸腺可深藏于纵隔中而无法看到，应仔细改变投射位置，以便暴露胸腺影。新生儿期常规胸片检查胸腺影，是筛查胸腺发育不全的重要手段。

7. **迟发型皮肤超敏（DCH）试验** DCH代表Th1细胞功能。将一定量抗原注入皮内，24~72小时观察注射部位的反应。常用的抗原和用量为腮腺炎病毒疫苗1mg/ml、旧结核菌类（1:1 000），也可用结核菌纯蛋白衍化物（PPD）、毛霉菌素（1:30）、白念珠菌素（1:100）、白喉类毒素（1:100），以上抗原均为0.1ml皮内注射。若上述皮试阴性，可加大浓度重复试验，如将破伤风、白喉类毒素和白念珠菌素浓度改为1:10。

DCH为免疫回忆反应，皮试前应接种过这些

疫苗或有相应的感染史。因此,2 岁以内儿童可能因未曾致敏,而出现阴性反应。应同时进行 5 种以上抗原皮试,只要有一种抗原皮试阳性,即可说明 Th1 细胞功能正常。当上述皮试均为阴性,而又能证明曾接种过这些疫苗或有相应的感染史时,则可确定为 Th1 细胞功能低下。植物凝集素(PHA)的致敏性较差,二氮氯苯(DNCB)的皮肤刺激性太大,且有潜在致癌的可能性,因而均少用于临床。

8. 四唑氮蓝染料(NBT)试验　NBT 为淡黄色可溶性染料,还原后变成蓝黑色甲臜颗粒。正常中性粒细胞进行吞噬时,糖代谢己糖磷酸旁路被激活,产生的氢离子和超氧根使 NBT 还原。未经刺激的中性粒细胞具有此还原能力者为 8%~14%,增高时提示细菌感染,慢性肉芽肿病患者通常低于 1%,甚至测不出。预先用内毒素刺激中性粒细胞,或将 NBT 与乳胶颗粒混合后再进行中性粒细胞培养,涂片计数 NBT 阳性细胞数。正常人阳性细胞大于 90%,而慢性肉芽肿病患者常低于 1%,而疾病携带者则可呈嵌合体。

9. 补体　CH50 活性、C3 和 C4 水平总补体缺陷可被 CH50 活性法测定,其原理为血清补体成分能通过经典补体途径溶解抗体结合的羊红细胞,CH50 正常值为 50~100U/ml。C3 占总补体的 50% 以上,C4 是仅次于 C3 的主要补体成分。C3 正常值新生儿期为 570~1 160mg/L,1~3 个月为 530~1 310mg/L,3 个月 ~1 岁为 620~1 800mg/L,1~10 岁为 770~1 950mg/L。C4 正常值为新生儿期 70~230mg/L,1~3 个月为 70~270mg/L,3 个月 ~10 岁为 70~400mg/L。

二、进一步免疫功能检查

经过初步筛查,虽然一些原发性免疫缺陷病已能做出临床诊断,但尚有一些疾病需进一步检查才能确诊。

1. B 细胞计数　B 细胞表面具有膜 Ig,包括膜 IgM、IgD、IgG1、IgG2、IgG3、IgA1、IgA2 和 IgE。B 细胞表面相关抗原 CD19、CD20 和 CD21 是 B 细胞计数的标记。B 细胞在外周血淋巴细胞中占 10%~20%,随年龄有一定变异。不同年龄外周血淋巴细胞亚群数量和百分率见表 13-2-3、表 13-2-4。

2. IgE 和 IgD 测定　由于 IgE 含量甚低,只能用放射免疫法测定。1 岁以内 >50IU/ml,2 岁以内 >100IU/ml,3 岁 >400IU/ml 时,可认为 IgE 轻度升高。IgD 的临床意义尚不十分清楚,一般认为对抗体缺陷病诊断并无价值,但最近发现 IgD 升高(>150IU/ml 或 20mg/ml)见于复发性感染和周期性发热、淋巴结炎、关节炎综合征。

3. IgG 亚类　IgG 亚类包括 IgG1、IgG2、IgG3、IgG4,其在总 IgG 中的成分分别为 70%、20%、7% 和 3%。不同年龄 IgG 亚类正常值不同,不同实验室的结果也不完全一致,最好应建立本地区和本实验室的正常参数值,表 13-2-5 为我国重庆地区不同年龄正常儿童血清 IgG 亚类参数值,一般认为低于均值以下 2SD 者,视为缺陷。IgG 呈正常低值或 IgG 总量正常而抗体反应缺陷者,应测定 IgG 亚类。

4. 抗体反应　血清免疫球蛋白水平不一定能代表抗体反应能力,某些特殊疾病的血清免疫球蛋白水平正常,但抗体反应低下。反之,一些由于感染、药物等病因所致的继发性抗体缺陷出现低免疫球蛋白血症时,抗体应答则是正常的。抗体应答主要通过检测蛋白和多糖抗原诱导的 IgG 抗体应答。蛋白抗原 IgG 应答可采用:破伤风、白喉、B 型流感嗜血杆菌、肺炎球菌结合疫苗等,亦可采用甲肝、乙肝疫苗。多糖抗原 IgG 应答可采用肺炎链球菌多价多糖疫苗。抗体应答检测可在 2 岁以上儿童及成人使用。若能确定患儿未接种过白喉、破伤风疫苗,使用该疫苗接种,并于第 3 次接种后 2~3 周测定抗白喉或破伤风抗体滴度,可反映抗体(IgG1)功能。为进一步观察抗体反应,可做伤寒疫苗接种后的抗体滴度测定,抗 "H" 抗原的抗体代表特异性 IgG 类,抗 "O" 抗原的抗体代表特异性 IgM 类。在第 3 次接种后 3 周,如测定滴度 >1:40 为正常。抗肺炎球菌和脑膜炎球菌多糖抗原疫苗接种后能反映产生特异性 IgG2 抗体的能力。但 2 岁内小儿反应微弱,因而受到限制。麻疹、风疹和水痘 - 带状疱疹病毒抗体效价也是有价值的抗体反应能力测定手段。

5. 颈部侧位片　了解咽部腺样体影是否缩小,腺样体影缩小见于某些免疫缺陷病。与此相反,非原发性免疫缺陷病所致的反复上呼吸道感染常呈现腺样体影增大。

表13-2-3 不同年龄及性别正常儿童外周血中淋巴细胞绝对值

淋巴细胞亚群	性别	0天~(n=21)	1个月~(n=104)	6个月~(n=97)	1岁~(n=289)	4岁~(n=271)	8岁~(n=158)	12岁~(n=135)
T细胞	男	3 073 (1 856~4 021)	3 488 (2 179~4 424)	3 595 (2 187~6 352)	2 843 (1 794~4 247)	1 989 (1 424~2 664)	1 686* (1 325~2 276)	1 661 (1 184~2 144)
	女	3 636 (2 421~4 577)	3 369 (2 766~4 068)	3 625 (2 488~5 422)	2 778 (1 775~3 953)	2 092 (1 480~2 847)	1 864 (1 297~2 480)	1 617 (1 169~2 071)
CD4	男	2 156 (1 330~3 105)	2 279 (1 461~3 018)	2 188 (1 125~3 768)	1 467 (902~2 253)	960* (686~1 358)	794* (531~1 110)	776 (522~1 084)
	女	2 548 (1 744~3 226)	2 287 (1 890~2 988)	2 539 (1 433~3 874)	1 518 (948~2 477)	1 066 (767~1 592)	897 (621~1 258)	843 (554~1 109)
CD8	男	880 (657~1 152)	979 (556~1 687)	1 396* (686~2 278)	1 131* (580~1 735)	754 (518~1 125)	690 (480~1 112)	713 (489~1 009)
	女	1 026 (609~1 348)	956 (658~1 276)	1 059 (710~1 843)	979 (531~1 521)	773 (553~1 127)	714 (509~1 050)	672 (423~900)
B细胞	男	774 (344~2 090)	1 234 (734~2 265)	1 302 (916~1 832)	822 (461~1 456)	423* (280~623)	350 (216~536)	316 (203~476)
	女	466 (292.26~858.94)	1 058 (667.15~2 044.69)	1 226 (807.44~1 803.72)	867 (537.11~1 464.39)	473 (303.52~777.25)	333 (247.05~578.16)	309 (176.56~415.64)
NK	男	350 (267~730)	471 (290~780)	588* (306~896)	508 (270~1 053)	406 (258~727)	423* (246~792)	425 (210~804)
	女	377 (266~602)	411 (221~722)	416 (243~924)	473 (241~978)	432 (227~668)	366 (203~584)	404 (232~789)

表 13-2-4　不同年龄及性别正常儿童外周血中淋巴细胞比例

单位：%

淋巴细胞亚群	性别	0~ (n=21)	1个月~ (n=104)	6个月~ (n=97)	1岁~ (n=289)	4岁~ (n=271)	8岁~ (n=158)	12岁~ (n=135)
T细胞	男	68.29 (54.26~80.94)	63.31 (54.28~71.67)	64.04 (55.32~73.11)	65.84 (53.88~72.87)	68.00 (60.05~74.08)	66.90 (57.10~73.43)	66.94 (56.84~75.02)
	女	75.78 (74.15~82.16)	66.61 (57.45~75.22)	67.00 (60.15~72.29)	64.17 (53.37~71.91)	67.19 (59.50~75.56)	70.00 (62.06~76.54)	68.01 (61.29~73.13)
CD4	男	47.70 (41.90~55.58)	41.96 (33.72~52.43)	38.36 (28.17~47.74)	35.17 (24.08~42.52)	33.26 (26.17~40.76)	30.21 (24.00~38.72)	30.80 (22.25~39.00)
	女	53.76 (51.37~58.57)	45.13 (37.71~56.05)	44.54 (35.23~51.41)	35.96 (26.19~45.48)	35.00 (28.49~41.07)	34.09 (28.47~41.39)	34.53 (26.36~40.90)
CD8	男	19.10 (16.94~26.18)	18.45 (14.08~24.70)	22.98 (15.88~31.48)	25.04 (19.00~32.51)	26.98 (19.68~34.06)	27.00 (21.01~33.94)	28.58 (21.91~36.80)
	女	19.44 (17.27~27.18)	17.83 (12.61~25.08)	19.00 (14.11~27.77)	21.81 (16.29~29.88)	25.28 (19.70~32.04)	27.98 (22.50~32.37)	27.40 (20.99~33.73)
B细胞	男	18.69 (7.70~35.29)	25.25 (17.34~36.03)	22.23 (17.20~29.71)	19.00 (13.23~26.39)	14.62 (10.21~20.12)	13.69 (9.19~19.48)	13.00 (8.84~17.76)
	女	9.26 (7.49~17.71)	22.74 (14.71~31.04)	22.21 (16.57~27.65)	20.57 (13.93~30.49)	15.65 (10.46~21.77)	13.58 (9.23~18.15)	12.58 (7.73~16.84)
NK	男	8.64 (5.90~15.56)	9.00 (5.89~14.85)	8.88 (5.67~15.90)	12.24 (7.21~20.90)	14.80 (9.00~22.24)	17.00 (10.01~26.98)	18.06 (10.12~28.34)
	女	8.26 (6.92~14.19)	8.04 (4.92~13.45)	8.00 (4.84~15.47)	11.03 (6.53~22.24)	13.77 (7.83~20.99)	13.72 (7.75~23.47)	17.55 (11.43~27.57)
CD4/CD8	男	2.28 (1.98~3.10)	2.28 (1.47~3.23)	1.69 (0.93~2.52)	1.44 (0.90~2.13)	1.25 (0.87~1.94)	1.08 (0.81~1.66)	1.03 (0.65~1.65)
	女	2.76 (1.97~3.32)	2.66 (1.62~3.77)	2.36 (1.28~3.40)	1.65 (1.05~2.53)	1.34 (1.02~2.05)	1.24 (0.92~1.73)	1.26 (0.85~1.76)

表 13-2-5　正常儿童血清 IgG 及其亚类水平　　　　　　　　　　　　单位: g/L

年龄	例数	IgG	IgG1	IgG2	IgG3	IgG4
0 个月 ~	24	9.21 ± 0.33 （5.68~13.52）	5.64 ± 0.98 （3.88~7.40）	2.27 ± 0.43 （1.41~3.11）	0.56 ± 0.11 （0.34~0.78）	0.34 ± 0.08 （0.19~0.51）
3 个月 ~	6	3.39 ± 0.90 （1.63~5.15）	2.28 ± 0.32 （1.65~2.91）	0.69 ± 0.12 （0.45~0.93）	0.27 ± 0.05 （0.17~0.37）	0.16 ± 0.05 （0.06~0.26）
6 个月 ~	17	5.50 ± 0.61 （4.30~6.76）	3.31 ± 0.51 （2.31~4.31）	1.13 ± 0.16 （0.82~1.44）	0.33 ± 0.06 （0.21~0.45）	0.19 ± 0.05 （0.09~0.29）
1 岁 ~	33	5.62 ± 1.14 （3.39~7.85）	3.46 ± 0.77 （1.95~4.97）	1.38 ± 0.40 （0.60~2.18）	0.36 ± 0.08 （0.20~0.57）	0.22 ± 0.07 （0.08~0.36）
3 岁 ~	40	6.73 ± 1.31 （4.16~9.30）	4.15 ± 0.79 （2.60~5.70）	1.74 ± 0.50 （0.76~2.72）	0.39 ± 0.09 （0.21~0.65）	0.23 ± 0.10 （0.03~0.41）
5 岁 ~	40	8.12 ± 0.21 （5.95~10.64）	5.00 ± 0.77 （3.49~6.51）	2.11 ± 0.40 （1.33~2.89）	0.50 ± 0.09 （0.32~0.68）	0.31 ± 0.07 （0.17~0.45）
7 岁 ~	24	9.13 ± 1.33 （6.52~11.74）	5.62 ± 0.93 （3.80~7.44）	2.44 ± 0.46 （1.54~3.34）	0.57 ± 0.13 （0.31~0.83）	0.31 ± 0.07 （0.17~0.45）
10~13 岁	27	10.39 ± 1.64 （7.17~13.59）	6.35 ± 0.94 （4.51~8.19）	2.83 ± 0.44 （1.97~3.69）	0.64 ± 0.11 （0.42~0.86）	0.39 ± 0.10 （0.19~0.59）
成人	20	11.57 ± 1.87 （7.90~15.24）	7.24 ± 1.16 （4.97~9.51）	3.26 ± 0.61 （2.06~4.46）	0.68 ± 0.11 （0.46~0.90）	0.44 ± 0.09 （0.26~0.62）

注: 以均值 ±SD 表示,括号内为 95% 置信区间

6. **T 细胞亚群**　CD3 代表总 T 细胞,故特异性不强。CD3 因年龄而异,婴幼儿相对较高。CD3 阳性细胞又可分为 CD4+(辅助/诱导性 T 细胞)和 CD8+(CTL)细胞。正常 T 细胞亚群值见表 13-2-4。一般而言,CD3+CD4+ 细胞数 <500/μl 时可视为细胞免疫受损,<200/μl 时则为严重缺陷。CD4+/CD8+ 细胞数比例 <1 时提示细胞免疫被抑制,当 <0.3 时,则为严重 T 细胞缺陷。

7. **T 细胞增殖反应**　体外 T 细胞在各种刺激剂(抗原、丝裂原、同种异体细胞和抗 T 细胞单克隆抗体如抗 CD3 等)的刺激下,发生增殖或克隆扩增是 T 细胞的重要功能之一。常用的 T 细胞刺激物为植物凝集素(PHA)、伴刀豆凝集素 A(Con A)、美洲商陆丝裂原(PWM)、抗胸腺细胞和抗淋巴细胞球蛋白。T 细胞依赖的 B 细胞刺激物为 PWM、多糖和抗原(PPD、细菌、病毒和真菌),非 T 细胞依赖的 B 细胞刺激物为内毒素、抗免疫球蛋白、EBV、葡萄球菌蛋白 A(SAC)和放线菌丝裂原。混合淋巴细胞培养(MLC)、抗原(PPD、细菌、病毒、真菌)和超抗原(如葡萄球菌、肠毒素)刺激也是测定 T 细胞增殖的方法。T 细胞

增殖功能标定既往多采用氚标记胸腺嘧啶核苷(³H-TdR)掺入法,近来多改用荧光染料羟基荧光素二醋酸盐琥珀酰亚胺脂(CSFE)稀释法,此荧光染料标记细胞 DNA,随细胞增殖稳定分布到子代细胞中,子代细胞 CFSE 水平随分裂次数不断稀释,因而通过流式细胞术方法可见含有不同强度荧光染料的细胞峰图。该法以流式细胞术为基础,不仅避免使用同位素,还可采用特异性标记标识各种细胞亚群,观察各群细胞增殖能力。

8. **白细胞动力学**　外周血中性粒细胞减少应首先排除药物、感染、肿瘤、自身免疫等外部原因所致,早发、持续的中性粒细胞减少可怀疑严重先天性粒细胞缺乏症,首先应进行骨髓细胞学分析,如有髓系成熟障碍则支持。外周血中性粒细胞减少而骨髓粒细胞增生正常时,应做一系列中性粒细胞计数,以排除周期性中性粒细胞减少症的可能性。糖皮质激素、肾上腺素或内毒素激发试验有助于进一步确诊。

9. **中性粒细胞特殊形态学**　组织化学染色可测定中性粒细胞碱性磷酸酶、髓过氧化物酶和脂酶活性。若上述染色呈阴性反应时,应进一步

做酶定量测定。光镜下可发现中性粒细胞形态异常，如双叶核仁和大泡形成见于白细胞异常色素减退综合征（Chediak-Higashi 综合征）。用相差显微镜和光镜观察白细胞，颗粒形成、伪足形成和移行障碍见于白细胞特殊颗粒缺陷和白细胞黏附分子缺陷。骨髓涂片可观察粒细胞系列的形态，以除外其他血液系统疾病。

10. 白细胞移动和趋化性 测定白细胞移动和趋化能力的方法有 Boyen 小室法、^{51}Cr 标记细胞放射免疫法和琼脂扩散法。Rebuck 皮肤窗试验可测定体内白细胞的移行。

11. 吞噬功能 患者粒细胞存在于正常血浆时，加入特殊颗粒（发酵酵母菌、聚乙烯苯珠、石蜡油滴）、细菌或放射标记的免疫复合物，分别用光镜、分光光度计和液体闪烁仪测定吞噬数量。由于吞噬过程在杀菌过程之先，故若杀菌功能正常，则能间接反映吞噬功能无异常。

12. 杀菌功能 最具说服力的杀菌功能定量试验是 Quie 法，能测定血清调理因子、吞噬和杀菌活性。也可采用组织化学和放射自显影法来定量测定单个细胞杀灭真菌或细菌的能力。

13. 调理素测定 正常的吞噬功能，提示调理功能亦正常。只有当吞噬功能异常时，才考虑进行调理素的测定。按 Quie 法，用患者血清、正常人粒细胞和细菌共同培养，观察其调理功能，应有正常对照。

14. 补体成分及其活化片段测定 补体各成分及其调节蛋白的检测采用溶血或免疫反应法。经典途径激活时，C1、C4、C2、C3 和 C5 明显下降；而旁路激活时 C1、C4 和 C2 正常，仅 C3 下降，但 B、D 和 P 因子则下降。

三、特殊免疫功能检查

这部分实验一方面有助于原发性免疫缺陷病的确诊，同时也具有研究性质。

1. 进一步 B 细胞表型分析 采用多色流式细胞术观察外周血 B 细胞表面标记 CD40、CD80、CD86、黏附分子和分化过程。用于 T 细胞障碍所致的 B 细胞分化异常的检查。采用特殊标志可测定不同发育时期的 B 细胞，有助于抗体缺陷病的鉴别诊断。

2. 淋巴结活检 于大腿伸面接种百白破或伤寒疫苗 5~7 天后，做同侧腹股沟淋巴结活检。观察胸腺依赖皮质副区、髓质浆细胞、皮质生发中心。用免疫荧光染色了解 B、T 细胞的数量和分布。淋巴结活检主要用于疑为抗体缺陷的病例，由于具有局部感染的危险，现已很少使用。

3. 抗体应答 采用疫苗注射后的抗体反应可能受以往接种疫苗或自然感染的影响。钥孔虫戚血蓝素（KLH）和噬菌体 ΦX174 是人类从未接种过的新抗原，用此来激发抗体反应更为精确可靠。此外，尚可观察 ΦX174 的清除率。

4. 免疫球蛋白半衰期 当低 IgG 血症被疑为丧失过多或分解代谢过高所致时，可测定免疫球蛋白半衰期。采用放射碘标记的免疫球蛋白微量注射后，每天监测血清放射性，换算出半衰期。正常情况下 IgG 半衰期为 23~25 天，IgM 和 IgA 为 5~7 天。

5. Ig 体外合成分离 患者的外周血单个核细胞（PBMC）在体外在美洲商陆丝裂原（PWM）刺激下，可产生 IgG、IgM 和 IgA。在体外培养系统中加入各种调节因子，可了解影响 Ig 合成转换的各种因素，包括 T 细胞分泌的细胞因子等。

6. B 细胞活化和增殖功能 观察体外 PBMC 在 PWM 和 T 细胞因子诱导下，B 细胞表面 MHC-DR 表达能力、Ig 类别的转换，B 细胞增殖指数等实验可了解 B 细胞活化和增殖功能。在体外培养系统中加入各种调节因子，可了解影响其调控的各个环节。

7. 进一步 T 细胞表型分析 用流式细胞仪除可测定 T 细胞表面标记 CD3、CD4 和 CD8 外，尚可测定其他标记物如 CD45RA 和 CD45RO 以了解是否记忆细胞或未经刺激的 T 细胞。其他标记如 CD1a 和 CD38 见于未成熟 T 细胞，CD5 见于成熟 T 细胞，CD25 和 CD71 见于活化的 T 细胞。CD28、CD40 配体和黏附分子则在细胞间信息传递中起重要作用。

8. 细胞因子及其受体 采用单克隆抗体酶联免疫方法可测定各种细胞因子，以了解免疫调节状况。胸腺素测定有助于诊断联合免疫缺陷病和胸腺发育不全。当免疫重建后，可监测是否重建成功。现已能用放射免疫法测定许多可溶性细胞因子受体，如可溶性 TNF-γ 受体、CD4 受体、CD8 受体、CD23（FCγR Ⅱ）、FC 受体和细胞间黏

附分子 -1（CD54、ICAM-1）。

9. 细胞毒性细胞功能 为了解淋巴细胞直接溶解靶细胞的能力，可测定细胞毒性功能，包括CTL、NK和ADCC功能。经典方法原理为将靶细胞用 ^{51}Cr 标记，在与患者淋巴细胞共同培养后，测定放射性释放量来代表靶细胞被溶解破坏的程度。细胞毒性囊泡中存在的 CD107α 分子在 CTL和 NK 细胞与靶细胞接触时会短暂表达于细胞表面，因而在刺激 NK 细胞和 CTL 后，通过流式细胞术检测细胞表面 CD107α 水平变化可部分反映细胞毒性功能。如明显上升说明细胞毒性功能正常，如无上升则提示细胞毒性功能缺陷，例如家族性噬血淋巴组织细胞增生症（FHLH）。

10. 酶测定 腺苷脱氨酶（ADA）和嘌呤核苷磷酸化酶（PNP）缺乏时，可测定红细胞内的ADA 和 PNP。测定羊水红细胞内该酶有助于产前诊断。

11. 胸腺、皮肤和肠黏膜活检 当疑有细胞免疫缺陷时，可做胸腺、皮肤和肠黏膜活检。胸腺结构异常与功能水平可能不完全一致。蛋白丧失性肠病时，肠黏膜活检可证实肠淋巴管瘤和浸润性病变，还能发现隐孢子虫和梨形鞭毛虫感染。皮肤活检可明确移植物抗宿主病和排除其他皮肤病。

12. T 细胞活化增殖功能 一些细胞免疫缺陷病的 T 细胞数量正常，但丝裂原、抗原和抗CD3 单抗诱导的增殖反应低下，应研究 T 细胞活化的全过程，包括 T 细胞受体表达和细胞内信息传递途径是否正常。用佛波酯、抗 CD3 单抗激活T 细胞，检查细胞内信息传递途径中各个水平的蛋白质表达如 CD3ξ 链、IL-2 和蛋白酪氨酸激酶（PTK）等。

13. 黏附分子测定 白细胞黏附缺陷症（LAD）1 型和 2 型见于白细胞增多症，反复软组织感染和趋化因子缺乏。LAD-1 最常见，且伴有淋巴细胞功能相关抗原 -1（LFA-1）和整合素缺乏。LAD-2 为白细胞选择素的配体缺陷，后者的功能为内皮细胞上的表皮生长因子与白细胞的黏附。采用流式细胞仪，可发现粒细胞缺乏 CD11b（CR-3-Mac-1）和 CD18（LAD-1），以及选择素配体缺乏（LAD-2）。

14. 白细胞变形性、黏附和聚集功能 当白细胞移动和趋化功能异常时，可进一步测定白细胞变形性、黏附和聚集功能。

15. 白细胞氧化代谢功能测定 可采用二氢罗丹明（DHR）及流式细胞术进行呼吸爆发试验，评估中性粒细胞氧化功能，不仅可确立慢性肉芽肿病（CGD）的诊断，亦可发现携带者。四唑氮蓝试验（NBT）目前仍可作为 CGD 的筛查试验，但大部分情况下已被 DHR 替代。

16. 补体功能测定 以内毒素（抗原抗体复合物或酵母）活化患者血清中的补体，观察正常人吞噬细胞的趋化性，可反映补体 C3 和 C5 的功能。其他补体功能测定包括免疫黏附试验、血清杀菌活性、病毒中和试验和 ADCC 活性。采用放射标记法观察补体动力学以了解补体的存活时间。补体同种异型有助于了解补体缺陷的家族性。肺炎球菌活化试验可测定补体旁路活性。

17. 致病蛋白质分析 可采用各种细胞特异性标记和针对致病基因编码蛋白的抗体，直接用流式细胞术染色并观察相应蛋白质的表达水平，如 X 连锁重症联合免疫缺陷病（XSCID）T 细胞表面 IL-2 受体 γ（CD130）表达缺如、另一种常染色体隐性遗传 SCID（ARSCID）T 细胞表面IL-7Ra（CD127）表达缺如、威斯科特 - 奥尔德里奇综合征（湿疹 - 血小板减少 - 免疫缺陷综合征，WAS）患儿外周血单个核细胞表达 WAS 蛋白缺如、X 连锁高 IgM 综合征 T 细胞诱导后表面 CD40配体表达明显下降或缺如、X 连锁多内分泌腺、肠病伴免疫失调综合征（IPEX）T 细胞表面 Foxp3 蛋白水平明显降低或缺如等。以流式细胞术为基础的蛋白质检测时间较短，不仅可快速诊断各种PID，还有助于分析病情程度和选择治疗方案。

18. 基因突变分析 许多原发性免疫缺陷病证实为单基因遗传，编码功能蛋白质的 DNA 序列已被克隆，明确其染色体的部位并发现突变位点和突变形式。多基因遗传原发性免疫缺陷病的确定较为困难，常见变异型免疫缺陷病和 IgA 缺乏症可能为多基因遗传或环境因素在发病中起着重要作用。最近越来越多采用高通量测序手段发现基因突变，采用针对部分遗传性疾病的靶向测序策略或针对所有基因外显区域的外显子组（exome）测序策略已经广泛应用于 PID 患者，有助于快速、全面分析各种可能的致病基因突变。

（赵晓东）

第三节 儿童系统性红斑狼疮的诊治挑战

系统性红斑狼疮(systemic lupus erythematosus, SLE)是一种累及全身多系统的自身免疫性疾病,特征为广泛的血管炎和结缔组织炎症。体内 B 细胞活化产生大量自身抗体,尤其是抗核抗体(ANA)、抗 dsDNA 和抗 Sm 抗体阳性,损伤靶器官出现相应临床表现。全球 SLE 发病率为 0.4/10 万 ~ 0.6/10 万,其中 <16 岁的儿童发病率为 15%~20%,多见于 10~16 岁,<10 岁少见,<5 岁罕见。女性占 60%~80%。儿童 SLE 临床表现常较严重且复杂,临床除发热、皮疹等共同表现外,因受累脏器不同常先后或同时累及泌尿、神经、心血管、血液等多个系统,较成人 SLE 脏器损害更严重,预后更差。近年来,随着新型治疗药物的不断出现,该病预后明显改善,10 年存活率可达 90% 左右。

一、儿童系统性红斑狼疮与成人系统性红斑狼疮有何不同

儿童 SLE 不是成人 SLE 的翻版或缩小版,而是具有独特的病情构成、病情发展、治疗和预后特点的疾病。与成人相比,儿童 SLE 出现肾脏、大脑等重要脏器的系统损害更为明显,单纯表现为皮肤型狼疮者较成人少见。因此,在重要脏器受累但无典型皮肤表现时儿童 SLE 诊断更为困难。表 13-3-1 对比了儿童与成人 SLE 主要临床表现。

儿童 SLE 病情发展迅速,可在较短时间内急骤进展至威胁生命。因而应注意重症狼疮的临床表现(表 13-3-2)。重症 SLE 急性进展危及生命者称为狼疮危象,包括急进性肾小球肾炎、急性肾衰竭;严重的中枢神经系统损害(脑血管意外、急性精神紊乱或持续惊厥);严重的溶血性贫血、血小板减少性紫癜和粒细胞缺乏症;严重心脏损害(心包填塞、急性心肌炎或心肌梗死);严重的血管炎、灾难性抗磷脂综合征;严重狼疮性肺炎或肺出血、呼吸窘迫综合征;严重的胃肠道出血、肠穿孔和急性胰腺炎、严重狼疮性肝炎等。对上述临床表现的高度警觉和准确判断,是保证儿童 SLE 患儿预后的关键。

表 13-3-1 儿童与成人 SLE 临床特点对比

临床表现	儿童 SLE	成人 SLE
皮疹	40%~60%	60%~80%
光过敏	35%~50%	35%~50%
脱发	15%~30%	20%~55%
口腔溃疡	20%~30%	20%~30%
关节炎	60%~70%	80%~95%
肾脏损害	60%~80%	35%~50%
CNS 病变	20%~45%	10%~25%
肺部受累	15%~40%	20%~90%
心包炎、心包填塞	10%~15%, 2.5%~3%	25%~30%, 2.5%~5%
淋巴结肿大	20%~30%	15%~25%
ANA、抗 dsDNA	>90%, 50%~85%	>90%, 40%~55%
抗 RNP	20%~30%	5%~33%

注:CNS,中枢神经系统;ANA,抗核抗体;dsDNA,双链 DNA;RNP,核糖核蛋白

表 13-3-2 重症 SLE 的临床表现

心血管	冠状动脉受累、心内膜炎、心肌炎、心包填塞、恶性高血压
肺脏	肺动脉高压、肺出血、肺炎、肺梗死、肺萎缩、肺间质纤维化
消化系统	肠系膜血管炎、急性胰腺炎
血液系统	溶血性贫血、粒细胞减少($<1 \times 10^9$/L)、血小板减少($<1 \times 10^9$/L)、血栓性血小板减少性紫癜、动静脉血栓形成
肾脏	肾小球肾炎持续不缓解、急进性肾小球肾炎、肾衰竭
神经系统	惊厥、急性意识障碍、昏迷、卒中、横贯性脊髓炎、单神经/多神经炎、精神性发作、脱髓鞘病变
其他	严重皮肤血管炎、弥漫性严重皮损(溃疡、水疱等)、肌炎、非感染性高热有衰竭表现

二、系统性红斑狼疮的诊断标准

SLE 为多系统受累疾病,如果患儿出现一个以上的器官或系统受累不能用单一系统疾病解释时,应想到 SLE 的可能,尤其是学龄期以上的女孩。任何青少年女性出现发热伴有不能解释的器

官损害,并伴有血沉增快等炎症指标改变时均要想到 SLE 的可能。

1. 诊断标准　至今尚无专门针对儿童 SLE 的诊断标准。

（1）目前仍采用 1997 年美国风湿病学会（ACR）修订的成人 SLE 诊断标准（表 13-3-3），符合其中 4 项或以上即可诊断为 SLE。应该注意的是,部分狼疮患儿在免疫学改变出现之前即可有脏器受累表现,甚至在数年前,包括自身免疫性血小板减少（病初多诊断为原发性免疫性血小板减少性紫癜）、肾脏受累等,提示 SLE 早期缺乏典型免疫学特征时易与上述疾病混淆,应对患儿进行密切随访以明确诊断。

表 13-3-3　1997 年 ACR 修订的 SLE 诊断标准

颊部红斑:遍及颊部的扁平或高出皮肤的固定性红斑,多不累及鼻唇沟部位
盘状红斑:隆起的红斑上覆盖有角质性鳞屑和毛囊栓塞,陈旧病灶可有萎缩性瘢痕
光过敏:日光照射引起皮肤过敏
口腔溃疡:口腔或鼻咽部无痛性溃疡
关节炎:非侵蚀性关节炎,累及 2 个或以上的周围关节
浆膜炎:胸痛、胸膜摩擦音、胸膜渗液等胸膜炎表现;心电图异常、心包摩擦音或心包渗液等心包炎表现
肾脏病变:持续性蛋白尿（>0.5g/d 或 >+++）;细胞管型:红细胞、血红蛋白、颗粒管型或混合型管型
神经系统异常:抽搐,非药物或代谢紊乱,如尿毒症、酮症酸中毒或电解质紊乱所致精神症状
血液学异常:溶血性贫血伴网织红细胞增多;白细胞减少,至少两次测定少于 4×10^9/L;淋巴细胞减少,至少两次测定少于 1.5×10^9/L;血小板减少,少于 100×10^9/L（除外药物影响）
免疫学异常:抗 dsDNA 抗体阳性 / 抗 Sm 抗体阳性 / 抗磷脂抗体阳性
抗核抗体:免疫荧光法或其他相应方法检测 ANA 滴度异常,并排除了药物因素

（2）ACR 2009 年 SLE 国际临床协作组（SLICC）制定了新的诊断标准,并于 2012 年正式发布。该标准对 1997 年 ACR 标准进行了较大幅度的修订,分为 11 项临床标准和 6 项免疫学标准,确诊 SLE 必须满足至少 4 项诊断标准,其中包括至少 1 项临床指标和 1 项免疫学指标,或肾活检证实狼疮肾炎伴 ANA 或抗 dsDNA 阳性。SLICC 标准更强调了与临床工作的相关性,其灵敏度更高,但特异性低于 1997 年 ACR 标准。

（3）2017 年欧洲抗风湿病联盟（EULAR）与 ACR 共同推出新的 SLE 分类标准,即 2017 EULAR/ACR 系统性红斑狼疮分类标准,该标准提出了 ANA 阳性（Hep2 免疫荧光法 ≥ 1 : 80）作为入围标准,共分为 7 个临床领域和 3 个免疫学领域,在每个邻域都设置不同权重的诊断标准评分。该标准中每条均需要排除感染、恶性肿瘤、药物等原因;在每个领域只取最高权重标准得分计入总分,总分 ≥ 10 分即可诊断 SLE。2017 EULAR/ACR 标准经临床应用后可能会进一步提高 SLE 诊断敏感性,但特异性尚需进一步临床验证。

2. 疾病活动度判断　SLE 的诊断确立后,还应对病情的轻重程度进行评估。目前仍推荐应用 SLEDAI 评分进行 SLE 活动度的评估（表 13-3-4）,评分以评估前十天以内的症状和检查为准:5~9 分为轻度活动,多无明显器官受累;10~14 分为中度活动,伴有内脏器官的受累但程度相对较轻;≥15 分为重度活动,常有重要器官严重损伤,即为重症狼疮。

3. 评估重要脏器受累情况　儿童 SLE 早期即易累及肾脏、心脏、血液系统、神经系统等重要脏器,根据受累脏器及其严重程度评估是决定治疗方案和预后的关键。狼疮肾炎已有明确的临床和病理分型、分级方案,此部分可参照国内外狼疮肾炎诊治指南。其他重要脏器如神经精神性狼疮（NPSLE）、狼疮性心肌炎、狼疮肺损伤等受累范围及程度则往往需要仔细评判。

三、儿童系统性红斑狼疮的治疗

儿童 SLE 的治疗目标是尽快控制病情,维持疾病稳定,保证患者生长发育,提高生活质量。治疗原则应根据疾病活动以及重要脏器受累情况制定个体化治疗方案。

1. 根据病情活动度选择治疗方案

（1）轻度活动 SLE 的治疗:针对轻度活动 SLE 的皮肤黏膜和关节症状,可选用非甾体抗炎药（NSAID）、羟氯喹（HCQ）以及甲氨蝶呤（MTX）治疗。由于儿童 SLE 器官受累较成人多且较重,单纯累及皮肤和关节者少见,对于此类轻度活动者可加用口服小到中等剂量糖皮质激素治疗。

表 13-3-4 SLE 疾病活动指数评判标准（SLEDAI）

计分	临床表现	定义
8	癫痫样发作	近期发作,除外代谢、感染和药物因素
8	精神症状	严重的认知障碍、行为异常,包括:幻觉、思维散漫、缺乏逻辑性、行为紧张、缺乏条理。需除外尿毒症和药物因素
8	器质性脑病	大脑功能异常,定向力、记忆力及计算力障碍。包括意识障碍、对周围环境注意力不集中,加上以下至少 2 项:认知障碍、语言不连贯、嗜睡或睡眠倒错、精神运动增加或减少。需除外代谢性、感染性和药物因素
8	视力受损	SLE 的视网膜病变,包括絮状渗出、视网膜出血、严重的脉络膜渗出或出血以及视神经炎。需除外高血压、感染及药物因素
8	脑神经异常	新发的包括脑神经在内的感觉或运动神经病
8	狼疮性头痛	严重持续的头痛,可以为偏头痛,但必须对镇痛药治疗无效
8	脑血管意外	新发的脑血管意外,除外动脉硬化
8	血管炎	溃疡、坏疽、痛性指端结节,甲周梗死。片状出血、活检或血管造影证实存在血管炎
4	关节炎	2 个以上关节疼痛及炎症表现,如压痛、肿胀及积液
4	肌炎	近端肌肉疼痛或无力,合并肌酸磷酸激酶或醛缩酶升高,或肌电图或肌活检存在肌炎
4	管型尿	出现颗粒管型或红细胞管型
4	血尿	>5RBC/HP,需除外结石、感染或其他因素
4	蛋白尿	蛋白尿 >0.5g/24h
4	脓尿	>5WBC/HP,需除外感染
2	皮疹	炎性皮疹
2	脱发	异常片状或弥漫性脱发
2	黏膜溃疡	口、鼻溃疡
2	胸膜炎	出现胸膜炎疼痛,有胸膜摩擦音、胸腔积液或胸膜增厚
2	心包炎	心包疼痛,加上以下至少 1 项:心包摩擦音、心包积液或心电图或超声心动图证实
2	低补体	CH50、C3、C4 低于正常值低限
2	抗 dsDNA 抗体增加	>25%（Farr 试验）或高于检测范围
1	发热	>38℃,需除外感染因素
1	血小板降低	$<100 \times 10^9/L$
1	白细胞减少	$<3 \times 10^9/L$,需除外药物因素

（2）中度活动 SLE 的治疗:可采用足量糖皮质激素口服治疗,逐渐减量为 0.3~0.5mg/（kg·d）的皮质激素维持,如病情活动或反复,必要时联合免疫抑制剂治疗,常用药物为甲氨蝶呤（MTX）、硫唑嘌呤（AZA）、吗替麦考酚酯（MMF）、来氟米特（LEF）等。

（3）重度活动 SLE 的治疗:因有重要器官的受累,其治疗分为诱导缓解和维持治疗两个阶段,诱导缓解阶段应用足量糖皮质激素加免疫抑制剂治疗,尤其是对于临床表现严重和狼疮危象的患儿,应积极给予静脉甲泼尼龙（MP）冲击治疗,必要时联合环磷酰胺（CTX）冲击治疗。免疫抑制剂多选用 CTX、MMF、环孢素 A（CsA）和他克莫司（FK506）;维持治疗阶段应根据病情逐渐减少糖皮质激素的用量,最后小剂量维持,免疫抑制剂可选用 CTX、MMF、CsA、MTX、AZA、LEF 和 HCQ 等。

（4）狼疮肾炎的治疗:原则是糖皮质激素加免疫抑制剂治疗,激素联合免疫抑制剂治疗已经使狼疮肾炎的 5 年生存率有了明显提高,而且复发率明显降低。应用免疫抑制剂治疗时间超过 3 个月,特别是达到 6 个月以上,可以显著降低肾损害以及肾功能不全的发生率。应根据临床表现的轻重及时进行肾穿刺活检以明确病理类型,根据不同的病理类型选择相应的治疗方案。

(5) NPSLE 的治疗:因为 NPSLE 为重症狼疮和狼疮危象的表现之一,为威胁患儿生命和预后的重要因素,诱导缓解常需要甲泼尼龙(MP)联合环磷酰胺(CTX)双冲击治疗,以快速控制疾病活动和进展。NPSLE 的治疗强调相应的对症治疗,包括降颅压、抗精神病药物和抗惊厥药物等。对于治疗效果不满意的患儿可试用地塞米松 5~10mg 或联合 MTX 5~10mg 鞘内注射,每周 1 次,共 2~3 次,同时应注意除外中枢神经系统感染尤其是结核性脑膜炎、新型隐球菌性脑膜炎等。

2. 常用免疫抑制剂

(1) 糖皮质激素:糖皮质激素是治疗儿童 SLE 的主要用药。常用泼尼松 1.5~2.0mg/(kg·d),每日 2~3 次给药,初始足量激素应维持 4~6 周。根据 SLEDAI 评分判断病情缓解后缓慢减量,建议每日服用,减量至 2.5~5mg/d 维持数年。甲泼尼龙(MP)冲击剂量为 15~30mg/(kg·次)(最大量不超过 1g/次),连用 3 日为 1 个疗程,根据病情判断,可连用 2~3 个疗程,间隔期间及疗程结束后服用足量的泼尼松。应注意糖皮质激素的不良反应,包括感染、水钠潴留、高血压、高血糖、骨质疏松、缺血性骨坏死、高血脂和肥胖,以及青光眼、白内障等眼睛异常。强调 MP 冲击治疗前应充分除外各种感染尤其是结核、真菌等;冲击时应密切观察生命体征(因其可致心律失常);应用糖皮质激素的同时应加用维生素 D 和钙剂。

(2) 羟氯喹(QCH):已作为 SLE 治疗的基础用药。常用量为 4~6mg/(kg·d)(<200mg/d),常用于治疗轻症 SLE,对关节症状、皮疹等有效;QCH 可以防治 SLE 复发,早期使用可以减轻系统损害,具有良好的安全性。但应注意其所致的视网膜病变,目前推荐剂量 3~6mg/(kg·d),建议每 6~12 个月进行一次眼科检查。

(3) 环磷酰胺(CTX):是治疗重度活动性 SLE 的有效药物,早期与糖皮质激素联合应用能有效缓解病情,改善远期预后。建议用于重

症 SLE 或狼疮危象时,如弥漫增殖性狼疮肾炎、严重 NPSLE、严重肺间质病变或肺出血等。美国国立卫生研究院(NIH)治疗剂量建议:0.75~1.0g/(m²·次),每月 1 次,6 个月后改为每 3 个月 1 次,疗程 2 年;欧洲方案治疗剂量建议:0.5g/(m²·次),每 2 周 1 次,3 个月后改为维持,远期不良反应可能更小。为了便于计算,国内应用方案建议为:8~12mg/(kg·d),连用 2 日为 1 个疗程,每月 1 次,6 个疗程后逐渐延长给药间隔,维持 1~3 年,总量不超过 250mg/kg。CTX 的主要不良反应有胃肠道反应、骨髓抑制、出血性膀胱炎、脱发和性腺损伤,故建议冲击当日进行水化(补液量 30~80ml/kg)。如患儿有严重感染,或 WBC<4.0×10⁹/L 时应慎用。

(4) 吗替麦考酚酯(MMF):MMF 联合激素治疗狼疮肾炎与 CTX 具有相同的疗效,尤其是用于血管炎或增殖性肾炎诱导期的治疗,是 SLE 维持期有效且安全的治疗药物。常用剂量为 15~30mg/(kg·d),不良反应主要为白细胞减少和感染,长期服用应监测感染发生风险。

(5) 环孢素 A(CsA):联合激素治疗较单纯糖皮质激素能更好地减轻疾病活动度。CsA 治疗狼疮肾炎时降低蛋白尿的作用与 CTX 相当,总有效率为 83%,但停药后复发率较高。CsA 常用剂量为 4~6mg/(kg·d),有效血清谷浓度维持在 120~200μg/ml。不良反应有高血压、高血脂、齿龈增生、多毛症、溶血性尿毒症综合征等。

(6) 他克莫司(FK506):FK506 与 CsA 相同,为强效神经钙蛋白调节抑制剂,其效果较 CsA 强 10~100 倍,能够明显降低狼疮活动指标。常用量为 0.05~0.15mg/(kg·d),维持血药浓度在 5~15ng/ml。长期应用同样应注意继发感染风险。

(7) 来氟米特(LEF):LEF 是具有抗增殖活性的异唑类免疫调节剂,治疗轻中度 SLE 患者与安慰剂对照组相比能够更好地降低狼疮活动指标,尤其是针对狼疮肾炎,较传统免疫抑制剂有效且不良反应少。成人用量为初始负荷剂量 50mg/d,口服,然后改为 20mg/d 维持,12 岁以上儿童建议 1mg/(kg·d)连用 3 日,以后改为 0.3mg/(kg·d)维持。胃肠道反应较少,警惕其他不良反应如感染、高血压、脱发和肝酶升高等。

(8) 硫唑嘌呤(AZA):目前多用于 CTX 冲击

治疗以后的续贯治疗,特别是狼疮肾炎。AZA通常用量为1~2mg/(kg·d)口服,不良反应有骨髓抑制、胃肠道反应和肝功能损害等,严重者可导致严重粒细胞和血小板减少甚至再生障碍性贫血。

（9）其他:甲氨蝶呤(MTX)、长春新碱以及雷公藤总苷等均可作为轻症或维持期患者免疫抑制治疗的可选择药物之一。

3. 其他治疗及进展

（1）抗凝治疗:对抗磷脂抗体阳性的患儿可给予低剂量阿司匹林或小分子肝素抗凝治疗,对合并肺动脉高压的患儿也主张用双嘧达莫抗凝治疗,对于血管炎合并心脑梗死的患者应按照相应的治疗方案进行治疗。

（2）静脉注射免疫球蛋白(IVIg):联合免疫抑制剂可用于常规治疗无效的重症SLE的治疗,多采用400mg/(kg·d),连续3~5日,根据病情可间隔1个月连续使用2~3次。IVIg不良反应较少,偶有寒战、发热、低血压、急性荨麻疹、等。由于感染是SLE患儿死亡的主要原因并且可以诱发SLE活动,加速病情恶化,应用IVIg对控制SLE患儿的感染有辅助作用。

（3）去除B细胞治疗:目前常用的药物为抗CD20分子的人/鼠嵌合的单克隆抗体——利妥昔单抗(rituximab)。利妥昔单抗可抑制B细胞的成熟和分化,使难治性重症SLE患者得到临床缓解,且耐受性好。常用于重症SLE伴自身免疫性血小板减少和自身免疫性溶血,以及重症狼疮肾炎的治疗。利妥昔单抗常用剂量为375mg/m²,每周1次,连用2~4次。应警惕输液反应,偶见贫血、血小板减少和中性粒细胞减少,感染的发生率与传统免疫抑制剂类似。

（4）血浆置换:对重症SLE患者有短期的治疗效果,可明显改善临床症状和免疫学指标,但应联合药物治疗。血浆置换的适应证包括:活动性重症SLE、伴有心脑肾等重要脏器受累、药物治疗无效或因药物副作用而不能耐受糖皮质激素及免疫抑制剂者。有感染存在或有凝血功能障碍者禁用。

（5）干细胞治疗:对常规治疗无效的严重自身免疫病者可选择干细胞治疗,近年国内成人SLE行干细胞治疗有一定疗效,但远期效果尚不稳定。国内部分医疗机构对儿童难治性风湿病尝试自体外周血干细胞治疗,也取得了一定近期疗效。针对常规药物治疗无效,病情进展迅速、预后不良,累及重要脏器危及生命或不能耐受药物毒副作用者可以选择使用,但该治疗需进行各级监管部门备案,通过伦理委员会审批等方可进行。

（6）治疗进展:近期报道贝利木单抗作为B细胞活化因子(B细胞刺激因子)拮抗剂可降低SLE治疗对激素的依赖性,抑制疾病的活动性,作为利妥昔单抗治疗后的序贯治疗,已显示出了较强的疗效优势,成为首个获FDA批准治疗SLE的靶向药物。近来国内有采用低剂量白介素-2(IL-2)治疗成人SLE,初步临床研究显示疗效明显,其远期疗效尚需大样本验证。

四、随访

SLE是一种以缓解与反复交替为特征的慢性疾病,随访的目的是控制疾病活动,提高患者长期生活质量。因此本病一旦确诊,定期到专科医院及专科医生处规律随访对防止复发、减少并发症非常重要。建议SLE患者每1~3个月随访一次,稳定期的患者可以每6个月随访一次。随访内容包括临床症状是否缓解、SLE血清免疫学检查、器官功能评估,以及治疗药物不良反应的检测等。

（赵晓东）

第四节　幼年特发性关节炎的治疗进展

幼年特发性关节炎(juvenile idiopathic arthritis, JIA)是一组原因不明,以慢性关节滑膜炎为主要特征,伴有机体各器官、组织不同程度损害的慢性、全身性疾病。该病不属于"经典风湿性疾病"(以疼痛为核心)范畴,而应归类于以自身免疫性损伤为特征的"现代风湿性疾病"。

2001年国际风湿病学会联盟(International League of Associations for Rheumatology, ILAR)儿科常务委员专家会将16岁以下、不明原因、持续6周以上的关节肿胀、疼痛统一命名为JIA,以此取代幼年型类风湿关节炎(juvenile rheumatoid arthritis, JRA)和幼年型慢性关节炎(juvenile chronic arthritis, JCR)这两个传统病名。并制定了 JIA 疾病分类标准,将 JIA 分为 7 个类型,分别为:全身型 JIA、少关节型 JIA(分为持续型和进展型)、类风湿因子(RF)阴性多关节型 JIA、RF 阳性多关节型 JIA、银屑病关节炎、附着点相关关节炎以及未分化 JIA。

JIA 病因复杂,部分病例治疗困难,是造成青少年致残和失明的主要疾病之一。JIA 国内流行病学资料匮乏。国外报道发病率在 0.007%~0.401%。JIA 儿童死亡率低(0.9%~4.2%),但很多患儿(31%~55%)进入成年期后疾病仍处于活动期,需要继续治疗,尤其需要心理辅导治疗。JIA 从起病到确诊一般需要 4~6 个月,平均病程约 16.5 年,总体完全缓解率为 40%。最终约 40% 患儿仍有轻微关节肿胀,50% 有关节疼痛,33% 有晨僵。JIA 患儿成年后更易发生骨质疏松、骨质破坏。

JIA 治疗需多学科协作,个体化满足每个患儿需要。病情评估是治疗方案和剂量选择的依据,需经常评估所选择药物和剂量对患儿风险效果比(risk-benefit ratio),寻求最适药物和剂量。目前使用的主要治疗手段有:非甾体抗炎药(nonsteroidal anti-inflammatory drug, NSAID)、改善病情抗风湿药(disease-modifying antirheumatic drug, DMARD)、全身应用激素以及针对各种靶点的生物制剂。

2011 年,美国风湿病学会(American College of Rheumatology, ACR)综合现有的文献及临床实践的结果,推出 JIA 诊治方案,对临床治疗有重要的指导作用,现重点介绍如下。

ACR 强调 JIA 是一种异质性疾病,需根据疾病的不同临床表现开始不同的治疗方案。从治疗的角度将 JIA 分成 5 个治疗组别,分别阐述治疗流程及措施,而没有严格按照 2001 年 ILAR 的分类方法。即:①≤ 4 个关节病变的关节炎组;②≥5 个关节病变的关节炎组;③活动性骶髂关节炎组;④伴有全身症状(但无关节症状)的全身型关节炎组;⑤伴有关节症状(但无全身症状)的全身型关节炎组。

每个治疗组别均列出了评价疾病活动水平的标准,并列出了预后不良的相关因素。对不同治疗组别的患者,应选择相应的治疗流程(表 13-4-1~ 表 13-4-5)。

表 13-4-1 ≤ 4 个关节病变的关节炎组预后不良因素和疾病活动度评估

预后不良因素(必须符合 1 项标准)
髋关节炎或颈椎炎
腕关节炎或踝关节炎且有显著或持续的炎症指标升高
放射学上的损害(破坏或 X 线片上关节间隙狭窄)

疾病活动度评估
低活动度(必须符合全部标准)
1 个或以下的活动性关节炎
ESR 和 CRP 水平正常
医生总体评估疾病活动 <3/10
患者 / 家长总体评估疾病状况 <2/10
中活动度(不符合低或高活动度标准)
有 1 项或以上不符合低活动度标准,且符合高活动度的标准不足 3 项
高活动度(至少符合 3 项标准)
≥2 个活动性关节炎
ESR 或 CRP 上升超过正常上限的 2 倍
医生总体评估疾病活动≥7/10
患者 / 家长总体评估疾病状况≥4/10

表 13-4-2 ≥5 个关节病变的关节炎组预后不良因素和疾病活动度评估

预后不良因素(必须符合 1 项标准)
髋关节炎或颈椎炎
RF 或抗 CCP 抗体阳性
放射学损伤表现(骨质侵蚀或关节间隙缩小)

疾病活动度评估
低活动度(必须符合全部标准)
4 个或以下的活动性关节炎
ESR 和 CRP 水平正常
医生总体评估疾病活动 <4/10
患者 / 家长总体评估疾病状况 <2/10
中活动度(不符合低或高活动度标准)
有 1 项或以上不符合低活动度标准,且符合高活动度的标准不足 3 项
高活动度(至少符合 3 项标准)
≥8 个活动性关节炎
ESR 或 CRP 上升超过正常上限的 2 倍
医生总体评估疾病活动≥7/10
患者 / 家长总体评估疾病状况≥5/10

表 13-4-3　活动性骶髂关节炎组预后不良
因素和疾病活动度评估

预后不良因素
任一关节放射学损伤表现(侵蚀或关节间隙缩小)
疾病活动度评估
低活动度(必须符合全部标准)
正常背部屈曲
ESR 和 CRP 水平正常
医生总体评估疾病活动 <4/10
患者 / 家长总体评估疾病状况 <2/10
中活动度(不符合低或高活动度标准)
有 1 项或以上不符合低活动度标准,且符合高活动度的标准不足 2 项
高活动度(至少符合 2 项标准)
ESR 或 CRP 上升超过正常上限的 2 倍
医生总体评估疾病活动≥7/10
患者 / 家长总体评估疾病状况≥4/10

表 13-4-4　伴有全身症状(但无关节症状)的全身型
关节炎组预后不良因素和疾病活动度评估

预后不良因素
6 个月内出现显著活动的表现(定义为:发热、炎症指标升高或需要系统性激素的应用)
疾病活动度评估(2 个等级)
活动性发热及医生总体评估疾病活动 <7/10
活动性发热及高度疾病活动特征(例如明显的浆膜炎等),这些病变特征导致医生评估疾病活动≥7/10

表 13-4-5　伴有关节症状(但无全身症状)的全身型
关节炎组预后不良因素和疾病活动度评估

预后不良因素(必须符合 1 项标准)
髋关节炎
放射学损伤表现(侵蚀或关节间隙缩小)
疾病活动度评估
低活动度(必须符合全部标准)
≤ 4 个活动性关节炎
ESR 和 CRP 水平正常
医生总体评估疾病活动 <4/10
患者 / 家长总体评估疾病状况 <2/10
中活动度(不符合低或高活动度标准)
有 1 项或以上不符合低活动度标准,且符合高活动度的标准不足 3 项
高活动度(至少符合 3 项标准)
≥8 个活动性关节炎
ESR 或 CRP 上升超过正常上限的 2 倍
医生总体评估疾病活动≥7/10
患者 / 家长总体评估疾病状况≥5/10

一、≤4 个关节病变的关节炎

该组包含了 ILAR 分类的持续型少关节炎、银屑病关节炎、附着点相关关节炎及整个病程中仅有 4 个或更少的活动性关节炎的未分化型关节炎。对该组疾病的治疗建议为:

1. 若疾病处于低活动度、无预后不良因素、无关节挛缩,初始治疗可选用 NSAID 单药治疗。如治疗 2 个月后,患者关节炎仍然有活动,则不管有无影响预后的因素,必须加用其他治疗药物。

2. 所有活动性关节炎,不论其活动性高低、有无预后不良因素和有无关节畸形,均可行关节腔内糖皮质激素注射治疗。

3. 若疾病活动度高并有预后不良因素,建议使用甲氨蝶呤;关节腔内糖皮质激素初次治疗后,关节炎活动性中度(伴有预后不良因素)或高度(不伴有预后不良因素),可进一步使用 MTX;关节腔内糖皮质激素反复注射后,关节炎活动性低度(伴有预后不良因素)或中度(不伴有预后不良因素),可进一步使用 MTX。

4. **柳氮磺吡啶(SASP)**　适用于附着点相关关节炎,患者如已经关节腔内糖皮质激素注射或口服 NSAID 治疗后,疾病活动性仍然为中度或以上,无论有无预后不良因素,均可以使用。对于非附着点相关关节炎患者,SASP 的疗效尚不确定。

5. **TNF-α 抑制剂**　当患儿已经行关节腔内糖皮质激素注射并接受 3 个月以上足量 MTX 治疗,而关节炎活动度仍处于中度以上并伴预后不良因素时,可考虑使用 TNF-α 抑制剂;也适用于关节腔内糖皮质激素注射和 6 个月 MTX 治疗后,而关节炎处于高度活动性不伴有预后不良因素的患儿。此外,附着点相关关节炎患儿在关节腔糖皮质激素注射和 SASP 治疗后,不论其有无不良预后因素,如仍处于中度活动性以上,均可推荐使用 TNF-α 抑制剂。

6. 目前认为在使用 TNF-α 抑制剂之前应用阿巴西普注射剂的效果并不明确。

7. 单独使用羟氯喹治疗活动性关节炎并不合适。

8. 是否需要来氟米特治疗仍未明确。

9. 是否需要 2 种改善病情风湿药（甲氨蝶呤联合柳氮磺吡啶或者羟氯喹）联合治疗也尚未明确。

二、≥5 个关节病变的关节炎

该组包含了扩展型少关节炎、RF 阴性的多关节炎、RF 阳性的多关节炎、银屑病关节炎、附着点相关关节炎、未分化型关节炎的患儿，整个病程中所累及的活动性关节数目≥5 个。对该组疾病的治疗建议为：

1. **单一 NSAID 治疗**　单一 NSAID 治疗效果并不确定。对于活动性关节炎来说，不论有无不良预后因素，超过 2 个月单一使用 NSAID 是不合适的。

2. **MTX**　疾病处于高活动度（无论有无预后不良因素），或疾病处于中活动度（有预后不良因素），均应开始使用 MTX；对疾病处于低活动度但有预后不良因素，在使用 NSAID 药物 1 个月后建议加用 MTX；对疾病处于中活动度但无预后不良因素，在使用 NSAID 药物 1~2 个月后建议加用 MTX。

3. **来氟米特**　来氟米特可作为一线用药用于疾病高度活动（伴有预后不良因素）的患儿。在短暂试用 NSAID 治疗后，来氟米特也适用于疾病高度活动（不伴有预后不良因素）或疾病中度活动（伴有预后不良因素）的患儿。

4. **TNF-α 抑制剂**　若在使用最大耐受剂量 MTX 或来氟米特治疗 3 个月后疾病仍处于中或高活动度，不论有无预后不良因素，均可考虑使用 TNF-α 抑制剂；也适用于 MTX 或来氟米特 6 个月治疗，疾病仍然处于低度活动，而不论有无预后不良因素；当一种 TNF-α 抑制剂治疗 4 个月以上，疾病仍处于中或高度活动，不论其有无预后不良因素，可考虑转换为另一种 TNF-α 抑制剂进行治疗；当使用阿巴西普治疗 3 个月，疾病仍处于高度活动且有预后不良因素时，也可考虑使用 TNF-α 抑制剂；当使用阿巴西普治疗 6 个月，疾病仍处于中或高度活动时，不论有无预后不良因素，也可考虑使用 TNF-α 抑制剂。

5. **阿巴西普**　适用于 TNF-α 抑制剂治疗 4 个月以上，疾病仍然处于高度活动，不论其有无预后不良因素或中度活动伴预后不良因素。也适用

于 2 种 TNF-α 抑制剂序贯治疗后，疾病仍然处于中或高度活动，不论有无预后不良因素或低度活动伴预后不良因素的患儿。

6. **利妥昔单抗**　适用于 TNF-α 抑制剂和阿巴西普序贯治疗后，疾病仍然处于高度活动，而不论有无预后不良因素或中度活动伴预后不良因素。利妥昔单抗可能更适合于 RF 阳性患儿。

7. **阿那白滞素**　该药物的疗效尚不明确。

8. **羟氯喹**　单用羟氯喹治疗活动性关节炎是不妥的。

9. **SASP**　疗效尚不明确。

10. **DMARD 药物**　联合使用非生物制剂的 DMARD 药物（MTX 联合 SASP 或者 HCQ）的疗效尚未明确。

三、活动性骶髂关节炎

该组包含所有临床和影像学上有活动性骶髂关节炎证据的患者。对该组疾病的治疗建议为：此类关节炎唯一推荐的用药为 TNF-α 抑制剂。

对于已使用足够的 NSAID 药物但疾病仍处于高活动度，且有预后不良因素；使用 MTX 3 个月后，疾病仍处于高活动度，而不论有无预后不良因素；使用 MTX 3 个月后疾病处于中活动度，且有预后不良因素；使用 MTX 6 个月后疾病仍处于中活动度而无预后不良因素的患者，均推荐使用 TNF-α 抑制剂。

四、伴有全身症状（但无关节症状）的全身型关节炎

该组包括符合 ILAR 分类的全身性 JIA，以及有发热表现的系统性关节炎（伴或不伴其他全身症状），且无活动性关节炎症状。对该组疾病的治疗建议如下（巨噬细胞活化综合征、心包填塞以及 TNF-α 抑制剂不在本建议考虑范围）。

1. **单一 NSAID 药物治疗**　对于发热和医生总体评分≥7 的患儿，单一 NSAID 治疗是不合适的；连续单一 NSAID 治疗 1 个月以上也是不妥当的。

2. **全身糖皮质激素使用**　适用于有发热及医生总体评分≥7 的患儿或者使用 2 周 NSAID 药物后仍然有发热的患儿。

3. **阿那白滞素**　对于有活动性发热且有预

后不良因素存在的患者,建议使用阿那白滞素,而不论目前使用何种治疗。若患者在使用糖皮质激素治疗时出现发热,亦可考虑使用该药。

4. MTX 不适用于全身症状明显而无关节症状的患儿。

5. 钙调神经素抑制剂 对本类疾病的疗效尚不明确。

6. 静脉丙种球蛋白 对本类疾病的疗效尚不明确。

五、伴有关节症状(但无全身症状)的全身型关节炎

该组包括符合 ILAR 分类的全身性关节炎,并且有活动性关节炎表现,但无活动性全身症状的患者。对该组疾病的治疗建议为:

1. 单一 NSAID 药物治疗 适用于疾病活动度低,且无预后不良因素患儿。但超过 1 个月的 NSAID 单药治疗的疗效尚不确定,不论疾病活动度如何及有无预后不良因素。

2. MTX NSAID 单药治疗 ≤ 1 个月的活动性关节炎患儿,推荐加用 MTX。

3. 阿那白滞素 对已使用 MTX 治疗,仍处于疾病中或高活动度,不论有无预后不良因素的患者,推荐加用阿那白滞素。也可用于经 MTX 和 TNF-α 抑制剂或 MTX 和阿巴西普联合治疗后,疾病仍然处于中或高度活动的患儿。

4. TNF-α 抑制剂 使用 MTX 3 个月,疾病仍处于中或高活动度,不论有无预后不良因素的患者,推荐使用 TNF-α 抑制剂;使用阿那白滞素治疗后疾病仍然处于中或高度活动性的患儿,应该转用 TNF-α 抑制剂。

5. 阿巴西普 适用于 MTX 及 TNF-α 抑制剂治疗后,疾病仍处于高活动度的患儿,而不论有无预后不良因素或疾病中活动度并伴预后不良因素者。

6. 钙调磷酸酶抑制剂 不适用于关节症状明显而无全身症状的患儿。

ACR 2011 方案强调了监测治疗过程的安全性,不断评估治疗措施的风险效果比。建议使用 NSAID 药物、甲氨蝶呤和 TNF 抑制剂时,需监测血常规、肝酶、血肌酐变化,对于 TNF 抑制剂,还需进行结核感染的筛查,使用前进行 PPD 试验,

使用后每年重复 1 次。

JIA 治疗过程中尚需关注并发症和合并症,如感染、肿瘤、眼科并发症、MAS、肺部并发症、心脏并发症及中枢神经系统并发症等。在严重 JIA 患者中,高达 3/4 有关节外表现。肺表现为间质性肺纤维化、类风湿结节、闭塞性细支气管炎、肺血管病变和肺高压等,约 20% 患者同时伴胸膜受累。全身性 JIA 易出现一种严重并发症——巨噬细胞活化综合征(macrophage activation syndrome, MAS),可出现肺水肿、肺出血及急性呼吸窘迫综合征(acute respiratory distress syndrome, ARDS)表现。因此,在 JIA 治疗过程中需关注肺部受累征象,早期发现,及时处理。

ACR 2011 方案对 JIA 的治疗有重要的指导作用,但仍需与我国的实践相结合。2012 年,中华医学会儿科学分会免疫学组、《中华儿科杂志》编辑委员会结合我国治疗实践,制定了《幼年特发性关节炎(多 / 少关节型)诊疗建议》。该建议重点推荐 NSAID、DMARD、来氟米特、环孢素(CsA)、TNF 抑制剂为代表的生物制剂。生物治疗是近年来蓬勃发展的新的治疗方法。2011 年,全国儿童风湿病协作组发布了《依那西普治疗幼年特发性关节炎的专家共识》,介绍目前对依那西普治疗的认识。对 JIA 的治疗进步,仍需我们对疾病的发病机制及临床特征有进一步了解,并需进一步积累长期、大样本、分组合理、对照良好的临床数据。

(陈同辛)

第五节 原发性免疫缺陷病的发展与历史演变

原发性免疫缺陷病(primary immunodeficiency disease, PID)是一类免疫系统各组分功能缺失或异常而引起的遗传背景高度异质性疾病。PID 涉及免疫器官(如胸腺)、免疫细胞(如中性粒细胞、巨噬细胞、树突状细胞、NK 细胞、T 细胞及 B 细胞),以及相关细胞激活或抑制信号转导通路上诸多分子的功能改变和紊乱,从而导致机体易出现反复或严重感染,同时伴过敏、自身免疫性疾病或肿瘤等疾病的发生率显著增加。

PID是一系列免疫系统相关基因发生突变所致的遗传性疾病的统称。从1952年Bruton报道第一例无丙种球蛋白血症患者以来，随着生物化学、病理生理学、微生物学、分子生物学、遗传学及相关生命科学的进步，人们对原发性免疫缺陷病的认识在不断深入，新的疾病种类和致病基因不断被明确。致病基因的明确对疾病的诊断、临床症状的识别、遗传咨询，以及包括基因治疗在内的可能的新治疗方案的产生和改进，有重大意义。另一方面，PID疾病对基础免疫学研究有极大的提示和启发作用。PID被称为"大自然的试验（natural experiment）"，每种新的PID疾病的发现，都为我们了解免疫系统的组成、功能和调控提供了新的切入点。

1970年，国际免疫学会联盟原发性免疫缺陷病特别专家委员会（International Union of Immunological Societies Expert Committee for Primary Immunodeficiency）制定了PID命名原则，根据疾病的发病机制、病理生理改变，特别是遗传学特征来命名，废除了以前按人命和地名命名的方式，对PID疾病进行了首次全球统一分类。至此国际上每两年举行一次PID分类会议，不断更新，纳入最新的研究成果。2017年，在最近一次伦敦举行的PID分类会议上，将PID分成9个大类，分别为：联合免疫缺陷、其他明确定义的免疫缺陷综合征、抗体缺陷为主的免疫缺陷、免疫失调性疾病、吞噬细胞数量或功能缺陷、固有免疫缺陷、自身炎症性疾病、补体缺陷和免疫缺陷的拟表型，目前已经发现300余种致病基因明确的疾病类型，每年仍以新增10~20种疾病的速度增加。

人类对PID的认识始于60年前。在第二次世界大战之前，由于感染、营养不良和脱水等疾病的致死率很高，而可靠的诊断方法尚不成熟，并且缺少有效的抗生素和补液手段，因此是不可能建立对"免疫缺陷"的认识的。但仍有零星的病例报道，事后证实是PID。例如：1922年，一位德国医生Schultz报道了一位严重粒细胞减少的成人患者，伴发严重的咽部坏疽。1926年报道了一例神经系统异常伴结膜毛细血管扩张的病例，符合共济失调-毛细血管扩张症的典型表现。1937年Wiskott报道了2例男孩，表现为原发性血小板减少，血小板体积减小，同时有血性腹泻、

反复中耳炎表现，此为湿疹-血小板减少-免疫缺陷综合征（Wiskott-Aldrich syndrome，WAS）的典型表现。人们可以认识到"免疫缺陷"疾病的存在，得益于这样的基础：①感染的有效控制，包括儿童期疫苗的广泛接种，营养水平的改善，有效抗生素的使用，以及现代医学诊断和急救体系的建立；②始于19世纪末到20世纪初的免疫学及相关学科的大发展，使人们逐渐形成对机体固有免疫及适应性免疫的认识。

一、无丙种球蛋白血症的发现

无丙种球蛋白血症被认为是PID的原型（prototype）。Ogden Bruton被认为首次报道无丙种球蛋白血症病例，并首次提出注射外源丙种球蛋白进行免疫替代治疗的人。根据发现者事后在一次免疫学会上的发言，该病的发现过程不是一个严谨的"科学假设-论证"的必然结果，更像是一次"偶然"。

一个男孩，反复患18次肺炎，辗转求医，来到了Walter Reed陆军医院，当时Bruton是该医院的一名医生，参与负责该患儿的诊治。他听说陆军医院有一台电泳仪器，可以将血清中的蛋白区分成不同的部分，并且其中有一部分是包含有抗体γ球蛋白。当时Bruton医生认为，该患儿反复感染，体内应该产生大量的抗体，电泳结果γ球蛋白部分应该是明显增加。于是Bruton医生将患儿的血清样本送去行电泳分析，等了数天，不见结果，去找电泳分析的技术员，技术员表示在本该出现丙种球蛋白的位置并没有任何条带出现，可能是仪器出了问题。此时，Bruton医生才明白该患儿体内没有丙种球蛋白及抗体产生，并随机选择了每月100mg/kg剂量的免疫球蛋白开始进行皮下注射（此后，外源免疫球蛋白替代疗法及该剂量被作为推荐方法写入相关指南）。与此同时，Bruton医生得知在波士顿儿童医院，Charles Janeway小组也诊断出2例类似的"无丙种球蛋白血症"的病例。于是Bruton医生到波士顿拜访，和Janeway医生一起决定在1952年亚特兰大举行的会议上联合发表包含3例"无丙种球蛋白血症"病例的摘要。会议后不久，在Janeway医生的鼓励下，Bruton医生正式发表了那例男孩的病例报道，使其成为第一个被报道的PID病例。多

年后的回顾性分析表明，Bruton 医生报道的病例并不是典型的 X 连锁无丙种球蛋白血症（XLA），而是散发的早期低丙种球蛋白血症患者，而 Janeway 小组的其中 1 例患者最终被证明为 X 连锁高 IgM 综合征，而不是无丙种球蛋白血症（详见后文）。

1993 年，Vetrie 等人用定位克隆（positional cloning）方法在 XLA 病变基因区内分离、鉴定了一个新的基因，命名为 Bruton 酪氨酸激酶（Bruton's agammaglobulinemia tyrosine kinase，*Btk*）。该基因表达于正常的各期 B 细胞，在 XLA 患者中发生突变，故认为是 XLA 的致病基因。致病基因的发现，极大地促进了人们对疾病的诊断和认识。随着确诊病例的增加、临床数据的积累及突变序列的分析，人们逐渐形成对 X 连锁无丙种球蛋白血症的诊断流程：①男性患者；②3~18 月龄开始的反复出现的细菌感染；③血清各种免疫球蛋白水平普遍偏低，通常 IgG ≤ 2g/L；④外周血缺乏成熟 B 细胞，流式细胞仪分析测定 CD19/CD20$^+$ 细胞比例偏低，通常 CD19$^+$ 细胞比例小于 2%；⑤接种疫苗后无或产生较弱的抗体；⑥*Btk* 基因序列分析发现突变。

二、重症联合免疫缺陷病的发现

最早描述 2 例婴儿伴有严重淋巴细胞减少并最终死亡的病例是两名瑞士的病理学家 Glanzmann 和 Riniker（1950 年），他们认为患儿进行性的淋巴细胞减少是严重的白念珠菌感染所致（事后再看，这显然是颠倒了因果）。第 3 例关于婴儿淋巴细胞减少的报道来自一位加拿大病理学家。但他们 3 人均未将这些现象和免疫系统的异常联系起来。数年后（1958 年），两个瑞士研究小组首次将"无丙种球蛋白血症"和"淋巴细胞减少"联系在一起，并报道了 4 例死于严重真菌及细菌感染的患儿。较早出现临床症状、低淋巴细胞血症、较高的病死率，这些特点将这类疾病同无丙种球蛋白血症区分开来。尸解发现所有淋巴组织极度萎缩或缺失，尤其是胸腺组织明显发育不良。在瑞士小组报道的病例中，有 2 人是 Glanzmann 和 Riniker 报道患者的兄弟（cousins），提示遗传因素的存在。这两个瑞士小组强调患儿体内浆细胞和淋巴细胞发育同时出现异常（粒

细胞正常），导致联合的体液免疫和细胞免疫缺陷，最终导致患儿严重感染而死亡。根据临床表现和病理学特征，这类疾病最早被命名为"联合体液及细胞免疫缺陷"或"瑞士型无丙种球蛋白血症"。1970 年，WHO 委员会命名为重症联合免疫缺陷病（severe combined immunodeficiency，SCID）。"瑞士型 SCID"多为常染色体隐性遗传病，表现为 T 细胞和 B 细胞的同时缺乏。随后在美国又不断发现一些 X 连锁隐性遗传的 SCID 患者，B 细胞数目多正常。在 1972 年，SCID 的致病基因被发现。当时在纽约，一位婴儿根据临床症状诊断为 SCID，考虑进行骨髓移植治疗，于是 Hillaire Meuwissen 医生将患儿及其父母双方的血样标本送至西雅图的一位红细胞遗传学方面的专家 Elo Giblett。Giblett 教授选取了一系列多形蛋白作为检测标记物，其中包括腺苷脱氨酶（adenosine deaminase，ADA）。一般情况下，ADA 在电泳过程中可形成一条快速移动带和一条慢速移动带，可是 Giblett 教授却发现，患儿的红细胞裂解物中完全不含有 ADA，而患儿母亲的红细胞裂解物中 ADA 的含量也降低，父亲的 ADA 含量却完全正常。在此之前，Giblett 教授从未见过红细胞标本中缺失 ADA，这使得 Giblett 教授猜测：ADA 活性的丧失可能与 SCID 患儿的临床表现有某种相关性。随后，他请教了一位身在底特律的免疫学家朋友 Flossie Cohen 教授，恰好他那里有一名临床诊断为 SCID 的患儿等待骨髓移植治疗，结果经检测，该患儿体内的 ADA 同样也缺失。于是，人们首次认识到，缺乏 ADA 可能导致 SCID，第一个与 PID 相关的基因缺陷就此被发现。

三、慢性肉芽肿病的发现

1954 年，在儿科放射学会（SPR）年会上，Janeway 医生所在的波士顿研究小组报道了一例免疫球蛋白升高，并且易反复感染的男孩病例。当时明尼苏达大学的 Robert Good 医生在场，恰好他也有一个类似的病例。他突然想到：如果免疫球蛋白升高是感染的结果而不是原因，会如何呢？于是他不断研究和求证，最终于 1957 年发现了一种新型免疫缺陷病，即慢性肉芽肿病（chronic granulomatous disease，CGD）。体外实验

表明,该病男性患儿的多形核白细胞的杀灭细菌作用缺失。在此基础上,Baehner 和 Nathan 医生进一步证明:男性 CGD 患儿的粒细胞内 NADPH 氧化酶活性降低,对染料四唑氮蓝(nitroblue tetrazolium,NBT)的还原能力缺失。之后,一例女性患者的发现,使人们认识到 CGD 还存在常染色体隐性遗传方式。此后 40 年的时间里,人们不断努力揭示氧化呼吸链的组分和结构,确定了性连锁及常染色体隐性遗传 CGD 的致病基因。通过这一系列的研究,人们最终寻找到可靠的诊断工具,改善了治疗措施,对性连锁疾病患者还形成一套评分系统来预测疾病的长期预后。

四、高 IgM 综合征的发现

对患者的长期随访往往导致新的发现。一例诊断为"无丙种球蛋白血症"的患儿(前文已述)在波士顿研究小组长期随访。1960 年,他出现了血尿,研究小组人员认为他患了急性链球菌感染后肾小球肾炎,并推测体内补体水平应该有明显下降。但实际测定 CH50 时,人们发现检测活性明显增高(主要是由于针对绵羊红细胞的高滴度抗体所致)。此外,该患儿的血清 IgG 和 IgA 水平明显降低,而 IgM 水平显著升高,如此结果与"X 连锁无丙种球蛋白血症"的诊断存在明显不符。最终,该名患儿成为第一例诊断明确的 X 连锁高 IgM 综合征患者。

但是,关于高 IgM 综合征的故事还没有讲完。从疾病发现以来,人们一直认为这是一种 B 细胞功能缺陷导致的疾病,表现为低丙种球蛋白血症,伴有 IgM 水平正常或升高。1986 年,一名 Sezary 综合征(即淋巴瘤)的患者来到纽约医院就诊,该患儿的免疫球蛋白定量分析结果很特别(IgG>2g/dl,IgA>2g/dl,检测不到 IgM),并到洛克菲勒大学进行评估,结果显示,该患儿的 T 细胞可促进正常对照 B 细胞的同种型转换(isotype switching),使正常对照 B 细胞产生类似的免疫球蛋白定量结果。将 Sezary 综合征患者的细胞与洛克菲勒大学的一名高 IgM 综合征患儿的 B 细胞共培养(co-culture),高 IgM 综合征患儿 B 细胞的缺陷得到了纠正。随后,当时正在洛克菲勒大学 Henry Kunkel 实验室做博士后研究的 Lloyd Mayer 博士,收集了更多高 IgM 综合征患儿的病

例,将这些患儿的 B 细胞和 Sezary 淋巴瘤患者的活化 T 细胞共培养,发现高 IgM 综合征患儿的 B 细胞表现出活跃的类别转换。这一结果强烈表明:与抗体类别转换相关的辅助性 T 细胞的功能缺陷是导致高 IgM 综合征的一个原因。直到 1992 年,人们对 T-B 细胞相互作用的研究,使人们逐渐认识到 CD40-CD40L 相互作用在 T 细胞依赖的 B 细胞激活和同种型转换中起重要作用。这一发现使得人们开始系统的寻找因 CD40-CD40L 信号通路缺陷导致的疾病。1993 年,有 5 个研究小组先后独立证明,表达于 CD4$^+$T 细胞表面的 CD40L 蛋白编码基因的突变,是 X 连锁高 IgM 综合征的分子基础。

后来,人们又不断发现了免疫失调性疾病、固有免疫缺陷、自身炎症性疾病、补体缺陷疾病以及免疫缺陷的拟表型等多种 PID 疾病类型,使得人们对免疫系统的认识更加全面和深入。X 连锁多内分泌腺、肠病伴免疫失调综合征(immune dysregulation,polyendocrinopathy,enteropathy,X-linked syndrome,IPEX)的临床特征于 1982 年由 Powell 等人首先描述,2001 年 *FOXP3* 基因被确定为该病的致病基因,其表达的 FOXP3 是 CD4$^+$CD25$^+$FOXP3$^+$ 调节性 T 细胞(Treg)发育过程中重要的转录调节因子。该病的发现,使得人们对 Treg 细胞的发育和调控、体内免疫自稳现象的维持及打破、自身免疫性疾病的发生等有了深入的认识。家族性地中海热(FMF)、肿瘤坏死因子受体相关周期性发热综合征(TRAPS)、Blau 综合征等自身炎症性疾病的发现,使得人们对炎症通路的启动,"炎症体",病原体相关分子模式 - 模式识别受体(PAMP-PRR)作用模式有了进一步的了解。不同类型补体功能缺陷所致的 PID 疾病显示了不同补体系统成分的作用(常见 PID 的发现历程见表 13-5-1)。

反复严重感染为 PID 的一个显著临床特征。不同类型的 PID 患者表现出不同的感染疾病谱。抗体缺陷为主的疾病患者易发生细菌感染。补体缺陷及中性粒细胞缺陷的患者也易发生细菌感染。T 细胞功能缺陷的患者易发生病毒及真菌的感染。IL-12 或 IL-12 受体基因缺陷的患儿易发生结核分枝杆菌及沙门菌感染。这提示了机体内对抗不同病原体依赖不同的免疫机制。

表 13-5-1　常见 PID 的发现历程

发现时间	PID种类	发现人	基因确定时间
1926	AT	Syllaba 和 Henner	ATM-1995
1937	WAS	Alfred Wiskott	WAS-1994
1952	XLA	Ogden Bruton	BTK-1993
1954	CGD	Janeway 和 Robert Good	CYBB-1987
			NCF1/2-1989
			CYBA-1990
			NCF4-2009
1960	SCID	Henry Kempe	ADA-1986
			IL-2Rr-1992
1960	HIGM	Janeway	CD40L-1993
			AID-2000
			CD40-2001
			UNG-2004
1966	HIES	Davis, Schaller 和 Wedgwood	SPINK5-1994
			STAT3-2007
			PGM3-2014
1982	IPEX	Powell	FOXP3-2011

注:AT, ataxia telangiectasia, 共济失调毛细血管扩张症; CGD, chronic granulomatous disease, 慢性肉芽肿病; HIGM, hyper IgM syndrome, 高 IgM 综合征; HIES, hyper IgE syndrome, 高 IgE 综合征; IPEX, immune dysregulation, polyendocrinopathy, enteropathy, X-linked syndrome, X 连锁多内分泌腺、肠病伴免疫失调综合征; SCID, severe combined immunodeficiency, 重症联合免疫缺陷; WAS, Wiskott-Aldrich syndrome, 湿疹 - 血小板减少 - 免疫缺陷综合征; XLA, X-linked agammaglobulinemia, X 连锁无丙种球蛋白血症

PID 是一组重要的临床疾病,给患者及其家庭带来巨大的负担,同时 PID 为人们认识免疫系统的组成、功能和调控提供了珍贵的线索。人们对 PID 认识的飞速发展,将有助于疾病的诊断和治疗,有助于疾病负担的减轻,有助于基础免疫学的发展以及人们对免疫系统的认识。

五、原发性免疫缺陷病的分子诊断历程及现状

免疫生物学和遗传学的发展对临床免疫学以及 PID 的分子诊断具有巨大的推动作用,得益于此,在过去的半个世纪,越来越多的 PID 被发现。目前已经发现 300 余种致病基因明确的疾病类型,每年仍以新增 10~20 种疾病的速度增加。根据生物信息学分析,预估大概有 3 000 多个基因可能为 PID 致病基因。因此,从整个 PID 领域来讲,还有大量新的致病基因有待鉴定。

测序技术在 PID 分子诊断中起到了举足轻重的作用。1953 年,Watson 和 Crick 提出 DNA 双螺旋结构模型,为研究 DNA 一级结构奠定了基础。1977 年,Sanger 提出依据双脱氧链终止原理测定核苷酸序列的方法。1986 年,以 DNA 链末端合成终止法原理为基础的 DNA 自动荧光测序仪的发明,革新了现代分子生物学,促进了 PID 的分子诊断。2008 年,下一代测序技术的发明,大大加速了既往未知遗传基因突变的鉴定,下一代测序技术包括全外显子组测序(WES)和全基因组测序(WGS)。

(一)Sanger 测序

传统的 PID 基因诊断主要是理论知识驱动,根据患者临床与免疫表型拟定可能的靶基因,然后逐一进行 Sanger 测序,从而鉴定致病基因突变。当临床表型和疾病遗传方式提示候选致病基因时,定向测序这些基因是最有效的方式。在下一代测序技术发明前,PID 的基因诊断主要是此种方法。其优点是高效、无需大量计算资源。但由于 PID 疾病遗传的多效性与异质性,靶基因的选定并不容易,需要临床医生具有丰富的临床经验和分析能力。另外,此种方法对新发 PID、新的表型、复杂表型常无从下手,较难发现新的致病基因。

(二)下一代测序技术

2008 年 5 月,美国国立卫生研究院(NIH)启动"未确诊疾病计划",开始以前所未有的规模向临床提供基因组学服务。2014 年 12 月国家卫生和计划生育委员会批准一批临床应用试点单位开展高通量基因测序技术,对遗传病进行基因诊断。2016 年 3 月我国两会期间"十三五"规划纲要中明确提出"加速推动基因组学等生物技术大规模应用"。

下一代测序技术是从临床标本提取基因组 DNA,打断为小片段,与 DNA 连接片段相偶联,通过与靶向 DNA 互补的 DNA 或 RNA 诱饵选取目标片段,然后进行高通量并行测序,得到大量短序列数据,与人类基因组参考序列比对,进行注解。下一代测序技术可用于整个外显子组的 WES 或

整个基因组的 WGS。前者需要捕获过程,检测蛋白编码和 RNA 编码基因;而后者无需捕获,检测整个基因组,包括内含子和调节区域。其中,WES 在 PID 诊治中具有重要作用。但 WES 也有缺陷,其只检测编码区,不包含内含子和调节区域。捕获过程也是 WES 测序的致命弱点,因为捕获过程不能均匀覆盖所有外显子,从而引入一些偏倚。另外,对于复杂结构如缺失、插入、转换、重复序列或重排,总体灵敏度低;如果靶基因与具有相似序列的假基因邻近,基因定位也可能出错。近年来,科研机构和商业公司研发出针对已知 PID 相关基因、某个信号通路或某类特殊 PID 相关基因的测序试剂盒。相对 WES 而言,靶向多基因联合测序策略数据分析量小、速度快,具有成本效益,但此种方法也有一定局限性,不能鉴定新基因;靶基因也需要经常更新,以期与发现的 PID 新基因保持同步,不然会漏诊很多基因突变。WGS 检测整个基因组,能鉴定新的致病基因。相比 WES 具有明显的技术优势,可检测内含子区和调节区域,且覆盖度均一。另外,检测诸如插入、缺失和转座等结构变异也比 WES 更灵敏和准确。但 WGS 费用较昂贵,数据分析复杂,对生物信息分析要求很高。因此,对 WGS 的普遍应用还有待相关配套技术的成熟与完善。

应当强调的是,生物信息分析只能预测变异的致病性。实际上,预测为有害的变异可能是中性变异;预测为良性变异的可能为功能损伤性突变;预测为功能缺失性突变也可能为功能获得性突变。因此,对于候选变异,还需要进一步开展生物学功能实验,检测对基因产物的表达或功能的影响,从而验证其致病与否。

六、原发性免疫缺陷病治疗

原发性免疫缺陷病治疗的核心是改善患者的生活质量。具体的治疗目标包括:使患者能参加工作、学习、家庭及社会活动;减少感染的次数及严重程度;减少治疗带来的副作用;使患者对自身状态及治疗过程感觉良好。抗生素的发明使 PID 患者的生活质量大大提高。自从 Bruton 医生发现无丙种球蛋白血症以来,开始使用外源性免疫球蛋白进行免疫替代疗法。当时使用的是冷乙醇法得到的 Cohn 组分 II。一开始均为肌内注射免疫球蛋白,当时的免疫球蛋白制剂静脉使用会产生严重的过敏反应,主要表现为:面红、胸闷、背痛、胃肠道反应、寒战、发热等,严重时出现休克,需住院治疗。20 世纪 80 年代左右,在瑞士和美国逐渐出现了一种新的静脉用丙种球蛋白制剂,不良反应较少,临床使用耐受性较好。随后又不断有二代和三代产品问世,经过病毒灭活,高度纯化,无免疫球蛋白的聚集,无补体的自动激活,使得免疫球蛋白静脉输注的浓度可以达到 1~2g/kg,患者的生活质量大大提高。

其他的免疫替代疗法包括:γ 干扰素可减少 X 连锁 CGD 患者的感染次数,也可保护常染色体隐性遗传的 IL-12R 缺陷患者免受不典型结核分枝杆菌的感染。对于严重原发性中性粒细胞缺乏症患者,可使用粒细胞集落刺激因子。

造血干细胞移植是可以根治 PID 的方法。1968 年,HLA 相合同胞供体的骨髓移植最早用于 SCID 和 WAS 的免疫重建。从此,来自骨髓、动员后的外周血及脐带血造血干细胞已被成功应用于治疗各种危及生命的 PID,包括 SCID、WAS、CGD、白细胞黏附缺陷症(LAD)、X 连锁高 IgM 综合征(XHIM)、噬血细胞性淋巴组织细胞增生症(HLH)等。

此外,基因治疗的探索也在进行中。基因治疗是将人的正常基因通过一定方式导入靶细胞以纠正基因缺陷,从而达到治疗疾病目的的医学技术。和骨髓移植相比,基因治疗无移植后供受体免疫相关并发症发生(如 GVHD、免疫低下的感染等),因此不必采用超大剂量的化疗、放疗以清除患者原有的造血细胞、免疫细胞,不必担心由此带来的毒副反应。

1990 年在大量动物实验的基础上,美国 NIH 开展了首项基因治疗的临床研究,对 1 例患有 ADA-SCID 女性患儿进行基因治疗。该项研究分离该患儿外周血单核细胞,转染入包含人正常 ADA 基因的反转录病毒载体,离体培养后回输入患儿体内,每 1~2 个月输注 1 次经 ADA 基因转导的自体淋巴细胞。结果在该患儿的外周 T 细胞中可以检测到 ADA 酶的活性。但由于该患儿在接受基因治疗的同时,仍在接受 ADA 酶替代治疗,因此无法明确评价其基因治疗的效果。另外,外周血细胞为终末分化细胞,寿命短,以外周血 T 细胞作为靶细胞进行基因治疗需重复给患者输注含转导基因的外周血细胞。造血干细胞为基因治疗的理想靶细胞。2002 年,意大利的研究小组对 2 名 ADA-SCID 患者进行造血干细胞的基因治疗。收集患儿骨髓中 CD34$^+$ 细胞,转染入包含正常基因的反转录病毒载体,并回输入患儿体内。在回输前,患儿接受低剂量的白消安,以更好地接受待回输的已转染的干细胞。2 名患儿均获得免疫功能重建,回输的干细胞可正常分化,外周 T 细胞中可检测到 ADA 的表达。此后,该研究小组将该方法扩展至另外 8 名 ADA-SCID 患者,并长期随访(1.8~8 年)。目前所有患者均存活,大多数患者临床表现良好,感染次数及严重程度明显改善,8 名患者不需要聚乙二醇腺苷脱氨酶(PEG-ADA)酶替代治疗。

X 连锁重症联合免疫缺陷病(XSCID)是最常见的 SCID 类型。2000 年,巴黎的研究小组对 2 名 XSCID 患者进行干细胞的基因治疗。结果显示患儿淋巴细胞增殖分化几乎恢复正常,虽然外周血中 B 细胞和 NK 细胞计数偏少,但血清免疫球蛋白水平完全可以避免免疫球蛋白的替代治疗,患儿难治性感染得到根除,逐渐恢复了正常生活。此后共有 20 名 XSCID 患者接受类似的干细胞基因治疗。但是在 2~5 年的随访中,5/20 名患者出现 T 细胞白血病,并接受化疗,其中 1 名患者最终死亡。可能和反转录病毒载体插入受体干细胞原癌基因并使其激活相关。

人们也尝试在 X 连锁慢性肉芽肿病(XCGD)患者中使用基因治疗。2006 年,德国的研究小组采集 2 名 XCGD 患者的粒细胞集落刺激因子(G-CSF)动员后的外周血造血干细胞,转染入包含正常基因的病毒载体,并回输入患者体内,在回输前使用小剂量白消安预处理。该 2 名患者的严重反复感染症状在基因治疗后显著改善,外周血也可检测到大量功能纠正的吞噬细胞。但随访中,该 2 名患者均发生骨髓增生异常综合征。一名患者再次接受骨髓移植治疗,另一名患者死于急性感染。

可见,基因治疗作为一种潜在的有效的治疗 PID 的方法,目前仍存在许多问题。包括:病毒载体转染率偏低,整合入人体基因组位置随机,缺乏精确调控机制,存在发生增殖性疾病的危险等。

我们仍需付出巨大的努力不断探索。

七、原发性免疫缺陷病登记和新生儿筛查体系

PID 为较罕见的疾病,发病率低。早期的散发病例为我们认识该病提供了宝贵资料。随着人们对疾病认识的逐步深入,病例数的不断积累,对病例进行回顾性分析是不断了解疾病特征,提高诊疗水平的重要且行之有效的措施。目前,欧洲、拉丁美洲、美国、日本、澳大利亚和新西兰等多个国家和地区都已经建立起了国家或跨国家范围的疾病在线登记系统,以获得大样本长时间的观察、随访和分析数据。依据疾病登记系统,我们对疾病的发病率、分布情况、临床特征以及基因型和表型间的相互关系有了不断深入的认识。我国目前尚未建立全国范围的 PID 登记系统,但自 1998 年起,中华医学会儿科学分会确立了覆盖全国的 14 个 PID 诊断中心,经过十几年的积累,上海、北京和重庆分别总结并发布了单中心较大样本的系列 PID 分布情况,形成我国目前关于 PID 疾病分布的基本框架。目前我国基因确诊的 PID 疾病主要集中在:无丙种球蛋白血症、X 连锁高 IgM 综合征,湿疹 - 血小板减少 - 免疫缺陷综合征(WAS),X 连锁慢性肉芽肿病,以及 X 连锁重症联合免疫缺陷。

现有经验表明,新生儿筛查 PID,特别是针对重症联合免疫缺陷,予以早期确诊及治疗(如干细胞移植)是拯救患儿生命、改善患儿生活质量的有效措施。SCID 患儿出生后处于无症状的窗口期很短,若不进行有效的免疫重建,往往在婴儿期死亡。免疫重建的时间与预后的关系密切,如果在出生 3.5 个月内进行造血干细胞移植,存活率接近 95%;若在出生后 3 个月后进行移植,则存活率降至 76%。新生儿筛查 PID 对减低社会经济负担、提高成本效益比具有不可估量的作用。

新生儿筛查(newborn screening, NBS)体系始于 19 世纪 60 年代 Robert Guthrie 及 Ada Susi 对苯丙酮尿症的筛查。随后 WHO 组建了一次会议,创建了 10 条规则来判断一种疾病是否应纳入新生儿筛查体系,即 Wilson-Jungner 框架协议,该框架扩展到 22 条标准。随后美国国会在 2003 年决定将 29 种核心疾病及 25 种次要疾病纳入新生

儿筛查体系。此后，该名单不断增加，SCID 就包含其中。

目前已知超过 18 种基因突变可导致 SCID，我们需要寻找到有效的筛查 SCID 的方法。由于 SCID 的免疫表型特点主要为严重的 T 细胞减少，人们发明一种利用定量 PCR 法检测 T 细胞受体切除环（T cell receptor excision circles，TRECs）作为 SCID 的 NBS 方法，原理是：T 细胞在胸腺正常发育过程中，其抗原受体编码基因需进行 DNA 重组，被切割下来的 DNA 形成游离基因 TRECs，70% 表达 αβTCRs 的 T 细胞在成熟晚期都产生 δRec2φJα TREC，利用定量 PCR 检测 δRec2φJα TREC 可以反映外周血最新产生的 T 细胞数量。新生儿外周血淋巴细胞绝对计数是最有效的初筛试验，凡绝对计数小于 2 500/μl 者，均应考虑 SCID 可能，需进一步行免疫学检查和基因分析。

（陈同辛）

参 考 文 献

［1］Beukelman T, Patkar NM, Saag KG, et al.2011 American College of Rheumatology recommendations for the treatment of juvenile idiopathic arthritis: initiation and safety monitoring of therapeutic agents for the treatment of arthritis and systemic features.Arthritis Care Res（Hoboken）, 2011, 63（4）: 465-482

［2］Picard C, Bobby Gaspar H, Al-Herz W, et al.International Union of Immunological Societies: 2017 Primary Immunodeficiency Diseases Committee Report on Inborn Errors of Immunity.J Clin Immunol, 2018, 38（1）: 96-128

［3］Ochs HD, Hitzig WH.History of primary immunodeficiency diseases.Curr Opin Allergy Clin Immunol, 2012, 12（6）: 577-587

［4］Netea MG, van de Veerdonk FL, van Deuren M, et al.Defects of pattern recognition: primary immunodeficiencies of the innate immune system.Curr Opin Pharmacol, 2011, 11（4）: 412-422

［5］Chou J, Ohsumi TK, Geha RS.Use of whole exome and genome sequencing in the identification of genetic causes of primary immunodeficiencies.Curr Opin Allergy Clin Immunol, 2012, 12（6）: 623-628

［6］毛华伟.原发性免疫缺陷病分子诊断及新发原发性免疫缺陷病.中国实用儿科杂志, 2017, 32（7）: 491-496

［7］Papadimitraki ED, Isenberg DA.Childhood-and adult-onset lupus: an update of similarities and differences.Expert Rev Clin Immunol, 2009, 5（4）: 391-403

［8］Huang JL, Yeh KW, Yao TC, et al.Pediatric lupus in Asia.Lupus, 2010, 19: 1414-1418

［9］Hochberg MC.Updating the American College of Rheumatology revised criteria for the classification of systemic lupus erythematosus.Arthritis Rheum, 1997, 40（9）: 1725

［10］Feletar M, Ibañez D, Urowitz MB, et al.The impact of the 1997 update of the American College of Rheumatology revised criteria for the classification of systemic lupus erythematosus: what has been changed?Arthritis Rheum, 2010, 48（7）: 2067-2069

［11］Ruperto N, Ravelli A, Murray KJ, et al.Preliminary core sets of measures for disease activity and damage assessment in juvenile systemic lupus erythematosus and juvenile dermatomyositis.Rheumatology（Oxford）, 2003, 42（12）: 1452-1459

［12］党西强, 易著文.狼疮性肾炎诊治循证指南（2016）解读.中华儿科杂志, 2018, 56（2）: 95-99

［13］Gutiérrez-Suárez R, Ruperto N, Gastaldi R, et al.A proposal for a pediatric version of the Systemic Lupus International Collaborating Clinic/American College of Rheumatology Damage Index based on the analysis of 1015 patients with juvenile-onset systemic lupus erythematosus.Arthritis Rheum, 2006, 54（9）: 2989-2996

［14］Trentin F, Gatto M, Zen M, et al.Effectiveness, Tolerability, and Safety of Belimumab in Patients with Refractory SLE: a Review of Observational Clinical-Practice-Based Studies.Clin Rev Allergy Immunol, 2018, 54（2）: 331-343

第十四章　感染与传染性疾病

第一节　回顾历史看流感病毒变异与对预防策略的思考

一、流感病毒变异的历史回顾

流感大流行以一种新型流感病毒在全世界范围内迅速传播为典型特征,最终可造成高发病率和高病死率,并会继续流行2~3年。早在公元前412年的古希腊时期,希波克拉底就已经记述类似流感的疾病。明显由流行性感冒引起的第1次流行发生在1510年的英国。1889—1894年席卷西欧的"俄罗斯流感",发病广泛,死亡率很高,造成严重影响。

20世纪以来,3种新型流感病毒(H1N1、H2N2和H3N2)造成了5次流感大流行。此外,还发生了人感染高致病性禽流感的地区性流行。

1. 1918—1919年"西班牙流感"　这次流感大流行是由H1N1亚型流感病毒引起,很可能起源于携带H1N1变异株的禽类宿主,是迄今为止感染人数和死亡人数最多的流感。在季节性流感暴发中,老年人和幼儿易出现严重并发症,通常表现为U形年龄相关性病死率曲线。而"西班牙流感"最显著的特点是:15~34岁健康青壮年的病死率异常增高,呈现W形年龄相关性病死率曲线。这种W形病死率曲线直接导致美国人均预期寿命缩短了10余年。"西班牙流感"的另一特征是患流感的孕妇病死率高达23%~71%。当时受科学技术条件限制,无法分离出病原。直到1933年,人类才分离出引起"西班牙流感"的病毒。1997年,美国科学家陶贝格尔发现,"西班牙流感"病毒与猪流感病毒十分相似,是一种与A型流感病毒(H1N1)密切相关病毒。2001年,澳大利亚科学家吉布

斯发现,该病毒基因的前段和后段是人流感病毒基因,而中段则为猪流感病毒基因,是猪流感病毒的一段基因整合到人流感病毒基因组中而形成。

2. 1957—1958年"亚洲流感"　本次流感大流行是由H2N2亚型流感病毒引起,于1957年2月下旬在中国初次发现,同年夏天蔓延到南半球,1957年6月传播至美国。全球约100万人在此次流感大流行中丧生。该病毒株是由禽H2N2亚型毒株和当时流行的人H1N1亚型毒株经基因重组而成(3个基因源于野鸭H2N2毒株,其余5个基因源于人H1N1毒株)。此次流感共延续了3个流感季节。总的趋势是老年人病死率最高,但在第1个流感季节期间,近40%的流感死亡者年龄在65岁以下。

3. 1968—1969年"香港流感"　"香港流感"由H3N2亚型流感病毒引起,1968年初在我国香港最先发现。该毒株由禽H3Nx亚型毒株和其时流行的人H2N2亚型毒株基因重组而成。其中,有2个基因源于禽类H3Nx毒株,其余6个基因源于人H2N2毒株。该流行毒株只有血凝素抗原发生转换,而神经氨酸酶(NA)抗原并未改变。人群中已有针对NA的抗体,虽然无助于预防感染,但可能有助于减轻疾病的严重程度,使得此次大流行病毒的致死性可能降低,美国约有3.38万人死于这次流感大流行。此外,H3亚型流感毒株曾于19世纪末20世纪初在美国有过流行,一些老年人因为暴露过H3毒株而可能存在一些保护性抗体,这可解释此次流感大流行中为何老年人病死率较低。

4. 1977—1978年"俄罗斯流感"　1977年11月至1978年1月,在苏联出现"俄罗斯流感"流行。1978年1月,"俄罗斯流感"开始在美国在校学生及新兵中暴发流行。至1978年冬,波

及其他许多国家。引发此次流行的致病病毒为1950年流行的H1N1病毒株的变异体。故在该病毒株流行期生活过的人群,对于再次出现的A型流感病毒H1N1毒株感染具有免疫力和抵抗力。因此,尽管此次流行为典型的暴发流行,但成年人均为轻微感染,而在校青少年发病率很高。此外,与1957年及1968年的流感大流行不同的是,此次出现的病毒新亚型并未取代以前流行的病毒株。

5. **2009年"墨西哥流感"**　2009年3月首先在墨西哥出现一种新型流感病毒感染病例,次月即在墨西哥和美国分离到该病毒株。至2009年5月20日,疫情迅速蔓延到全球42个国家,WHO一再提升流感暴发的警告级别,最终至5级。2009年5月22日美国 *Science* 杂志科学快递网站即发布新型甲型H1N1病毒株的免疫学和遗传学特征,证实其重组基因组的构成与来源(图14-1-1):①NA和M基因片段来源于欧亚猪流感病毒谱系,其起源于一株完整的禽流感病毒,于1979年传入欧亚猪群;②HA、NP和NS基因片段来源于经典猪谱系;③PB2和PA基因片段源于三源重排的猪病毒谱系亦来源于禽类,约于1998年进入北美猪群;④PB1基因片段最初来源于人流感病毒,在北美猪流感病毒三源重排时进入猪病毒谱系,而其本身亦是在1968年从禽类病毒进入到人流感病毒的。本次甲型H1N1流感的严重性不如1918年,但与1957年流感相当,传染性和病死率均要高于季节性流感。

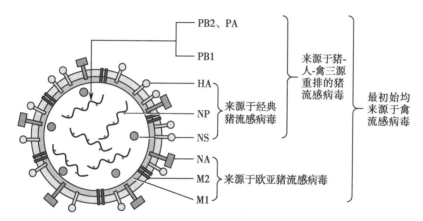

图14-1-1　2009年甲型H1N1流感病毒基因片段宿主和谱系来源

2009年甲型H1N1流感病毒的基因组由8个片段构成,分别编码以下蛋白:聚合酶B2(PB2)、聚合酶B1(PB1)、聚合酶A(PA)、血凝素A(HA)、核蛋白(NP)、神经氨酸酶(NA)、基质蛋白(M,分为基质蛋白M1和离子通道蛋白M2)、非结构蛋白(NS,分为NS1和NS2)

6. **人感染高致病性禽流感**　可感染人类的禽流感病毒A主要是H3、H5、H7和H9亚型,高致病性禽流感病毒A主要指H5和H7亚型。全球曾报道过H5N1、H7N7、H7N3、H9N2和H7N9等禽流感病毒A致人类发病和死亡事件。其中,危害最大的当属H5N1亚型。1997年中国香港地区报道首例人感染H5N1禽流感A病例,当年有18人患病,6例死亡。随后沉寂数年。2003年再次暴发后席卷亚洲,并波及欧洲、非洲和中东地区,形成地方性流行。截至2013年7月3日,WHO公布全球15个国家报告确诊病例总计633人,死亡377人,病死率高达59.56%。其中,约半数患者为0~19岁人群;儿童病死率为48.7%;10~19岁年龄段病死率最高,达78%。大部分患者的感染源来自于家养家禽。与患病或死亡家禽密切接触如玩耍或处置包括宰杀、去皮去毛和烹饪,或食用生的或未煮熟的家禽产品等都是潜在危险因素。可能的传播途径为接触病毒污染物和吸入气体感染性排泄物。大部分疾病群为2~3人,最多8人。90%以上疾病群发生在有血缘关系的家族成员中,提示可能存在遗传敏感性(genetic susceptibility),其中的大部分患者亦很有可能是由于暴露于家禽而感染。有资料表明,在无任何保护措施情况下密切接触重症患者,有可能造成有限的、非连续性的人与人的传播。2013年2月中国上海市发现首例人感染H7N9禽流感A病例。截至 7 月 20 日，WHO 公布累计报告 134 例散发性确诊病例，死亡 43 例，病死率 32.09%，低于人感染 H5N1 禽流感 A 的病死率。所幸的是，经采取关闭检出病毒的活禽市场和扑杀病禽等积极措施，这次疫情并没有蔓延开来，仅在我国台湾地区确诊 1 例内地输入性病例。此次疫情 61% 的患者超过 60 岁，大多数成人（77%）为重症病例，仅儿童和少数成人为轻症感染或普通型肺炎，并发现 1 例 4 岁男孩系首例无症状病毒携带者，而无症状感染者往往是疾病流行的重要传染源，需引起高度关注，并应在疫情期间加强防控相应环节。

7. 回顾与思考

（1）流感病毒抗原多变和基因重组特性是流感大流行的根源：流感病毒变异是病毒与人类之间相互作用的经典模式和结果。一方面，人类针对病毒研制疫苗或经自然感染建立人群特异性免疫，进而阻止病毒的传播和流行；另一方面病毒为适应生存环境而不断发生变异，千方百计逃逸人类特异性免疫的抵抗。流感大流行往往发生于人类对新型流感病毒血凝素（HA）有很低或无免疫力时，使得这种新型流感病毒可以在人群中高效传播。由以上历史回顾所见，20 世纪发生的 5 次世界大流行均由 A 型流感病毒引起。流感病毒变异主要包括不同亚型间基因物质重组和适应性突变这两种方式。1918 年的流感病毒是 H1N1 型；1957 年的流感病毒是 H2N2 型，它保留了 1918 年 H1N1 型的 5 个基因片段，并从禽流感病毒获得 HA、NA 和 PB1 3 个基因片段；1968 年的流感病毒是 H3N2 型，它保留了 1957 年 H2N2 型的 6 个基因片段，并从禽流感病毒获得 HA 与 PB1 2 个基因片段。这 3 次大流行病毒的 HA 基因都来源于禽流感病毒。人们由此推测，即将引起暴发流行的新型流感病毒可能是 1968 年流行的 H3N2 型和禽流感病毒 H5N1 型基因物质的重组毒株。但 1977 年和 2009 年的大流行流感病毒依然是甲型 H1N1 的变异体。所不同的是，2009 年大流感的 H1N1 病毒株是整合了古典猪流感（HA、NP 和 NS）、欧亚猪流感（NA 和 M）、禽流感（PB2 和 PA）和人季节性 H3N2 流感（PB1）病毒基因的四源重组毒株。可见，来自不同种属的禽流感病毒、猪流感病毒和人流感病毒株之间

出现更为错综复杂的重组现象。有文献分析到，直到 1998 年，猪的经典 H1N1 流感病毒抗原处于相对静止状态。而与此同时，人的 H1 发生了明显的抗原性漂移，使得经典猪 H1 与人季节性 H1 病毒之间产生了巨大的抗原空隙。因此，猪成为 H1 病毒的贮存库，形成导致流感大流行的潜在危险。由此可见，流感病毒与人类之间的博弈将会是一个永恒的研究课题。

（2）流感病毒的跨种属感染：人流感病毒与动物流感病毒关系密切。既往一直认为，流感病毒存在"种属界限"，即禽流感不能直接传染给人类，只能通过感染中间宿主如猪，在其体内与人流感病毒整合，然后再通过中间宿主传给人类。但是，1997 年以来的多次 H5N1 和 H9N2 以及 H7N9 禽流感病毒直接感染人的证据，彻底打破了这种"种属界限"概念。虽然既往数次人感染高致病性禽流感流行事件中都没有足够证据证实禽流感病毒存在人—人间传播，但这种可能性依然存在。由于上述 2 次人感染高致病性禽流感事件的病死率分别达到 59% 和 32%，远高于人流感病毒大流行，如 1918 年西班牙流感的病死率仅为 2%~2.5%。因此，科学家们一直担忧，假如发生禽流感病毒大流行就可能对人类直接构成巨大威胁，应做出积极的应对研究。2011 年 11 月，荷兰伊拉斯姆斯大学 Forchier 教授和威斯康星大学麦迪逊分校 Kawaoka 教授的 2 个研究小组分别以不同实验方法获得能够在哺乳动物传播的高致病性 H5N1 禽流感病毒的突变株，分别投稿于 *Science* 和 *Nature* 杂志，顿时引起轩然大波。美国国家生物保障科学咨询委员会（National Science Advisory Board for Biosecurity, NSABB）强烈反对发表该论文，担心病毒从实验室泄漏会带来灾难性后果。2012 年 1 月 20 日，WHO 紧急叫停这两项研究工作，开始为期 60 天的公开讨论，最后，在 WHO 召开流感专家会议一致同意和 NSABB 以不记名投票形式再次表决后才同意这两篇论文全文发表。要限制种属间传播，最主要的屏障取决于宿主 HA 受体的特异性分布，禽流感病毒易与禽类消化道上皮细胞的 SAα2, 3GAL 受体结合，而人流感病毒更易结合于人呼吸道上皮细胞的 SAα2, 6GAL 受体。有趣的是，2 个研究小组改造 H5N1 禽流感病毒的方法不同，但异曲同工。Forchier 教

授团队首先改造高致病性 H5N1 禽流感病毒基因组，使之能够与哺乳动物呼吸道细胞结合，但不能实现个体间传播；接下来，将这个病毒人工感染水貂，再连续传代 10 次后，传代病毒就可以通过空气传播途径感染邻近笼子内的水貂了。研究者发现，连续传代 5 次后，病毒基因组就发生了变化。而 Kawaoka 教授团队则是构建了一个嵌合病毒，其 HA 基因来源于 H5N1 禽流感病毒，其他基因来源于 2009 甲型 H1N1 流感病毒，采用基因工程手段模拟了病毒在自然界的基因重排过程。嵌合病毒可以非常容易地在水貂之间传播。上述构建能够在哺乳动物间传播的禽流感 H5N1 改造病毒的研究，被认为是流感病毒研究领域的重要里程碑，所发现的病毒实现跨种属感染的关键性基因突变位点对于流行病学监控具有重大参考价值，同时也对人类发出了预警。

2013 年在中国暴发的人感染 H7N9 禽流感病毒的流行又演绎了流感病毒跨种属感染的故事。H7N9 亚型在禽类属于低致病性毒株，但依然引发人类致病和死亡。中国科学家采用本次流行中从患者和禽类获得的 H7N9 分离毒株感染实验动物，发现用来自鸟类的分离毒株感染鸡、鸭和小鼠是不致病的；但是，来自人的分离毒株可使小鼠的体重降低 40%；更重要的是，其中 1 株人病毒株可在雪貂之间通过呼吸道飞沫有效传播。如此看来，禽流感病毒在自然界持续感染，不断进化，有可能通过基因突变获得跨种属感染人类的能力；如果病毒得以在人体内复制，就有可能进一步发生突变而获得更强的毒力和实现人与人间传播的可能性。这似乎并不绝对是天方夜谭。

无论如何，由于人类缺乏针对禽流感病毒的特异性免疫力，一旦发生禽流感在人群中传播，将极其可能再次引发高发病率和高病死率的流感大流行。"种属界限"的天然屏障被突破，预示将可能会有更多来自动物的自然疫源性疾病在人类中传播和流行。如何应对这些新疫情无疑是 21 世纪人类所面临的重大挑战。

二、对预防策略的思考

1. 现行预防策略

（1）疫情监测：尽早发现疫情，做好疫情预测和预报，制定防范措施。更重要的是，要及时发现有意义的新变种，尤其大流行毒株，为有针对性的疫苗生产和诊断试剂制备提供信息。1947 年世界卫生组织制定了全球流感监测计划，并成立了世界流感中心（World Influenza Center, WIC）。全球流感监测的目的是掌握各国流感流行情况及病毒亚型分布，从新暴发流行中分离病毒，并指导疫苗生产。世界卫生组织总部每周公布流感的部分疫情，每年 2 月和 9 月都会分别提出北半球和南半球流感疫苗株选择的建议。WHO 于 1999 年发布"应对流感大暴发：WHO 的作用和国家流感大流行计划指南"。我国卫生部于 2005 年组织制定了《卫生部应对流感大流行准备计划与应急预案（试行）》。然而，如此周全的疫情预测和预报系统有时仍会赶不上流感病毒的流行变化，例如，2018 年初 WHO 流感监测数据显示，世界范围内以 A 型（H3N2）和 B 型为主，约占 37%，B 型中，Yamagata 系约占 85%；我国流感监测亦发现优势病毒为 B 型流感 Yamagata 系，而当年采用的三价流感疫苗（A 型 H3N2 和 H1N1 及 B 型 Victoria 系）并未覆盖 B 型 Yamagata 系。这充分说明还需要研发更有效的大数据预测模型来做好流感流行预测工作。

（2）药物预防：M2 蛋白抑制剂金刚烷胺和金刚乙胺可用于流感流行期间 A 型流感的预防。NA 抑制剂扎那米韦和奥司他韦可用于 A 型和 B 型流感的预防。但由于流感病毒对药物易产生耐药性，特别是对 M2 蛋白抑制剂类药物，故不宜广泛使用药物预防，以免导致耐药毒株的流行。

（3）疫苗预防：接种流感疫苗仍然是预防流感发生与传播的最佳方法。临床批准使用的疫苗有灭活疫苗和减毒活疫苗两类：①流感病毒灭活疫苗，主要是针对 A 型 H1N1 亚型和 H3N2 亚型以及 B 型流感病毒的三联灭活疫苗，包括全病毒型和裂解型灭活疫苗及亚单位型疫苗。全病毒灭活疫苗接种有效率可达 60%~90%，具有较高免疫原性和相对较低生产成本，但副作用发生率较高。流感裂解型灭活疫苗和亚单位型疫苗的副作用较全病毒灭活疫苗降低，并保持相对较高的免疫原性，可扩大疫苗使用范围。流感灭活疫苗可刺激机体产生相应 IgG 抗体，但不能刺激产生分泌型 IgA（sIgA），这是灭活疫苗共有的缺点。此外，流感灭活疫苗具有株特异性，可有效预防同型病毒感染，但对异型病毒感染预防效果较差。②减毒活疫苗，是在减毒病毒内插入流感病毒 HA 和 NA 基因获得。这些减毒病毒株是冷适应病毒，最适生长温度是 25℃，在人体核心温度下不能复制，故在人体不引起流感。与灭活疫苗相比，减毒活疫苗保留了病毒原有的部分活性，可通过自然途径——鼻腔免疫，能在体内复制，刺激产生 sIgA 和激发机体产生长期而有效的免疫应答，并获得对不同流感病毒的交叉免疫保护力。但是，减毒活疫苗可能会增加哮喘发病率，不能应用于 5 岁以下儿童。以上两种疫苗在保护率和保护持久性方面尚不够理想，特别是在流感流行时期，用新分离毒株赶制疫苗无论是在时间上还是数量上都难以满足预防的需要。

2. 开发新型流感疫苗 处于研发中的基因疫苗（DNA 疫苗）、基因工程疫苗、反基因疫苗、通用疫苗和佐剂疫苗等为解决上述疫苗预防难题带来了希望。

（1）基因疫苗：DNA 疫苗是继病原体疫苗和亚单位疫苗等传统疫苗之后的第三代疫苗，是利用基因重组技术，将编码流感病毒 HA 和 NA 的基因克隆至真核表达载体后直接注入机体，表达相应抗原，诱生保护性免疫应答，从而达到预防接种和治疗的一种疫苗。这种免疫不仅保护力持久，还可产生交叉免疫。与传统流感病毒疫苗相比，DNA 疫苗非常稳定，易贮存，不需冷藏，容易制造，可以较低的生产成本进行大规模生产；对新出现的病原体，可以其遗传密码为基础迅速生产相应疫苗。虽然 DNA 疫苗也存在免疫原性较低等缺点或待解决的问题，但应是未来人和动物预防与治疗疫苗的发展方向之一。2018 年 5 月，我国首个用于预防 H5 亚型禽流感的 DNA 疫苗获得国家一类新兽药证书，是我国流感 DNA 疫苗研究史的重要里程碑。

（2）基因工程疫苗：正在研究的流感病毒基因工程疫苗主要有基因工程活疫苗和基因工程亚单位疫苗。基因工程活疫苗可分为基因缺失疫苗和载体疫苗两类。基因缺失疫苗是使流感病毒的毒力相关基因缺失，病毒虽可形成假性病毒颗粒，具备有效抗原结构，但不能重新获得毒力进一步繁殖。载体疫苗是将编码流感病毒相关抗原如 HA 和 NA 基因插入到一种合适的载体中，目的抗原随载体的复制得以表达，刺激机体产生保护性抗体。基因工程亚单位疫苗是利用酵母或哺乳动物的表达系统表达流感病毒保护性抗原蛋白如 HA、NA 及 M2 等蛋白，产物纯化后可用来免疫机体，产生保护性抗体而预防流感。

（3）反基因疫苗：反基因操作技术的基本原理为编码一个流感病毒节段的 DNA 质粒转录成负链 RNA，RNA 与流感毒粒 PB1、PB2、PA 和 NP 一起孵育形成核糖核蛋白（RNP）复合物，将 RNP 复合物转染人流感病毒预先感染的细胞，分离出带有转染节段的病毒，即转染子。这种转染子能在组织细胞培养和鸡胚中生长，同时证实在小鼠中是减毒的。根据上述原理，人类有可能利用反基因操作技术使流感病毒快速减毒，应用于疫苗制备。

（4）通用疫苗：由于流感病毒变异率高，导致流感疫苗病毒株每年都需要更换，给流感疫苗制备带来不便。M2 蛋白和 NP 蛋白在甲型流感病毒的不同亚型中高度保守，M2 蛋白较小，含有 97 个氨基酸，从 1933 年首次分离到 A 型流感病毒以来，M2 蛋白的基因序列就没有发生变化。这就提供了一个思路：用 M2 蛋白和 NP 蛋白作为疫苗成分来预防所有 A 型流感病毒。

（5）佐剂疫苗：目前最常见的人用疫苗佐剂是氢氧化铝和磷酸铝。研究中的流感佐剂疫苗可提高流感疫苗的免疫成功率，并可改变目前流感疫苗接种途径单一的缺点。正在研究中的佐剂有 MF59、免疫刺激复合物黏膜佐剂等。黏膜免疫具有一些优点，如可避免针剂疼痛、减少注射局部的炎症反应、易于重复接种、模拟病原体感染途径，以及可诱导局部 sIgA 生成和各种系统性 B 细胞和 T 细胞效应等，这使得黏膜疫苗将成为流感疫苗发展的新方向。由于绝大多数非复制抗原只是在大量和反复接种后才可引起免疫应答，而且这些应答持续时间较短，即便是自然感染，所导致的免疫力持续时间也短于全身性感染，故黏膜佐剂的研究就显得格外重要。

第二节 阻断乙型肝炎病毒母婴传播的策略和存在的问题

一、阻断乙型肝炎病毒母婴传播的现行策略

1. 阻断方案 目前国内外均认同，所有孕妇在孕期（产前）应该常规进行乙型肝炎表面抗原（HBsAg）检测；采用生后接种乙肝疫苗联合高价免疫球蛋白（乙型肝炎免疫球蛋白，HBIG）注射是目前阻断乙型肝炎病毒（HBV）母婴传播最主要的策略和方式。虽然联合免疫接种对于 HBsAg 阳性母亲 HBV 母婴传播的阻断率可达95%，但仍有5%以上的婴儿联合免疫阻断失败，而高病毒载量母亲的母婴传播率仍可达8%~30%。

（1）足月儿预防方案

1）母亲 HBsAg 阳性：应该在生后12小时内于不同部位肌注乙肝酵母疫苗 10μg（或重组 CHO 细胞乙型肝炎疫苗 20μg）和 HBIG 200IU。美国儿科学会和美国 FDA 推荐 HBIG 剂量为 0.5ml，因美国 HBIG 制剂效价 >312IU/ml，实际用量 >156IU。我国 HBIG 制剂效价为 100IU/ml，故建议采用 200IU。在生后1个月和6个月时分别加强接种第2剂和第3剂乙肝疫苗（0-1-6 方案）。并在生后7~9个月时检测血清 HBsAg 和乙型肝炎表面抗体（抗 HBs），以明确是否阻断成功和获得免疫保护力。国内有研究表明，对于乙型肝炎 e 抗原（HBeAg）阳性或 HBV DNA 高载量母亲的孩子，采用出生时和生后15天各注射1剂 HBIG，并在 1,2,7 月龄接种乙肝疫苗（1-2-7 方案）联合阻断方案效果更佳。笔者在临床上采用出生时和生后15天各注射1剂 HBIG，加上 0-1-6 方案接种3剂乙肝疫苗，既不影响常规疫苗接种程序，亦能获得更高阻断成功率，称之为"强化免疫方案"。

2）母亲 HBsAg 阴性：按 0-1-6 方案接种3剂乙肝酵母疫苗，每次剂量至少 5μg（或重组 CHO 细胞乙型肝炎疫苗 10μg），目前常采用上述高危新生儿相同剂量。

3）母亲未检测 HBsAg：应该在生后12小时内接种酵母重组乙肝基因疫苗 10μg，并即刻检测母亲 HBsAg。一旦母亲确定为 HBsAg 阳性，应尽快注射 HBIG，最晚不能超过生后1周。后续接种策略同上。所有孩子第3剂乙肝剂疫苗的接种时间都不宜早于满6月龄。

（2）早产儿预防方案：针对早产儿的乙肝免疫预防方案国内尚未统一。美国儿科学会推荐早产儿预防措施与足月儿略有不同。

1）母亲 HBsAg 阳性：无论体重和胎龄是多少，均需在生后12小时内联合接种乙肝疫苗（剂量同足月儿）和 HBIG（至少 100IU）。出生体重 ≥2 000g 者，于生后 1,6 月龄（以实足年龄计，以下同）各接种第2、第3剂乙肝疫苗；而出生体重 <2 000g 者，则需在生后1个月、2~3个月和6~7个月时分别接种第2、第3、第4剂乙肝疫苗，因为这些孩子对出生时初次接种疫苗的反应低下，故需接种4剂。所有孩子都需要在生后9~15个月时检测血清 HBsAg 和抗 HBs。若血清 HBsAg 和抗 HBs 均为阴性，则需再次接种3剂乙肝疫苗，间隔2个月。

2）母亲 HBsAg 阴性：出生体重 ≥2 000g 者，在生后尽快接种乙肝疫苗，3剂乙肝疫苗的接种时间分别为 0~2 月龄、1~4 月龄和 6~18 月龄；出生体重 <2 000g 者，如果持续住院，首剂乙肝疫苗接种可延迟至生后1个月，如果1个月内出院则在获准出院时接种，故3剂乙肝疫苗分别在 1~2 月龄、2~4 月龄和 6~18 月龄时接种。如果是接种含乙肝疫苗的联合疫苗，早产儿需延至实足年龄 6~8 周龄时开始接种。

3）母亲未检测 HBsAg：应在生后12小时内接种乙肝疫苗，同时尽快检测母亲 HBsAg，然后根据其检测结果决定后续方案。对于出生体重 ≥2 000g 者，可等待母亲检查结果，若母亲 HBsAg 为阳性，应尽快注射 HBIG，最晚不能超过生后1周。对于出生体重 <2 000g 者，由于其对出生时接种疫苗反应低下，故至生后12小时还无法确定母亲 HBsAg 时亦应注射 HBIG。后续接种方案同上。

（3）宫内感染的预防：生后联合免疫方案并不能完全阻断 HBV 垂直传播。有研究显示，在 HBV DNA 负荷小于 1.2×10^6 copies/ml（copies：拷

贝）时,联合免疫阻断方案的有效保护率可接近100%;但在HBV DNA负荷大于1.2×10^6copies/ml时,有效保护率仅68%左右。究其原因,联合免疫失败主要与胎儿宫内感染HBV有关。因而,阻断宫内HBV感染成为新的研究热点。

1）HBIG预防:国内曾经有些产科和儿科学者认为,凡HBsAg阳性孕妇可推荐从孕28周起每4周肌注HBIG 200IU或400IU（后者适宜于HBsAg和HBeAg双阳性和HBV DNA高载量孕妇）共4次。第4次即临产前1周内注射尤为必要。这一干预措施主要基于以下理由:①孕妇HBeAg滴度或/和HBV DNA负荷量与其新生儿HBeAg滴度或/和HBV DNA含量有一定相关性,孕妇HBeAg滴度越高,其新生儿HBV DNA越易检出,宫内感染机会增加;②孕28周后,胎盘屏障功能趋于下降,使HBV病毒突破胎盘屏障感染胎儿的风险逐渐增加;③HBIG为IgG型抗体,可通过胎盘传递给胎儿,这些特异性中和抗体有助于清除胎儿体内的少量病毒。在20世纪90年代后的10来年内,国内相继有很多临床研究证明,携带HBV孕妇产前多次注射HBIG可有效减少胎儿宫内HBV感率。2010年发表的一篇荟萃分析评价了来自37个随机对照研究中的3 900例HBsAg阳性母亲所生新生儿,显示HBIG预防组新生儿宫内感染率有意义地低于对照组,以HBsAg为指标（32项研究）,比值比（OR）为0.22（95%置信区间0.17, 0.29）;以HBV DNA为指标（13项研究）,OR为0.15（95%置信区间0.03, 0.30）。HBIG预防组的保护率更高,以抗HBs为指标（15项研究）,OR为11.79（95%置信区间0.69, 29.61）。生后9~12个月的随访结果亦见相同趋势。结果表明,HBIG预防是安全有效的。

但是,有单中心双盲随机对照研究发现,孕晚期应用HBIG并不能有意义地提高HBV垂直传播阻断率。而且,在该项研究中,所有产前应用HBIG母亲的孩子出生时都不能检出血清抗HBs,不支持上述理由③。国内外有学者提出反对意见,认为孕期使用HBIG有引起免疫复合物形成对孕妇带来损害的潜在风险;特异性抗体压力可能诱发HBV变异;多次注射HBIG可能诱生抗－抗HBs抗体;且产前HBIG干预的阻断效应亦并不肯定。另一方面,一些学者对HBIG使用剂量

提出质疑,目前乙肝患者肝移植围手术期处理标准方案为:手术中无肝期静脉注射HBIG 1万单位,术后第1周每天静注HBIG 1万单位,第15天和第30天再分别注射HBIG 1万单位,以后每月1次长期维持,使抗HBs滴度维持在500IU/L以上。有80%以上患者可防止HBV再感染。学者们认为,阻断宫内母婴传播时每月200IU用量对比上述剂量太低,因而不可能达到有效阻断目的。

2）抗HBV药物预防:很多研究显示,孕妇的病毒载量明显影响其新生儿生后联合免疫阻断方案的保护率,如果孕母血清HBV DNA水平达到10^6~10^8copies/ml,其母婴传播率将显著升高。进入21世纪以来,随着核苷（酸）类似物抗乙肝病毒药物的开发与应用研究的深入,采用这类药物用于预防HBV宫内感染的策略应运而生。美国FDA根据药物对胎儿的影响将孕期使用的药物分为5个等级:A级（对胎儿影响甚微）、B级（动物繁殖研究证实对胎儿无影响但没有在合适和良好对照的孕妇研究中证实,或者动物研究发现有副作用但在合适和良好对照的孕妇研究中证实对胎儿无危害）、C级（动物繁殖研究显示对胎儿有副作用但没有在合适和良好对照的人类研究中证实。尽管有潜在危险,若有潜在益处可授权用于孕妇）、D级（有明确证据表明药物对人类胎儿有危害,但若对孕妇有益可以授权用药）和X级（孕期禁用）。FDA将抗HBV药物中的替比夫定（telbivudine）和替诺福韦（tenofovir）界定为B级用药;将拉米夫定（lamivudine）、恩替卡韦（entecavir）和阿德福韦（adefovir）定为C级用药。已用于阻断宫内HBV传播的临床研究药物主要有3种,拉米夫定、替比夫定和替诺福韦。①拉米夫定,国外较早开始,有研究应用拉米夫定阻断乙肝病毒垂直传播（孕34周时至分娩服用拉米夫定,100mg/d）,发现拉米夫定可将孕妇HBV DNA负荷量减少至少1个数量级。婴儿生后常规联合接种乙肝疫苗和HBIG。随访12个月后显示,HBV DNA负荷大于1.2×10^9copies/ml的母亲接受拉米夫定干预可使婴儿有效保护率增至负荷小于1.2×10^9copies/ml母亲所生婴儿的水平。2009年在中国进行的一项随机双盲安慰剂对照的多中心研究结果显示,血清HBV DNA大于1×10^9copies/ml（2×10^8IU/ml）孕妇于孕32周

开始服用拉米夫定,其子女采用联合免疫预防的失败率(18%)有意义地低于对照组(38%)。2011年一项荟萃分析归纳了2003年至2010年间15项孕期服用拉米夫定阻断HBV母婴传播的随机对照研究包括1693例乙肝孕妇的研究结果,其结论是,从孕28周开始服用拉米夫定可使孕妇的病毒载量降低至小于10^6copies/ml而有效阻断母婴传播。但也有学者一直质疑孕妇服用拉米夫定对胎儿发育的潜在威胁。然而,至今并未发现拉米夫定对母亲和胎儿造成不良反应,这在拉米夫定阻断HIV母婴传播的研究中也得到证实。上述荟萃分析中,有3项研究报告孕妇有不良反应,但其发生率与对照组无显著差异;仅1项研究报告新生儿不良反应的10次主要不良事件中,只有1次(黄疸)被认为与药物相关。②替比夫定,已有数项替比夫定预防HBV官内感染的临床研究报道。一篇荟萃分析总结了2009年至2012年间的7项临床试验,包括644例孕妇。结果发现,孕期口服替比夫定600mg/d(5项研究从孕28周开始至分娩;1项在孕12至30周服药;另1项在孕20至32周服药),可使孕妇血清HBV DNA水平显著下降(降低3~5个数量级),显著降低垂直传播率,替比夫定治疗组新生儿血清HBsAg阳性率为0.9%(1/330),而对照组为12.3%(33/268);同样,替比夫定治疗组的新生儿血清HBV DNA阳性率(0.4%,1/271)亦明显低于对照组(12.0%,25/208)。在安全性方面,3项研究报告孕妇有不良反应,仅1项研究认为是药物相关性。2项研究报告新生儿不良反应,1项为血清肌酸激酶升高;另1项报告3例新生儿肺炎,而对照组仅1例,但并不能明确是否与药物相关。另外,还发现孕期用药有益于孕妇分娩时HBV DNA阴转和血清丙氨酸转氨酶(ALT)正常化,提出若分娩时母亲仍然是病毒高载量可考虑继续替比夫定治疗。③替诺福韦,近年来,国内出现一些孕期采用替诺福韦阻断母婴传播的临床研究报道,取得良好效果,但样本量都还不够大。最近一项来自泰国的研究发现,对高病毒载量孕妇在妊娠晚期给予替诺福韦干预组与未干预组相比,并没有显著降低HBV母婴传播率(0对2%),但进一步分析发现,干预组新生儿接受联合免疫后无一例发生HBV感染,而未干预组新生儿

在严格联合免疫预防后,仍有2%发生感染,提示孕期替诺福韦干预对于阻断母婴传播是有益的。

上述临床研究表明,拉米夫定、替比夫定和替诺福韦都可以有效阻断高病毒载量母亲垂直传播乙肝病毒给婴儿,尤其是替比夫定效果更佳。尽管如此,其确切疗效与对孕母和胎儿的近期和远期影响,还需要更大样本的临床研究予以验证。诸如孕期开始服药的最佳时间(是24~28周,还是28~32周)、孕期抗病毒药物干预的病毒载量阈值、首诊时已临近预产期是否还需使用抗病毒药等临床问题,都需要在临床研究中回答。

2. 强调免疫效果监测和随访 2009年美国肝病学会提出的慢性乙型肝炎防治指南(下简称2009年美国指南)中强调,HBV感染高危儿生后9~15个月应该进行预防接种后免疫效果的随访监测,以明确是否得到有效保护。国内不同研究结果表明,HBV感染高危儿实施国内现行阻断方案的有效保护率可低至80%和高达95%,提示仍有5%~20%的孩子没有获得有效免疫保护。免疫效果监测和随访可及时发现免疫失败者和无免疫保护或低免疫反应者。对于无免疫保护或低免疫反应的HBV易感儿(未建立特异性免疫者)或高危儿(母亲或其他密切接触的家庭成员患有乙肝者)可及时分别采取补救性再次全程免疫接种(3剂乙肝疫苗,可选用0-1-6方案或者0-1-2方案)或强化接种(1剂乙肝疫苗)。倘若为母亲是高病毒载量者的高危儿,建议提早在生后7~9月龄时检测免疫效果,以期及时发现无免疫保护或低免疫反应者并予以及时补救;对于已经建立特异性免疫的HBV感染高危儿,仍需定期随访,至少每年随访检查1次至3~6岁,以监测保护性抗体水平,一旦发现保护性抗体水平不足(抗HBs低于200mIU/ml),及时予以免疫强化。

3. 母乳喂养问题 有研究证实,HBV感染母亲的乳汁尤其是初乳中可以检测到乙肝病毒基因,从而证明乳汁具有传染性。国内学者主张,若母亲HBsAg阳性和HBeAg阴性,并且新生儿在生后接受联合免疫措施,是可以哺乳的;而对HBsAg和HBeAg双阳性和/或HBV DNA高载量母亲,建议人工喂养。然而,国外多数学者及国内部分学者提出,在新生儿采取联合免疫阻断措施后,无论母亲感染状态如何都可以母乳喂养,这是

因为迄今未见母乳喂养与婴儿感染 HBV 有明显关系的报道；另外，乳汁中 HBV 载量明显低于血液，且 HBV 经消化道感染的概率相对很低，HBV 感染高危儿接受乙肝疫苗和 HBIG 联合免疫预防后，可获得足够的保护性免疫来抵御因哺乳传播 HBV 的危险性。

4. **分娩方式的影响** 早年研究认为，分娩方式对产时 HBV 传播并无明显影响。然而，2010 年的一项回顾性研究，纳入 569 例 HBsAg 阳性和 HBV DNA 载量 $>10^6$copies/ml（$>200\,000$IU/ml）母亲，在其子女生后 7~12 月龄时随访，发现选择性剖宫产母亲所生子女的免疫阻断失败率为 2.1%，明显低于阴道分娩组的 5.9%，故建议高病毒载量母亲采用选择性剖宫产方式分娩，这一推荐受到其后发表的荟萃分析结果和类似研究的支持。相对于阴道分娩、吸引 / 产钳助产和急诊剖宫产而言，选择性剖宫产诱发胎盘收缩最少，因而引起母 - 胎输血的概率最小，选择性剖宫产的产妇血碱性磷酸酶明显低于阴道分娩、吸引 / 产钳助产和急诊剖宫产的产妇。同时，选择性剖宫产还限制了胎儿与产道内母血或感染性阴道分泌物的直接接触时间。因此，对于高病毒载量孕妇而言，选择性剖宫产有助于降低 HBV 产时传播的风险。需要注意的是，选择性剖宫产必须在分娩发作之前或者胎膜破膜之前进行才能达到其预防效应。

二、存在的问题

1. **阻断宫内感染的困境** HBV 母婴传播率与孕母 HBV DNA 载量有显著相关性。有研究表明，在 HBV DNA 高负荷量时，HBIG 和乙肝疫苗联合免疫阻断成功率仅为 60%~70%。国内外学者都在临床研究中尝试孕妇孕晚期注射 HBIG 法或口服抗 HBV 药物如拉米夫定和替比夫定等方法，以期降低孕母的 HBV 载量，进而减少 HBV 垂直传播率。其中，孕晚期注射 HBIG 在我国开展了广泛研究；而口服抗病毒药物包括拉米夫定和替比夫定以及近年来采用替诺福韦阻断母婴传播的临床研究也取得一定疗效。尤其是，替比夫定在孕晚期用于高病毒载量孕妇可显著降低其病毒 DNA 水平，从而有效阻断传播并对孕母带来治疗效应的研究结果，十分令人鼓舞，可能是目前针对高病毒载量孕妇阻断母婴传播效果最好的方法。

然而，这些方法都还需要大规模临床随机对照研究对药物使用的安全性和有效性进行评估。值得探讨的问题是，即使这些方式被证明是安全有效的，仍然不能达到 100% 阻断率，仍有 HBV 宫内垂直传播尤其是孕早期和孕中期内传播的风险。因此，进一步阐明 HBV 母婴传播机制，开发研制新的高效低毒的阻断垂直传播药物或新型疫苗依然将是基础研究者和临床工作者所面临的挑战。

2. **疫苗不反应** 在 HBsAg 阴性人群中，按常规程序注射乙肝疫苗后，大约有 10% 的接种者不能产生抗 HBs。相关因素可能有以下几点：

（1）疫苗质量：疫苗过期；疫苗长期放置后产生沉淀，使用前未摇匀；疫苗保存不当等均可能使疫苗失效或效价降低，导致免疫失败。

（2）隐匿性 HBV 感染：有研究表明，有部分免疫不应答者体内已经存在 HBV 感染，但是其免疫系统不能或者尚未做出相应免疫应答反应。

（3）遗传素质：目前研究较多的是主要组织相容性复合体（MHC）系统。有些 MHC 基因型不能有效识别并结合疫苗的抗原表位，导致免疫失败。

（4）个体因素：有研究发现，儿童被动吸烟、肥胖、免疫功能低下和营养不良等均可能导致免疫不应答。

（5）免疫耐受：机制尚未完全阐明，推测可能发生在 B 细胞水平，也可能由于抑制性 T 细胞活性过高。

（6）其他：目前所用乙肝疫苗多是基因疫苗，尽管免疫原性较高，但毕竟与病毒蛋白自然构象存在一定差别，在一定程度上会影响接种效果。

需要特别说明的是：注射乙肝疫苗后不能产生抗体并不代表其易感乙肝病毒。有些乙肝疫苗无反应者在自然感染乙肝病毒后仍然可以产生特异性抗体。

第三节 结核病预防和治疗
的回顾、现状与展望

一、结核病防治历史回顾与现状

结核病是史前就已存在的古老疾病，人类发现结核病痕迹可追溯到公元前 8000 年新石器时代人的颈椎骨化石。公元前 2500—公元前 1000 年在古埃及人的椎骨中发现典型结核病变。1839 年，瑞士 Schonlein 因结核病主要表现为结节而提出此病名。1882 年，德国医生 koch 发现了结核分枝杆菌，认识到结核病是由结核分枝杆菌引起的一种慢性传染病。1897 年，Carl Flugge 提出结核病的飞沫传染学说。1907 年，Clemens von Pirquet 提出变态反应学说，认为结核菌素反应试验可以诊断结核感染。1908 年，Charles Mantoux 建立定量的皮内注射法，完成了结核菌素试验方法。在 18 世纪，结核病曾伴随工业革命带来的人口集中、交通频繁和工作生活条件不良等在欧洲蔓延流行，大批患者因缺乏治疗手段而死亡。其后，结核病流行曾有缓慢的"自然下降"。Redeker 研究认为，工业化发展使生活卫生和劳动条件得到改善，以及结核病广泛流行后人群免疫力提高和易感性下降等多种因素与结核病流行趋缓有关。

1907 年，法国细菌学家卡尔美特（A.Calmette）和兽医介林（C.Guerin）从患结核病乳牛奶中分离出一株毒力很强的牛分枝杆菌，历经 13 年 230 余代培养和传代，获得一株毒力稳定的减毒牛分枝杆菌株，接种到豚鼠、兔、牛及猴等实验动物身上都不能引起结核病，却可产生对抗结核病的免疫力。一种可以预防结核病的减毒活疫苗就这样走向成功。为纪念这两位发明者，用其名字命名该疫苗，即卡介苗（bacillus Calmette-Guérin，BCG）。1921 年，Weill-Halle 首次将 BCG 用于人体免疫获得成功，1924 年，BCG 被公布并推广使用，成为在世界范围内使用最多、最安全和覆盖率最高的疫苗。经多年使用发现，不同年龄和不同地区人群接种后，其保护效果有较大差异。BCG 接种对儿童有较高保护力，可预防和减少严重类型结核病，而对成人保护效果差，在非洲和印度等非结核分枝杆菌高流行地区则保护效果更差。因此，常规接种卡介苗预防结核病有了争议。一些结核病发病率低的国家已不再将 BCG 接种作为常规免疫规划项目。WHO 建议：在结核病疫情严重的国家和地区，BCG 接种应在出生后尽早施行。对于卡介苗是否需要复种问题，1995 年，WHO 指出尚无证据表明重复接种卡介苗有额外保护作用。我国卫生部于 1997 年修订了儿童卡介苗接种程序，停止卡介苗复种。

结核病治疗经历了以下 3 个时期：①19 世纪末期创立卫生营养疗法，以空气、休息和营养为主，并对传染源进行隔离；②20 世纪 30 至 40 年代盛行萎陷疗法（包括人工气胸和人工气腹）和各种手术疗法（包括肺切除术、膈神经麻痹术及胸廓成形术）；③20 世纪 40 年代后，抗结核特效药链霉素、异烟肼、利福平及乙胺丁醇等相继问世，开创了结核病的化学疗法，使肺结核不再是不治之症。

人们曾经一度乐观地认为，结核病已是"防有措施、治有办法"的疾病，有望最终被控制和消灭。然而，结核病历史并没有按照人们预期的轨迹行进。20 世纪 80 年代中期开始，结核病再度在全球各地死灰复燃。无论是结核病曾经控制较好的国家，还是发展中国家，结核病疫情都有回升。分析结核病疫情回升的主要原因包括：①很多地区的结核病防治系统被削弱甚至取消，造成对结核病患者管理不善，防治措施不力；②艾滋病流行，艾滋病患者的结核易感性明显增加，易合并结核感染；③结核耐药菌株的产生和流行；④全球移民速度和数量快速上升，使结核病传播机会增加，且流动人口结核病的控制困难更大。1993 年 4 月，WHO 发布"全球结核病紧急状态宣言"，呼吁各国政府与各世界组织对控制结核病疫情高度关注。WHO 估算，全球 60 亿人口中约有 20 亿人感染结核分枝杆菌；全球约有 5 000 万人感染耐药结核菌；每年约有 800 万以上新发病例；80% 以上的结核病患者在共有 37 亿人口的 22 个结核病高负担国家内。儿童结核病的分布：WHO 南中亚区约占 40%；非洲区约占 30%；西太平洋区约占 20%。据 2010 年估计，全球儿童结核病患者约有 100 万；约 3.2 万儿童感染耐多药结核菌，且大多数患儿未能获得诊断。可见，全球结核病包括儿童结核病疫情仍然十分严峻。

中国是结核病高负担国家之一，结核病患者人数仅次于印度而居世界第二。2000 年全国结核病流行病学调查显示，全人口结核感染率为 44.5%；0~14 岁儿童结核感染率为 9.0%；依据调查结果推算，全国每年约有 13 万人死于结核病，占传染病和寄生虫病死亡总和的 65%。我国政府继 1989 年颁布《中华人民共和国传染病防治法》后，1991 年卫生部专门发布《结核病防治管理办法》，组织实施全国性结核病控制项目，通过对排菌患者免费诊断和短程督导化疗，建立健全登记报告制度和肺结核患者归口管理制度等，结核病防治工作取得明显进展。1990 年至 2000 年间，实施结核病控制项目地区患病率下降明显，标化涂阳患病率下降幅度达 44.4%，年递降率为 5.7%；而非项目地区分别为 12.3% 和 1.3%，故肺结核患病率总体下降缓慢。儿童结核病年递降率为 4.1%，下降速度较为缓慢；10 年来，肺结核涂阳患病率无明显变化，菌阳患病率略有下降；结核性脑膜炎仍然是儿童结核病致死致残的主要原因，0~4 岁为结核性脑膜炎发病高峰年龄段，约占儿童结核性脑膜炎的 67.8%，农村发病率明显高于城市。

以 2000 年全国结核病流行病学抽样调查资料为预测基线，采用数学模式分析 2001—2010 年我国结核病患病趋势，如果干预策略强度相当于前 10 年，当肺结核病患者发现率为 30% 时，全国涂阳肺结核病患者到 2010 年将降至 121.6 万，若发现率增至 35%，则可接近完成全国结核病防治规划目标。

二、结核病防治策略和展望

1. **发现和治愈肺结核病患者** WHO 指出，控制结核病最有效的武器是发现和治愈肺结核病患者。结核病治疗的疗程长，患者不易坚持服药，常漏服或因症状好转而自行停药，从而导致耐药或治疗不彻底，甚至治疗失败，为结核病的再治疗增加难度。为此，WHO 推荐采用直接面视下短程督导化疗（directly observed treatment of short course，DOTS）策略用于控制和治疗结核病，疗程缩短到 6~8 个月，治疗 2 个月的痰菌阴转率即达 80% 以上，大大缩短其传染期，治愈率达 85% 以上。实践证明，DOTS 能有效控制传染源和阻断结核病传播；规范化治愈患者，防止复发和耐药；并阻断耐药菌传播，是控制结核病流行的关键措施。同时，提高患者发现率也是有效控制结核病的关键，尤其是发现无症状或轻症肺结核排菌患者，这依赖登记报告和转诊等制度落实和健全的结核病患者治疗管理网络。

由于约有 10% 的结核感染发生在儿童期（0~14 岁）。儿童结核病的有效控制成为人群整体防治的重要环节。

2010 年 WHO 更新了儿童结核治疗指南，对治疗儿童结核病的一线药物、剂量和疗程，特别是对高人类免疫缺陷病毒（HIV）流行或高异烟肼耐药地区用药方案提出推荐。该指南推荐以下 4 种药物为治疗儿童结核的一线用药：①异烟肼（INH，H），剂量为 10mg/(kg·d)；范围 10~15mg/(kg·d)；最大量 300mg/d；②利福平（RFP，R），剂量为 15mg/(kg·d)；范围 10~20mg/(kg·d)；最大量 600mg/d；③吡嗪酰胺（PZA，Z），剂量为 35mg/(kg·d)；范围 30~40mg/(kg·d)；④乙胺丁醇（EMB，E），剂量为 20mg/(kg·d)；范围 15~25mg/(kg·d)。不推荐链霉素作为治疗儿童肺结核和结核性淋巴结炎的一线药物。对肺结核建议 2 个月强化治疗加 4 个月巩固治疗方案，而对结核性脑膜炎和结核性骨关节炎患儿则建议 2 个月强化治疗加 10 个月巩固治疗方案，具体方案见表 14-3-1。

表 14-3-1 WHO 推荐儿童结核病治疗方案（2010 年）

疾病	条件	强化治疗 / 月	巩固治疗 / 月	总疗程 / 月
广泛性肺结核	—	2 HRZE	4 HR	6
轻至中度肺结核或淋巴结结核	高 HIV 流行或高异烟肼耐药地区	2 HRZE	4 HR	6
轻至中度肺结核或淋巴结结核	低 HIV 流行或低异烟肼耐药地区	2 HRZ	4 HR	6
结核性脑膜炎	—	2 HRZE	10 HR	12
结核性骨关节炎	—	2 HRZE	10 HR	12

2. 控制 HIV 感染者的结核感染　在全球近 20 亿结核感染者中,约 600 万人为 HIV 感染者。HIV 感染是结核病控制的最大障碍。结核感染可发生在 HIV 感染的任何阶段,发展为活动性结核病比率高达 50%(一般人群为 5%~10%),病情重,进展快,抗结核化疗效果不理想,病死率高。WHO 推荐,对 HIV 感染者进行常规结核病筛查,以早期发现和治疗结核病。初治病例一般需要四联化学治疗(INH+RFP+PZA+EMB),疗程可延长至 9 个月或 12 个月;在维持治疗期间必须坚持每天用药,而不推荐间歇疗法(如每周 2 次或每周 3 次)。HIV 感染者禁忌接种 BCG,因此,对于有潜伏结核感染的 HIV 感染者采用化学预防是防止进展为活动性肺结核的有效措施,单用 INH 疗程需延长至 12 个月。

3. 耐药结核菌的治疗策略　鉴于耐药结核病疫情的严峻形势及基础与临床等研究进展,WHO 主要针对利福平耐药结核病(RRTB)和耐多药结核病(MDR-TB),在 2011 年提出《耐药结核病管理规划指南》,并于 2016 年 6 月推出 WHO《耐药结核病治疗指南(2016 年更新版)》。

(1)重新分组 RRTB 和 MDR-TB 治疗药物:分为 A、B、C、D 四组,其中,前三组为核心二线药物,D 组为非核心的附加药物。这种分类更有利于制定有效的 RRTB 和 MDR-TB 治疗方案。①A 组,氟喹诺酮类,包括高剂量左氧氟沙星(≥750mg/d)、莫西沙星及加替沙星。为 MDR-TB 核心方案最重要部分,能显著改善成人 RRTB 及 MDR-TB 患者疗效,除非有绝对禁忌证,必须纳入治疗方案。对于儿童 RRTB 和 MDR-TB(包括在中国)同样推荐使用,但 <5 岁或体重 <10kg 的儿童慎用。②B 组,为二线注射类药物,包括阿米卡星、卷曲霉素、卡那霉素及链霉素。可增加 MDR-TB 患者治疗成功率。对病情较轻儿童患者可不应用;但若对氟喹诺酮类耐药则尽可能保留。③C 组,其他二线核心药物,包括乙硫异烟胺(或丙硫异烟胺)和环丝氨酸(或特立齐酮),并首次将利奈唑胺和氯法齐明归入 C 组,确认其治疗耐药结核病的价值。有研究证实,利奈唑胺和氯法齐明对 MDR-TB 甚至是广泛耐药结核病具有良好疗效。④D 组,为可添加药物。包括 D1 组(吡嗪酰胺、乙胺丁醇和高剂量异烟肼)、D2 组

(新药,贝达喹啉和德拉马尼,儿童不推荐使用)和 D3 组(对氨基水杨酸、亚胺培南西司他丁、美罗培南、阿莫西林克拉维酸和氨硫脲)。由于结核分枝杆菌在本质上对大环内酯物类耐药,不建议使用克拉霉素和阿奇霉素。

(2)修订传统 RRTB 和 MDR-TB 个体化方案:推荐在强化期应用至少 5 种有效抗结核病药物的方案,包括吡嗪酰胺及 4 种核心二线抗 TB 药物(A 组 1 个,B 组 1 个,C 组至少 2 个)。如果以上选择仍无效,可加入 1 种 D2 组药,再从 D3 组选择其他有效药;若因耐药或不良反应不能继续使用吡嗪酰胺,可从 C 组或 D 组中选择替代药(首选 D2,次选 D3)。D1 组药物选择必须衡量其加入的效益;药物总数亦需权衡利弊和患者的耐受性。对于异烟肼,若无耐药依据或不确定,在治疗方案中都应加入。总疗程:RRTB 一般 12~18 个月;MDR-TB 常需 18~24 个月。

(3)短程 RRTB 和 MDR-TB 标准化方案:对于未接受过二线药物治疗的 RRTB 及 MDR-TB 患者,推荐采用 9~12 个月短程 MDR-TB 标准化方案替代 20 个月的传统个体化方案,但接受过 1 个月以上二线药物治疗或对 A 组和 B 组药物耐药或高度怀疑耐药者不可采用标准化短程方案。标准化短程方案分为强化期和巩固期:①强化期,4 个月(若无痰抗酸杆菌涂片阴转证据,延长至 6 个月),药物包括卡那霉素、莫西沙星、丙硫异烟胺、氯法齐明、高剂量异烟肼、吡嗪酰胺和乙胺丁醇;②巩固期,5 个月,药物包括莫西沙星、氯法齐明、乙胺丁醇和吡嗪酰胺。若缺乏药敏试验,需根据患者有无耐药结核病接触史以及国家级二线药物监测数据来判断是否采用标准化短程方案。

(4)RRTB 和 MDR-TB 的外科治疗:推荐在 MDR-TB 化学治疗的同时,选择肺部分切除术(肺叶切除或楔形切除),可清除难以吸收病灶和减少细菌负荷,从而改善预后。

4. 化学治疗的新探索　通过进化和自然选择,结核分枝杆菌耐药菌株不断发生变异,因而寻找新的结核治疗方法变得极为重要。有潜力的疗法包括:研制新的无毒抗结核药物;寻找影响免疫系统的疗法如利用 BCG 和母牛分枝杆菌增强抗结核疗效;通过柠檬酸裂解酶途径靶向杀灭结核菌群中的半休眠菌;探索新的治疗方案,缩短

疗程和延长给药间隔,有助于改善治疗顺应性而完成全程治疗。

5. 化学预防的新探索 研究开发新的预防治疗药物;改进药物剂型和给药途径以简化治疗,改善患者的治疗顺应性,从而提高预防效果;应用预防性免疫治疗,灭活母牛分枝杆菌菌苗可能是一种合适的预防性免疫治疗剂。

6. 研制有效抗结核疫苗 BCG 疫苗对儿童结核病的预防是有效的,可降低发病率和病死率,但对成人肺结核却很少有作用,而成人肺结核是儿童结核病的主要传染源,因此,研制新的有效抗结核疫苗至关重要。虽有许多新型结核疫苗在动物实验中显示出良好的保护效果,但其免疫效果尚不能超越 BCG,如 DNA 疫苗和亚单位疫苗等。基于生物技术的快速发展,改造卡介苗、增强 BCG 效力已成为可能,相信新型 BCG 将为结核病防治发挥更大作用。

(方 峰)

第四节 新发传染病的挑战与思考

一、新发传染病的概念与特点

新发传染病的概念起源于 1992 年,美国医学协会提出,新发传染病是"新出现的或呈现抗药性的传染病,在过去 20 年中人群发病不断增加或者有迹象表明在将来有增加的可能性"。该定义实际包括两类疾病:一是新发生的传染病(emerging infectious disease,EID),由新种或新型病原微生物引发的传染病;二是重新发生的老传染病(reemerging infectious disease,RID),一些原已得到基本控制且不构成公共卫生问题,但因某些原因又重新流行的老传染病。将两者合起来,简称为新发和再发传染病(emerging and reemerging infectious diseases,ERI)。2003 年世界卫生组织(WHO)提出其定义,新发传染病是指由新种或新型病原微生物引起的传染病以及近年来导致地区性或国际性公共卫生问题的传染病。全球平均每 1~2 年会有一次传染病重大疫情。对于新发传染病,人群普遍易感,部分疾病具有高致病性和高死亡率,例如 2003 年首发于中国的严重急性呼吸综合征(SARS)和 2012 年暴发的中东呼吸综合征(MERS)以及 2014 年以来肆虐非洲大地的埃博拉出血热,严重危害人类健康。

新发传染病有别于常规传染病。其特点包括:①病原体种类和来源复杂多样,自 1970 年以来,全球范围内共有新发传染病近 50 种,其病原体包括病毒、细菌、衣原体、螺旋体、立克次体及朊粒等。病原体的宿主种类也多种多样,一半以上新发传染病为人畜共患病(zoonosis),例如变异型克雅病及人禽流感等。②传播感染方式复杂多变,新发传染病常有多种传播途径,包括呼吸道传播如人禽流感、SARS 和 MERS 等;虫媒传播如莱姆病和寨卡病毒病;消化道传播如诺如病毒感染和霍乱等;血液和体液传播如丙型病毒性肝炎和艾滋病等;接触传播如猫抓病和埃博拉病毒病等。③人类对新发传染病普遍易感且人群和整体社会防控意识不足,人类对新发传染病缺乏特异性免疫。随着全球化进程加速,国际交往日趋频繁,为新发传染病的传播提供便利条件。而人类对于新发传染病却存在认知不足或缺失等问题。整体社会缺乏相关宣传教育,医疗机构缺乏有效防治措施,政府部门的管控和监测常不能及时开展和建立,故比常规传染病更易形成传播快和流行广的态势,不但导致公共卫生安全问题,还会造成较大的社会经济消耗。据国家统计局分析,2003 年 SARS 疫情传播,造成我国内地经济损失 933 亿元人民币。另外,甲型 H1N1 流感流行和 MERS 暴发等,对世界各地的医药产业和旅游产业等都造成巨大经济损失。

对于新发传染病,儿童具有以下特点:①易感性高,儿童是新发传染病的易感人群和高危人群。例如,2009 年新型甲型 H1N1 流感就易感于 5 岁以下儿童,2012 年广东 H7N9 禽流感和 2014 年西非埃博拉出血热的首发病例都是儿童。②急危重症多,在新发传染病疫情起始期,对其病原学、流行病学以及临床诊治往往认识不足,故而临床诊疗难以快速反应;再加上儿童期机体免疫力相对低下,各脏器功能储备不足,婴幼儿及儿童感染新发传染病后所引发的病理生理变化往往更加复杂而快速,易出现急危重症,有时预后不良。③诊疗困难,儿童期新发传染病常具有不同于成人的特点,对其临床特点的认识和诊治经验的获得往往滞后于疫情发作和成年人群相关内容,这就需要儿科医生尽快了解相关传染病流行病学状况、充分认识新发突发传染病的特点、及时进行病原学诊断并尽早开始相应抗病原治疗和积累诊治经验。

二、几种主要危害儿童的新发传染病

1. 肠道病毒71型感染 1969年,肠道病毒71型(EV71)首次在美国患中枢神经系统疾病的婴儿粪便中被分离和确认(为肠道病毒属A组,也称EVA71)。此后,在全世界范围内多次出现EV71感染流行。EV71的传染性和毒力强,神经毒性仅次于脊髓灰质炎病毒,主要引起学龄前儿童发生手足口病或疱疹性咽峡炎,少数为无菌性脑膜炎或脑炎。我国于1981年首次报道本病,于1995年首次分离到EV71。一直以来,EV71感染呈季节性流行和散在发病态势,直到2008年3月,我国出现EV71感染暴发流行。在3月27至30日阜阳市人民医院连续收治5名"原因不明感染"重症患儿经抢救无效死亡,儿科主任立即报告此异常情况,3月31日省卫生部门立即派出专家开展医疗救治和调查,4月15日国家卫生部派出专家组赴现场指导调查、救治和防控。经调查,3月1日至4月29日阜阳市各级医疗机构累计报告病例1 884例,死亡20例。中国疾病预防控制中心通过比对EV71 VP3-VP1编码区179bp核苷酸序列,发现2例死亡病例和7例手足口病患儿的同源性为98.8%~100%,由此判定,此次疫情是由EV71感染所致。随后,国家卫生部于5月5日迅速发布《手足口病预防控制指南》(2008年版),并将本病纳入丙类法定传染病进行管理,制定设立发热门诊和患者筛查处置流程、就地隔离救治患者、主动监测疫情动态、大力开展健康教育以提高公众防病意识,以及加强托幼机构预防指导和医疗机构的监督检查等一系列防控措施,并从全国各地抽调医疗小组赶赴流行区参与救治危重病例,在救治过程中,儿科专家不断总结治疗经验,逐渐提高抢活率和降低病死率。此后,EV71感染仍呈区域性流行,成为我国严重公共卫生问题之一。然而,疾病相关的基础和临床研究迅速铺开,使得基础研究者和儿科医师对于重症手足口病致病机制和临床特征,以及救治措施等有了越来越深入的了解和认知,国家卫生部于2010年发布《手足口病诊治指南(2010年版)》,并一再修订和更新,重新界定了手足口病的疾病分期、强调重症和危重症病例的早期识别,以及培训和推广重症病期救治措施等,卓有成效地指导临床诊断与治疗,最大限度地降低了病死率。虽然,每年仍有EV71感染的季节性流行,但都在可控范围。有关2008年安徽省EV71感染暴发流行的控制,虽然是举全国之力,但还是一次成功的案例,值得从中总结新发突发传染病的防控经验与教训,从而提升我国对新发突发传染病的防控能力。

与此同时,疫苗研发也进入快车道和成为国家重点研究项目,并取得重大突破性进展。2016年,我国上市了国际领先研发的创新型疫苗——EV71型手足口病疫苗,用于预防EV71感染所致手足口病,免疫效果肯定,可有效预防危重症的发生。然而,各型肠道病毒之间并无交叉免疫反应和保护力。近年来,我国部分地区儿童柯萨奇病毒(CV)-A6和CV-A10感染有增多趋势,这些病毒的流行态势与其对儿童健康的危害仍需给予充分关注和高度重视。

2. 寨卡病毒病 是由寨卡病毒(ZIKV)感染引起并通过蚊媒传播的一种病毒性传染病,1947年首次在乌干达被发现,1952年发现人感染ZIKV。ZIKV属于黄病毒科黄病毒属,在系统发生树上与登革病毒、日本脑炎病毒及西尼罗病毒相近。2007年位于南太平洋地区密克罗尼西亚联邦雅浦岛发生ZIKV暴发流行,2015年5月巴西发现首例确诊寨卡病毒病的病例。随后,美洲多个国家相继发生ZIKV感染病例并快速增长,2016年WHO根据寨卡病毒病的流行状况及趋势,将其定为需全球应对的突发公共卫生事件。迄今,全世界已有40多个国家报道ZIKV感染病例。我国于2016年在江西赣州发现首例输入性ZIKV感染病例,至今已报告有24例输入性病例。

ZIKV感染与新生儿小头畸形发生率增加密切有关。截至2016年,巴西20个州和联邦行政区共报告小头畸形病例3 530例(包括死亡46例);除此之外,宫内感染还会造成颅面不对称及颅骨塌陷等严重异常,这些孩子将有终身残疾,智力发育落后,不但增加家庭经济和精神负担,还终将成为严重的社会问题。此外,生后感染 ZIKV 病毒还可引起婴儿神经系统疾病如吉兰－巴雷（Guillain-Barré）综合征以及自身免疫病,同样情况也出现在其他有 ZIKV 流行的美洲国家,亦会严重影响儿童健康。

3. 肠道病毒 D68 感染 肠道病毒 D68（EV-D68）属于肠道病毒属 D 组,于 1962 年首次在美国加州 4 例患有严重呼吸道感染儿童病例中分离到。2014 年夏季在加拿大和美国大规模暴发 EV-D68 流行,导致儿童严重呼吸道疾病。随后欧洲和亚洲等地国家陆续报道相同病例,从而引起极大关注。北京市疾病预防控制中心从 10 494 例呼吸道感染病例标本中,检测到 330 例肠道病毒核酸阳性标本,其中 2 例经测序证实为 EV-D68,提示 EV-D68 可能是一种新的急性呼吸道感染病原体,感染高峰季节可能在秋冬季。

EV-D68 可引起呼吸道较广泛病变,疾病表现从轻微上呼吸道感染到严重肺炎并呼吸衰竭;还可引起中枢神经损害和急性弛缓性瘫痪。EV-D68 在儿童所致严重下呼吸道感染风险高于成人。最近一项研究分析了 195 例儿童 EV-D68 感染资料,常见表现依次为咳嗽（74/195,38%）、发热（42/195,24%）、喘息（40/195,21%）、吸气性三凹征（30/195,15%）及呼吸困难（25/195,13%）。上述资料表明,儿童感染 EV-D68 后显性疾病比率较高,其流行季节与季节性流感和呼吸道合胞病毒等常见病毒感染流行季节有明显重叠,除考虑其本身在儿童呼吸道感染中的致病作用外,还应特别关注 EV-D68 与其他呼吸道病毒混合感染或重叠感染所带来的危害。

4. 登革热 是由登革病毒（DENV）感染引起的急性蚊媒传染病,主要通过感染性埃及伊蚊或白纹伊蚊叮咬传播。DENV 属黄病毒科黄病毒属,共有 4 个血清型（DENV-1~4）,每种血清型又有多种基因型。我国广东省是登革热疫情高发地,病例数约占全国总病例数的 90%,4 种血清型都在华南大部分省市引发过流行,以 DENV-1 为主。

登革热是一种自限性疾病,通常预后良好。仅有部分感染者发生疾病。轻者有发热、呕吐、头痛、关节痛、肌肉痛、皮疹及白细胞减少等;重者出现严重血浆渗漏伴呼吸困难、严重出血或多脏器功能损害及休克等而危及生命。值得关注的是,2014 年国内首先报道 12 例新生儿病例,证实母婴垂直传播是其感染途径之一。12 例新生儿患者以发热、皮疹和黄疸等为主要表现,实验室检查有血小板减少 11 例（19×10⁹/L~156×10⁹/L）,部分活化凝血酶原时间延长 11 例（44.0~89.8 秒）,纤维蛋白原降低 5 例（1.17~3.02g/L）,天冬氨酸氨基转移酶升高 5 例（28~78U/L）及 C 反应蛋白增高 6 例（0.04~46.05mg/L）。母亲在围产期确诊登革热 7 例,疑似登革热 2 例,排除 3 例。住院时间 4~17 天,恢复良好。

由于登革热在我国广东地区常有流行,虽然新生儿登革热报告病例不多,大多与母亲围产期感染相关,且预后良好,但仍需引起足够重视。母婴垂直传播 DENV 的途径值得深入研究,除考虑母婴密切接触中经蚊媒传播病毒之外,是否存在其他途径? 如果有其他途径,具体感染方式如何? 假设母亲在孕早期感染 DENV,是否会引起宫内感染? 如果发生宫内感染,是否对胎儿发育造成影响? 如此种种,都是有待深入研究的科学问题。

三、以"百日咳再现"为例看新发再发传染病影响因素与应对策略

1. 全球"百日咳再现"概况 在应用百日咳疫苗后,曾致婴幼儿死亡的百日咳发病率显著下降。但近些年来,疫苗接种率很高的发达国家如美国、英国、荷兰及澳大利亚等相继报道百日咳发病率在保持多年低水平之后再次升高,称之为"百日咳再现"（pertussis reemerging）,引起全球的关注。

美国百日咳发病率曾在 1976 年降到历史最低水平（0.47/10 万）,但是 20 世纪 80 年代以来呈周期性上升,每 3~4 年出现 1 次高峰。2010 年美国报告病例数高达 27 000 例,是 1976 年的 26 倍。2012 年美国华盛顿州出现百日咳暴发疫情,累计发病率为 37.5/10 万,较 2011 年同期病例数增加了 13 倍。

我国自 1978 年实施扩大免疫规划以来,百日咳发病率从 20 世纪 60 到 70 年代的 100/10 万~200/10 万降至 20 世纪 90 年代末的 1/10 万以下,2006—2010 年稳定在 0.2/10 万,但在天津市社区人

群百日咳监测中发现,百日咳发病率为22/10万~24/10万,是同期医院报告的12倍。同时,在我国上海等地进行的一项多中心研究结果表明,1 001名>6岁且持续咳嗽2周以上儿童的实验室诊断百日咳总感染率达11.3%。上述研究表明,我国实际的百日咳疫情可能被严重低估,"百日咳再现"已在我国出现。

2."百日咳再现"的新特征

(1)高发人群双向位移:在百日咳发病率上升的同时,其流行病学特征也发生改变。发病年龄段已从婴幼儿转变为各年龄段,其中,<6月龄婴儿和青少年及成人病例增加最快。美国一项血清学研究显示,长期咳嗽(持续>2周)的成人百日咳感染率达21%。天津市2005—2010年监测数据显示,<6月龄病例构成比从2005年的24.14%上升到2008年的59.64%,15岁以上青少年和成人病例比例由2008年之前的0上升到2010年的40%。可见,在"百日咳再现"的大背景下,高发人群年龄段出现双向位移的新特征。

(2)传播模式改变:百日咳流行模式已由使用疫苗前婴幼儿之间相互传播转变为在成人和青少年之间以及成人和青少年向婴幼儿传播。在百日咳疫苗覆盖率较高的欧美国家,成人及青少年病例占总病例数50%以上,成为婴幼儿百日咳的重要传染源。一项在美国和法国的研究显示,感染百日咳婴幼儿中,76%~83%的传染源是家庭成员(主要是父母)。天津市对百日咳家庭聚集性发病监测发现,传播模式以青少年/成人—婴幼儿模式为主,传染源多为父母;百日咳家庭聚集性发病率可高达100%,同时还监测到学校百日咳聚集性发病案例和医务人员发生医院内感染百日咳。

3."百日咳再现"的原因

(1)实验室诊断水平提高:据我国百日咳诊断标准(WS 274—2007),百日咳实验室确诊依据是细菌培养和双份血清IgG抗体4倍增高。由于采样、送检和实验条件等多因素影响,百日咳鲍特菌培养检出率在30%以下;而双份血清检测无助于早期诊断。现采用ELISA法检测单份血清抗百日咳毒素IgG抗体及PCR法检测鼻咽部标本致病菌核酸都能显著提高百日咳诊断率和报告率。

(2)百日咳疫苗效果不理想:①免疫保护期不够长。研究发现,在百日咳疫苗覆盖率较高(>70%)地区,易患儿童在接种疫苗后感染百日咳的概率分别是:1年后10%,5年后60%,15年后100%。天津市免疫水平监测表明,社区人群抗体阳性率只有47.11%,难以起到免疫屏障保护作用。②无细胞疫苗保护期短于全细胞疫苗。全细胞百白破疫苗(DTwP)的保护期为4~12年,而无细胞百白破疫苗(DTaP)的保护期为6年左右。③疫苗接种次数不够。6~23月龄婴幼儿接种3剂百白破疫苗后,其有效率可达91.7%,但只接种1剂疫苗的有效率仅有46%。未接种疫苗或未完成全程免疫的儿童,以及抗体水平衰减的年长儿和成人就成为百日咳易感人群。

(3)百日咳菌株的适应性变化:①对疫苗压力的适应性变化。在使用疫苗15~30年后,不同疫苗株毒力相关基因型(如 *ptxA1*、*ptxP3* 及 *prn2*)的百日咳致病菌株已在多个国家出现,甚至成为主要流行株。荷兰的百日咳再现与百日咳毒素启动子的新等位基因 *ptxP3* 的出现及传播同时发生,提示百日咳鲍特菌通过增加毒素产物和感染严重程度来提升其适应力。美国发现,从20世纪80年代以来,百日咳再现时间与编码菌毛蛋白基因突变株及Pm缺陷菌株的急剧增多同步。因此,有观点认为,接种疫苗导致自然选择毒力更强的菌株,而这种菌株能更有效地在人群中传播。②对抗生素选择压力的适应性变化。近年来,美国、法国、伊朗及中国西安均报道百日咳鲍特菌对大环内酯类药物耐药,2013—2014年首都医科大学附属北京儿童医院分离的百日咳鲍特菌对大环内酯类耐药率高达91.9%。有研究显示,耐药菌株较疫苗株产生更厚的生物膜与抗生素疗效不佳有关。

(4)百日咳监测和防控策略滞后:"百日咳再现"后仍然沿用传统百日咳的监测策略,而未按新的流行特征和传播模式来采取针对性防控措施。疫苗免疫效果不理想,但仍沿用20世纪70年代制定的免疫策略。

4."百日咳再现"的应对策略

(1)加强监测以掌握真实发病水平:"百日咳再现"已然存在,但目前还缺乏对其严峻形势的重视。因此,应建立百日咳监测方案,提高检测水平和加强主动监测,方可掌握我国百日咳真实发病水平,进而建立合理的预防控制策略。

（2）调整免疫策略:我国现有免疫程序是在3、4、5月龄进行百日咳基础免疫,18~24月龄加强免疫1剂。面临"百日咳再现"的新特征,以上免疫程序已不能满足预防需要。全球百日咳协作组织建议,可考虑对育龄女性进行产前接种,对围产期母亲及与新生儿密切接触的家庭成员等进行接种,从而对婴儿形成严密保护,称之为"蚕茧策略"（cocoon strategy）。此策略可较好地预防婴儿这一高危人群被感染。

（3）研究"百日咳再现"形成机制:从流行病学和病原学等方面对"百日咳再现"的形成机制进行深入研究,以探究不同地区流行菌株与疫苗株之间的匹配程度与变异程度。结合人群血清学数据,从分子流行病学水平揭示免疫人群再感染和再发病的形成机制。

四、对防控新发传染病的若干思考

1. 新发传染病病原的精准诊断 尽快明确新发传染病的病原是其诊疗和防控的基础。传统病原检查方法如涂片和培养、免疫学、生化和质谱等已难以胜任。近10余年来,分子诊断技术的研发与应用进入快速发展期,从设计保守核酸序列探针或引物的DNA分子杂交和PCR法以"目标"模式检测相关病原体,发展到以"普查"模式检测病原体的微生物宏基因组学技术即下一代测序（next-generation sequencing, NGS）法,有助于做到对传染病病原体的快速、敏感和特异的精准诊断。NGS的功效在于:可检测跨物种来源微生物;通过深度测序验证鉴定新发或未知病原体;检测突变株和耐药株用以评价其毒力和传播能力,可应用于传染病暴发的溯源,例如,病原体是如何侵入人体,如何在人群中传播,是否有来自于自然宿主的新毒株等。然而,NGS技术仍然有待完善,例如,人源基因组背景的消减;结核分枝杆菌或真菌等胞内菌的破壁技术问题;检测耐药基因和毒力因子方法的优化;易降解的RNA病毒的检测;优化和扩大数据库以提高比对准确度;以及检测结果的临床解读等。如何做到"更准、更全、更快、更优",仍然是分子诊断技术的发展方向,共同期待第三代基因测序（third-generation

sequencing, TGS）的研发与应用。

2. 加强病原学监测网和研发新的疫情预测模型 做好病原学监测是防控新发传染病的基础环节。建立系统的和标准化的病原学监测病原网,有助于早期发现传染病的起源,界定分离菌（毒）株之间的流行病学关系以及传染源和传播途径的分析等,对于制定防控策略和防控措施至关重要。同时,还需要借助于数学方法和计算机技术等研发新的高效的疫情预测模型,有助于制定高度变异病原疫苗的制备方案,如流感病毒疫苗,可更有效地预防传染病的季节性流行。

3. 更新新发传染病的临床知识体系 及时更新有关新发传染病的临床症状、流行病学特点、病原学特点、治疗和控制措施等知识体系,有利于临床医师在第一时间进行识别、及时送检及针对性进行防控,是遏制传染病蔓延的重要环节。

4. 加强国际交流与合作 密切关注全球范围内新发传染病的流行态势,积极开展国际间的合作与交流,借鉴国外效果良好的防控经验,针对性地进行输入病例的监测和防控;与国际同仁一起,研究新发病原微生物的发生机制与致病机制,对全球化进程日趋明显的当今意义重大。

5. 建立多部门系统的联防联控机制 以政府为主导,海关口岸、各级疾病预防控制中心、医疗机构、疫苗研制机构及其他社会部门各司其职。制定相关传染病的诊断标准、治疗原则以及疾病防控指南等;对现行效果不佳的免疫程序进行讨论修改等,多部门系统共同参与是有效预防和控制新发传染病的保障。

总之,新发传染病时有出现,是人类与自然界和病原微生物之间长期进化与斗争的产物,可能会是一个永恒的话题,人类永远不能对任何传染病放松警惕,需要长期监测和研究致病微生物的变化及寻找控制其对人类感染与传播的手段与途径,有道是"魔高一尺,道高一丈",人类终究需要战胜致病微生物的侵犯! 同时,新发传染病已成为与公共卫生密切相关的重大社会问题,儿童通常是新发传染病的易感人群和高危人群,因此,预防和控制儿童新发传染病的传播和流行,乃是疾病防控机构工作者、儿科医师以及相关医学基础与临床应用研究者的长期重要任务。

（舒赛男 方 峰）

第五节 超级耐药菌的现状与挑战

超级耐药菌包括超级耐药细菌（super drug resistant bacteria，SDRB）和超级耐药真菌（super drug resistant fungus，SDRF），是细菌和真菌在抗生素（包含自然环境中的抗生素）的压力下，获得多种耐药基因并对多种结构不同和作用机制不同的高效抗生素耐药的高致病性菌的统称。SDRB包含多重耐药（multidrug resistant，MDR）细菌、广泛耐药（extensive drug resistance，XDR）细菌和泛耐药（polydrug resistance，PDR）细菌。MRD是指细菌同时对三类或三类以上抗生素（比如头孢菌素、氟喹诺酮类、氨基糖苷类）同时耐药。XDR是指细菌几乎对所有类（除外一、二种类）抗生素同时耐药。PDR是指一种细菌对所有类抗生素耐药。SDRB是危险而致命的强耐药病菌，一旦被其感染，预后极差，已经明显影响器官移植、癌症化疗、危重疾病和重大手术的成功率。随着抗生素滥用问题日益严重，超级耐药菌的家族也越来越庞大。近年发生了超级耐药真菌的流行。因此，必须有效遏制超级耐药菌的扩散。世界卫生组织（WHO）于2014年发布了《抗生素耐药：全球监测报告2014》，2015年开始实施抗微生物药物耐药性全球行动计划。

一、超级耐药菌的发现和命名

细菌耐药在1947年被发现。第一个被称为超级耐药细菌的是耐甲氧西林金黄色葡萄球菌（methicillin resistant *Staphylococcus aureus*，MRSA），于1961年在英国被首次报告，是英国1999年败血症中37%病例死亡的原因。此后，超级耐药细菌不断报告。1986年出现耐万古霉素肠球菌（vancomycin resistant *Enterococcus*，VRE），2002年出现耐万古霉素金黄色葡萄球菌（vancomycin resistant *S.aureus*，VRSA）。2008年发现携有特殊基因新德里金属-β-内酰胺酶-1（New Delhi metallo-β-lactamase，*NDM-1*）的细菌，对包括碳青霉烯类的几乎所有抗生素产生耐药

性；其被认为是现今最主要的一种致命的超级耐药细菌。2009年日本发现超级耐药真菌——耳念珠菌。

根据耐药严重程度，被称为超级耐药细菌的主要有：耐甲氧西林金黄色葡萄球菌、耐万古霉素肠球菌、耐万古霉素金黄色葡萄球菌、耐碳青霉烯类肠杆菌科细菌（包括NDM-1细菌）、多重耐药铜绿假单胞菌（multidrug resistant *Pseudomonas aeruginosa*，MDR-PA）、产超广谱β-内酰胺酶（extended spectrum β lactamase，ESBL）肠杆菌科细菌、泛耐药鲍曼不动杆菌（polydrug resistant *Acinetobacter baumanii*，PDR-Ab）、广泛耐药结核分枝杆菌（extensive drug resistant *Mycobacterium tuberculosis*，XDR-MTB）8种。超级耐药真菌主要有多重耐药的耳念珠菌（multidrug resistant *Candida auris*）。

目前对SDRB的命名有待改进，例如，耐甲氧西林金黄色葡萄球菌的命名，实际上这种金黄色葡萄球菌并不仅对甲氧西林类耐药，同时还对大环内酯类、氨基糖苷类、氟喹诺酮类等药物耐药。所以，进一步研究超级耐药菌的命名和分类是必要的。

二、超级耐药菌主要成员的特征

超级耐药菌有很多家族成员，我们可以进行归类，比较各主要成员的特征。

（一）超级耐药的金黄色葡萄球菌家族

主要有MRSA和VRSA。

1. MRSA 从1961年被英国首次发现以来，其在世界范围内不断蔓延，是院内感染暴发的最流行病原菌之一。在美国每年约有170万人住院期间感染MRSA，其中约10万人因MRSA死亡。美国2011年有80 461例MRSA感染，11 285例MRSA相关的死亡发生，死亡率为14%。2010年我国中国细菌耐药监测网（CHINET）耐药监测结果显示，MRSA检出率占金黄色葡萄球菌51.7%。国内儿科相关研究表明，MRSA是儿童深部感染及皮肤感染的主要致病菌，其高危感染人群包括新生儿、早产儿、术后体弱、免疫力低下及长期使用抗生素的患儿；同时，MRSA也是导管细菌培养中常见的菌株。医院内MRSA感染已成为其向社区的蔓延源；我国香港地区调查显示约11.1%

的患者住院期间成为 MRSA 携带者,使 MRSA 由医院向社区扩散。

MRSA 有多种基因型的流行克隆系。通常医院内发生的 MRSA（医院获得性 MRSA,HA-MRSA）主要含有外源性甲氧西林耐药决定因子 A（mecA）,该基因编码可诱导低亲和力青霉素结合蛋白（PBP2a）,对所有 β- 内酰胺类抗生素耐药,并对庆大霉素、大环内酯类等常见抗菌药物的耐药率达 80% 以上。近十年来,社区出现新的 MRSA 菌株（社区获得性 MRSA,CA-MRSA）特异性克隆,其基因不同于 HA-MRSA,包括 SCCmec IV 和 PVL（杀白细胞素）基因,社区传播能力更强,常在没有患 MRSA 风险的健康人群中暴发。其通过亲密的身体接触传播,引起化脓性皮肤感染。因此对 MRSA 进行基因分析非常重要,不仅可根据基因组 DNA 变异情况,绘制出各地细菌间的家族谱系图,还可了解不同菌克隆扩散和传播途径,指导 MRSA 感染的防治。美国 FDA 批准用于抗 MRSA 药物包括万古霉素、利奈唑胺、达托霉素、替加环素等。

2. VRSA　1997 年日本首先发现中度耐万古霉素金黄色葡萄球菌（VISA）,随后美国、法国也检出 VISA。2002 年 7 月美国 CDC 确认世界上第一株 VRSA。我国儿童也有耐万古霉素金黄色葡萄球菌感染。其耐药机制可能与 VRE 将其耐药基因 van 转移给 MRSA 有关,也有认为与细胞壁增厚及其成分改变有关。

（二）超级耐药的肠球菌家族

主要有耐万古霉素的粪肠球菌和尿肠球菌,以及携带 NDM-1 的粪肠球菌。

1. VRE　20 世纪 80 年代,因为发现肠球菌对头孢菌素类和氨基糖苷类抗生素出现抵抗,而使用万古霉素,结果导致 1986 年英国和法国出现 VRE。其是院内感染的主要病原体。美国 2004 年对 670 家医院的耐药监测显示,VRE 位于医院耐药菌第 2 位。根据肠球菌对万古霉素和替考拉宁的耐药水平、诱导性及转移性的不同,耐药肠球菌分为获得性耐药肠球菌（vanA、vanB、vanD、vanI、vanG、vanE 等）和固有耐药肠球菌（vanC）。其中 vanA 最为常见。VRE 对免疫系统受损儿童特别有危险性,最多见的感染部位是尿路,其次是腹腔、盆腔及外科手术伤口。常引起尿道感

染、心内膜炎、败血症、脑膜炎及烧伤创面、皮肤软组织、骨关节感染等。与 VRE 感染的主要相关因素有:有创治疗（静脉置管等）、环境中 VRE 的定植、消毒、隔离措施、住院时间、器官移植、抗生素治疗、患者感染前有 VRE 定植及免疫功能低下。VRE 的耐药性是由于操纵子编码的酶存在合成低亲和力的前体,其中 C- 末端的 D- 丙氨酸残基被 D- 乳酸或 D- 丝氨酸取代,使万古霉素的作用位点发生改变。利奈唑胺对其治疗有效。

2. 携 NDM-1 的粪肠球菌　2009 年,Yong 等从瑞典的一位尿路感染患者体内分离鉴定到 NDM-1,该基因存在于耐碳青霉烯类的肺炎克雷伯菌中。由于 NDM-1 基因疑是从印度传入,因此命名中加上了“新德里（New Delhi）”。NDM-1 耐药基因编码分子量为 28kD 的单体,为一种新的耐药的 β- 内酰胺酶,称为 NDM-1 金属 β- 内酰胺酶。其酶活性中心有金属锌离子的参与,能水解除了氨曲南以外所有的 β- 内酰胺环,导致携带 NDM-1 的细菌对大多数抗生素耐药。2010 年我国 CDC 发现 2 例来自宁夏的新生儿粪便中有 NDM-1 的粪肠球菌,患儿表现为腹泻和呼吸道症状。

（三）超级耐药的肠杆菌科细菌家族

主要有多重耐药肠杆菌科细菌、耐碳青霉烯类抗菌药物肠杆菌科细菌（CRE）[如产 I 型新德里金属 β- 内酰胺酶（NDM-1）或产碳青霉烯酶（KPC）的肠杆菌科细菌]、产超广谱 β- 内酰胺酶肠杆菌科细菌。

1. 多重耐药 / 耐碳青霉烯类鲍曼不动杆菌（MDR/carbapenem-resistant A.baumanii）　在 1991 年首次出现该术语,并于美国纽约一家医院暴发该菌感染。2013 年美国 CDC 的报告称,过去 10 年这种非常致命的超级耐药细菌在美国医护机构的传播数量不断增多,其耐药性越来越强,已有 42 个州发现这种菌感染的病例。耐碳青霉烯类抗菌药物肠杆菌科细菌（CRE）主要有产 NDM-1 肠杆菌科细菌和产碳青霉烯酶（KPC）的肠杆菌科细菌。在产 NDM-1 肠杆菌科细菌中最常见的是肺炎克雷伯菌和大肠埃希菌,主要引起院内感染。NDM-1 大肠埃希菌与非 NDM-1 大肠埃希菌感染产生的症状两者并没有不同,主要有

腹泻、腹部疼痛、恶心、呕吐、泌尿道感染、低烧不退等。

2. 产超广谱 β- 内酰胺酶肠杆菌科细菌　最多见的是大肠埃希菌和克雷伯菌,后者包括肺炎克雷伯菌和产酸克雷伯菌。1982 年在英格兰首先发现产 ESBL 克雷伯菌。我国有研究显示,在 1 026 株肠杆菌科细菌中检出产 ESBL 菌 352 株,检出率为 34.31%,其中肺炎克雷伯菌为 37.40%,大肠埃希菌为 30.21%,其他有阴沟肠杆菌、产气肠杆菌和柠檬酸杆菌。

（四）超级耐药的铜绿假单胞菌家族

主要有多重耐药铜绿假单胞菌（MDR-PA）、泛耐药铜绿假单胞菌（PDR-PA）和携带 NDM-1 铜绿假单胞菌等。

MDR-PA 是指对 5 类抗菌药（包括头孢菌素类、碳青霉烯类、β- 内酰胺酶抑制剂、氟喹诺酮类和氨基糖苷类）中的 3 类及以上药物耐药的铜绿假单胞菌。MDR-PA 由 Murray 于 1978 年首先分离,是医院内感染暴发的主要病原,可引起呼吸道、泌尿系、中枢神经系统感染、心内膜炎及脓毒症。主要通过获得广谱或超广谱 β- 内酰胺酶、氨基糖苷类修饰酶、借助整合子 qacEE 基因等,对抗菌药物或消毒剂耐药。有效治疗药物为多黏菌素、替加环素,也可考虑单独或联合应用碳青霉烯类、头孢吡肟、哌拉西林 / 他唑巴坦。

（五）超级耐药的不动杆菌家族

主要有 MDR 不动杆菌、PDR 不动杆菌如泛耐药鲍曼不动杆菌（polydrug resistant *Acinetobacter baumanii*, PDR-Ab）、耐碳青霉烯类抗菌药物鲍曼不动杆菌（CRAB）、携带 NDM-1 鲍曼不动杆菌等。

1991 年美国报道首例耐碳青霉烯类鲍曼不动杆菌（carbapenem-resistance *Acinetobacter baumanii*, CRAB）感染,此后,世界各地相继出现了 MDR 不动杆菌、PDR 不动杆菌的流行。2010 年日本帝京大学医学部附属医院发生多重耐药鲍曼不动杆菌的暴发流行,53 例患者感染,有 27 例死亡,其中 9 例被证实鲍曼不动杆菌感染为其主要致死原因。我国 2004 年北京某医院和浙江某大学医院各病房发生了 PDR 鲍曼不动杆菌共 3 个主要克隆株的暴发流行。2007 年 MDR 鲍曼不动杆菌在全国 12 所教学医院的检出率为 47.7%,

对亚胺培南的耐药率达 37.6%,对美罗培南耐药率达 42.7%；2014 年鲍曼不动杆菌对亚胺培南和美罗培南的耐药率分别为 62.4% 和 66.7%。PDR 鲍曼不动杆菌,对所有常规检测的抗菌药物均耐药（包括氨苄西林 / 舒巴坦、头孢他啶、哌拉西林 / 他唑巴坦、头孢吡肟、氨曲南、环丙沙星、安妥沙星、莫西沙星、加替沙星、阿米卡星、亚胺培南和美罗培南）,但多黏菌素类除外。一组多变量分析表明,入住 ICU 时患感染、呼吸衰竭、机械通气、气管插管、中央静脉导管置入、曾行抗菌治疗等,是 ICU 患者出现 PDR-Ab 菌血症的危险因素。PDR-Ab 耐药机制与 MDR-PA 相似,除与产生 β- 内酰胺酶有关外,还与外膜孔蛋白（outer membrane pofin, OMP）合成减少、青霉素结合蛋白亲和力下降有关。此外,其产生 AmpC 酶、金属酶、ESBL、苯唑西林水解酶,也是其对多种抗菌药物耐药的原因。

（六）携带 NDM-1 的超级耐药细菌家族

主要有 NDM-1 肠杆菌科细菌（如肺炎克雷伯菌和大肠埃希菌）及携带 NDM-1 的鲍曼不动杆菌、粪肠球菌和铜绿假单胞菌,其他细菌还有阴沟肠杆菌、变形杆菌、弗劳地柠檬酸杆菌、摩氏摩根菌、普鲁威登菌等。

据报道,至 2010 年全世界被 NDM-1 细菌感染者达 200 余例,其中日本 53 例,死亡 4 例；英国 50 例,死亡 5 例；中国大陆 3 例,死亡 1 例；中国香港被感染者 1 例。NDM-1 细菌有向全球范围蔓延的趋势。*NDM-1* 基因是由质粒携带的一小段 DNA,可以通过类似转座子的机制插入细菌,在不同菌株间的细菌进行水平基因传递。在传递过程中还可产生新突变,导致更广的传播和更强的抗性。携带 NDM-1 的鲍曼不动杆菌、粪肠球菌和铜绿假单胞菌,国内外已有报道。2010 年,我国 CDC 发现 1 例 NDM-1 鲍曼不动杆菌感染患者并死亡。

（七）产超广谱 β- 内酰胺酶细菌家族

产超广谱 β- 内酰胺酶（extended spectrum β lactamase, ESBL）细菌家族主要有产 ESBL 肠杆菌科细菌和产 ESBL 铜绿假单胞菌等。

ESBL 是一类能够水解青霉素类、头孢菌素类及单环类抗生素的超广谱 β- 内酰胺酶。根据质粒所携带编码基因同源性的不同,ESBL 主要有

TEM、SHV、CTX-M、OXA 型。还有一些少见的 ESBL 型别，如 PER、VEB、CMZ、TLA、SFO、GES 等。ESBL 多见于肠杆菌科细菌，尤其是大肠埃希菌和肺炎克雷伯菌。自 1982 年英格兰首先发现产 ESBL 克雷伯菌后，产 ESBL 在世界各地被广泛报道。各个国家和地区产 ESBL 细菌型别和发生率明显不同。我国报告的产 ESBL 大肠埃希菌发生率大约在 40%，肺炎克雷伯菌发生率稍低。SHA-2 和 SHV-5 型 ESBL 呈世界流行；TEM-3 在欧洲多见；CTX-M 主要分布于东欧、南美和日本以及远东地区。我国产 ESBL 细菌以 CTX-M 型为主，SHV 型次之，TEM 型少见。其他常见产 ESBL 细菌有产气肠杆菌、变形杆菌、沙门菌、阴沟肠杆菌、黏质沙雷菌、铜绿假单胞菌、不动杆菌属等。携带 *ESBL* 基因的质粒通常同时携带对其他抗生素耐药的基因，如对氨基糖苷类、磺胺类、氯霉素类和四环素类耐药的基因，因而产 ESBL 菌多表现为多重耐药。ESBL 细菌感染的危险因素包括重症监护病房、手术、住院日延长（≥7 天）、机械通气、导尿管和动脉导管的留置、严重疾病状态（如器官移植）、超广谱 β- 内酰胺抗生素的应用等。碳青霉烯类抗生素是治疗产 ESBL 菌感染的最佳选择，其他包括头霉素类（头孢美唑及头孢西丁）、β- 内酰胺酶抑制剂及氟喹诺酮类等，但已发现耐氟喹诺酮类和头霉素类抗生素的菌株。

（八）超级耐药的结核分枝杆菌家族

主要有多重耐药结核分枝杆菌（multidrug resistant *Mycobacterium tuberculosis*，MDR-MTB）和广泛耐药结核分枝杆菌（extensive drug resistant *Mycobacterium tuberculosis*，XDR-MTB）。

2007—2008 年在全国范围开展的结核病耐药基线调查结果显示，中国肺结核病患者中多重耐药率为 8.32%。引起结核分枝杆菌多重耐药的主要基因包括 *rpsL*、*rpoB*、*katG*、*pncA*、*embB*、*inhA*、*gyrA* 等。耐多药结核病（MDR-TB）可能是由于不适当的治疗使不同基因突变并累积而产生。目前已发现所有一线用药（利福平、异烟肼、乙胺丁醇、吡嗪酰胺、链霉素）耐药菌株都有突变，例如，约 95% 的耐利福平菌株有 *rpoB* 基因突变；约 51% 异烟肼耐药有 *KatG* 基因的突变；约 69% 的乙胺丁醇耐药株有 *embB* 的突变。

（九）超级耐药真菌

主要有多重耐药的耳念珠菌。

耳念珠菌的来源目前还不明确，自然环境中未分离出该菌种。多重耐药的耳念珠菌是日本 2009 年发现的一种新病原真菌物种，大部分菌株对临床目前常用的三大抗真菌药物均具有耐药性，因其具有多重耐药和导致严重的医院内感染、致死率高的特征，被称为"超级真菌"。印度、巴基斯坦和法国等 20 多个国家已有其感染的病例。截至 2019 年 2 月底，美国 12 个州已经发现 587 起确诊的耳念珠菌感染病例，主要集中在纽约州（309 例）、新泽西州（104 例）和伊利诺伊州（154 例）等地区，有 50% 的感染者在 90 天内身亡。其中 7 个州中还有另外 1 000 名患者被发现携带有耳念珠菌。2019 年 4 月，美国疾病控制与预防中心（CDC）已将耳念珠菌列入"紧急威胁"名单。多重耐药的耳念珠菌能长时间存活于患者和医护人员的皮肤及医院设施表面，导致院内发生暴发性感染。但对健康人不会造成太大的影响。感染者大多会有原因不明的高热，各种药物治疗无效，并伴随各种器官衰竭、呼吸衰竭等表现，致死率高达 60%。其诊断和鉴定困难，临床实验室主要使用质谱技术和分子生物学方法，传统的形态和生化诊断方法常很难鉴定耳念珠菌与其他念珠菌区分和鉴别。我国已经有 18 例感染患者。研究发现中国分离株具有多种细胞形态，包括球形、椭圆形和伸长形细胞；在高浓度氯化钠条件下，可出现假菌丝形态；在 42℃仍然可分泌大量的毒性因子胞外蛋白酶；硫酸铜能明显抑制其生长。临床上需要警惕超级真菌的潜在威胁，尤其是 ICU，需要对其做好相关监测，早发现、早隔离、早治疗，以防漏检导致耳念珠菌在国内流行暴发。

三、超级耐药菌的挑战和遏制

虽然超级耐药菌早已存在，但是直到 *NDM-1* 基因的细菌出现，才让人们认识到其对人类生存构成了前所未有的严重挑战。现在采取有效遏制超级耐药菌的措施主要有以下几个方面：

（一）有效监测和制止已存在的超级耐药菌的播散

超级耐药菌的基因存在于质粒中，可以在基

因水平上从一个菌株转移到另一个同菌属或不同菌属的细菌。NDM-1基因细菌已从印度、巴基斯坦传播至欧洲等国家，显示出超级耐药菌这种洲际播散可造成大范围的危害。超级耐药菌的传播方式尚未完全确定，但根据患者感染情况及超级耐药菌本身特点，可认为其主要通过密切接触，如污染的手和物品等方式播散。因此，如何有效监测和消除环境中已经存在或者定植的超级耐药菌，用什么方法阻止超级耐药菌的基因质粒在菌株间或菌属间的转移，规范的洗手程序和一般的洗手液能否杀灭超级耐药菌，诸如此类的问题都需要研究。我们需要明确超级耐药菌的耐药播散途径及机制，开发出能杀灭多重耐药菌的洗手剂、洗涤剂和消毒剂；加强控制耐药菌的规章制度和监控网络的建设，制止已存在的超级耐药菌的播散。

（二）切实防控医院内超级耐药菌感染的暴发

目前，已有预防医院内超级耐药菌感染的一些对策与措施，包括：①严格执行抗菌药物临床应用的基本原则，严格执行预防医院内耐药菌感染相关管理规定。②加强对环境临床微生物检验耐药菌监测和报告，定期公布各医院耐药菌监测结果，及时发现异常耐药现象，早期发现耐药菌加以清除。③严格执行《医务人员卫生规范》，加强对环境及重点部门尤其是ICU物体表面的清洁、消毒，消除耐药菌定植。④严格执行无菌技术操作，防止交叉感染。减少或缩短侵入性装置的应用，如中心静脉导管留置、导尿管和气管插管。⑤加强对免疫力低下或危重患者，特别是有相关流行病学史患者进行致病微生物检测和耐药菌监测，筛选出高危患者，并对已知或疑似患者按菌株类型及时予以隔离。⑥及时采集标本，做到早发现、早诊断，早治疗等。我们认为其中最重要的是做好"监测-隔离-消除"这6个字代表的一直循环的过程，就是要监测抗菌药物临床应用，监测医院内人员（患者）和环境中的耐药菌分布；及时隔离超级耐药菌药感染的患者和密切接触者；通过有效的消毒，消除超级耐药菌。

（三）打破"抗生素使用-超级耐药菌产生"的恶性循环

超级耐药菌是在抗生素压力下产生的，是耐

药基因质粒转移并发生多种基因集积的结果，不完全是抗生素选择的后果。按照抗菌药物的应用自然选择出固有耐药细菌的自然选择学说，使用抗菌药物可以选择出耐药菌，但是，并不能完全解释超级耐药菌的产生机制。例如，Yong等研究发现在肠杆菌中大多数耐药基因都携带着Ⅰ型整合子，通常这些基因能以基因盒或基因岛的形式，并不依赖于整合酶，而在种间和种内移动，从而引起多种微生物耐药。这些Ⅰ型整合子基因库有3个耐药相关区域：第1个是基因 cmy-4，是一种质粒介导的AmpC酶（头孢菌素酶）β-内酰胺酶，产生对碳青霉烯类的耐药；第2个是一个包含 arr-2 基因的Ⅰ型整合子，是一个新的红霉素酯酶同工酶基因，其中还包含有 ereC、aadA1 和 cmlA7，可以对红霉素耐药；第3个就是NDM-1基因。他们在同一患者的标本中分离出肺炎克雷伯菌和大肠埃希菌，都含有NDM-1基因，因此推测NDM-1基因在体内发生了转移，从肺炎克雷伯菌转移到大肠埃希菌，或者从大肠埃希菌转移到肺炎克雷伯菌。更值得重视的是，这两种细菌所携带NDM-1基因的质粒大小并不相同，说明在体内复制和插入的时候发生了基因重排。因此，NDM-1细菌等超级耐药菌的出现，其本身就是对耐药菌产生的有关固有耐药的传统理论的挑战。目前，在使用一种抗生素（A）杀灭多重耐药菌（B）时，仍然没有办法阻止这个多重耐药菌（B）产生针对抗生素（A）的耐药性。我们知道细菌耐药的一些机制，但是对超级耐药菌产生的真正过程和机制了解还很少。临床上，我们采用抗生素替换或交换使用方法，的确可以减少抗生素耐药菌的发生，不过，很明显这并不能阻止多重超级耐药菌（B）的产生。我们必须发明一种方法或者更多的方法，打破"抗生素使用-超级耐药菌产生"的"必然"定律。

（四）早期发现和诊断超级耐药菌感染

超级耐药菌是危险而致命的病菌，其感染多发生在医院内，也可发生在社区；多发生在免疫异常的个体，也可发生在免疫正常的个体。一旦被其感染，预后极差，死亡率高。如果发生暴发流行，其后果更严重。因此，早期发现和诊断对及时有效治疗非常重要。需要研究早期发现和诊断超级耐药菌感染的技术，主要包括实验室检查的表型筛查、表型确认和基因确证。但是,对此需要研究的内容太多。首先,需要确定什么情况下的患者需要做超级耐药菌表型的筛查。临床上也需要掌握超级耐药菌的易感人群(疾病危重、入住重症监护室、长期使用抗菌药物、插管、机械通气等患者),早期发现感染,及时送标本筛查。其次,需要研究简便的检测超级耐药菌感染的更先进技术,例如通过芯片技术检测血液、尿液等标本中超级耐药菌的基因、蛋白或代谢产物,实现一步法快速检测和确证超级耐药菌感染。

(五)治愈超级耐药菌感染

超级耐药菌感染的死亡率高达 40% 以上。临床上对超级耐药菌感染面临的现实就是无抗生素可用或是由于患者器官情况等条件的限制,仅仅可用的 1~2 种抗生素不能使用。尤其是NDM-1 细菌的出现使医生战胜超级耐药菌感染的"最终防线"或者最后的一个武器,碳青霉烯类药物被攻破。目前 NDM-1 只对替加环素、黏菌素敏感,但是前者具有毒副作用,后者只能用于治疗部分种类的细菌感染,而且已有对黏菌素耐药的多重耐药菌株的报道。因此,我们如何成功治愈超级耐药细菌感染?

1. 明确临床治疗的基本原则 依据微生物检测结果,合理选择抗菌药物;扩大抗菌药物敏感性测定范围,包括更多的非 β- 内酰胺抗菌药物;尽量减少对患者的侵袭性操作,及时拔出导管、引流脓肿;积极治疗原发疾病等。

2. 根据指南,初始合理用药 现在已有几个针对不同超级耐药菌感染的治疗指南,但是儿童超级耐药菌感染的治疗还有太多的困难,一是虽有治疗指南等可供参考,但是尚缺少基于我国儿科充分临床实践的、有循证医学证据的治疗指南或专家共识。二是因为超级耐药菌感染的难治性,使是否初始合理用药仍存在争论。例如,长期以来,万古霉素是治疗 MRSA 感染的标准治疗药物,但是全球报道万古霉素不敏感株或耐药 MRSA 不断增多,我们临床上如何初始合理用药? 国外研究发现:初始合理用药治疗 MRSA 呼吸机相关的肺炎,可使死亡率由 90% 降至 38%;低血压发生后第 1 小时内接受有效抗生素治疗者存活率为 79.9%,低血压发生后接受有效抗生素每延误 1 小时,存活率平均降低 7.6%。三是儿童超级耐药菌感染治疗时可用的有效抗生素更少。例如《产 NDM-1 泛耐药肠杆菌科细菌感染诊疗指南(试行版)》治疗方案中推荐"轻、中度感染,联合用氨基糖苷类 + 环丙沙星、环丙沙星 + 磷霉素等;无效患者可以选用替加环素、多黏菌素。重度感染根据药物敏感性测定结果,选择敏感或相对敏感药物联用(如替加环素 + 多黏菌素、替加环素 + 磷霉素、替加环素 + 氨基糖苷类、碳青霉烯类 + 氨基糖苷类、碳青霉烯类 + 多黏菌素、喹诺酮类 + 碳青霉烯类等)。"其中氨基糖苷类阿米卡星、异帕米星有一定的耳肾毒性;多黏菌素 E 静脉注射给药肾毒性明显;替加环素为四环素类衍生物及氟喹诺酮类药物等,都是儿童禁用和慎用的药物。所以,如果发生儿童 NDM-1 超级耐药细菌感染,我们需要权衡利弊,及时用对儿童副作用最小和治疗效果最好的药物来抢救生命,而不应因为担心这些抗生素对齿和骨骼发育的影响,放弃可使用的抗生素。另外,新研制的平板霉素对耐甲氧西林金黄色葡萄球菌和耐万古霉素肠球菌等有效,在儿科尚无使用。

3. 寻求新的抗菌药物 为了能有效治疗超级耐药细菌感染,世界各国启动新的抗菌药物开发计划。WHO 为指导和促进新型抗生素的研究与开发,于 2017 年公布了首份急需新型抗生素的重点病原体清单,将 12 种细菌分为 3 个级别:危险(critical)级有鲍曼不动杆菌、铜绿假单胞菌和肠杆菌;高(high)级有肠球菌、金黄色葡萄球菌、幽门螺杆菌、沙门菌、弯曲杆菌属和淋病奈瑟球菌;中等(medium)级有肺炎链球菌、流感嗜血杆菌、志贺菌。目前筛选新型抗生素产生菌的研究方法主要有:①稀有放线菌筛选;②极端环境微生物筛选;③使用特殊培养基和培养条件;④海洋微生物。有研究发现重组葡萄球菌溶菌酶的抗金黄色葡萄球菌效果优于目前常用抗生素。从植物或者中草药研发新的抗菌药物有广阔的前景,黄芩苷能抑制和破坏细菌的生物膜系统,与头孢他啶合用时能够增强对生物膜内铜绿假单胞菌的抗菌活性。黄芩苷、丹参素、重楼皂苷、大黄蒽醌等能抑制耐药细菌的 β- 内酰胺酶活性;含吲哚生物碱的一些中药是耐药细菌外排汞抑制剂；黄芩、大黄、金银花、黄连、连翘等 5 种中草药单剂和三黄汤能消除大肠埃希菌的耐药质粒。

4. 研究超级细菌疫苗　针对超级耐药细菌的抗体疫苗，已在动物实验中取得很好的治疗效果。我国首个超级细菌疫苗——重组金黄色葡萄球菌疫苗，获得了原国家食品药品监督管理总局批准Ⅰ、Ⅱ、Ⅲ期的临床研究。目前所研究的超级细菌疫苗主要有鲍曼不动杆菌灭活全菌体疫苗、外膜囊泡、重组蛋白亚单位疫苗、荚膜多糖候选疫苗和联合疫苗。今后的重要方向应该是研制包含多个优势抗原表位的多亚单位疫苗，例如，铜绿假单胞菌的外膜蛋白 I（OmpI）疫苗、重组抗原疫苗、DNA 疫苗、重组沙门菌疫苗和外膜蛋白 F（OmpF）蛋白疫苗、合成肽疫苗、多表位核酸疫苗等。联合疫苗将是超级细菌疫苗今后的一个研究方向，如铜绿假单胞菌肺炎克雷伯菌二联亚单位疫苗，奇异变形杆菌 - 金黄色葡萄球菌 - 铜绿假单胞菌吸附联合疫苗。

5. 噬菌体疗法（phage therapy）　在 1940 年就发现噬菌体能入侵细菌细胞，扰乱细菌代谢，引起细菌细胞溶解。噬菌体疗法早在 20 世纪就被广泛应用。现在人们已经重新探索噬菌体裂解酶的抗菌作用。英国等研究证明噬菌体对大肠埃希菌、不动杆菌属、假单胞菌和金黄色葡萄球菌有显著功效。我国已经构建和表达了多个针对不同细菌的噬菌体裂解酶。随着对噬菌体及其裂解酶的深入研究，新型抗菌制剂将被开发。

（张国成）

第六节　重症手足口病的高危因素及防治进展

手足口病（hand-foot-mouth disease，HFMD）是由肠道病毒（enterovirus，EV）感染引起的以发热和手、足、口部皮疹为特征的儿童急性传染病，主要致病病毒包括柯萨奇病毒（Coxsackie virus，CV）A 组 4~7、9、10、16 型 和 B 组 1~3、5 型，肠道病毒 71 型（enterovirus A71，EV-A71）和埃可病毒（enterocytopathogenic human orphan virus，ECHO virus）的部分血清型等，其中以 CV-A16 和

EV-A71 最为常见，近年部分地区 CV-A6、CV-A10 有增多趋势。其在我国各地全年均有发生，发病率为 37.01/10 万 ~205.06/10 万。临床上绝大多数患儿表现为普通型；少部分患儿出现神经系统受累、呼吸及循环功能障碍等严重症状，称为重症 HFMD（包括重型和危重型），死亡率高。近年报告 HFMD 病死率在 6.46/10 万 ~51.00/10 万之间。研究重症 HFMD 发生的危险因素及临床防治，已成为重要的课题。

一、手足口病的病原学

HFMD 的病原谱较复杂。1957 年新西兰首次报道本病，1958 年分离出柯萨奇病毒 A 组 16 型（Coxsackie virus A16，Cox-A16），1959 年英国、美国正式将其命名为 HFMD。在 20 世纪 70 年代前，其病情并不严重，表现为轻微的发热与手足掌上皮疹，口腔溃疡，多于 1 周内痊愈，被认为是一种自限性疾病。但是，自 1974 年 Schmidt NJ 等报告美国加州 1969 年至 1972 年间 EV71 感染相关 HFMD，并发 20 例中枢神经系统疾病 1 例死亡以来，HFMD 疫情发生很大变化，很多国家和地区报道 EV71 感染引起重症 HFMD。如，1975 年 5—9 月保加利亚发生 EV71 感染大流行，共有 705 例患儿感染，其中 149 例发生急性弛缓性瘫痪，44 例死亡。2000 年 9—11 月新加坡共报告 3 790 例 EV71 感染病例，4 例死亡，尸检的病理改变主要是间质性肺炎、脑炎及心肌炎。因此，EV71 引起的 HFMD 极大地危害婴幼儿的生命健康，被喻为 21 世纪的脊髓灰质炎。在 2008 年和 2009 年曾举行三个国际会议讨论 HFMD 流行病学、诊断和临床相关问题，2010 年 7 月制定了 HFMD 的指南。

我国 1987 年湖北省 HFMD 流行期间首次发现 EV71 感染。1995 年中国科学院武汉病毒研究所从 HFMD 患儿样本中分离出 EV71。1998 年我国台湾地区暴发 EV71 感染，呈现 2 次高峰，共监测到超过 129 106 例的病例，大多数为 5 岁以下的儿童，并发症包括脑炎、无菌性脑膜炎、急性迟缓性瘫痪、肺水肿、肺出血和心肌炎，其中 405 例为严重病例，78 例死亡。2008 年春安徽省 EV71 流行，后迅速蔓延，全国共报告病例 489 073 例，发病率为 37.01/10 万；重症病例 1 165 例，占报告

病例总数 0.24%；126 例患儿出现脑干脑炎、神经源性肺水肿而死亡，死亡率为 0.009 5/10 万，病死率为 0.26‰。2008 年 5 月 2 日 HFMD 被国家卫生部纳入法定报告传染病。

重症 HFMD 主要集中在 4—7 月（69.42%）；主要为散居儿童（85.97%），其次是幼托儿童（12.72%），其他占 1.31%。主要病原体为肠道病毒 71 型（81.75%）、柯萨奇病毒 A 组 16 型（4.52%）、其他肠道病毒（13.73%）；男女发病比为 1.866：1，3 岁以下重症病例占总重症病例的 91.13%。2012 年全国报告发病数达 216.87 万例，较 2011 年发病数上升 33.26%，死亡数 567 例，上升 10.79%。

HFMD 的病毒优势流行株是不断变迁的。根据国内外报告，目前可引起 HFMD 的病原达 20 多种肠道病毒型别，主要有柯萨奇病毒 A 组的 16、2、4、5、6、9、10、12、24 型，B 组 的 1、2、3、4、5、6、10、16、24 型；埃可病毒 4、5、6、9、10、11、16、24 型；肠道病毒 EV71 的 A、B、C 型，其基因 B 型和 C 型，又进一步分为 B1~5、C1~5 亚型等。甘肃省监测网络实验室的 2013—2016 年研究显示，其省内流行的病原 2013 年以其他肠道病毒为主，占 36.76%（347/944）；2014 年以 CVA 为主，占 52.83%（625/1 183）；2015 年和 2016 年均以其他肠道病毒为主，分别占 57.04%（531/931）和 48.25%（606/1 256）。检测重症病例 124 例，阳性 97 例，其中 EV71 为 23 例，占病原构成的 23.71%；CVA16 为 9 例，占 9.28%；其他肠道病毒为 64 例，占 65.98%，EV71+CVA16 混合型为 1 例，占 1.03%；死亡 2 例，均为 EV71。流行的 CVA16 以 *B1b* 基因亚型为主，2015—2016 年未检测到 *B1a* 基因亚型毒株。而 EV71 呈现 *C4a* 基因亚型的持续流行。因此 2008 年以来，我国 HFMD 病原的多样性和复杂性在不断增加，优势的流行毒株也发生了更替和改变；不同血清型的病原之间还常常发生重组变异。

二、重症手足口病的高危因素

HFMD 为什么会发生重症，其发生发展与哪些因素相关？这一直是人们寻求解答的问题。现已有从临床资料、病原学监测、分子结构、病毒的毒力等方面研究进展。

1. 临床资料的多因素分析结果提示，发生重症 HFMD 有 7 项高危指标：①年龄 <3 岁，持续高热不退。体温（腋温）大于 39℃，常规退热效果不佳。②肢体肌阵挛或无力、抽搐。③呼吸异常，呼吸增快、减慢或节律不整。若安静状态下呼吸频率超过 30~40 次 /min，需警惕神经源性肺水肿。④心率增快（>160 次 /min）、出冷汗、末梢循环不良。毛细血管再充盈时间延长（>2 秒）。⑤高血压或低血压。⑥外周血 WBC 计数升高，超过 15×10^9/L，除外其他感染。⑦血乳酸升高 ≥ 2.0mmol/L。但是，不难看出这些指标多为临床症状——提示中枢神经系统受累和循环功能障碍的临床症状；它们不是重症 HFMD 发生的原因。

2. 病原学监测结果证明 EV71 为重症 HFMD 的主要病原。

为明确何种病毒易引起重症 HFMD，国内外多家机构用逆转录聚合酶链反应（RT-PCR）等方法检测患者样本的肠道病毒 71 型（EV71）、柯萨奇病毒 A 组 16 型（CoxA16）及其他肠道病毒，结果证明 EV71 为儿童 HFMD 的重症病例和死亡病例的主要病原体。例如，1969 年美国发现重症病例所分离的 EV71 病毒株（BrCr 株）是 A 型。20 世纪 70 到 90 年代，美国、澳大利亚、德国重症病例所分离的 EV71（B1、B2 亚型）；1998 年我国台湾分离的 EV71（C2 亚型）几乎都来自并发严重神经系统疾病的儿童；我国 2010 年 HFMD 病原学监测结果（表 14-6-1）也证明 –EV71 为儿童重症 HFMD 的主要病原。

表 14-6-1 中国 2010 年 HFMD 重症病例和死亡病例的主要病原体

类型	病例数	实验室确诊数 /%	EV71/%	CoxA16/%	其他肠道病毒 /%
普通病例	1 141 792	19 351（1.70）	40.63	37.55	21.82
重症病例	13 811	4 133（29.92）	80.60	4.61	14.80
死亡病例	354	222（62.72）	92.80	1.36	5.86

病原学监测结果还发现，EV71 不同基因型 / 亚型可在同一国家（或地区）、同一时期共同流行；同一基因型 / 亚型可在不同的国家（或地区）流行；特定的基因型 / 亚型有一定的流行年代；同一国家（或地区）流行基因亚型可转换明显。如 1983—2001 年，澳大利亚先后有 B2、B4、C1 和 C2 亚型流行，但 2000—2001 年，C1 亚型转变为 B4 亚型。C3 亚型只在韩国流行，C4 亚型在中国内地、日本流行。我国台湾地区 1998 年 EV71 感染大暴发之前主要流行 B1 亚型，而 1998 年 EV71 感染暴发的主要基因型为 C2 亚型，少量为 B4 亚型，1999—2003 年 B4 亚型成为流行的主要型别，2004—2005 年 EV71 流行株变为 C4 亚型，2006 年为 C5、B5 亚型。EV71 感染比 CoxA16 感染 HFMD 患儿更多引起神经系统的症状；EV71 感染的第 2~5 天，可通过血液或脑神经通路，如面神经或咽下神经，入侵中枢神经系统，感染人的脑干部位，导致特异性中枢自主神经调节功能障碍，发生肺水肿、肺出血。

3. EV71 分子结构研究表明不同型流行株的毒力因子主要在于对神经系统的毒性不同。

EV71 基因组由单股正链 RNA 构成，全长约 7 408 个核苷酸，仅有一个开放阅读框（ORF），两端各为一段保守的非翻译区（UTR）。有研究发现，EV71 5′-UTR 158 位核苷酸发生突变（C158U）可导致病毒复制能力降低，减弱对小鼠的毒力作用。5′-UTR 的 3 个位点 G（P272）、U（P488）和 A（P700）/U（P700）与 EV71 的病毒毒力密切相关。EV71 的病毒蛋白 1（VP1）衣壳蛋白决定病毒的抗原性；具有与病毒血清型完全对应的遗传多样性以及其变异快速；并作为肠道病毒属内不同血清型分类的依据和小 RNA 病毒科内不同属的分类参考。根据 VP1 全基因序列的差异，可将 EV71 分为 A、B、C 三个基因型，A 型仅包括原型株 BrCr-CA-70；B 型和 C 型又可进一步分为 B1、B2、B3、B4、B5 以及 C1、C2、C3、C4、C5 亚型。

国内外大量研究试图明确 EV71 的毒力因子及 EV71 流行株之间是否存在基因序列的变异、基因重组及其与病毒毒力的关系。有人对 1999 年澳大利亚流行的 EV71 的 *VP1* 基因进行序列分析，发现属于同一基因亚型 C2 的分离株中，临床表现普通型的分离株与临床表现具有神经毒性的分离株的主要区别在于 VP1 蛋白第 170 位氨基酸突变（A-V），前者为丙氨酸，后者是缬氨酸。EV71 的 VP1 蛋白的第 170 位氨基酸非常保守，可能由于这一个氨基酸的改变，导致 VP1 蛋白空间结构发生变化。Fujimoto 等对分离到的临床表现有脑干脑炎症状的 EV71 毒株，进行 VP4 基因序列分析，发现这些 EV71 毒株的 *VP4* 基因序列（除 1 株外）都是一致的，与临床症状表现为轻微 HFMD 的 *VP4* 基因序列有较大的差别。有研究发现某些 EV71 分离株有较强的噬神经细胞作用，能产生脑血管周围炎、水肿和炎性细胞浸润，通过病毒细胞的溶解导致神经元损伤。并用这些 EV71 分离株感染动物产生了人类的尸检结果，确认最严重的炎症存在于下丘脑、脑干、脊髓和小脑齿状核；脊髓炎和神经源性肺水肿是导致死亡的主要原因，还提示运动通路可能在病毒中枢神经系统传播中发挥了重要的作用。其中，某些细胞因子、趋化因子、细胞介导的免疫和人类白细胞抗原（HLA）亚型的改变似乎与 EV71 感染的心肺并发症的更高发病率相关联。国内一些研究用不同的流行株感染动物，只有阜阳株能引起神经系统感染。

但是，也有研究认为 EV71 感染引起的临床症状与病毒的基因型并无关联，即不同基因型的毒株均可引起严重的神经系统感染或轻微的 HFMD 临床症状。例如，有人用 3 种基因型别的 EV71 分别感染短尾猴，均出现中枢神经系统症状，说明各型毒株均具有神经系统毒性。

4. 个体免疫研究提示，重症 HFMD 的个体免疫能力低下。

新加坡国立大学医院的血清学调查发现 44% 的脐带血有来自母亲的 EV71 抗体，1 个月后 EV71 抗体均转为阴性；从 2 岁到 5 岁的儿童，血清阳性率平均以每年 12% 的速率增加。我国台湾横断面研究了儿童血清 EV71 中和抗体，结果年龄 6 个月以下的婴儿阳性率相对较高（38%~44%），在年龄 7~11 个月的婴儿阳性率下降到 0~15%，然后逐步增加到 6 岁，并且在 6 岁以上的儿童到达了一个平台，阳性率在 50% 左右。这两个调查说明 7 个月 ~2 岁的儿童 EV71 抗体水平（尤其是中和抗体）低下，这与 EV71 引起重症 HFMD 的年龄范围非常一致。

另外,重症 HFMD 比轻症个体存在明显的免疫功能异常。国内有研究发现 EV71 感染危重症组患儿 CD3+、CD4+T 细胞数量、NK 细胞数量明显下降；在危重组患儿中 Toll 样受体(TLR)3 mRNA 的表达出现明显下降,而重症组患儿 TLR4 mRNA、TLR7 mRNA 的表达出现明显增高,提示 TLR 异常活化可能参与 EV71 的致病机制,是导致病情变化的因素之一；细胞因子的水平与 EV71 感染的不同临床表现相关,IL-6、IL-10 的水平越高病情越严重,危重症患儿 TNF-α 的水平明显下降。有报道用 Luminex 液相芯片方法检测重型组和危重型患儿血清中的 8 种细胞因子,包括白介素(IL)-2、IL-4、IL-6、IL-8、IL-10、粒细胞 - 巨噬细胞集落刺激因子(GM-CSF)、肿瘤坏死因子 -α(TNF-α)和 γ 干扰素(IFN-γ),结果显示多种细胞因子参与了 HFMD 重症病例的发病和发展,产生严重的炎症和抗炎反应。

综上所述,重症 HFMD 的发生因素是复杂的,可能是多个因素共同作用的结果,但是最根本的因素是个体的抵抗力和病毒的毒力。个体的抵抗力在于体内 EV71 中和抗体的水平；病毒的毒力在于病毒与其受体结合力。儿童是否发生重症 HFMD 可能在于其体内 EV71 中和抗体的水平和个体基因,决定其中枢神经系统是否易被病毒结合并发生病变。最近有研究通过使用不同的人类细胞系和不同克隆策略,分别证明了人类 P 选择素糖蛋白配体 1(PSGL-1)、人清道夫受体 B2(SCARB2)和唾液酸多聚糖是 EV71 的功能性受体。因此从结构上和功能上深入研究这三个不同受体,可能为理解 EV71 感染的分子基础(包括为什么 HFMD 并发各种神经系统病变)提供有价值的资料。需要从一个全新的角度来研究重症 HFMD 的个体基因与病毒易和中枢神经系统细胞结合,产生严重病变的原因,揭示重症 HFMD 的发生相关因素和机制。

三、重症手足口病的预防及治疗

(一)重症手足口病的预防

1. HFMD 疫苗 开发和应用 HFMD 的预防疫苗非常重要。EV71 是重症 HFMD 的主要病原体,开发成功预防 EV71 感染的疫苗,就会明显减少重症 HFMD 的发生,也为研究 CoxA16 病毒疫苗积累经验。我国领先研发成功 EV71 型 HFMD 灭活疫苗,于 2013 年先后完成 Ⅰ、Ⅱ、Ⅲ 期共计 3 万余名婴幼儿的临床试验,结果均显示两剂次 EV71 疫苗接种后 28 天,血清抗体阳转率为 88.1%~91.7%,对 EV71 不同基因型和亚型具有交叉保护作用,保护效力在 90% 以上。疫苗于 2016 年上半年正式上市。受样本量限制,对 EV71 感染所致重症病例的保护效力尚缺乏准确估计。但是,对 CVA16 感染 HFMD 和其他肠道病毒感染 HFMD 无保护效力。所以,需要研究多价疫苗。

2. 早发现早治疗 首先,在临床上应提高对重症 HFMD 早期特点的认识,加大病情监测力度,及早发现重症 HFMD。对 HFMD 病情进行综合评分,可能对重症病例的预防有较高的参考价值。其次,重视提高实验室检测技术,研究重症的早期预测、预报技术也非常重要。在临床上及时采集病例标本,开展实验室检测,尽早明确引起 HFMD 的病原体型别及临床分期,也有助于重症 HFMD 的预防。尤其要重视不典型 HFMD 的诊断和实验室检测,并及时有效地治疗第 1 期(出疹期)患儿。有报道重组人干扰素 α1b 肌内注射或者雾化吸入能迅速缓解发热,促进口腔病变和皮疹的消退,显著缩短 HFMD 的热程和病程,并对有神经症状的重型 HFMD 的发生率和转归有显著的积极影响。

(二)重症手足口病的治疗

《手足口病诊疗指南(2010 年版)》已经多次修订,但其对于重症 HFMD 仍无特效治疗方法,在使用抗病毒药物和糖皮质激素,如何防治神经源性肺水肿、肺出血方面有很多争论。

1. 指南和临床各期主要治疗 EV71 感染 HFMD 分为 5 期,其中第 2 期(神经系统受累期)为重症重型,第 3 期(心肺功能衰竭前期)和第 4 期(心肺功能衰竭期)为重症危重型。重症 HFMD 的诊疗关键在于及时准确地甄别确认第 2 期、第 3 期。指南中治疗重症的措施主要有：①在注意隔离,抗病毒感染的基础上,加强支持治疗和监护,密切观察血压、心率、血糖、呼吸及神经系统体征的变化,维持内环境稳定。②静脉用丙种球蛋白,总量 2g/kg,分 2 天给予,适用于第 2 期有脑脊髓炎和持续高热等表现者和 3 期。

③使用糖皮质激素,多认为糖皮质激素有助于抑制炎症反应,降低微血管通透性,稳定细胞膜并恢复钠泵功能,防止或减弱自由基引起的脂质过氧化反应,有利于减轻脑水肿和肺水肿。因此,第3期和第4期可酌情给予甲基泼尼松龙1~2mg/(kg·d);地塞米松0.2~0.5mg/(kg·d)。病情稳定后,尽早停用。但是,有认为尚缺乏充分的循证医学证据支持,尤其应用大剂量冲击治疗有争议。④降颅压,为第2~4期治疗的重点措施。甘露醇每次0.5~1.0g/kg,根据病情调整给药间隔时间及剂量,可加用呋塞米。⑤使用血管活性药物,维持血压稳定。在第3期血流动力学常为高动力高阻力,表现为皮肤花纹、四肢发凉,并非真正休克状态,治疗强调要及时阻断交感神经兴奋性;治疗高血压以用米力农、酚妥拉明等扩血管药物为主。如米力农注射液负荷量50~75μg/kg,维持量0.25~0.75μg/(kg·min),一般使用不超过72小时。在第4期要重视低血压休克的处理,需停用血管扩张剂,使用正性肌力及升压药物。例如多巴胺[5~15μg/(kg·min)]、多巴酚丁胺[2~20μg/(kg·min)]、肾上腺素[0.05~2μg/(kg·min)]、去甲肾上腺素[0.05~2μg/(kg·min)]等。此类药物应从低剂量开始,以能维持接近正常血压的最小剂量为佳。上述药物无效时,可试用左西孟旦[起始以12~24μg/kg负荷剂量静注,后以0.1μg/(kg·min)维持]、抗利尿激素(每4小时静脉缓慢注射20μg/kg,用药时间视血流动力学改善情况而定)等。有条件者根据中心静脉压、心功能、有创动脉压监测调整液量。⑥及时气管插管,及早使用正压通气。这是第4期治疗的重点。应根据血气、X线胸片结果随时调整呼吸机参数。如有肺水肿、肺出血,应适当增加呼气末正压(PEEP)。⑦对症治疗,降温、镇静、止惊。严重高血糖时可应用胰岛素。可应用胃黏膜保护剂及抑酸剂等。继发感染时给予抗生素治疗。⑧保护重要脏器功能。血液净化辅助治疗有助于降低"儿茶酚胺风暴",减轻炎症反应,协助液体平衡和替代肾功能等,适用于第3期和第4期患儿。严重心肺功能衰竭病例可考虑体外膜氧合(ECMO)治疗。

2. 抗病毒药物的应用 对EV71和病毒感染,无特效的化学药物。有研究表明重组人干扰素α1b和α2b治疗EV71感染有效。欧洲传染病杂志报告金莲清热泡腾片治疗HFMD的随机、双盲、安慰剂对照试验研究,有较好的疗效,与常规治疗相比,金莲清热泡腾片联合治疗平均退热时间明显缩短(8小时 vs 80小时;p<0.000 1);皮疹或口腔溃疡的中位愈合时间明显缩短(14小时 vs 74小时;p<0.000 1)。因此,重组人干扰素α和金莲清热泡腾片等中成药均被国家相关HFMD指南推荐。金银花、鱼腥草、连翘、苦参、黄连、山豆根、败酱草、黄芪、高山红景天等中草药,体外试验具有抑制EV71等病毒增殖、保护细胞的作用,需要深入研究开发。

3. 脑干脑炎和神经源性肺水肿的治疗 重症HFMD死亡的直接原因是脑干脑炎和神经源性肺水肿。一些病例从出现重症症状到死亡仅为几小时到十几小时,病情进展迅速。因此,针对脑干脑炎和神经源性肺水肿的治疗是重症HFMD治疗中最重要的治疗。目前,脑干脑炎的治疗主要在于脱水及糖皮质激素应用,但临床上大剂量使用甲基泼尼松龙和降温、镇静、止惊等,效果并不理想,并不能阻止神经源性肺水肿的发生。需要重视的是大量补液和不适当的使用血管活性药物,影响血管阻力,极可能成为神经源性肺水肿加重因素。进一步加强对脑干脑炎和神经源性肺水肿发生机制的研究,有助于重症危重型的治疗技术和药物的开发。在脑干脑炎和神经源性肺水肿的早期,及时使用血液净化辅助治疗,能降低"儿茶酚胺风暴",减轻炎症反应,但仍需要更多的总结血液净化在不同年龄段患儿的临床使用经验,提高应用的技能。

4. 未来治疗药物的开发

(1)筛选新的抗EV71药物:主要包括两大类,一类是免疫相关的生物药物,如特异性中和抗体N3和针对VP3研制的单克隆抗体;另一类是根据EV71感染机制筛选的药物,如芦平曲韦能亲和性抑制EV71的3C蛋白,进而抑制病毒增殖。苏拉明类似物NF449可阻断EV71衣壳和受体结合,VP1可能是NF449的作用位点。美国某公司开发的新药普拉康纳利(pleconaril)是一种口服给药的小RNA病毒抑制剂,口服吸收好,副作用小,具有广谱抗小RNA病毒活性,特别是对肠道病毒引起的脑膜炎、急性弛缓性麻痹等有较好的疗效。有研究建立了一个基于哺乳动物细胞的反向双杂交系统，对 EV71 的 3C 蛋白酶进行功能研究，该系统能够通过高通量筛选抗 EV71 药物。中国科学院武汉病毒研究所通过细胞和动物实验发现核苷类似物 NITD008 有良好的抗 EV71 病毒能力；并通过筛选耐药株、关键位点定点突变、蛋白质结构分析等，发现不同耐药株在 3D 蛋白质基因上出现相同的适应性突变（V63A3D），推测 NITD008 的作用靶点主要在 3D 蛋白上。

（2）RNA 干扰（RNA interference，RNAi）靶向性治疗：有人设计了 29 个碱基的小发卡 RNA（short hairpin RNA，shRNA）靶向 EV71 基因组保守的 2C、3C 和 3D 区域，能够明显抑制 EV71 复制，其中靶向 3D 区域的 shRNA 最为有效。有实验设计了 30 个小干扰 RNA（small interfering RNA，siRNA）靶向 3 株柯萨奇病毒 A16 基因组，针对区域为 1B、1C、1D、2A、2C、3A、3C 和 3D 保守区域，并将 13 个 siRNA 混合物联合转染，结果显示这种联合转染的方式具有高效抑制病毒的作用，能更好地防止逃逸株；故认为联合应用靶向病毒基因组的不同区域的 siRNA 可以覆盖更多的病毒株，是一种可行的 RNAi 药物设计策略。RNAi 技术虽然具有诸多优点并取得了许多重大成就，但在抗单股正链 RNA 病毒感染实际应用中仍面临很多挑战。例如存在位置效应，病毒基因组易发生突变，对 RNAi 产生逃逸，RNAi 可引起非特异性免疫反应，体内应用 siRNA 存在稳定性及靶向转运等问题，都需要研究解决。

（张国成）

参 考 文 献

［1］Writing committee of second World Health Organization consultation on clinical aspects of human infection with avian influenza A（H5N1）virus. Update on avian influenza（H5N1）virus in humans. N Engl J Med, 2008, 358（3）: 267–273

［2］Zhang Q, Shi J, Deng G, et al. H7N9 influenza viruses are transmissible in ferrets by respiratory droplet. Science, 2013, 341（6144）: 410–414

［3］Saari TN. Immunization of preterm and low birth weight infants. Pediatrics, 2003, 112（1 Pt 1）: 193–198

［4］Song J, Yang F, Wang S, et al. Efficacy and safety of antiviral treatment on blocking the mother–to–child transmission of hepatitis B virus: A meta–analysis. J Viral Hepat, 2019, 26（3）: 397–406

［5］Stake JR. New concepts in childhood tuberculosis. Curr Opin Pediatr, 2007, 19（3）: 306–313

［6］World Health Organization. Rapid advice: treatment of tuberculosis in children. Geneva: WHO, 2010

［7］World Health Organization. WHO treatment guidelines for drug–resistant tuberculosis. 2016 update. Geneva: WHO, 2016

［8］World Health Organization. Report of the second WHO meeting on emerging infectious diseases, Geneva: WHO, 1995

［9］Teng S, Wei Y, Zhao SY, et al. Intestinal detoxification time of hand–foot–and–mouth disease in children with EV71 infection and the related factors. World J Pediatr,

2015, 11（4）: 380–385

［10］任晓杰, 李元元, 王桂琴, 等. 全世界首次报道寨卡病毒可以引起婴儿小头畸形. 中华实验和临床病毒学杂志, 2015, 29（6）: 563–566

［11］Xiao Q, Ren L, Zheng S, et al. Prevalence and molecular characterizations of enterovirus D68 among children with acute respiratory infection in China between 2012 and 2014. Sci Rep, 2015, 5（6）: 16639

［12］谭丽梅, 王俊平, 曾凡森, 等. 2014 年广州市新生儿登革热 12 例临床特点分析并文献复习. 中华儿科杂志, 2015, 53（12）: 943–947

［13］张颖, 黄海涛, 刘勇, 等. 天津市社区人群百日咳发病率监测及传播特征研究. 中国疫苗和免疫, 2011, 17（3）: 209–212

［14］Chiu CY. Viral pathogen discovery. Curr Opin Microbiol, 2013, 16（4）: 468–478.

［15］Lockhart SR, Etienne KA, Vallabhaneni S, et al. Simultaneous emergence of multidrug–resistant candida auris on 3 continents confirmed by whole–genome sequencing and epidemiological analyses. Clin Infect Dis, 2017, 64（2）: 134–140

［16］Eyre DW, Sheppard AE, Madder H, et al. A Candida auris Outbreak and Its Control in an Intensive Care Setting. N Engl J Med, 2018, 379（14）: 1322–1331

［17］Zhu FC, Meng FY, Li JX, et al. Efficacy, safety, and immunology of an inactivated alum–adjuvant enterovirus 71 vaccine in children in China: a multicentre, randomised, double-blind, placebo-controlled, phase 3 trial. Lancet, 2013, 381（9882）: 2024-2032

[18] He LY, Zhang GL, Yan SY, et al. A double-blind comparative study of Chinese herbal medicine Jinlianqingre Effervescent Tablets in combination with conventional therapy for the treatment of uncomplicated hand, foot, and mouth disease. Eur J Clin Microbiol

Infect Dis, 2014, 33（8）: 1429-1437

[19] 范胜涛, 王丽春, 赵红玲, 等. 干扰素对 ICR 乳鼠感染肠道病毒 71 型的保护作用. 中国生物制品学杂志, 2011, 24（7）: 824-827

[20] 徐艳利, 田庆玲, 姜太一, 等. 雾化吸入重组人干扰素 α1b 对重症手足口病早期的治疗作用. 中华实用儿科临床杂志, 2015, 30（8）: 627-630

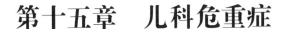

第十五章　儿科危重症

第一节　儿童脓毒症的现状与展望

各种感染性疾病仍然是威胁人类健康的主要问题之一。脓毒症（sepsis）的概念正是在人类同感染性疾病的斗争实践中提出的，并遵循着实践、认识、再实践、再认识的规律不断地提高完善。脓毒症是儿童最常见的致死原因之一，WHO 认定的儿童的"四大杀手"多是感染性疾病（肺炎、腹泻、疟疾及麻疹），全球范围内每年死于肺炎的儿童达 190 万，每年有 160 万新生儿死于感染，其中发展中国家占 60%，多由于传染性疾病所致。我国没有儿童脓毒症发病率调查，但根据部分地区调查数据推算，我国每年至少有 30 万以上儿童患脓毒症，至少 1 万以上儿童死于脓毒症（不包括新生儿）。国内 PICU 的调查表明脓毒症是 PICU 常见病，病死率高，是儿科危重症当中的难点、热点问题。

一、脓毒症概念的由来

"sepsis"最初是由希波克拉底提出的，他用这个词来描述组织降解。"sepsis"指腐败或腐蚀的过程，与疾病和死亡相关，如蔬菜腐烂、伤口化脓等，"sepsis"最初被用于描述与组织分解有关的局限性感染等临床改变。然而即使是在 19 世纪，"sepsis"一词的内涵也绝非仅仅局限于简单的感染。例如，Green 的"病理学概述"（*Introductory Pathology*，1873 年）中将伴有远处转移脓肿的感染称之为"pyemic"，而"septicemic"专指不伴有远处脓肿形成的播散性感染。Flint 在"医学原理"（*Principles of Medicine*，1880 年）中指出，septicemic 病例中未必能发现细菌，而将含有所谓"脓毒素（sepsin）"的腐败液体注入动物体内，即可引起脓毒症的临床症状。20 世纪初，

脓毒症是指播散性凶险感染，菌血症（bacteremia）是其标志。那时脓毒症的概念还是更强调病原的存在及病原本身对机体的损害，病原在脓毒症的成因中被认为起主导作用。然而在 20 世纪末，三个重要的医学进展使人们对原有的脓毒症概念产生怀疑。其一，强大的抗生素可以迅速清除患者体内的病原微生物，但不能因此而改善某些脓毒症患者的症状甚至预后，这说明脓毒症不仅仅是由细菌的繁殖导致的；其二，有关人体与病原相互作用机制逐渐明确后，人们意识到脓毒症的发展可能与机体释放的复杂介质有关，而不是由细菌直接作用于机体引起的；其三，危重症监护治疗水平的提高可以改变脓毒症的发展进程。临床医师可应用辅助性器官支持治疗，延长危重患者的生命，使得疾病过程更加复杂化，甚至医源性复苏及器官支持治疗使其在一定条件下可转化为致病因素。因此 20 世纪末及 21 世纪初，随着对于感染、机体反应及 ICU 救治相互影响认识的不断深入，许多问题凸显出来，过去关于脓毒症的定义不能适应科学发展的需要，此外，和感染相关的一些概念的使用也比较混乱，如感染、脓毒症、败血症、菌血症、脓毒性休克、脓毒症综合征等，有必要统一认识，以利于指导临床及科研工作。

二、脓毒症 1.0 基本概念及定义

1989 年，Bone 等最初使用"脓毒症综合征"（sepsis syndrome）一词来描述感染后全身反应患者的临床症状。Bone 等描述的脓毒症综合征的临床症状和体征包括：体温升高、心动过速、呼吸频率快、外周白细胞计数异常及器官功能障碍。继 Bone 的描述后，1991 年，美国胸科医师学会和危重病医学会（American College of Chest Physicians/Society of Critical Care Medicine，ACCP/SCCM）联席会议委员会经共同商讨，对成人全身性感染相关

的新旧概念定义进行充分讨论,对脓毒症及其相关术语做出明确定义,包括全身炎症反应综合征(systemic inflammatory response syndrome, SIRS)、脓毒症、严重脓毒症(severe sepsis)和脓毒性休克(septic shock)。明确一系列命名的定义有助于临床早期发现并及时治疗相关疾病,有助于使临床及基础研究标准化及合理利用、比较研究资料,并且为加深对炎症、脓毒症、多器官功能障碍综合征(multiple organ dysfunction syndrome, MODS)的发病机制及其防治途径的认识具有十分重要的意义。

在1991年的会议上,ACCP/SCCM对脓毒症相关概念进行了定义(脓毒症1.0, sepsis1.0)。感染(infection)是指由病原微生物或有潜在致病性微生物侵入机体无菌组织、体液、体腔而导致的病理过程。SIRS是机体对各种严重损伤,包括感染(局部或全身)、创伤、烧伤、缺氧和再灌注等引起的全身反应。其诊断标准包括下列两项或两项以上体征:①体温>38℃或<36℃;②心率>90次/min;③呼吸频率>20次/min或$PaCO_2<32mmHg$(4.27kPa);④外周血白细胞计数>12×10^9/L或<4×10^9/L,或未成熟粒细胞>10%。SIRS可由感染和非感染因素引起。脓毒症是指由感染引起的SIRS,是机体对感染因素引起的全身炎症反应。微生物可以是细菌、病毒、真菌、支原体或寄生虫等,但据统计,引起脓毒症的病原仍以细菌为主,约占93%。严重脓毒症是指脓毒症合并脏器功能障碍、感染性休克或脏器低灌注。而感染性(或脓毒性)休克是指脓毒症在充分扩容基础上仍有动脉血压降低。1991年会议确定的关于脓毒症的定义一直沿用到2016年新的脓毒症定义和诊断标准问世,是一次具有里程碑意义的重要会议。

现代脓毒症的概念是指危及生命的重症感染的病理生理状态,在这个过程中,病原微生物引起的感染是必要前提,而机体针对感染的反应在脓毒症发生中占有重要地位。过去,人们认为脓毒症肯定是由病原菌引起的,血液中存在病原微生物,因此将败血症(septicemia)与脓毒症混用。新近研究证实,菌血症只发现于少部分脓毒症患者:回顾性研究发现,只有32%的患者证实血液有细菌感染,且危重症中菌血症主要是微生物在血管组织中定植(colonization),而不是微生物扩散。其实质仅是病原在机体存在的方式而

已,例如存在于肺组织、泌尿系统、中枢神经系统,当然病原存在部位的不同所引起的机体反应及造成的机体损害是不同的,比如血流感染(blood stream infection)所引起的机体反应和造成的损害较其他部位感染通常更严重,预后更差。此外,很多情况下的感染找不到微生物学证据,病原的毒素或代谢产物、细胞各种成分甚至机体损伤坏死组织等都可能成为触发机体反应的致病物质。因此,败血症这个定义更强调了病原在血中的存在,不能反映疾病的本质,应予以废用。尽管当今抗生素及感染检测手段得到有效应用,早期诊断感染及准确判断病原,早期合理抗生素使用在一定程度能够使部分感染患者避免变为脓毒症或脓毒性休克,明显降低重症感染患者病死率,但并不能解决所有脓毒症的问题,尤其脓毒症发展到一定阶段后,抗生素对改善预后的作用就非常有限了,这说明微生物及其引起的感染在脓毒症发展中的作用是有限的,或仅是一个触发因素,而决定脓毒症转归的更多的是机体反应。因此概括地讲,我们对脓毒症认识的一个重要进展就是从强调病原及其对机体的直接损害到更强调机体对病原入侵或对感染的反应,这也为脓毒症的研究开辟了新的思路。

三、脓毒症相关定义和诊断标准的新认识与评价

自1991年脓毒症的新概念提出以来,脓毒症的实验与临床研究方兴未艾,对其认识亦日益加深,但在实践过程中也发现了许多新的问题。有鉴于此,近年来国际脓毒症研究相关学术团体对脓毒症的定义和诊断标准进行了重新审议与评价,提出了一些新的认识和诊断系统,旨在进一步明确、完善脓毒症及其相关术语的概念及临床意义。

1. **脓毒症2.0(sepsis2.0)** 2001年12月,美国危重病医学会(SCCM)、欧洲危重病学会(ESICM)、美国胸科医师协会(ACCP)、美国胸科协会(ATS)及外科感染学会(SIS)在美国华盛顿召开联席会议,讨论与重新评价1991年ACCP/SCCM提出的脓毒症及其相关术语的定义和诊断标准等问题。通过反复研讨与磋商,最终形成了共识性文件,其主要内容包括以下几方面:①现阶段有关脓毒症、严重脓毒症、脓毒性休克的概

念对于广大临床医师和研究人员仍然是有用的，仍应维持10年前的描述，直至进一步提出改变宿主对感染反应分类的合理证据；②脓毒症相关的定义不能精确地反映机体对感染反应的分层和预后；③尽管SIRS仍然是个有用的概念，但1991年ACCP/SCCM推荐的诊断标准过于敏感和缺乏特异性，也缺少像其他疾病（如心肌梗死）那样的客观指标来定义诊断，目前一些指标如降钙素原、C反应蛋白、白介素-6等还未得到广泛的临床实验支持；④提出一系列扩展的症状和体征应用于脓毒症诊断，它能够较好地反映机体对感染的反应；⑤随着人们对机体免疫反应和生化特征认识的逐步深入，可操作的脓毒症定义将得以改进和验证；⑥会议设想，通过改善对患严重感染的危重患者的治疗，将会制定出一个脓毒症的分阶段系统（PIRO），更好地识别和诊断这个综合征。

脓毒症诊断标准（脓毒症2.0）及分阶段诊断系统：这次由5个学术组织共同发起的"国际脓毒症定义会议"认为，既往的脓毒症诊断标准过于宽松，涵盖的范围较广，因此对其相关指标进行了重新修订，提出了比过去更为严格的诊断标准。主要内容包括：①一般指标，体温升高或降低、心率快、呼吸急促、白细胞计数改变、液体正平衡（出量＜入量）等；②炎症指标，血清C反应蛋白或降钙素原增高；③血流动力学指标，高排、低阻、氧摄取率降低；④代谢指标，应激性高血糖；⑤组织灌注变化，皮肤灌流改变、尿量减少、高乳酸血症；⑥器官功能障碍，例如尿素和肌酐增高、血小板数降低或其他凝血异常、高胆红素血症等。上述指标无疑增加了脓毒症的特异性，给临床医生提供了一个特异性强的判断脓毒症的标准。但由于上述指标比较烦琐，加之很多人认为如果达到上述标准有过晚的嫌疑，所以实际上并未被大家广泛接受，也未在临床上广泛推广。

与此同时，会议依据易感因素（predisposition）、感染/损伤（infection/insult）、机体反应（response）、器官功能障碍（organ dysfunction）程度等推荐了一个PIRO系统作为脓毒症的"分阶段诊断系统"（staging system），期望能像肿瘤患者分期一样，从而可以比较客观地反映病情的轻重程度，且对判断预后有重要意义。但这次会议并未具体制定出可行的评价系统。

2. 脓毒症 3.0（sepsis 3.0）

（1）脓毒症1.0或2.0定义及标准存在的问题：2001年第二次共识会议虽然认识到脓毒症1.0定义的局限，并且列出了扩展的诊断标准，但由于缺少循证医学证据，并未提出新的定义，事实上，脓毒症及脓毒性休克定义20多年来并无显著改变。为此，欧洲危重病学会2014年1月起组织了19个相关组织的专家组。专家组基于对脓毒症病理学的进展及临床大数据分析，提出了脓毒症及脓毒性休克新的定义及诊断标准，结果发表于2016年 JAMA 杂志上。共识一致认为此前使用的符合SIRS 2条以上脓毒症诊断标准对临床帮助不大，不能识别普通感染和重症感染。SIRS标准不能完全反映失调的宿主反应以及由此引发的危及生命的器官功能障碍。许多符合SIRS标准的患者，并没有发生严重感染，包括那些没有感染或预后良好的患者（区分效力差）。另外，澳大利亚及新西兰的调查表明，1/8入住ICU的重症感染伴有器官衰竭的患者，却达不到SIRS 2条以上标准（同时效度差）。

（2）脓毒症新的定义（脓毒症3.0）：脓毒症定义为针对感染的失调的宿主反应引起的危及生命的器官功能障碍。这个新定义强调感染引发的非稳态宿主反应的重要性，这种反应超出直接感染本身的可能致死性，也强调了及时诊断的必要性。

SIRS非特异性诊断标准（如发热或白细胞增多）仍将有助于感染的一般诊断。这些发现与感染的某些特异性表现（如皮疹、肺实变、尿痛、腹膜炎）共同提示最可能的感染部位及致病微生物。脓毒症可引起器官功能障碍，提示其病理生理机制远较感染及其伴随的炎症反应更为复杂。细胞损害是导致器官系统发生生理和生化异常的基础，共识对致命性器官功能障碍的强调与上述观点相符，在这种情况下，原来"重症脓毒症"的概念就没有存在的必要了。

脓毒症是由病原和宿主因素共同作用而导致的综合征（如性别、年龄、种族和其他遗传因素、并发症、环境），随时间进展，区别脓毒症与普通感染的关键是失调的宿主反应和器官功能障碍的存在。脓毒症诱导的器官功能障碍可能是不明显的；因此，对任何感染患者都要考虑存在器官功能障碍的可能。反之，未发现的感染可能是新发器官功能障碍的原因。任何无法解释的器官功能障碍应考虑感染的可能。脓毒症的临床及生物学表型受之前存在的疾病、长期的并发症、药物及干预治疗影响。特殊感染可能导致局部器官功能障碍而并没有失调的全身宿主反应。

（3）新的脓毒症诊断标准：共识指出目前没有临床方法能反映"失调的宿主反应"这一概念。不过，正如2001年专家共识提出的扩展诊断标准，许多床旁和常规实验室检查结果可提示炎症或器官功能障碍的存在。因此专家组需要评估哪些临床标准最能适用于判断感染患者的脓毒症。通过医院内感染患者的大数据分析，在ICU对可疑感染患者用序贯器官功能衰竭评分（SOFA）（表15-1-1，AUROC=0.74；95%置信区间0.73~0.76）预测死亡风险优于SIRS标准（AUROC=0.64；95%置信区间0.62~0.66）。专家组推荐用SOFA评分2分或以上代表器官功能障碍。基础的SOFA值应假定为0，除非在感染前已经有器官功能障碍（急性或慢性）。SOFA评分2分以上感染患者医院总体病死率为10%，这高于ST抬高的心肌梗死患者（8.1%）。基于患者基础风险水平，2分以上感染患者死亡风险较2分以下增加2~25倍。SOFA评分为重症医学工作者所熟悉，是常规检查项目，并与病死率相关，也方便回顾性评价。因此新的脓毒症诊断标准为：感染+SOFA≥2分。

（4）脓毒症的快速筛查：一项临床模型确定以下3项当中符合2项与完全的SOFA评分类似，可用于门诊患者或普通病房脓毒症的快速评估，格拉斯哥（Glasgow）评分13分以下；收缩压100mmHg以下；呼吸22次/min以上，这个模型在院外、急诊、病房得到验证。对于ICU怀疑感染的患者，SOFA评分好于这个模型，并能很好反映干预措施的修正效果（如血管加压药、镇静药、机械通气）。增加血乳酸测定不能改善预测效果，但可帮助确定中等危险的患者。这个新的模型命名为快速SOFA（qSOFA），提供了简单快速床旁判断成人感染患者可能有不良预后的标准。虽然ICU内qSOFA不如SOFA评分有效力，但它不需实验检查，可快速评价及重复评价。共识建议qSOFA标准用于让临床医生及时识别并进一步调查可能的脏器功能障碍，启动或升级治疗，考虑重症监护治疗或增加监护的频率。

表15-1-1 序贯器官功能衰竭评分（SOFA）

器官系统	指标	得分
呼吸系统 $PaO_2/FiO_2/$ [mmHg（kPa）]	<400（53.3）	1
	<300（40.0）	2
	<200（26.7）+机械通气	3
	<100（13.3）+机械通气	4
神经系统 Glasgow 昏迷评分	13~14	1
	10~12	2
	6~9	3
	<6	4
心血管系统药物剂量/[μg/（kg·min）]	平均动脉压（MAP）<70mmHg	1
	多巴酚丁胺（任何剂量）或多巴胺≤5	2
	多巴胺>5或（去甲）肾上腺素≤0.1	3
	多巴胺>15或（去甲）肾上腺素>0.1	4
肝脏胆红素/[mg/dl（μmol/L）]	1.2~1.9（20~32）	1
	2.0~5.9（33~101）	2
	6.0~11.9（102~204）	3
	>12（>204）	4
凝血系统血小板/（×10⁹/L）	<150	1
	<100	2
	<50	3
	<20	4
肾脏肌酐/[mg/dl（μmol/L）]或尿量/（ml/d）	1.2~1.9（110~170）	1
	2.0~3.4（171~299）	2
	3.5~4.9（300~440）或<500	3
	>5（>440）或<200	4

（5）脓毒性休克的定义及诊断标准

1）脓毒性休克的定义：脓毒性休克定义为脓毒症的一种表现形式，其明显的循环和细胞代谢异常显著增加病死率。2001年专家共识将脓毒性休克定义为"急性循环功能衰竭状态"。本次共识从更广阔的视角鉴别脓毒性休克与单纯的心血管功能障碍，并认识到细胞异常的重要性。专家组成员一致认为，与单纯的脓毒症相比，脓毒性休克病情更为严重，死亡风险更高。

2）确定脓毒性休克的标准：通过 Delphi 共识过程及实际患者的测试，最终确定了 3 个变量，低血压、血乳酸升高及持续使用血管升压药。低血压及高乳酸合起来应用更能反映细胞损害及心血管功能障碍，被大多数专家接受。脓毒性休克指脓毒症患者尽管充分的液体复苏仍存在持续的低血压，需要用升压药维持平均动脉压在 65mmHg 以上，血乳酸在 2mmol/L 以上。符合这一标准的患者临床病死率超过 40%。

新的脓毒症定义更强调了感染引起的失调的宿主反应及导致的致命性器官功能障碍，而过去的定义仅强调了感染引起的炎症反应，这种反应可能是适应性的反应，不一定引起器官功能障碍，不能从普通感染患者中将这些危及生命的感染患者筛选出来。新的定义排除了"重症脓毒症"定义的必要性。新的脓毒性休克定义指出脓毒性休克不仅仅是循环功能衰竭，还包括了细胞、代谢异常。新的脓毒症临床诊断标准更简单实用，即感染＋器官功能障碍即可诊断为脓毒症，能够基本反映脓毒症新的定义所涵盖的内容，而 SOFA 评分被用于评估是否存在脏器功能障碍，即脓毒症＝感染+SOFA≥2 分，qSOFA 可用于脓毒症的快速筛查。但新标准的缺陷是不能反映失调的宿主反应，因此对于感染本身引起的某个局部器官功能障碍不能与脓毒症引起的器官功能障碍区别，如重症肺炎引起的呼吸衰竭。此外，新的共识仍然回避了病原学的作用，实际上细菌、病毒、支原体引起的机体反应和器官损害特点是不一样的。另外，临床医生不应延误对不符合脓毒症标准的感染患者的治疗。新的脓毒性休克标准强调了高乳酸的重要性，高乳酸与液体抵抗性低血压结合使用较其他标准单独评价脓毒性休克更可靠。在不能测定血乳酸时，用低血压和其他与组织低灌注一致的标准（如毛细血管再充盈时间延长）来诊断休克。虽然 SIRS 标准不再用于脓毒症诊断标准，但仍可作为感染的指标运用。

四、全面理解脓毒症的概念对指导治疗的意义

脓毒症实际上就是重症感染的概念，如果一个感染仅局限于局部，没有引起全身性反应，则是局部感染，造成的危害通常也不大，如肺炎仅局限在肺部仅会引起呼吸系统症状或影响呼吸功能，皮肤感染仅局限在皮肤通常也不会引起很大的问题，但无论是肺炎或皮肤感染，一旦引起全身性反应或脓毒症则危害很大，因此，在很多感染患者中要注意脓毒症的发生和识别，实际上就是早期识别重症感染，以期早期干预，降低病死率。而感染尤其是细菌感染是发生脓毒症的基础，从这个角度讲，早期识别感染，早期给予合理抗生素使用，可以避免重症感染或脓毒症的发生，大家没有必要纠结于到底该不该诊断脓毒症，对临床医生来讲诊断出感染或什么病原的感染，诊断出什么器官功能受到影响，从而给予及时的治疗是最为重要的。脓毒症是重症感染的一种病理生理状态，不是一个疾病，但脓毒症概念的引入对今后重症感染的认识和深入研究，以及加深对感染本质的了解是非常有益的。另外，我们应该正确认识脓毒症发生过程的两个要素，否则很容易片面地看问题，从一个极端走向另一个极端。脓毒症实际上是机体对外来病原侵袭的一种反应，没有感染就不可能有脓毒症；反之，没有机体针对病原入侵的反应，也同样没有脓毒症。病原微生物侵入机体后启动机体固有的免疫反应，激活多个系统和器官的防御反应。这些系统的激活及各系统之间复杂的"网络对话"，在防止感染的扩散、消灭病原方面有积极的意义，如果没有机体的反应，病原就会长驱直入，因此，机体的反应或免疫反应对机体是保护性反应，过度或不恰当的干预可能适得其反，这就是为什么到现在针对机体反应的方法并未取得实质性效果的重要原因之一；而在另一方面，过度且持续的机体反应或失调的机体反应又是导致机体损害的重要因素，这就解释了为什么抗生素能够消灭细菌，却仍然避免不了一些患儿的死亡。过度炎症反应导致的细胞因子及炎症介质的消耗也会使机体处于免疫麻痹状态，同样增加了患儿对各种感染的易感性，也是导致再次感染甚至死亡的重要原因。持续存在的病原微生物及持续的异常机体反应是导致脓毒症患儿发生感染性休克、多器官功能衰竭甚至死亡的主要原因。因此，不应片面地强调过度的机体反应的危害而忽视病原微生物的作用。近年来进行了一系列针对机体反应的治疗（抗炎或抗凝等），绝大多数都归于失败，说明不应只片面地强调机体过

度反应在脓毒症发病中的作用,而无视病原微生物的致病作用。所以在现有的对脓毒症的理解和研究水平下,应当在循证医学的指导下进行综合性治疗,这样才能在一定程度上降低病死率。任何企图找到万能的"魔弹"的想法在目前都是不现实的。事实上很多证据都说明早期合理使用抗生素能够显著降低病死率,这是一个不争的事实,对重症脓毒症每延误 1 小时给予恰当抗生素,病死率增加 7%。虽然抗生素在脓毒症尤其是脓毒性休克阶段的作用有限,但即便如此,感染的控制仍然是抢救成功的基本保证,如果感染不能控制,再有效的脏器功能支持也无济于事。因此消除病原仍是今后脓毒症治疗策略的一个很重要的方面,那种认为脓毒症主要是机体的反应,只要把机体的反应控制好了,什么问题都解决了的论调也是不切合实际的。

五、儿童脓毒症定义的过去、现在和展望

1. 儿童脓毒症的过去 无论是 Bone 提出的 "sepsis syndrome",还是 1991 年 ACCP/SCCM 联席会议上提出的脓毒症相关定义和标准都是针对成人的,所以上述概念并未很快运用于儿童。学者们试图建立儿科脓毒症的诊断标准,包括不同年龄儿童呼吸、心率、血压、外周血白细胞正常值范围,1996 年,Hayden 在世界第二届儿科 ICU 大会上提出了小儿 SIRS、严重 SIRS、SIRS 伴休克的诊断标准。这套诊断标准在实际临床应用中存在显著局限性,缺乏临床特征性的描述,对 SIRS 的发展和预后也无预示作用。

SIRS 是一个连续的动态过程,有人根据临床表现将儿童 SIRS 分以下 6 期:①脓毒症或全身感染,为 SIRS 早期,体温过高或过低,心率增快,呼吸加快,WBC 异常;②脓毒症综合征(sepsis syndrome),脓毒症加以下任意一项,A. 精神状态异常;B. 低氧血症;C. 高乳酸血症;D. 少尿;③早期脓毒症休克(early septic shock),脓毒症综合征 + 血压下降、微循环充盈差,对补液和 / 或药物治疗反应良好;④难治性脓毒症休克(refractory septic shock),脓毒性休克 + 血压下降、微循环充盈差,持续 >1 小时,需用正性血管活性药物;⑤多器官功能障碍综合征(multiple organ dysfunction syndrome,MODS),发生 DIC、ARDS、肝、肾及脑功能障碍及其

任何组合;⑥死亡。虽然这样的分期有一定临床参考意义,但实际应用比较烦琐,有些分期常有重叠或交叉,因此并未在临床得以推广应用。

总之,2004 年之前的儿童脓毒症的定义及诊断标准比较混乱,没有像成人那样统一的标准,也正因为此,对比较不同临床试验结果也造成很大困难。有些人参照 Hayden 的标准,有些人则参照 Bone 的标准,有些人则根据自己的临床试验自拟诊断入选标准。此外,儿科关于 SIRS 诊断标准较成人特异性更差,因为儿童呼吸、心率影响因素更多,所以很有必要制定有儿科特点,有年龄分组且实用性、可操作性好的关于脓毒症、严重脓毒症及脓毒性休克的统一定义,便于为临床工作及临床试验服务。

2. 儿童脓毒症定义及诊断的现状 2002 年 2 月,来自加拿大、法国、荷兰、英国和美国从事脓毒症临床研究的 20 余位专家组成国际小组,在得克萨斯圣安东尼奥召开了儿童脓毒症定义大会。会议以成人脓毒症 1.0 及 2.0 医学定义为基础,结合各年龄组儿童的生理特点(6 个年龄组)明确了儿童感染(infection)、脓毒症(sepsis)、严重脓毒症(severe sepsis)、脓毒性休克(septic shock)和器官功能障碍(organ dysfunction)的概念,并首次在儿科就脓毒症的相关概念达成共识(包括儿科全身炎症反应综合征、感染、脓毒症、严重脓毒症、脓毒性休克和 MODS)。经过 3 年的实践,结果于 2005 年 1 月发表,成为一段时间内儿童脓毒症诊断主要采用的标准。

(1)全身炎症反应综合征:至少出现下列 4 项标准的 2 项(表 15-1-2),其中 1 项必须包括体温或白细胞计数异常,①中心温度 >38.5℃或 <36℃;②心动过速,平均心率 > 同年龄组正常值 2 个标准差以上(无外界刺激、慢性药物或疼痛刺激);或不可解释的持续性增快超过 0.5~4.0 小时;或 <1 岁出现心动过缓,平均心率 < 同年龄组正常值第 10 百分位以下(无外部迷走神经刺激及先天性心脏病,亦未使用 β 受体阻滞剂药物);或不可解释的持续性减慢超过 0.5 小时;③平均呼吸频率 > 各年龄组正常值 2 个标准差以上;或因急性病程需机械通气(无神经肌肉疾病,且与全身麻醉无关);④白细胞计数升高或下降(非继发于化疗的白细胞减少症);或未成熟中性粒细胞 >10%。

表 15-1-2　各年龄组特定生理参数和实验室变量（低值取第 5 百分位,高值取第 95 百分位）

年龄组	心率/(次·min⁻¹)		呼吸频率/(次·min⁻¹)	白细胞计数/(×10³·L⁻¹)	收缩压/mmHg
	心动过速	心动过缓			
~1 周	>180	<100	>50	>34	<65
~1 个月	>180	<100	>40	>19.5 或 <5	<75
~1 岁	>180	<90	>34	>17.5 或 <5	<100
~6 岁	>140	NA	>22	>15.5 或 <6	<94
~12 岁	>130	NA	>18	>13.5 或 <4.5	<105
~18 岁	>110	NA	>14	>11 或 <4.5	<117

NA:不适用

（2）感染:存在任何病原体引起的可疑或已证实(阳性培养、组织染色或 PCR)的感染;或与感染高度相关的临床综合征。感染的证据包括临床体检、X 线片或实验室的阳性结果(如正常无菌体液中出现白细胞、内脏穿孔、胸片示持续性肺炎、瘀斑或紫癜样皮疹、暴发性紫癜)。

（3）脓毒症:SIRS 出现在可疑或已证实的感染中或为感染的结果。

（4）严重脓毒症:脓毒症 + 下列之一,心血管功能障碍;急性呼吸窘迫综合征;2 个或更多其他器官功能障碍(表 15-1-3)。

（5）脓毒性休克:脓毒症并心血管功能障碍。

应该说新的标准第一次正式将儿童脓毒症相关定义做了统一的界定,为开展儿童脓毒症的临床试验统一了纳入标准,此外儿童 SIRS 的诊断标准相比较成人有了变化,如体温值增加、心率及呼吸的变化也增加了内容,诊断标准中强调 2 项标准中必须有 1 项是体温或白细胞改变,这与成人标准不同,也就是儿童若仅有呼吸、心率增快不能诊断 SIRS,增加了儿童 SIRS 诊断的特异性。对儿童严重脓毒症增加了 ARDS 一项,也与成人不同。对脓毒性休克及器官功能障碍做了严格的界定。但这些标准是否适合临床还需今后探讨,比如儿童脓毒性休克的诊断强调了在充分扩容的基础上(1 小时内补充液体 40ml/kg 以上)仍有低血压或低灌注表现方考虑是脓毒性休克,而国内中华医学会儿科学分会急救学组制定的脓毒性休克指南中则未强调充分扩容后这点,目的是早期诊断并及时干预。

表 15-1-3　器官功能障碍标准

心血管功能障碍

1 小时内静脉输入等张液体 ≥ 40ml/kg 仍有:

- 血压下降且 <该年龄组第 5 百分位或收缩压 <该年龄组正常值 2 个标准差以下

或

- 需用血管活性药物始能维持血压在正常范围[多巴胺 >5μg/(kg·min)]或任何剂量的多巴酚丁胺、肾上腺素、去甲肾上腺素

- 具备下列中两条

不可解释的代谢性酸中毒:碱缺失 >5.0mEq/L

动脉血乳酸增加:为正常上限的两倍以上

无尿:尿量 <0.5ml/(kg·h)

毛细血管再充盈时间延长:>5 秒

中心与周围温差 >3℃

呼吸

- PaO₂/FiO₂<300mmHg,无青紫性先天性心脏病、病前亦无肺疾病

- PaCO₂>65mmHg 或超过基线 20mmHg 以上

- 证明需要高氧或 FiO₂>0.5 始能维持氧饱和度 ≥92%

- 需紧急侵入或非侵入性机械通气☆

神经

- Glasgow 昏迷评分 ≤11 分

- 精神状态急性改变伴 Glasgow 昏迷评分从基线下降 ≥3 分

血液

- 血小板计数 <80 000/L 或在过去 3 天内从最高值下降 50%(适用于慢性血液/肿瘤患儿)

- 国际标准化比值 >2(标准化的 PT)

肾脏

- 血清肌酐为各年龄组正常值上限的 2 倍及以上或较基线增加 2 倍

肝脏

- 总胆红素 ≥4mg/dl(新生儿不适用)

- ALT 2 倍于同年龄正常值上限

3. 儿童脓毒症的展望 脓毒症3.0定义更新聚焦成人，并未提出儿童脓毒症的诊断标准，因此新的诊断标准包括快速筛查指标运用到儿童还需要相关专家的努力。但新的定义及标准所体现的意义应该贯彻到儿童感染患者的管理中。

虽然目前已经启动了儿童脓毒症标准的工作，但至少需要2~3年的时间方能出台儿童标准，在这段时间内儿童脓毒症诊断陷入一个比较尴尬的局面，按新的脓毒症定义有器官功能障碍或衰竭的感染方能诊断脓毒症，按这样的逻辑，过去的重症脓毒症诊断肯定符合脓毒症诊断，或者在感染基础上有远离原发感染部位的任何脏器功能障碍也可诊断脓毒症。另外有作者已经探讨儿童版的SOFA标准用于诊断儿童脓毒症，而且取得与成人脓毒症诊断相同的效果，但无论脓毒症定义或标准如何变化，至少有一点是清楚的，脓毒症的概念必须结合具体感染类型方有实际意义，过去的一些临床试验失败的部分原因就是对脓毒症没有进行分层试验和分析，如患者病前的基础状况及感染的部位、类型(肺炎、腹膜炎、血行感染等)、感染的病原(细菌或病毒等)，其中不同病原感染引起的机体反应是不一样的，比如小儿手足口病表面看符合病毒性脓毒症，但其实与细菌所致脓毒症是有很大差距的，不能完全用经典的脓毒症的理论去指导临床治疗。另外，大量的研究使我们对脓毒症的本质认识越来越深刻，但实际上运用到临床的寥寥无几，脓毒症的治疗并未取得根本性的改观，因此脓毒症的基础研究仍然有很长的路要走，要探索可反映脓毒症机体反应进程的敏感特异的生化标志物，探索脓毒症不同阶段机体免疫状态，对不同的阶段进行针对性干预治疗，还应深入探讨脓毒症损害机体的机制，探讨预防和减轻损害的方法和手段，要探讨机体遗传特质的标志物，确定脓毒症的高危人群。需要进一步研究迅速确定特殊感染的方法，追踪对治疗反应的标记物，以及研究除抗生素以外的针对病原的治疗，如抗毒素及减轻细菌毒力的一些方法，这些方面的工作正在进行当中，对今后脓毒症的深入研究意义重大。另外，今后结合儿童特点制定儿童PIRO系统，对全面评估脓毒症(病原微生物与机体反应)、判断预后、完善临床试验，并最终完善脓毒症的定义具有重要意义。此外，从2004年开始，重症脓毒症及脓毒性休克的治疗国际指南每4年会根据循证医学证据制定，总体来讲关于脓毒症的一些研究并未很好地运用到临床，也未取得突破性进展，目前脓毒症的治疗仍然是以综合治疗为主的策略，其中早期确定感染、早期病灶清除及抗生素使用、早期认识低灌注及休克并采取目标导向治疗是降低病死率的关键，儿童缺乏循证证据，多采用与成人类似的治疗策略，今后有必要探讨儿童脓毒症的诊治特点，多在儿童开展多中心的研究，以期能够制定更有儿童特点的指南。

第二节 血液净化疗法在儿科重症医学科的应用现状与存在的问题

血液净化(blood purification)的概念可以追溯到几百年前，那时的医生们就有利用"放血"治疗疾病的实践，但近代血液净化的发展始于20世纪初。现代血液净化是将患者的血液引出身体外并通过一种或几种净化装置，除去其中某些致病物质，从而达到治疗疾病和改善预后的目的，是目前重症患者在救治过程中所必不可少的一种治疗手段。传统的血液净化技术包括全血置换(目前除新生儿高胆红素血症外很少使用)、血浆置换、透析(包括腹膜透析和血液透析)及血液灌流等，近30年来，随着对疾病本质的认识和技术的进步，在传统血液净化技术的基础上出现了许多新的技术和方法，如连续性肾脏替代治疗(continuous renal replacement therapy, CRRT)、免疫吸附、血浆吸附、人工肝、分子吸附再循环系统(molecular adsorbent recirculation system, MARS)以及一些方法的组合，大大丰富了血液净化的内涵，也给临床医生尤其是从事危重病救治的医生提供了更多的治疗手段，成为重症监护病房与呼吸支持和循环支持同等重要的"三大法宝"之一。血液净化治疗当中使用最多的是肾脏替代治疗(renal replacement therapy, RRT)，从20世纪初开始的肾脏替代的理念及技术不断更新完善，并广泛用于肾衰竭患者的救治，另外血液净化治疗的一个重要进展是RRT不仅仅作为肾脏替代用于肾损伤或肾衰竭患者的救治，而且已经扩展到非肾脏疾病的治疗,为维持危重患者内环境稳态及去除致病因素创造了条件,也显著提高了危重患者救治成功率。

一、肾脏替代治疗在危重儿童的应用

1. 急性肾损伤(acute kidney injury, AKI)

AKI 是一组临床常见的原发或继发性肾功能受损,概括了从肾功能改变到最终肾衰竭整个过程,将急性肾衰竭的临床诊断提前,是对急性肾功能不全或急性肾衰竭的替代和扩展。AKI 不仅是多种非肾脏疾病恶化进展的一个主要危险因素,还可以直接导致死亡率的升高。因此近年来,越来越多的专家学者趋向于急性肾损伤来取代传统的急性肾衰竭(acute renal failure, ARF),便于早期干预改善预后。由于暴露于多种肾脏损害因素,重症监护室的患者更容易发生严重的 AKI。Bailey 等人曾对 PICU 中 985 位患者进行了临床资料分析,其中 44 位发生了急性肾损伤,肾损伤发生率为 4.46%,病死率 27.3%;而对照组 941 位患者中死亡 23 人,病死率是 2.4%,两组之间存在显著的统计学差异。越来越多的证据表明,严重 AKI 与高病死率独立相关,无论什么原因所致,肾损伤都是导致病情恶化及病死率增加的重要原因。因此,肾脏替代治疗成为抢救严重肾损伤患者的重要手段。应该说多数的肾损伤患者是可逆的,原发病治愈或病因去除后,肾脏可以完全恢复,肾脏的替代就是给患者提供这样一个恢复的机会,而对那些肾脏不能恢复的患者,肾脏替代更是维持患者生命的重要手段或是作为肾脏移植前的过渡治疗,给肾移植创造机会和条件。因此对严重 AKI 患者如何进行肾脏替代治疗就显得尤为重要。

(1)如何选择 RRT 方法:目前 AKI 的肾脏替代治疗主要有腹膜透析(peritoneal dialysis, PD)和间断血液透析(intermittent hemodialysis, IHD),以及目前正在迅速发展的连续性肾脏替代治疗(continuous renal replacement therapy, CRRT),其中 CRRT 又可分为连续性血液滤过(continuous hemofiltration, CHF)、连续性血液透析(continuous hemodialysis, CHD)和连续性血液透析滤过(continuous venovenous hemodiafiltration, CHDF)。另外还有很多衍生模式,如延长低效每日透析(sustained low-efficiency dialysis, SLED)、高通量血液透析、高容量血液滤过、脉冲式血液滤过等。应该说每一种肾脏替代治疗都各有优缺点,需要合理选用。腹膜透析在儿童的运用始于 20 世纪 60 年代,适合于小婴幼儿肾损伤患者,尤其适合需要长期肾脏替代治疗的患者,经济方便、易于操作,甚至可以进行家庭治疗,不需要建立体外循环通路,不需要与血液接触,对血流动力学没有显著影响,因此相对安全,但与 IHD 和 CRRT 相比,清除溶质的效率相对较低,因此对需要紧急清除溶质的情况不太适合,如急性中毒、有症状的高钾血症或高氨血症等,另外,腹膜炎也是腹膜透析的常见并发症。IHD 作为传统的肾脏替代治疗方法,是非连续性的肾脏替代治疗,称间断肾脏替代治疗(intermittent renal replacement therapy, IRRT),过去更多的应用于单纯肾衰竭患者,不需要持续卧床,更加具有灵活性和经济性。但 IHD 的方法要求血流量较大、血流速度快,无法运用于体重小的患者或小婴幼儿,较易发生血流动力学不稳定,会导致 RRT 中断、需要液体复苏或增加血管收缩药物,从而加重已经存在的 AKI。另外很多危重患儿常因为机械通气或病重等不适宜搬动,限制了 IHD 的运用,因此 CRRT 就应运而生,1977 年,Kramer 首次使用连续性动 - 静脉血液滤过(continuous arterio-venous hemofiltration, CAVH,最初的一种 CRRT 模式)应用于成人患者,1986 年,Ronco 首次将该种方法运用于新生儿及儿童,最初的 CRRT 是利用患者动静脉压差提供动力,需要分别动脉和静脉置管构成体外循环通路,连接高通透性的滤器进行 CRRT,即 CAVH 或 CAVHDF(连续性动 - 静脉血液透析滤过, continuous artero-venous hemodiafiltration)模式,到了 20 世纪 90 年代,对 CRRT 又进行了改进,即利用一个血泵提供体外循环动力,可以进行静脉的 CRRT,即连续性静脉 - 静脉血液滤过(continuous venous-venous hemofiltration, CVVH)或连续性静脉 - 静脉血液透析滤过(continuous venous-venous hemodiafiltration, CVVHDF),有了双腔导管后只需要留置一根静脉导管即可建立体外循环通路,但这一时期的 CRRT 对医务人员的要求较高,因为需要不断监测超滤液量,并根据滤出量来补充置换液,耗费很多人力,另外管路中有凝块或气泡或滤器破损等需要严密观察，存在一定的安全隐患。近些年发展的4或5泵的血液净化装置，使CRRT更方便、更安全、更智能化，不仅能准确计量出入量（通过机器配备的重量秤），对管路中气泡、凝血块、漏血等均能及时发现并报警，更为安全。与IHD相比，CRRT能连续、缓慢等渗地清除水分及溶质，更符合生理状态，容量波动小，尤其适用于血流动力学不稳定的患者和婴幼儿；血浆渗量缓慢下降，可以避免失衡综合征的发生；更好地维持水电解质和酸碱平衡，不必顾忌入液量的限制，可以给予各种需要的营养物质；能清除中分子及炎症介质，控制高分解代谢；滤器的生物相容性好。到目前为止，一些临床研究的结果显示CRRT和IRRT具有相似的预后。因此，对重症患者来说，尤其是合并血流动力学不稳定、急性脑损伤、心功能不全、急性肺损伤、肝肾综合征、全身性感染或多器官功能不全综合征时，CRRT的耐受性更好，更具优势。

在实际的临床实践中，常常要综合考虑每种RRT的特点，结合患者的病情、现有设备与技术、患者的经济承受能力及血管通路问题，个体化地选择最合适的RRT方式。如伴有血流动力学不稳定、脑水肿、全身性感染或多器官功能障碍综合征（multiple organ dysfunction syndrome, MODS）的患者应首选CRRT治疗；出现透析失衡综合征的患者也应转为CRRT；血流动力学稳定的单纯AKI可以考虑IHD、SLED或CRRT治疗；血路不通畅、儿科患者尤其是体重小的婴幼儿及有凝血功能障碍的患者或经济条件制约等可考虑选择PD。另外，还要看导致肾损害的原发病，如重症胰腺炎合并肾损害选择CRRT模式效果较好，全身性感染所致AKI也倾向于采用CRRT模式，更有助于清除炎症介质和重建免疫稳态。合并高钾血症的重症AKI患者采用CHD的CRRT方式，并且提高剂量，可更快地使血钾降至安全范围。

（2）RRT开始的时机：重症AKI患者的肾脏替代开始的时机和指征也一直是一个值得关注的问题。通常认为AKI严重到对机体造成了损害时应该进行RRT，肾脏替代治疗有几个传统的绝对适应证，如高钾血症、严重代谢性酸中毒、利尿剂抵抗的液体过负荷等。在这些情况下，肾脏替代治疗是必须做的一种抢救性治疗。对于没有绝对适应证的AKI患者，较早进行肾脏替代治疗能否改善临床结局呢？很多研究表明，早期进行肾脏替代治疗可改善AKI患者的生存率和肾脏恢复率。由于这些研究一般为单中心研究，样本量较小，且时机早晚的定义也是根据肌酐和尿量的一个自定义的值划分的，其结果还需要进一步验证。但这至少提示我们，对于重症患者，除了上述绝对适应证外，肾脏替代的适应证应该有所扩展，如保证充足的营养支持；防治液体过负荷；严重全身性感染时重建免疫稳态；高分解代谢；严重AKI（Rifle分级的衰竭期）或慢性肾功能不全合并AKI等。实际上，重症AKI患者的RRT时机不应单单取决于一个特定的肌酐或尿素氮值，而应根据患者危重程度、少尿、液体过负荷和并发的非肾脏器官衰竭的情况，以及上述病情的发展趋势，决定是否开始RRT。不同疾病的AKI也是不同的，如外科手术后的AKI、严重创伤或肌溶解后的AKI或脓毒性休克后AKI都是不同的，实际上在AKI的早期实行肾脏替代可以及早纠正内环境紊乱，减轻及中断一切可能加重肾脏损害的因素，比如地震当中大量的挤压综合征患者，其AKI的发生主要由于高钾及大量肌红蛋白对肾脏的损害，如果我们等到AKI非常严重的阶段才去进行RRT，效果是可想而知的，这里RRT就不仅是肾脏替代的概念，还有预防AKI的含义，最有效的干预治疗是防止AKI的进展。就这个意义来讲似乎不存在绝对的RRT开始的标准或"金标准"，当然也不存在所谓早期或晚期的RRT。当然，无论从经济学角度还是患者安全角度考虑都不提倡过早或过度的治疗。

（3）RRT的剂量及液体平衡：一旦决定开始RRT，紧接着需要决定透析滤过的剂量及如何达到治疗目标。透析治疗的强度主要由透析液及超滤液的量来决定。透析剂量或超滤液量的大小现在已经用单位时间内、单位体重的液体量来代表即ml/（kg·h），对AKI患者来说，这是很重要的参数。根据2009年发表的2个大的多中心研究结果（RENAL和ATN），常规剂量[20ml/（kg·h）或25ml/（kg·h）]CVVDHF与所谓强化剂量[35ml/（kg·h）或40ml/（kg·h）]相比，强化剂量并没有改善患者的预后，而且2项研究结果均表明CRRT优于间断的RRT（IHD），且一周3次的透析优于每日透析的疗效，这 2 项研究反驳了过去一些小样本的研究结果，即认为加强剂量的 RRT 优于常规剂量的论断，也反驳了近 10 多年一直占主导地位的"透析剂量越多越好"的论调。目前大家比较公认的"正常剂量"是 CRRT 超滤量为 20~30ml/（kg·h），而 IHD 则每周 3 次。临床医生应该根据患者情况在这个范围内选择合适的剂量，如患者年龄、性别、体重、代谢情况、最初的肌酐值和目标值，有无脓毒症及多器官功能障碍，另外一些会干扰 RRT 正常进行的因素要考虑，如管路不畅、抗凝不充分、医务人员技术不熟练等，因此最初的剂量设置可以在正常范围的上限以应对因各种因素导致实际 RRT 时间不够的问题。在日本的 2 个 ICU 做的回顾性研究发现，CRRT 时使用 16ml/（kg·h）以上的剂量病死率高于 16ml/（kg·h）以下的患者（53% vs 36%；$p=0.055$），作者得出结论小剂量 CRRT 不会增加 AKI 危重患者的病死率。虽然是小样本回顾性研究，至少显示出目前针对危重患者 AKI 减少剂量是一种趋势。20ml/（kg·h）的剂量仅是一个粗略的推荐，具体到每一个患者则需根据需要进行调整，因此在整个血液净化过程当中，剂量也不是一成不变的，病初剂量会大一些，而随着病情好转剂量逐渐下降，重要的是我们必须清楚我们的治疗目标以及如何才能达到目标。单纯 RRT 时 CRRT 的剂量在 20~25ml/（kg·h）即可。AKI 合并全身性感染或 MODS 时，CRRT 的剂量应在 35~45ml/（kg·h），更高剂量的高容量血液滤过（high volume hemofiltration，HVHF）因引起消耗综合征，并不能得到更多的益处（欧洲的 IVOIRE 研究为阴性结果）。

最近认为决定危重患者 AKI 和 CRRT 预后的一个重要因素是液体平衡，最初的液体复苏血流动力学稳定后，应力求达到 CRRT 患者液体的负平衡目标。但规定一个确切的净超滤量值也是不可能的，因为每个患者的需要是不一样的。RENAL 研究回顾性调查了 1 400 多例危重 AKI 患者，发现每日液体的负平衡可以降低 90 日病死率、降低 ICU 及住院时间及 CRRT 的时间，经过偏差校正后仍然得出同样的结论。液体正平衡和不良预后的关系提示我们 CRRT 期间减少液体入量或努力达到液体负平衡是很重要的。另外，研究者还给我们传达了一个很吸引人的信息：在前 48 小时必须努力使液体平衡达到出入相等或负平衡，而只有前 48 小时内的液体负平衡与好的预后相关，而 48 小时以后无论患者清除液体多少或者 48 小时以后才达到负平衡都很难改变预后，这个研究及随后的一些研究可能会对危重患者液体清除策略有根本性影响。一些儿科的临床研究也证实了液体过负荷或 RRT 开始前存在液体过负荷有较高的病死率，这也是对存在或可能存在液体过负荷的患者早期实行 RRT 的一个重要理由。液体管理一直是 CRRT 管理中最基本同时又是最重要的一个环节。容量不足会导致低灌注，加重肾脏损伤或增加死亡率；而容量过负荷也同样会加重 AKI 的程度甚至影响预后。但要做好 CRRT 的液体管理又不是一件容易的事，重症患者的容量调节区间非常窄，容量不足或容量过多均会带来不良后果；而 CRRT 治疗的危重患者已经丧失了自身液体调节的能力，需要完全由临床医生来帮助患者调控液体的出入量。那么我们如何才能帮助这样的重症患者调控好液体平衡呢？首先，要设定合理的液体平衡目标。液体平衡目标的正确设定离不开对患者容量状态的准确评估，而要正确地评价患者的容量是否充足，必须对患者的血流动力学和脏器功能进行连续、准确的监测。这些监测包括患者的生命体征、每小时的液体出入量、评价前负荷的指标（如中心静脉压等）、组织灌注的指标（如乳酸等）及患者的脏器功能等。需要根据上述监测结果，准确地设定适合患者的液体平衡目标。第二，我们要根据所设定的液体平衡目标和连续监测指标的变化，对 CRRT 的净超滤率进行调整（脱水时，即应降低脱水速率；在出现容量增加趋势时，即应增加脱水速率）。不要等到低血容量性休克或肺水肿等极端情况出现再去处理。液体平衡目标也不是一成不变的，需要随患者的病情变化做相应调整。同样，对于一个患者而言，CRRT 的剂量也不是固定的。在 CRRT 开始治疗时，往往存在一些紧急的情况，如高钾血症、重症感染、高分解代谢、中毒、高氨血症等，需要的剂量相对较大；随着治疗的进行和病情的好转，上述危急情况逐渐减轻，我们需要的仅仅是普通的肾脏替代或维持治疗，这时我们就应该将 CRRT 的剂量减下来。

2. 非肾脏疾病 RRT除了作为肾损伤治疗的重要手段外，近来其应用范围越来越广，不仅仅局限于肾脏疾病的辅助治疗，已经扩展到许多非肾脏疾病的辅助治疗，如先天遗传性代谢病、高氨血症、中毒、肿瘤溶解综合征、重症胰腺炎、肝衰竭、重症脓毒症等。当然这些治疗的核心目的是协助清除体内各种有害物质，如毒物、异常有害代谢产物、炎症介质等，当然前提是这些毒物或代谢产物能够通过肾脏替代排除，如果毒物分布容积较大或蛋白结合率高则不容易通过一般的RRT的方式排除。儿科常见的一些遗传性代谢病常导致严重高氨血症、顽固性代谢性酸中毒等导致患儿严重神经系统等损害，CRRT常成为这些患者代谢危象的重要抢救手段，可以起到立竿见影的效果。其中CRRT在重症脓毒症的应用成为近些年关注的热点。

（1）CRRT在重症脓毒症的应用探索：脓毒症的病理生理至少到目前为止仍然是"细胞因子中心学说"，病原菌侵入机体后，大量的促炎因子和抗炎因子释放，进而导致全身炎症反应失衡在感染的发生发展过程中发挥着重要作用。因此推测有效地清除炎症因子和毒素，进而调节全身炎症状态，可能能够改善重症患者的病情。而Ronco等提出的"峰浓度"理论则认为通过连续血液净化不仅能降低促炎因子的水平，同时可以降低抗炎因子的水平，从而使促炎和抗炎处于一个相对较低的水平，维持免疫稳态，有利于疾病恢复，避免了单纯抗炎带来的弊端。常见的炎症因子，如TNF-α、IL-β、IL-6、IL-8等，多为中、大分子物质，主要通过吸附及对流的原理进行清除；而LPS、TNF-α等相对分子质量更高，仅能通过吸附进行清除，因此可以采用血液滤过、血浆吸附、血液灌流等模式治疗重症感染患者。基于上述原理，发展出一些新的可用于重症感染治疗的CRRT技术。血液滤过通过对流的方式清除溶质，对中分子的炎症因子清除效果较好。研究结果表明，经过常规连续性静脉-静脉血液滤过（continuous veno-venous hemofiltration，CVVH）治疗的重症感染患者，其血液中的炎症因子水平降低不明显，临床疗效亦不确切。考虑到血液滤过的溶质清除效率与超滤量有关，因此近期的研究从常规的CVVH衍生出新的治疗模式——高

容量持续血液滤过（high volume hemofiltration，HVHF）。Ronco等对急性肾衰竭感染亚组分析结果表明：持续血液滤过治疗剂量从25ml/（kg·h）增加至35ml/（kg·h）时，患者存活率分别为25%和18%，而治疗剂量再增加至45ml/（kg·h）时，患者存活率明显升高至47%，提示较高的超滤量对改善重症感染患者预后有益。一些研究发现HVHF能够明显降低感染性休克合并多脏器功能不全患者的血清TNF-α、IL-β、IL-6、IL-10等炎症因子的水平。可见在重症感染的治疗中，CRRT的治疗剂量与常规肾脏疾病的治疗剂量有所区别，HVHF更有利于炎症因子的清除，也可能更适用于重症感染的治疗。不少炎症介质难以通过CRRT的滤过膜，即使采用HVHF也难以有效清除TNF-α、IL-10、LPS等大分子的炎症因子，因此只能通过吸附的方式清除。持续性血浆滤过吸附（continuous plasma filtration adsorption，CPFA）是指将血液引出体外后，先用血浆分离器分离血浆，血浆经树脂和活性炭吸附后再与血细胞混合，进行血液滤过。一项前瞻性临床研究表明，与单独CVVH相比，CPFA治疗后严重感染性休克患者的平均动脉压显著升高（p=0.001），去甲肾上腺素用量明显减少（p=0.003）。Formica等亦发现CPFA不仅能够降低重症感染患者血TNF及IL-10水平，而且还能改善患者血流动力学状态，提高患者生存率。由此可见，CPFA综合了血浆吸附和血液滤过的优势，能够有效清除炎症介质可能成为重症感染治疗的有效措施之一。此外，通过将多黏菌素B固定到聚苯乙烯纤维中，行血液灌流治疗重症感染患者（direct hemoperfusion with polymyxin B-immobilized fiber column，DHP-PMX），既发挥了多黏菌素B特异性结合内毒素的特性，又避免了药物的不良反应，起到一定的杀菌作用，Cruz等在腹腔重症感染的患者中应用DHP-PMX治疗后，患者28天病死率显著下降（32% vs 53%，p<0.05），并且治疗组患者的血流动力学改善更明显。因此，在重症感染，尤其是革兰氏阴性杆菌感染的治疗中，DHP-PMX可能发挥重要作用。但此后的多项研究均未能发现多黏菌素B血液灌流能够为脓毒症患者带来任何生存益处。Ⅲ期临床试验结果亦表明，常规治疗结合多黏菌素B吸附柱血液灌流未能降低内毒素活

性测定（EAA）>0.6脓毒症患者28天死亡率（脓毒症组37.7% vs 对照组34.5%，p=0.49）。值得注意的是，针对该研究的亚组分析显示EAA水平介于0.6~0.89的患者亚组在接受PMX血液灌流治疗后，28天死亡率可显著降低10.7%（p=0.047），这提示不同血浆内毒素水平患者PMX吸附治疗结局或存在差异。此外，针对性开发吸附效率更高的生物材料亦非常重要。相较于LPS滤膜PMX和专性细胞因子吸附装置CytoSorb，oXiris是血液净化滤膜中的"全能型"选手，oXiris可以同时吸附内毒素和细胞因子，其内毒素吸附能力与PMX相近，对细胞因子和其他炎症介质的清除效率与CytoSorb接近，更多相关试验有待开展以验证其临床效果。因此，一些旨在加强清除炎症介质的改良方法似乎给重症脓毒症的治疗带来一线曙光。

（2）HVHF能否作为重症脓毒症治疗常规：目前对HVHF的治疗剂量尚未有完全统一的结论，而HVHF剂量的定义不同，也会造成研究结果存在差异，而且目前更多的多中心研究却得出了阴性的结果。一项纳入12项研究、3 999例患者的荟萃分析结果表明，无论是在所有的AKI患者，还是在重症感染患者中，高剂量RRT组［≥30ml/（kg·h）］与低剂量RRT组［<30ml/（kg·h）］患者的病死率差异无统计学意义。目前仍以Ronco等提出的超滤量45ml/（kg·h）作为HVHF的参考标准，但研究仅仅表明45ml/（kg·h）的HVHF较传统剂量的CVVH，患者预后改善更明显，但进一步增加超滤量，患者的病情能否进一步改善却并不明确。Bossekey等进行的一项前瞻性随机研究，纳入20例感染性休克合并急性肾衰竭的患者，HVHF组置换液量为65ml/（kg·h），而LVHF组为35ml/（kg·h），结果表明HVHF治疗组去甲肾上腺素用量减少得更快，而两组乳酸水平、氧合指数及病死率等均没有显著差异。可见进一步增加CRRT治疗剂量，可能并不能进一步缓解重症感染患者病情。这可能与感染时的全身炎症反应综合征（systemic inflammatory response syndrome，SIRS）及代偿性炎症反应综合征（compensatory anti-inflammatory response syndrome，CARS）有关，并非更多地清除炎症因子就能更好地改善患者预后，调节两者的平

衡可能更加重要。另一方面，在HVHF的实施过程中，由于需要频繁更换置换液袋、废液袋等，明显增加了临床工作量，同时亦增加了患者的经济负担。为解决这一问题，Brendolan等于2004年在HVHF基础上提出了脉冲高容量血液滤过（pulse high volume hemofiltration，PHVHF）的概念，治疗方案为24小时连续性血液滤过治疗，其中HVHF［85ml/（kg·h）］治疗6~8小时后，续行CVVH治疗［35ml/（kg·h）］。研究结果表明PHVHF同样能够改善重症感染患者的血流动力学，降低血管活性药物用量。与持续45ml/（kg·h）的HVHF相比，PHVHF对重症感染患者的预后影响无明显差异。因此，Honore等认为35~45ml/（kg·h）可能是较为理想的重症感染CRRT治疗剂量，可采用PHVHF的方式，而更大的CRRT治疗剂量与患者预后的相关性仍需要进一步的大规模研究证实。这样的结果对我们是喜忧参半，一方面我们似乎看到了希望，高容量滤过可能改善重症脓毒症的预后，但为什么更高剂量的血液滤过却并不能进一步改善预后呢？这样的结果再次告诉我们也许对脓毒症的本质认识还有相当的距离，我们对机体炎症反应的复杂网络还远没有研究清楚。事实上由于缺少高水平的证据和经济上的原因，以及CRRT治疗结果的不确定性及其潜在的损害性，目前CRRT没有被推荐常规用于重症脓毒症的治疗，而仍以支持性治疗为主要指征（肾损伤或水负荷过重等），国际重症脓毒症指南关于RRT仅有2点推荐意见，一是建议重症脓毒症合并肾衰竭患者使用CRRT和IHD均可，两者的短期提高生存率的效果是一致的；二是对血流动力学不稳定的患者推荐CRRT来管理液体的平衡。而且在治疗剂量方面，目前多数人主张常规剂量，即便是脓毒症患者的治疗，而仅有少数地区采用高容量滤过，所谓高容量也以35~45ml/（kg·h）为宜，过高的剂量没有证实有任何益处。也就是目前情况下，CRRT或HVHF仅推荐作为脓毒症合并肾衰竭的治疗及液体过负荷的管理。新近的脓毒症动物模型采用血液吸附方法，实验表明脓毒症动物生存率有改善，但这种改善并不是TNF-α、IL-β、IL-6、IL-8等炎症介质下降的结果，对"炎症介质中心论"提出了质疑。血液净化方法治疗重症脓毒症结果的

不确定性再一次说明脓毒症发病机制的复杂性，想用某种方法从根本上改变脓毒症预后还有相当长的路需要走。因此，在重症感染患者何时使用 CRRT、用多大剂量需要结合具体病情合理选择，不主张常规应用，更不建议用于普通脓毒症患者。

（3）重症脓毒症患者是否需要 CRRT 调节容量：重症感染患者，尤其是感染性休克患者早期积极有效地进行液体复苏，能够明显降低患者的病死率，虽然对早期目标指导治疗（early goal directed therapy，EGDT）的液体复苏策略有不同看法，但早期液体复苏仍然是脓毒性休克治疗的主要方法之一。但由于重症感染患者血管通透性增加，血管内液体大量外渗，导致组织器官水肿，因此重症感染患者常合并急性肺损伤甚至急性呼吸窘迫综合征，而积极的液体复苏亦可能进一步加重组织水肿，所以需要更合理的容量管理。CRRT 能够更精确地调控患者的容量状态，但在肺损伤及急性呼吸窘迫综合征患者中早期应用 CRRT 调节容量，并不能改善患者氧合情况。因此，目前尚无证据表明在重症感染的早期治疗中需要常规行 CRRT 进行容量调节。在重症感染合并肾功能不全的患者中，由于患者肾脏自身容量调节功能异常，所以为维持组织灌注行液体复苏后，可能出现难以控制的组织水肿。Van 等研究发现在伴有肾衰竭的重症感染患者中，进行液体复苏过程中患者的氧合明显恶化，吸入气氧浓度需求显著增高，与无肾衰竭患者相比，差异具有统计学意义（$p=0.03$）。并且液体过负荷是重症患者死亡的独立危险因素，因此，对此类患者的治疗可考虑采用 CRRT 调节患者机体容量状态。但目前对于重症感染合并肾衰竭的患者行 CRRT 调节容量的时机尚无定论，需根据患者组织水肿情况及肾脏基础情况综合考虑。

二、其他血液净化技术在危重病的应用

血液净化除 RRT 之外，目前常用的还有血液灌流、血浆置换、血浆吸附、免疫吸附、双重血浆置换，以及人工肝等多种技术。这些技术除可用于急、慢性肾衰竭外，还可救治肝衰竭、各种毒物和药物中毒、重症胰腺炎、重症脓毒症、溶血尿毒综合征，以及药物治疗无效的重症肌无力、吉兰-巴雷综合征、多发骨髓瘤、系统性红斑狼疮、严重溶血等重症患者，有时还用于考虑与自身免疫有关的脑炎、脑脊髓炎等。这些血液净化技术作为重症血液净化的组成部分，与 CRRT 一样，在重症患者的救治中起着非常重要的作用。

由于重症疾病的复杂性和多因性，单纯使用一种血液净化方式有时达不到治疗效果。随着血液净化技术的不断发展，出现了将两种或两种以上血液净化方式用于同一个患者身上的治疗方法，称之为杂交血液净化治疗。如将血浆吸附和血液透析结合起来的配对血浆滤过吸附（CPFA）技术。其实，非生物型人工肝技术如分子吸附再循环系统（MARS）等本身也是一种杂交治疗方式，它既含有血液透析/血液滤过的部分，清除水溶性中小分子代谢产物，也含有血浆吸附的部分，清除与蛋白结合的代谢产物。暴发性肝衰竭患者过去单纯采用血浆置换，病死率较高，目前认为血浆置换加 CRRT 可以显著提高生存率。某些肝病中心开展的生物型人工肝技术，实际上也是一种高级血液净化技术，把患者血液引到体外通过人工培养的肝细胞或灌注的动物肝脏，远比一般的非生物型人工肝技术更先进，不仅具有排毒功能，还有代谢合成等功能，是真正的"肝替代"方法。此外，为迅速清除体内毒物，对于毒性较高的药物、食物或毒物中毒，也应采用杂交血液净化治疗。特别是与蛋白结合的毒物，应联合血浆分离技术、血浆/血液吸附技术及血液透析/血液滤过技术来共同清除，以提高抢救成功率。

对于非 RRT 的血液净化方式，则更应该根据疾病特征和所要清除溶质的分子量、蛋白结合率、分布容积等特性个体化地选择血液净化方式。如急性肝衰竭时，患者体内存在多种脂溶性毒素、水溶性毒素及蛋白结合性毒素，治疗上应以综合清除体内的大、中、小分子量毒素为目的，可选用联合使用常规的血液灌流、血浆置换和血液滤过/透析的血液净化技术，也可使用 MARS、成分血浆分离吸附（FPSA，如 Prometheus 系统）、单通路白蛋白透析（SPAD）、重复通过白蛋白透析（RPAD）、血浆滤过透析（PDF）或配对血浆滤过吸附（CPFA）等新型人工肝技术；当患者全身状况好转，仅以高胆红素血症为主要表现时，可以

采用胆红素特异性吸附技术。血液净化是治疗重症急性胰腺炎的一种有效的非手术疗法,但并非所有的胰腺炎患者均需要血液净化治疗。一般来讲,当重症胰腺炎伴有高脂血症或并发急性肾损伤、急性肺损伤或腹腔高压综合征时有血液净化的指征。重症胰腺炎的血液净化方式常选用CRRT,并采用较高的剂量。

中毒时血液净化的选择也要因毒物和病情而异。遇到中毒患者,首先要看是否需要行血液净化,一般情况下仅有危及生命的中毒、毒物毒力大具有潜在致命风险的中毒或毒物中毒导致排泄代谢器官功能障碍时方考虑行血液净化,而且也只有在毒物可能通过各种血液净化排除的情况下才考虑合理选择相应的方法。不同的毒物根据毒物的理化性质、代谢排泄器官、蛋白结合率等决定使用何种血液净化方式。由于血液灌流的运行不依赖于毒物的浓度差,即使血液中的毒物浓度很小也可以清除,因此常常作为血液净化的首选方式。但是,血液灌流对离子和乙醇没有清除作用。血液透析/血液滤过可以用来清除甲醇、乙二醇、阿司匹林、锂离子,以及一些可以通过肾脏排泄的毒物,但不能清除与蛋白结合的毒物,比如二氧丙嗪中毒(蛋白结合率高)就不能用透析的方法清除。低蛋白结合率的物质,如百草枯中毒之后,可以首选血液灌流或血液透析作为血液净化的方式,并且要在中毒6小时之内尽快进行,剂量要大,以尽快和彻底地清除毒物。蛋白结合率高的药物或毒物应该采用血浆置换、白蛋白置换、血浆滤过透析(PDF)、MARS和Prometheus等白蛋白透析的方法清除。不论何种中毒的血液净化都强调早期进行,尤其在尚未发生严重组织器官损害的情况下进行,否则再好的血液净化方法也起不到应有的效果。

综上所述,血液净化技术是重症患者治疗的一个有效手段,它既可用于肾脏替代,也有很多非肾脏适应证。由于重症患者病情的复杂性和多变性,血液净化需要个体化地制定方案。但目前血液净化技术在PICU的使用尚不够普及,也不够规范,随着对AKI及危重病研究的深入,血液净化的理念和技术必然会被更多的重症医师所掌握,并成为能够明显改善危重患者预后的有力武器。

第三节　国际儿童心肺复苏指南的变化及意义

心跳、呼吸骤停是临床最危急,最严重的疾病状态,如不及时处理可迅速死亡,或由于随后发生的多脏器功能衰竭而死亡,或可能遗留神经系统后遗症。对心跳、呼吸骤停的患者必须争分夺秒地采用正确的急救手段恢复心肺功能,并于心肺复苏开始后迅速进行脑损伤的预防及治疗,并最终使脑功能恢复,这一急救过程与方法称心肺复苏(cardiopulmonary resuscitation,CPR)。高质量的心肺复苏可以明显提高抢救成功率。仅6%的院外心跳停止患儿和27%的院内心跳停止患儿可以存活,院外和院内心跳停止存活率的巨大差异反映了院外心肺复苏的质量普遍不高的事实,同时也说明心跳停止患者抢救成功率有很大的提高空间。而要保证高质量的复苏,必须有在循证医学基础上制定的心肺复苏指南,同时有赖于指南的推广。随着医学的进步,新的证据不断出现,对指南也会不断做相应的修订,国际心肺复苏指南每5年进行1次修订,就是希望提供给临床医生及相关人员目前最佳的抢救措施,以期达到最好的抢救效果。必须指出,儿科对CPR的研究远不及成人,很多见解与方法引自成人的研究结果,如心脏按压与通气比、除颤以及胺碘酮的应用等,均缺少儿科循证医学的依据。此外,一些推荐意见尚缺少高质量的证据来支持。作为儿科医生,应该关注国际心肺复苏指南的变化,更应理解这些指南变化的意义,更好地应用指南指导临床抢救工作,本节将重点阐述2010版及2015版国际小儿心肺复苏指南(简称"指南")的重要修改内容及其背景。

一、2010版指南变化及意义

正值现代心肺复苏技术问世50周年之际,美国心脏协会(AHA)于2010年10月18日发表了新版的心肺复苏指南。新的指南在对大量文献进行系统回顾与评价的基础上,对2005年国际小儿心肺复苏与心血管急救指南进行了修订,在对许多救治方法的安全性及有效性给予充分肯定的同时,也提出了一些新的推荐意见。作为儿科医生尤其是儿科急诊医生应该正确解读这些变化的背景和意义,根据不同的地点、不同的情况、不同的对象给予最佳的、最合理的救治措施,以最大程度降低病死率,提高复苏成功率。

1. **从"A-B-C"到"C-A-B"**　2010 版指南所作的最大更改是将心肺复苏的程序从我们熟知的"A-B-C"更改为"C-A-B"。因为成人心跳停止更多的原因是心源性的,尽早施行胸外按压对提高抢救成功率很重要,因此,成人将复苏顺序改为 CAB 是合乎这一人群的特点的。同成人一样,指南将儿童的心肺复苏也改为从胸外按压开始,而不是从建立气道及人工通气开始。对于此变化,儿科复苏专家曾进行激烈的辩论。因为与成人不同,儿童心脏停搏大多是由呼吸相关性原因所致,而不是心源性的,所以通气对于儿童复苏而言至关重要。一些动物实验也发现通气与按压相结合的复苏方法有助于提高复苏成功率。然而许多研究显示,儿童患者在发生呼吸、心跳停搏时大多未能及时被旁观者进行心肺复苏,主要因为施救者不愿意进行口对口人工呼吸或需要寻找气囊面罩等延误胸外按压的时间,因此更改指南的意义旨在提高儿童患者院外实施心肺复苏的概率,实际上对于一些缺少院内急救设备的单位或病房,这点也适用。更改指南的另一个主要原因是为了简化心肺复苏的学习,即无论年龄多大,只要是心跳停止就要心外按压。另外,从理论上说,C-A-B 流程在单人复苏时只延迟 18 秒通气,在双人或多人复苏时延误的时间更短,甚至通气和胸外按压几乎是同步的,能大大提高从患儿出现心跳停搏至开始胸外按压的时间。对于院内发生的心跳停搏,非急诊急救专业的医生护士作为第一目击者的抢救通常是不得力的,甚至第一目击者不作为的情况也不少见,常导致住院患者抢救成功率不高,是很可惜的事。有些医生护士发现患者心跳呼吸停止后的第一反应不是立刻投入抢救,而是首先去找上级医生或去打电话请示上级医生,这样就错过了最佳的抢救时机。

另一方面,对于儿科医生来讲,应该清醒地认识到复苏顺序变化的背景和意义,不要机械照搬,应该认识到儿童心跳停止更多是呼吸原因引起的,因此与成人不同的是通气对绝大多数儿童

心跳停止的抢救更为重要,对已明确是窒息导致的呼吸心跳停止,首先应该解决的是通气,或至少是与心外按压同步进行,比如新生儿窒息复苏顺序仍然是"A-B-C",一个呛奶窒息的婴儿或溺水的患儿可能只需清理气道及人工通气就可解决问题。而对非 ICU 或急诊的普通病房,突然遇到心跳停止的患者,身边没有吸痰设备,没有面罩气囊等人工通气装置而又是一个人在场的情况下,则可首先行胸外按压,并请其他人协助进行通气。而对一个很明确的心脏原因引起的心跳停止如室颤,首先进行胸外按压的重要性则是不言而喻的。

2. **流程简化**　2010 版指南流程简化,已取消通过"看、听、感觉"来评价呼吸情况,因此无需花很长的时间来评价呼吸情况。新指南强调,对所有无反应、无呼吸或无正常呼吸的患者应迅速进行 CPR。新指南强调尽量减少医务人员施救者检查脉搏,探查脉搏往往十分困难,在血压很低或无血压时,即使受过良好培训的医务人员也往往不能正确评估患者的脉搏有或无,医务人员施救者确定脉搏是否存在的时间也不能超过 10 秒。即使是医疗人员在不肯定脉搏一定存在的情况下,也应对无反应的患者进行胸外按压。有人会担心如果没有心跳停止,胸外按压是否引起损害,事实上后来发现对非心脏停搏患者进行胸部按压,并未引起明显的损伤。

3. **1 岁以下婴儿使用除颤仪的安全性**　新指南的另一个变化是已证实 1 岁以下婴儿使用除颤仪的安全性,但指南推荐最好首先使用手动除颤仪,无手动可选择衰减型自动除颤仪,实在没有也可使用标准型自动除颤仪。

4. **关于新生儿的推荐意见**　婴儿和刚出生的新生儿(产房内出生 1 小时内的新生儿)及其他新生儿(在 NICU 内)的推荐意见也是不同的。按压和通气比不同:新生儿是 3:1;婴儿,如果有 2 个人在场为 15:2,1 个人则为 30:2。有高级气道通气时如何进行通气也不同:新生儿是按压 3 次后停顿一下进行通气,婴儿则不需要停顿(即按压尽量不停顿达到 100 次/min 以上,而通气则是 8~10 次/min)。这种不同可能让非 NICU 医务人员产生一些困惑,因为目前没有确切的科学依据解释这种差别,为方便培训,指南推荐在婴儿室内和 NICU 内接受心肺复苏的新生儿与产房内

刚出生的新生儿使用同样的技术（如按压通气比为 3:1，按压 3 次后停顿，进行 1 次通气），而在其他场所的新生儿（如院前、急诊室或 PICU）接受心肺复苏则应按婴儿的指南进行，2 个人在场并有高级气道通气时按压和通气非同步进行（按压不需要停顿），无高级气道通气时则按 15:2 的比例进行按压和通气。而对心源性的心跳停搏新生儿，无论新生儿在什么地点，复苏时按婴儿指南进行，更强调胸外按压的重要性。

5. 复苏后综合征（心脏停搏后综合征，PCAS）

人们日益认识到，在自主循环恢复（ROSC）后进行系统的心脏停搏复苏后救治，可以提高患者的存活率且有良好的生活质量，这是根据近年来许多临床试验结果及有关 PCAS 的研究得出的。PCAS 包括心脏停搏后脑损伤、心脏停搏后心肌功能障碍、系统性缺血与再灌注反应等重要病理生理过程，其中心脏停搏后心肌功能障碍是导致循环障碍的重要原因，处理恰当与否不仅关系到患者能否存活，也关系到最终的预后。心脏停搏复苏后的救治可以显著降低由于血流动力学不稳定引起的早期死亡，以及因多脏器衰竭及脑损伤引起的晚期死亡和病残，新指南推荐一种综合性、结构性、整合性、多学科救治系统，包括使心肺功能及活命器官的血流灌注达到最佳状态（血流动力学优化策略）、将患者安全送到有综合救治能力的医院或医疗设施、维持体温的最佳状态、减少机械通气并发症、维持各器官功能等。实际上决定心跳停搏的患者能否存活及好的预后有两个要素，一个是现场复苏是否及时，另一个是复苏后的救治是否得当合理。2010 版指南儿童"生存链"由原来的 4 个环节延伸到 5 个环节，包括"预防、早期 CPR、启动急救系统、高级生命支持和整体化的复苏后的综合治疗"，其中增加的一条就是复苏后的综合治疗，更加强调了这一环节的重要性。事实上，如果能有效地实施这些环节，则院内或院外的存活率都能有很大的提高。

二、2015 版指南变化及意义

2015 版指南与以前各版有很大的不同，新指南仅是一份"更新"，而不是对 2010 版指南的全面修订。其中对 2010 版指南并无重大改动，仅是更加细化和对以往观点的着重强调，同时也增加

了少量内容。

（一）2015 版指南基础生命支持部分的更新

1. 2015 版指南儿童基础生命支持（basic life support，BLS）内容的更新及重点 ①分别为 1 名施救者和 2 名或多名施救者制定了健康从业人员对儿童心脏停搏的处理流程；②胸外按压、气道、通气的顺序（C-A-B）与气道、通气、胸外按压（A-B-C）的顺序；③胸外按压的频率和深度；④单纯胸外按压（只用手）的 CPR。

2. 关于处理流程 新指南分别制定了单人和双人健康从业者 BLS 的处理流程，可以更好地指导施救者完成初始阶段复苏。其中，单个施救者可使用手机在开始 CPR 的同时激活应急反应系统。新流程继续强调，若是施救者目击被施救者突然倒下，需优先获得自动体外除颤器（automated external defibrillator，AED），因为这样的事件很可能由心脏因素所导致。

3. 继续强调高质量 CPR（5 大要素） ①确保足够的胸外按压频率；②确保足够的胸外按压深度；③两次按压期间胸廓充分回弹；④尽量减少胸外按压的中断；⑤避免过度通气。

4. CPR 的顺序（C-A-B 还是 A-B-C） 2015 版推荐：由于缺乏新的数据，仍沿用 2010 版指南推荐的 C-A-B 顺序，缩短开始胸外按压的时间，以减少"血液断流"时间。2015 年国际复苏联络委员会（International Liaison Committee on Resuscitation，ILCOR）系统审查了证据，并继续支持这一更改。但 CPR 以 A-B-C 还是 C-A-B 开始对复苏成功率的影响尚未知晓。

5. 胸外按压深度 2015 版推荐：ILCOR 儿科工作组系统审查了婴儿和儿童胸外按压最佳深度的问题。儿科患者（出生到青春期开始）施救者在胸外按压时，按压深度至少是胸廓前后径的 1/3，即婴儿相当于约 1.5 英寸（4cm），儿童则约为 2 英寸（5cm）。一旦进入青春期（如青少年）后，身材与成人相仿，推荐使用成人标准，即按压深度至少 5cm，但不超过 6cm。2010 版没有提出青春期后按压深度的限制。一项成人研究显示，按压深度超过 2.4 英寸（6cm）是有害的。所以，成人 BLS 推荐中对按压深度制定了上限标准；这个标准同样被儿科专家们接受用于青春发育期的青少年。但目前的数据提示儿童心脏停搏时胸外按

压深度往往不充分,有限的儿童证据表明,达到充分的胸外按压深度是改善复苏的目标。一组有6个心脏病婴儿的病例报道测定了CPR期间不同胸外按压深度所得到的血压,观察到CPR期间增加按压深度可以得到更高的收缩压。另一个儿童CPR的报道发现,87例患儿(大多数超过8岁)在复苏的最初5分钟,以30秒为1个周期,如有超过60%的周期按压深度超过51mm,可以改善24小时的存活率。而床旁很难判定按压的深度,所以反馈装置的使用可能是有用的。

6. 胸外按压频率 2015版推荐:虽然儿童缺乏足够的关于胸外按压频率的资料以进行系统审查,但为了简化CPR培训,婴儿和儿童使用成人BLS推荐的100~120次/min的胸外按压频率是合理的。2010版对按压频率上限未做规定。一项成人研究显示,按压过快可导致按压深度不充分。由于缺乏充分的儿童证据,写作小组审查了成人BLS的证据和相关推荐,同意推荐在儿童复苏时使用相同于成人的按压频率。

7. 尽可能减少胸外按压的中断 2015版推荐:对于尚未建立高级气道的CPR,应尽量提高胸外按压在整个心肺复苏中的比例,目标比例至少为60%(这是第一次提出)。胸外按压比例是指实际按压的时间占整个CPR过程所用总时间的比例。设定这样一个比例旨在减少按压的中断,尽可能在CPR期间增加冠状动脉的灌注。目前,胸外按压比例的理想目标尚未确定。

8. 胸廓回弹 2015版推荐:施救者应避免在胸外按压间隙倚靠在患者胸上,应使每次按压后胸廓能充分回弹。胸廓充分回弹是指在CPR的减压阶段,胸骨回到其自然或是中间位置。按压间隙施救者倚靠在患儿胸上会妨碍胸廓充分回弹,增加胸腔内正压,减少静脉回流、冠状动脉灌注压和心肌血流,影响复苏存活率。

9. 单纯胸外按压的CPR 2015版推荐:儿童心脏停搏时应给予传统的胸外按压结合复苏通气的CPR。大多数儿童的心脏停搏由窒息引起,因此通气支持应成为有效CPR的一部分。而对于心脏功能是首要因素的患儿,单纯胸外按压的CPR是有效的,如果施救者不愿意或者没有能力给予通气,建议施救者对于心脏停搏的婴儿和儿童实施单纯胸外按压的CPR。来自日本国家儿童院外心脏停搏(OHCA)数据库的一项大规模观察性研究显示,单纯胸外按压的CPR其30天神经功能良好的存活率不如传统的CPR。分析心脏停搏的原因,如果患儿心脏停搏原因是非窒息因素引起(例如心脏原因),单纯胸外按压的CPR与传统CPR一样有效;但对于窒息引起的,则效果与现场未接受旁观者CPR一样差。同一数据库中另一项规模仅次于上述研究的最新观察性数据分析了调度员电话指导的CPR效果,也发现单纯胸外按压的CPR其30天神经功能良好的存活率不如传统CPR。

10. 及早启动应急反应系统 2015版推荐:一旦发现患者没有反应,医护人员即可现场呼救。然后继续同时检查呼吸和脉搏,再启动应急反应系统(或请求支援)。更新的目的在于尽量减少延迟,鼓励快速、有效地同时检查反应和呼吸,强调无需拘泥于按部就班的流程。

11. CPR中使用高级气道进行通气 2015版推荐:医护人员可以每6秒进行1次人工通气(每分钟10次),同时进行持续胸外按压(即在CPR中使用高级气道)。2010版人工通气频率为8~10次/min。更新理由:各年龄段复苏时使用单一频率而非一个大概范围,可以更方便学习、记忆和实施。

12. 胸外按压反馈 2015版推荐:尽管指南写作小组没有对CPR反馈设备的有效性进行审查,但已达成共识,即采用反馈设备可能帮助施救者以最佳的胸外按压频率和深度进行复苏,所以建议尽可能使用反馈设备。这些设备能够对CPR的质量进行实时监控、记录和反馈,包括患儿的生理参数和施救者的操作效果指标。证据显示使用反馈装置可以有效纠正胸外按压过快的情况,可以减少CPR时胸外按压的倚靠力。但尚未有研究显示CPR过程中使用反馈装置能显著改善神经功能预后或提高存活出院率。

(二)2015版高级生命支持更新

1. 2015版高级生命支持指南更新概要

(1)心脏停搏前处理:①医疗应急团队或快速反应团队对于提高预后的有效性;②儿童早期预警评分(pediatric early warning score, PEWS)对于提高预后的有效性;③脓毒性休克复苏时等渗晶体液用量的限制;④婴儿和儿童快速紧急气管插管时使用阿托品为前期用药；⑤存在心肌炎、扩张型心肌病或即将心脏停搏的婴儿和儿童的治疗。

（2）心脏停搏期间处理：①使用体外膜氧合（extracorporeal membrane oxygenation，ECMO）复苏标准复苏的有效性；②达到特定目标呼气末 CO_2（end-tidal CO_2，$ETCO_2$）以提高胸外按压技术；③心脏停搏期间预测因素对预后的可靠性；④CPR 期间采用有创血流动力学监测达到特定收缩/舒张压以改善预后；⑤心脏停搏复苏时不使用升压药与使用任意升压药的有效性；⑥除颤难以纠正的室颤或无脉室速使用胺碘酮和利多卡因的效果；⑦除颤的最佳能量。

（3）心脏停搏后处理：①采用目标体温管理策略；②采用目标 PaO_2 策略；③采用目标 $PaCO_2$ 策略；④采用静脉液体、强心药和/或升压药维持目标灌注的措施；⑤采用脑电图以精确预测预后；⑥采用任意心脏停搏后因素精确预测预后。

2. 心脏停搏前处理的更新

（1）医疗应急团队/快速反应团队：收治高危疾病儿童的综合性医疗机构可考虑配备儿科医疗应急团队/快速反应团队。理想情况下，如果患者病情变化时看护人员或父母及时启动医疗应急团队/快速反应团队，可以预防心脏或呼吸骤停；但团队组成、患者类型、医院环境以及影响系统效益的其他因素等均影响客观分析。ICU 以外所得的观察性数据相互矛盾，无法一致地显示能降低心脏和/或呼吸骤停的发生率。目前研究医院病死率影响因素的数据尚无定论。

（2）儿童早期预警评分：PEWS 可以考虑使用，但在住院环境中的有效性尚未完全确立。2010 版未提及该内容。如果能早期识别并且早期干预病情恶化的住院患儿，心脏或呼吸骤停有可能避免。评分系统的使用可能有助于尽早识别这些患儿，给予有效干预。一项观察性研究显示，一家拥有医疗应急团队的医院中 PEWS 的应用与心脏停搏发生率的下降有关。但尚无证据证实 PICU 外实行 PEWS 可以降低医院病死率。

（3）脓毒性休克时的液体复苏：对于婴儿和儿童在脓毒性休克时静脉内液体复苏的问题，新版本关注了所有医疗环境均会遇到的 2 个治疗问题，①是否给予快速液体输注；②使用晶体液还

是非晶体液。

2015 版推荐：脓毒性休克时进行早期快速液体复苏已被广泛接受。但一项来源于资源受限型医疗环境的大规模随机对照研究（FEAST 研究）发现，对重症发热性疾病的患儿采用静脉快速液体输注是有害的，所以对这类患儿需要非常谨慎地应用，每次快速输注完毕后均需要对患儿进行再评估。对于出现休克的婴儿和儿童，特别是伴发于脓毒症、严重疟疾和登革热等，可考虑初始 20ml/kg 的液体复苏；不论是等渗晶体液或胶体液在初始液体复苏时均有效。需要强调快速液体输注前应进行个体化评估，包括临床体格检查来决定液体复苏的合适剂量，并反复评估。临床医生还要综合考虑患者的所有临床表现、当地流行病学特征、易患性（例如严重贫血和营养不良），以及可利用的救治资源。更新理由为早期、快速的静脉内液体输注可逆转失代偿性休克，或避免从代偿性休克进展为失代偿休克。这个观点虽然基于有限的观察性研究，但已被广泛接受。在指南和出版物均强调早期快速液体输注（同时进行早期抗生素治疗、升压药治疗及全面心血管功能监测）治疗脓毒性休克后，近年来儿童脓毒症的病死率有所下降。但对于休克，特别是脓毒症患儿要进行个体化的液体复苏，并不断再评估。快速液体输注作为复苏的一部分，并不是对所有诊疗条件、所有患者都是安全的。2015 版推荐休克的婴儿和儿童初始可进行 20ml/kg 的液体复苏，包括存在脓毒症、严重疟疾和登革热等。晶体液或胶体液作为初始液体复苏的选择同样有效。2010 版则推荐等张晶体液（乳酸林格液或生理盐水）可用于休克初始液体复苏。

（4）紧急气管插管时使用阿托品作为前期用药：现有证据并不支持危重症婴儿和儿童在气管插管前常规使用阿托品。对于存在心动过缓高危风险的病例，紧急气管插管可使用阿托品作为前期用药。新版推荐阿托品作为紧急气管插管的前期用药仅适用于婴儿和儿童，剂量为 0.02mg/kg，无最小剂量限制。而 2010 版推荐阿托品的最小剂量为 0.1mg，静脉注射，以防止小婴儿使用非常小剂量的阿托品后出现反常的心动过缓。推荐理由：儿童紧急气管插管时，存在缺氧/缺血、喉镜

操作刺激迷走神经、正压通气的反射性反应，或一些药物的药理反应（例如琥珀酰胆碱或芬太尼），常导致心动过缓发生。操作者可在操作前使用阿托品来预防心动过缓的发生。相关证据大多是观察性的，包括手术室选择性气管插管经验的推断，且插管前使用阿托品是否能减少心动过缓或其他心律失常的发生尚存在争议。目前，没有证据显示在插管前使用阿托品能改善存活率或预防婴儿和儿童心脏停搏的发生，但有观察性数据显示它提高了 28 天以上患儿 ICU 的存活转出率。新近研究显示使用小于 0.1mg 剂量的阿托品后并没有增加心律失常发生的可能性。

（5）扩张型心肌病或心肌炎的婴儿和儿童心脏停搏前处理：2015 版推荐对于扩张型心肌病或心肌炎的危重症婴儿或儿童需给予合理的处理以避免心脏停搏的发生。全球范围内对于这些患儿的处理有着很多经验，但相关证据却是有限的。所以 ILCOR 的系统性审查最终限制了心肌炎患者的相关分析，并且未纳入心室辅助设施的使用。急性暴发性心肌炎患儿有突发心脏停搏的高危风险时可考虑使用静脉 – 动脉 ECMO，但这需要医疗机构具有 ECMO 系统规范、专业人员及设备。2010 版未提及该项内容。推荐理由：对婴儿和儿童扩张型心肌病或心肌炎最佳的心脏停搏前管理策略（包括麻醉技术）缺少相关文献支持。有限的观察性数据支持儿童暴发性心肌炎在心脏停搏前可使用 ECMO。

3. 心脏停搏期间处理的更新

（1）住院儿童心脏停搏的体外 CPR（ECPR）与传统复苏的比较：2015 版推荐存在心脏基础疾病的患儿发生院内心脏停搏（IHCA）时，在已有 ECMO 系统规范、专业人员以及设备的医疗机构，可考虑采用 ECPR。本次 ILCOR 系统审查未纳入院外心脏停搏（OHCA）的患儿。4 个观察性研究的证据显示，IHCA 儿童使用 ECPR 与传统的 CPR 相比，总体上并无益处。儿科 IHCA 数据库的观察性数据显示心外科疾病患儿使用 ECPR 可以提高存活出院率。对于有潜在心脏疾病的患儿，已有报道称即便传统 CPR 已经超过 50 分钟，采用 ECMO 治疗后仍可获得长期存活。有潜在心脏疾患的患儿在心脏停搏时启用 ECPR，其预后要好于那些无心脏基础疾病的患儿。

（2）采用 $ETCO_2$ 监测以指导 CPR 的质量：高质量的 CPR 可以提高心脏停搏的预后。动物实验结果支持 $ETCO_2$ 与心排出量相关。儿童心脏停搏时采用 CO_2 波形图可以监测自主循环恢复（restoration of spontaneous circulation，ROSC）和 CPR 质量。2015 版推荐 $ETCO_2$ 监测可以考虑用来评价胸外按压的质量，但在儿童，指导治疗的量化 $ETCO_2$ 值尚未确定。

（3）儿童 CPR 期间的有创血流动力学监测：儿童在医疗机构内发生心脏停搏时，往往有创血流动力学监测已经存在或能够快速建立。若有条件进行血流动力学监测，可用于指导提高 CPR 的质量。儿童 CPR 时特定的目标血压值尚未建立。动物实验中，按压达到目标收缩压值可改善预后，人类相关的研究也已经开展。

（4）心脏停搏时升压药的使用：心脏停搏时可考虑使用肾上腺素。2010 版推荐心脏停搏应使用肾上腺素。心脏停搏时使用肾上腺素的推荐等级略有下降，没有高质量的儿童研究显示心脏停搏时使用任何血管升压药（肾上腺素或升压药联合使用）的有效性。两个院外的儿童观察性研究因混杂因素太多也无法判定升压药是有利的。一项成人的 OHCA 随机对照研究显示使用肾上腺素与提高 ROSC 和存活入院率相关，但无法改善存活出院率。心脏停搏时，升压药的使用通过改善冠脉灌注来恢复自主循环，并有助于维持脑灌注。然而升压药的使用也会导致血管强烈收缩以及增加心肌耗氧量，这可能是有害的。

（5）除颤无法纠正的室颤和无脉室速的抗心律失常药物使用：2015 版推荐除颤无法纠正的室颤或无脉室速时，可考虑使用胺碘酮或利多卡因。2010 版则推荐首先使用胺碘酮，如果胺碘酮无效，再使用利多卡因。这样的变化基于一项最新的回顾性多中心研究，与胺碘酮相比，利多卡因能够提高住院患儿心脏停搏后 ROSC 和 24 小时生存率。但无论利多卡因还是胺碘酮都不能提高存活出院率。

（6）除颤能量：ILCOR 系统审查了儿童心脏停搏时使用手动除颤仪的除颤能量。这个能量与体外自动除颤仪的除颤能量无关，电复律能量也未纳入系统性审查。2015 版推荐与 2010 版变化不大,初始除颤时可考虑使用单向波或双向波,2~4J/kg。但是为了教学方便,推荐首剂为2J/kg,难治性室颤可增至4J/kg。之后的能量可考虑4J/kg或更高,但不超过10J/kg或成人最大能量。两个小样本的病例报道显示使用2J/kg或2~4J/kg能量均能终止室颤和无脉室速。一个IHCA观察性研究中,初始较高除颤能量即3~5J/kg在获得ROSC方面不及1~3J/kg。另一个小样本IHCA观察性研究则显示,开始除颤时使用特定的能量在达到ROSC方面并无益处。三个小样本的关于IHCA和OHCA的观察性研究得出,任意剂量的初始除颤能量与2~4J/kg相比,都不能提高存活出院率。

4. 心脏停搏后处理的更新

(1)心脏停搏后体温管理策略:2015版推荐(院内或院外)发生心脏停搏的昏迷患儿,在最初的数天应该进行持续的体温监测,并且积极控制发热。对于婴儿和儿童在OHCA后出现持续昏迷,可考虑采用5天的持续常温(36~37.5℃)治疗或初始2天持续低温(32~34℃),随后3天常温治疗。对于婴儿和儿童在IHCA后出现持续昏迷,没有充分证据推荐低温疗效好于常温。目前有一项关于ROSC后出现持续昏迷的IHCA患儿接受低温治疗的大规模多中心随机对照研究,但结果尚未公布。

(2)心脏停搏后给氧:2015版推荐ROSC后考虑将患者的血氧维持在正常目标值范围内。需进行血氧饱和度监测,将其控制在94%或更高,但低于100%。目的是保障血氧正常,严格避免低氧。给予的氧气需要根据患者的具体情况进行适当调节。更新提出了血氧饱和度应控制在100%以内,理由是因为动脉血氧饱和度在100%时,PaO_2范围可从80mmHg到大约500mmHg不等。三个小样本的观察性研究显示,IHCA和OHCA儿童存活者升高的PaO_2与预后无相关性。动物研究显示在ROSC后,组织PO_2的升高(高氧)促进氧化应激,可导致复苏后综合征。一些成人研究显示高氧血症和病死率增加相关。一项大样本的观察性研究发现,1 427例IHCA和OHCA复苏成功收住ICU的儿童,去除混杂因素,ROSC后维持正常血氧(定义为PO_2 60~300mmHg)相较于高血氧(定义为PO_2

300mmHg以上)能改善PICU存活出院率。

(3)心脏停搏后$PaCO_2$:2015版推荐ROSC后复苏的通气策略应针对每位儿童达到目标$PaCO_2$,以避免极端的高碳酸血症和低碳酸血症。2010版没有对于$PaCO_2$的推荐。理由为ROSC后脑血管的自主调节能力可能会不正常。成人数据显示ROSC后的低碳酸血症和不良预后相关。其他类型的儿童脑损伤中,低碳酸血症与不良临床预后相关。一项小样本的观察性研究显示,IHCA和OHCA患儿的高碳酸血症($PaCO_2 \geqslant 50$mmHg)或低碳酸血症($PaCO_2 \leqslant 30$mmHg)与预后无相关性。但另一项儿童IHCA的观察性研究则显示高碳酸血症($PaCO_2 \geqslant 50$mmHg)导致更差的存活出院率。目前尚无有关儿童心脏停搏后预设目标$PaCO_2$通气比较的研究。

(4)心脏停搏后的液体使用及强心药:2015版推荐ROSC后,使用胃肠外液体和/或强心药或血管活性药物来维持收缩压高于年龄相关的第5百分位。如果有合适的设备资源,推荐持续动脉血压监测来发现和治疗低血压。2015版较2010版对循环维持提出了更为具体的建议。心肌功能障碍和血流动力学不稳定在心脏停搏复苏后很常见。三项IHCA和OHCA儿童的小样本观察性研究显示,儿童ROSC后存在低血压可降低存活出院率。其中一项IHCA后的研究显示ROSC后低血压(定义为收缩压低于年龄相关的第5百分位),可能降低神经功能良好的存活出院率。尚没有研究评估婴儿和儿童ROSC后血管活性药物使用的益处。

(5)复苏后使用脑电图评估:2015版推荐心脏停搏后存活患儿进行早期和可靠的神经系统预后评估是必要的,用于有效制订计划和家庭支持(是否需要继续生命维持治疗)。儿童心脏停搏后的最初7天内应考虑使用脑电图监测来预测出院时神经系统预后,但不能作为唯一标准。而2010版未提及该项内容。两项小样本的儿童研究性观察数据显示,心脏停搏后7天内,脑电图呈现连续的对外界刺激有反应,提示出院时神经功能良好。如果脑电图呈现不连续或等电位则提示预后不佳。尚没有脑电图发现与出院后神经系统预后相关联的数据。

(6)心脏停搏期间和之后的预测因素:

2015版推荐与2010版基本类似，多个因素可被考虑用来进行心脏停搏结果的预测。它们被用来决定在心脏停搏时是继续复苏还是停止，以及评估心脏停搏逆转的可能性。尽管许多因素与良好/不良预后相关，但是目前没有研究证实任何单因素足以精确预测预后，并以此来指导终止或继续CPR。对于OHCA的婴儿和儿童，年龄小于1岁、长时间的心脏停搏、不可电击心律均是预后不良的因素。对于IHCA的婴儿和儿童，负性的预测因素包括年龄大于1岁以及长时间心脏停搏。医院环境中，对于心脏停搏时初始心律失常为不可电击心律是否为负性预测因素的证据尚存在争议。

2015版推荐：数个ROSC后因素已经被用来预测存活率和神经系统预后，包括瞳孔对光反射、低血压、血浆神经生物标记物和血乳酸。儿童心脏停搏后任意一项预测因素的可信度尚未确立。医务人员在预测心脏停搏后ROSC的婴儿和儿童的预后时，应考虑多方面因素。理由为，四项观察性研究支持在心脏停搏后12~24小时使用瞳孔对光反射来预测存活出院率。另一项观察性研究发现在心脏停搏后24小时，瞳孔对光反射有反应与180天神经功能良好的存活率相关。数个反映神经系统受损的血清生物学标记物已经被考虑用来进行预后预测。两项小样本的观察性研究发现在心脏停搏后，低浓度的神经元特异性烯醇化酶和S100B血清水平与良好神经预后的存活出院率改善相关。一项观察性研究发现，心脏停搏儿童的最初12小时内低血乳酸水平可提高存活出院率。

三、未来的方向

决定心跳停搏患者生存率的最重要因素是训练有素的人在现场施救，他/她应该是做好充分准备的、有强烈的救人的愿望、并有能力及有一定装备去实施现场抢救。虽然最近的研究证实低温能够改善预后，但目前大多数的生命支持技术不能改善心跳停搏患者的预后或仅能提高短期的生存率。任何高级生命支持技术都不如现场有训练有素的施救者及社区内放置除颤器对改善预后更为有效。

因此，我们最大的挑战仍然是非专业人员急救能力教育水平的提高。我们需要普及CPR技术，增加指南的效果和效力的水平，使急救技术不易遗忘，减少基础及高级生命支持施予者实施复苏时的障碍。复苏培训项目应该使接受培训的人有不断提高的机会，使实施CPR及除颤更及时、更有效。因此如何合理地制定指南并利用这些指南，真正把相关知识和技能为越来越多的人所掌握意义重大。

第四节　儿童机械通气技术的相关问题

从20世纪20年代"铁肺"的问世到现在，呼吸机已经在临床应用了80多年，从最初的负压通气到正压通气，从最初的完全控制通气到现在的辅助通气，从有创通气到无创通气，以及在疾病治疗当中理念的更新，如尽可能保留自主呼吸的机械通气、尽可能减少机械通气相关肺损伤或肺保护性通气策略、ARDS小潮气量通气等，使机械通气技术得以持续发展和被广泛应用，而且其应用范围已远远超过单纯的呼吸支持，已经成为危重患者整体治疗中不可分割的重要组成部分。

一、机械通气技术的进步历程

（一）机械通气技术及理念的进步

自19世纪中叶至20世纪初，人们在体外负压技术领域进行了广泛的研究。1928年10月，Drinker和Shaw用他们研制的一台被世人称为"铁肺"的箱式体外负压通气机治疗一名因脊髓灰质炎呼吸衰竭而昏迷的8岁女孩获得成功，从而开创了机械通气史上的一个里程碑，但负压通气固有的缺陷也很明显。19世纪末20世纪初，由于人工气道技术的完善和喉镜直视下气管插管方法的建立，正压通气方法在外科和麻醉学科领域得到较为迅猛的发展。1940年第一台间歇正压通气（intermittent positive pressure ventilation，IPPV）麻醉机问世并应用于胸外科手术患者和战伤ARDS的抢救中，获得成功。此后定压和定容呼吸机研制成功，自此，正压通气技术达到了一个新的水平。至20世纪60至70年代，电子技术被引进到呼吸机的设计中,气动能源实现了电子设备控制;由电位计所控制的容量压力监测系统和报警系统亦被开发出来,这些都大大方便了临床实践。这一时期,随着大量临床经验的积累和研究,一些新的机械通气观念和技术得以发展和应用,如呼气末正压(positive end expiration pressure,PEEP)、持续气道正压通气(CPAP)、间歇指令通气(intermittent mandatory ventilation,IMV)、同步间歇指令通气(synchronized intermittent mandatory ventilation,SIMV)和T型管技术。自20世纪80年代以来,随着人们对呼吸生理的深入了解,新的设计思想的采用,以及电子计算机技术的引进,设计者们研制出多种新型呼吸机。它们的功能齐全、性能先进、可靠耐用,集定压定容于一体,兼容多种新的大有前途的通气模式,部分机型还具备智能化功能。从呼吸机的发展来看,机械通气的理念已经发生了很大变化,过去是由呼吸机来替代患者的通气,给患者带来许多不适,也在一定程度上增加了呼吸机的并发症,降低了机械通气的效率,而为了使患者适应呼吸机,常常要使用一些镇静甚至肌肉松弛剂,延长了机械通气的时间,给顺利撤离呼吸机带来困难。而现代机械通气的理念是让呼吸机服从于患者的需要,比如患者触发的机械通气(PTV)、压力支持通气(pressure support ventilation,PSV)、同步间歇指令通气(SIMV)等,较传统通气方式更人性化,在满足通气的情况下,使使用者达到最大程度舒适为目标。在基础通气模式基础上发展的新的通气模式如压力支持通气(PSV)、压力调节容积控制通气(pressure regulated volume control ventilation,PRVCV)、容积支持通气(volume support ventilation,VSV)、压力释放通气(pressure release ventilation,PRV)、双相气道正压通气(biphasic positive airway pressure,BiPAP)、适应性支持通气(adaptive support ventilation,ASV)、适应性压力通气(adaptive pressure ventilation,APV)、容积保障压力支持通气(volume-assured pressure support ventilation,VAPSV)及神经调节辅助通气(neurally adjusted ventilatory assist,NAVA)等,其共同特点是较以往辅助通气模式更加接近生理状态,更符合患者实际的呼吸力学特点及病理生理,更体现了个体化治疗原则。随着科技的进步和发展,新通气模式必然不

断涌现,总体发展趋势是更加重视保留患者的自主呼吸功能,进一步改进人-机协调性,最大限度地降低患者的呼吸功耗,避免人工呼吸支持相关的并发症,缩短机械通气时间,成为目前的一种主流。

呼吸机的发展不仅为临床治疗理念的进步提供了必要的条件,而且也对一些传统的观念提出了挑战。漏气补偿功能的增强、呼气阀的改进、通气模式的调整及其他方面的进步,使得不再要求通气管路严格密闭,患者可以不经过气管内插管就能接受机械通气,相应减少了患者气管插管的"有创"之苦。在过去的十多年中,无创通气开始出现在急诊急救领域,其应用范围也逐渐拓宽,成为机械通气领域最重要的进展。无创通气应用于急、慢性呼吸衰竭的患儿取得了显著疗效,而且避免了气管插管、气管切开等有创通气的一些并发症,可以明显降低呼吸机相关肺炎发生率,保持了上呼吸道生理性湿化、温化以及免疫功能,减少了气道损伤,患儿从心理和生理上易于接受。但无创通气也有明显的缺点和潜在问题,不能完全取代有创通气,对于使用机械通气的医护人员来说,要熟悉各种通气方式的利弊,扬长避短,合理使用,既要最大程度地发挥治疗作用,又要避免对患儿造成损害。同样的发展与挑战可表现在更多的方面,如对高频振荡通气的重新理解、成比例通气的有效实施、生理信号对机械的调控等。

机械通气技术领域中另一热点问题是机械通气辅助措施的开发和应用,如一氧化氮吸入技术、表面活性物质补充技术、气管内吹气技术、体外膜氧合(extracorporealmembrane oxygenation,ECMO)技术、俯卧位通气技术、部分液体通气技术及高频通气等都可归属于新通气模式,其临床应用价值正处于深入研究和探讨之中。

(二)机械通气是危重症整体化治疗的组成部分

机械通气在各种原因致呼吸衰竭的抢救治疗中的重要地位是毋庸置疑的,而其在其他危重症抢救当中的作用逐渐被大家所认识。休克是一组以急性循环功能衰竭为主要表现的临床综合征。循环系统功能改变及循环功能支持是多年来对休克研究与治疗的主要内容。但是,当氧输送

的概念出现并应用于临床后,提高氧输送成为对几乎所有类型休克治疗的基本原则。这个原则不仅将氧作为一种特殊的诊断监测指标用于反馈性指导临床治疗,而且以更大的可能性调节了不同器官或系统在治疗中的平衡关系。不仅使对休克的治疗从理论和实际操作上都上升了一个层次,而且使对危重病治疗向整体化更迈进了一大步。众所周知,循环功能衰竭时呼吸系统难以保持正常功能,但当氧输送的概念被逐渐融入临床工作的细节,对休克进一步的研究和治疗走向组织、走向特殊类型的时候,就已经自觉或不自觉地将机械通气作为对休克治疗的基本组成部分。对小儿感染性休克及暴发性病毒性心肌炎、心力衰竭时呼吸机的成功运用都提示呼吸机已不仅用于呼吸衰竭的治疗。当然机械通气对中枢神经系统、消化系统、肾脏等器官及组织的保护和功能支持,也是不言而喻的。医学理论的发展和机械技术的进步,打破了人们对机械通气曾有的心理障碍,使人们有机会和可能在更高层面上进行新的探索。

(三)机械通气的"双刃剑"效应

肺功能的改变是应用机械通气最常见的原因。随着对疾病认识的逐渐深入,机械通气也在不断发展。正压通气毕竟与生理性的呼吸是不同的,因此不可避免地对机体有一定的负面影响,比如气压伤和呼吸机相关的肺损伤(ventilator induced lung injury,VILI)等。从 ARDS 机械通气治疗的过程中人们的理念也在发生着巨大变化。众所周知,ARDS 的早期是以肺部渗出性改变为特征,主要表现为双侧肺间质和肺泡的水肿,过去这种改变被认为是弥漫性的,均匀存在于双侧肺部。由于需对抗已经降低的顺应性,机械通气要通过较高的压力才能保证足够大的潮气量。而事实证明肺部的这种改变并不是均匀一致的。根据病情严重程度的不同,ARDS 的肺部实变范围可占整个肺野的 70%~80%,而相对正常的肺泡只有 20%~30%,由此形成了"小肺"或"婴儿肺"的理论基础。同期的临床资料也逐渐发现,ARDS 的主要死因是肺外器官功能的改变,仅有少部分死于低氧血症。人们开始关注呼吸机相关性肺损伤(VILI)是否是由于机械通气导致病情的恶化而加速了患者的死亡,因此开始

了小潮气量通气或允许性高碳酸血症通气策略,结果证实确实可以改善预后。这种胜利及其所带来的茫然很快就被理智的思考所代替,小潮气量通气不仅可能加速肺不张的发生,而且仍然存在肺泡过度膨胀的可能性,同时,每次吸气时形成的剪切力仍会造成对肺泡的损伤。人们开始探索在小潮气量的基础上进行肺膨胀,称为肺复张策略。同样充分的 PEEP 对减少肺萎陷以及减少可能的肺过度膨胀起到重要作用。尽管如此,事情并没有回到原来的起点,是小潮气量还是低平台压能够减少肺损伤,是否有可操作的个体化通气策略等问题又提出了,人们正在逐渐接近更加合理的解决方案。目前,俯卧位通气可以改善 ARDS 患者的预后已得到循证医学证据支持,但人们对过高的 PEEP 和肺复张策略提出了不同看法,认为同样可导致肺损伤加重以及对循环系统的损害,近年更是提出了在肺保护性策略的同时要关注右心保护,避免急性肺心病的发生,这可能是今后进一步降低 ARDS 患者病死率的方向。人们引入了通过横膈电活动控制的神经调节辅助通气(NAVA)这一机械通气模式,它能同时在时间和通气水平上与患者自身做功协调一致。NAVA 能够使呼吸机的通气支持与呼吸中枢所要求的通气量相匹配,从而提高人-机之间的协调性。在吸气过程中,NAVA 能安全有效地使呼吸肌得以放松,且不会出现辅助通气的脱节和产生过度肺膨胀。此外,NAVA 也不受漏气的影响,能够松弛呼吸肌并能与患者通气需求相协调。总之,NAVA 开创了机械通气的新时代,也是避免过度通气减轻呼吸机诱导肺损伤的有效方法之一。此外,根据跨肺压力来调节 PEEP 的高低既保留了高 PEEP 在防治呼吸机相关肺损伤的作用,又能防止过高的跨肺压对肺的进一步损害。另外,高频通气再次引起大家关注也是在这样的背景下发生的。对于一些严重病例,采用 ECMO 或体外 CO_2 清除($ECCO_2R$)可以使机械通气参数进一步降低,真正实现"让肺休息",这应该是避免 VILI 的最有效方法,因为让肺休息可以最大程度减少 VILI,起到肺保护作用。另外,$ECCO_2R$ 的应用可以将潮气量降得更低,使小潮气量通气作用最大化发挥。应该说随着对疾病认识的加深,以及循证医学的发展,期望对不同疾病的机

械通气策略会越来越好,既能最大程度发挥机械通气的作用,又能最大程度降低其对机体的不良作用。

(四)儿童机械通气的特点

儿童不是成人的缩小版,儿童无论在病理生理及呼吸力学、解剖特点方面都与成人有很大区别,各年龄段也有各自的特点,仅仅了解呼吸机而不明白这些特点不能很好地使用呼吸机,也不能获得最佳的治疗效果。因此,在用呼吸机治疗儿童疾病时,要针对不同年龄、不同疾病选择不同的呼吸机、恰当的通气模式。更重要的是小婴儿常不能表达他们的感受,也常常无法在机械通气发生问题时保护自己,机械通气不当对他们的损害会更大,甚至是致命的。因此,说儿童呼吸机使用难于成人一点也不夸张。目前,公认适合新生儿及婴儿的呼吸机为定时、限压、持续恒流型,而年长儿则使用成人呼吸机即可。此外,选择完全控制通气还是选择辅助通气则完全取决于年龄、疾病的严重程度、自主呼吸的强弱及不同的疾病。在儿童机械通气的临床实践中,积累了大量经验和循证医学的证据,过去认为正确的东西现在看来是不恰当的,比如早产儿的机械通气,过去认为只要血氧维持在正常就可以,而不管血中 CO_2 高低,过度通气非常常见,后来发现,过度通气可以使早产儿颅内出血、脑软化增加,所以现在强调不要过度通气,即使心肺复苏一般也不主张为降低颅压而行过度通气,甚至在持续肺动脉高压也不主张过度通气。大量临床及动物实验表明,高的通气压力、高氧浓度与机械通气相关肺损伤及慢性肺疾病关系密切,因此成人的肺保护性通气策略也引用到儿科。而高频通气在儿科尤其是新生儿的成功运用也给成人机械通气有益的提示。一些其他辅助治疗如表面活性物质使用、体外膜氧合等都是在儿科率先取得有益的经验。

二、高频通气能够弥补常频通气的不足吗?

高频通气(high frequency ventilation,HFV)于 20 世纪 70 年代问世以来,作为与常频通气(conventional menchanical ventilation,CMV)截然不同的通气理念引起医学界广泛关注。其间经历了"肯定—否定—再肯定"的曲折过程,其小于生理无效腔的潮气量及气道压力波动甚微、高频率的通气特征,对减少呼吸机相关性肺损伤有其独特的优势,另外特殊的气体交换模式能改善肺泡气体混合的方式及通气血流比,因此近些年来作为常频通气的挽救性通气治疗策略又为大家所认同,尤其适用于严重肺损伤的患者,除儿科已广泛使用外,成人的应用范围也逐渐增多。

(一)HFV 的发现

HFV 的发现过程是人类勇于实践、善于实践的结果,在看似偶然的背后蕴藏着必然的人类认识自然的规律。1967 年 Sjostrand 等在动物实验时,为减少胸部运动对监测血压的影响,偶然发现了用高频率、低潮气量施行正压通气的可能性,并在动物实验的基础上运用于临床,特别是那些胸部或气道手术的患者,高频、低潮气量通气可减少胸部运动幅度,这就是最初的高频通气,称为高频正压通气(high frequency positive pressure ventilation,HFPPV)。1972 年,德国的 Lunkenheimer 在做犬的胸骨衰减实验时发现,可以用通过一个连接到气管插管的扩音器使动物胸壁震动,而这一过程可以维持通气和氧合。随后 Bryan 等在人的试验中也发现了相同的现象,这就是最初的高频振荡通气(high frequency oscillatory ventilation,HFOV)的发现过程。1976 年,Smith 又推出了高频喷射通气(high frequency jet ventilation,HFJV)。目前为大家所广泛应用的是 HFOV。

为什么潮气量低于无效腔量却能维持有效气体交换,这用生理情况下的通气及常频通气的机制是难以解释的。其生理基础是什么? 长期以来有一个人所共知的事实是:只要有高氧气流导入气道内,即使完全无呼吸的情况下也能维持一段时间的氧合。20 世纪 40 年代,Whithead 等证实在肺部正常的无呼吸患者,单纯给予高流量氧气导入气管内可以维持氧饱和度在 90% 以上。这种技术实施的障碍是担心会发生高碳酸血症。Lehnert 等的试验提示在完全无呼吸患者,将高流量氧气导入其气管分叉处,可以维持 PaO_2 和 $PaCO_2$ 正常 2 小时。这种方法之所以能维持血氧和 CO_2 正常,原因在于肺泡和毛细血管之间有氧弥散必需的较大的氧浓度差,虽然对 CO_2 不存在这种浓度梯度,但心脏的震动可以加速 CO_2 的弥散和排除。1974 年,Engle 等在动物实验中证实心脏收缩的震动可传导正旋压力波到远端气道,促进 CO_2 向近端气道的移动。通过文献复习,Toronto 的学者们发现早在 1959 年 Emerson 已经获得了振荡通气的专利,他通过面罩将气体以振荡的方式导入气道,实现了通气的维持。他们在 Froese 和 Bryan 扩音器观察的基础上,在动物实验发现采用胸部理疗用的叩击仪器可以产生胸部高频振荡,而通过这个方法可以短时间维持有效通气。于是他们制作了一个高频振荡发生器,由电机控制驱动活塞泵产生高频振荡,动物实验中提供新鲜气体的管路以 T 管的方式与高频振荡器管路连接在一起,提供高频通气,这就是最初的高频振荡呼吸机。为减少声波的损失,在提供气体的管路上还加了阻抗装置。新鲜的高速气流可以加速 CO_2 的排除,他们证实这套通气装置可以保证麻醉动物通气的完成而无肺损伤发生,随后在成人及新生儿 RDS 都证实了这套装置可以短期维持通气。选择的频率是 10~15Hz,这个频率是肺的共振频率。他们进一步在肺损伤的动物模型中证实了其效果。他们选择了反复生理盐水灌注法,导致实验动物肺表面活性物质缺乏并产生低氧血症,这很像新生儿 RDS,而且这种低氧模型具可重复性。他们对 HFOV 与 CMV 进行了比较,发现后者对纠正低氧效果较差,且易产生气胸,动物也很快死亡。在实验之初研究者们发现使用 HFOV 与 CMV 没有太大区别,后来发现需要用 30cm H_2O 压力维持 15 秒,以使萎陷肺泡复张。然后又在相同平均气道压比较两者的效果,发现 HFOV 可以很好地维持血氧,而 CMV 方式则难以使复张肺泡维持稳定,产生低氧血症。这些动物实验给"肺开放策略"奠定了基础,也是呼吸机相关肺损伤预防的一些现代理念的基础。同一时间其他研究机构也在进行高频通气的研究,采用 Emerson 呼吸机公司设计的高流量气体与气流中断技术,Frantz 和同事成功运用这种技术于早产儿 IRDS 及间质性肺气肿。20 世纪 80 年代中期,HFOV 被大量使用于临床,为多中心临床研究奠定了基础。

(二)HiFi 多中心试验——实验室转为临床应用过程中的教训

20 世纪 70 年代末及 80 年代初关于 HFOV 的实验工作引起了新生儿医生的关注,这是一项高度创新的工作,它与常规机械通气完全不同,适合于新生儿 RDS 和 PPHN 通气策略,即高频率、低潮气量,而且已经证实在新生儿可以短期保证通气的需要。开展大规模的临床试验比较 HFOV 与 CMV 的效果及安全性也是很有必要的。而且当时正处于表面活性物质替代治疗广泛应用之前,早产儿肺部疾病发病率及病死率很高。因此,NIH 决定承担这项任务。这项研究纳入对象是体重 750~2 000g 有肺疾病的早产儿,因为考虑到新技术相关的副作用,观察者允许交叉使用不同的通气方式。虽然动物实验提示采用短时的肺复张策略有利于氧合改善,但在这次试验设计中未采用这项策略。这反映了设计者经验的欠缺,他们仅考虑了如何减少肺气压伤,后来的结果表明这正是试验设计的根本缺陷之处。试验采用的机器是日本设计制造的 Hummingbird 高频振荡机,当时日本的 Miyasaka 等正在做这方面的研究。共有 11 个新生儿中心参加了研究,所有研究者都到 Toronto 来学习和熟悉这项技术。研究共纳入患者 600 多例,结果在 1989 年发表于新英格兰杂志。令人震惊的是不仅在存活率和支气管肺发育不良发生方面没有区别,而且高频通气颅内出血的发生率明显增高,于是这项技术马上被禁止用于新生儿。许多最初的研究者被这一结果所困惑,因为动物实验的结果与这次临床试验结果相去甚远。于是他们对试验资料进行了细致分析,结果表明试验有明显的问题,不仅是试验设计,包括执行的依从性方面,他们注意到临床医生根据临床判断做出的通气模式的交叉病例很多。这些缺陷 1991 年由 Bryan 和 Froese 在编者述评中指出,他们认为肺复张策略使用的不恒定性及随意性,院内和院外出生新生儿之间颅内出血的明显差异都是导致试验结论不可靠的重要原因。10 年后再回顾当年新英格兰医学杂志的文章,发现方法学的重大缺陷导致许多结论的不可靠。这也被随后日本学者 Ogawa 等的随机试验设计所重视。日本和北美的研究存在两项大的差异,第一是大多数日本新生儿接受表面活性物质治疗,另外,日本的研究者使用了肺复张策略。他们的结果在 NIH 报告 4 年后发表,结论迥然,HFVO 总体病死率及 BPD 的发生率都很低。这两项研究为什么预后有这么大的差异,显然表面活性物质的使用具有重要作用,正像随后的表面活性物质试验所证实的那样。另外,日本 NICU 工作的都是年资高的、有经验的医生,他们熟悉呼吸机的使用,而北美则不同。NIH 的试验中的不足对今后的试验者很重要。其中在技术尚未成熟的情况下,尤其在基本的理论及生理还未完全明白之前,匆忙的临床试验和应用可能导致假的和误导性结论,尤其在忽略了一些根本性的东西时。第二点,毫无疑问 HiFi 试验对新生儿使用高频通气是一个很大挫折。尽管如此,研究者并未放弃。Delemos 等继续将 HFOV 应用于早产儿肺疾病模型的研究,这些研究对 HFOV 的进一步发展,对增加正压通气肺损伤机制的理解都相当重要。20 世纪 90 年代,Cllark 等继续小规模的应用 SensorMedics 高频振荡机于早产儿的临床研究。他们未能证实 HFOV 预后优于 CMV,也未发现 HFOV 增加颅内出血。他们也将 HFOV 用于近于足月儿和足月儿的低氧性呼吸衰竭,显示可以显著减少 ECMO 的使用。

(三)HFOV 在新千年的应用和展望

现在 HFOV 又被确定为婴儿及儿童急性低氧性呼吸衰竭的治疗手段之一。许多前瞻性设计很好的临床试验都使用了 SensorMedics 高频振荡机。其中,Provo 试验显示 HFOV 在减少极未成熟儿 RDS 慢性肺病的发生率方面优于 CMV。但是,其始终被绝大多数人认为是严重肺疾病的一种补救治疗措施,而不是最初的治疗手段。Rimensberger 等证实在发生明显呼吸机相关肺损伤前使用是最佳选择。Arnold 等发表了一项新生儿以外的严重肺损伤使用 HFOV 的研究,虽然从预后的角度与 CMV 无差别,但从改善氧合的角度优于 CMV,此外,试验不是一开始就使用 HFOV,而是使用一段时间 CMV 后才转为 HFOV。尽管如此,有许多各年龄段儿童的临床应用病例报告证实 HFOV 的有效性和安全性。现在成人 ARDS 采用 HFOV 治疗正在进行中,第一个报告的是 Fort 等,他们是在 CMV 后过高氧浓度及高气道压力情况下换用 HFOV,虽然预后无明显改善,但确

实在改善氧合方面有益处,这与 20 世纪 80 年代婴儿的补救性治疗临床试验相似。对急性肺损伤及呼吸机相关肺损伤的深入研究证实,高吸气压或潮气量造成的肺泡过度膨胀、肺泡反复开放关闭的剪切力及肺泡的萎陷、高氧浓度等是造成肺损伤的重要原因,所以目前 ARDS 实行的是以小潮气量及肺复张策略为主的肺保护性通气策略,而 HFOV 的特点恰恰符合这种通气策略,整个通气过程中压力基本恒定,少于无效腔的潮气量,没有肺泡的过度膨胀,没有肺泡反复关闭开放的剪切力,与传统通气不同的气体交换方式有利于改善通气血流比,呼气过程为主动过程,不需要胸廓等参与,临床及动物实验证实采用 HFOV 引起的各种肺部炎症介质释放减少,因此 HFOV 在新千年又引起了广泛的关注,目前,国外有的 NICU 已经将 HFOV 作为早产儿低氧性呼吸衰竭首选通气方式,病情稳定后转为 CMV 方式,近年来,已广泛应用于新生儿严重肺功能障碍的患者,HFOV 结合 NO 吸入疗法治疗持续肺动脉高压的研究,治疗胎粪吸入综合征、先天性膈疝伴肺发育不良的患者等方面的临床研究逐渐增多,根据目前的临床研究,使用高频通气加 NO 吸入治疗已经显著减少了 ECMO 的使用。而在年长儿及成人则越来越多作为 CMV 治疗失败后的补救措施,在年长儿和成人是否可作为低氧性呼吸衰竭治疗的首选有待进一步的研究。尽早使用 HFOV 还是先 CMV,疗效不好才转用 HFOV?鉴于高频通气有减少呼吸机相关肺损伤的作用,所以有部分学者主张应该在急性肺损伤早期即开始应用高频通气,而不要作为常频通气的补救性治疗措施。另外,直接从 HFOV 撤机,还是转为 CMV 后一段时间再撤机,目前仍无一致认识,更多的做法是当高频通气各项参数降到一定程度后换用 CMV 过渡然后撤机。显然,对于 HFOV 的机制及其并发症的基础研究还需进一步深入,HFOV 对机体生理的影响、HFOV 配合 NO 吸入及液体通气方面的研究将会成为今后研究的方向,明确 HFOV 的临床应用指征也会成为今后研究热点,尤其在急性肺损伤和 ARDS 的应用。随着 HFOV 的广泛应用,新机型的研制,新原理的探索,必将使 HFOV 技术更完善、适应面更广、疗效更佳。

(刘春峰)

参 考 文 献

［1］ American College of Chest Physicians/Society of Critical Care Medicine Consensus Conference：definitions of sepsis and multiple organ failure and guidelines for the use of innovative therapies in sepsis. Crit Care Med, 1992, 20（6）：864-874

［2］ Levy MM, Fink MP, Marshall JC, et al. 2001 SCCM/ ESICM/ACCP/ATS/SIS International Sepsis Definitions Conference. Crit Care Med, 2003, 31（4）：1250-1256

［3］ Goldstein B, Giroir B, Randolph A, et al. International Pediatric Sepsis Consensus Conference：Definitions for sepsis and organ dysfunction in pediatrics. Pediatr Crit Care Med, 2005, 6（1）：2-8

［4］ Singer M, Deutschman CS, Seymour CW, et al. The Third International Consensus Definitions for Sepsis and Septic Shock（Sepsis-3）. JAMA, 2016, 315（8）：801-810

［5］ Schlapbach LJ, Kissoon N, Columbia B. Defining pediatric sepsis. JAMA Pediatr, 2018, 172（04）：312-314

［6］ Bridges BC, Askenazi DJ, Smith J, et al. Pediatric renal replacement therapy in the intensive care unit. Blood Purif, 2012, 34（2）：138-148

［7］ Goldstein S. Advances in Pediatric Renal Replacement Therapy for Acute Kidney Injury. Semin Dial, 2011, 24（2）：187-191

［8］ Kellum JA, Bellomo R, Mehta R, et al. Blood Purification in Non-Renal Critical Illness. Blood Purif, 2003, 21（1）：6-13

［9］ American Heart Association. 2005 American Heart Association（AHA）Guidelines for Cardiopulmonary Resuscitation（CPR）and Emergency Cardiovascular Care（ECC）of Pediatric and Neonatal Patients：Pediatric Advanced Life Support. Pediatrics, 2006, 117（5）：e1005-e1028

［10］ Berg MD, Schexnayder SM, Chameides L, et al. Pediatric Basic life support：2010 American Heart Association Guidelines for Cardiopulmonary Resuscitation and Emergency Cardiovascular Care. Circulation, 2010, 122（18 Suppl 3）：s862-s875

［11］ International Liaison Committee on Resuscitation. 2005 International consensus on cardiopulmonary resuscitation and emergency cardiovascular care Science with treatment recommendations, Part 6：Pediatric basic and advanced life support. Circulation, 2005, 112（22）：Ⅲ-73-Ⅲ 90

［12］ Iglesias JM, López-Herce J, Urbano J, et al. Chest compressions versus ventilation plus chest compressions in a pediatric asphyxial cardiac arrest animal model. Intensive Care Med, 2010, 36（4）：712-716

［13］ Sirbaugh PE, Pepe PE, Shook JE, et al. A prospective, population-based study of the demographics, epidemiology, management, and outcome of out-of-hospital pediatric cardiopulmonary arrest. Ann Emerg Med, 1999, 33（2）：174-184

［14］ Neumar RW, Shuster M, Callaway CW, et al. 2015 American Heart Association Guidelines Update for Cardiopulmonary Resuscitation and Emergency Cardiovascular Care. Circulation, 2015, 132（suppl 20）：s315-s367

［15］ 张波. 机械通气模式的发展与临床应用评价. 中国实用内科杂志, 2007, 27（5）：326-328

［16］ Garpestad E, Brennan J, Hill NS. Noninvasive ventilation for critical care. Chest, 2007, 132（2）：711-720

［17］ Mekontso Dessap A, Boissier F, Charron C, et al. Acute cor pulmonale during protective ventilation for acute respiratory distress syndrome：prevalence, predictors, and clinical impact. Intensive Care Med, 2016, 42（5）：862-870

［18］ Priebe GP. Arnold JH. High-Frequency Oscillatory Ventilation in Pediatric Patients. Resp Care Clin North America, 2001, 7（4）：633-646

［19］ 王宝国. 实用呼吸机治疗学. 北京：人民卫生出版社, 2005

［20］ Khilnani P. Pediatric and neonatal mechanical ventilation. New Delhi：Jaypee Brothers Medical Publishers, 2006

［21］ Fan E, Villar J, Slutsky AS. Novel approaches to minimize ventilator-induced lung injury. BMC Med, 2013, 11：85

中英文名词对照索引

D

K

L

M

N

T

W

X

Z

登录中华临床影像库步骤

▋ 公众号登录 >>

扫描二维码
关注"临床影像库"公众号

点击"影像库"菜单
进入中华临床影像库首页

临床影像库
中华临床影像库内容涵盖国内近百家大
型三甲医院临床影像诊断中所能见... ∨

7位朋友关注

关注公众号

影像库

▋ 网站登录 >>

输入网址 medbooks.ipmph.com/yx
进入中华临床影像库首页

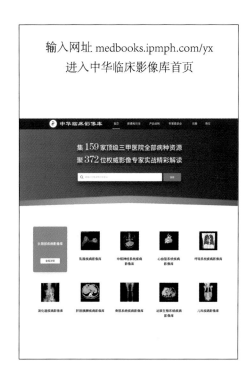

进入中华临床影像库首页

注册或登录

PC端点击首页"兑换"按钮
移动端在首页菜单中选择"兑换"按钮

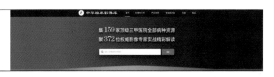

输入兑换码,点击"激活"按钮
开通中华临床影像库的使用权限

01 刮开图层获取激活码   02 输入激活码激活   03 激活成功获取增值服务

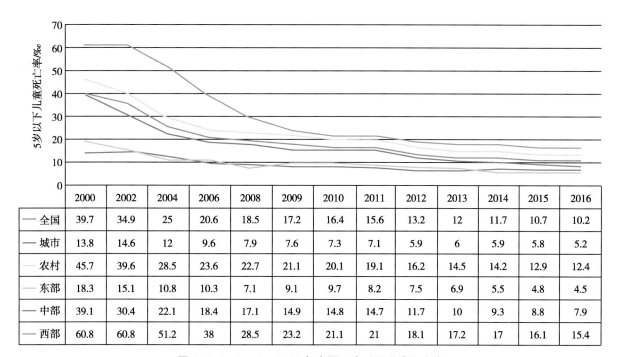

	2000	2002	2004	2006	2008	2009	2010	2011	2012	2013	2014	2015	2016
—— 全国	39.7	34.9	25	20.6	18.5	17.2	16.4	15.6	13.2	12	11.7	10.7	10.2
—— 城市	13.8	14.6	12	9.6	7.9	7.6	7.3	7.1	5.9	6	5.9	5.8	5.2
—— 农村	45.7	39.6	28.5	23.6	22.7	21.1	20.1	19.1	16.2	14.5	14.2	12.9	12.4
—— 东部	18.3	15.1	10.8	10.3	7.1	9.1	9.7	8.2	7.5	6.9	5.5	4.8	4.5
—— 中部	39.1	30.4	22.1	18.4	17.1	14.9	14.8	14.7	11.7	10	9.3	8.8	7.9
—— 西部	60.8	60.8	51.2	38	28.5	23.2	21.1	21	18.1	17.2	17	16.1	15.4

图 1-1-3　2000—2016 年全国 5 岁以下儿童死亡率

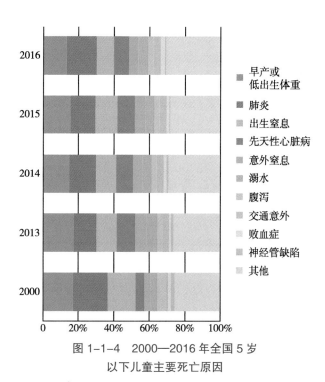

图 1-1-4　2000—2016 年全国 5 岁
以下儿童主要死亡原因

中国儿童哮喘行动计划 CCAAP
China Children Asthma Action Plan

儿童姓名：_____ 性别：□男 □女 出生日期：□□□□年 □□月 □□日 年龄：_____岁/_____月

身高：_____cm 体重：_____kg 峰流速（PEF）预计值：_____L/min 或个人最佳值：_____L/min

居住地：_____省_____市/县 儿童身份证号：□□□□□□□□□□□□□□□□□□ 联系电话：_____

家长姓名（父/母）：_____ 家长身份证号：□□□□□□□□□□□□□□□□□□ 联系电话：_____

就诊医院：_____ 执行开始时间：□□□□年 □□月 □□日 复诊时间：□□□□年 □□月 □□日

过敏原检测阳性结果（sIgE和/或SPT）

□吸入性过敏原
　○尘螨 ○霉菌 ○宠物 ○春季花粉 ○秋季花粉 ○蟑螂 其他_____
□食物过敏原
　○牛奶 ○鸡蛋 ○小麦 ○坚果 ○海鲜 ○大豆 ○花生 其他_____

哮喘发作诱因（可多选）：

□上呼吸道感染　□过敏原暴露
□运动　□哭闹或大笑
□刺激性气味　□空气污染/雾霾
□气候变化　□香烟暴露　其他_____

根据临床症状和峰流速（PEF）监测结果进行哮喘自我管理

哮喘控制良好（绿区）

你需要达到以下全部指标：

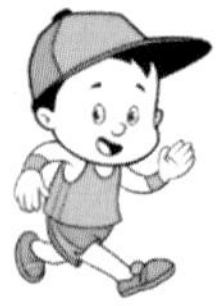

- 呼吸通畅
- 没有咳嗽或喘息
- 夜间睡眠安稳
- 能够正常学习、运动、玩耍

峰流速实测值≥80%预计值_____

请坚持每日使用控制药物（C-Controller），预防哮喘发作

药物名称	用法用量	疗程
C1.□布地奈德福莫特罗 □80/4.5μg □160/4.5μg	__吸/次 __次/日	__月
C2.□沙美特罗替卡松 □25/50μg □50/100μg □50/250μg	__吸/次 __次/日	__月
C3.□丙酸氟替卡松 □50μg □125μg	__吸/次 __次/日	__月
C4.□布地奈德吸入剂（100μg）	__吸/次 __次/日	__月
C5.□布地奈德混悬液 □0.5mg/2ml □1mg/2ml	__ml/次 __次/日	__月
C6.□孟鲁司特 □4mg □5mg □10mg	1 片/次/睡前服用	__月
C7.其他_____	__/次 __次/日	__月

如果运动引起哮喘，可在运动前30分钟选择以下药物之一（如果运动反复引起哮喘，请及时就医）
⚠ ※□沙丁胺醇气雾剂100μg　　　__吸/次；
※□布地奈德福莫特罗□80/4.5μg,□160/4.5μg_____吸/次；

哮喘加重先兆（黄区）

你会有下列症状：

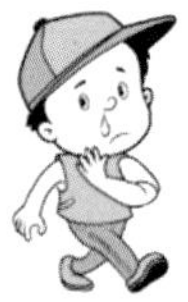

- 频繁咳嗽
- 喘息
- 胸闷
- 夜间咳嗽加重

峰流速实测值在80%～60%预计值之间：__~__

立即使用下列缓解药物（R-Reliever），并升级每日控制药物

药物名称	用法用量	疗程
R1.□沙丁胺醇气雾剂（100μg）	__吸/次 __次/日	__日
R2.□沙丁胺醇溶液（5mg/2.5ml）	__ml/次 __次/日	__日
R3.□特布他林溶液（5mg/2ml）	__ml/次 __次/日	__日
R4.□异丙托溴铵溶液 □250μg/2ml □500μg/2ml	__ml/次 __次/日	__日
C1.□布地奈德福莫特罗 □80/4.5μg □160/4.5μg	__吸/次 __次/日	__日
C5.□布地奈德混悬液 □0.5mg/2ml □1mg/2ml	__ml/次 __次/日	__日
C6.□孟鲁司特 □4mg □5mg □10mg	1 片/次/睡前服用	__日
控制药物升级		

⚠ ※如病情需要使用快速缓解药物治疗时，第1小时可每20分钟1次，1小时后按需使用；
※如每3小时内使用缓解药超过1次，或症状进行性加重，或峰流速持续下降，需立即就医！

哮喘急性发作（红区）

你的哮喘情况已经十分严重：

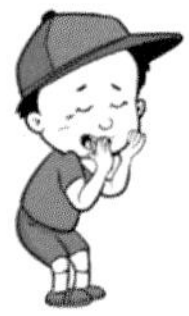

- 剧烈咳嗽，憋气，呼吸困难
- 走路、说话困难，无法平卧
- 鼻翼扇动，口唇、指甲青紫
- 焦虑，烦躁不安，意识模糊

峰流速实测值＜60%预计值_____

哮喘急性严重发作，请立即使用以下药物，并尽快就医或拨打急救电话

药物名称	用法用量
R1.□沙丁胺醇气雾剂（100μg）	__吸/次,第1小时内每20分钟一次
R2.□沙丁胺醇溶液（5mg/2.5ml）	__ml/次,第1小时内每20分钟一次
R3.□特布他林溶液（5mg/2ml）	__ml/次,第1小时内每20分钟一次
R4.□异丙托溴铵溶液 □250μg/2ml □500μg/2ml	__ml/次,第1小时内每20分钟一次
C1.□布地奈德福莫特罗 □80/4.5μg □160/4.5μg	__吸/次,第1小时内每20分钟一次
C5.□布地奈德混悬液 □0.5mg/2ml □1mg/2ml	__ml/次,第1小时内每20分钟一次
口服激素	__/次,即刻服用

⚠ 情况紧急，立即就医！

此哮喘行动计划，目的为辅助哮喘患者的家庭自我管理。如遇任何紧急情况请及时就诊！

医生签字：_____

患者签字：_____

国家呼吸系统疾病临床医学研究中心　中华医学会儿科学分会呼吸学组
中国医药教育协会儿科专业委员会　中国研究型医院协会儿科专业委员会　联合监制

图 6-1-2　中国儿童 AAP（2016 纸质版）